Pschyrembel Wörterbuch
Gynäkologie und Geburtshilfe

Pschyrembel Wörterbuch Gynäkologie und Geburtshilfe

2., völlig überarbeitete Auflage

herausgegeben von
Priv.-Doz. Dr. med. Thomas Römer
Prof. Dr. med. Wolfgang Straube

redaktionell bearbeitet von
Dr. med. Peter-Ulrich Haders

Walter de Gruyter
Berlin · New York 1999

Herausgeber

Priv.-Doz. Dr. med. Thomas Römer
Ernst-Moritz-Arndt-Universität Greifswald
Klinik und Poliklinik für Frauenheilkunde
und Geburtshilfe
Wollweberstr. 1
D-17489 Greifswald
Tel.: 03834–866511
Fax: 03834–866512
e-mail: roemert@rz.uni-greifswald.de

Univ.-Prof. Dr. med. Wolfgang Straube
Ernst-Moritz-Arndt-Universität Greifswald
Klinik und Poliklinik für Frauenheilkunde
und Geburtshilfe
Wollweberstr. 1
D-17489 Greifswald
Tel.: 03834–866500
Fax: 03834–866501
e-mail: straubew@rz.uni-greifswald.de

Redaktion

Dr. med. Peter-Ulrich Haders (Redaktionsleitung)
Hildastr. 18
CH-8004 Zürich
Tel.: 41–1–2915262

Detlef Arndt, Arzt (redaktionelle Mitarbeit)
Ernst-Moritz-Arndt-Universität Greifswald
Klinik und Poliklinik für Frauenheilkunde
und Geburtshilfe
Wollweberstr. 1
D-17489 Greifswald
Tel.: 03834–866524
e-mail: arndtd@rz.uni-greifswald.de

mit 348 Abbildungen, 82 Tabellen und 26 Kastentexten

Die Deutsche Bibliothek – CIP-Einheitsaufnahme

Pschyrembel Wörterbuch Gynäkologie und Geburtshilfe/hrsg. von Thomas Römer; Wolfgang Straube.
Red. bearb. von Peter-Ulrich Haders. – 2., völlig überarb. Aufl. – Berlin; New York: de Gruyter, 1999
ISBN 3-11-016150-8

Wichtiger Hinweis
Der Verlag hat für die Wiedergabe aller in diesem Buch enthaltenen Informationen (Programme, Verfahren, Mengen, Dosierungen, Applikationen usw.) mit Autoren und Herausgebern große Mühe darauf verwandt, diese Angaben genau entsprechend dem Wissensstand bei Fertigstellung des Werkes abzudrucken. Trotz sorgfältiger Manuskriptherstellung und Korrektur des Satzes können Fehler nicht ganz ausgeschlossen werden. Autoren bzw. Herausgeber und Verlag übernehmen infolgedessen keine Verantwortung und keine daraus folgende oder sonstige Haftung, die auf irgendeine Art aus der Benutzung der in dem Werk enthaltenen Informationen oder Teilen davon entsteht.
Die Wiedergabe von Gebrauchsnamen, Handelsnamen, Warenbezeichnungen und dergleichen in diesem Buch berechtigt nicht zu der Annahme, daß solche Namen ohne weiteres von jedermann benutzt werden dürfen. Vielmehr handelt es sich häufig um gesetzlich geschützte, eingetragene Warenzeichen, auch wenn sie nicht eigens als solche gekennzeichnet sind.

Gedruckt auf Royalpress 600 matt, 90 g/qm fast h'frei, dreifach gestr. Rollen-Offset-Papier. Alterungsbeständig gemäß DIN 6738. Hergestellt von Sappi Lanaken in Belgien.
Zeichnungen: Helmut Holtermann, Dannenberg – Textkonvertierung, Reproduktionen, Druck und buchbinderische Verarbeitung: Parzeller, Fulda – Umschlagentwurf: Hansbernd Lindemann, Berlin
Printed in Germany

Vorwort

Die Herausgeber widmen dieses Buch ihren Eltern.

Die Herausgabe eines gynäkologisch-geburtshilflichen Wörterbuches – nunmehr in der 2. Auflage und neben dem umfassenden Klinischen Wörterbuch – hat verschiedene Gründe.
Zum einen ist Willibald Pschyrembel, der das Klinische Wörterbuch zur Blüte gebracht hat, selbst Frauenarzt gewesen. Zum anderen ist die Frauenheilkunde – vielleicht wie kein anderes klinisches Fach – ein exemplarisches Stück Ganzheitsmedizin. Dieser Anspruch bezieht sich nicht nur auf die Frau als „Betreuungs- und Studienobjekt", sondern erstreckt sich auch auf den Mann, soweit es sich um sterile Paare handelt. Daher enthält das Wörterbuch auch Begriffe aus der Andrologie, deren Bezug zur Gynäkologie sich aus dieser Betrachtungsweise ableitet. Zum dritten wurden und werden die Potenz, der Ideenreichtum und die Visionen der Frauenheilkunde aus vielen Quellen gespeist – nicht zuletzt auch ein Indiz für besondere Integrationsfähigkeit. Freilich hat unser Fach im Gegenzug auch Meilensteine gesetzt, die andere Disziplinen nachhaltig bereichert haben. Erwähnt seien in diesem Zusammenhang stellvertretend die Endokrinologie, die Ultraschalldiagnostik und die minimal-invasive Chirurgie. Selbst die theoretische Medizin – unsere naturwissenschaftliche Grundlage also – wurde und wird durch die Frauenheilkunde spürbar beeinflußt. Als Beispiele hierfür seien die jüngsten fundamentalen Erkenntnisse auf den Gebieten der Reproduktionsvorgänge (bis hin zur Klonierung von Individuen) sowie der Onkologie (etwa Gendiagnostik und -therapie von Malignomen) genannt. Auch aus der Sicht der täglichen Praxis kann man sagen, daß in keinem anderen Fach der Bogen vom Beginn bis zum Ende des Lebens in dieser einzigartigen Weise geschlagen wird. Es verwundert daher nicht, daß die Janusköpfigkeit der modernen Medizin gerade in der Frauenheilkunde ihren besonderen Ausdruck findet. Das ethisch-moralische Spannungsfeld unseres Faches läßt sich auch mit Begriffen wie Kontrazeption, intrazytoplasmatische Spermieninjektion, Präimplantationsdiagnostik, Klonierung, Fetozid und Schwangerschaftsabbruch umreißen. Wie in keiner anderen medizinischen Disziplin werden hier Zwänge der gesellschaftlichen Erwartungen, des ethisch Vertretbaren sowie des technisch und ökonomisch Machbaren deutlich; Modebegriffe wie das Kind „nach Maß", das Kind „als Schaden" oder der Frauenarzt als „williger Vollstrecker" der Gesellschaft, sind gängige und vom Zeitgeist geprägte Vokabeln. Hinzu kommt, insbesondere in der Geburtshilfe, ein immenser und noch zunehmender forensischer Druck.
Eine heute schon aktuell vorstellbare Situation, die den Frauenarzt quasi zum „Herrn über Leben und Tod" macht, muß uns zu tiefgründigen Überlegungen und Einsichten über die Sinnhaftigkeit der modernen Heilkunde führen. Ein weiteres Spezifikum unseres Faches: in der Reproduktions- und Geburtsmedizin haben wir es mit zwei Leben zu tun. Aus dieser Konstellation leitet sich die besondere Verantwortung des Frauenarztes ab, die auch die Verantwortung zur kontinuierlichen Fortbildung einschließt. Das hier vorliegende Wörterbuch will diesbezüglich einen Beitrag leisten. Das Fach Gynäkologie und Geburtshilfe kann von einem einzelnen nicht mehr – wie vielleicht noch von Willibald Pschyrembel – enzyklopädisch übersehen und erfaßt werden. Daher wollen die Stimmen, die einer Teilung unseres Faches das Wort reden, nicht verstummen. Die neue Weiterbildungsordnung mit den drei fakultativen Weiterbildungen folgt – auch unter dem Diktat der Qualitätssicherung – europäischen Vorstellungen und könnte ein erster, wenn auch noch unentschlossener Schritt in diese Richtung sein. Eine andere „klassische" Form der Verselbständigung, nämlich die Trennung in Gynäkologie und Geburtshilfe als eigenständige Fächer, ist in mancher deutschen Frauenklinik bereits problematische Wirklichkeit. Daneben werden Abspaltungstendenzen erkennbar, wie etwa die Übernahme von Mammaerkrankungen durch die plastische Chirurgie, der Osteoporose durch die Orthopädie, des Ultraschalls durch die Radiologie, der Chemotherapie durch die internistische Onkologie, der Mädchen unter 18 Jahre durch die Kinderheilkunde, der Geburtshilfe durch Hebammen und anderes mehr.
Ziel dieses Wörterbuches ist daher auch, ausufernden und nicht konsequent zu Ende gedachten Spaltungs- und Abspaltungstendenzen entgegenzuwirken.
Das Pschyrembel Wörterbuch Gynäkologie und Geburtshilfe ist nicht einfach eine Auskoppelung aus dem Klinischen Wörterbuch. Manches wurde übernommen, manches auf den neuesten Stand gebracht; vieles – sowohl Texte als auch Abbildungen – kam neu hinzu. Das Wörterbuch enthält 4221 Stichwörter mit 348 Abbildungen, 82 Tabellen und 26 Kastentexten.

Die auf dem Umschlag dargestellte Plastik – um 1930 von dem Berliner Bildhauer Walter Lerche geschaffen – steht vor dem Eingang der Frauenklinik des Krankenhauses im Friedrichshain (Berlin), die bis 1961 von Prof. Dr. Willibald Pschyrembel geleitet wurde. Prof. Pschyrembel hat die Aufstellung der Plastik noch selbst veranlaßt.

Die Herausgeber

Hinweise zur Benutzung

1. Alphabetische Ordnung

Die Stichwörter sind alphabetisch geordnet. Dabei werden die Umlaute ä, ö und ü so behandelt, wie es der Schreibweise ae, oe und ue entspricht; ß wird wie ss behandelt. Leerzeichen, Kommata und Bindstriche innerhalb des Stichworts werden bei der alphabetischen Einordnung nicht berücksichtigt; dies gilt auch für Zahlen, Indizes und Exponenten. Griechische Buchstaben werden in der Regel ausgeschrieben, wenn sie fester Bestandteil des Stichworts sind (z. B. Alphafetoprotein).
Bei Eigennamen gelten Silben wie Mc, Da, Le usw. als untrennbare Bestandteile, so daß das McCune-Albright-Syndrom unter M zu finden ist. Demgegenüber sind Adelsprädikate (z. B. von, de) in den Stichwortbezeichnungen fast immer entfallen (z. B. Rokitansky-Küster-Hauser-Syndrom und nicht Rokitansky-Küster-von Hauser-Syndrom).
Bei Stichwörtern, die aus einem Adjektiv und einem Substantiv bestehen, ist stets das Substantiv maßgeblich für die alphabetische Einordnung (z. B. Feminisierung, testikuläre); von dieser Regel ausgenommen sind wenige feststehende Begiffe wie z. B. Akutes Abdomen sowie einzelne fremdspachliche Bezeichnungen (z. B. Early pregnancy factor, Inhibiting factors). Man findet daher:

Alphafetoprotein unter A
McCune-Albright-Syndrom unter M
testikuläre Feminisierung unter F

2. Schreibweise

Stichwörter sind groß geschrieben, lediglich Adjektive sind als Stichwörter klein geschrieben. Werden Adjektive mit Substantiven als untrennbare Einheit verstanden, ist auch das Adjektiv groß geschrieben (z. B. Akutes Abdomen). In fremdsprachlichen Wortfügungen wird das erste Wort groß, die weiteren klein geschrieben, es sei denn, bestimmte Nomenklaturen schreiben anderes vor.

Abortus febrilis
angeboren
Early pregnancy factor

Bei Fachbegriffen, die aus nur einem Wort bestehen, wird grundsätzlich die deutsche bzw. eingedeutschte Schreibweise verwendet. Diese Begriffe werden mit wenigen Ausnahmen wie deutsche Substantive flektiert und können mit deutschen Nomina Komposita bilden.

Adnexitis – Adnexitiden
Karzinom – Karzinome

Bei Fachbegriffen, die aus mehreren Wörtern bestehen, wird entweder eine konsequent lateinische oder eine konsequent deutsche bzw. eingedeutschte Schreibweise angewendet.

entweder:
Atresia vaginae
Fascia

oder:
vaginale Atresie
Faszie

Die Unterscheidung zwischen deutscher und lateinisch-griechischer Schreibweise betrifft insbesondere die Schreibung k bzw. z statt c und ä oder ö statt ae oder oe, die Wortendungen sowie die Wortstellung.

lateinische Schreibweise:
Carcinoma in situ

eingedeutschte Schreibweise:
Karzinom

Da die Transkription des griechischen k in das lateinische c zur (oft unzutreffenden) Aussprache als z Anlaß geben könnte, ist in vielen Fällen dieses k in ansonsten konsequent lateinischen Fügungen beibehalten worden.

Kystadenom

Bei Wörtern, die von einem lateinischen Partizip abgeleitet sind, wird das t der lateinischen Pluralform bei deutscher Pluralbildung zu z.

Agens – Agenzien

Anatomische Fachbegriffe folgen in der Schreibweise der Pariser Anatomischen Nomenklatur (PNA, 1955). Dort vorgenommene Änderungen der Schreibweise von oe und ae zu e wurden nicht übernommen.
Chemische Fachbegriffe richten sich in der Schreibweise weitgehend nach internationalen Nomenklaturregeln; bei Komposita wird in der Regel der klinische Sprachgebrauch bevorzugt. Bei internationalen Freinamen wird die jeweilige Nomenklatur mit angegeben; Komposita mit -oxid werden konsequent mit i statt y geschrieben.

Calcium statt Kalzium
Oxidation statt Oxydation

3. Betonungszeichen

Bei Stichwörtern, die aus dem Griechischen oder Lateinischen stammen, ist zur Erleichterung der Aussprache die Betonung angegeben. Lange Betonungen werden durch untergesetzten Strich, kurze Betonungen durch untergesetzten Punkt unter dem betonten Vokal oder Diphthong kenntlich gemacht.

> Placẹnta adhae̲rens

4. Wortteiltrenner

Zur Erleichterung der Lesbarkeit und Aussprache und zum besseren Verständnis der medizinischen Terminologie sind zwischen Wortteilen von Stichwörtern Wortteiltrenner (|) eingefügt. Bei fremdsprachlichen oder abgeleiteten Begriffen sind jeweils Vorsilben und Wortstämme einschließlich evtl. folgender Bindelaute durch Wortteiltrenner abgetrennt. Endsilben (-id, -itis, -om) sind nicht abgetrennt.

> Radio|osteo|nekrose
> Reflex|in|kontinenz

Darüber hinaus sind Wortteiltrenner auch als Hinweise für die Silbentrennung zu verstehen, ohne daß durch sie sämtliche zulässigen Trennfugen gekennzeichnet sind.

5. Etymologische Angaben

Stichwörtern fremdsprachiger (v. a. griechischer oder lateinischer) Herkunft ist in Klammern eine Erklärung der ursprünglichen Bedeutung beigefügt. Ein nach oben weisender Pfeil zeigt an, daß sich an alphabetisch vorangehender Position eine entsprechende etymologische Angabe findet.

> Rekta̲l|fisteln (lat. rẹctus gerade, aufrecht; fịstula Röhre) fpl: ...
> Rekta̲l|temperatur (↑) f: ...
> Rekto|pexi̲e (↑; gr. pe̲xis Befestigen) f: ...

Ohne etymologische Erklärung bleiben z. B. Fremdwörter, die nicht spezifisch zur medizinischen Terminologie gehören (z. B. Methode) oder chemische Bezeichnungen. Die etymologische Erklärung besteht in der Regel aus drei Elementen: Ursprungssprache, Ursprungswort und deutsche Bedeutung. Dabei werden alle durch Wortteiltrenner begrenzten Elemente des Stichworts einzeln erläutert und die Angaben durch Semikolon abgetrennt.
Das Ursprungswort wird nicht aufgeführt, wenn es mit dem Stichwort identisch ist.
Die deutsche Bedeutung wird nicht genannt, wenn sie mit dem erklärenden Text des Stichworts identisch ist.

6. Biographische Angaben

Sind Eigennamen fester Bestandteil eines Stichworts, werden in Klammern biographische Angaben nach folgendem Muster beigefügt: Vorname, Anfangsbuchstabe des Familiennamens, Fachrichtung, wichtige Orte der Tätigkeit, Geburts- und ggf. Todesjahr. In einer Folge von mehreren Zusammensetzungen mit demselben Eigennamen erfolgen diese Angaben bei dem alphabetisch ersten Stichwort, nachfolgende Stichwörter verweisen auf dieses durch einen Pfeil.

> **Paget-Krankheit** (Sir James P., Chir., London, 1814–1899): ...
> **Paget-Zellen** (↑): ...

7. Angabe von Genus und Numerus

Aus Fremdsprachen abgeleitete Stichwörter tragen eine Genusangabe (m für masculinum, f für femininum, n für neutrum). Stichwörter im Plural sind durch den Zusatz pl gekennzeichnet; ist die Singularform nicht einfach abzuleiten, wird sie in Klammern angegeben.

8. Englische Stichwortübersetzung

Einer großen Anzahl von Stichwörtern ist eine englische Stichwortübersetzung beigefügt; in Fällen, wo das Stichwort einer internationalen Nomenklatur angehört, die Schreibweise der Übersetzung sich nicht vom deutschen Begriff unterscheidet oder es sich um eine Abkürzung handelt, wurde darauf verzichtet. Wiedergegeben ist die englische Schreibweise, die in bestimmten Fällen von der amerikanischen abweichen kann.

9. Abkürzungen

Spezifisch medizinische Abkürzungen sind in den Stichwortbestand aufgenommen und somit unter der entsprechenden Position im Alphabet nachzuschlagen. Allgemeine Abkürzungen sind im Abkürzungsverzeichnis aufgeführt. Adjektive auf -isch und -lich können grundsätzlich abgekürzt erscheinen.

> tox. für toxisch
> künstl. für künstlich

Stichwörter werden im erläuternden Text mit Anfangsbuchstaben abgekürzt. Bildet der erste Buchstabe mit den folgenden eine lautliche Einheit, wird mit diesen Buchstaben abgekürzt: Ch., Ph., Qu., Rh., Sch., Sp., St., Th.

10. Verweise

Eine Vielzahl von Verweisen erleichtert die Orientierung im Wörterbuch. Verweise mit s. (siehe) und vgl. (vergleiche) finden sich an der inhaltlich passenden Textstelle, bei allgemeineren Bezügen am Ende des Eintrags. Im fortlaufenden Text erfolgen Verweise durch Asterisk (*) hinter dem betreffenden Wort, wobei dieses Wort in syntaxbedingten Flexionsformen vorkommen kann. Wird auf ein Stichwort verwiesen, das aus mehreren Wörtern besteht, erscheint der Asterisk hinter dem ersten für die alphabetische Reihenfolge relevanten Wort.

Antigen*-Antikörper-Reaktion
aber auch: ... eines Antigens* ...
Levonorgestrel*-IUS
ABNull*-Inkompatibilität

Abkürzungen

Hinweise
Weitere, insbesondere medizinisch gebräuchliche Abkürzungen, die im folgenden Verzeichnis nicht aufgeführt sind, finden sich als eigene Stichworteinträge.
Die aufgeführten Abkürzungen können neben der Grundform auch für jede grammatikalische Beugung des Wortes stehen.
Eine Abkürzung kann für den Singular oder Plural stehen.
In zusammengesetzen Adjektiven kann der letzte Wortteil im nachstehenden Sinne abgekürzt werden, z. B. mikrochir. für mikrochirurgisch.
Physikalische Einheiten werden im Sinne der SI-Einheiten verwendet, z. B. m für Meter.
Juristische Abkürzungen werden im Sinne des juristischen Sprachgebrauchs verwendet, z. B. StGB für Strafgesetzbuch.
siehe auch Hinweise zur Benutzung

a	annus (Jahr)
Abb.	Abbildung
abdom.	abdominalis
Abk.	Abkürzung
Abl.	Ableitung
Ätiol.	Ätiologie
ätiol.	ätiologisch
allg.	allgemein
Anästh.	Anästhesiologie, -loge
anästh.	anästhesiologisch
Anat.	Anatomie, Anatom
anat.	anatomisch
Androl.	Andrologie, Androloge
androl.	andrologisch
angeb.	angeboren
anschl.	anschließend
ant. (antt.)	anterior, -ius (anteriores, -a)
Anw.	Anwendung
App.	Apparat
art.	arteriell
asc.	ascendens
ausschl.	ausschließlich
außerh.	außerhalb
Bact.	Bacterium
Bakt.	Bakterium, Bakterie
bakt.	bakteriell
Bakteriol.	Bakteriologie, Bakteriologe
bakteriol.	bakteriologisch
bd.	beide, beides
bds.	beidseits, beiderseits, beidseitig
bes.	besonders
Best.	Bestimmung
best.	bestimmt
betr.	betrifft, betreffen, betreffend
Bez.	Bezeichnung
bez.	bezeichnet
Biochem.	Biochemie, Biochemiker
Biol.	Biologie, Biologe
biol.	biologisch
bzgl.	bezüglich
bzw.	beziehungsweise
ca.	circa
Chem.	Chemie, Chemiker
chin.	chinesisch
Chir.	Chirurgie, Chirurg
chir.	chirurgisch
comm.	communis
d	dies (Tag)
DD	Differentialdiagnose
dd	differentialdiagnostisch
Def.	Definition
degen.	degenerativ, degeneriert
Dermat.	Dermatologie, Dermatologe
dermat.	dermatologisch
desc.	descendens
desgl.	desgleichen
dext. (dextt.)	dexter, -a, -um (dextri, -ae, -a)
d. h.	das heißt
Diagn.	Diagnose
diagn.	diagnostisch
Dim.	Diminutivum
dist. (distt.)	distalis, -e (distales, -ia)
dors. (dorss.)	dorsalis -e (dorsales, -ia)
einschl.	einschließlich
Embryol.	Embryologie, Embryologe
embryol.	embryologisch
Endokrin.	Endokrinologie, -loge
endokrin.	endokrinologisch
Entf.	Entfernung
entspr.	entspricht, entsprechen, entsprechend
Entst.	Entstehung
Entw.	Entwicklung
entw.	entweder
Entz.	Entzündung
Epidemiol.	Epidemiologie, Epidemiologe
epidemiol.	epidemiologisch
Erkr.	Erkrankung
Err.	Erreger
evtl.	eventuell
ext. (extt.)	externus, -a, -um, (externi, -ae, -a)
F:	Funktion (Muskel)
f	femininum
Fam.	Familie
fam.	familiär
frz.	französisch
Funkt.	Funktion
funkt.	funktionell

gastroenterol.	gastroenterologisch
Gastrol.	Gastrologie, Gastrologe
gastrol.	gastrologisch
geb.	geboren
Gebh.	Geburtshilfe, Geburtshelfer
gebh.	geburtshilflich
Genet.	Genetik, Genetiker
Gew.	Gewicht
ggf.	gegebenenfalls
Ggs.	Gegensatz
gr.	1. griechisch; 2. groß
Gyn.	Gynäkologie, Gynäkologe
gyn.	gynäkologisch
h	hora (Stunde)
Hämat.	Hämatologie, Hämatologe
hämat.	hämatologisch
Histol.	Histologie, Histologe
histol.	histologisch
Hyg.	Hygiene, Hygieniker
hyg.	hygienisch
I:	Innervation (Muskeln)
i. a.	im allgemeinen
i. d. R.	in der Regel
i. e. S.	im engeren Sinne
Immun.	Immunologie, Immunologe
immun.	immunologisch
Ind.	Indikation
Inf.	Infektion, Infekt
inf. (inff.)	1. (anat.) inferior, -ius (inferiores, -a); 2. infolge
Inj.	Injektion
Inkub.	Inkubationszeit
innerh.	innerhalb
insbes.	insbesondere
Insuff.	Insuffizienz
insuff.	insuffizient
Int.	Internist
int.	1. (anat.) internus; 2. internistisch
Intox.	Intoxikation
i. R.	im Rahmen
i. S.	im Sinne
ital.	italienisch
i. w. S.	im weiteren Sinne
jap.	japanisch
Kardiol.	Kardiologie, Kardiologe
kardiol.	kardiologisch
kl.	klein
Klin.	Klinik
Komb.	Kombination
Kompl.	Komplikation
kons.	konservativ
Konz.	Konzentration
Krkh.	Krankheit
lat. (latt.)	1. lateralis, -e (laterales, -ia); 2. lateinisch
li.	links
Lj.	Lebensjahr
Lok.	Lokalisation
m	masculinum
maj.	major
max.	maximal, maximus
Med.	Medizin
med. (medd.)	1. (anat.) medialis, -e (mediales, -ia); 2. medizinisch
Meth.	Methode
Mikrobiol.	Mikrobiologie, Mikrobiologe
mikrobiol.	mikrobiologisch
Mill.	Million
Min.	Minute
min	Minute
mind.	mindestens
Mio.	Million
mittl.	mittlerer
mlat.	mittellateinisch
Mon.	Monat
Morphol.	Morphologie
morphol.	morphologisch
n	neutrum
Nachw.	Nachweis
neg.	negativ
Neurol.	Neurologie, Neurologe
neurol.	neurologisch
Nr.	Nummer
Nrn.	Nummern
o. a.	oder anderes
o. ä.	oder ähnliches
oberh.	oberhalb
od.	oder
op.	operativ
Ophth.	Ophthalmologie, -loge
ophth.	ophthalmologisch
org.	organisch
Orthop.	Orthopädie, Orthopäde
orthop.	orthopädisch
Otol.	Otologie, Otologe
otol.	otologisch
Päd.	Pädiatrie, Pädiater
päd.	pädiatrisch
Pat.	Patientin, Patient
Path.	Pathogenese
Pathol.	Pathologie, Pathologe
pathol.	pathologisch
Pharmak.	Pharmakologie, Pharmakologe
pharmak.	pharmakologisch
Pharmaz.	Pharmazie, Pharmazeut
pharmaz.	pharmazeutisch
Phys.	Physik, Physiker
physik.	physikalisch
Physiol.	Physiologie, Physiologe
physiol.	physiologisch
Pkt.	Punkt, Punkte
pl	Plural
port.	portugiesisch
pos.	positiv
post. (postt.)	posterior, -ius (posteriores, -a)
Präp.	Präparat
Präv.	Prävention
prof.	profundus
Progn.	Prognose
progn.	prognostisch
proktol.	proktologisch
Proph.	Prophylaxe
prox.	proximalis
Psychol.	Psychologie, Psychologe
psychol.	psychologisch

qual.	qualitativ
quant.	quantitativ
Radiol.	Radiologie, Radiologe
radiol.	radiologisch
re.	rechts
Rel.	Relation
rel.	relativ
Rez.	Rezeptur
rezidiv.	rezidivierend
Rö.	Röntgen, Röntgenbild, -befund
Röntg.	Röntgenologie, Röntgenologe
röntg.	röntgenologisch
S.	Seite
s	Sekunde
s.	1. sive, seu (oder); 2. siehe
Sek.	Sekunde
sek.	sekundär
Serol.	Serologie
serol.	serologisch
sin. (sinn.)	sinister, -a, -um (sinistri, -ae, -a)
sing	Singular
s. o.	siehe oben
sog.	sogenannt
Soziol.	Soziologie, Soziologe
soziol.	soziologisch
spez.	speziell
Std.	Stunde
s. u.	siehe unten
subj.	subjektiv
sup. (supp.)	superior, -ius (superiores, -a)
Sympt.	Symptom, Symptomatik
sympt.	symptomatisch
syn.	synonym
Tab.	Tabelle
Temp.	Temperatur
Ther.	Therapie
therap.	therapeutisch
Toxikol.	Toxikologie, Toxikologe
toxikol.	toxikologisch

u.	und
u. a.	1. unter anderem; 2. und anderes
u. ä.	und ähnliches
ums.	umseitig
unterh.	unterhalb
Urol.	Urologie, Urologe
urol.	urologisch
Urs.	Ursache
Urspr.	Ursprung
usw.	und so weiter
u. U.	unter Umständen
u. v. a.	und viele andere
V:	Versorgungsgebiet (Arterien, Nerven)
v. a.	vor allem
ventr.	ventralis, -e
Verf.	Verfahren
Verl.	Verlauf
versch.	verschieden
Verw.	Verwendung
vgl.	vergleiche
Virol.	Virologie, Virologe
virol.	virologisch
Vit.	Vitamin
Vork.	Vorkommen
wahrsch.	wahrscheinlich
wiss.	wissenschaftlich
Wo.	Woche
z. B.	zum Beispiel
zeitgen.	zeitgenössisch
z. T.	zum Teil
Zus.	Zusammenhang
zus.	zusammen
zw.	zwischen
Zytol.	Zytologie, Zytologe
zytol.	zytologisch
z. Z.	zur Zeit

Neben den üblichen mathematischen Symbolen und Sonderzeichen werden verwendet:

↑	Erhöhung eines Parameters
↓	Erniedrigung eines Parameters
∅	Durchmesser
♂	männlich
♀	weiblich

A.: (anat.) Abk. für Arteria.

Aa.: (anat.) Abk. für Arteriae (Arterien).

AAF: Abk. für Antiatelektasefaktor; s. Surfactant.

AAR: Abk. für Antigen*-Antikörper-Reaktion.

Abbruch|blutung: (engl.) withdrawal bleeding; Auftreten einer uterinen Blutung inf. Abstoßung des Endometriums* durch Absinken der Hormonkonzentration (sog. Hormonentzugsblutung); **Vork.:** bei anovulatorischem Zyklus*, nach Verabreichung von weibl. Sexualhormonen; i. w. S. stellt die Menstruation* eine physiol. A. dar. Vgl. Durchbruchblutung, Menstruationszyklus.

Abdominal|beschwerden, funktionelle (lat. abdominalis zum Bauch gehörig): (engl.) functional abdominal complaints; auch funktionelles Magen-Darm-Syndrom; Bez. für Bauchbeschwerden, für die sich kein pathol.-anat. Substrat an den intraabdominellen Organen nachweisen läßt; **Vork.:** eine der häufigsten gastrointestinalen Störungen, teilweise als psychovegetatives Syndrom od. i. R. einer Neurose bzw. einer Depression* auftretend.

Abdominal|gravidität (↑; lat. gravida schwanger) f: s. Gravidität, ektope.

A-Bild-Methode f: (engl.) A-scan; A-Methode; Verf. der Ultraschalldiagnostik*.

Ablatio mammae (lat. ablatio das Entfernen, Wegschaffen) f: Mammaamputation; s. Mastektomie.

Ablatio placentae (↑) f: vorzeitige Plazentalösung*.

Abnabelung: (engl.) cord clamping; asept. Abtrennung der Nabelschnur* nach der Geburt* etwa handbreit vom kindl. Nabel entfernt, nachdem vorher bds. der Schnittstelle abgebunden bzw. abgeklemmt wurde. Man unterscheidet: **1.** Sofortabnabelung unmittelbar nach Entwicklung des Kindes; **2.** Frühabnabelung etwa 1–1½ Min. nach der Geburt; **3.** Spätabnabelung nach Übertritt des Plazentabluts.

ABNull-Erythro|blastose (gr. erythros rot; blastos Sproß, Trieb) f: s. Morbus haemolyticus neonatorum.

ABNull-In|kompatibilität (lat. in- in, hinein; patibilis erträglich) f: (engl.) AB0 incompatibility; syn. AB0-Inkompatibilität; Unverträglichkeit verschiedener ABNull-Blutgruppen, z. B. als Urs. von Transfusionszwischenfällen, hervorgerufen durch entspr. Alloagglutinine des Empfängers, od. eines Morbus* haemolyticus neonatorum inf. Sensibilisierung der Mutter gegenüber abweichenden kindl. Blutgruppenantigenen.

ABNull-Unverträglichkeit: s. ABNull-Inkompatibilität, Morbus haemolyticus neonatorum.

Ab|ort (lat. abortus Fehlgeburt, Frühgeburt) m: (engl.) miscarriage, abortion; syn. Fehlgeburt; vorzeitige Beendigung der SS durch Ausstoßung eines Fetus mit einem Gewicht von unter 500 g bei Fehlen aller für eine Lebendgeburt* maßgebl. Lebenszeichen; es besteht im Ggs. zur Totgeburt* keine standesamtl. Meldepflicht; **Urs.** eines spontanen A.: **1.** ovulär (z. B. Abortivei*); **2.** mütterlich (endokrin. Störungen, schwere Allgemeinerkrankungen, psych. Traumen, individuelle Prädisposition); **3.** immun. (z. B. inf. Blutgruppenunverträglichkeit); **Erscheinungsformen** (s. Tab.): **1.** einzeitiger od. vollständiger A. (Abortus completus): i. d. R. Frühabort* unter Ausstoßung der Frucht in toto (Embryo, Amnionsack u. Chorionhülle); **2.** zweizeitiger od. unvollständiger A. (Abortus incompletus): i. d. R. Spätabort* unter geburtsähnl. Ausstoßung von Fetus u. Plazenta mit Blasensprung u. wehenartigen Schmerzen; häufig verbleiben Teile der Plazenta in utero; **Ther.:** Kürettage*. Vgl. Frühgeburt.

Abort
Übersicht zur Abortterminologie

Klassifizierung nach der Zeit	Frühabort (bis 16. SSW) Spätabort (16.–28. SSW)
Erscheinungsformen	typisch: Abortus imminens Abortus incipiens abgelaufener Abort – Abortus completus – Abortus incompletus atypisch: verhaltener Abort (engl. missed abortion)
Induktion	spontan artefiziell – legal (ein- und zweizeitig) – illegal
klinische Verlaufsform	afebril febril – unkompliziert – kompliziert

Ab|ort, ein|zeitiger (↑) m: s. Abort.

Ab|ort, habitueller (↑) m: syn. Abortus habitualis; mind. dreimaliges Vork. eines spontanen Aborts vor Ende der 16. SSW (Definition nach der European Society of Human Reproduction and Embryology; Abk. ESHRE). Vgl. Abortus spontaneus.

Ab|ort|in|duktion (↑) n: (engl.) induced abortion; Einleitung eines Schwangerschaftsabbruchs* mit Abortiva*.

Ab|ortiva (↑) n pl: (engl.) abortifacients; wehenerzeugende Substanzen zur Herbeiführung eines Schwangerschaftsabbruchs*, z. B. Ergotalkaloide, Chinin, Methotrexat (führen sicher zu einer Schädigung des Fetus u. der Mutter!) u. Prostaglandine*.

Ab|ortiv|ei (↑): (engl.) mole; syn. Molenei, sog. Windei; frühzeitiges Zugrundegehen der Embryoblastanlage bei nur bedingt erhaltener Entwicklungsfähigkeit des Trophoblasten; **Urs.:** **1.** endogene

Faktoren (genet. bedingte Schäden, z. B. Chromosomenaberrationen*); **2.** exogene Faktoren (Schäden inf. von O_2-Mangel, Intox., Strahlen u. a.). Vgl. Blutmole, Breus-Mole.

Ab|ọrt, kompliziẹrter (↑) m: (engl.) infected abortion; Abort mit Entz. von Gebärmutter od. Adnexe; s. Abortus febrilis.

Ab|ọrt|psychose (↑) f: (engl.) post abortion psychosis; Bez. für psychot. Erkr. nach Abort* od. Schwangerschaftsabbruch*.

Ab|ọrt, sẹptischer (↑) m: (engl.) septic abortion; schwerste Verlaufsform des Abortus* febrilis mit Fieber >39°C u. Schüttelfrost; **cave:** Gefahr des Endotoxinschocks mit Verbrauchskoagulopathie* u. nachfolgendem Multiorganversagen.

Ab|ọrt, tubarer (↑) m: s. Tubargravidität.

Ab|ọrt, un|kompliziẹrter (↑) m: Abort* ohne entzündl. Beteiligung der Nachbarorgane. Vgl. Abortus febrilis.

Ab|ọrtus (↑) m: s. Abort.

Ab|ọrtus arti|ficialis (↑) m: s. Schwangerschaftsabbruch.

Ab|ọrtus com|pletus (↑) m: s. Abort.

Ab|ọrtus criminalis (↑) m: gesetzeswidriger Schwangerschaftsabbruch*

Ab|ọrtus febrilis (↑) m: fieberhafter Abort mit Temperaturerhöhung >38 °C; **Formen: 1.** unkomplizierter A. f. (lokale Entz. des Endo- u. Myometriums); **2.** komplizierter A. f. (mit Adnexitis*); **3.** septischer Abort* (Fieber >39 °C) mit Pelveoperitonitis, diffuser Peritonitis u. Gefahr eines Endotoxinschocks.

Ab|ọrtus habitualis (↑) m: s. Abort, habitueller.

Ab|ọrtus ịm|minens (↑) m: drohender bzw. bevorstehender Abort* mit leichter Blutung bzw. Wehen bei geschlossenem Zervikalkanal.

Ab|ọrtus in|cipiens (↑) m: beginnender, nicht aufzuhaltender Abort* mit Blutung bzw. Wehen bei deutlicher Eröffnung des Zervikalkanals.

Ab|ọrtus in|completus (↑) m: s. Abort.

Ab|ọrtus spontaneus (↑) m: Spontanabort; Auftreten eines Aborts ohne äußere Einwirkung.

Ab|ọrt, verhaltener (↑) m: s. Missed abortion.

Ab|ọrt|zange (↑) m: (engl.) ovum forceps; Zange zur Ausräumung gelöster Abortreste.

Ab|ọrt, zwei|zeitiger (↑) m: s. Abort.

Ab|rasio (lat. abradere, abrasus abkratzen) f: Abschabung, Ausschabung; s. Kürettage.

Ab|rasions|zytologie (↑) f: (engl.) exfoliative cytology; zytol. Untersuchung von Zellen, die durch Bürstenbiopsie* gewonnen wurden. Vgl. Zytodiagnostik.

Ab|rụptio graviditatis (lat. abrụptio das Abreißen) f: syn. Schwangerschaftsabbruch*.

Ab|rụptio placẹntae (↑) f: syn. vorzeitige Plazentalösung*.

Absetz|phänomen n: s. Rebound-Phänomen.

Absiedlung: s. Metastase.

Abstammungs|begutachtung: (engl.) paternity assessment; Ermittlung bzw. Feststellung statist. Vaterschafts- od. Mutterschaftsplausibilität o. a. Verwandtschaftswahrscheinlichkeiten (z. B. Großelternschaft, Geschwisterschaft); **Prinzip:** Nachw. von genet. best. antigenen Eigenschaften (Alloantigenen) mit bekannter Genfrequenz (z. B. HLA-Antigene, best. Blut-, Serum- u. Enzymgruppen) bei den Untersuchten; ggf. unter Berücksichtigung individueller Besonderheiten (z. B. anthrop. Merkmale, Zeugungsfähigkeit, Schwangerschaftsdaten). Vgl. Blutgruppengutachten, HLA-Gutachten, DNA-Fingerprint-Methode, Fertilitätsgutachten, Tragezeitgutachten, Gutachten, anthropologisches.

Abstillen: (engl.) weaning; Übergang von der natürl. Brusternährung (Stillen*) auf künstl. Säuglingsernährung*; sollte wegen der Vorteile der Ernährung mit Muttermilch* für den Säugling möglichst nicht vor dem 3. Lebensmonat erfolgen. **Formen: 1. primäres A.:** Hemmung der Laktation*, bevor sie eingesetzt hat; **2. sekundäres A.:** Unterdrückung einer bereits bestehenden Laktation; **Ind.:** späte Fehlgeburt, extreme Frühgeburt, Totgeburt, verstorbenes Neugeborenes, Fehlbildung des kindl. Nasen-Rachen-Raums (s. Gesichtsspalten), Allgemeinerkrankungen der Mutter (z. B. Tuberkulose, HIV-Infektion, Hepatitis C), Medikation mit best. Arzneimitteln, schwere Mastitiden, Flach- u. Hohlwarzen, Rhagaden, best. plast. bzw. rekonstruktive Brustoperationen, Mikromastie*, ungenügende Milchproduktion od. Wunsch der Patientin. Das A. erfolgt medikamentös unter Gabe von Prolaktinhemmern*. Zusatzmaßnahmen sind Hochbinden u. Kühlen der Brust, Flüssigkeitseinschränkung bzw. Reduktion der Häufigkeit des Anlegens.

Abstrich: (engl.) smear; Entnahme von Untersuchungsmaterial von Haut- u. Schleimhautoberflächen od. Wunden zur mikrobiol. od. zytol. Diagnostik. Vgl. Zytodiagnostik, Papanicolaou-Abstrich, Vaginalsmear.

Ab|szẹß (lat. abscẹssus Eitergeschwür) m: (engl.) abscess; Ansammlung von Eiter in einem nicht vorgebildeten, sondern durch Gewebeeinschmelzung (Verflüssigung einer Nekrose) entstandenen, allseitig abgeschlossenen Gewebehohlraum; wird später von einer bindegewebigen Abszeßmembran umgeben; **Err.:** meist Staphylo- u. Streptokokken, Escherichia coli, häufig Mischinfektion; **Lok.:** meist oberflächl. gelegen; **Sympt.:** typ. Entzündungszeichen, Fluktuation, pulssynchroner Klopfschmerz; **Ther.:** Exzision, Entf. der Abszeßmembran, Antiseptika, tägl. Wundspülung u. Verbandwechsel.

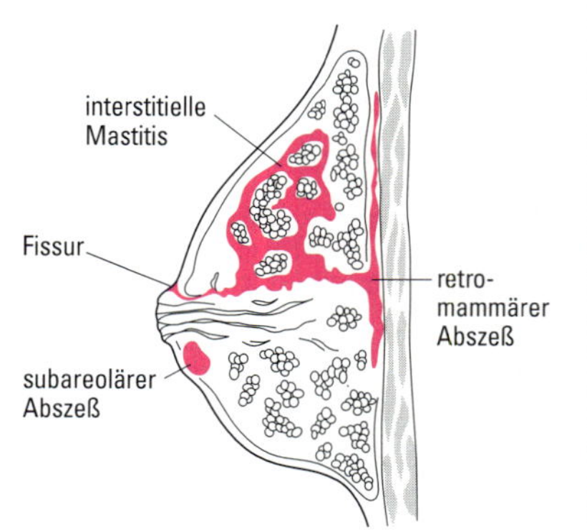

Abszeß, retromammärer

Ab|szẹß, bartholinischer (↑) m: s. Bartholinitis.

Ab|szẹß, retro|mammärer (↑) m: (engl.) retromammary abscess; hinter der Brustdrüse zw. den Blättern der Fascia superficialis u. Fascia profunda lokalisierter Abszeß (s. Abb.). Vgl. Mastitis, interstitielle.

Ab|szeß sub|areolärer (↑) m: s. Mastitis, interstitielle.

Abtreibung: (engl.) induced abortion; absichtl. herbeigeführter Schwangerschaftsabbruch*.

Abwehr|spannung: (engl.) guarding; bei Palpation* auftretender reflektor. Spasmus der Bauchdeckenmuskulatur; **Urs.:** Irritation des Peritoneum parietale in der Nähe entzündl. viszeraler Erkrankungen (z. B. bei Appendizitis, Peritonitis).

Acardius m: nicht lebensfähiger (siamesischer) Zwilling ohne eigenes Herz; häufig weitere frühembryonale Störungen (z. B. VATER*-Syndrom, Sirenomelie, Holoprosenzephalie); **Inzidenz:** ca. 1 % aller eineiigen Zwillinge*.

AChE-Test m: kolorimetr. Best. von **A**cetyl**ch**olin**e**sterase im Fruchtwasser*; **Ind.:** Verdacht auf kindl. Anenzephalie od. Spina bifida. Dieser Test ist empfindlicher als die gebräuchl. Best. von Alphafetoprotein*, da er nicht von ins Fruchtwasser gelangtem mütterl. Blut beeinträchtigt wird; er hat sich aber in der Praxis wenig durchgesetzt. Die mittlere Aktivität bei normal verlaufender SS beträgt 3 U/l (50 nkat/l).

A|chromatin n: syn. Linin; s. Chromatin.

Achsel|lymph|knoten (lat. lympha klares Wasser, Quellwasser): (engl.) axillary lymph nodes; Nodi lymphatici axillares; Sammelgebiete, Abfluß u. topograph. Aufgliederung nach **Level I-III**: s. Abb. 1 u. 2; von bes. Bedeutung beim Mammakarzinom*.

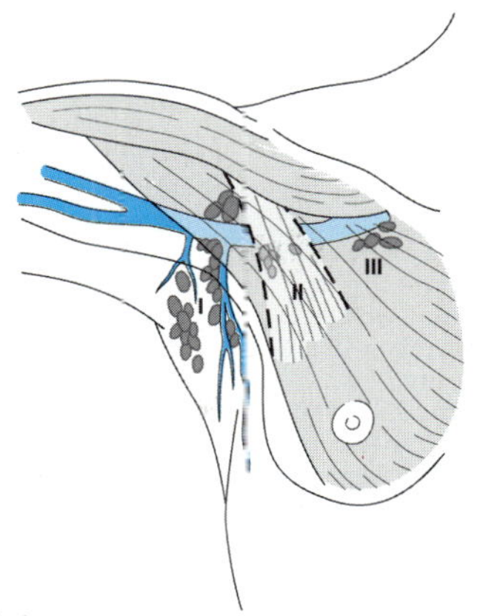

Abb. 2
Achsellymphknoten:
Die nach Level I–III getrennten Lymphknotenregionen; Level I: alle Lymphknoten lateral des M. pectoralis minor; Level II: alle Lymphknoten hinter dem M. pectoralis minor; Level III: alle Lymphknoten medial des M. pectoralis minor

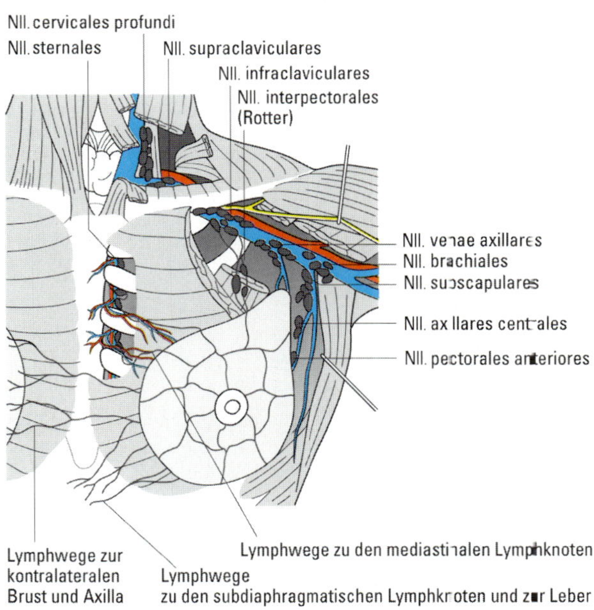

Abb. 1
Achsellymphknoten:
Lymphabfluß der Brust (NII.: Nodi lymphatici)

Aci|clovir (INN) n: 9-[(2-Hydroxyethoxy)methyl]guanin (IUPAC); zur Gruppe der Virostatika gehörender Wirkstoff, der die virusspezif. DNA-Polymerase hemmt; **Verw.:** bei Inf. mit Herpes- od. Varicella-Zoster-Viren; **UAW:** gelegentl. leichter Anstieg der Harnstoff- u. Kreatininkonzentration im Blut. Vgl. Herpessepsis des Neugeborenen.

Acne (gr. akme Spitze, Blüte) f: auch Akne; i. e. S. Acne* vulgaris; i. w. S. Bez. für versch. Erkrankungen der Talgdrüsenfollikel mit Sekretions- u. Verhornungsstörung, nachfolgender Entz. u. evtl. Vernarbung.

Acne con|globata (↑) f: s. Acne vulgaris.

Acne cosmetica (↑) f: nach langdauernder Anw. sehr fetthaltiger Kosmetika (v. a. Nachtcremes) bei Frauen jenseits des Altersgipfels der Acne* vulgaris auf dem Boden einer Seborrhoe entstehendes akneiformes Exanthem mit kl., dichtstehenden Komedonen, **Lok.** v. a. im Gesicht.

Acne neo|natorum (↑) f: 2–4 Wo. nach der Geburt auftretende Komedonen u. Papulopusteln durch bes. Empfindlichkeit der kindl. Talgdrüsen gegenüber mütterl. Androgenen; Jungen sind häufiger betroffen; **Progn.:** Spontanheilung in Wo. bis Monaten.

Acne vulgaris (↑) f: in der Pubertät* (selten später) auftretende, gelegentl. bis zum 30. Lj. anhaltende Hautkrankheit, bei der es an den talgdrüsenreichen Hautbezirken (Gesicht, Nacken, Brust, Rücken) durch Talgdrüsenhyperplasie u. eine Verhornungsstörung der Follikel zu deren Verstopfung mit Bildung von Komedonen, den für die A. v. typischen Effloreszenzen, kommt; **Ätiol.:** **1.** allg.: Zusammenwirken von genet. Disposition (vermutl. autosomal-dominant mit unterschiedl. Expressivität), Seborrhoe, best. Bakterien (Propionibacterium acnes, Propionibacterium granulosum u. Propionibacterium avidum), hormonellen Einflüssen u. Immunreaktion auf Entzündungsreize; **2.** bei Frauen v. a. hormonelle Dysbalancen; **Formen: 1. Acne comedonica** (s. Abb. 1): Auftreten von offenen u. geschlossenen Komedonen; **2. Acne papulopustulosa** (s. Abb. 2): Übergang zu entzündl. Pusteln u. Papeln (Ruptur der Haarfollikel); **3. Acne conglobata:** schwerste Form der A. v. mit großen entzündl. Knoten, Abszessen, Fisteln, tiefen Narben u. Keloiden, auch an Extremitäten u. Gesäß; Männer sind häufiger betroffen als Frauen; **Ther.: 1.** lokal: keratolyt. mit Benzoylperoxid od. (Iso-)Tretinoin, antimikrobiell mit Erythromycin, Clindamycin od. Azelainsäure; **2.** system.: antimikrobiell mit Tetracyclinen, antiseborrhoisch mit Antiandrogenen (Cyproteronacetat, Chlormadinonacetat, Dienogest) od. Östrogenen; **bei Frauen** Verordnung hormoneller Kontrazeptiva mit antiandrogen wirkenden Ge-

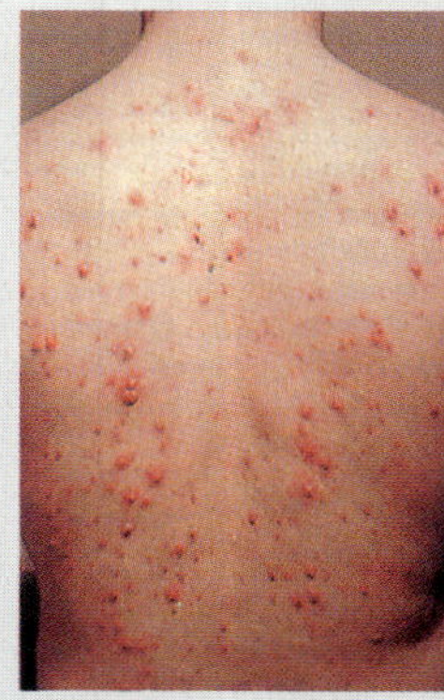

Abb. 2
Acne vulgaris:
Acne papulopustulosa

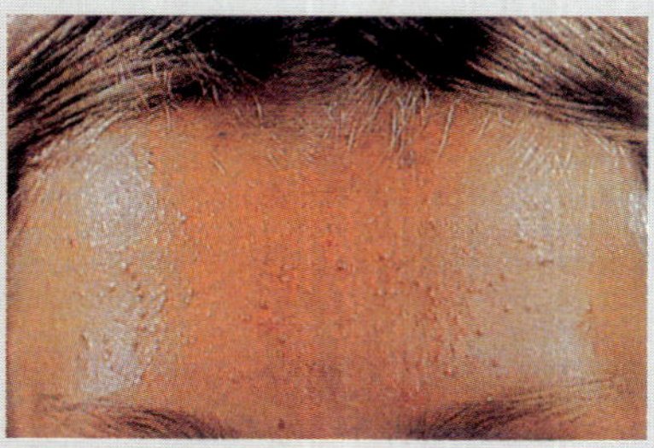

Abb. 1
Acne vulgaris:
Acne comedonica

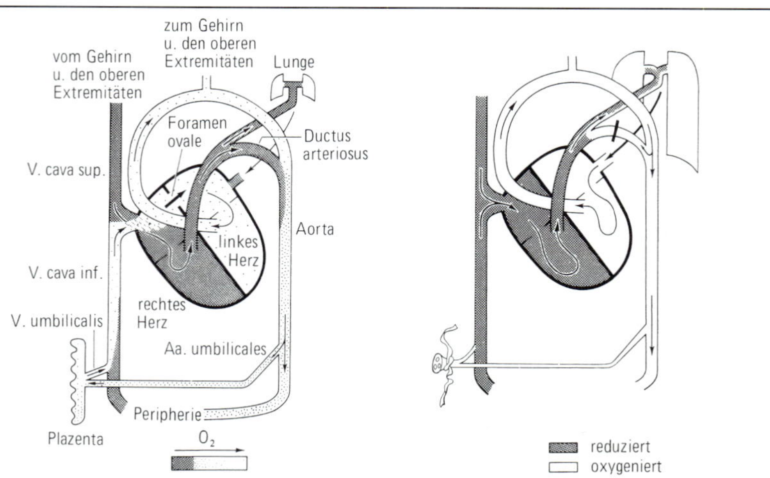

Adaptation, kindliche post partum:
Umstellung des fetalen Blutkreislaufs bei Beginn der Lungenatmung

stagenen (Cyproteronacetat, Ethinylestradiol). Eine völlige Abheilung ist nur mit Isotretinoin möglich.

ACTH-Test m: Test zur Funktionsdiagnostik der NNR; versch. Verf. (z. B. als Kurztest über 60 Min.) mit Bestimmung von Cortisol bzw. Kortikoidmetaboliten (v. a. der 17-Hydroxykortikosteroide) im Serum unmittelbar vor u. nach Stimulation der NNR mit parenteral (i. m., i. v. od. als Infusion) zugeführtem synthet. ACTH (z. B. Tetracosactid); **Ind.:** Ausschluß einer bzw. DD zw. primärer (kein Anstieg) u. sek. (Anstieg) NNR-Insuffizienz od. NNR-Hyperplasie (erhöhter Anstieg der Cortisolsekretion); bei Karzinom der NNR keine Reaktion, bei Adenom unterschiedl. Ergebnisse, bei adrenogenitalem Syndrom* basal hohes u. überschießend ansteigendes 17α-Hydroxyprogesteron* mit fehlendem Anstieg des Cortisols; **Kontraind.:** Überempfindlichkeit gegenüber ACTH.

Ad|aptation, kindliche post partum (lat. adaptare anpassen) f: Umstellung vom intrauterinen zum extrauterinen Leben des Kindes, wobei die Adaptation von Blutkreislauf* (s. Abb.) u. Atmung unmittelbar nach der Geburt* im Vordergrund steht. Die Beurteilung der unmittelbar lebenswichtigen Funktionen erfolgt durch die Zustandsdiagnostik* des Neugeborenen. In der weiteren Neonatalperiode adaptieren sich weitere physiolog. Körperfunktionen (z. B. Leber- u. Verdauungsfunktion, Thermoregulation, Immunabwehr). Vgl. Lungenreifung, fetale.

Ad|aptation, mütterliche in graviditate (↑) f: physiol. Anpassungsvorgänge des mütterl. Organismus während der SS; **1. organische Veränderungen** (im wesentl. hormonal ausgelöst): **a)** Genitale: Größenzunahme des Uterus (s. Fundusstand) u. damit des Leibesumfanges, weitere Veränderungen imponieren als wahrsch. Schwangerschaftszeichen*; **b)** Größenzunahme der Mammae; **c)** Wasser- u. Natriumretention, evtl. Auftreten von Ödemen (DD Gestose*), z. T. verantwortl. für die Gewichtszunahme; **d)** Blut: Anstieg von Plasmavolumen u. Erythrozytenvolumen (s. Schwangerschaftsanämie), Leukozytose, Hyperkoagulabilität; **e)** Herz/Kreislauf: Zunahme des Herzminutenvolumens, relativ konstanter Blutdruck, venöse Rückflußbehinderung (s. Vena-cava-inferior-Syndrom) mit erhöhter Thromboseneigung; **f)** Lunge: Zunahme des Atemminutenvolumens, Schwangerschaftsdyspnoe; **g)** Magen/Darm: vermehrte Speichelbildung, Sodbrennen, aton. Obstipation (progesteronbedingter Tonusverlust); **h)** Niere/Harntrakt: Zunahme der glomerulären Filtrationsrate, erhöhte Anfälligkeit für Harnweginfektionen, kleinere Blasenkapazität; **i)** hormonell: Grundumsatzsteigerung (reversible Schilddrüsenhyperplasie), Steigerung der Cortisol- u. Aldosteronbildung; **j)** Haut: Striae* gravidarum, Schwangerschaftspigmentierung*; **k)** Skelett: Beckenringlockerung*, veränderte Statik (Lordose); **2. psychische Veränderungen:** Stimmungsschwankungen (bes. im ersten Trimenon u. bei Erstgebärenden), Umstellung auf die neue familiäre Situation (u. U. Rollenkonflikte bei berufstätigen Frauen, die nun die Mutterrolle übernehmen); vgl. Schwangerschaftspsychose, Schwangerschaftsdepression.

Add-back-Therapie f: Bez. für die gezielte Applikation eines weiteren Arzneimittels mit partiell antagonist. Wirkung zur selektiven Aufhebung von UAW eines zuvor verabreichten Wirkstoffs; **Beispiel:** Östrogen-Gestagen-Applikation zur Kompensation der UAW einer Behandlung mit GnRH*-Agonisten bei Endometriose* od. Myoma* uteri.

Adeno|akanthom (gr. aden Drüse; akantha Dorn, Stachel) n: syn. Adenokankroid*.

Adeno|fibrom (↑; lat. fibra Faser) n: (engl.) adenofibroma; benigner Mischtumor mit epithelialen (drüsigen) u. mesenchymalen Anteilen (s. Abb.), evtl. mit zyst. Ausweitung von drüsigen Elementen u. Bildung von serösem od. schleimigem Sekret (Kystadenofibrom); **Vork.:** v. a. im Ovar, selten im Uterus (von der Zervixschleimhaut od. dem Endometrium ausgehend). Vgl. Ovarialtumoren, Meigs-Syndrom.

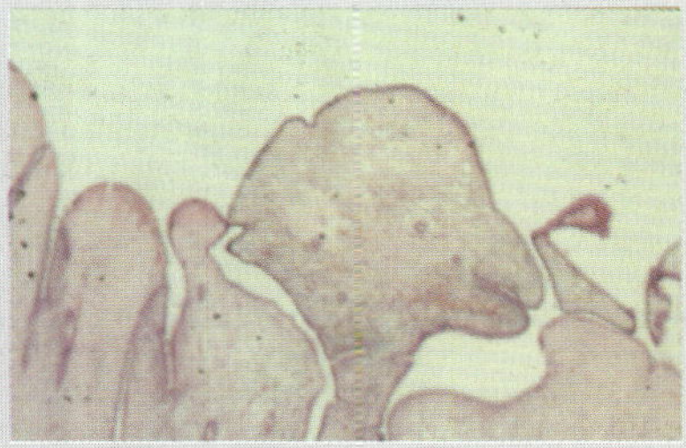

Adenofibrom:
histologischer Befund

Adeno|hypo|physe (↑; gr. hypo unter, unterhalb; phyomai entstehen, wachsen) f: Hypophysenvorderlappen; s. Hypophyse.

Adeno|kankroid (↑; lat. cancer Krebs) n: (engl.) adenoacanthoma; syn. Adenoakanthom; meist im Corpus uteri, selten in der Zervix lokalisiertes Adenokarzinom des Endometriums, das neben drüsigen Strukturen auch rein plattenepitheliale (verhornende) Anteile bildet (s. Abb.); die histol. Abgrenzung von einem adenosquamösen Karzinom gleicher Abstammung mit unreifer Plattenepithelmetaplasie ist wegen der wesentl. besseren Progn. des A. von klin. Bedeutung.

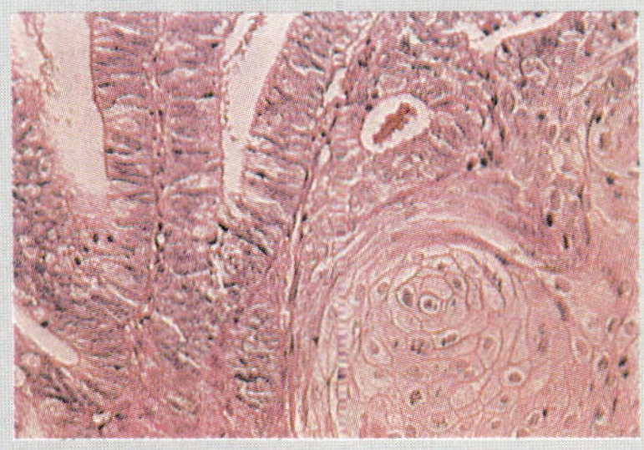

Adenokankroid:
Korpusendometrium, histologischer Befund

Adeno|kystom (↑; gr. kystis Harnblase, Beutel) n: s. Kystadenom.

Adenom (↑) n: (engl.) adenoma; Epithelioma adenomatosum; vom Epithelgewebe endokriner u. exokriner Drüsen od. von best. Schleimhäuten ausgehendes, primär benignes Neoplasma*, das maligne entarten kann (Adenokarzinom*, Adenosarkom*); **Formen: 1.** tubuläres A., enthält mit Epithelgewebe ausgekleidete Kanäle; Vork. z. B. als Korpuspolyp*; **2.** trabekuläres A., enthält solide, balkenförmig angeordnete Epithelstränge; Vork. z. B. bei adenomatösen NNR-Tumoren; **3.** follikuläres A. mit Bildung von Follikeln; Vork. z. B. als autonomes Adenom der Schilddrüse; **4.** A. mit Ausbildung eines größeren Hohlraums; Vork. v. a. als Kystadenom* des Ovars; **5.** Fibroadenom* mit Wachstum des Bindegewebes; Vork. v. a. in der weibl. Brust. Vgl. Adenofibrom, Cystosarcoma phylloides, Polyp-cancer sequence.

Adeno|matose der Brust|warze (↑) f: (engl.) mamillary adenoma; seltene gutartige Veränderung der Mamille (benignes Adenom*) mit Rötung, Epitheldefekten, Sekretion u. Krusten; häufig auf den Warzenhof übergreifend; **DD:** Paget*-Krankheit, Mamillenekzem, Psoriasis.

Adeno|myom (↑; gr. mys, myos Maus, Muskel) n: (engl.) adenomyoma; benigner Mischtumor aus glattem Muskel- u. Drüsengewebe; **Vork.** z. B. als Variante des Myoma* uteri.

Adeno|myose (↑; ↑) f: (engl.) adenomyosis; s. Adenomyosis uteri.

Adeno|myosis uteri (↑; ↑) f: syn. Adenomyose; ektopische, diffuse od. umschriebene Ansiedlung endometrialer Drüsen samt umgebendem Stroma in reaktiv hypertrophiertem Myometrium (s. Abb. 1 u. 2); Auftreten bes. zw. dem 30. u. 50. Lj., meist fehlendes Ansprechen auf Progesteron; **Urs.:** wahrsch. ovarielle Dysfunktion mit östrogener Überstimulation; **Sympt.:** Uterusvergrößerung, Menorrhagie, heftige Dysmenorrhoen, oft auch asymptomat.; **Vork.:** **1.** typischerweise nach Endometriumablation* zur Behandlung einer Menorrhagie; **2.** in Komb. mit Uterusmyomen; **3.** als histol. Nebenbefund bei anderweitig begründeter Hysterektomie; **Ther.:** i. d. R. Hysterektomie unter Belassung der Ovarien; histol. Diagnosesicherung.

Adeno|sarkom (↑) n: (engl.) adenosarcoma; maligner Mischtumor aus Drüsengewebe, dessen zellreiches Stroma ähnl. wie ein Spindelzellsarkom aufgebaut ist.

Adenose, sklerosierende (↑) f: (engl.) sclerosing adenosis; syn. Adenosis Schimmelbusch, Schimmelbusch-Krankheit; s. Mastopathie.

Adenosis (↑) f: syn. Adenopathie; (gyn.) wenig gebräuchl. Bez. für Endometriose*.

Adenosis Schimmelbusch (↑; Curt Sch., Chir., Berlin, 1860–1895) f: (engl.) Schimmelbusch's disease; syn. sklerosierende Adenose; s. Mastopathie.

Ad|häsionen, intra|uterine (lat. adhaerere anhaften) f pl: partielle od. totale Verwachsungen bzw. Verklebungen innerh. des Cavum uteri durch Bildung bindegewebiger, z. T. vaskularisierter Narbenzüge zw. Vorder- u. Hinterwand (sog. Asherman-Fritsch-Syndrom); **Urs.:** fast immer iatrogen (98 %) durch intrauterine Eingriffe (z. B. forcierte Kürettage*), bes. gefährlich im Zus. mit einer SS, einem Schwangerschaftsabbruch* od. im Wochenbett; selten (1 %) aufgrund einer Genitaltuberkulose*; **Sympt.:** Infertilität*, Sterilität*, Hypo- bzw. Amenorrhoe, Dysmenorrhoe, rezidiv. Unterbauchbeschwerden; **Diagn.:** Hysteroskopie*, Hysterosalpingographie*, Sonographie (nur bei schwersten Adhäsionen aussagekräftig); **Einteilung:** s. Tab.; **Ther.:** **1.** Grad I-II: Dissektion mit der Mikroschere; **2.** Grad III-IV: elek-

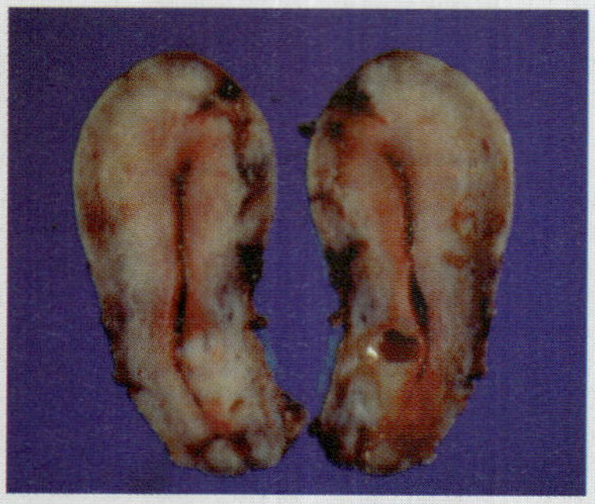

Abb. 1
Adenomyosis uteri:
makroskopisches Hysterektomiepräparat

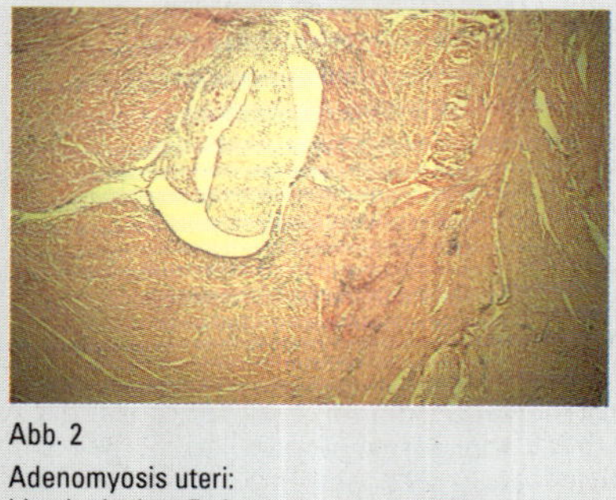

Abb. 2
Adenomyosis uteri:
histologischer Befund mit reaktiver Myometrium-hyperplasie

Adhäsionen, intrauterine
Klassifikation der Europäischen Gesellschaft für Hysteroskopie (ESH)

Grad I:	dünne, zarte Adhäsionen – leicht mit dem Schaft des Hysteroskopes zu durchtrennen – Tubenwinkel unauffällig
Grad II:	einzelne solide Adhäsionen – in verschiedenen Bereichen des Kavums – verbinden Uteruswände, aber Tubenostien sind einsehbar – mit dem Hysteroskopschaft nicht durchtrennbar
Grad II A:	stenosierende Adhäsionen nur im Bereich des inneren Muttermundes, sonst oberes Cavum uteri normal
Grad III:	multiple solide Adhäsionen – in verschiedenen Bereichen – einseitiger Verschluß des Tubenwinkels
Grad III A:	ausgedehnte Vernarbung des Cavum uteri mit Amenorrhoe oder ausgeprägter Hypomenorrhoe
Grad III B:	Kombination von III und III A
Grad IV:	ausgedehnte solide Adhäsionen mit Verwachsungen von Uterusvorder- und -hinterwand und Verschluß beider Tubenwinkel

> Vor Therapiebeginn ist eine Klassifikation der vorliegenden intrauterinen Adhäsion entsprechend dem Schweregrad notwendig, da hieraus therapeutische und prognostische Konsequenzen resultieren.

trochir. Dissektion od. mittels Laser; **3.** als ultima ratio: abdominale Metroplastik*; **Proph.:** strenge Indikationsstellung für intrauterine Eingriffe (v. a. bei Pat. im fertilen Alter); Östrogen- u. Antibiotikagabe vor intrauterinen Eingriffen; Durchführung einer Post*-abortion-Hysteroskopie.

Adip|onecrosis sub|cutanea neo|natorum (lat. adeps, adips Fett; gr. nekros tot) f: subkutane Fettgewebenekrose bei Neugeborenen an Körperstellen, die bes. Druck ausgesetzt sind; evtl. auch nach Trauma od. Asphyxie*; plattenartige, mit der rötl. Oberhaut verbackene Induration in der Subcutis; meist spontane Rückbildung; **Histol.:** atroph. subkutanes Fettgewebe mit Einlagerung von Fettsäurekristallen u. entzündl. Gewebereaktion. Vgl. Geburtsschäden, Sclerema adiposum neonatorum.

Adipos|algie (↑; gr. algos Schmerz) f: syn. Dercum*-Krankheit.

Adipositas (↑) f: Fettsucht*.

Adiposo|gigantismus (↑) m: (engl.) adiposogenital puberal obesity; konstitutionelle Fettsucht*; progn. gutartige Sonderform der Pubertätsfettsucht*, gekennzeichnet durch überdurchschnittl. Körpergröße u. höheres Körpergewicht* bei normaler Genitalentwicklung.

Aditus pelvis (lat. aditus Zugang) m: s. Beckeneingang.

Ad|nexe (lat. adnectere, adnexus anknüpfen) m pl: (engl.) adnexa, appendages; Anhänge; als **weibliche A.** werden Eileiter* u. Ovarien, als **männliche A.** Prostata u. Bläschendrüse, i. w. S. auch Hoden, Nebenhoden u. Samenleiter bezeichnet.

Ad|nex|ek|tomie (↑; gr. ek- aus, heraus; tome Schnitt) f: syn. Salpingoophorektomie*.

Ad|nexitis (↑) f: ein- od. beidseitig auftretende Entz. der weibl. Adnexe (Salpingitis* u. Oophoritis*) durch aus der Vagina od. dem Uterus aufsteigende Erreger. Vgl. Infektion, aszendierende.

Ad|nex|tuberkulose (↑; lat. tuberculum kleiner Höcker) f: tuberkulöse Erkr. von Eileiter* (häufig) u. Ovarium* (selten); s. Salpingitis tuberculosa, Genitaltuberkulose.

Ad|nex|tumor (↑; lat. tumor Geschwulst) m: (engl.) adnexal tumour; i. w. S. Bez. für eine entzündl. od. durch Endometriose* bedingte Organauftreibung sowie i. e. S. für eine echte Geschwulst des Eileiters od. des Eierstocks. Vgl. Salpingitis, Ovarialtumoren.

Adoleszenz (lat. adolescere heranwachsen) f: (engl.) adolescence; zeitl. nicht einheitl. definierter Lebensabschnitt zw. (Beginn od. Ende) der Pubertät* u. dem Erwachsenenalter, meist zw. dem 15. u. 18. Lebensjahr.

Ad|option (lat. adoptio Annahme) f: Annahme als Kind; nach §§ 1741–1772 BGB haben Adoptierte die rechtl. Stellung eines ehel. Kindes. Die Voraussetzungen einer A. u. ihr formeller Ablauf sind gesetzl. festgelegt.

Ad|ren|arche (lat. ad hinzu, nach; ren, renis Niere; gr. arche Anfang) f: Beginn vermehrter Androgenproduktion in der NNR während der Pubertät* mit Wachstum der Achsel- u. Schambehaarung; bei Mädchen fast ausschl. durch die rel. schwachen NNR-Androgene, bei Knaben vorwiegend durch die testikulären Androgene bedingt; **Durchschnittsalter:** 9 Jahre. Vgl. Gonadarche.

Äthinyl-19-nor|testosteron n: syn. Norethisteron*.

Äthinyl|östradiol n: syn. Ethinylestradiol*.

Ätio|chol|anolon n: (engl.) etiocholanolone; 5β-Androstan-3α-ol-17-on; hormonal inaktiver Stoffwechselmetabolit von Androstendion* u. natürl. Reduktionsprodukt der Kortikoide; wird im Harn beider Geschlechter als Unterfraktion der 17-Ketosteroide* ausgeschieden u. bewirkt bei parenteraler Gabe eine pyrogene Reaktion. Vgl. Androgene.

A|fibrinogen|ämie (gr. a- ohne, nicht; lat. fibra Faser; gr. haima Blut) f: (engl.) fibrinogen deficiency; **1.** kongenitale A.: sehr seltene (ca. 130 Fälle), autosomal-rezessiv erbl. Koagulopathie inf. fehlender od. hochgradig verminderter Synthese von Fibrinogen in der Leber, entspr. klin. einer milden bis mittelschweren Hämophilie; **Sympt.:** bereits postnatal verlängerte Nabelschnurblutung, verstärkte Verletzungs- u. Menstruationsblutungen, auch (Schleim-) Haut- sowie spontane intrazerebrale Blutungen; Gelenkblutungen sind selten; **Diagn.:** die übl. plasmat. Blutgerinnungstests (Thrombinzeit, Thromboplastinzeit u. partielle Thromboplastinzeit) fallen pathol. aus, Fibrinogen fehlt im Plasma od. ist nur in Spuren nachweisbar; **Ther.:** Substitution mit Fibrinogenkonzentrat i. v.; **2.** erworbene A.: bei gesteigerter Fibrinolyse*, primärer Hyperfibrinolyse, Verbrauchskoagulopathie*, schweren Leberparenchymschäden.

AFP: Abk. für Alphafetoprotein*.

AFS-Score: revidierte Einteilung der Endometriose* entspr. dem Schweregrad (nach der American Fertility Society; Abk. AFS) zur besseren Vergleichbarkeit von Untersuchungsergebnissen (s. Tab.); erlaubt eine Aussage über die Progn. der Erkr.; **Bedeutung:** der AFS-S. wird hauptsächl. zu wiss. Zwecken verwendet; für die klin. Anw. wird der EEC*-Score bevorzugt.

Afterloading-Verfahren: sog. Nachladetechnik; Form der intrakavitären Strahlentherapie* mit Einlegen eines leeren Applikators in das zu bestrahlende Körperteil u. anschl. automat. Einbringung des Radionuklids (meist Iridium-192); ermöglicht eine Bestrahlung des Tumors mit nur geringer Belastung des umliegenden Gewebes bei erhebl. verbessertem Strahlenschutz für das Personal; **Ind.:** Karzinome an Uterus, Zervix u. Vagina u. andere maligne Tumoren.

Ag: **1.** (immun., serol.) Abk. für **Antigen***; **2.** (chem.) Symbol für Silber (Argentum).

Agar|diffusions|test m: (engl.) agar diffusion method; **1.** (serol.) Test mit Präzipitation von Ag-Ak-Komplexen, bei dem Agar (Polysaccharidkomplex aus Rotalgen) als Trägersubstanz verwendet wird; **2.** (bakteriol.) halbquant. Meth. zur Best. der Empfindlichkeit von Bakt. gegen Antibiotika bzw. von antibakt. Hemmstoffen in Körperflüssigkeiten; ermöglicht nach DIN 58 940 die Einstufung in empfindl., intermediär od. resistent. Vgl. Antibiogramm.

Agar|dilutions|test m: (engl.) agar dilution test; syn. Reihenverdünnungstest; Meth. zur Best. der minimalen Hemmkonzentration von Antibiotika für Bakt.; Durchführung auf festen Nährmedien mit abgestuften Antibiotikakonzentrationen. Vgl. Antibiogramm.

A|galaktie (gr. a- ohne, nicht; gala, galaktos Milch) f: (engl.) agalactia; syn. Alaktie; fehlende Milchsekretion während der Laktationsperiode* bei Anlage- u.

AFS-Score
Stadieneinteilung der Endometriose (modifiziert nach AFS)

Stadium I	(minimal)	1 – 5
Stadium II	(mild)	6 – 15
Stadium III	(mäßig)	16 – 40
Stadium IV	(schwer)	> 40

Peritoneum	Endometriose	< 1 cm	1 – 3 cm	> 3 cm
	oberflächlich	1	2	4
	tief	2	4	6
Ovar	R oberflächlich	1	2	4
	tief	4	16	20
	L oberflächlich	1	2	4
	tief	4	16	20
	Obliteration des Douglas-Raumes	partiell	vollständig	
		4	40	
Ovar	Adhäsionen	< $1/3$ Einschluß	$1/3$ – $2/3$ Einschluß	> $2/3$ Einschluß
	R dünn	1	2	4
	dicht	4	8	16
	L dünn	1	2	4
	dicht	4	8	16
Tube	R dünn	1	2	4
	dicht	4*	8*	16
	L dünn	1	2	4
	dicht	4*	8*	16

* Bei vollständigem distalem Tubenverschluß ergibt sich die Punktzahl 16.

Entwicklungsstörungen der Mamma od. Störungen im Hypothalamus*-Hypophysen-System; sehr selten meist scheinbare A. bzw. Hypogalaktie*.

A|genesie (↑; gr. genesis Entstehung, Erzeugung) f: (engl.) agenesis; vollständiges Fehlen einer Gewebe- od. Organanlage als früheste u. schwerste Form einer Hemmungsfehlbildung.

Agni casti fructus m: s. Mönchspfeffer.

$AgNO_3$: chem. Formel für Silbernitrat (Argentum* nitricum).

A|gonadismus (gr. agogos leitend, veranlassend; gone Zeugung, Geschlecht) m: (engl.) agonadism; extrem seltene Anomalie mit Fehlen der Gonadenanlage. Vgl. Gonadendysgenesie.

AGS: Abk. für **a**drenogenitales **S**yndrom*.

AHG-Test: Kurzbez. für **A**nti**h**uman**g**lobulin-Test; s. Antiglobulintest.

Ahlfeld-Zeichen (Johann F. A., Gyn., Marburg, 1843–1929): (engl.) Ahlfeld's sign; s. Nabelschnurzeichen.

Ahorn|sirup|krankheit: (engl.) maple syrup urine disease; syn. Leucinose; autosomal-rezessiv erbl. Stoffwechselstörung (Häufigkeit < 1:100 000) im Abbau der drei verzweigtkettigen Aminosäuren Leucin, Isoleucin u. Valin (Verzweigtketten-Ketosäuren-Dehydrogenasemangel); **Pathol./Anat.:** Status spongiosus der Marksubstanz aufgrund defekter Myelinisierung; **Sympt.:** bereits im Neugeborenenalter Trinkschwäche, Erbrechen, Muskelhypotonie, Opisthotonus, Atemstörungen, Krampfanfälle bis zum Koma; **Diagn.:** stark erhöhte Konz. von Leucin, Isoleucin, Valin u. Allo-Isoleucin sowie der dazugehörigen Ketosäuren in Blut u. Urin (typ., durch die Ketosäuren bedingter u. an Ahornsirup erinnernder Uringeruch); Neugeborenen-Screening u. pränatale Diagn. sind möglich; **Ther.:** lebenslange Diät mit verminderter Zufuhr von verzweigtkettigen Aminosäuren.

Ahumada-Syn|drom n: syn. Argonz-Ahumada-Castillo-Syndrom; s. Galaktorrhoe-Amenorrhoe-Syndrom.

AIDS: Abk. für (engl.) **a**cquired **i**mmune(o) **d**eficiency **s**yndrome (erworbenes Immundefektsyndrom); erstmals 1981 beschriebenes Krankheitsbild, das durch eine ausgeprägte zelluläre Immunschwäche mit rezidiv. Erkr. an opportunist. Err. u. Parasiten sowie spezif. Malignome wie Kaposi-Sarkom u. Lymphome gekennzeichnet ist; ausgelöst wird die zelluläre Immunschwäche durch die neuro- u. lymphotropen Viren HIV-1 u. HIV-2 (s. HIV). AIDS entspricht definitorisch dem Stadium 3 der HIV-Erkrankung. **Diagn.:** klin. bei HIV-Antikörper-positiven Personen; seit 1993 werden in den USA HIV-Antikörper-positive Personen mit einer Anzahl der Helferzellen unter 200/μl als an AIDS erkrankt klassifiziert. Diese Definition hat sich bisher in Europa nicht durchgesetzt. **Epidemiol., Ther.** u. **Progn.:** s. HIV-Erkrankung.

Ak: auch AK; Abk. für **A**nti**k**örper*.

Akino|spermie (gr. kinesis Bewegung; sperma Samen, Samenflüssigkeit) f: (engl.) necrozoospermia; syn. Nekrozoospermie*.

Akne (gr. akme Spitze, Blüte) f: s. Acne.

A|kranie gr. a- un-, -los; kranion Schädel) f: (engl.) acrania; angeb. vollständiges od. partielles Fehlen des knöchernen Hirnschädels (z. B. bei parasitärem Zwilling). Vgl. Anenzephalie, Dysrhaphiesyndrome.

Aktivin n: zusammenfassende Bez. für Komb. der Inhibin-β-Untereinheiten; **Funkt.**: Steigerung der FSH-Synthese, kein Einfluß auf LH-Synthese; A. spielt eine wichtige Rolle bei der intraovariellen Regulation. Vgl. Inhibine.

Aktivitäts|in|dex m: s. Karnofsky-Index.

Aku|punktur (lat. acus Nadel; pungere stechen) f: (engl.) acupuncture; chin. Originalbezeichnung Zhen, d. h. Nadelstechen u. Räuchern (Moxibustion); aus der traditionellen chin. Medizin stammende Therapiemethode (ca. 20 versch. Techniken), bei der an charakterist. Punkten der Körperoberfläche an Meridianen entlang Akupunkturnadeln unterschiedl. tief eingestochen werden, wodurch energet. Störungen innerh. des Organismus ausgeglichen bzw. einzelne Organsysteme angeregt od. gedämpft werden sollen. Die vorwissenschaftl. Medizin Chinas unterschied 14 Meridiane mit ca. 700 Hauptakupunkturpunkten (s. Abb.), die histol. eine Anhäufung rezeptiver Hautelemente (wie Merkel-Tastscheiben, Meissner-Tastkörperchen) aufweisen. Die klass. A. setzt eine an traditioneller Medizin orientierte Diagn. u. Vorstellung von Krkh. voraus; neuere Interpretationen verstehen A. als lokalen Reiz mit reflexiver Wirkung entspr. neurophysiol. Grundlagen; **Anw.**: bei Schmerzsyndromen u. funkt. Erkr. mit Störungen vegetativer Regelvorgänge, z. B. Lösung von allg. Spannungszuständen, Hyperemesis*

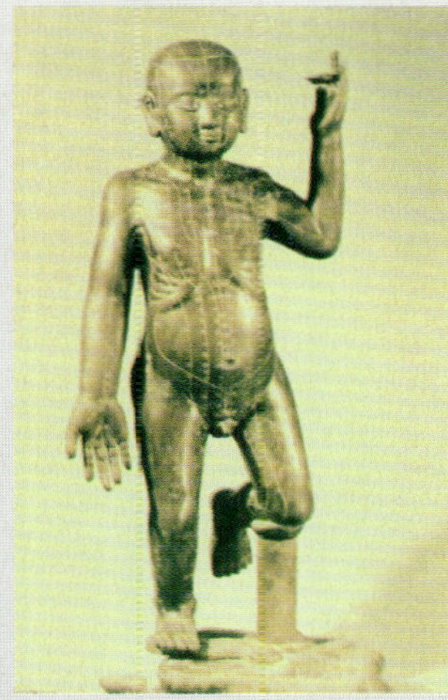

Akupunktur:
historische kupferne Darstellung eines Knaben mit Meridianverläufen u. Akupunkturforamina

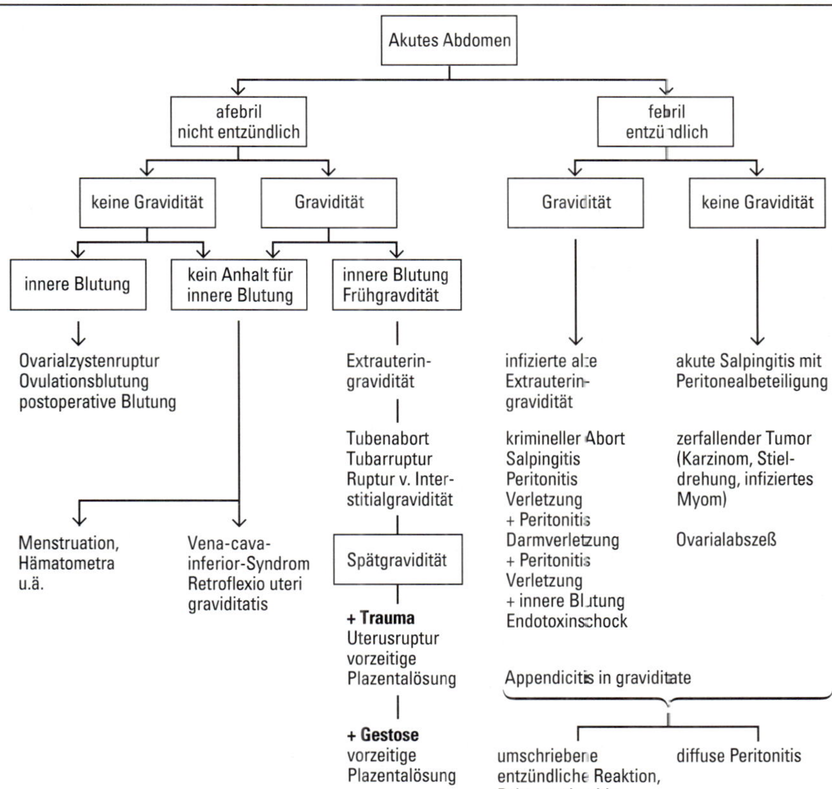

Akutes Abdomen:
differentialdiagnostische Abklärung gynäkologischer u. geburtshilflicher Ursachen

Das Akute Abdomen ist ein medizinischer **Notfall:** sofortige Klinikeinweisung, keine Opiate u. keine orale Nahrungszufuhr!

gravidarum, zur Geburtsvorbereitung* (Zervixreifung mit Auflockerung u. Verkürzung, Erhöhung der Kontraktilität des Uterus), Plazentalösungsstörungen*, Subinvolutio* uteri, Milchstau*.

Akutes Ab|domen (lat. acutus scharf, bedrohlich; abdomen Bauch, Unterleib) n: (engl.) acute abdomen; klin. Bez. für eine meist akut einsetzende Sympt. bei (häufig lebensbedrohl.) Erkr. im Bereich der Bauchhöhle, die eine rasche dd Abklärung u. meist eine notfallmäßige operative Ther. erfordert; typ. **Leitsymptome** sind akut auftretende Schmerzen, Veränderungen der Darmperistaltik mit Störung der Darmentleerung, abdominelle Abwehrspannung, Verschlechterung des AZ, evtl. Fieber, klin. Zeichen einer inneren Blutung, Kreislaufstörungen u. Schock; **Urs.:** s. Abb.; **Diagn.:** **1.** bei wahrscheinl. gyn. Urs.: Sonographie, Laparoskopie; **2.** bei unklarer Ätiol.: Abdomenübersichtsaufnahme, Laparoskopie bzw. Laparotomie; dd Abklärung mit Ausschluß extraabdominaler Erkr. (z. B. Herzinfarkt, Pneumonie, Pleuritis, diabet. Koma) v. a. mittels spezif. Laboruntersuchungen (u. a. Hämoglobin, Leukozyten, Enzymdiagnostik) u. Röntgendiagnostik (z. B. Abdomenübersicht).

Ak|zeleration (lat. accelerare beschleunigen) f: (engl.) acceleration; Beschleunigung; **1.** (gebh.) in Abhängigkeit von Wehen (sog. periodische A.) od. Kindsbewegungen auftretende Steigerung der fetalen Herzschlagfrequenz in der Kardiotokographie*; klin. Bedeutung unsicher; **2.** (anthrop.) Beschleunigung der Entwicklungsgeschwindigkeit mit Zunahme der Endgröße bei bd. Geschlechtern; **a)** Wachstumsakzeleration: durchschnittl. Zunahme der Körperlänge um 5–10 cm seit Ende des vorigen Jahrhunderts, **b)** meist in Verbindung mit dem um 1–2 Jahre früheren Eintritt der Pubertät* (Entwicklungsakzeleration) in industrialisierten u. Agrarländern; **Urs.:** u. U. ein sog. Urbanisierungstrauma (erhöhte vegetative, endokrine u. zerebrale Reaktionsbereitschaft aufgrund von Einflüssen des städt. Lebens auf die Kinder).

A|laktie (gr. a- un-, -los; lat. lactare, lactatus Milch geben) f: s. Agalaktie.

Albuginea (lat. albugo weißer Fleck) f: Kurzbez. für Tunica* albuginea.

Alcock-Kanal (Thomas A., Chir., London, 1784–1833; lat. canaliculus Röhrchen): (engl.) pudendal canal; syn. Canalis pudendalis; Duplikatur der Fascia obturatoria in der Seitenwand der Fossa* ischiorectalis; enthält die Vasa pudenda interna u. den N. pudendus. Vgl. Fascia pelvis.

Alexander-Adams-Operation (William A., Chir., Edinburgh, 1815–1902) f: Op. zur Lagekorrektur des Uterus ohne Eröffnung der Bauchhöhle (heute selten indiziert). Vgl. Antefixatio uteri.

Algo|pareunie (gr. algos Schmerz; para bei; eune Lager, Bett) f: (engl.) pain with intercourse; Schmerzen der Frau beim Koitus*; **Urs.:** psychogen bzw. funkt. (z. B. Vaginismus*), org. (z. B. inf. von Narben, Verwachsungen, Entz. u. troph. Störungen im Genitalbereich) od. inf. mangelnder Lubrikation*. Vgl. Funktionsstörung, sexuelle.

A|libidinie (gr. a- ohne, nicht; lat. libido Lust) f: (engl.) chronic decreased libido; rel. selten u. bei beiden Geschlechtern vorkommendes chron. Fehlen sexuellen Interesses u. sexueller Bedürfnisse u. Wünsche; bei der Frau manifestiert sich A. z. B. als Vaginismus*, beim Mann meist als Erektionsstörung*, bei bd. Geschlechtern als Anorgasmie*. Vgl. Libidostörung.

Alkohol|embryo|pathie (gr. embryon Neugeborenes; pathos Schmerz, Krankheit) f: (engl.) alcohol embryopathy; Embryofetopathia alcoholica; durch Alkoholkonsum der Mutter während der SS hervorgerufene pränatale Erkr. der Frucht mit typ. Facies (s. Abb.), intrauteriner u. postnataler Wachstumsretardierung, Mikrozephalie, statomotor. u. geistiger Retardierung sowie kraniofazialer Dysmorphie; häufig auch angeb. Herzfehler, Gelenkanomalien, Genitalanomalien u. a. Fehlbildungen an Skelett u. inneren Organen; geschätzte Häufigkeit 1–3: 1000 Neugeborene.

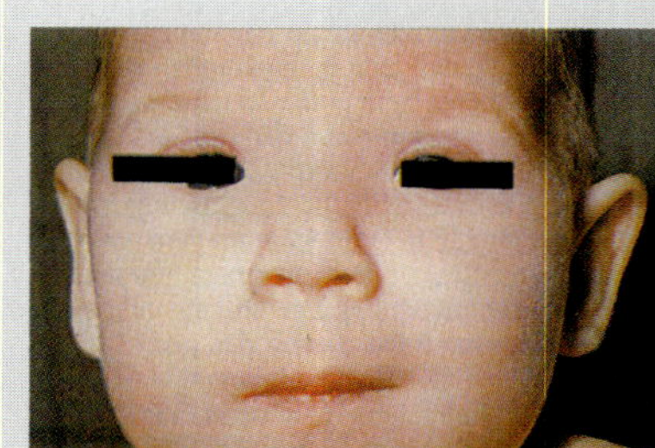

Alkoholembryopathie:
typische Facies mit breitem Nasenrücken, kurzen Lidspalten, verstrichenem hohem Philtrum und schmalem Lippenrot

Allantois (gr. allas, allantos Wurst) f: (embryol.) etwa am 16. Tag entstehende blinde Ausstülpung des Dottersacks* in den Haftstiel am kaudalen Ende des Embryos, die sich z. T. zur embryonalen Kloake* entwickelt; aus den im Haftstielmesenchym entstehenden Allantoisgefäßen gehen die Plazentagefäße hervor.

Allen-Doisy-Test (Edgar A., Arzt, Rochester, 1892–1943) m: syn. Vaginalverhornungstest; biol. Test zur qual. u. semiquant. Best. von Östrogenen* (erstes Verf. zur Östrogenbestimmung, 1923). **Prinzip:** Nach Östrogengabe kommt es zur Verhornung des Vaginalepithels beim kastrierten weibl. Nager (Ratte, Maus). Der Abstrich ist pos., wenn Schollen von verhornten, kernlosen Oberflächenepithelzellen, aber keine Leukozyten gefunden werden.

Allen-Masters-Syn|drom (William M. A., Gyn., St. Louis, geb. 1904; William H. M. amerikan. Gyn.) n: Bez. für durch SS u. Geburt entstandene traumat. Schädigung des Beckenbindegewebes; **Sympt.:** orthostat. abdominelle Schmerzen meist schon während des Wochenbetts, Menstruationsstörungen (Dysmenorrhoe, Metrorrhagie), Schmerzen bei der Kohabitation; **gyn. Befund:** Retroversio uteri, Mobilisationsschmerz des Uterus, abnorme Beweglichkeit der Zervix; **Diagn.:** klin. u. laparoskop.; **Ther.:** symptomatisch.

Allo|som (gr. allos anders, verschieden; soma Körper) n: syn. Heterosom; s. Gonosomen.

Alopecia androgenetica (gr. alopekia Fuchsräude) f: Haarverlust im Bereich der Kopfhaut inf. einer polygen erbl. erhöhten Androgenempfindlichkeit der Haarfollikel bzw. einer Erhöhung des freien Testosterons im Blut; **Formen: 1.** männl. Typ: Beginn im frühen Erwachsenenalter, u. U. bereits in der Pubertät (Alopecia praematura), bds. frontotemporal; anfangs schnelle, später verlangsamte Ausdehnung über den Scheitelbereich u. Entstehung einer männl. Glatze (Calvities) mit Aussparung eines hinteren, seitl. Haarkranzes; **2.** weibl. Typ: Beginn später als beim Mann, meist nach dem Klimakterium; diffuse Lichtung im Scheitelbereich mit Aussparung eines frontalen Haarstreifens; **Ther.:** bei Männern u. U. Haartransplantation od. Reduktionsplastik der unbehaarten Kopfhaut; bei Frauen Antiandrogene od. östrogenhaltige Haarwässer.

Alopecia a|trophicans (↑) f: s. Pseudopelade Brocq.

Alopecia climacterica (↑) f: Ausfall der Kopfhaare bei Frauen im Klimakterium inf. hormoneller Veränderungen; **Ther.:** Östrogensubstitution, östrogenhaltiges Haarwasser, Gestagene mit antiandrogener Partialwirkung.

Alopecia hereditaria (↑) f: kongenitale Alopezie od. meist totales Effluvium während der Kindheit; autosomal-dominant od. -rezessiv erblich.

Alopecia post|partualis (↑) f: Haarausfall 2–4 Mon. nach Entbindung als Folge eines während der SS verminderten Haarwechsels; i. d. R. spontane Normalisierung nach einigen Mon., evtl. Übergang in eine Alopecia* androgenetica.

Alopecia prae|matura (↑) f: s. Alopecia androgenetica.

Alopezie (↑) f: (engl.) alopecia; Alopecia; Kahlheit als Folge eines vermehrten Haarausfalls (Effluvium); hinsichtl. der Entstehung einer A. wird zw. angeborenen (Alopecia* hereditaria, Atrichie) u. erworbenen Formen differenziert, morphol. werden herdförmige od. totale von diffusen A. sowie vernarbende od. atrophisierende (z. B. Pseudopelade, Pseudopelade Brocq) von nichtvernarbenden A. (z. B. Alopecia* androgenetica, Alopecia areata) unterschieden. Zur Objektivierung eines Effluviums dient der Haarwurzelstatus (sog. Trichogramm).

Alpha|feto|protein n: (engl.) alpha fetoprotein; Abk. AFP; einkettiges Glykoprotein (MG ca. 70 000), wandert bei der Serumelektrophorese in der Alpha-1-Fraktion; wird im Dottersack, in der fetalen Leber u. in Zellen des Verdauungstrakts (auch im Erwachsenenalter) produziert, biol. HWZ 4–5 Tage. Erhöhte Serumwerte insbes. bei Lebererkrankungen (v. a. Leberzirrhose u. Hepatitis) u. Tumoren (v. a. primäres Leberzellkarzinom); physiol. erhöht in der SS u. beim Säugling (Bedeutung unbekannt); im fetalen Serum ab der 4. SSW nachweisbar, der Übertritt ins Fruchtwasser erfolgt durch den fetalen Urin. Bei Dysrhaphiesyndromen* gelangt AFP über den Liquor cerebrospinalis ins Fruchtwasser u. ist im Serum der Schwangeren pathol. erhöht. Erniedrigte Serumwerte der Schwangeren können ein Hinweis auf Down*-Syndrom des Feten sein. **Best.** von AFP mittels Radio- od. Enzym-Immunassay; dient in Komb. mit HCG u. Östril (sog. Triple*-Test) zw. 17. u. 20. SSW zur Risikoabschätzung in bezug auf Chromosomenaberrationen beim Feten. Vgl. AChE-Test.

Alvarez-Wellen: (engl.) Alvarez' contractions; s. Schwangerschaftswehen.

A|mastie (gr. a- un-, -los; mastos Brust) f: (engl.) amastia; syn. Aplasia mammae; angeb., ein- od. beidseitiges Fehlen der Brust bei Frauen mit normalem Menstruationszyklus u. Konzeptionsfähigkeit; vereinzelt bei Müttern u. Töchtern in dominanter Erbfolge über mehrere Generationen beobachtet. Vgl. Hypomastie, Mikromastie.

Amaurose, ek|lamptische (gr. amauros dunkel) f: (engl.) eclamptic amaurosis; Erlöschen des Sehvermögens mit Ausfall sämtl. opt. Funkt.; seltene Komplikation eines eklampt. Anfalls; **Urs.:** wahrscheinlich generalisierter Arteriolenspasmus im ZNS. Vgl. Eklampsie.

Ambi|sexualität (lat. ambo beidseitig; sexualis das Geschlecht betreffend) f: s. Bisexualität.

A|melie (gr. a- un-, -los; melos -gliedrigkeit) f: (engl.) amelia; s. Dysmelie.

A|menor|rhoe (gr. a- un-, -los; men, menos Monat; rhoe Fluß) f: (engl.) amenorrhoea; Ausbleiben der monatl. Regelblutung (Menstruation*); **Formen: 1.** physiol. A. vor der Menarche, während SS u. Laktation (sog. Laktationsamenorrhoe*) u. nach der Menopause; **2.** pathol. A.: **a)** primäre A. bei Nichteintreten der Regelblutung über das vollendete 18. Lj. hinaus; zu einem Drittel bedingt durch chromosomale Anomalien (z. B. Ullrich*-Turner-Syndrom, Swyer*-Syndrom, Triplo*-X-Syndrom), zu zwei Dritteln durch org. Störungen, wie genitale Fehlbildungen (Gynatresie), Gonadendysgenesie, Ovarialhypoplasie u. Intersexualität; **b)** sekundäre A. bei Ausbleiben der Regelblutung über einen Zeitraum von mehr als 6 Mon. nach vorherigem normalem Verlauf des Menstruationszyklus*; meist als funkt. Störung inf. hypothalam.-hypophysärer Dys- od. Unterfunktion mit konsekutiver Ovarialinsuffizienz; ätiol. orientierte Einteilung versch. Formen der A. nach WHO: s. Tab. S. 11; **Einteilung** nach dem Ort (Organ) der zugrundeliegenden Störung: **1.** zentral bedingte A.: **a)** hypothalamische A.: am häufigsten psychogen-psychoreaktiv inf. psychosomat. Funktionsstörungen bzw. Erkr. mit Hemmung der Gonadotropinfreisetzung (z. B. Notstandsamenorrhoe, Anorexia nervosa, Scheinschwangerschaft), auch rein funkt. bedingt (z. B. postpartale A., Oversuppression syndrome nach Beendigung hormoneller Kontrazeption, Chiari-Frommel-Syndrom), selten org. Ursache (z. B. Hirntumoren, Entz., Traumen, olfaktogenitales Syndrom); **b)** hypophysäre A.: i. d. R. org. bedingt (z. B. Prolaktinom u. a. Hypophysentumoren, Sheehan-Syndrom); **2.** ovarielle A.: funkt. (z. B. Ovarialinsuffizienz) od. org. bedingt (z. B. Ovarialhypoplasie, Ovarialtumoren, polyzystische Ovarien*); **3.** uterine A.: org. verursacht (z. B. inf. Uterusfehlbildung, Asherman-Fritsch-Syndrom); **4.** A. bei Erkr. anderer endokriner Organe, insbes. der NNR (v. a. Addison-Krankheit, adrenogenitales Syndrom, Nebennierenrindentumoren), Schilddrüse (Hypo- u. Hyperthyreose) u. bei Diabetes mellitus. Eine A. kann auch i. R. schwerer konsumierender Allgemeinerkrankungen u. als (u. U. erwünschter) Nebeneffekt einer medikamentösen Behandlung (z. B. mit Hormonpräparaten, Phenothiazinen, Reserpin, Sulpirid) auftreten; **Diagn.:** eingehende gyn. Untersuchung, hormonelle Diagn. zur Abklärung der endokrinen Urs. mittels Gestagentest*, Östrogentest*, Östrogen*-Gestagen-Test, Clomifentest* u. a. Stimulationstests, Best. der Gonadotropine im Harn, ggf. der Sexualhormone u. von Prolaktin im Serum; **Ther.:** in Abhängigkeit von der Diagn., ggf. Hormonsubstitution* mit Komb. aus Östrogenen u.

Amenorrhoe
Ätiologie und diagnostische Merkmale der verschiedenen Formen der Amenorrhoe nach WHO

Formen	Ätiologie	Gestagentest	Östrogen-Gestagen-Test	FSH	LH	Prolaktin	WHO-Gruppe
hypogonadotrope Amenorrhoe	hypothalamo-hypophysäre Insuffizienz	negativ	positiv	niedrig bis normal	niedrig bis normal	normal	I
	hypothalamo-hypophysäre Insuffizienz inf. Tumor	negativ	positiv	niedrig bis normal	niedrig bis normal	normal	VII
normogonadotrope Amenorrhoe	Endometriumdefekt (Uterusfehlbildungen, Asherman-Fritsch-Syndrom)	negativ	negativ	normal	normal	normal	VI
hypergonadotrope Amenorrhoe	Ovarialinsuffizienz	negativ	positiv	stark erhöht	mäßig erhöht	normal	III
hyperprolaktinämische Amenorrhoe	hypophysäres Prolaktinom	negativ	positiv	niedrig bis normal	niedrig bis normal	erhöht	V
	unbekannt	negativ	positiv	niedrig bis normal	niedrig bis normal	erhöht	IV
Amenorrhoe u. a. Zyklusstörungen inf. hypothalamohypophysärer Dysregulation	Rückkopplungsdefekt	positiv	positiv	normal	normal	normal	II
	polyzystisches Ovarialsyndrom	positiv	positiv	normal	erhöht	normal	II

Gestagenen, Ovulationsinduktion*, stimulierende Behandlung mit Gonadotropinen, Psychotherapie bzw. Behandlung des Grundleidens.

A|menor|rhoea traumatica (↑; ↑; ↑) f: s. Adhäsionen, intrauterine.

A|menor|rhoe-Galaktor|rhoe-Syn|drom (↑; ↑; ↑) n: s. Galaktorrhoe-Amenorrhoe-Syndrom.

A|menor|rhoe, post|partale (↑; ↑; ↑) f: (engl.) postpartum amenorrhoea; Ausbleiben der Menstruation* nach der 10. Wo. p. p. od. 6 Wo. nach dem Abstillen*. Vgl. Chiari-Frommel-Syndrom.

Ametho|pterin n: syn. Methotrexat*.

Amin|kolpitis (gr. kolpos Wölbung, Scheide) f: gebräuchl., aber irreführende Bez. für die durch eine atyp. Scheidenflora* bedingte Freisetzung von Aminen aus dem Vaginalsekret, fällt durch einen typ. Geruch auf. Vgl. Vaginose, bakterielle.

Amino|gluthetimid (INN) n: zur Gruppe der Aromatasehemmer* gehörendes Antiöstrogen; **Anw.:** als Zytostatikum zur Behandlung des metastasierenden Mammakarzinoms*.

Ammen|mutter: s. Ersatzmutter.

Amni-Check: Bez. für einen immun. Schnelltest zum quant. Nachw. von Fruchtwasser* in der Vagina; mittels monoklonaler Antikörper wird das während der gesamten SS in hoher Konzentration im Fruchtwasser vorkommende Insulin-like Growth Factor Binding Protein-1 (Abk. IGFBP-1) erfaßt. Nach Angaben des Herstellers hat der Test eine Spezifität von 97 % u. eine Sensitivität von 75 %; der positive Vorhersagewert beträgt 95 %. Vgl. Blasensprung.

Amnion (gr. amnos Lamm) n: (embryol.) sog. Schafhaut; im Stadium der zweiblättrigen Keimscheibe* zw. Trophoblast* u. Ektoderm* entstehende Zellschicht, die zus. mit dem Ektoderm des Embryos die Amnionhöhle bildet. Während der weiteren Embryogenese stülpt sich das A. von dorsal nach ventral über den Embryo u. bildet so die innerste der Eihäute*. Amnionzellen sezernieren Amnionflüssigkeit (Fruchtwasser*).

Amnion|höhle (↑): (embryol.) Bez. für den sich im Stadium der Blastozyste* zw. dem Ektoderm der zweiblättrigen Keimscheibe* u. dem Zytotrophoblast* bildenden Hohlraum. Vgl. Amnion.

Amnion|in|fektions|syn|drom (↑; lat. inficere hineintun, anstecken) n: (engl.) amniotic infection syndrome; unspezif. Inf. der Eihöhle, Plazenta, Eihäute u. evtl. des Feten während SS od. Geburt*, die v. a. das Kind gefährdet; **Vork.:** bes. bei vorzeitigem Blasensprung* u. protrahiertem Geburtsverlauf; **Ätiol.:** aszendierende Infektion* aus den Geburtswegen, v. a. mit β-Streptokokken u. gramnegativen Stäbchenbakterien; **Sympt.:** Fieber, Leukozytose u. Anstieg des C-reaktiven Proteins, fötide riechendes Fruchtwasser; bei Erkr. des Kindes (nicht regelmäßig) fetale Tachykardie; **Ther.:** Antibiotika u. Schwangerschaftsabbruch*; **Kompl.:** Puerperalfieber* u. postnatal respirator. Adaptationsstörung des Kindes, evtl. auch Allgemeininfektion bis zur Sepsis.

Amnion|in|fusions|syn|drom (↑; lat. infundere, infusus hineingießen) n: syn. Fruchtwasserembolie*.

Amnionitis (↑) f: entzündl. Veränderung des Amnions bei Amnioninfektionssyndrom*.

Amnion|nabel (↑): (engl.) amniotic umbilicus; s. Nabelanomalien.

Amnion|punktion (↑; lat. punctio Stich) f: syn. Amniozentese*.

Amnio|skopie (↑; gr. skopia Umschau, Spähen) f: (engl.) amnioscopy; Fruchtwasserspiegelung; ambulant durchführbares Verf. zur opt. Überwachung der Spätschwangerschaft u. zu Beginn der Geburt (bei intakter Fruchtblase); **Prinzip:** Besichtigung des Fruchtwassers am unteren Eipol durch die intakten Eihäute mit einem durch Vagina u. Zervix eingeführten Endoskop (**Amnioskop**, s. Abb.); klares od. durch Emulsion von Vernix milchig aussehendes Fruchtwasser wird als Zeichen eines normalen Schwangerschaftsverlaufs gewertet, eine Verfärbung des Fruchtwassers gilt als Zeichen einer Gefährdung des Kindes: **1. Grünfärbung** bedeutet Mekoniumabgang u. spricht für vorausgegangene (evtl. passagere) Hypoxien des Feten; **2. Gelbfärbung** wird durch Hämoglobinabbaustoffe verursacht, s. Morbus haemolyticus fetalis*; **3. Rotfärbung** tritt mit Latenzzeit nach intrauterinem Fruchttod* auf; **Ind.:** Terminüberschreitung (Übertragung), Disposition zur Plazentainsuffizienz* (z. B. bei Diabetes mellitus, Gestose), Rhesusinkompatibilität*. Vgl. Fruchtwasserdiagnostik.

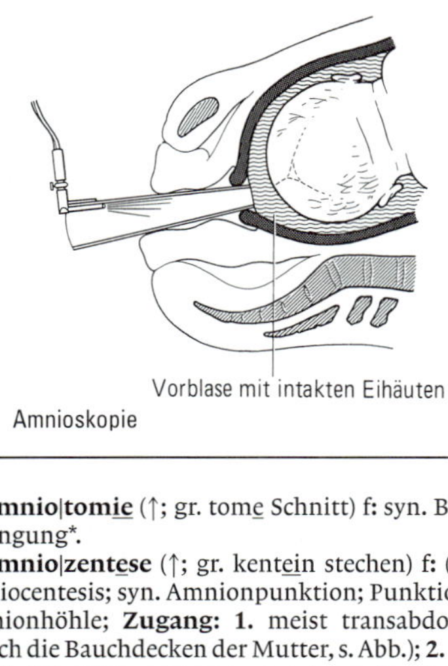

Amnioskopie

Amnio|tomie (↑; gr. tome Schnitt) f: syn. Blasensprengung*.

Amnio|zentese (↑; gr. kentein stechen) f: (engl.) amniocentesis; syn. Amnionpunktion; Punktion der Amnionhöhle; **Zugang: 1.** meist transabdominal (durch die Bauchdecken der Mutter, s. Abb.); **2.** transzervikal (bei Geburtsbeginn durch den Zervixkanal, z. B. mit Hilfe des Amnioskops); **Ind.: 1.** Best. der Bilirubinkonzentration als Maßstab für die Schwere eines Morbus* haemolyticus fetalis (s. Fruchtwasser-Spektrophotometrie); **2.** opt. Fruchtwasserdiagnostik* (z. B. Grünverfärbung, Vernixgehalt); **3.** klin.-chem. Fruchtwasserdiagnose (pränatale Lungenreifediagnostik*, Kreatinin-, Östriol-, Insulinbestimmung); **4.** Pränataldiagnostik*, einschl. intrauteriner Inf. (z. B. Röteln). Vgl. Chorionbiopsie.

Unter **Ultraschallsicht** lassen sich Komplikationen bei der Amniozentese (z. B. Verletzungen von Fetus, Nabelschnurgefäßen od. Plazenta bzw. fetomaternale Transfusion) auf ein Minimum reduzieren.

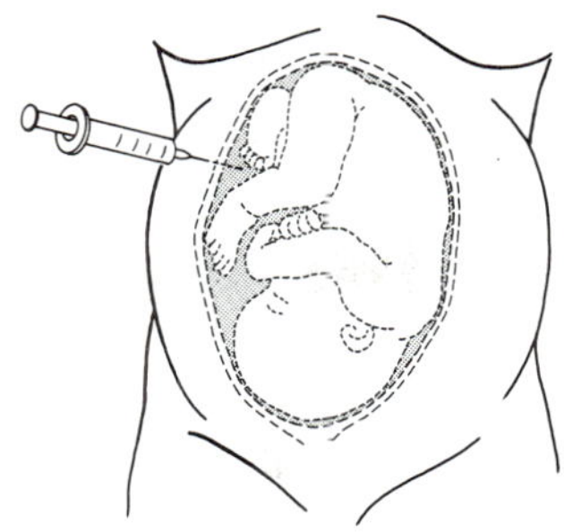

Amniozentese:
transabdominaler Zugang

Anabolika (gr. anaballein aufwerfen) f pl: (engl.) anabolics; von den Androgenen* abgeleitete Hormone, die durch Erzielung einer pos. Stickstoffbilanz im Stoffwechsel Wachstumsprozesse beschleunigen; **Verw.:** bei aplast. Anämie (einzige med. Ind.); häufig mißbräuchl. Verw. zum Muskelaufbau bei Sportlern; **UAW:** Virilisierung* bei Frauen, Hodenatrophie u. Azoospermie bei Männern, Störungen der Leberfunktion, Aggressivität; **Kontraind.:** SS, Prostatakarzinom, Leberfunktionsstörungen.

An|aemia neo|natorum (gr. a- un-, -los; haima Blut) f: s. Morbus haemolyticus neonatorum.

An|ämie (↑; ↑) f: (engl.) anaemia; sog. Blutarmut; gleichzeitige Verminderung von Erythrozytenzahl, Hb-Konzentration bzw. des Hämatokritwerts unter die altersentsprechenden u. geschlechtsspezif. Referenzwerte. Die Verminderung eines dieser Parameter ist nur dann ein Zeichen für eine A., wenn das Blutvolumen normal ist (meist bei chron. A.), nicht jedoch bei akuten stärkeren Blutverlusten, Exsikkose (Pseudopolyglobulie) u. Hydrämie (Pseudoanämie); **Einteilung der A.: 1.** nach Morphol. u. Hb-Gehalt der Erythrozyten (mikro-, normo- od. makrozytär, hypo-, normo- od. hyperchrom); **2.** nach der Ätiol. (z. B. in posthämorrhagische A., Schwangerschaftsanämie*, Tumoranämie, Infektanämie, Mangelanämien; **3.** nach der Path. (z. B. A. inf. Blutverlusts, verminderter od. ineffektiver Erythropoese bzw. inf. übermäßigen Erythrozytenabbaus); **Klin.:** v. a. Störungen O_2-abhängiger Stoffwechsel- u. Organfunktionen inf. verminderter O_2-Transportkapazität des Bluts; **1.** bei akuter Entw. (z. B. Blutverlust) Sympt. des Schocks; **2.** bei chron. Entw. oft langsam progredienter Verlauf mit Leistungsabfall, Müdigkeit, Ruhe- u. Belastungsdyspnoe, Tachykardie, großer Pulsamplitude u. funkt. systol. Herzgeräuschen, selten Angina pectoris, Claudicatio intermittens u. Zeichen einer Herzinsuffizienz.

Anal|a|tresie (lat. anus Ring; gr. a- un-, -los; tresis Loch) f: (engl.) anal atresia; angeb. Fehlen der Analöffnung (s. Abb.); s. Fehlbildung, anorektale.

Anal|ekzem (↑; gr. ekzein aufkochen) n: (engl.) anal eczema; akute bis chron. Intertrigo im Analbereich (s. Abb.), meist mit Juckreiz; **Urs.:** innere Hämorrhoiden mit Begleitproktitis, Candidose, Analprolaps, Proktitis, Analfistel, chron. Enteritis, Enterobiasis, Kontaktallergie gegen Salben u. a.; prädisponierend ist auch ein besonders tief eingezogener

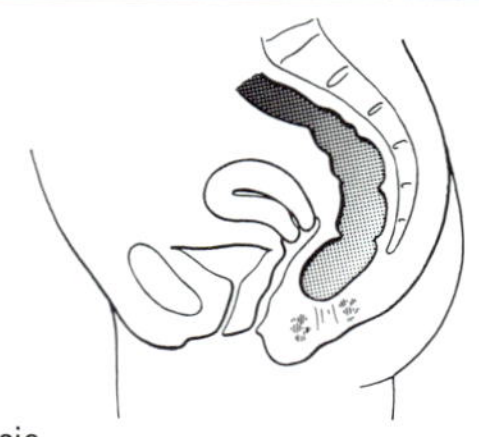

Analatresie

Anus. **Ther.:** Behandlung der Urs., Analhygiene, Trockenhalten der Analfalte; **DD:** u. a. Psoriasis, extramammäre Paget-Krankheit.

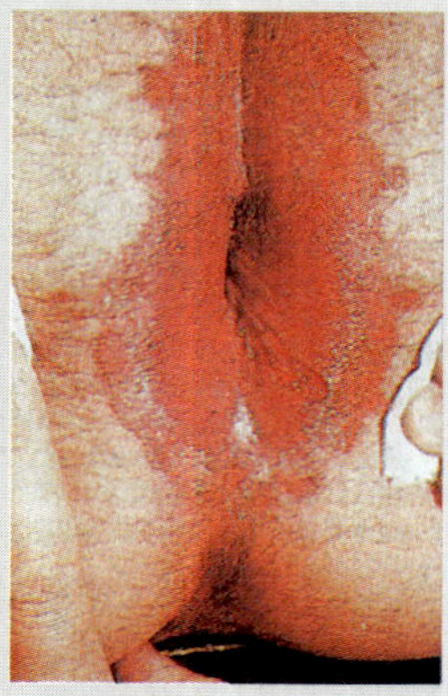

Analekzem: akute Form

Anal|falten (↑): s. Marisken.

Anal|fistel (↑; lat. fistula Röhrchen) f: (engl.) anal fistula; syn. Fistula ani, Anorektalfistel; **Formen** (s. Abb.): **1.** komplette A., führt von der Darmschleimhaut zur äußeren Haut; **2.** inkomplette A. mit nur einer Mündung, als äußere (Mündung nach der Hautseite) od. innere Fistel (Mündung nur nach der Schleimhautseite); man unterscheidet ferner subkutane, intersphinktere sowie ischio- u. pelvirektale A.; **Urs.:** meist proktodeale Inf. mit perianalem Abszeß, seltener Enteritis regionalis Crohn, Colitis ulcerosa; **Sympt.:** Nässen, Pruritus ani; **Diagn.:** Sondierung, Fisteldarstellung, Rektoskopie; **Ther.:** operativ.

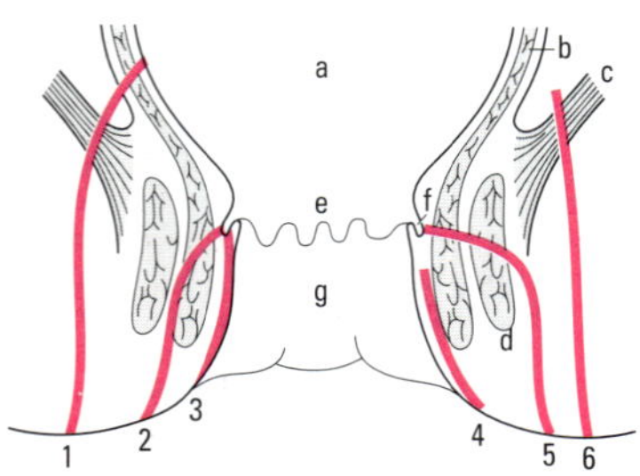

Analfistel: topographische Darstellung (vereinfacht); a: Rektum; b: M. sphincter ani internus; c: M. levator ani; d: M. sphincter ani ext.; e: Linea dentata; f: Proktodäaldrüse; g: Analkanal; 1: komplette pelvirektale (extrasphinktäre) Fistel; 2: komplette intermuskuläre (intersphinktäre) Fistel; 3: komplette subkutane Fistel; 4: inkomplette subkutane Fistel; 5: komplette ischiorektale (transsphinktäre) Fistel; 6: inkomplette pelvirektale Fistel

Anal|pro|laps (↑; lat. pro vor, vorn; lapsus Ausgleiten, Fallen, Fehler) m: (engl.) anal prolapse; Vorfall der Analschleimhaut; **Urs.:** Hämorrhoiden 3. Grades, Analsphinkterschwäche, mangelnde Fixation der Analhaut auf dem Schließmuskel; **Klin.:** Schleimhautvorfall mit typ. radiärer Schleimhautfältelung (s. Abb.), Pruritus ani, Stuhlinkontinenz; **Ther.:** Inj. sklerosierender Lösungen, Venenverödung, ggf. Hämorrhoidektomie. Vgl. Rektumprolaps.

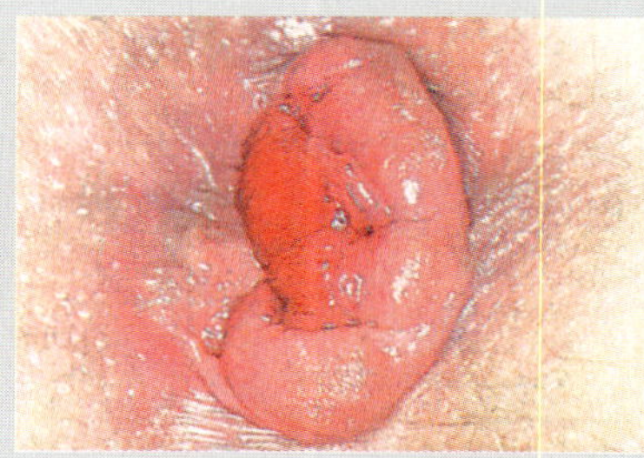

Analprolaps

Anal|pruritus (↑; lat. prurire jucken) m: s. Pruritus ani.

Anal|rhagaden (↑; gr. rhagas, rhagados Riß) f pl: (engl.) anal fissures; oberflächliche, strichförmige, meist radiär zum Anus verlaufende, oft schmerzende, brennende u. juckende Epitheldefekte; nicht selten in Komb. mit Analekzem*, Hämorrhoiden od. Pilzinfektionen (v. a. Candidose); **DD:** Analfissur.

Anal|verkehr (↑): (engl.) anal sex; anogenitaler Geschlechtsverkehr* mit Einführen des Penis in den Anus.

Ana|mnese (gr. anamnesis Erinnerung) f: (engl.) anamnesis; Krankengeschichte; Art, Beginn u. Verlauf der aktuellen Beschwerden, die im ärztl. Gespräch mit dem Kranken (Eigenanamnese) od. dessen Angehörigen (Fremdanamnese) erfragt werden; neben der aktuellen A. lassen sich die frühere, allg., soziale, biographische u. familiäre A. erheben.

Ana|mnese, geburts|hilfliche (↑) f: wesentl. Daten sind: Alter, Blutungsanamnese* zur Best. des Geburtstermins*, jetzige Schwangerschaftsanamnese, vorausgegangene SS u. Geburten (Parität*), allg. Krankheitsanamnese, familiäre u. soziale Anamnese.

Ana|mnese, gynäkologische (↑) f: Erhebung der Blutungsanamnese* mit Angabe des Menarche- bzw. Menopausenalters, Zykluslänge u. Dauer der Blutungen, Blutungsstärke, Frage nach Regeltempostörungen (s. Zyklusstörungen) od. Zwischenblutungen* sowie Unterleibbeschwerden; von Bedeutung sind weiter Angaben zu vorangegangenen SS u. deren Beendigung, zu gyn. Operationen u. Erkr. (v. a. Adnexitis* bzw. Kolpitis*), zu Kinderwunsch bzw. Kontrazeption* sowie zum sozialen Hintergrund.

Androgene
Übersicht über die physiologischen Wirkungen

Funktion, Organ	Wirkung
Stoffwechsel	allgemein: anabole Wirkung durch vermehrte Nukleinsäuren- und Proteinsynthese in den Zielorganen: Stimulation spezifischer Stoffwechselleistungen
männliches Genitale	Beeinflussung der Ausbildung von Penis, Samenleiter, Samenblase und Prostata; Förderung bestimmter Stadien der Spermatogenese in den Hoden
Haut, Haare	Ausbildung des virilen Behaarungstyps (bei Frauen evtl. Hirsutismus); Beeinflussung von Acne vulgaris u. a. Hauterkrankungen
Skelett	in niedriger Dosis: Proliferation des epiphysären Knorpels, Förderung des Längenwachstums in höherer Dosis: Schluß der Epiphysenfugen und Kalzifizierung
Zentralnervensystem	Rückkopplung auf die hypophysäre Gonadotropinsekretion (möglicherweise nach Umwandlung in Östrogene)
Enzyme	Expression geschlechtsspezifischer Enzymmuster in den verschiedenen Organen und Beeinflussung der Diefferenzierung des Sexualzentrums in der Embryonalperiode und postnatal

Ana|plasie (gr. ana aufwärts, nochmals; plassein bilden) f: (engl.) anaplasia; Übergang höher differenzierter Zellen in weniger differenzierte. Vgl. Metaplasie.

Andro|blastom (gr. aner, andros Mann; blastos Sproß, Keim) n: (engl.) androblastoma; syn. Sertoli-Leydig-Zelltumor, frühere Bez. Arrhenoblastom; seltener, androgenproduzierender (ca. 80% der A.), fast ausschl. einseitig auftretender Sex-cord-Tumor des Ovars, der aus unreif gebliebenem bzw. männl. angelegtem Keimepithel hervorgeht; Auftreten v. a. zw. 20. u. 30. Lj.; **Histol.:** versch. Reifegrade; gut differenzierte Formen bestehen aus tubulär angeordneten Sertoli-Zellen mit dazwischenliegenden Gruppen von Zellen ähnl. den Leydig-Zwischenzellen. Eine maligne Entartung (v. a. von undifferenzierten Formen) ist mögl.; **Sympt.:** v. a. Androgenisierung* u. Defeminisierung*; **Ther.:** op. Entf. unter Erhaltung von Uterus u. kontralateralem Ovarium; **Progn.:** rel. günstig; **DD:** adrenogenitales Syndrom*. Vgl. Ovarialtumoren.

Andro|gene (↑; gr. genesis Entstehung) n pl: (engl.) androgens; Sammelbegriff für die männl. Sexualhormone* (C19-Steroidhormone), **Biosynthese:** v. a. in den Leydig-Zwischenzellen des Hodens, kleine Mengen werden auch im Ovarium u. den NNR synthetisiert; die Bildung wird vom hypophysären LH* gesteuert (vgl. Hormonrezeptoren, Hypothalamus-Hypophysen-System); der **Abbau** erfolgt zu 80 % in der Leber sowie in Haut u. Prostata; Ausscheidung über die Nieren v. a. in Form der 17-Ketosteroide* Androsteron* u. Ätiocholanolon* bzw. nach Glukuronidierung, bei Kindern in sulfatierter Form; physiol. HWZ ca. 12 Min.; die **wichtigsten A.** sind Testosteron* (höchste Serumkonzentration) u. dessen Metabolite 5α-Dihydrotestosteron (wirksame Form), Androstendion u. Androsteron; im Blut erfolgt zu ca. 98 % die Bindung an ein Transportprotein (SHBG*); **Wirkungen:** s. Tab.; vgl. Steroidhormone.

Andro|genisierung (↑; ↑): (engl.) androgenization; Sammelbez. für die Folgen einer vermehrten Androgenwirkung aus versch. **Urs.:** erhöhte periphere Umwandlung von Androgenvorstufen, verminderte Androgenbindung im Blut, erhöhte Ansprechbarkeit der Zielorgane, vermehrte Bildung von Androgenen in Ovar u. NNR, iatrogene Einflüsse; **Klin.:** s. Virilisierung, Hirsutismus; **Diagn.:** Best. von Testosteron u. Dehydroepiandrosteronsulfat (Abk. DHEAS) im Serum zum Ausschluß von Androgen-produzierenden Tumoren; **Ther.:** symptomat. mit Antiandrogenen*, bei Frauen in Komb. mit Östrogenen, bei funkt. NNR-Hyperplasie Glukokortikoide.

Andro|gen|re|sistenz (↑; ↑; lat. resistere widerstehen) f: (engl.) androgen insensitivity (syndrome); s. Feminisierung, testikuläre.

Andro|gynie (↑; gr. gyne, gynaikos Frau) f: (engl.) male pseudohermaphroditism; maskuline Form des Pseudohermaphroditismus*.

Andrologie (↑) f: (engl.) andrology; Männer(heil)kunde; Lehre von Bau u. Funktion der männl. Geschlechtsorgane, hauptsächl. in bezug auf die Zeugungs- u. Fortpflanzungsfähigkeit u. deren Störungen. Die **androl. Untersuchung** umfaßt Sexualanamnese, Beurteilung des Körperbaus u. Behaarungsmusters, morphol. u. funkt. Untersuchung der Genitalorgane, Best. der Basiswerte von Testosteron, LH u. FSH sowie evtl. dynam. Hormontests, Sperma*-Untersuchung, Karyogramm* mit Best. des Kerngeschlechts u. Hodenbiopsie* mit histol. Untersuchung. Androl. Untersuchungen des Mannes sind z. B. Vorraussetzung für Diagn. u. Ther. der Sterilität*.

Andro|stendion (↑) n: 4-Androsten-3,17-dion; schwach androgenes Steroidhormon, das in geringen Mengen in NNR u. Ovar durch Reduktion von Dehydroepiandrosteron (Abk. DHEAS) gebildet wird; kann im peripheren Fettgewebe, insbes. beim primären polyzystischen Ovarialsyndrom*, während des Klimakteriums* u. in einzelnen Karzinomgeweben zu Östron* metabolisiert werden. Vgl. Androgene.

Andro|steron (↑) n: 3α-Hydroxy-5α-androstan-17-on; erstes, von Butenandt (1931) aus männl. Harn isoliertes Steroidhormon; Metabolit beim Abbau von Testosteron*. Vgl. Androgene.

Andro|tropie (↑) f: (engl.) androtropism; syn. Androtropismus; das gehäufte Vork. best. Erkr. u. (erbl.) Syndrome beim männl. Geschlecht. Vgl. Gynäkotropie.

An|e|jakulation (gr. a- un-, -los; lat. eiaculari hinausschleudern) f: syn. Aspermie*.

An|en|zephalie (↑; gr. enkephalos Gehirn) f: (engl.) anencephaly; sog. Froschkopf, Krötenkopf; schwer-

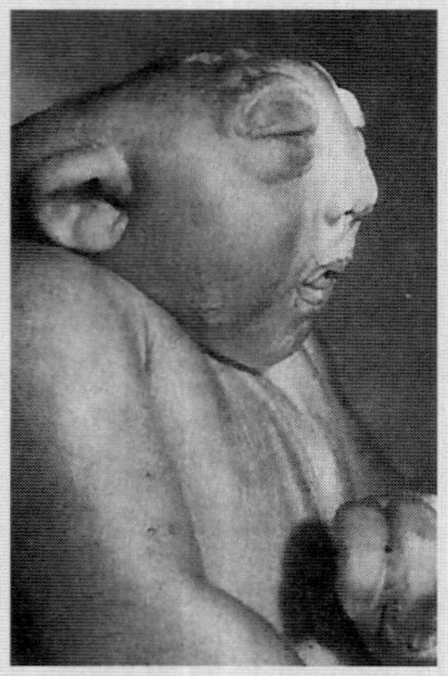

Anenzephalie

ste, nicht lebensfähige Fehlbildung mit Gynäkotropie*; **Häufigkeit:** regional verschieden, in Mitteleuropa ca. 1:1000 Lebendgeborene; **Auswirkungen:** Fehlen des Schädeldachs (Akranie*) u. Fehlen bzw. Degeneration wesentl. Teile des Gehirns inf. Ausbleibens des Neuralrohrschlusses in der Gehirnregion (s. Abb. S. 15); der Defekt setzt sich fast immer mit einer Spaltbildung im Zervikalbereich fort. Da die Reflexmechanismen für den Schluckakt fehlen, tritt in den letzten beiden Monaten der SS meist ein Hydramnion* auf. Vgl. Dysrhaphiesyndrome.

An|euploidie (↑; gr. ploos mehrfach) f: (engl.) aneuploidy; Abweichung vom euploiden Chromosomensatz, bei der einzelne Chromosomen* nicht in normaler Anzahl vorhanden sind; s. Monosomie, Disomie, Euploidie.

angeboren: (engl.) inborn; zum Zeitpunkt der Geburt vorhanden; angeborene, biol. prädeterminierte Krkh. od. Defizitsyndrome sind entw. **kongenital** (d. h. durch Schädigung bzw. Fehlerhaftigkeit des genetischen Materials* entstanden) od. **konnatal** (d. h. intrauterin od. während des Geburtsvorgangs durch äußere Noxen entstanden).

Angst-Spannung-Schmerz-Syn|drom n: Modell zur Erklärung von Gebärstörungen, die dadurch zustandekommen, daß eine verstärkte Angst mit starker Spannung verbunden ist, die **1.** auf muskulärem Weg zu einer Verkrampfung, **2.** auf vegetativem Weg zu Atmungsstörungen u. Vasokonstriktion u. **3.** affektiv zu einer Überempfindlichkeit führt (Circulus vitiosus). Der dadurch verstärkt auftretende Schmerz kann eine verzögerte u. damit oft komplizierte Geburt bedingen; **Proph.:** Geburtsvorbereitung*. Vgl. Geburtserleichterung.

Ani|lingus (lat. anus zum After gehörend; lingere lecken) m: (engl.) anilinction; auch Anilinctus; anooraler Geschlechtsverkehr* mit oraler Stimulation des Anus.

Aniso|gamie (gr. anisos ungleich; gamos Hochzeit) f: (engl.) anisogamy; Fortpflanzung durch morphol. ungleiche Gameten*. Vgl. Isogamie.

Aniso|mastie, kon|genitale (↑; gr. mastos Brust) f: s. Mammaanomalien.

Aniso|zytose (↑) f: (engl.) anisocytosis; **1.** (zytol.) Vielgestaltigkeit des Zytoplasmaleibs; z. B. als Merkmal best. Formen des Plattenepithelkarzinoms; vgl. Tumorzellen; **2.** (hämat.) Vorhandensein unterschiedl. großer Erythrozyten im Blutausstrich; **Vork.:** bei best. Formen der Anämie*.

An|nex (lat. annectere anknüpfen, verbinden) m: Anhang; s. Adnexe.

Annulus umbilicalis (lat. anulus Ring) m: Nabelring; s. Nabel, Nabelbruch.

An|orchie (gr. a- un-, -los; orchis Hoden) f: (engl.) anorchidism; angeb. Fehlen der Hoden; die beidseitige A. (Häufigkeit ca. 1:20 000) läßt sich durch einen HCG-Test mit Testosteronbestimmung vom Bauchhoden (s. Maldescensus testis) abgrenzen. Das infantile Plasmatestosteron wird vor u. drei Tage nach der Gabe von 5000 IU HCG i. m. gemessen u. steigt bei A. nicht über 20 ng/ml an.

An|orexia nervosa (gr. anorektein ohne Appetit sein) f: syn. Anorexia mentalis; auch Pubertätsmagersucht, Magersucht; psychogene Eßstörung mit verzerrter Einstellung gegenüber Nahrungsaufnahme (Nahrungsverweigerung bei häufig erhaltenem Appetit), Angst vor Übergewicht, gestörtem Körperschema, gestörter Körperwahrnehmung u. Krankheitsverleugnung; betrifft v. a. junge Frauen (in westl. Industrieländern), Altersgipfel zw. dem 10. u. 25. Lj.; geschätzte **Prävalenz:** 1 % der weibl. u. 0,08 % der männl. Bevölkerung, Tendenz steigend; **Sympt.:** Nahrungsvermeidung, starker Gewichtsverlust, u. U. bis zur Kachexie (Lebensgefahr!), Amenorrhoe, Hypotonie, Hypoglykämie; **Verl.:** Letalität ca. 10 %; in chron. Fällen kann die A. n. in eine Bulimia* nervosa übergehen; **DD:** org. Urs. des Gewichtsverlusts, psychot. Störungen; **Ther.:** Gewichtsrekonstruktion (bei lebensbedrohl. Zuständen evtl. ohne Zustimmung der Pat. u. meist stationär), Psychotherapie, Familientherapie.

An|orexie (↑) f: (engl.) anorexia; Appetitlosigkeit, verminderter Trieb zur Nahrungsaufnahme; z. B. bei Magen-, Darm-, Infektionskrankheiten od. SS.

An|orgasmie (gr. a- un-, -los; orgaein schwellen, strotzen) f: (engl.) anorgasmia; v. a. bei Frauen verwendete Bez. für sexuelle Funktionsstörung* mit Fehlen des Orgasmus* beim Geschlechtsverkehr od. bei der Masturbation; **Formen: 1.** primäre A.: besteht seit jeher u. immer; **2.** sekundäre (situative) A.: besteht nur in best. Situationen bzw. mit best. Partnern; **Ther.:** Sexualtherapie*; bei sek. A. im allg. mit besserer Prognose.

An|ovulation (↑; lat. ovum Ei) f: s. Zyklus, anovulatorischer.

ANS: Abk. für **A**tem**n**ot**s**yndrom* des Neugeborenen.

Ansage|blutung: s. Placenta praevia.

Anschluß|heil|behandlung: Bez. für die von den Trägern der gesetzl. Rentenversicherung zu erbringenden med. Rehabilitationsleistungen, bei denen sich zur Vereinfachung der Verfahrensabläufe in dringenden Fällen die stationäre Heilbehandlung nach § 15 Abs. 2 SGB VI nahtlos an eine unter die Leistungspflicht der gesetzl. Krankenversicherung fallende Krankenhausbehandlung anschließt; z. B. stationär durchgeführte adjuvante Chemotherapie nach Radikaloperation eines Karzinoms*.

Ante|fixatio uteri (lat. ante vor, vorn; fixus fest) f: die zur Behebung einer Retroflexio* uteri ausgeführten Operationsmethoden (s. Webster*-Baldy-Franke-Operation, Alexander*-Adams-Operation) bei Sterilität* bzw. Dysmenorrhoe*.

Ante|flẹxio ụteri (↑; lat. flẹctere biegen) f: s. Flexio uteri.

Ante|posịtio ụteri (↑; lat. posịtio Stellung, Lage) f: s. Positio uteri.

Ante|vẹrsio-ante|flẹxio ụteri (↑; lat. vẹrtere wenden) f: Bez. für die physiol. Lage des Uterus im Becken; s. Uteruslagen.

Ante|vẹrsio ụteri (↑; ↑) f: s. Versio uteri.

Anti|andro|gene (gr. anti- entgegen; aner, andros Mann; gẹnesis Entstehung) n pl: (engl.) antiandrogens; Substanzen, die die Wirkung der Androgene* an den Erfolgsorganen hemmen (kompetitive Hemmung zytoplasmat. Hormonrezeptoren*), z. B. Flutamid, Gestagene mit antiandrogener Partialwirkung (z. B. Cyproteronacetat, Chlormadinonacetat, Dienogest); **Verw.: 1.** bei Androgenisierungserscheinungen der Frau; **2.** beim Mann: bei Pubertas praecox, Prostatakarzinom, evtl. zur Dämpfung des Sexualtriebs.

Anti|atel|ektase|faktor (↑; gr. ateles unvollständig; ẹktasis Ausdehnung, Erweiterung) m: Abk. AAF; syn. Surfactant*.

Anti|baby|pille (↑): (engl.) birth control pill; umgangssprachl. Bez. für oral wirksame Ovulationshemmer zur hormonalen Kontrazeption*.

Anti|bio|grạmm (↑; gr. bios Leben; grạmma Aufzeichnung) n: (engl.) antibiotic sensitivity pattern; Ergebnis versch. bakteriol. Untersuchungsmethoden zur Resistenzbestimmung von Bakt.; **Meth.: 1. Reihenverdünnungstest:** in unterschiedl. Konz. werden Chemotherapeutika od. Antibiotika in festen od. flüssigen Nährmedien gelöst, die mit einer definierten Keimzahl beschickt werden; die Auswertung erfolgt durch Vergleich mit einem Kontrollmedium, das keine Chemotherapeutika enthält; **2. Agardiffusionstest** bzw. **Hemmhoftest** (s. Abb.): Chemotherapeutika werden in einem Stanzloch od. auf imprägniertem Filterpapier (Blättchentest) auf Nährböden aufgebracht, die mit Bakt. beschickt wurden. Die Chemotherapeutika diffundieren in die Nährböden, bei Empfindlichkeit der Err. bilden sich um die aufgelegten Filterpapierblättchen sog. Hemmhöfe. Die Größe der Hemmhöfe korreliert mit der Empfindlichkeit der Err. gegen das Chemotherapeutikum.

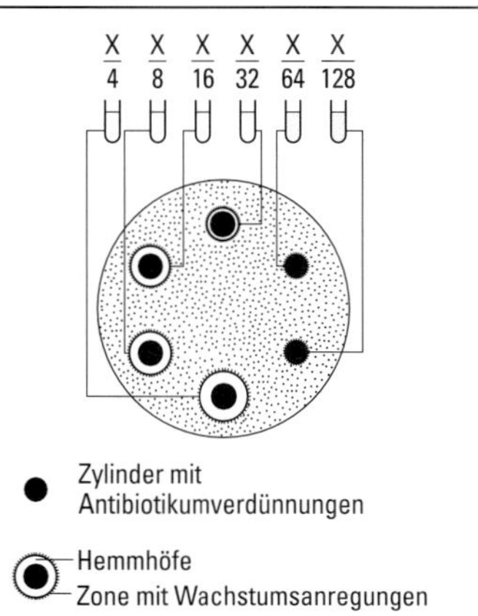

Antibiogramm:
Prinzip des Agardiffusionstests

Anti|biotika|pro|phylaxe (↑; ↑; lat. pro für, zuvor; gr. phylạttein behüten, beschützen) f: (engl.) antibiotic prophylaxis; kurzzeitige (oft einmalige), vorbeugende Gabe von Antibiotika bei op. Eingriffen (gyn. u. gebh. relevant sind z. B. plast. u. rekonstruktive Eingriffe, Schnittentbindung) u. bei Risikopatientinnen (z. B. bei Diabetes mellitus od. Immunsuppression) zur Vermeidung lokaler postop. Infektionen.

Anti-D-Pro|phylạxe (↑; ↑) f: (engl.) anti-D-prophylaxis; Verhinderung der Rhesus-Sensibilisierung einer rh-negativen Mutter bei Rhesus-inkompatibler SS durch parenterale (i. m. od. i. v.) Verabreichung von Anti-D-Immunglobulin (IgG) prophylakt. in der SS (28.–30. SSW) od. innerh. 72 Std. nach Geburt des Rh-positiven Kindes; auch bei ektoper Gravidität*, nach Schwangerschaftsabbruch*, Amniozentese* sowie bei fehlerhafter, Rhesus-inkompatibler Bluttransfusion; die D-Antigene der in den mütterl. Kreislauf eingeschwemmten kindl. Erythrozyten werden durch die blockierenden Anti-D-Antikörper besetzt, wodurch eine Basisimmunisierung der Mutter verhindert wird, die bei einer erneuten Rhesus-inkompatiblen SS wegen des Booster-Effekts zu einer Anti-D-bedingten Schädigung eines Rh-positiven Kindes i. S. eines Morbus* haemolyticus fetalis bzw. Morbus* haemolyticus neonatorum führen kann. Vgl. Rhesus-Blutgruppen.

Anti|epi|lẹptika-Embryo|feto|pathie (↑; gr. epilepsịa Fallsucht) f: (engl.) foetal hydantoin (valproate) syndrome; Fehlbildungskomplex durch Exposition des Feten mit Antiepileptika (Hydantoine, Phenobarbital, Carbamazepin, Valproinsäure); **Sympt.:** intrauterine u. frühkindl. Wachstumsverzögerung, kl. Anomalien im Gesicht, Lippenkiefergaumenspalte u. Meningomyelozele (durch Valproinsäure u. Carbamazepin), Herzfehler, Hypoplasien der Nägel u. Fingerendphalangen (durch Hydantoine), psychomotor. Störungen.

Anti|fibrino|lytika (↑; lat. fibra Faser; gr. lyein lösen) n pl: syn. Fibrinolyseinhibitoren*.

Anti|gen (↑; gr. gẹnesis Entstehung) n: Abk. Ag; Substanz, die von einem Organismus als fremd erkannt wird u. dadurch eine spezif. Immunantwort (Bildung von Antikörpern od. immunkompetenten Lymphozyten) auslöst. Ein Ag verfügt i. d. R. über mehrere antigene Determinanten (Teilstrukturen, die als Epitope bez. werden), die mit den induzierten Immunprodukten reagieren (z. B. als Antigen*-Antikörper-Reaktion).

Anti|gen-Anti|körper-Reaktion (↑; ↑) f: (engl.) antigen-antibody reaction; Abk. AAR; Anlagerung des Paratops eines Antikörpers* an das Epitop des Antigens*, das seine Bildung induziert hat, bzw. an ein Antigen mit ähnl. Struktur (sog. Kreuzreaktion). AAR sind das Prinzip vieler diagn. Tests zur Best. der Konz. eines Antigens od. Antikörpers.

Anti|gen, carcino|embryonales (↑; ↑) n: Abk. CEA*.

Anti|gene, familiäre (↑; ↑) n pl: (engl.) private antigens; auch private bzw. infrequente Antigene; Alloantigene, die sehr selten (nur bei einzelnen Individuen od. in Familien) vorkommen; z. B. erbl. Blutgruppenantigene, die keinem der bekannten Blutgruppensysteme zugeordnet werden können; f. A. können v. a. nach Bluttransfusion sowie i. R. einer SS die Bildung von Antikörpern induzieren, die ihrerseits unter best. Umständen Transfusionszwischenfälle od. einen Morbus* haemolyticus neonatorum bzw. eine Totgeburt verursachen können.

Anti|gene, onko|fetale (↑; ↑) n pl: s. Tumorantigene, Tumormarker.

Anti|gene, tumor|assoziierte (↑; ↑) n pl: s. Tumorantigene.

Anti|gesta|gene (↑; lat. gestare tragen) n pl: (engl.) antigestagens; Progesteron- u. Glukokortikoidrezeptoren kompetitiv hemmende Substanzen (z. B. Mifepriston*); leiten sich von den 19-Norsteroiden ab.

Anti|globuline (↑; lat. globus Kugel, Klumpen) n pl: (engl.) antiglobulins; gegen (art)fremde Serumglobuline gerichtete Antikörper* (i. e. S. Anti-Antikörper gegen Immunglobuline); werden u. a. eingesetzt bei der indirekten Hämagglutination (z. B. im Antiglobulintest*) u. beim indirekten Immunfluoreszenztest.

Anti|globulin|test (↑; ↑) m: (engl.) Coombs' test; Test nach Coombs, Mourant u. Race, Antihumanglobulin-Test, AHG-Test; serol. Nachw. inkompletter, gegen menschl. Erythrozyten gerichteter Antikörper (inkomplette Hämagglutinine) mit Hilfe von Antiglobulinen, die gegen die beteiligten Antikörper gerichtet sind (s. Abb. S. 18); als **direkter A.** durch Agglutination von Patientenerythrozyten nach Zusatz von Antiglobulinen zum Nachw. von bereits an die Erythrozytenoberfläche gebundenen Antikörpern (z. B. bei hämolyt. Anämie, Morbus* haemolyticus neonatorum); als **indirekter A.** unter Verw. von zunächst mit Patientenserum inkubierten Testerythrozyten zum Nachw. zirkulierender Antikörper (z. B. bei Rh-sensibilisierter Mutter).

Anti|gramm (↑; gr. gramma Aufzeichnung) n: (engl.) antigram; graph. Darstellung des Ergebnisses eines Antikörpersuchtests*.

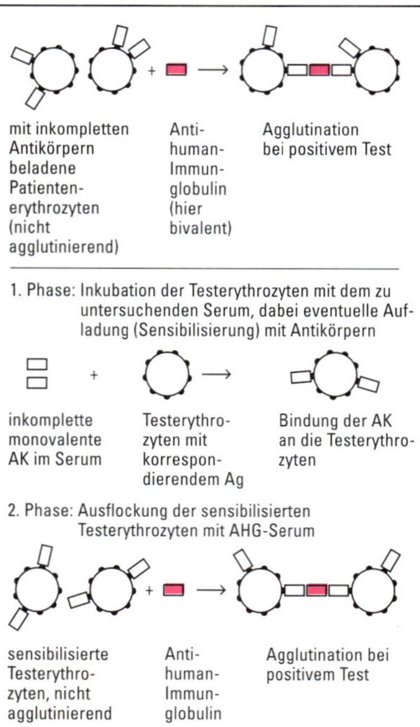

Antiglobulintest:
direkter (oben) und indirekter (unten) Test

Anti|hormone (↑; gr. hormos Reihe, Kette) n pl: (engl.) antihormones; natürl. od. synthetische Antagonisten der Hormone; inhibieren spezif. Hormone in ihrer Aktivität, indem sie deren Rezeptoren (in den Zellen der Zielorgane) blockieren; **Bsp.:** Cyproteron*, Mifepriston*, Tamoxifen*. Vgl. Antiandrogene, Antigestagene, Antiöstrogene.

Anti|human|globulin-Test (↑; lat. humanus menschlich; globulus Kügelchen) m: s. Antiglobulintest.

Anti|körper (↑): (engl.) antibodies; Abk. Ak; zu den Gammaglobulinen gehörende heterogene Gruppe von Glykoproteinen (Immunglobuline*), die als mögl. Antwort des Immunsystems nach Kontakt des Organismus mit Antigenen von B-Lymphozyten u. Plasmazellen gebildet u. in Körperflüssigkeiten sezerniert werden u. mit dem entspr. Antigen spezif. (selektiv) reagieren (sog. Antigen*-Antikörper-Reaktion). Ak besitzen zwei (bivalente Ak, z. B. IgG) bis zehn (sog. multivalente Ak, z. B. IgM) Antigenbindungsstellen; monovalente Ak kommen natürlicherweise nicht vor; **Physiol.:** als Träger der humoralen Immunität v. a. Bindung von fremden (z. B. pathogene Mikroorganismen) u. körpereigenen Antigenen (z. B. Tumorzellen) mit anschl. Neutralisation; **Pathophysiol.:** Ak können (häufig sek.) auch nachteilige Wirkungen auf den Organismus haben u. spielen z. B. bei Allergien, Immunkomplexkrankheiten, Autoimmunkrankheiten sowie bei Morbus* haemolyticus fetalis u. Morbus* hamolyticus neonatorum eine Rolle.

Anti|körper|such|test (↑): Meth. zum Nachw. kompletter bzw. inkompletter irregulärer Blutgruppenantikörper im Serum, die für das Auftreten von Transfusionszwischenfällen od. die Entstehung eines Morbus* haemolyticus fetalis bzw. Morbus* haemolyticus neonatorum relevant sein können. **Verw.:** v. a. vor Bluttransfusionen, in der Schwangerenvorsorge*.

Anti|konzeption (↑; lat. concipere, conceptus aufnehmen) f: s. Kontrazeption.

Anti|östro|gene (↑; gr. oistros Stachel, Leidenschaft; genesis Erzeugung, Enstehung) n pl: (engl.) antiestrogens; Substanzen, die die Wirkung der Östrogene* an den Erfolgsorganen kompetitiv hemmen; **Anw.:** Ovulationsinduktion (z. B. Clomifen*), als adjuvante Maßnahme beim Mammakarzinom (z. B. Tamoxifen*). Vgl. Hormonrezeptoren.

Anti|onko|gene (↑; gr. onkos Geschwulst; genesis Erzeugung, Entstehung) n pl: auch Tumorsuppressorgene; s. Onkogene.

Anti-Rh-Serum (↑; lat. serum Molke, Blutwasser) n: s. Anti-D-Prophylaxe.

An|urie (gr. a- un-, -los; ouron Harn) f: (engl.) anuria; Harnausscheidung unter 100 ml/24 h (häufig geht eine Oligurie, d. h. eine Harnausscheidung unter 500 ml/24 h, voraus); **Urs.: 1.** prärenal, z. B. Exsikkose, Hypovolämie (Schock), Crush-Syndrom; **2.** renal (echte A.), z. B. Glomerulopathie, akute Pyelonephritis, Gestose, Intox. (z. B. Quecksilber); **3.** postrenal, v. a. Harnabflußbehinderungen; **Pathophysiol.:** Retention harnpflichtiger Substanzen, Entw. einer Urämie; Störungen des Elektrolyt- u. Säure-Basen-Haushalts (Hyperkaliämie mit Herzrhythmusstörungen) bzw. des Wasserhaushalts (Überwässerung mit Lungenödem); **Sympt.:** allg. Mattigkeit, Somnolenz, Durst, Kopfschmerz, Meteorismus, Übelkeit, Erbrechen, trockene bräunl. Zunge, urinöser Foetor; **Diagn.:** Messung der Harnausscheidung,

Blasenkatheterisierung, Ultraschalldiagnostik (Harnstauung, Form- u. Größenveränderungen der Nieren). Für die **Progn.** ist die dd Abgrenzung eines akuten Nierenversagens (potentiell reversibel) von einer chron. Niereninsuffizienz (oft nur partiell reversibel) von Bedeutung. Die Normalisierung der Harnausscheidung geht i. d. R. mit einer Polyurie (Harnausscheidung >2000 ml/24 h) einher. Die beim **Neugeborenen** am ersten Lebenstag vorhandene physiol. A. steht in Zus. mit der postpartalen Adaptation u. bedarf keiner Therapie.

Anzeige|pflicht: s. Offenbarungspflicht.

Anzeige|recht: (engl.) right to report; in Zus. mit der Führung von Krebsregistern* z. Z. nur vom saarländischen „Gesetz über das Krebsregister" (SKRG vom 17.1.1979, ABl. S. 105) dem behandelnden Arzt unter Befreiung von der Schweigepflicht generell eingeräumtes Recht, Krankheitsfälle u. relevante Daten namentl. an die registerführende Stelle weiterzuleiten, ohne daß es hierzu der Unterrichtung u. Einwilligung des Pat. bedarf. Vgl. Meldepflicht, Offenbarungspflicht, Selbstbestimmungsrecht.

APC-Re|sistenz (lat. resistere widerstehen) f: (engl.) APC resistance; Kurzbez. für Resistenz gegen **a**ktiviertes **P**rotein **C**; autosomal-dominant erbl. Erkr. (zu 80 % inf. Punktmutation des Faktor-V-Gens, sog. Leiden-Mutation) mit verminderter Inaktivierung des Blutgerinnungsfaktors V durch aktiviertes Protein C; häufigster genet. bedingter Risikofaktor für die Entw. von Thromboembolien; Prävalenz in der Normalbevölkerung 3–8 %, sehr häufig bei familiär (60 %) u. in der SS auftretender Thrombose*.

APD: Abk. für **a**nterior-**p**osteriorer **D**urchmesser (des Abdomens); s. Fetometrie.

Apert-Syn|drom (Eugène A., Päd., Paris, 1868–1940) n: zu den Akrozephalosyndaktylie-Syndromen gehörender autosomal-dominant erblicher Fehlbildungskomplex; **Häufigkeit:** 1:130 000 Neugeborene; **Sympt.:** Turmschädel inf. prämaturer Synostose der Kranznähte, multiple Gesichtsdeformierungen (flache Orbitae mit Exophthalmus, Hypertelorismus, Gaumenspalte), komplette Syndaktylie der Finger u. Zehen (sog. Löffelhände, s. Abb.) sowie geistige Behinderung (in 80 %); **Ther.:** operative Nahtsprengung.

Apertura pelvis minoris inferior (lat. apertura Öffnung) f: Beckenausgang*.

Apertura pelvis minoris superior (↑) f: Beckeneingang*.

Apfelsinen|schalen|haut: s. Orangenschalenhaut.

APGAR-Schema (Virginia Apgar, Anästh., 1909–1974) n: (engl.) APGAR-score; Punkteschema für die Zustandsdiagnostik* des Neugeborenen unmittelbar nach der Geburt; Bez. heute mnemotechn. als Abk. für **A**tmung, **P**uls, **G**rundtonus, **A**ussehen, **R**eflexe (s. Tab.); der sog. APGAR-Index wird 1, 5 u. 10 Min. nach der Geburt bestimmt; optimal: 9–10 Punkte pro Erhebungszeit; <7 Punkte: Depressionszustand* des Neugeborenen; bei Frühgeborenen nur eingeschränkt verwendbar u. ohne Korrelation zur späteren neurol. Entwicklung.

Aphrodisiaka n pl: (engl.) aphrodisiacs; den Geschlechtstrieb u. die Potenz stärkende Mittel; gebräuchl. pflanzl. A. sind z. B. stimulierende u. enthemmende Stoffe (Haschisch, Alkohol, Atropa belladonna) sowie Mittel, die das Urogenitalsystem reizen (Petersilie, Sellerickraut) od. die Blutfüllung der Abdominal- u. Sexualorgane verstärken (Basilikum, Ingwer, Chili). Vgl. Potenzholz, Sildenafil.

A|plasia mammae (gr. a- un-, -los; plassein bilden) f: syn. Amastie*.

A|plasia uteri (↑; ↑) f: fehlende Anlage des Uterus (Uterusagenesie) bzw. Hemmungsfehlbildung der Müller-Gänge; stets mit einer Vaginalaplasie kombiniert bei meist normalen Ovarien; s. Rokitansky-Küster-Hauser-Syndrom.

A|plasia vaginae (↑; ↑) f: s. Fehlbildung, vaginale; Rokitansky-Küster-Hauser-Syndrom.

A|plasie (↑; ↑) f: (engl.) aplasia; vorhandene Gewebe- od. Organanlage mit ausgebliebener Entwicklung. Vgl. Agenesie, Atresie.

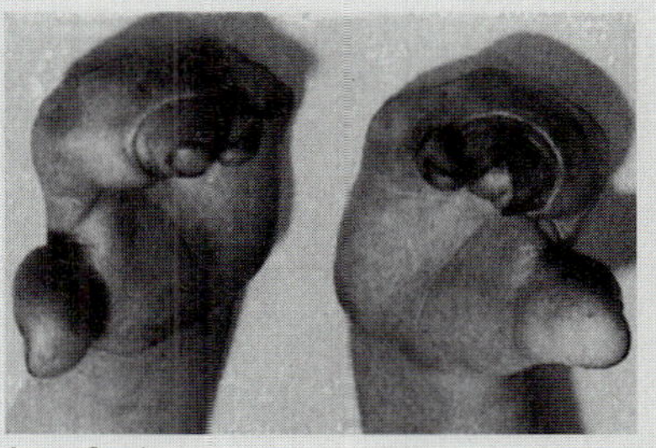

Apert-Syndrom:
Löffelhände

APGAR-Schema

Beurteilungs-kriterium	Bewertung 0 Punkte	1 Punkt	2 Punkte
Atembewegungen	keine	flach, unregelmäßig	gut, Schreien
Puls	nicht wahrnehmbar	langsam (unter 100)	über 100
Grundtonus (Muskeltonus)	schlaff	wenige Beugungen der Extremitäten	aktive Bewegung
Aussehen (Kolorit)	blau, blaß	Körper rosa, Extremitäten blau	vollständig rosa
Reflexerregbarkeit	keine Reaktionen	Schrei	kräftiger Schrei

Apo|plexia uteri (gr. apoplexia Schlag, Schlaganfall) f: syn. Couvelaire-Syndrom; auch uteroplazentare Apoplexie; s. Plazentalösung, vorzeitige.

Apo|ptose (gr. apo Ab-, Weg-; ptosis Fall, Senkung) f: (engl.) apoptosis; sog. programmierter Zelltod; Zelluntergang, der durch genet. Informationen der betroffenen Zelle selbst reguliert wird; A. ist die Grundlage einer geregelten Embryogenese* (Absterben überflüssiger Organanlagen), Gewebehomöostase (Schutz vor Neubildungen) u. Funkt. des Immunsystems (Auslösung von A. bei Zielzellen durch zytotox. T-Lymphozyten u. natürl. Killerzellen) u. wird durch versch. Mechanismen (z. B. Rezeptorbindung, Proteasenwirkung) ausgelöst. Daneben spielt A. vermutl. auch eine Rolle bei der Zytostatikawirkung, Strahlentherapie* u. anderen therap. Prinzipien.

Appendicitis in graviditate (lat. appendix Anhang, Anhängsel) f: häufigste Urs. des Akuten Abdomens in der SS (Häufigkeit ca. 1:1000 SS); **Sympt.:** oft verdeckt, da die Appendix im Verl. der SS bis in den re. Oberbauch verlagert werden kann (s. Abb. S. 20); auch die typ. lokalisierte Abwehrspannung mit Entlastungsschmerz fehlt häufig. Leukozytose, Linksverschiebung u. Blutkörperchensenkung sind als diagn. Parameter ungeeignet, da sie während der SS ohnehin verändert sind; **DD:** in der Frühschwangerschaft ektope Gravidität*, später Stieldrehung der Adnexe, latente Uterusruptur, Pyelonephritis, Uretersteine; **Ther.:** die Ind. zur Laparotomie ist wegen Gefahr einer Perforation mit diffuser Peritonitis großzügig zu stellen. In der Frühschwangerschaft kann zusätzl. laparoskop. therapiert werden (empfehlenswert: gaslose Laparoskopie*).

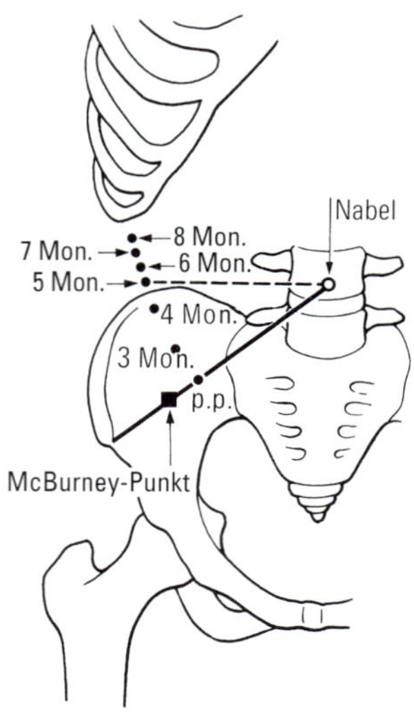

Appendicitis in graviditate: Verlagerung der Appendix während Schwangerschaft u. Wochenbett

Arabin-Pessar (Hans A., Gyn., Siegen, 1920–1990) n: (engl.) Arabin pessary; Pessar aus weichem Kunststoff; als Würfelpessar zur Behandlung des Descensus* uteri et vaginae, als Cerclage-Pessar bei Zervixinsuffizienz*, als Urethrapessar bei leichtem Descensus u. Harninkontinenz*.

Arantius (Giulio Aranzio, Anat., Bologna, 1530–1589): s. Ductus venosus Arantii.

Arborisations|phänomen (lat. arboresens baumartig wachsend) n: s. Farnkrautphänomen.

Arcus pubis (lat. arcus Bogen) m: Schambogen; der von den Rr. inff. des Schambeins gebildete stumpfe Winkel (100°) des weibl. Beckens. Vgl. Schambogenweite.

Arcus tendineus fasciae pelvis (↑) m: Verstärkungszug der Fascia* pelvis.

Arcus tendineus musculi levatoris ani (↑) m: Sehnenzug von der Symphyse zur Spina ischiadica; dient Teilen des M. levator ani als Ursprung.

Area arcuata (lat. area Fläche) f: s. Linea arcuata.

Areola mammae (lat. areola kleiner Hof) f: Warzenhof; die gerunzelte pigmentierte Umgebung der Brustwarze*; 10–15 im Kreis angeordnete kleine Erhebungen (Tubercula Montgomery) werden durch die Glandulae areolares (apokrine, ekkrine u. Talgdrüsen) aufgeworfen, die während der Laktation* die Haut vermehrt befeuchten u. einfetten.

Areolitis (↑) f: Entz. des Brustwarzenhofs; Auftreten meist im Puerperium*, mitunter bei Scabies; **DD:** Entz. der Montgomery-Drüsen, Paget*-Krankheit, Ekzem, Psoriasis.

Argentum|katarrh (lat. argentum Silber) m: (engl.) silver conjunctivitis; auch Silberkatarrh; Bez. für flüchtige Konjunktivitis des Neugeborenen als Folge der Credé*-Prophylaxe; **DD:** bakt. Konjunktivitis.

Argentum nitricum (↑) n: $AgNO_3$, Silbernitrat, Höllenstein, Lapis infernalis; **Verw.:** als Antiseptikum u. Ätzmittel. Vgl. Credé-Prophylaxe.

Argonz-Ahumada-Castillo-Syn|drom (J. Ar., zeitgen. Arzt, Argentinien) n: (engl.) del Castillo syndrome; syn. Ahumada-Syndrom, Castillo-Syndrom; idiopath. Form des Galaktorrhoe*-Amenorrhoe-Syndroms.

Arias-Stella-Phänomen n: (engl.) Arias-Stella phenomenon; Bez. für atyp. Zellkernveränderungen im hochsezernierenden Drüsenepithel des Endometriums (s. Abb.) als Folge einer erhöhten Gonadotropinstimulation; gelegentl. Verwechslung mit Karzinomzellen; **Vork.:** bei intrauterinem Fruchttod* mit Weiterproliferation des Trophoblasten, ektoper Gravidität*, Trophoblasttumoren* od. nach Gonadotropintherapie. Bei Nachw. eines A.-St.-Ph. sind engmaschige sonograph. u. Beta-HCG-Kontrollen notwendig.

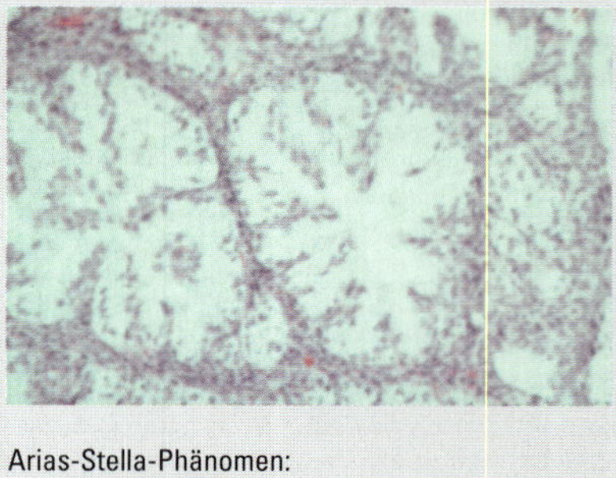

Arias-Stella-Phänomen: histologischer Schnitt

Arm|lösung: gebh. Op. bei Beckenendlage zur Entw. eines bzw. beider hochgeschlagenen Arme; **Formen:** Müller*-Handgriff, Bracht*-Handgriff, Lövset*-Armlösung, klassische Armlösung*.

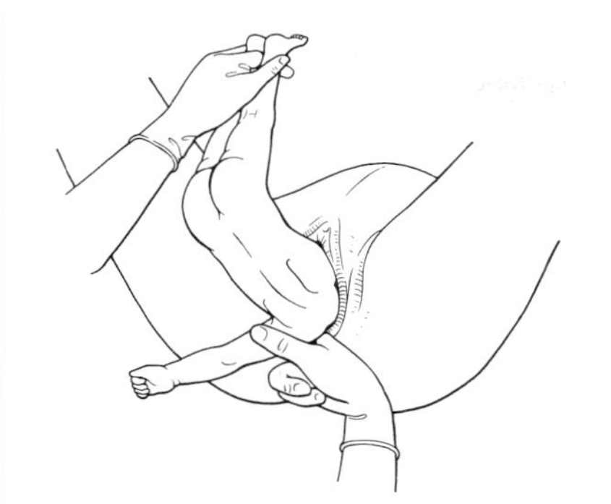

klassische Armlösung

Arm|lösung, klassische: (engl.) classic arm delivery; gebh. Verf. zur Entw. der Schultern u. Arme bei Beckenendlage* (s. Abb.); das bis zu den Schultern geborene Kind wird an den Knöcheln zuerst bodenwärts u. dann scharf nach oben gezogen u. der kindl. Arm aus der Kreuzbeinhöhle genommen. Dann wird das Kind um 180° gedreht u. der andere Arm entwickelt.

Arm|ödem (gr. oidema Geschwulst) n: (engl.) arm edema; s. Lymphödem.

Arm|plexus|lähmung (lat. plexus geflochten): (engl.) brachial plexus paralysis; Läsion des Plexus cervicobrachialis; **Formen: 1.** obere A. (Erb- od. Duchenne-Erb-Lähmung, C_4-C_6): Lähmung von Abduktion u. Außenrotation im Schultergelenk, Flexion im Ellenbogengelenk u. Abduktion der Schulter sowie Zwerchfellähmung (C_4) u. Sensibilitätsstörung über dem M. deltoideus; **2.** mittlere A. (C_5-C_6): Lähmung von Flexion u. Extension im Ellenbogen u. der Finger sowie Dorsalextension der Hand; **3.** untere A. (Klumpke- od. Déjerine-Klumpke-Lähmung, C_8-Th_1, evtl. C_7): Lähmung der Fingerbewegungen, evtl. kombiniert mit Horner-Syndrom; **Urs.:** z. B. Geburtstrauma, Unfall (oft bei Motorradfahrern), Schlüsselbeinfraktur, nach Röntgenbestrahlung wegen Mammakarzinom u. Tumoren. Vgl. Geburtslähmung; Veit-Smellie-Handgriff.

Arm|vorfall: (engl.) arm prolapse; Vorfall eines Arms unter der Geburt bei gesprungener Fruchtblase; **Vork.:** häufig bei Querlage*, selten bei Kopflage. Vgl. Kindslage.

Arm|vorliegen: (engl.) low lying arm; (gebh.) regelwidrige Lage von Arm od. Hand neben bzw. vor dem vorangehenden Kindsteil bei noch nicht gesprungener Fruchtblase.

Arndt-Schulz-Gesetz: (Rudolf A., Psychiater, Greifswald, 1835–1900; Hugo Sch., Pharmak., Greifswald, 1853–1932): sog. biologisches Grundgesetz für den Verl. biol. Prozesse u. die Abwehr von Krkh., wonach schwache Reize die Lebenskraft anfachen, mittelstarke fördern, starke hemmen u. stärkste aufheben; die Antwort auf einen gegebenen Reiz ist dabei individuell verschieden.

Aromatase|hemmer: Stoffe, die durch Hemmung des Enzyms Aromatase die Östrogenbiosynthese unterbinden (z. B. Aminogluthetimid*); **Anw.:** als ablative Hormontherapie bei Mammakarzinom*. Vgl. Zytostatika.

Ar|rheno|blastom (gr. arrhen männlich, stark; blastema Keim) n: veraltete Bez. für Androblastom*.

Arteriae pudendae externae (gr. arteria Schlagader) f pl: äußere Schamschlagadern; **Urspr.:** A. femoralis; **Verl.:** vom Hiatus saphenus zu den äußeren Geschlechtsteilen; **Äste:** Rr. scrotales (labiales) antt., Rr. inguinales; **V:** Haut der äußeren Genitalien u. über der Symphyse.

Arteria ovarica (↑) f: Eierstockschlagader; **Urspr.:** Aorta abdominalis; **Verl.:** auf dem M. psoas schräg abwärts, Ureter u. A. iliaca ext. überkreuzend; im Lig. suspensorium ovarii zum Eierstock; Anastomose von R. tubarius u. R. ovaricus mit den gleichnamigen Ästen (sog. Eierstockarkade) aus der A. uterina; **V:** Ovar, Tube.

Arteria uterina (↑) f: Gebärmutterschlagader (s. Abb.); **Urspr.:** A. iliaca int.; **Verl.:** in der als Lig. cardinale uteri bezeichneten Basis des Lig. latum uteri zur Zervix, dabei in ca. 2 cm Entf. vom seitl. Uterusrand vom Ureter unterkreuzt; **Äste:** zur A. vaginalis; der seitl. am Uterus stark geschlängelt aufsteigende Haupttast teilt sich in Höhe des Uterus-Tuben-Winkels in **2 Endäste: 1.** R. tubarius (verläuft in der Mesosalpinx); **2.** R. ovaricus (verläuft im Mesovarium); beide Endäste bilden Anastomosen mit gleichnamigen Ästen aus der A. ovarica (sog. Eierstockarkade); **V:** Uterus, Ovar, Tuba uterina, Vagina.

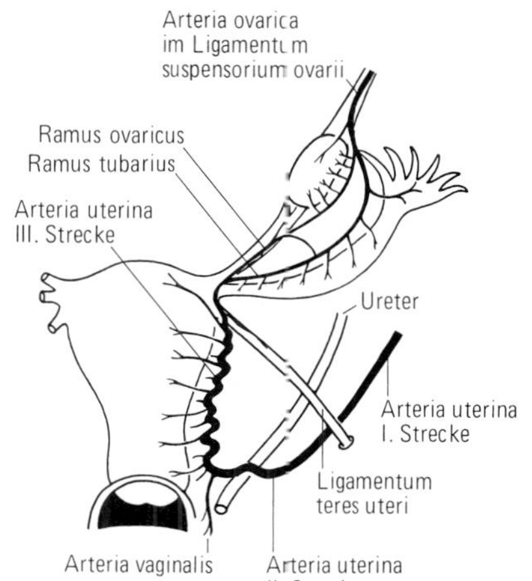

Arteria uterina:
Verlauf (zunächst auf dem Musculus obturatorius internus, dann im Ligamentum cardinale u. am Uterusrand aufwärts zum Fundus uteri) u. Anastomosierung mit der Arteria ovarica unter Ausbildung der sog. Eierstockarkaden

Arteria vaginalis (↑) f: Scheidenwandschlagader; **Urspr.:** A. uterina; **Verl.:** an der Cervix uteri abwärts; Anastomose zur Gegenseite; **V:** oberer Bereich der Scheide.

Arthritis gonor|rhoica (gr. arthron Gelenk) f: s. Gonorrhoe.

Arthro|pathia ovari|priva (↑; gr. pathos Leiden) f: wahrsch. hormonell bedingte Arthropathie der Iliosakralgelenke (meist im Klimakterium* od. nach Kastration*); **Progn.**: bei Ausheilung Ankylose.

Aschheim-Zondek-Schwangerschafts|re|aktion (Selmar A., Gyn., Berlin, 1878–1965) f: Abk. AZR; älteste Meth. zur sicheren Frühdiagnose einer SS, beruht auf dem Nachw. der Wirkung des im pos. Fall mit dem Urin ausgeschiedenen Choriongonadotropins (HCG*) auf infantile weibliche Mäuse.

Ascites (gr. Bauchwassersucht) m: s. Aszites.

A|semie (gr. a- un-, -los; lat. semen Samen) f: syn. Aspermie*.

Asherman-Fritsch-Syn|drom (Joseph G. A., zeitgen. Gyn., Tel-Aviv; Heinrich F., Gyn., Breslau, 1844–1915) n: s. Adhäsionen, intrauterine.

A|spermie (gr. a- un-, -los; sperma Samen, Keim) f: (engl.) aspermia; syn. Asemie, Anejakulation; fehlender Samenerguß trotz Orgasmus; **Urs.**: neurofunktionelle od. org. Störung, z. B. bei Läsion der sympath. Innervation der Genitalorgane durch radikale Tumorchirurgie im kleinen Becken (abdominoperineale Rektumamputation, radikale Zystoprostatektomie, retroperitoneale Lymphadenektomie) od. bei retrograder Ejakulation*.

A|sphyxie (↑; gr. sphyxis Puls) f: (engl.) asphyxia; Atemdepression bzw. Atemstillstand (Apnoe) u. Herz-Kreislauf-Versagen bei Atemwegverlegung od. Atemlähmung; führt zu Hypoxie, Hyperkapnie, Zyanose u. Bewußtlosigkeit; Notfallsituation, die eine Reanimation erfordert; **Formen** (gebh.): **1.** fetale A.: s. Fetal distress; Azidose, intrauterine; **2.** Neugeborenenasphyxie: s. Depressionszustand des Neugeborenen.

A|spiration (lat. aspirare anhauchen) f: Ansaugen von Gasen od. Flüssigkeiten; i. e. S. Eindringen flüssiger od. fester Stoffe (Mageninhalt, Blut, Fremdkörper) in die Atemwege während der Inspiration inf. fehlender Schutzreflexe, z. B. bei Narkoseeinleitung an der nicht nüchternen Pat.; mögl. **Folgen:** Verlegung der Atemwege, Hypoxie, Aspirationspneumonie, Schocklunge. Vgl. Aspirationsprophylaxe.

A|spirations|bi|opsie (↑; lat. bis zweifach, doppelt; gr. opsis Sehen, Betrachtung) f: (engl.) aspiration biopsy; Biopsie* mit Gewinnung von Zellmaterial durch Aspiration nach Punktion bzw. Sondierung des entspr. Gewebes od. Organs; v. a. als Saugbiopsie, Form der Feinnadelbiopsie* u. bei Knochenmarkbiopsie.

A|spirations|kürettage (↑) f: (engl.) suction curettage; nach dem Prinzip der Saugkürettage* mit einer Aspirationskürette durchgeführte Kürettage des Cavum uteri zu diagn. Zwecken; kann ohne Narkose u. Dilatation des Zervikalkanals ambulant ausgeführt werden; **Nachteil:** fehlende Lokalisationsmöglichkeit, z. B. bei Karzinomen u. unvollständiger Kürettage; eine vorher durchgeführte diagn. Hysteroskopie* erhöht die Treffsicherheit.

A|spirations|pro|phylaxe (↑) f: (engl.) aspiration prophylaxis; (anästh.) präop. Maßnahmen zur Vermeidung einer Aspiration bei Narkoseeinleitung bzw. zur Milderung von deren Folgen; hierzu gehören präop. Nahrungs- u. Flüssigkeitskarenz (mind. 6–8 Std.) sowie die orale Gabe von Antazida; bei Noteingriffen an der nicht nüchternen Pat. u. bei best. Abdominaloperationen (bes. bei Ileus, Peritonitis) Absaugen des Mageninhalts über Magensonde u. Durchführung der sog. **Ileuseinleitung:** Präoxygenierung, Oberkörperhochlagerung u. Krikoiddruck (Sellick*-Handgriff), schnellwirksame Einleitungsnarkotika, Verzicht auf Maskenbeatmung.

A|spirations|zyto|logie (↑) f: s. Punktionszytologie.

As|similations|becken (lat. assimilare angleichen): (engl.) transitional pelvis; durch Einbeziehung des letzten Lumbal- bzw. des ersten Sakralwirbels entstandene Beckenanomalie; Grundlage des Trichterbeckens*. Vgl. Beckenformen.

A|stheno|zoo|spermie (gr. a- un-, -los; sthenos Kraft; zoon Lebewesen; sperma Samen) f: (engl.) asthenospermia; herabgesetzte Beweglichkeit der Spermien; s. Sperma-Untersuchung.

A|synklitismus (↑; gr. klitys Neigung) m: (engl.) asynclitism; (gebh.) Lateralflexion des kindl. Schädels, Scheitelbeineinstellung; Anpassungsvorgang bei engem Becken; **Formen:** **1.** regelrechter vorderer A. (s. Abb.): Naegele*-Obliquität; **2.** verstärkte Naegele-Obliquität: vorderer A., Vorderscheitelbeineinstellung; **3.** regelrechter hinterer A.: Litzmann*-Obliquität; **4.** verstärkte Litzmann-Obliquität: hinterer A., Hinterscheitelbeineinstellung*. Vgl. Synklitismus.

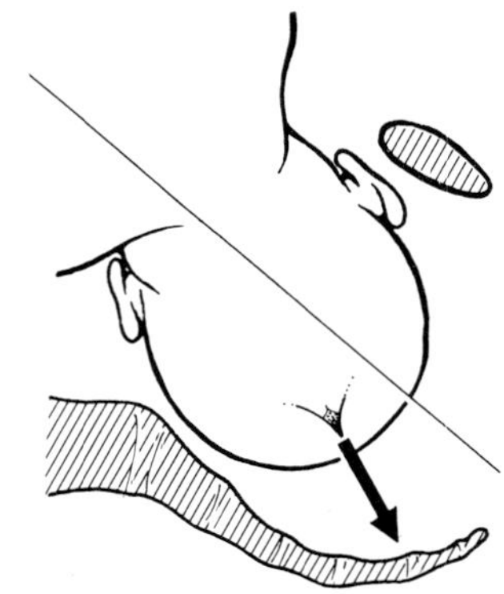

Asynklitismus:
physiologischer vorderer Asynklitismus; Pfeil: Achse des Kopfs; Gerade: Führungslinie des Beckens

Aszites (gr. askites Bauchwassersucht) m: (engl.) ascites; Bauchwassersucht; Ansammlung von Flüssigkeit in der freien Bauchhöhle; **Formen:** **1.** entzündlicher A. (Exsudat) bei Peritonitis od. Polyserositis; **2.** nichtentzündlicher A. (Transsudat) bei portaler Hypertension, Leberzirrhose, Tumoren des Magen-Darm-Trakts, Herzinsuffizienz, Erniedrigung des kolloidosmot. Drucks bei Hypalbuminämie, nephrot. Syndrom, exsudativer Enteropathie, Peritonealkarzinose, Meigs*-Syndrom; **3.** chylöser A. inf. Austritts von Lymphflüssigkeit bei Lymphabflußstörungen im Bereich des Ductus thoracicus (z. B. nach Trauma); **4.** hämorrhagischer A. mit Blutbeimengung (z. B. bei Peritonealkarzinose) od. inf. einer Blutung in die freie Bauchhöhle (z. B. nach Trauma od. Gefäßruptur); **Diagn.:** Messung des zunehmenden Bauchumfangs; Perkussion u. Ultraschalldiagnostik (auch zum Nachw. kleiner Aszitesmengen);

evtl. Bauchpunktion zur Best. des Proteingehalts, zytol. u. bakteriol. Diagn.; **Ther.:** Kochsalz- u. Flüssigkeitsrestriktion, medikamentös (z. B. Spironolacton, evtl. in Komb. mit Schleifendiuretika), u. U. therap. Aszitespunktion; bei therapierefraktärem A. Anlage eines portosystem. Shunts.

Atavismus (lat. atavus Vorfahre) m: (engl.) atavism; Rückschlag; spontanes Wiederauftreten von phylogenet. frühen Formbildungen (starke Körper- u. Gesichtsbehaarung, Polymastie, Uterus duplex, Uterus bicornis usw.). Vgl. Uterusfehlbildung.

ATD: Abk. für **a**bdomino**t**ransversaler **D**urchmesser; s. Fetometrie.

Atem|not|syn|drom des Neu|geborenen n: (engl.) infant respiratory distress syndrome (Abk. IRDS); Abk. ANS; Bez. für alle mit Zyanose, Dyspnoe od. Tachypnoe einhergehenden Zustände des Neugeborenen; häufig syn. mit Surfactantmangel*-Syndrom verwendet; **Urs.:** Erkr. des Respirationstrakts (z. B. Surfactantmangel-Syndrom, Wet*-lung-Syndrom, Fruchtwasser- od. Mekoniumaspiration, Pneumothorax, Pneumonie), Zwerchfellhernie, Phrenikuslähmung; auch Choanalatresie, angeb. Herzfehler, zerebrale Störungen u. a.; **Sympt.:** Tachypnoe (Atemfrequenz >60/min), Zyanose, Einziehungen des Thorax u. Abdomens, Nasenflügeln, exspirator. Stöhnen. Vgl. Depressionszustand des Neugeborenen.

A|tonia uteri (gr. a- un-, -los; tonos Spannung) f: mangelhafte Zusammenziehung der Gebärmutter unter u. nach der Geburt mit dadurch bedingter Nachblutung*; **Einteilung: 1.** nach dem Zeitpunkt: **a)** Frühatonie (in den ersten 2 Std. p. p.), **b)** Spätatonie (2–24 Std. p. p.); **2.** nach der Menge des Blutverlustes: **Grad I:** 500–1000 ml; **Grad II:** 1000–1500 ml; **Grad III:** >1500 ml.

A|tresia multi|plex con|genita (↑; gr. tresis Loch) f: angeb., autosomal-rezessiv vererbbares Fehlbildungssyndrom aus multiplen Blindverschlüssen u. Stenosen im Verdauungstrakt sowie Hydramnion.

A|tresia vaginae (↑; ↑) f: s. Fehlbildung, vaginale.

A|tresie (↑; ↑) f: (engl.) atresia; angeb. Verschluß von Hohlorganen od. natürl. Körperöffnungen; z. B. als A. der Vagina od. A. der Zervix. Vgl. Fehlbildung, vaginale; Uterusfehlbildung.

A|tresie, hymenale (↑; ↑) f: (engl.) imperforate hymen; Form der Gynatresie* mit Verschluß der Vagina durch nicht perforierten Hymen.

A|trichie (↑; gr. thrix, thrixos Haar) f: (engl.) atrichia; angeb. Fehlen der Haare. Vgl. Alopezie.

AU: Abk. für **1. A**bdomen**u**mfang (s. Fetometrie); **2. A**rbeits**u**nfähigkeit.

Aufbau|dosis f: syn. Proliferationsdosis*

Aufbewahrungs|frist: (engl.) period for safekeeping; die A. für Krankengeschichten u. a. ärztl. Aufzeichnungen ergibt sich aus der Berufsordnung; sie beträgt 10 Jahre (nach Abschluß der Behandlung), es sei denn, eine längere A. ist nach ärztl. Erfahrung geboten od. nach anderen (gesetzl.) Bestimmungen wie der Röntgen- u. der Strahlenschutzverordnung (30 Jahre nach der letzten Strahlenbehandlung, 10 Jahre nach der letzten Untersuchung) vorgeschrieben. Aufbewahrungsfristen sind u. a. in der 1. Durchführungsverordnung zum Geschlechtskrankheitengesetz (5 Jahre für Behandlungsunterlagen) u. in der Betäubungsmittel-Verschreibungsverordnung (3 Jahre für Teil III des ausgefertigten u. die Teile I-III des fehlerhaft ausgefertigten Betäubungsmittelrezepts) enthalten; weitere A. sind landesrechtl. od. einrichtungsspezif. festgelegt. Bei gleichzeitiger Geltung mehrerer Vorschriften gilt die längere A. Im Hinblick auf die Verjährungsfrist von 30 Jahren für vertragl. Schadensersatzansprüche von Pat. empfiehlt sich die Einhaltung einer 30jährigen Aufbewahrungsfrist. Vgl. Dokumentationspflicht.

Aufklärungs|pflicht: (engl.) obligation to inform; ethische u. rechtl. Verpflichtung des Arztes zur Information u. Aufklärung der Pat. über alle relevanten Umstände bzgl. der Erkr. u. ihrer Behandlung aus therap. u. rechtl. Gründen; die **therapeutische Aufklärung** (od. Sicherungsaufklärung) ergibt sich aus der ärztl. Fürsorgepflicht; der Arzt muß der Pat. erläutern, welche Besonderheiten mit ihrer Erkr. verbunden sind u. welche Maßnahmen zu ihrer Beseitigung ärztlicherseits u. seitens der Pat. erforderl. sind, um drohende Schäden von ihr abzuwenden. Von der therap. Aufklärung zu unterscheiden ist die im Interesse der verfassungsrechtl. gewährleisteten Entschlußfreiheit der Pat. liegende **Selbstbestimmungsaufklärung:** die Erfüllung der A. ist Voraussetzung für die Wirksamkeit der Einwilligung* zum ärztl. Eingriff, von deren Vorliegen die Rechtmäßigkeit des Eingriffs abhängt (vgl. Körperverletzung). Ohne ausreichende Aufklärung ist ein Eingriff auch bei Einwilligung der Pat. rechtswidrig, weil diese eine sinnvolle Entscheidung nur treffen kann, wenn sie über deren Bedeutung u. Tragweite hinreichend aufgeklärt worden ist. Ein sog. therap. Privileg hat die Rechtsprechung bislang nicht anerkannt; ein Unterlassen der Aufklärung wird vielmehr nur dann für zulässig gehalten, wenn die ernste Gefahr eines schweren seel. od. körperl. Schadens besteht. Der Umfang der A. richtet sich nach deren Zweck, der Pat. eine abwägende Wahrnehmung ihres Selbstbestimmungsrechts* zu ermöglichen; die A. bezieht sich mithin nicht nur auf die Risiken des „Ob", sondern auch auf das „Wie" des Eingriffs: Sie muß z. B. den Hinweis auf erhebl. Schmerzen einschließen. Die Pat. muß ggf. über mehrere, konkret zur Wahl stehende Behandlungsmöglichkeiten u. deren Für u. Wider unterrichtet werden.

Generell ergibt sich die Intensität der A. aus den Umständen des Einzelfalls; maßgebend sind dabei die Schwere der Auswirkungen, ferner die sachl. u. zeitl. Notwendigkeit des Eingriffs, die allg. Bekanntheit der Eingriffsumstände u. -folgen sowie der Bildungs- u. Erfahrungsstand der Patientin. Die Vermittlung eines im großen u. ganzen zutreffenden Bildes von Schwere u. Risiko reicht aus, wenn die Pat. dadurch in die Lage versetzt wird, weitere Informationen gezielt abzufragen. Nicht die prozentuale Komplikationsdichte eines mit einer Ther. verbundenen Risikos entscheidet letztl. über das Ausmaß der A., sondern die Bedeutung, die dieses Risiko für die Pat. haben kann. Auch bei einer vital indizierten Ther., bei der ein Risiko selten ist u. sich bei Nichtanwendung der Ther. krankheitsbedingt voraussichtl. mit höherer Wahrscheinlichkeit verwirklichen wird, kann daher eine A. bestehen, wenn das Risiko im Falle seiner Verwirklichung die Pat. schwer belastet u. trotz seiner Seltenheit für den Eingriff spezif. u. für den Laien überraschend ist. Eine erhöhte A. gilt insbes. bei diagn. Eingriffen ohne therap. Eigenwert. Besondere Maßgaben gelten im Bereich der Neulandmedizin, z. B. bei einer Therapiestudie. Der Arzt muß schließl.

wissen, daß ihn im Haftpflichtprozeß die Beweislast dafür trifft, daß die Pat. genügend aufgeklärt worden ist; Versäumnisse bei der therap. Aufklärung hat indessen grundsätzl. die Pat. nachzuweisen.

Weitere bes. Informations- u. Auskunftspflichten ergeben sich für den Arzt u. U. im Hinblick auf wirtschaftl. Bewandtnisse u. in Zus. mit der Datenverarbeitung (s. Auskunftsanspruch). Bei begründetem Verdacht eigener Fehler mit nicht nur unwesentl. Folgen trifft den Arzt nach vordringender Rechtsauffassung eine Offenbarungspflicht*, die i. d. R. mit dem Ende des Vertragsverhältnisses entfällt; nachträgl. hat er dagegen nur dann zu informieren, wenn der unwissenden Pat. schwere Gesundheitsgefahren drohen.

Aufklärung, therapeutische: s. Aufklärungspflicht.

Aufrichtungs|re|flex (lat. reflectere, reflexus zurückbiegen) m: (engl.) righting reflex; s. Reflexe, frühkindliche.

Aufwach|temperatur f: syn. Basaltemperatur*.

Ausfluß: Fluor; i. e. S. Fluor* genitalis.

Auskratzung: s. Kürettage.

Auskunfts|anspruch: (engl.) right to demand information; neben dem Einsichtsrecht* der Pat. in die sie betr. Krankenunterlagen besteht bei EDV-gestützter u. auch bei manueller Patientinnendokumentation, sofern die Patientinnendaten auf einheitl. u. gleichartig aufgebauten Karteikarten erfaßt werden, nach den geltenden Datenschutzgesetzen – z. B. §§ 19 u. 34 Bundesdatenschutzgesetz (BDSG) – eine Auskunftspflicht der speichernden Stelle gegenüber der Patientin. Sie umfaßt insbes. die Tatsache der Datenspeicherung u. den Inhalt der gespeicherten Daten, ferner Herkunft u. Empfänger der Daten sowie den Zweck der Speicherung. Für Sozialdaten folgt der A. des Versicherten gegenüber dem speichernden Sozialversicherungsträger aus § 83 SGB X (mit modifizierender Ausgestaltung u. a. durch die §§ 305 SGB V, 201, 203 SGB VII u. 108 SGB XI).

Auskunfts|pflicht: s. Offenbarungspflicht.

Ausschabung: s. Kürettage.

Ausscheidungs|uro|graphie (gr. ouron Harn; graphein schreiben) f: s. Urographie.

Austastung: (engl.) palpation; Palpation von Körperhöhlen ohne Sichtkontrolle; z. B. als rektale od. vaginale Untersuchung; **Anw.:** (gebh.) bei Spontangeburt nach früherer Schnittentbindung* erfolgt eine digitale Austastung der Uterusnarbe zur Früherkennung von Nahtdehiszenzen.

Austausch|trans|fusion (lat. transfusio das Hinübergießen) f: (engl.) exchange transfusion; Bluttransfusion mit dem Ziel der Entf. schädigender Bestandteile im Patientinnenblut durch dessen weitgehenden Ersatz mit Spenderblut; erfolgt **1.** als Einwegmethode (Blutzufuhr u. -entnahme im Wechsel aus dem gleichen, meist venösen Gefäß) od. **2.** als Zweiwegmethode (kontinuierl. Blutentnahme aus einem anderen Blutgefäß); **Anw.:** v. a. bei Morbus* haemolyticus fetalis bzw. Morbus* haemolyticus neonatorum mit Hyperbilirubinämie* des Neugeborenen (Zugang über die Nabelgefäße); evtl. auch bei schweren Intox., Inf., Transfusionszwischenfällen u. hepat. Koma.

Austreibungs|peri|ode f: (engl.) expulsive stage; s. Geburt.

Austreibungs|wehen: (engl.) expulsive contractions; s. Wehen.

Austreibungs|zeit: Zeit vom Durchtritt des kindl. Kopfes durch den äußeren Muttermund bis zum Austritt des Kindes. Die Wehen in der A. heißen Austreibungswehen, bei aktivem Mitpressen der Gebärenden Preßwehen*. Vgl. Geburtsdauer, Geburt.

Ausweidung: s. Exenteration.

Aut|opsie (gr. autos selbst, unmittelbar; opsis Sehen) f: s. Sektion.

Auto|skopo|philie (↑; gr. skopein sehen, schauen; philein lieben) f: s. Voyeurismus.

Auto|somen (↑; gr. soma Körper) n pl: (engl.) autosomes; Bez. für alle Chromosomen*, die keine Geschlechtschromosomen* (Heterosomen) sind; der Mensch besitzt 22 homologe Autosomenpaare u. 2 Geschlechtschromosomen (XX od. XY). Vgl. Gonosomen.

Axis pelvis (lat. axis Achse) m: s. Führungslinie des Beckens.

AZ: Abk. für **A**llgemein**z**ustand.

Azidose (lat. acidus sauer, scharf) f: (engl.) acidosis; Störung im Säure-Basen-Haushalt mit Abfall des art. pH-Werts unter 7,36. Vgl. Azidose, intrauterine; Azidose, postpartale.

Azidose, intra|uterine (↑) f: durch Mikroblutuntersuchung* am Feten nachweisbare Azidose*; **Formen: 1.** metabolische i. A.: Störung des Säure-Basen-Haushalts mit Absinken der O_2-Spannung im kindl. Blut u. Stimulation anaerober, glykolyt. Stoffwechselvorgänge; **2.** respiratorische i. A.: Erhöhung des art. pCO_2 auf über 45 mmHg durch Einschränkung der CO_2-Abgabe. Das gleichzeitige Vorliegen beider Zustände wird auch als intrauterine Asphyxie bezeichnet; **Urs.:** verminderte O_2-Versorgung vor bzw. während der Geburt (in utero), z. B. inf. Plazentainsuffizienz*, Nabelschnurkomplikationen*, unregelmäßiger Verabfolgung von Wehenmitteln, Vena*-cava-inferior-Syndrom, langer Geburtsdauer; **Diagn.:** Bestimmung von pH-Wert, pCO_2 u. Standardbikarbonat im fetalen Blut; **Progn.:** pH-Werte $<7{,}20$ sind pathol. u. progn. ungünstig. Vgl. Fetal distress; Azidose, postpartale.

Azidose, post|partale (↑) f: Azidose* nach der Geburt*; entsteht u. a. durch Anfall von sauren Valenzen aus unter der Geburt minderdurchbluteten Geweben; Beurteilung nach dem Umbilikalaziditätsschema (s. Saling-Schema); **Progn.:** ist i. d. R. bis 2 Std. nach der Geburt kompensiert. Vgl. Depressionszustand des Neugeborenen; Azidose, intrauterine.

A|zoo|spermie (gr. a- un-, -los; zoon Lebewesen; sperma Samen) f: (engl.) azoospermia; Fehlen reifer Spermien* im Sperma; s. Sperma-Untersuchung.

AZR: Abk. für **A**schheim*-**Z**ondek-Schwangerschafts**r**eaktion.

BA: Abk. für **B**eckenausgangsebene; s. Beckenebenen.

Babinski-Zeichen (Joseph F. B., Neurol., Paris, 1857–1932): (engl.) Babinski's phenomenon; syn. Babinski-Phänomen; Dorsalextension der Großzehe sowie Plantarflexion u. Spreizung der 2.–5. Zehe bei Bestreichen des lateralen Fußrands; **Vork.:** physiol. i. R. frühkindlicher Reflexe* od. pathol. als Pyramidenbahnzeichen.

Baer-Hand|griff (Joseph L. B., Gyn., Chicago, 1880–1954): (engl.) Baer's method; Handgriff zum Herauspressen der gelösten Plazenta durch Verkleinerung des Bauchraums, indem man die Bauchdecken in breiter Längsfalte erfaßt u. hochzieht.

Bag-Technik f: Meth. zur Bergung von Ovarial- od. Adnextumoren i. R. laparoskop. Op. ohne operationsbedingte Streuung von Zellen (sog. Zellspilling); **Anw.:** v. a. bei unklarer Dignität* von Ovarialtumoren*; **Durchführung:** nach Absetzen des Tumors wird dieser in einem Endobag (Kunststoffbeutel, s. Abb.) plaziert und durch die Einstichstelle der Arbeitstrokare hindurch vor die Bauchdecke gehoben. Hierbei evtl. Einsetzen eines Bauchdeckenspreizers bzw. Abpunktion des Tumors, bis sich dieser im Endobag vor die Bauchdecken luxieren läßt.

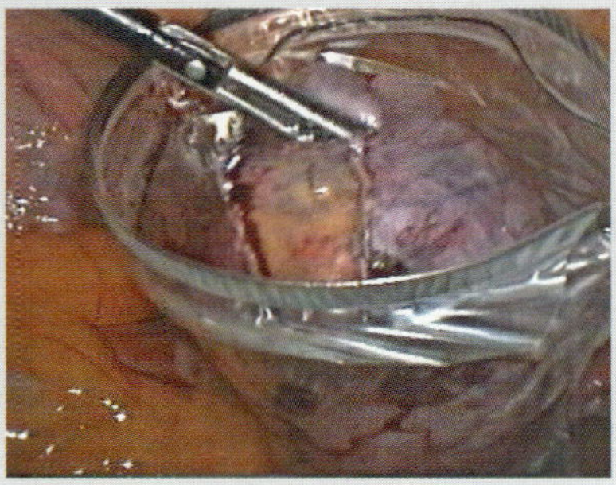

Bag-Technik

Wegen der möglichen **Tumorzellstreuung** dürfen unklare Adnexprozesse bzw. Ovarialtumoren nicht ohne Bag-Technik punktiert werden.

Bakterien|flora (gr. bakteria Stab, Stock; lat. flora röm. Blumengöttin) f: (engl.) bacterial flora; die physiol. Besiedlung der Körperoberfläche (Standort- u. Anflugflora der Haut) sowie best. Körperhöhlen (Mundhöhle, Nasen-Rachen-Raum) bzw. Hohlorgane (Vagina, Urethra, Colon) des gesunden Makroorganismus mit versch. Mikroorganismen; in der Mehrzahl apathogene Bakt., aber auch pathogene Keime, die unter best. Voraussetzungen (z. B. Veränderung der natürlichen Standortbedingungen, Schwächung des Wirtsorganismus, Antibiotikatherapie) selektiert werden können; **Bedeutung:** Schutz- u. Barrierefunktion („Kolonisationsresistenz"), Stimulierung unspezif. Abwehrfaktoren. Vgl. Scheidenflora, Bifidusflora.

Bakteri|urie (↑; gr. ouron Harn) f: (engl.) bacteriuria; Ausscheidung von Bakt. im Urin; wird bei Keimzahlen ab 10^5/ml als signifikante B. bezeichnet, da Spontanurin häufig mit Bakt. kontaminiert ist, die aus der physiol. Bakterienflora* der Urethra od. vom äußeren Genitale stammen (Blasenurin ist normalerweise steril); bei bakt. Zersetzung des Harns häufig Trübung, unangenehmer Geruch (scharf, fade); **Vork.:** v. a. bei Harnweginfektion*; **Diagn.:** bakteriol., Antibiogramm*; eine grobe Keimzahlbestimmung ist mittels handelsübl. Eintauchnährboden möglich; **Ther.:** **1.** asymptomat. B.: Steigerung der Diurese durch Erhöhung der Trinkmenge; muß in der SS wegen der Gefahr aszendierender Inf. (v. a. Pyelonephritis) antibiot. behandelt werden; **2.** eine symptomat. B. mit klin. Manifestation (Dysurie, Leukozyturie, Fieber) ist behandlungsbedürftig.

Baldy-Franke-Operation (John B., Gyn., Philadelphia, 1860–1923) f: s. Webster-Baldy-Franke-Operation.

Ballantyne-Runge-Syn|drom (John W. B., Gyn., Edinburgh, 1861–1923; Hans R., Gyn., Heidelberg, 1892–1964) n: s. Clifford-Syndrom.

Ballon|ko|agulation (lat. coagulare gerinnen) f: vereinfachte Meth. zur Endometriumablation* mit Einbringen eines Einmalkatheters in Ballonform in das Cavum uteri, der über eine Wärmeentwicklung zur Koagulation des Endometriums führt. Erfolgsraten sind etwa mit denen der elektrochir. Laserbehandlung zu vergleichen; **Vorteil:** ohne Narkose ambulant durchführbar; **Nachteile:** hohe Kosten der Einmalkatheter u. nur bei regelrechten kavitären Verhältnissen einsetzbar.

Vor jeder Durchführung einer Endometriumkoagulation sind eine hysteroskopische und histologische Abklärung erforderlich.

Ballon|vagino|skop (lat. vagina Scheide; gr. skopein betrachten, untersuchen) n: Vaginoskop, über das eine aufblasbare Manschette gezogen ist; mit dem B. läßt sich in der Kindergynäkologie die Portio besser sichtbar machen; insbes. geeignet zur Entf. von Fremdkörpern aus der Scheide (z. B. bei kl. Mädchen).

Ballottement n: tastbare Beweglichkeit eines in einem flüssigkeitsgefüllten Raum eingeschlossenen festen Körpers (z. B. des kindl. Kopfes im Beckeneingang bei Anw. des 3. Leopold-Handgriffs); je höher der Kopf steht bzw. je geräumiger der Beckeneingang ist, um so eher läßt sich ein B. auslösen. Vgl. Leopold-Handgriffe.

Bamberger Zange: (engl.) Bamberger forceps; Geburtszange* (Divergenzzange*) mit automat. Begrenzung der Anpreßkraft u. Fixierung der Zangenlöffelweite, wodurch Schürfungen am kindl. Kopf u. unbeabsichtigtes Verstellen der Zangenlöffelweite vermieden werden (s. Abb.). Vgl. Zangenextraktion.

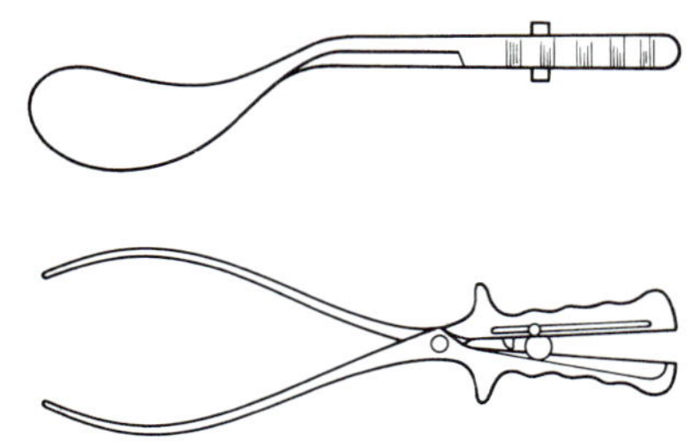

Bamberger Zange

Bandl-Kontraktions|ring (Ludwig B., Gyn., Wien, Prag, 1842–1892): (engl.) Bandl's ring; starke Einziehung der Gebärmuttermuskulatur auf der Grenze zw. Korpus und Isthmus (unteres Uterinsegment). Mit zunehmender Ausziehung des unteren Uterinsegments (z. B. unter der Geburt) steigt der B.-K. als meist schräg verlaufende Furche in die Höhe. Vgl. Uterusruptur.

Bardenheuer-Bogen|schnitt (Bernhard B., Chir., Köln, 1839–1913): (engl.) Bardenheuer's incision; halbkreisförmiger Hautschnitt etwas oberh. der submammären Falte zum Eröffnen der Mamma bei Mastitis (insbes. bei retromammärem Abszeß*) mit postop., kosmet. günstigen Narbenverhältnissen. Vgl. Radiärschnitt.

Barr-Körper (Murray L. B., Anat., Ontario, geb. 1908): s. Geschlechtschromatin, Kerngeschlecht.

Bartholin-Ab|szeß (Caspar B., Anat., Kopenhagen, 1655–1738; lat. abscessus Eitergeschwür) m: s. Bartholinitis.

Bartholin-Drüsen (↑) f pl: (engl.) Bartholin's glands; Glandulae vestibulares majores; zwei kl., tubulöse, muköse Drüsen im unteren Drittel der gr. Labien; Sekretdrüsen für das Vestibulum vaginae. Die Ausführungsgänge münden auf der Grenze zw. dem unteren u. mittleren Drittel der kl. Labien. Die B.-D. entspr. den Cowper-Drüsen beim Mann (Glandulae bulbourethrales). Vgl. Genitale.

Bartholinitis (↑) f: meist einseitige Entz. einer Bartholin-Drüse u. ihrer Ausführungsgänge; **Err.:** meist Staphylococcus aureus, Chlamydia trachomatis, Escherichia coli u. Anaerobier, selten Neisseria* gonorrhoeae; Ausbildung eines bis hühnereigroßen Empyems (Eiteransammlung im Drüseneingang) bzw. (Pseudo-)Abszesses (mit Ausbreitung in die Umgebung) im unteren Drittel der gr. Schamlippe durch entzündl. Verklebung des Ausführungsgangs (s. Abb.); bei chron.-rezidiv. B. Entw. einer Bartholin*-Zyste; **Ther.:** Umschläge, Sitzbäder, Antibiotika, u. U. Inzision (Marsupialisation*).

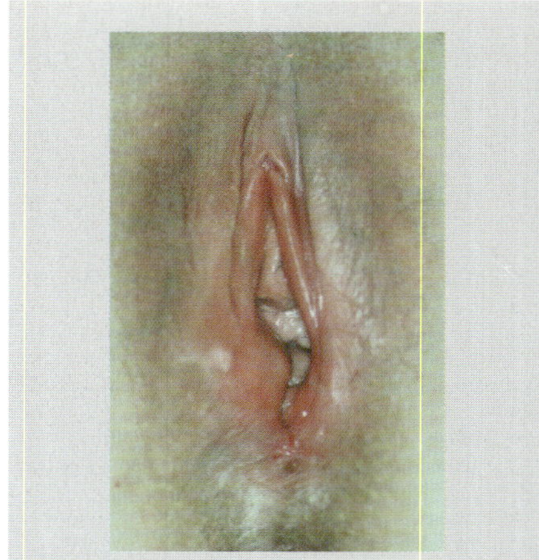

Bartholinitis:
akute Bartholinitis

Bartholin-Zyste (↑; gr. kystis Blase) f: (engl.) Bartholin's cyst; Retentionszyste inf. Sekretansammlung im Ausführungsgang einer Bartholin-Drüse (Pseudozyste); Endzustand einer Bartholinitis*; **Sympt.:** meist einseitige, im unteren Drittel der gr. Labie lokalisierte, kugelige, mobile, prallelast. u. nicht druckdolente Schwellung bis zu Hühnereigröße; **Ther.:** Marsupialisation*; bei Rezidiven vollständige Exstirpation der Drüse.

Basal|frequenz (gr. basis Schritt, Grundlage) f: (engl.) baseline rate; auch Basisfrequenz; mittl. fetale Herzschlagfrequenz in der Wehenpause (Ruhefrequenz) bzw. zw. zwei Wehenreaktionstypen*; **Referenzbereich:** 120–160 Schläge/min. Vgl. Kardiotokographie.

Basalis (↑) f: s. Endometrium.

Basal|platte (↑): (engl.) basal plate; s. Plazenta.

Basal|temperatur (↑) f: (engl.) basal body temperature; Abk. BT; syn. Aufwachtemperatur, Morgen-

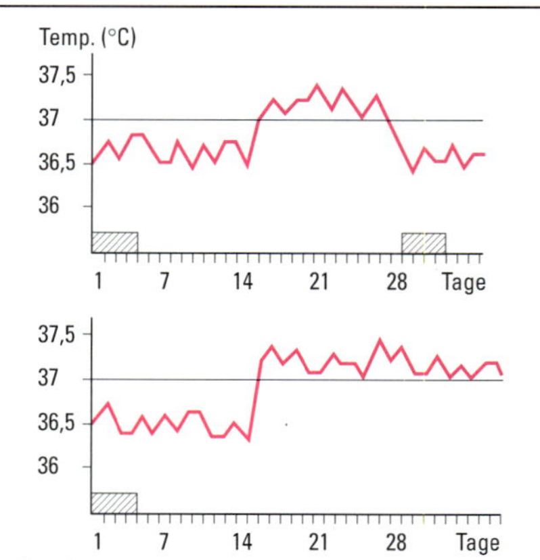

Basaltemperatur:
biphasischer Zyklus; normaler Verlauf (oben) und Verlauf bei Schwangerschaft (unten)

temperatur; sofort nach dem Erwachen vor dem Aufstehen rektal od. oral gemessene Körpertemperatur der Frau mit typ. Schwankungen; Messung nach mind. 6 Std. Ruhezeit (ohne Schlafmittel!) u. stets zur gleichen Zeit; Anstieg um ca. 0,4–0,6 °C etwa ein Tag nach der Ovulation* als Zeichen des sog. thermogenet. Effekts des Progesterons, gleichbleibende Erhöhung in der Sekretionsphase des Menstruationszyklus* u. Abfall kurz vor der Menstruation mit niedrigem Niveau in der Proliferationsphase (biphas. Zyklus, s. Abb.); wichtiger Parameter in Diagn. u. Ther. von Zyklusstörungen* u. Sterilität* u. Voraussetzung für die Temperaturmethode* zur Konzeptionsverhütung. Bei Ausbleiben der Regelblutung u. fehlendem Temperaturabfall ist mit großer Wahrscheinlichkeit eine SS eingetreten. Vgl. Phase, hypertherme.

Base excess: Abk. BE; Basenkonzentration der Extrazellulärflüssigkeit in mmol/l; wichtiger Parameter zur Bestimmung metabol. Faktoren bei Störungen im Säure-Basen-Haushalt; Bestimmung meist mit der Astrup-Methode.

Baseline: s. Basalfrequenz.

Basis|frequenz (gr. basis Schritt, Grundlage) f: s. Basalfrequenz.

Bauch|decken|a|plasie-Syn|drom (gr. a- un-, -los; plassein bilden) n: syn. Prune*-belly-Syndrom.

Bauch|decken|spannung: s. Abwehrspannung.

Bauch|fell|entzündung: s. Peritonitis.

Bauch|hoden: (engl.) abdominal testis; s. Maldescensus testis.

Bauch|höhlen|schwangerschaft: (engl.) abdominal pregnancy; s. Gravidität, ektope.

Bauch|presse: (engl.) abdominal muscular pressure; Druckerhöhung im Bauchraum durch Kontraktion der Bauchmuskeln bei fixiertem Zwerchfell (inspirator. geblähte Lunge, Schluß der Stimmritze) zur Unterstützung der Austreibung des Inhalts der abdominalen Hohlorgane (Darm, Blase, Uterus).

Bauch|schnitt: syn. Laparotomie*.

Bauch|spiegelung: s. Laparoskopie.

Bauch|wasser|sucht: s. Aszites.

Baudelocque-Durchmesser (Jean-Lois B., Geburtshelfer, Paris, 1746–1810): (engl.) Baudelocque's diameter; Conjugata externa; s. Beckenmaße.

Baumm-Hand|griff (Paul B., Gyn., Breslau, 1860–1921): Griff zur Abschätzung der gebh. Beckenmaße* anhand der Distanz der Zeigefinger nach beidhändigem Umgreifen der Darmbeinschaufeln.

B-Bild-Methode f: (engl.) B-mode; Verf. der Ultraschalldiagnostik*.

BE: Abk. für **1.** Beckenendlage*; **2.** (engl.) base* excess; **3.** Broteinheit.

Becken: (anat.) Pelvis; gebildet vom Kreuzbein (Os sacrum) u. beiden Hüftbeinen. Jedes Hüftbein (Os coxae) setzt sich zusammen aus dem Darmbein (Os ilii), dem Sitzbein (Os ischii) u. dem Schambein (Os pubis), die mit ihren Körpern in der Hüftgelenkpfanne (Acetabulum) zusammentreffen. Die Linea terminalis, die als Linea arcuata vom Promontorium an auf der Innenseite des Darmbeins nach vorn verläuft u. als Pecten ossis pubis (der oberen Kante des R. superior des Schambeins) über das Tuberculum pubicum bis zur Symphyse zieht, grenzt das große B. (Pelvis major) vom kleinen B. (Pelvis minor) ab (s. Abb.).

Becken|achse: s. Führungslinie des Beckens.

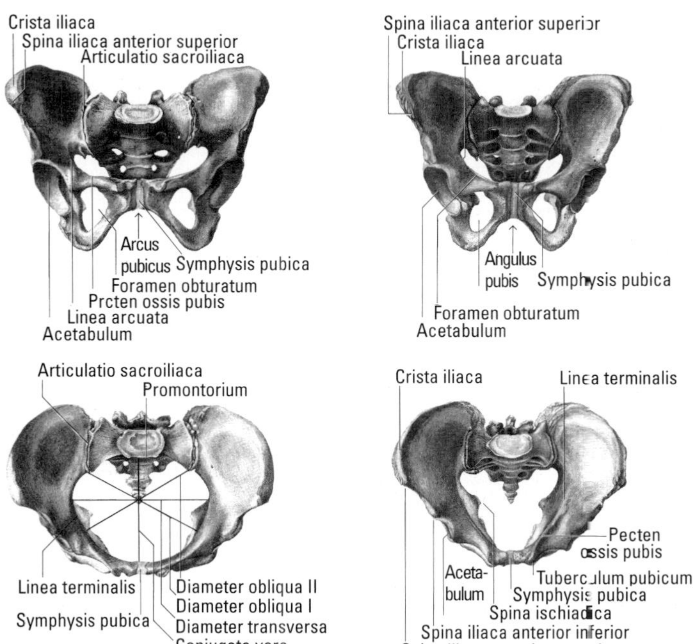

Becken:
weibliches (links) und männliches Becken (rechts) von ventral (oben) und ventrokranial (unten)

Becken|an|omalien (gr. anomalịa Ungleichheit) f pl: s. Beckenformen.

Becken|ausgang: (engl.) pelvic outlet; (anat.) Apertura pelvis minoris inf.; begrenzt durch Os coccygis, Arcus pubis, Ligg. sacrotuberalia; **Form:** längsoval. Vgl. Beckenebenen.

Becken|ausgangs|zange: s. Zangenextraktion.

Becken|austastung: bei der manuellen inneren Austastung des kl. Beckens ist auf die Erreichbarkeit des Promontoriums (Verkürzung der Conjugata vera; s. Beckenmaße), auf die Anat. des Steißbeins, der Symphyse u. der Spinae ossis ischii sowie auf die Weichteilbeschaffenheit zu achten (s. Abb.).

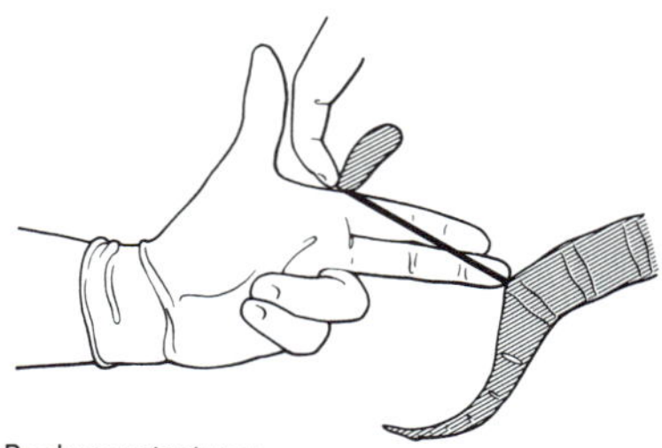

Beckenaustastung:
Bestimmung der Conjugata vera durch Abgreifen der Conjugata diagonalis

Becken|binde|gewebe: (engl.) pelvic connective tissue; Bindegewebepfeiler, die von der seitl. Beckenwand zu den Beckenorganen ziehen u. Blutgefäße u. Nerven heranführen: Paracystium (zur Harnblase), Paracolpium (zur Scheide), Parametrium* (zur Gebärmutter), Paraproctium (zum Mastdarm).

Becken|boden: (engl.) pelvic floor; muskulöser Verschluß des Beckenausgangs (s. Abb.); gebildet durch das Diaphragma* pelvis (M. levator ani, M. coccygeus) u. das Diaphragma* urogenitale (Mm. transversi perinei profundus et superficialis, Lig. transversum perinei), das sich von kaudal dem Spalt zw. den bd. Mm. levatores ani (Levatortor: Durchtritt von Darm, Harn- u. Geschlechtswegen) vorlagert.

Becken|durchmesser: (engl.) pelvic diameter; **1.** querer B. (Diameter transversa); **2.** schräger B. (Diameter obliqua); **a)** I. schräger B. (von li. vorn nach re. hinten); **b)** II. schräger B. (von re. vorn nach li. hinten); **3.** gerader B. (von vorn nach hinten); s. Beckenmaße.

Becken|dys|tokie (gr. dys- Miß-, Un-; tọkos Geburt) f: s. Dystokie.

Becken|ebenen: (engl.) pelvic planes; **1.** O-Ebene: obere Schoßfugenrandebene, Beckeneingangsebene; **2.** U-Ebene: untere Schoßfugenrandebene; **3.** I-Ebene: Interspinalebene; **4.** BA: Beckenausgangsebene (s. Abb.).

Becken|eingang: (engl.) pelvic inlet; (anat.) Apertura pelvis minoris sup. (auch Aditus pelvis); begrenzt durch die Linea terminalis; **Form:** queroval. Vgl. Beckenebenen.

Becken|end|lage: (engl.) breech presentation; Kindslage*, bei der das Beckenende vorausgeht (3,5–4 % aller Geburten); die Entbindung erfordert Manualhilfe*; **Einteilung** (nach dem vorangehenden Teil): **1.** reine Steißlage (s. Abb.): die in den Knien gestreckten Beine sind an der Bauchseite des Kindes nach oben geschlagen; **2.** Steißfußlage: neben dem Steiß ist ein Fuß (inkomplette Steißfußlage) od. sind bd. Füße (komplette Steißfußlage) fühlbar; **3.** Fußlage: Vorangehen der Füße; **4.** Knielage: Vorangehen der Knie; **Urs.:** Ausbleiben der kindl. Drehung in utero, Frühgeburt, Weichteil- u. Beckenanomalien, Zwillinge, tiefsitzende Plazenta; **Ther.:** Versuch der äußeren Wendung* in der 37.–38. SSW; bei Erstgebärenden Ind. zur Schnittentbindung.

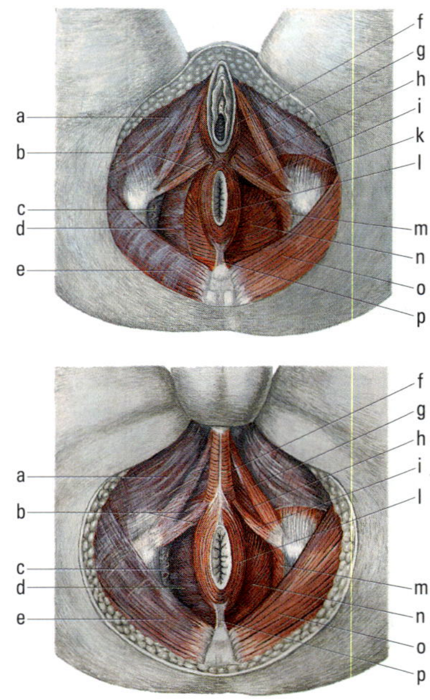

Beckenboden:
Muskulatur der Frau (oben) und des Mannes (unten), vom Damm aus gesehen; a: Fascia lata; b: Fascia diaphragmatis urogenitalis inf.; c: Fascia obturatoria mit Alcock-Kanal; d: Fascia diaphragmatis pelvis inf.; e: Fascia glutaea; f: M. bulbospongiosus; g: M.ischiocavernosus; h: M. transversus perinei prof.; i: M. transversus perinei superficalis; k: M. semitendinosus u. M. biceps femoris; l: M. sphincter ani ext.; m: M. obturatorius int.; n: M. levator ani; o: M. glutaeus maximus; p: Lig. anococcygeum

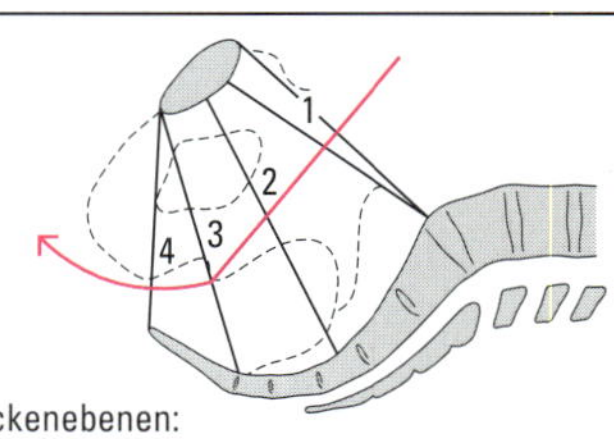

Beckenebenen:
medianer Sagittalschnitt durch das Becken mit dem klassischen Ebenensystem; die Führungslinie des Beckens ist durch einen Pfeil veranschaulicht. 1: Beckeneingang; 2: Beckenweite (Beckenmitte); 3: Beckenenge; 4: Beckenausgang

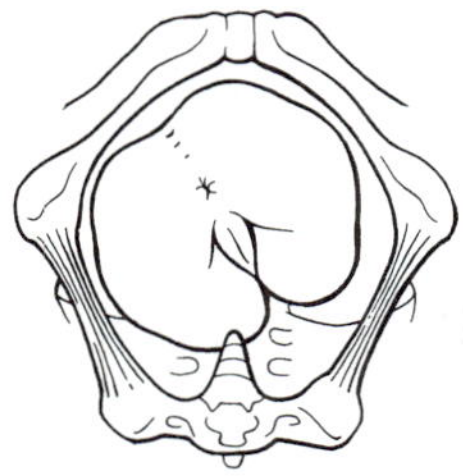

Beckenendlage:
reine Steißlage

Becken, enges: (engl.) narrow pelvis; (gebh.) bezogen auf die Kopfgröße des Kindes zu geringe Beckenmaße* der Mutter; kann sowohl durch die Kopfgröße u. -form (funktionell e. B.), als auch durch eine Beckenverengung (anatomisch e. B.) bedingt sein; häufige Urs. regelwidriger Geburten. Vgl. Beckenformen.

Becken|faszie (lat. fascia Binde, Band) f: Fascia* pelvis.

Becken|formen: (engl.) pelvic types; s. Abb.; **1.** normales Becken; **2.** allg. verengtes Becken als infantiles bzw. juveniles Becken, Zwergbecken (Kleinwuchs), viriles, androides Becken, hohes Assimilationsbecken*; **3.** gerad verengtes Becken als plattes Becken (bei Rachitis, Osteomalazie), Wirbelgleitbecken (spondylolisthet. Becken); **4.** allg. verengtes u. platt-rachit. Becken als Komb. von 2. u. 3.; **5.** schräg verengtes Becken bei Koxitis, Skoliose, Rachitis, Luxation, Naegele*-Becken, Klaudikationsbecken, (einseitig) ankylot. od. ostit.-synostot. Becken; **6.** quer verengtes Becken als Robert-Becken (beidseitige Ankylose der Iliosakralgelenke), Protrusionsbecken; **7.** unregelmäßig verengtes Becken bei Osteomalazie, Osteodystrophie, Exostosen, Frakturen, Rachitis; **8.** Trichterbecken*, Verengung im Beckenausgang bei infantilem Becken, virilem Becken, Kyphose. Vgl. Michaelis-Raute, Beckenmaße, Becken, enges.

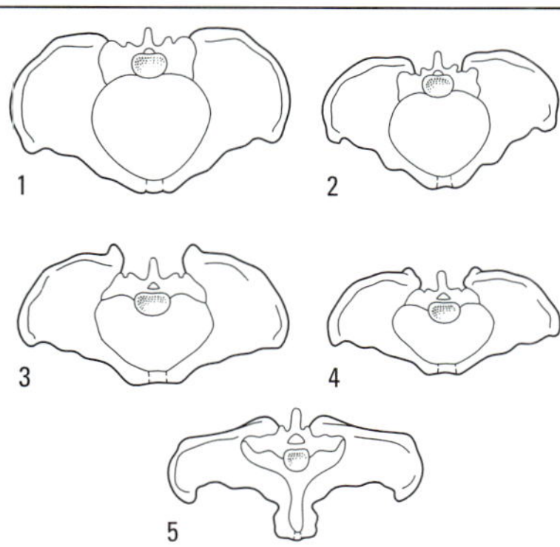

Beckenformen:
1: normales Becken; 2: allgemein verengt; 3: gerad verengt; 4: allgemein verengt u. plattrachitisch (Kombination von 2 u. 3); 5: unregelmäßig verengt

Becken, kleines: (engl.) small pelvis, true pelvis, lesser pelvis, pelvis minor; gebh. wichtigster Teil des Beckens; nach kranial begrenzt durch die Linea terminalis, nach kaudal durch den Beckenausgang. Vgl. Beckenebenen, Beckenmaße.

Becken|lymph|knoten: (engl.) pelvic lymph nodes; Sammelgebiete u. Abfluß: s. Abb.; wichtig bei malignen Tumoren des weibl. Genitales.

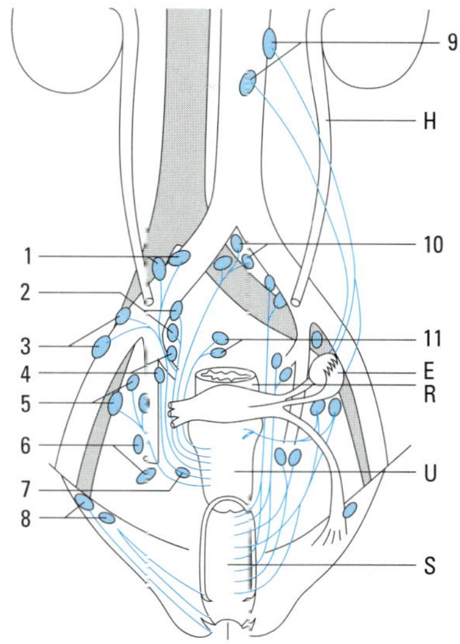

Beckenlymphknoten:
1, 2, 3: Nll. iliaci communes, interni, externi; 4: Nll. glutaei superiores; 5: Nll. interiliaci; 6: Nll. glutaei inferiores; 7: Nl. parauterinus; 8: Nll. inguinales superficiales; 9: Nll. lumbales; 10: Nll. subaortici; 11: Nll. sacrales
E: Eileiter; R: Rektum; U: Uterus; S: Scheide; H: Harnleiter; Nl.: Nodus lymphaticus; Nll.: Nodi lymphatici

Becken|maße: (engl.) pelvic measurements; s. Abb. S. 30; **1. äußere B.: a)** Distantia spinarum (Abstand der bd. vorderen oberen Darmbeinstachel), 25–26 cm; **b)** Distantia cristarum (größter Abstand der Darmbeinkämme), 28–29 cm; **c)** Distantia trochanterica (Abstand der Trochanteren), ca. 31 cm; **d)** Conjugata externa: Diameter Baudelocque (oberer Rand der Symphyse bis letzter Lendenwirbeldorn), 18–21 cm. Die äußeren B. sind Maße des gr. Beckens, geben jedoch Hinweise auf die Verhältnisse im gebh. wichtigen kl. Becken; **2. innere B.: a)** Conjugata anatomica (Promontorium bis Symphysenoberrand); **b)** Conjugata anatomica vera obstetrica (Diameter mediana): engste Stelle zw. Promontorium u. Symphyse (11 cm); **c)** Conjugata diagonalis: Verbindungslinie vom untersten Rand der Symphyse zum Promontorium (ca. 13 cm); **d)** Diameter obliqua (12,5 cm) zw. Articulatio sacroiliaca u. Eminentia iliopubica der Gegenseite (Diameter obliqua prima von re. hinten nach li. vorn, Diameter obliqua secunda von li. hinten nach re. vorn); **e)** Diameter transversa (13,5 cm): größter Abstand zw. bd. Lineae terminales. Vgl. Becken, Beckendurchmesser.

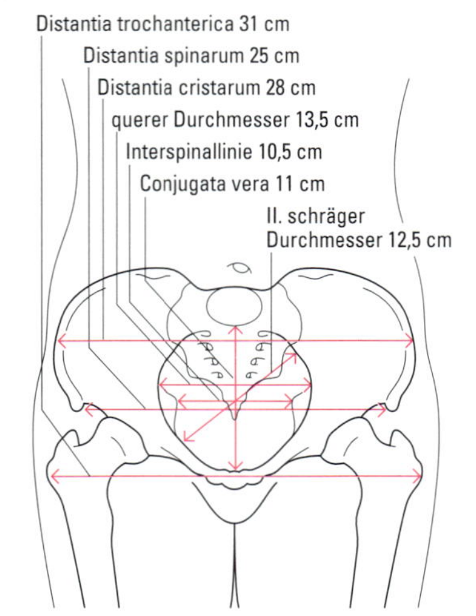

Beckenmaße

Becken|mitten|zange: s. Zangenextraktion.

Becken|neigung: Inclinatio* pelvis.

Becken|niere: (engl.) pelvic kidney; im Becken lokalisierte Niere (pelvine Dystopie), häufig als (fehlgebildete) Einzelniere, evtl. mit atyp. Gefäßversorgung, meist aber ausreichender Funktion; oft in Komb. mit genitalen Fehlbildungen (z. B. Rokitansky*-Küster-Hauser-Syndrom) bzw. Uterusfehlbildungen; **Komplikation:** Entz., Hydronephrose, Nephrolithiasis, bei Frauen evtl. Geburtshindernis*.

Becken|ring|lockerung: (engl.) widening of pelvic ligaments; physiol. Lockerung des Beckenrings (s. Abb.) in der SS im Bereich der Symphyse u. der Iliosakralgelenke (hormonell bedingt).

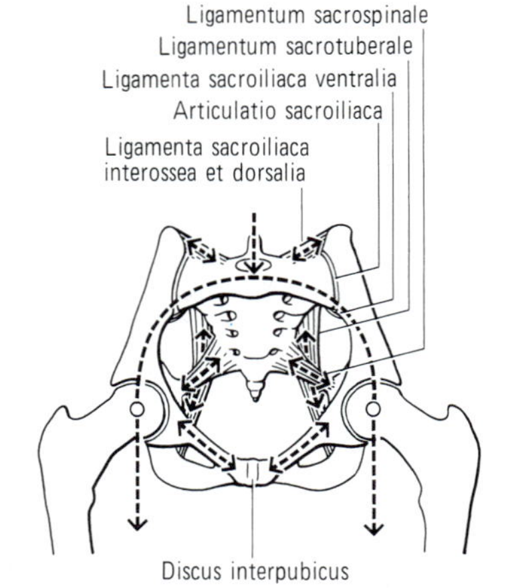

Beckenringlockerung:
schematische Darstellung der Bogenkonstruktion des Beckens und der auf Symphyse und Bänder wirkenden Druck- und Zugkräfte

Becken|venen|thrombose (lat. vena Röhrchen, Kanal; gr. thrombos dicker Tropfen) f: (engl.) pelvic vein thrombosis; ein- od. beidseitige Thrombose* der gr. Beckenvenen (V. iliaca interna u. V. iliaca externa); **Urs.:** Einschwemmung thromboplastinhaltigen Materials bei Entbindung (aus Plazenta u. Dezidua), lokal durch Beckenvenensporn, Vena*-cava-inferior-Syndrom od. Kompression bzw. Wandinfiltration von Tumoren (z. B. Lymphknotenmetastasen); als paraneoplastisches Syndrom*; **Sympt.:** leichte Blaufärbung, Spontan- u. Druckschmerz des betroffenen Beins, Mahler-Zeichen, erhöhte Temperatur, Umfangszunahme des Oberschenkels; **Diagn.:** farbkodierte Duplexsonographie, Phlebographie; **Ther.:** sofortige Heparinisierung, bei frischer B. Thrombektomie über die V. femoralis communis evtl. mit Korbhenkel-Shunt; Lyseversuch mit Fibrinolytika*; **Komplikation:** Thrombenwachstum deszendierend in die V. femoralis (bis zur Phlegmasia coerulea dolens) u. (seltener) aszendierend in die V. cava inferior mögl.; **cave:** Lungenembolie*, postthrombot. Syndrom.

Bedside test (engl.): Kontrolle der ABNull*-Blutgruppen von Spender- u. Empfängerblut unmittelbar vor einer Bluttransfusion (am Krankenbett) insbes. zur Vermeidung von Verwechslungen. Die Blutgruppenbestimmung erfolgt meist mit kommerziell erhältlichen Testkits (sog. Identitätskarten), die bei den Patientenunterlagen aufzubewahren sind.

Befruchtung: (engl.) fertilization; zusammenfassende Bez. für Konzeption (zur B. führender Koitus), Imprägnation (aktives Eindringen des Spermiums in die Eizelle*; s. Abb.) u. Konjugation*. Nach der Imprägnation (normalerweise in der Ampulle des Eileiters) vollendet der Kern der Eizelle die 2. Reifeteilung mit Ausstoßung eines Polkörperchens; der Spermienkopf wandelt sich zum Vorkern um. Nach der Konjugation liegt die entwicklungsfähige Zygote* mit diploidem Chromosomensatz vor.

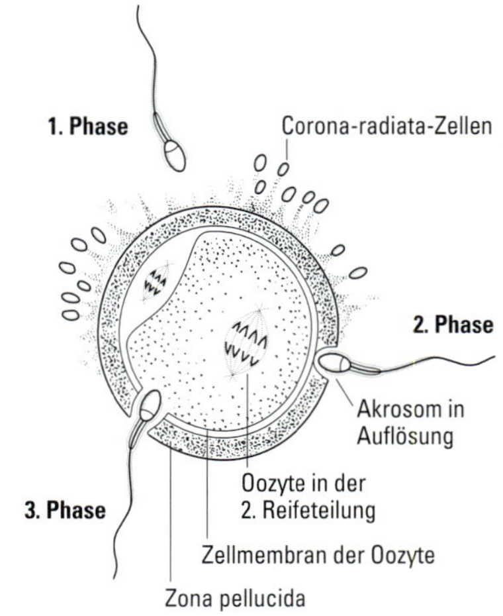

Befruchtung:
1. Phase: Durchdringen der Corona radiata; 2: Phase: Eindringen in die Zona pellucida, Auflösung des Akrosoms; 3. Phase: Vereinigung der Zellmembranen beider Gameten

Befruchtung, extra|korporale: s. In-vitro-Fertilisation, ICSI, Embryonentransfer.

Begattung: (engl.) copulation; Koitus* zum Zweck der Befruchtung*.

Behandlung, palliative: (engl.) palliative treatment; lindernde Behandlung im Ggs. zur kurativen (heilenden); z. B. bei inoperablen bzw. metastasierenden Tumoren.

Behandlungs|pflicht: schlechthin besteht keine allg. B. des Arztes. Es gilt vielmehr der **Grundsatz der Behandlungsfreiheit:** Der Arzt ist in der Ausübung seines Berufes frei. Er kann die ärztl. Behandlung, wenn sie unzumutbar ist, ablehnen, insbes. dann, wenn er der Überzeugung ist, daß das notwendige Vertrauensverhältnis zw. ihm u. der Pat. nicht besteht. Seine Verpflichtung, gemäß § 323 c StGB in Notfällen zu helfen, bleibt hiervon unberührt (§ 1 Abs. 9 S. 3 Musterberufsordnung für die deutschen Ärzte). Auch andere Gründe können die Behandlungsfreiheit des Arztes einschränken. So trifft den Vertragsarzt mit der Zulassung zur Teilnahme an der vertragsärztl. Versorgung auch die Pflicht zur Behandlung von Sozialversicherten nach den Vorschriften des Kassenarztrechts. Damit trägt er allerdings nicht die Pflicht, alle Kassenpatientinnen, die zu ihm kommen, zu behandeln; eine gewünschte Behandlung kann er jedoch nur in begründeten Fällen ablehnen, etwa bei Überlastung. Ähnliches wie für die Behandlungsübernahme gilt für die Weiterbehandlung. Nach erfolgter Behandlungsübernahme (eine telefon. Konsultation ist hierfür u. U. bereits ausreichend) kann den Arzt eine Besuchspflicht treffen.

Für Krankenhäuser besteht nach den Krankenhausgesetzen der Bundesländer i. R. ihrer planer. Aufgabenstellung u. Leistungsfähigkeit eine allg. Aufnahme- u. Versorgungspflicht, sofern bei einer Person stationäre Behandlungsbedürftigkeit vorliegt. Die nach § 108 SGB V zugelassenen Kliniken sind darüber hinaus i. R. ihres Versorgungsauftrags zur ambulanten u. stationären Krankenhausbehandlung (i. S. von § 39 SGB V) sozialversicherter Personen verpflichtet.

Bei|eier|stock: Paroophoron*.

Bein|venen|thrombose (lat. vena Röhrchen, Kanal; gr. thrombos dicker Tropfen) f: (engl.) phlebothrombosis of the leg; s. Thrombose.

Beischlaf: syn. Koitus*.

BEL: Abk. für **B**ecken**e**nd**l**age*.

Belastungs|in|kontinenz (lat. in- Um-, Ohn-, Nicht-; continere zusammenhalten, zurückhalten) f: s. Streßinkontinenz.

Berardinelli-Seip-Syn|drom (W. B., Endokrinol., Rio de Janeiro, 1903–1956) n: (engl.) congenital lipoatrophic diabetes; syn. progressive Lipodystrophie; autosomal-rezessiv erbl., hormonell-metabol. Erkr. mit hypothalam. bzw. hypophysärer Störung; **Klin.:** Manifestation im frühen Kindesalter; Hochwuchs mit athlet. Konstitution, Akromegalie u. Muskelhypertrophie; polyzystische Ovarien*, Hyperlipidämie, Lipodystrophie, Hepatosplenomegalie, akzelerierte Knochenentwicklung, insulinresistenter, aketotischer Diabetes mellitus mit Akanthosis nigricans; **DD:** Leprechaunismus*.

Beratung, genetische: (engl.) genetic counseling; Beratungsprozeß zw. Eltern u. Arzt mit dem Ziel, den Eltern eine individuelle Hilfe bei der Entscheidung zu bieten, bei einem Risiko für das gewünschte Kind entw. auf eigene Kinder zu verzichten (ggf. eine heterologe Insemination* vornehmen zu lassen bzw. ein Kind zu adoptieren) od. das Risiko zu akzeptieren. Unter Berücksichtigung von familienanamnest. Daten bzgl. angeb. Fehlbildungen, genetischer Krankheiten* sowie nichterbl. Krankheitsbilder, der Mendel-Gesetze, der exakten bzw. empir. Erkrankungswahrscheinlichkeiten, der Progn. v. a. seltener Krankheitsbilder, der möglichen diagn. u. ggf. mögl. (häufig geringen) therap. Maßnahmen sind insbes. die Vielzahl der genet. Krankheiten (z. Z. sind ca. 8000 monogenet. Krankheitsbilder bekannt) u. die unterschiedl. soziale u. med. Situation der zu Beratenden (z. B. Herkunft, Überzeugungen, Ausbildung u. Qualifikation, Religionszugehörigkeit, Vorurteile, aber auch fortgeschrittenes Alter u. a.) in Betracht zu ziehen. Vgl. Risikofamilien, genetische; Pränataldiagnostik; Blutsverwandtschaft.

Bernhardt-Formel: (engl.) Bernhardt's formula; Formel zur Berechnung der Obergrenze des Normalgewichts*: Körperlänge multipliziert mit dem mittleren Brustumfang geteilt durch 240. Vgl. Body mass index, Broca-Formel, Körpergewicht.

Beschneidung: 1. B. der Frau: s. Klitoridektomie; **2.** B. des Mannes: s. Zirkumzision.

Bestrahlung, fraktionierte: (engl.) fractionated radiation; Strahlentherapie* mit mehreren, in festgelegten zeitl. Abständen applizierten Teildosen.

Bestrahlung, iso|zentrische: (engl.) isocentric radiation; Form der Strahlentherapie* mit konstantem Abstand zw. dem Strahlenfokus u. einem festen Punkt in od. außerh. der Pat., der bei Teilchenbeschleunigern i. d. R. 1 m, bei Cobalt-Bestrahlung 0,75 m beträgt.

Betäubung, örtliche: auch lokale Betäubung; s. Lokalanästhesie.

Beta-HCG: β-HCG; Untereinheit des HCG*, die während der Frühschwangerschaft (Maximum in der 10. SSW) vom Trophoblast* u. von Trophoblasttumoren* frei gebildet wird; Nachw. mittels immunbiochem. Methoden. Vgl. Tumormarker.

Betreuung: (engl.) care; Bez., die nach dem Betreuungsgesetz* seit dem 1.1.1992 an die Stelle von Entmündigung, Vormundschaft u. Pflegschaft über Volljährige getreten ist; die Bestellung eines Betreuers kommt gemäß § 1896 BGB grundsätzl. nur für Volljährige in Betracht, die aufgrund einer psych. Krkh. od. einer körperl., geistigen od. seel. Behinderung ihre Angelegenheiten ganz od. teilweise nicht besorgen können; sie erfolgt auf Antrag od. von Amts wegen durch das Vormundschaftsgericht. Umfang u. Dauer der B. bestimmen sich nach dem konkret Erforderlichen; die Bestellung eines Betreuers im Bereich der Gesundheitsfürsorge wird dabei insbes. dann notwendig sein, wenn bei einer Betroffenen die Einsicht in die Behandlungsbedürftigkeit fehlt. Die Angelegenheiten der Betreuten sind vom Betreuer so zu besorgen, wie es deren Wohl entspr., wobei den Wünschen u. Fähigkeiten der Betreuten soweit als möglich u. zumutbar zu entspr. ist. Dem Betreuer kommt die Stellung eines gesetzl. Vertreters zu (§ 1902 BGB); auf die Geschäftsfähigkeit der Betreuten hat die Betreuung grundsätzl. keinen Einfluß. Fehlt einer leidenden od. kranken Betreuten die natürl. Einwilligungsfähigkeit (s. Einwilligung), so willigt der Betreuer, sofern dessen Aufgabenkreis die Gesundheitsfürsorge umfaßt, in die erforderl. diagn. u. therap. Maßnahmen ein. Begründen diese die ernstl. od. konkrete Gefahr, daß die Betreute aufgrund der Maßnahmen stirbt od. einen schweren od. länger dauernden gesundheitl. Schaden erleidet, so bedarf die Einwilligung des Betreuers nach § 1904 BGB der Genehmigung des Vormundschaftsgerichts. Bes. Vorschriften gelten für die Sterilisation* u. die Unterbringung einer Betreuten.

Betreuungs|gesetz: am 1.1.1992 in Kraft getretenes „Gesetz zur Reform des Rechts der Vormundschaft u. Pflegschaft für Volljährige" vom 12.9.1990 (BGBl. I S. 2002). Das B. regelt unter Änderung zahlreicher gesetzl. Best. (v. a. aus BGB, FGG u. ZPO) die Voraussetzungen der Betreuung, die Aufgaben u. die Stellung der Betreuer, das Unterbringungsverfahren u. die Tätigkeit der Betreuungsbehörden.

Bewegungs|bestrahlung: (engl.) movable radiation; s. Strahlentherapie.

Bi|fido|bacterium (lat. bifidus in zwei Teile gespalten; gr. bakteria Stab, Stock) n: syn. Bifidusbakterien; Gattung grampos., unbewegl., sporenloser, strikt anaerober Stäbchenbakterien; Ähnlichkeit mit Corynebakterien; spalten Kohlenhydrate unter Bildung von Essig- u. Milchsäure im Verhältnis 3: 2; zur Normalflora von Intestinaltrakt, Appendix u. Vagina (s. Scheidenflora) bzw. zur Muttermilch* gehören B. bifidum (früher Lactobacillus bifidus), B. adolescentis, B. breve, B. longum u. B. infantis; keine Pathogenität. Vgl. Bifidusflora.

Bi|fidus|flora (↑ ; lat. flora röm. Blumengöttin) f: Bez. für intestinale Arten von Bifidobacterium*, die einen quant. großen Anteil der bakt. Darmflora bilden. Beim muttermilchernährten Säugling ist Bifidobacterium infantis neben Bifidobacterium bifidum vorherrschend; der Stuhl des mischkosternährten Kindes u. Erwachsenen enthält v. a. Bifidobacterium longum. Vgl. Bakterienflora.

Bilirubin (lat. bilis Galle, Gallenflüssigkeit; ruber rot) n: Abbauprodukt des Häm; das aus dem primär anfallenden Biliverdin entstehende wasserunlösl. **freie B.** (indirektes B., unkonjugiertes B.) wird reversibel an Albumin gebunden u. in der Leber nach Bindung an Ligandin od. Z-Protein durch die mikrosomale UDP-Glukuronyltransferase mit Glukuronsäure konjugiert; das **konjugierte B.** (direktes B., Bilirubindiglukuronid) ist wasserlösl. u. wird durch aktiven Transport mit der Galle ausgeschieden. Im Darm erfolgt die reduktive Spaltung des konjugierten B. zu Mesobilirubin, das zu Urobilinogen reduziert wird. Urobilinogen wird weiter zu Urobilin u. über Sterkobilinogen auch zu Sterkobilin abgebaut, die mit dem Stuhl ausgeschieden bzw. zu geringeren Anteilen über den enterohepat. Kreislauf auch rückresorbiert (ca. 20 %) od. über die Niere eliminiert werden (Urobilinogen); konjugiertes B. wird teilweise auch in die Dipyrrole Mesobilileukan, Bilileukan u. Bilifuszin, die dem Stuhl ihre normale gelbbraune Farbe verleihen, umgewandelt; Störungen des Bilirubinabbaus od. vermehrte Entstehung von B. führen zu Hyperbilirubinämie u. Ikterus.

Best.: **1.** direkte Best. durch Spektrophotometrie (nur bei Neugeborenen, später interferieren im Plasma vorhandene Carotine); **2.** Diazoreaktion; **Prinzip:** B. ergibt mit diazotierter Sulfanilsäure einen Azofarbstoff mit Indikatoreigenschaften (rot im neutralen, blau im alkal. pH-Bereich). Das konjugierte B. reagiert sofort (daher Bez. als direktes B.), freies B. erst nach Zusatz eines Akzelerators (z. B. Methanol od. Coffein/Natriumacetat); freies B. ist beim Gesunden im Serum nicht vorhanden, jedoch kann durch Ungenauigkeit der Meth. ein pos. Wert von max. 5,1 µmol/l (0,3 mg/dl) vorgetäuscht werden. Vgl. Hyperbilirubinämie des Neugeborenen, Fruchtwasser-Spektrophotometrie.

Bilirubin|enzephalo|pathie (↑; ↑) f: syn. Kernikterus*.

Billings-Ovulations|methode f: (engl.) Billings' ovulation method; syn. Zervixschleimmethode; Methode der Empfängnisverhütung durch Beobachtung des Zervixschleims* zur Best. fruchtbarer (Beginn fadenziehender Schleimabsonderung bis vier Tage nach deren Höhepunkt) u. unfruchtbarer Tage innerh. des Menstruationszyklus*. Vgl. Kontrazeption, natürliche.

Bi|opsie (lat. bis zweifach, doppelt; gr. opsis Betrachten) f: (engl.) biopsy; Entnahme einer Gewebeprobe am Lebenden durch Punktion mit einer Hohlnadel unter Anw. spez. Instrumente (Zangen, Stanzinstrumente, Biopsiesonden, Bürsten, Schlingen u. a.) od. op. mit dem Skalpell (Probeexzision*), als ungezielte B. (sog. Blindpunktion) od. gezielt unter Ultraschall- od. Röntgenkontrolle bzw. i. R. einer Endoskopie od. Laparoskopie* (Vorteil: makroskop. Organbeurteilung mit Auffinden verdächtiger Bereiche, geringeres Blutungsrisiko); z. B. Feinnadelbiopsie*, Knipsbiopsie*, Stanzbiopsie*, Aspirationsbiopsie*, Bürstenbiopsie*. Das gewonnene biopt. Material kann histol., zytol. (Punktionszytologie*), immunhistol., histochem. od. gentechnolog. (z. B. bei Chorionbiopsie*) untersucht werden. Vgl. Kürettage.

BIP: Abk. für **bip**arietaler Durchmesser* (des Kopfes).

Bishop-Score: Cervix score; gebh. Index zur progn. Beurteilung des Geburtsverlaufs, in den Parameter der Portio (Stand, Länge u. Konsistenz) sowie Muttermundsweite u. Höhe der Leitstelle* (vorangehender Kindsteil) eingehen; bis zu drei Bewertungspunkte können für jeden der fünf Parameter vergeben werden (s. Tab.); eine B.-S. von 10–15 korreliert

Bishop-Score

Befunde	Bewertung		
	1	2	3
Stand der Portio	kreuzbeinwärts	nahe der Führungslinie	in Führungslinie
Länge der Portio	2 cm und mehr	1 cm	flach
Konsistenz der Portio	derb	mittel	weich
Muttermundweite	geschlossen	1–2 cm	2–3 cm
Höhe der Leitstelle	über Beckeneingang	zwischen oberem und unterem Schoßfugenrand	unterer Schoßfugenrand und tiefer

mit Wehenbereitschaft, guter Ansprechbarkeit auf Oxytocin sowie einer rasch verlaufenden Zervixreifung*.

Bi|sexualität (lat. bis zweifach, doppelt; sexualis das Geschlecht betreffend) f: (engl.) bisexuality; auch Ambisexualität; Bez. für sexuelle Aktivität, Erregbarkeit u. Orientierung gegenüber Frauen u. Männern ohne deutl. Präferenz eines Geschlechts. Bis zum Ende der Pubertät ist B. die Regel (psychoanalyt. wird eine sog. prinzipielle B. des Menschen angenommen); bei Erwachsenen ist die B. im Vergleich zu überwiegend heterosexuellem od. überwiegend homosexuellem Verhalten eher die Ausnahme.

Bläschen|follikel (lat. folliculus Schlauch, Beutel) m: s. Folliculus ovaricus tertiarius.

Blättchen|test: s. Antibiogramm.

Blase: (engl.) 1. bulla, blister, 2. bladder; **1.** (dermat.) syn. Bulla; **2.** (anat.) Kurzbez. für Harnblase*. Vgl. Fruchtblase.

Blasen|a|tonie (gr. a- un-, -los; tonos Spannung) f: (engl.) atonic bladder; Funktionsstörung der Harnblase im Akutstadium einer Blasenlähmung mit behinderter Miktion, Restharnbildung u. Verlust des Harndrangempfindens; **Vork.** u. a. nach radikalen onkolog. Op. (z. B. Wertheim*-Meigs-Operation).

Blasen|automatie (gr. automatos aus eigenem Antrieb) f: s. Reflexblase.

Blasen|autonomie (gr. autonomos selbständig) f: (engl.) autonomous bladder; Störung der Harnblasenfunktion inf. unterer Blasenlähmung; durch schlaffe Parese des M. detrusor vesicae u. der Beckenbodenmuskulatur Entw. einer großen aton. Blase; auch bei Anw. der Bauchpresse* bzw. durch manuellen Druck (z. B. Credé*-Handgriff) ist nur eine unvollständige Entleerung mit größeren Restharnmengen möglich.

Blasen|divertikel (lat. diverticulum Abweg, Abweichung) n: (engl.) diverticulum of the bladder; sackartige Ausstülpung der Blasenwand od. -schleimhaut mit versch. weiten Verbindungen zum Blasenlumen; **Urs.:** selten kongenital, meist erworbene Blasenwandschwäche aufgrund einer mechan. Abflußbehinderung aus der Blase (z. B. Striktur der Urethra, Blasenhalsstarre) od. inf. eines Zugs benachbarter Organe (Traktionsdivertikel) nach op. Eingriffen od. Verletzungen der Umgebung; **Sonderformen: 1.** Blasenscheiteldivertikel: Reste des Urachus*; **2.** Ureterdurchgangsdivertikel: B. oberh. des Ostium ureteris; **Sympt.:** zweizeitige Miktion mit Strangurie; **Diagn.:** Palpation, Zystoskopie, Röntgendarstellung.

Blasen|drainage f: (engl.) drainage of the bladder; künstliche Harnableitung* bei persistierenden od. passageren Blasenentleerungsstörungen mittels transurethralem od. suprapubischem Blasenkatheter*.

Blasen|druck: (engl.) vesical pressure; Innendruck der Harnblase; physiol. max. ca. 60 cmH_2O (bis zur passiven Öffnung des Verschlußapparats); s. Zystomanometrie.

Blasen|ek|strophie (gr. ekstrephein herausdrehen) f: (engl.) bladder exstrophy; Spaltblase; Hemmungsfehlbildung im Bereich der vorderen Blasen- (u. Bauch-)Wand mit Freiliegen der hinteren Blasenwand, des Trigonum vesicae u. der hinteren Urethralwand; **Inzidenz:** 1: 10 000.

Blasen|ek|topie (gr. ek- aus, heraus; topos Ort, Platz) f: (engl.) bladder ectopia; Verlagerung der völlig geschlossenen Blase zw. das meist gespaltene Schambein u. die Mm. recti abdominis innerh. der Kloakenspalte bei gespaltener Bauchdecke; kombiniert mit offener Harnröhre. Vgl. Epispadie, Hypospadie.

Blasen|entleerungs|störungen: (engl.) disturbances of micturition; zusammenfassende Bez. für alle entzündl. u. mechan. bedingten sowie neuro- bzw. psychogenen Störungen der Miktion; z. B. Harnträufeln*, Harninkontinenz*, Harnverhaltung*, Dysurie*, Pollakisurie*.

Blasen|entzündung: Zystitis*.

Blasen|eröffnung: instrumentelle Eröffnung der Fruchtblase, z. B. zur Durchführung einer fetalen Elektrokardiographie* bzw bei programmierter Geburt*.

Blasen|fehl|bildungen: (engl.) malformations of the bladder; **1.** Aplasie bzw. Agenesie der Blase (sehr selten); **2.** Blasenekstrophie*; **3.** Blasenektopie*; **4.** Doppel- od. Sanduhrblase (Vesica duplex od. Vesica partita): Blase mit vollkommener od. unvollkommener Scheidewand; **5.** Blasenfistel*.

Blasen|fistel (lat. fistula Röhre) f: (engl.) bladder fistula; Verbindung zw. Harnblase u. Körperoberfläche (äußere B.) bzw. anderen Hohlorganen (innere B.); **Vork.: 1.** (selten) angeboren, z. B. als Urachusfistel, bei Blasenekstrophie* od. extremer Epispadie*; **2.** erworben inf. traumat., entzündl., tumoröser Prozesse od. postop.; vgl. Urogenitalfistel; **3.** therap. angelegt zur künstlichen Harnableitung*; **a)** Zystostomie; **b)** Trokarfistel zur Einlage eines Katheters (s. Blasenpunktion, suprapubische).

Blasen|hirn: syn. Hydranenzephalie*.

Blasen|in|kontinenz (lat. in- Um-, Ohn-, Nicht-; continere zusammenhalten, zurückhalten): s. Harninkontinenz.

Blasen|katarrh m: s. Zystitis.

Blasen|katheter (gr. katheter Sonde) m: (engl.) bladder catheter; Instrument zur künstlichen Harnableitung* bei Abflußbehinderungen unterh. der Harnblase, zu diagn. Zwecken (z. B. Bestimmung des Restharns), postop. bei Harnverhaltung, in der Intensivmedizin zur Flüssigkeitsbilanzierung; **Formen: 1.** transurethraler B.: **a)** Einmalkatheter aus Gummi od. Kunststoff; **b)** Blasenverweilkatheter (sog. Dauerkatheter) aus Kunststoff mit aufblasbarem Ballon an der Spitze; **2.** suprapubischer B.; Einführung in die Harnblase über eine suprapubische Blasenpunktion*; Die Angabe des Durchmessers eines B. erfolgt in Charrière (Abk. Charr; 1 Charr = $^1/_3$ mm).

Cave: hohes Infektionsrisiko bei transurethralem Blasenkatheter durch Keimaszension entlang der Harnröhre (nach 48 Std. besteht praktisch immer eine Bakteriurie). Bei Dauerkatheterisierung ist daher ein suprapubischer Blasenkatheter vorzuziehen.

Blasen|lungen|syn|drom n: syn. Wilson*-Mikity-Syndrom.

Blasen|mano|metrie (gr. manos dünn, undicht; metros Maß, -prüfung, -messung) f: s. Zystomanometrie.

Blasen|mast|darm|fistel (lat. fistula Röhre) f: Vesikorektalfistel. Vgl. Darmfistel, Urogenitalfistel.

Blasen|mole (lat. mola verunstalteter Embryo) f: (engl.) cystic mole; syn. Mola hydatiformis, auch

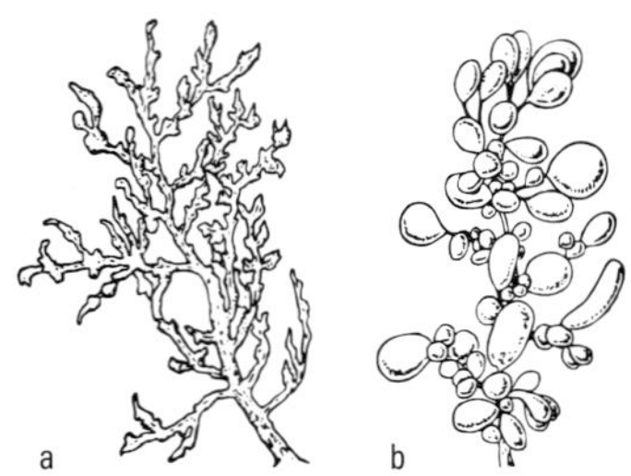

Blasenmole:
a: normales Zottenbäumchen; b: entartetes Zottenbäumchen bei Blasenmole

Traubenmole; partielle od. komplette hydrop.-ödematöse Degeneration der Chorionzotten der Plazenta* unter Umwandlung in bis traubengroße u. traubenförmig angeordnete, mit heller Flüssigkeit gefüllte Bläschen (s. Abb.) bei gleichzeitiger Proliferation des Zyto- u. Synzytiotrophoblasten unterschiedl. Ausprägung (Form der Trophoblasttumoren*). Bei Bestehenbleiben der normalerweise auf die Phase der Nidation* begrenzten invasiven Eigenschaften des Trophoblasten kann sich eine invasive B. entwickeln (Chorionadenoma* destruens). **Urs.**: wahrsch. defekte Embryonalanlage, aufgrund von Chromosomenanomalien u. anderen Faktoren (z. B. Triploidien); der pathol. veränderte Trophoblast* persistiert, während der Embryoblast* verkümmert. Die Entwicklungsstörung beginnt etwa einen Monat nach der Empfängnis; **Sympt.**: gegenüber der Norm vergrößerter Uterus (s. Fundusstand), Fehlen von kindl. Herztönen u. Kindsbewegungen, evtl. uterine Blutungen mit Abgang von Bläschen (Zufallsbefund); erhöhte Serumkonzentration von HCG*, evtl. mit Ausbildung von Luteinzysten* im Ovar, Zeichen einer Gestose*, charakterist. Sonogramm; **Ther.**: medikamentöse Austreibung mit Wehenmitteln (z. B. Prostaglandin-E_2-Derivat Sulproston), Vakuumabsaugung, Kürettage (**cave:** Uterusperforation*, massive Blutungen). Wegen der Möglichkeit der Entw. eines malignen Chorionepithelioms* aus (Resten) einer B. müssen die Pat. längere Zeit regelmäßig nachuntersucht werden (HCG-Kontrollen); wegen Gefahr der Metastasierung gehören zur Nachkontrolle die Scheideninspektion (bläulichrote Knötchen) u. Rö. der Lungen.

Blasen|nabel|fistel (lat. fistula Röhre) f: s. Vesikoumbilikalfistel.

Blasen|neurose (gr. neuron Nerven, Sehne) f: Reizblase*.

Blasen|punktion, supra|pubische (lat. punctio Einstich) f: (engl.) suprapubic bladder puncture; Punktion der Harnblase mittels Kanüle od. Trokar zur (sterilen) Harngewinnung zu diagn. Zwecken, als Entlastungspunktion bei Harnverhaltung*, zur künstlichen Harnableitung* (Dauerdrainage) bei Harnabflußbehinderung unterh. der Blase od. zur Harnblasenspülung; **Kontraind.**: ungenügend gefüllte Blase, Narben im Unterbauch, Frühschwangerschaft, Blutungsneigung.

Blasen|scheiden|fistel (lat. fistula Röhre) f: Fistula vesicovaginalis; s. Urogenitalfistel.

Blasen|scheitel|divertikel: s. Blasendivertikel.

Blasen|spiegelung: s. Zystoskopie.

Blasen|sprengung: (engl.) amniotomy; syn. Amniotomie; vaginale Sprengung der Fruchtblase* mit Spezialinstrument od. Klemme.

Blasen|sprung: (engl.) rupture of the foetal membranes; das Zerreißen der Eihäute* mit nachfolgendem Abfließen des Fruchtwassers*; **Einteilung** (nach dem Zeitpunkt): **1. rechtzeitiger B.**: (regelrecht) am Ende der Eröffnungsperiode*; **2. vorzeitiger B.**: vor Wehenbeginn (cave: Amnioninfektionssyndrom*); **3. frühzeitiger B.**: während der Eröffnungsperiode; **4. verspäteter B.**: nach Abschluß der Eröffnungsperiode. Weitere **Formen** des B. sind der hohe (oberh. des unteren Eipols), der doppelte (zweizeitiger B., Einriß am unteren Eipol nach hohem B.) u. der falsche B. (Entleerung von wenig Fruchtwasser, das zw. die Eihäute diffundiert u. sie nacheinander einreißt); **Diagn.**: Amni*-Check, Sonographie (Fruchtwasserverminderung). Vgl. Vorwasser.

Blasen|tamponade f: (engl.) bladder tamponade; vollständige Ausfüllung der Harnblase durch geronnenes Blut mit Verstopfung des Blasenausgangs; **Urs.**: z. B. Blutung aus Blase bzw. oberen Harnwegen; **Sympt.**: akute Harnverhaltung*; **Ther.**: Absaugen der Blutkoagel durch weitlumigen Katheter.

Blastem (gr. blastema Keim) n: (engl.) blastema; Keimstoff, indifferentes Keimgewebe, das sich durch Zusammenschluß von teilungsfähigen Stammzellen bildet.

Blasto|derm (↑; gr. derma Haut) n: Trophoblast*.

Blasto|genese (↑; gr. genesis Erzeugung, Entstehung) f: (engl.) blastogenesis; (embryol.) Keimentwicklung; i. e. S. von der Zygote* durchlaufene erste Entwicklungsschritte bis zum Beginn der Embryogenese* (ca. 15. Tag); i. w. S. Entw. der Zygote bis zum ersten Herzschlag des Embryos (ca. 23. Tag). Vgl. Morula, Blastozyste, Embryoblast.

Blastom (↑) n: (engl.) blastoma; echte Geschwulst i. S. eines eigenständigen, ungehemmten Wachstums von körpereigenem Gewebe od. organismusfremdem, parasitärem Gewebe (z. B. Teratom*). Vgl. Tumor.

Blasto|meren (↑; gr. meros Teil) f pl: (engl.) blastomeres; (embryol.) durch Furchung* der Zygote* entstehende Zellen; teilen sich äquatorial u. meridional ohne Wachstum u. werden so bei jeder Teilung kleiner, d. h. die Kern*-Plasma-Relation verschiebt sich zugunsten der Kerne.

Blasto|pathie (↑; gr. pathos Leiden) f: (engl.) blastopathy; intrauterine Entwicklungsstörung der Frucht in den ersten zwei Wo. nach der Konzeption; führt inf. Umorganisation des Keims i. d. R. zu tiefgreifenden Fehlbildungen, unvollständigen Spaltungen (Entstehung der Mehrfachbildungen) od. intrauterinem Fruchttod*, aber auch eine Restitutio ad integrum ist mögl. (hohes Reparationsvermögen).

Blasto|zyste (↑; gr. kystis Blase) f: (engl.) blastocyst; Keimblase, die sich etwa am 4. Tag nach Befruchtung aus der Morula* bildet; eine Blastozystenhöhle, eine äußere Zellschicht (Trophoblast*) u. eine innere Zellmasse (Embryoblast*) können unterschieden werden; außen liegt die Zona* pellucida (s. Abb.).

Blennor|rhoea neo|natorum (gr. blennos Schleim; rhoe Fließen, Strömung) f: syn. Gonoblennorrhoe*.

Bloch-Sulzberger-Syn|drom (Bruno B., Dermat., Basel, Zürich, 1878–1933; Marion Baldur S., ameri-

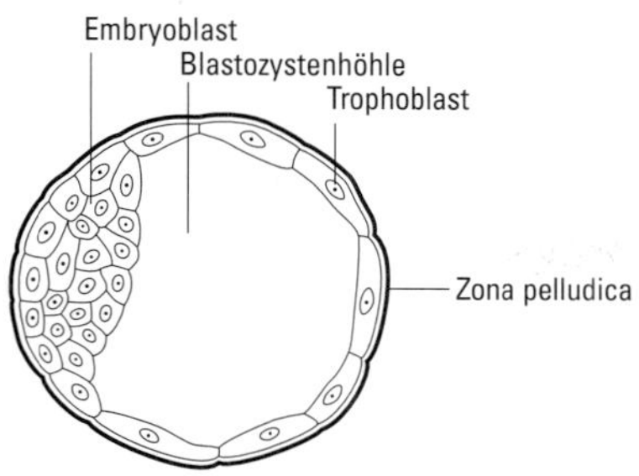

Blastozyste:
Struktur etwa am 4. Tag der Entwicklung des menschlichen Embryos

kan. Dermat., 1895–1983) n: syn. Incontinentia* pigmenti.

Blue baby: Zyanose des Neugeborenen od. Säuglings, insbes. bei angeb. Herzfehler.

Blut|armut: s. Anämie.

Blut|austausch: s. Austauschtransfusion.

Blut|chimären: s. Mosaik.

Blut|gruppen: (engl.) blood groups; erbl., meist stabile strukturelle Eigenschaften (antigene Determinanten) von Blutbestandteilen, die sich aufgrund eines genet. Polymorphismus bei versch. Individuen bzw. Gruppen (z. B. Familien, ethnische Gruppen, menschl. Rassen) unterscheiden u. mit Hilfe spezif. Antikörper nachgewiesen (Blutgruppenbestimmung*) u. systematisiert werden können; **1.** i. e. S. Blutgruppenantigene* auf der Oberfläche von Erythrozyten; **2.** i. w. S. auch erbl. polymorphe Serumproteine (Serumgruppen), intrazelluläre Komponenten (v. a. Enzymgruppen) u. membranassoziierte Glykoproteine (HLA*-System).

Bedeutung: **1.** (klin.) v. a. in der Transfusions- u. Transplantationsmedizin sowie in der Gebh. (serol. Schwangerenvorsorge*). Vor jeder Bluttransfusion u. Transplantation muß zur Vermeidung von Transfusionszwischenfällen bzw. einer primären Transplantatabstoßung die Kompatibilität zw. den B. des Spenders u. Empfängers garantiert werden. Eine Blutgruppeninkompatibilität zw. einer Schwangeren u. ihrem ungeborenen Kind (z. B. ABNull*-Inkompatibilität, Rhesus*-Inkompatibilität) kann einen Morbus haemolyticus fetalis sive neonatorum verursachen. Autoantikörper gegen eigene Blutgruppenantigene spielen eine Rolle bei autoimmunhämolyt. Anämien. **2.** (forens.) i. R. der Ermittlung der Blutformel im Blutgruppengutachten* zur Identifizierung eines Individuums, z. B. bei Abstammungsbegutachtung*, Tätersuche u. Spurennachweis; **3.** für genet. u. anthrop. Untersuchungen.

Blut|gruppen|anti|gene n pl: (engl.) blood group antigens; sog. Blutgruppenmerkmale; genet. determinierte, auf der Zellmembran von Erythrozyten (häufig auch anderen Blut- u. Gewebezellen) lokalisierte makromolekulare Substanzen (v. a. Phospho- u. Glykolipide u. -proteine) mit spezif. antigenen Eigenschaften, die durch serol. Methoden nachweisbar u. für die einzelnen Blutgruppen* charakteristisch sind. B. spielen als „Rezeptoren“ bei der Bindung von Viren, Bakterien od. Parasiten eine Rolle. Vgl. Leukozytenantigene, Thrombozytenantigene.

Blut|gruppen|anti|körper: (engl.) blood group antibodies; gegen Blutgruppenantigene* gerichtete Alloantikörper; **Vork.:** **1.** als **reguläre** Antikörper der ABNull*-Blutgruppen die „natürlichen“ Alloagglutinine Anti-A u. Anti-B; **2.** als **irreguläre** Antikörper, die inf. Immunisierung v. a. durch Blutgruppen-inkompatible Bluttransfusionen u. SS gebildet werden; z. B. Anti-D, Anti-M, Anti-N, Anti-P. Als irreguläre AB-Null-B. werden auch Anti-A (rel. häufig im Serum bei Blutgruppe A_2 u. A_2B) u. Anti-H (selten bei Blutgruppe A_1, A_1B u. B) bez.; **Bedeutung:** B. können Transfusionszwischenfälle u. einen Morbus* haemolyticus neonatorum verursachen; vor einer Bluttransfusion müssen v. a. irreguläre B. durch eine Kreuzprobe* erfaßt bzw. durch einen Antikörpersuchtest* nachgewiesen werden, i. R. einer SS erfolgt hierzu die serol. Schwangerenvorsorge*.

Blut|gruppen|bestimmung: (engl.) blood typing; Best. von Blutgruppen* durch serol. Nachw. der Blutgruppenantigene* auf den Erythrozyten mit Hilfe spezif. Testseren bzw. Testreagenzien (z. B. Lektine, Phythämagglutinine). Die B. ist von einem Arzt bzw. von qualifiziertem med. Assistenzpersonal unter ärztl. Aufsicht durchzuführen, es besteht Dokumentationspflicht*. Vor jeder Bluttransfusion sind zusätzl. eine Kreuzprobe* u. der sog. Bedside* test durchzuführen (s. Abb.).

Blutgruppe	Testseren: Anti-B(β)	Anti-A(α)	Anti-A u. Anti-B(a, β)	Agglutination durch
A	○	●	●	B- und 0-Serum
B	●	○	●	A- und 0-Serum
AB	●	●	●	A-, B- und 0-Serum
0	○	○	○	kein Serum

○ keine Agglutination ● Agglutination

Blutgruppenbestimmung:
Bestimmung der AB0-Blutgruppen mittels Testseren

Blut|gruppen|gutachten: (engl.) analysis of blood groups; i. R. einer Abstammungsbegutachtung* erstelltes Gutachten mit serol. Nachw. der genet. best. Eigenschaften von Blutgruppen, i. w. S. auch von Serum- u. Enzymgruppen u. statist.-mathemat. Auswertung der Befunde (sog. serostatistisches Gutachten); in der Bundesrepublik Deutschland werden die durch staatl. Richtlinien u. Empfehlungen des ehemaligen Bundesgesundheitsamts festgelegten erbl.-polymorphen antigenen Systeme bzw. Eigenschaften bei gerichtl. Verf. anerkannt. Damit können i. R. einer Vaterschaftsfeststellung* etwa 90 % der Nichtväter eindeutig identifiziert werden. Eine Erhöhung der Ausschlußsicherheit ist mittels der DNA*-Fingerprint-Methode möglich.

Blut|gruppen|in|kompatibilität: (engl.) blood-group incompatibility; Unverträglichkeit von Blutgruppen; z. B. ABNull*-Inkompatibilität, Rhesus*-Inkompatibilität.

Blut|gruppen|merkmale: s. Blutgruppenantigene.

Blut|hoch|druck, schwangerschafts|in|duzierter: s. Gestose.

Blut|kreis|lauf: (engl.) blood circulation; aus den Gefäßen (Arterien, Venen, Kapillaren) bestehendes Strömungssystem für das Blut zur Versorgung der Körpergewebe; **1. postnataler B.** (s. Abb. 1): vom re. Vorhof des Herzens fließt das Blut durch die Trikuspidalklappe in die re. Herzkammer, die es in die A. pulmonalis mit ihren re. u. li. Ästen pumpt. In den Lungenkapillaren erfolgt der Gasaustausch; das oxygenierte Blut fließt dann durch die Vv. pulmonales zum li. Vorhof (kleiner od. Lungenkreislauf). Von diesem gelangt es durch die Mitralklappe in die li. Herzkammer, die das Blut in die Aorta u. ihre Verzweigungen pumpt. Nach O_2-Abgabe u. CO_2-Aufnahme im Kapillargebiet der Organe u. Gewebe fließt das Blut durch die Venen zu den Vv. cavae u. dem re. Vorhof zurück (großer od. Körperkreislauf); **2. pränataler B.** (s. Abb. 2): das in der Plazenta* oxygenierte Blut gelangt über die Nabelvene u. den Ductus* venosus Arantii (z. T. auch durch den Pfortaderkreislauf) in die V. cava inferior u. zum re. Vorhof. Hier vereinigt sich dieser Strom mit dem aus der V. cava superior u. gelangt zum größten Teil durch das offene Foramen ovale in den li. Vorhof u. die li. Kammer, von dort zur Aorta ascendens, um sich über die Karotiden zum Kopf, die Aorta descendens zur unteren Körperhälfte u. über die Nabelarterien (Aa. umbilicales) zurück zur Plazenta zu verteilen. Das in die re. Herzkammer gelangte Blut läuft über das Anfangsstück der A. pulmonalis zu einem kleinen Teil in die Lungen u. zum größten Teil durch den Ductus arteriosus (Botalli) ebenfalls in die Aorta. Ductus arteriosus u. Foramen ovale schließen sich innerh. weniger Std. postnatal, wodurch Lungen- u. Körperkreislauf getrennt werden. Unter pathol. Bedingungen (O_2-Mangel) können die pränatalen Kreislaufverhältnisse für mehrere Tage nach der Geburt persistieren u. ein PFC*-Syndrom verursachen.

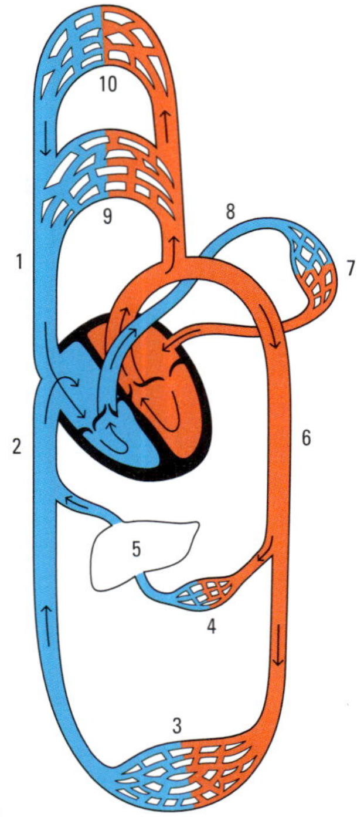

Abb. 1
Blutkreislauf:
postnataler Blutkreislauf; 1: V. cava superior; 2: V. cava inferior; 3: Rumpf u. untere Extremitäten; 4: Darm; 5: Leber; 6: Aorta; 7: Lunge; 8: A. pulmonalis; 9: obere Extremitäten; 10: Kopf

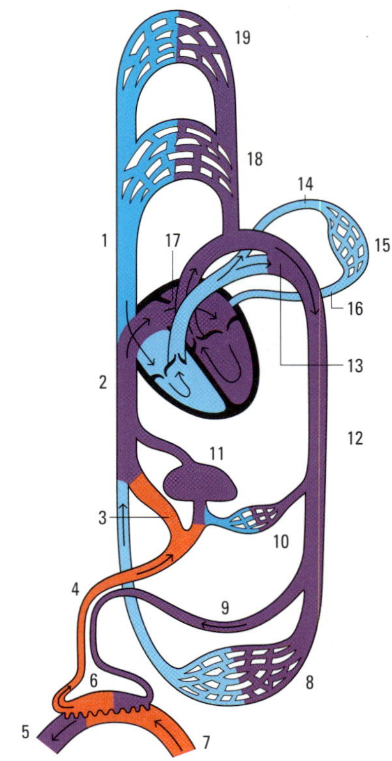

Abb. 2
Blutkreislauf:
pränataler Blutkreislauf; 1: V. cava superior; 2: V. cava inferior; 3: Ductus venosus; 4: V. umbilicalis; 5: V. uterina; 6: Plazenta; 7: A. uterina; 8: untere Extremitäten; 9: Aa. umbilicales; 10: Darm; 11: Leber; 12: Aorta; 13: Ductus arteriosus (Botalli); 14: A. pulmonalis; 15: Lunge; 16: V. pulmonalis; 17: Foramen ovale; 18: obere Extremitäten; 19: Schädelkreislauf

Blut|mole (lat. mo̲la verunstalteter Embryo) **f:** (engl.) blood mole; Form des Abortiveis*, bei der nach Absterben des Embryos keine Ausstoßung erfolgt u. es zur Blutung um das Ei u. in der Eihöhle kommt;

Sonderformen: durch Organisation u. Auslaugung des Blutfarbstoffs entsteht die sog. Fleischmole, durch Kalkablagerung sehr selten die sog. Steinmole.

Blut|schande: Inzest*.

Bluts|verwandtschaft: (engl.) consanguinity; syn. Konsanguinität; Gemeinsamkeit von Erbfaktoren; B. **1. Grades** zw. Eltern u. Kindern bzw. Geschwistern; B. **2. Grades** zw. Onkeln, Tanten u. Neffen, Nichten bzw. Halbgeschwistern; B. **3. Grades** zw. Cousins u. Cousinen. Für Kinder aus den Verbindungen dieser Verwandtschaftsgrade besteht ein erhöhtes Risiko für geistige Behinderungen od. Fehlbildungen, insbes. bei B. 1. Grades (Risiko über 50 %); deutl. geringeres Risiko bei B. 2. u. 3. Grades mit 4 % bzw. 2 % zusätzl. zum normalen Risiko von 4 %.

Blut|trans|fusion, fetale f: (engl.) intrauterine blood transfusion; intrauterine od. transuterine Bluttransfusion von 0-Rh-negativem Spenderblut; **Formen: 1.** Infusion in die freie Bauchhöhle des in utero befindl. Feten: die Rh-negativen Erythrozyten, die durch Rh-Antikörper der Mutter nicht zerstört werden können, gelangen durch das Peritoneum in die Blutbahn des Feten; **2.** intravasale Transfusion in die Nabelschnurvene; **Ind.:** bei Verdacht auf schwerste Schädigung eines Kindes inf. Rh-Unverträglichkeit bei Morbus* haemolyticus fetalis.

Blutung, an|ovulatorische: s. Abbruchblutung.

Blutung, a|tonische: s. Nachblutung.

Blutung, a|zyklische: s. Metrorrhagie.

Blutung, dys|funktionelle: (engl.) dysfunctional bleeding; durch hormonelle Störungen (in Hypothalamus, Hypophyse od. Ovarien) verursachte gyn. Blutung; **Vork.:** v. a. bei Follikelpersistenz*, in der Perimenopause*, als sog. juvenile Blutung*.

Blutung, juvenile: (engl.) juvenile bleeding; unregelmäßige, oft sehr starke u. langandauernde Blutungen bei jungen Mädchen inf. ovarieller Dysfunktion; **Path.:** inf. anovulatorischem Zyklus* u. Follikelpersistenz* kommt es zur langandauernden Östrogenausschüttung aus dem persistierenden Follikel mit Ausbildung einer glandulär-zystischen Hyperplasie* der Uterusschleimhaut; bei Rückgang der Östrogenausschüttung erfolgt eine Blutung aus dem nicht regelrecht umgewandelten Endometrium*; **Ther.: 1.** Blutung <3 Wo.: Östrogen-Gestagen-Kombination über 10 Tage; **2.** Blutung >3 Wo.: Östrogenmonotherapie über 10 Tage zum Aufbau einer Funktionalis, dann Östrogen-Gestagen-Kombination; **Proph.:** Gestagene in der 2. Zyklushälfte bzw. Östrogen-Gestagen-Rhythmusbehandlung.

Blutung, post|menstruelle: (engl.) postmenstrual bleeding; über einige Tage dauernde Schmierblutung* nach der eigentl. Menstruation*; **Urs.: 1:** Östrogenmangel bei Zyklusbeginn; **Ther.:** Östrogensubstitution (z. B. 50 µg Ethinylestradiol) ab 3. Zyklustag für ca. 5 Tage; **2:** verzögerte Rückbildung des Corpus* luteum mit gestörter Abstoßung des Endometriums; **Ther.:** Östrogen-Gestagen-Kombination zw. 16.–25. Zyklustag; nach Absetzen wird die Endometriumabstoßung beschleunigt und verstärkt. **Cave:** Ausschluß org. Erkrankungen, z. B. Myoma uteri, Korpuspolyp, Zervixpolyp, Endometriose. Vgl. Zyklusstörungen.

Blutung, post|partale: pathol. Blutung nach Geburt bzw. Abort; s. Nachblutung.

Blutung, prä|menstruelle: (engl.) premenstrual bleeding; Schmierblutung* vor der eigentlichen Menstruation*; **Urs. 1:** Corpus*-luteum-Insuffizienz (biphasische Basaltemperaturkurve, aber schwache od. verkürzte Hyperthermie); **Ther.:** Hormonsubstitution* mit Östrogen-Gestagen-Kombination od. Gestagenmonotherapie, **2:** vorzeitiger Rückgang der Östrogenbildung (Basaltemperatur* bis Menstruationsbeginn erhöht); **Ther.:** Östrogensubstitution (z. B. 50 µg Ethinylestradiol) zw. 22.–26. Zyklustag; **DD:** org. Blutungsursachen. Vgl. Zyklusstörungen.

Blutungs|an|amnese (gr. anamnesis Erinnerung) f: anamnest. Erhebung von Angaben zum Menstruationszyklus*: Alter bei der ersten Regelblutung (Menarche*), Zykluslänge, Dauer der Menstruation*, Blutungsstärke, evtl. Regeltempostörungen, Zwischenblutungen* sowie Alter bei Eintritt der Menopause*. Vgl. Anamnese, geburtshilfliche; Anamnese, gynäkologische; Zyklusstörungen.

Blutung, zerebrale: (engl.) haematencephalon; s. Geburtsschäden.

Bochdalek-Hernie (Vincent A. B., Anat., Prag, 1801–1833; lat. hernia Bruch) f: (engl.) Bochdalek's hernia; durch das Trigonum lumbocostale (Bochdalek-Dreieck) hindurchtretende Zwerchfellhernie; häufige Form der Neugeborenenhernie, bei der es schon intrauterin zur Verlagerung von Darm, Milz u. Teilen der Leber in den Brustraum kommen kann; im Erwachsenenalter selten; **Folge:** Kompressionsatelektase u. Verdrängung von Herz u. Mediastinum auf die Gegenseite, Atemnotsyndrom* des Neugeborenen (selten beim Kleinkind).

Body mass index (engl. Körpermassenzahl): Abk. BMI; syn. Quetelet-Index; Verhältniszahl zur Beurteilung des Körpergewichts*: Die Ermittlung erfolgt mit Hilfe eines Nomogramms (s. Abb.); der Normalbereich liegt bei 20–25 kg/m². Vgl. Bernhardt-Formel, Broca-Formel.

$$\text{BMI} = \frac{\text{Körpergewicht (kg)}}{\text{Körperlänge}^2\ (\text{m}^2)}$$

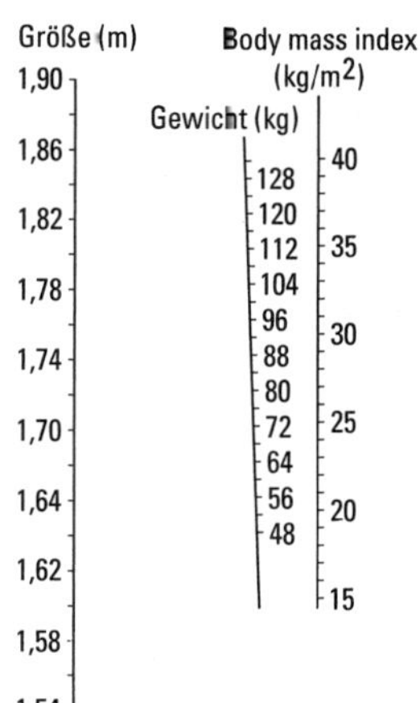

Body mass index:
Formel (oben) und Nomogramm (unten) zur Ermittlung des BMI. Die Verlängerung der Geraden, die sich durch Körpergröße und -gewicht definiert, ergibt den Wert des BMI.

Bonnevie-Ullrich-Syn|drom (Kristine B., Zool., Oslo, 1872–1950; Otto U., Päd., Bonn, 1894–1957) n: syn. Pterygiumsyndrom; Bez. für unterschiedl. Fehlbildungskomplexe mit Pterygium* colli als Leitsymptom. Vgl. Noonan-Syndrom, Ullrich-Turner-Syndrom.

Bonney-Probe (William F. V. B., Gyn., London): (engl.) Bonney test; Anhebung der Blasenhalsregion mit in den Fornix vaginae eingeführten, gespreizten Fingern od. einer Kocher-Klemme; die Verhinderung einer durch Husten auslösbaren Harninkontinenz* durch dieses Manöver soll für das Vorliegen einer Streßinkontinenz* sprechen.

Borderline-Tumor (lat. tumor Geschwulst) m: klin. Bez. für einen nichtinvasiven Tumor mit potentieller Malignität (z. B. Ovarialkystom), das von atypischem, jedoch einer (noch) intakten Basalmembran aufsitzendem Epithel ausgekleidet ist. Vgl. Präkanzerose, Kystadenom, Carcinoma in situ.

Botallismus m: angeb. Herzfehler mit Persistieren fetaler Kreislaufverhältnisse nach der Geburt (z. B. offenes Foramen ovale od. Ductus arteriosus Botalli apertus). Vgl. Blutkreislauf.

Bowen-Karzinom (John T. B., Dermat., Boston, 1857–1941) n: (engl.) Bowen's carcinoma; aus der Bowen*-Krankheit hervorgegangenes Karzinom mit infiltrierendem, destruierendem Wachstum u. lymphogener Metastasierung.

Bowen-Krankheit (↑): (engl.) Bowen's disease; syn. Morbus Bowen; Carcinoma* in situ der Epidermis mit histol. zahlreichen Kern- u. Zellatypien; **Ätiol.:** berufl. od. iatrogene Arsenexposition sowie sporad. auftretend; **Klin.:** langsam wachsender, scharf begrenzter, ein bis mehrere Zentimeter großer, entzündl. geröteter Herd mit psoriasiformer Schuppung bes. an Stamm, Gesicht, Hand- u. Fingerrücken, auch an der Schleimhaut; Übergang in ein invasives Bowen-Karzinom mit Metastasierungsneigung möglich; häufig zus. mit internen Tumoren auftretend, typischerweise im Vulvabereich lokalisiert; **Ther.:** Exzision im Gesunden, Kryotherapie, lokale Zytostatikatherapie, Röntgenweichstrahlentherapie. Vgl. Erythroplasie Queyrat.

BPD: Abk. für **bi**parietaler **D**urchmesser* (des Kopfes); s. Kephalometrie, intrauterine; Fetometrie.

Bracht-Hand|griff (Erich F. B., Gyn., Berlin, geb. 1882): (engl.) Bracht's manœuvre; gebh. Handgriff bei Entw. der Beckenendlage* (s. Abb.). Der Rumpf u. die hochgeschlagenen Beine werden nach Austritt des unteren Schulterblattwinkels in der Weise umfaßt, daß die Daumen auf den Oberschenkeln des Kindes, die übrigen Finger auf dem Rücken liegen. Dann wird der Rumpf aus der Führungslinie* des Beckens heraus auf den Bauch der Mutter geführt, bis die Arme und der nachfolgende Kopf über den Damm reichen. Letzteres geschieht oft ohne weitere Manualhilfe. Mit Hilfe des Kristeller*-Handgriffs kann der Durchtritt des Rumpfes unterstützt werden.

Brachy|genie (gr. brachys kurz; geneion Kinn) f: syn. Mikrogenie*.

Brachy|menor|rhoe (↑; men, menos Monat; rhoe Fluß) f: (engl.) brachymenorrhoea; verkürzte u. meist schwache Regelblutung (Hypomenorrhoe*) über wenige Std. bis $1^1/_2$ Tage. Vgl. Zyklusstörungen.

Brachy|therapie (↑) f: syn. Kontaktbestrahlung*.

Braxton-Hicks-Kontraktionen (John B.-H., Gyn., London, 1825–1897) f pl: (engl.) Braxton-Hicks contractions; s. Schwangerschaftswehen.

Braxton-Hicks-Wendung (↑): (engl.) Braxton-Hicks' version; vorzeitige Wendung*; Durchführung als Zweifingerwendung bei noch nicht vollständig erweitertem Muttermund.

BRCA-Gene: Kurzbez. für (engl.) **br**east **ca**ncer genes; **BRCA 1:** Prädispositionsgen im Hinblick auf familiären Brustkrebs; lokalisiert auf Chromosom 17, Bande q21; Mutationsträgerinnen erkranken bis zum 50. Lj. zu 50 %, bis zum 75. Lj. zu 85 % an Mammakarzinom*; das Risiko für die Entw. eines Ovarialkarzinoms ist mit 50 % bis zum 75. Lj. ebenfalls deutl. erhöht; männl. Mutationsträger können als Konduktoren fungieren, ohne selbst ein erhöhtes Brustkrebsrisiko zu haben; **BRCA 2:** lokalisiert auf Chromosom 13, Bande q12–13; das Brustkrebsrisiko ist ähnl. erhöht wie in Familien mit BRCA 1-Keimbahnmutationen, jedoch kein erhöhtes Ovarialkarzinomrisiko; männl. Mutationsträger haben ein erhöhtes Brustkrebsrisiko. Die Struktur (Basensequenz) beider BRCA-G. ist aufgeklärt, wegen hoher Kosten wird ein Screening gegenwärtig jedoch nicht durchgeführt. Vgl. p53.

Brenner-Tumor (Fritz B., Pathol., Frankfurt, geb. 1877; lat. tumor Geschwulst) m: (engl.) Brenner's tumour; meist benigner, fast immer einseitiger, evtl. endokrin-aktiver Ovarialtumor (Östrogenbildung), der

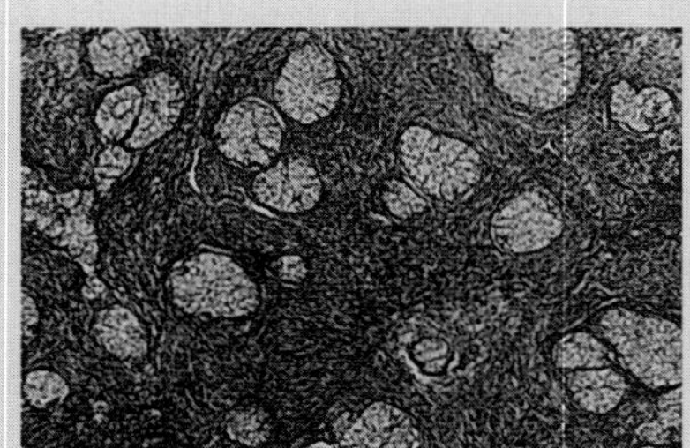

Brenner-Tumor:
histologischer Schnitt durch das Ovarium

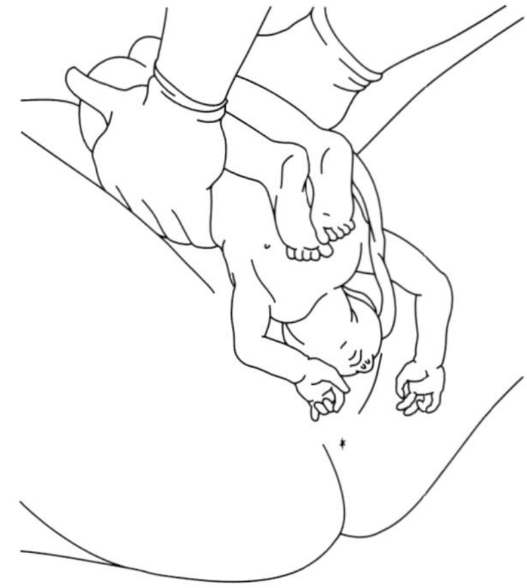

Bracht-Handgriff

vom Zölomepithel abstammt (heterotope Determinierung zu Urothel); **Histol.:** faserreiches Stroma u. rundl., u. U. schleimbildende Epithelnester (s. Abb.), sehr selten maligne Entartung der epithelialen Komponente. Vgl. Ovarialtumoren.

Breus-Mole (Karl B., Gyn., Wien, 1852–1914; lat. mola verunstalteter Embryo) f: (engl.) Breus' mole; auch Breus-Hämatommole; Bez. für subchoriale Hämatome (zw. Chorion* u. Dezidua*), die bei stärkerer Ausdehnung die Eihöhle eindellen u. zum Absterben des Fetus führen. Vgl. Abortivei.

Broca-Formel (Pierre P. B., Chir., Anthropol., Paris, 1824–1880): (engl.) Broca's formula; Formel zur Best. des Normalgewichts* bei Erwachsenen (in kg): Körpergröße (in cm) minus 100; die physiol. Variationsbreite des Körpergewichts* wird mit 10–20 % angegeben. Vgl. Bernhardt-Formel, Body mass index.

Bromo|criptin (INN) n: 2-Brom-α-ergocriptin (IUPAC); synthet. Ergotaminderivat (s. Ergotalkaloide); Dopaminagonist mit Wirkung auf Rezeptoren des ZNS, des Herzkreislaufsystems, der Hypophyse u. des Hypothalamus; hemmt die Prolaktinsynthese u. -ausschüttung (Prolaktinhemmer*), bei Akromegalie die STH-Sekretion; **Verw.:** bei Hyperprolaktinämie, zum Abstillen* aus med. Gründen, zur zusätzl. Ther. bei Akromegalie; **UAW:** bei hohen Dosierungen u. a. Übelkeit u. Erbrechen, Appetitlosigkeit, Kopfschmerz, Schwindel, Müdigkeit, bei Langzeittherapie gelegentl. Durchblutungsstörungen in Zehen u. Fingern.

Bronze-Baby-Syn|drom n: Bez. für eine dunkle, grau-braune Verfärbung der Haut, die bei Hyperbilirubinämie* des Neugeborenen während der Phototherapie* auftreten kann; bes. bei Gallestauung mit Erhöhung des konjugierten Bilirubins.

Brunschwig-Operation (Alexander B., Chir., New York, 1901–1969) f: Supraradikaloperation bei weit fortgeschrittenen Genitalkarzinomen mit abdominaler Ausräumung (Eviszeration) des kl. Beckens, Implantation der Ureteren in den Darm u. Anlage eines Anus praeternaturalis.

Brust|drüse: (anat.) Mamma*.

Brust|drüse, ak|zessorische: s. Mamma, akzessorische.

Brust|drüsen|entzündung: Mastitis*.

Brust|ernährung: s. Stillen.

Brust|knospe: s. Tanner-Stadien.

Brust|krebs: s. Mammakarzinom.

Brust|lymph|knoten (lat. lympha klares Wasser, Quellwasser) f: (engl.) thoracic lymph nodes; (anat.) Nodi lymphatici pectorales; s. Achsellymphknoten, Sorgius-Lymphknotengruppe.

Brust|milch: Muttermilch*.

Brust|warze: (engl.) nipple; (anat.) Papilla mammae, Mamilla, Mamille; etwas unterh. der Brustmitte gelegene, meist leicht nach oben-außen gerichtete gerunzelte pigmentierte Erhebung, umgeben vom Warzenhof (Areola* mammae). Nahe der helleren Warzenspitze münden die 12–20 Milchgänge (Ductus* lactiferi) in den sog. Milchporen. Gefäßfüllung u. Kontraktion der glatten Muskelzellen unter B. u. Warzenhof führen zur Erektion der Mamille.

Brust|warzen|plastik f: (engl.) theleplasty; rekonstruierende Mamillenplastik*, z.B. nach Mastektomie*.

Brut|schrank: (engl.) incubator; Wärmeschrank mit thermostat. Regulation, z. B. zur Aufbewahrung von Blut- u. Zellkulturen od. zur Bakterienanzüchtung. Vgl. Inkubator.

BT: Abk. für Basaltemperatur*.

Bürsten|bi|opsie (lat. bis zweifach, doppelt; gr. opsis Betrachten) f: (engl.) brush biopsy; Biopsie* mit Gewinnung von Zellmaterial, insbes. aus Hohlorganen (z. B. Ureter, Nierenbecken u. a.), zur zytol. Untersuchung unter Anw. kl. Kunststoff- od. Stahlbürsten, die über einen Führungskatheter bzw. den Instrumentenkanal eines Endoskops in das Organ eingeführt werden.

Bulbi vestibuli (lat. bulbus Zwiebel, Anschwellung) m pl: paarige, dem unpaaren männl. Corpus spongiosum penis entspr. Schwellkörper an der Basis der kl. Schamlippen.

Bulimia nervosa (gr. boulimia Heißhunger) f: syn. Eß-Brechsucht; psychogene Eßstörung, bei der exzessive, meist hochkalor. Nahrungsmengen in kürzester Zeit zugeführt u. anschl. Maßnahmen ergriffen werden, um das Körpergewicht* in einem (sub)normalen Rahmen zu halten (z. B. period. Fasten, selbstinduziertes Erbrechen od. Mißbrauch von Laxanzien u. Diuretika mit entspr. Kompl.); geschätzte **Prävalenz:** 2 % aller Frauen zw. dem 18. u. 35. Lj.; häufig gehen extremes Übergewicht od. Anorexia* nervosa der Entw. einer B. n. voraus; **Ther.:** Psychotherapie (z. B. Verhaltenstherapie).

Bulimie (↑) f: (engl.) bulimia; syn. Hyperorexie, Heißhunger, Eßsucht, Freßsucht; vieldeutiges Sympt. mit org. (z. B. Hypoglykämie) od. psych. Urs. (z. B. i. R. einer Anorexia* nervosa), u. U. Leitsymptom der Bulimia* nervosa.

Burch-Cowan-Operation f: (engl.) Burch-Cowan operation; s. Kolposuspension.

Buschke-Löwenstein-Tumoren (Abraham B., Dermat., Berlin, 1868–1943; lat. tumor Geschwulst) m pl: Riesenkondylome; s. Condylomata gigantea.

Busen: weibl. Brust; s. Sinus mammarium.

Ca.: (klin.) Abk. für **C**arcinoma; Krebs; s. Karzinom.

Cabergolin (INN) n: lang wirksamer Dopaminagonist der 2. Generation (spezif. Bindung an den zentralen Dopamin-D_2-Rezeptor); führt zur besseren Effektivität u. Verträglichkeit gegenüber Bromocriptin*; **Ind.:** Abstillen*, funkt. Hyperprolaktinämie, Mikroprolaktinom; **Applikation:** 1–2mal/Wo.

Call-Exner-Körperchen (Friedrich von C., Arzt, 1844–1917; Sigmund E., Physiol., Wien, 1846–1926): (engl.) Call-Exner bodies; von radiär angeordneten Granulosazellen umgebene Hohlräume in der Membrana granulosa reifer Follikel im Ovarium* (s. Abb.); **Vork.** auch im Granulosazelltumor* in wahlloser Anordnung.

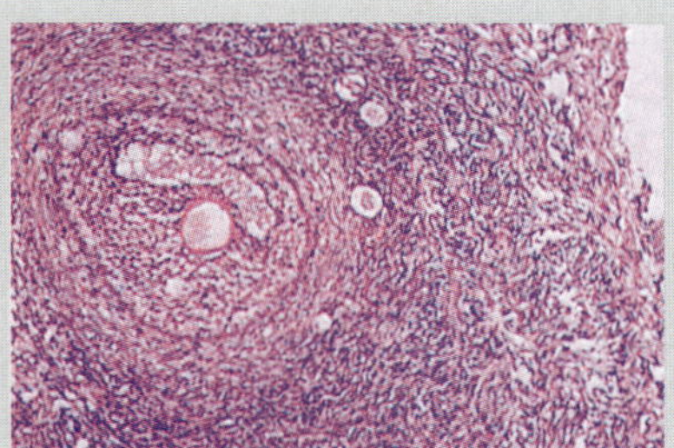

Call-Exner-Körperchen:
Befund in der Membrana granulosa eines reifenden Follikels im Ovar

Calvities (lat.) f: Kahlheit; s. Alopecia androgenetica.

Canalis cervicis uteri (lat. canalis Kanal) m: Gebärmutterhalskanal; vgl. Cervix uteri.

Canalis inguinalis (↑) m: Leistenkanal*.

Canalis ob|turatorius (↑) m: lateral oben im Foramen obturatum des Hüftbeins; enthält A., V. und N. obturatorius.

Canalis pudendalis (↑) m: s. Alcock-Kanal.

Canalis sacralis (↑) m: Sakralkanal; Fortsatz des Wirbelkanals im Kreuzbein.

Cancer en cuirasse: Panzerkrebs; heute selten vorkommendes Endstadium eines fortgeschrittenen Mammakarzinoms* mit Umklammerung der betroffenen Brustseite durch einen Geschwürpanzer inf. regionärer, lymphogener u. intrakutaner karzinomatöser Ausbreitung.

Candida albicans (lat. candidus glänzend weiß) f: dünnwandige, grampos., kapsellose Hefe von ovaler bis rundl. Form; fakultativ pathogen für Mensch, best. Säuger u. Geflügel; häufigster Err. der Candida-Mykosen (vgl. Vulvovaginitis candidomycetica); in Kultur vermehrt sich C. a. durch Sprossung (Blastosporen, Sproßzellen); **Nachw.** auf Reisagarplatten (Ausbildung von Pseudomyzel mit Chlamydosporen, terminale, dickwandige Sporen; s. Abb.). In Gewebeschnitten ist neben Sproßzellen u. Pseudomyzel auch echtes Myzel zu beobachten.

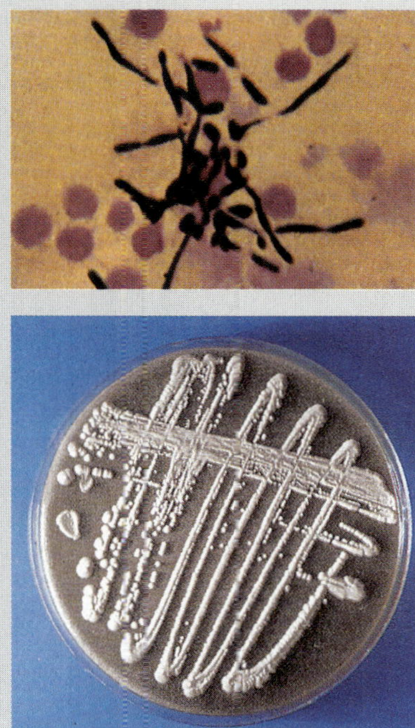

Candida albicans:
oben: mikroskopisches Bild von Pseudomyzel und ovalen Sproßformen; unten: Kultur

Candida|mykose, vulvo vaginale (↑; gr. mykes Pilz) f: auch Candidose der Scheide; s. Vulvovaginitis candidomycetica.

Candida|vulvitis (↑; lat. vulva Scheide, Gebärmutter) f: s. Vulvovaginitis candidomycetica.

Candidose der Scheide (↑) f: s. Vulvovaginitis candidomycetica.

Caput galeatum (lat. caput Kopf) n: sog. Glückshaube; Eihautteile, die den kindl. Kopf bei der Geburt* wie eine Haube bedecken.

Caput succedaneum (↑) n: Kopfgeschwulst; s. Geburtsgeschwulst.

Carcinoma (gr. karkinos) n: Krebs; s. Karzinom.

Carcinoma em|bryonale (↑) n: syn. Teratokarzinom*.

Carcinoma corporis uteri (↑) n: syn. Korpuskarzinom*.

Carcinoma in situ (↑) n: präinvasives Karzinom (der Gruppe 0), sog. Oberflächenkarzinom; Karzinom*, das die Basalmembran (Grundhäutchen; Grenzfläche zw. Epithel u. Bindegewebe) noch nicht durchbrochen hat (intraepitheliale Neubildung mit hochgradigen zellulären u. epithelialen Atypien, histol. weder in Aufbau noch Struktur von einem karzinomatös entarteten Epithel zu unterscheiden; s. Abb.). Im Einzelfall ist nicht vorauszusagen, wann ein C. i. s. in ein invasives Karzinom übergeht (oft lange Latenzzeit). Das C. i. s. gilt als obligates Anfangsstadium eines Karzinoms u. ist histol. vom Mikro- bzw. sog. Frühkarzinom (Basalmembran bereits durchbrochen) abzugrenzen. Vgl. Dysplasie, Präkanzerose.

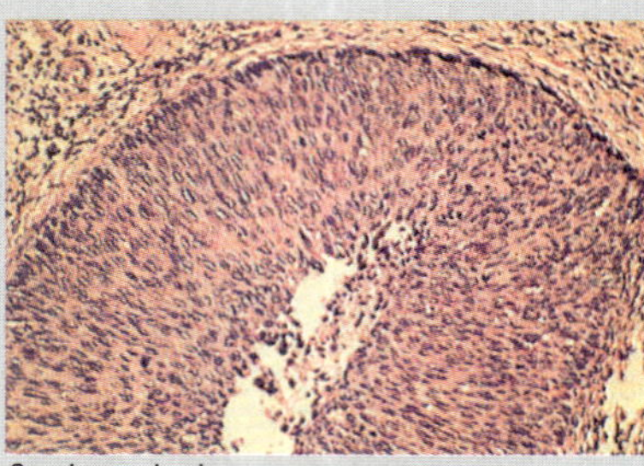

Carcinoma in situ:
Befund der Portio (innerhalb einer Zervixdrüse)

Carcinoma mammae (↑) n: syn. Mammakarzinom*.

Carina urethralis vaginae (lat. carina Kiel) f: durch die Harnröhre bedingte Erhebung am unteren Ende der Columna* rugarum ant. der vorderen Scheidenwand.

Carunculae hymenales myrti|formes (lat. caruncula kleines Stück Fleisch) f pl: myrtenblattförmige Reste des zerstörten Hymens*; im allg. nach Geburten.

Castillo-Syn|drom (E. B. del C., argentin. Arzt) n: (engl.) testicular dysgenesis syndrome; **1.** syn. Argonz-Ahumada-Castillo-Syndrom; s. Galaktorrhoe-Amenorrhoe-Syndrom; **2.** Germinalzellaplasie, sog. Sertoli-cell-only-Syndrom; normogonadotroper Hypogonadismus* des (geno- u. phänotyp.) Mannes mit Sterilität* inf. von Azoospermie*; in der Hodenbiopsie* Fehlen des Keimepithels mit mäßiger Sklerose der Tubuli seminiferi; **Urs.:** unklar; embryonale Entwicklungsstörung od. exogene Schädigung postnatal (z. B. durch ionisierende Strahlung od. Zytostatika) werden angenommen.

Cava-inferior-Syn|drom (lat. cavum Höhle, Hohlraum) n: Kurzform für Vena*-cava-inferior-Syndrom.

Cavum Retzii (↑) n: s. Spatium retropubicum.

CDE: (serol.) Symbol für Rhesus*-Blutgruppen.

CEA: Abk. für **c**arcino**e**mbryonales **A**ntigen; zur Gruppe der onkofetalen Tumorantigene* gehörendes, normalerweise nur von embryonalen Zellen synthetisiertes u. sezerniertes Glykoprotein; empfindlicher, jedoch nicht spezifischer Tumormarker* insbes. bei kolorektalem Karzinom, Bronchial- u. Mammakarzinom* zum Nachweis von Tumorprogredienz bzw. Metastasierung sowie zur Verlaufskontrolle nach Tumorresektion od. während einer zytostatische Therapie; Referenzbereich beim Gesunden 1,5–5 ng/ml Serum.

Cave: bei gesunden Rauchern u. Pat. mit Lebererkrankungen sind falschpositive CEA-Werte möglich.

Cerclage: Kreisnaht, Umschlingung; **1.** (gebh.) op. Verschluß des Zervikalkanals in der SS bei Zervixinsuffizienz*; **Formen: a)** Zervixumschlingung ohne Kolpotomie (McDonald); **b)** Zervixumschlingung mit Kolpotomie* (Shirodkar), wobei die Blase bis in Höhe des inneren Muttermunds abpräpariert wird u. eine zirkuläre Naht angelegt wird; **c)** Zervixverschluß (Wurm-Hefner) durch Legen zweier um 90° gegeneinander versetzter U-Nähte; **d)** totaler Muttermundverschluß (Szendi) durch sagittal gestellte Einzelknopfnähte im Abstand von ca. 1 cm; **e)** Notfall-Cerclage bei fortgeschrittener Muttermundseröffnung mit in der Tiefe sichtbarer Fruchtblase; **2.** (chir.) Verf. zur osteosynthet. Versorgung einer Fraktur.

Notfall-Cerclage: Beckenhochlagerung, intrauterine intravenöse Tokolyse, Muttermundlippen mit Fensterklemmen fassen und kräftig nach kaudal ziehen.

Cervicitis (lat. cervix, cervicis Nacken, Hals) f: Zervizitis*.

Cervix (↑) f: Hals, Nacken; s. Cervix uteri.

Cervix score (↑): **1.** (gyn.) Bewertung der funkt. Veränderungen an Zervix u. Zervixschleim (vgl. Zervixfaktor) zur indirekten Erfassung des Ovulationszeitpunkts; **Kriterien: a)** Menge des Zervixschleims; **b)** Spinnbarkeit; **c)** Farnkrautphänomen*; **d)** Weite des Muttermundes (Gradeinteilung von 0–3); semiquant. Bestimmungsmethode für die Östrogenisierung als Zeichen der Follikelreifung (vgl. Konzeptionsoptimum, Insler*-Score); **2.** (gebh.) s. Bishop-Score.

Cervix uteri (↑) f: Gebärmutterhals; ca. 3 cm langer Kanal, unterteilt in **Portio supravaginalis** (Endozervix, beginnend am Isthmus uteri) u. die zapfenförmig in die Scheide ragende **Portio vaginalis** (Ektozervix, Portio i. e. S.) mit geschichtetem, nicht verhornendem Plattenepithel. Die Schleimhaut der Portio supravaginalis mit einschichtigem Zylinderepithel besitzt Falten (Plicae palmatae) u. verzweigte Drüsen, die zyklusabhängig Zervixschleim* bilden. Vgl. Epithelgrenze.

Cheilo|schisis (gr. cheilos Lippe, Rand; schisis Spaltung) f: syn. Lippenspalte*; s. Gesichtsspalten.

Chemo|therapie f: (engl.) chemotherapy; Einsatz von Chemotherapeutika zur spezif. Hemmung von Infektionserregern u. Tumorzellen* im Organismus; i. R. der Krebsbehandlung unterscheidet man die **adjuvante Ch.** im Anschluß an eine Operation od. Strahlentherapie zur Behandlung von Mikrometastasen u. Tumorresten von der **neoadjuvanten Ch.** zur Schädigung des Tumors bzw. Reduzierung der Tumormasse vor einer geplanten Operation od. Strahlentherapie.

Chiari-Frommel-Syn|drom (Johann B. Ch., Gyn., Wien, 1817–1854; Richard F., Gyn., Erlangen, 1854–1912) n: syn. Laktationsatrophie des Genitale; Uterusatrophie u. sek. Amenorrhoe bei postpartal verlängerter od. (u. U. monate- bis jahrelang) persistierender Laktation*; **Sympt.:** subj. Leib-, Rücken- u. Kopfschmerzen, psych. Verstimmungen; **Ätiol./Path.:** als Urs. der Hemmung der vegetativen u. germinativen Ovarialfunktion wird eine Regulationsstörung im Zwischenhirn*-Hypophysen-System, evtl. auch eine gestörte NNR- od. Schilddrüsenfunktion vermutet; **Diagn.:** Prolaktin erhöht, FSH vermindert; die Basaltemperatur* verläuft monophas.; **Progn.:** Restitutio ad integrum ist mögl., oft jedoch persistiert die Amenorrhoe*. Vgl. Galaktorrhoe-Amenorrhoe-Syndrom.

Chiasma|bildung: syn. Crossing* over.

Chlamydia trachomatis (gr. chlamys, chlamydos Mantel) f: Chlamydienspecies mit mehreren in ihrer Pathogenität deutlich versch. Serovaren: **Serovare A-C** verursachen das Trachom; **Serovare D-K** sind die häufigsten Err. der Urethritis* non gonorrhoica u. der nichtgonorrhoischen Zervizitis*; außerdem der Salpingitis*, Perihepatitis, Epididymitis, Einschlußkonjunktivitis u. Neugeborenenpneumonie; **Serovare L_1-L_3** sind die Err. des Lymphogranuloma* venereum; **Morphol.:** lichtmikroskop. kaum zu erkennen; zwei Formen: 0,2–0,4 µm messende sog. Elementarkörperchen (infektiös, überwiegend extrazellulär), die sich in 0,5–0,7 µm messende sog. Retikular- od. Initialkörperchen (intrazellulär) umwandeln; letztere bilden intraplasmat. Einschlüsse in der Wirtszelle. **Kultur:** wächst nicht auf künstl. Nährböden, Isolierung erfolgt mit der Zellkultur (z. B. McCoy-Zellen); **Nachw.** der Einschlüsse mit monoklonalen Antikörpern od. mit chem. Färbemethoden (z. B. mit Lugol*-Lösung od. nach Giemsa); in Sepharosephosphat-Transportmedium bei 4 °C 1–2 Tage haltbar; Direktnachweis im Abstrichpräparat mit Immunfluoreszenz od. Enzymimmunassay mögl.; Nachw. in Abstrichen od. Urin mittels Polymerase-Kettenreaktion (Abk. PCR) od. Ligase-Kettenreaktion (Abk. LCR); **Serol.:** Komplementbindungsreaktion (Abk. KBR) nur bei Lymphogranuloma venereum pos.; in diesen Fällen sowie bei chron. u. schweren Inf. mit den Serovaren D-K sind vielfach Antikörper im Serum mittels Immunfluoreszenztest nachweisbar; speciesspezif. Antikörper nur mit Mikroimmunfluoreszenztest (Abk. MIF) nachweisbar; **Epidemiol.:** Erregerreservoir ist der Mensch, Übertragung durch Kontaktinfektion (häufigste sexuell übertragene Inf.).

Chloasma (gr. chloazein sprossen, grünen) n: syn. Melasma; meist symmetr. auftretende, scharf begrenzte, unregelmäßig gestaltete, gelbl.-braune Flecken an Stirn (s. Abb.), Wangen u. Kinn, bes. bei Frauen; Verstärkung der Hyperpigmentierung durch Sonnenbestrahlung; **Formen: 1.** Ch. gravidarum (syn. Ch. uterinum): Vork. bei Schwangeren; Beginn meist im 2. Mon. p. c., Rückbildung nach der Entbindung; zuweilen von längerer Dauer (Ch. gravidarum persistens); **2.** Ch. hormonale: verursacht durch Östrogene* (auch Östrogen produzierende Tumoren) u. Gestagene*; **3.** Ch. medicamentosum: ausgelöst durch Arzneimittel, z. B. Hydantoin, Phenytoin, Chlorpromazin od. hormonale Kontrazeptiva; **4.** Ch. cosmeticum: Photosensibilisierung durch Furanocumarine (Psoralene, Bergapten); **Ther.:** Azelainsäure evtl. in Komb. mit Tretinoin.

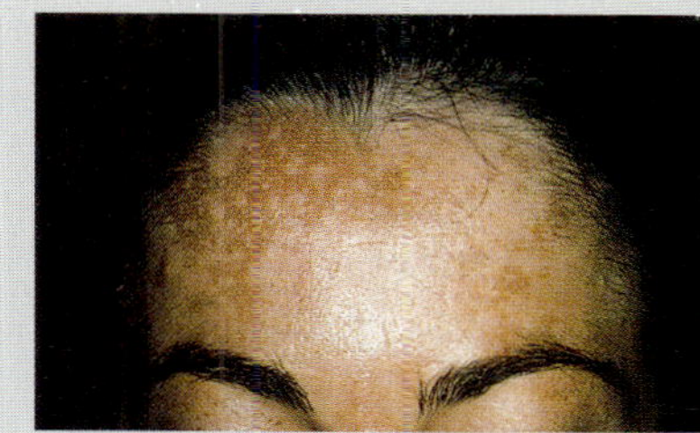

Chloasma

Chlor|madinon (INN) n: 6-Chloro-17-hydroxypregna-4,6-dien-3,20-dion (IUPAC); oral wirksames Gestagen mit schwach antiandrogener Wirkung, leitet sich vom 17α-Hydroxyprogesteron ab. Anw. als **Chlormadinonacetat** bei Androgenisierungserscheinungen, zur Behandlung von Zyklusstörungen* u., in Kombination mit Östrogenen, zur hormonalen Kontrazeption* u. Hormonsubstitution* im Klimakterium. Vgl. Gestagene, Antiandrogene.

Chloro|dontie (gr. chloros grünlich-gelb; odous, odontos Zahn) f: (engl.) chlorodontia; grün-gelbl. Verfärbung der Milchzähne durch Einlagerung von Bilirubin nach Morbus* haemolyticus neonatorum; z. T. mit Schmelzhypoplasien u. -defekten kombiniert. Das bleibende Gebiß wird nicht betroffen.

Choanal|a|tresie (gr. choanos Trichter; a- un-, -los; tresis Öffnung) f: (engl.) choanal atresia; angeb. knöcherner od. membranöser Verschluß der hinteren Nasenöffnung, ein- od. beidseitig; bedingt bei doppelseitigem Verschluß schwerste Atemnot des Neugeborenen, da es noch nicht fähig ist, spontan durch den Mund zu atmen (zunächst Rachentubus einführen, später op. Korrektur).

Chor|angiom (gr. chorion Haut, Fell; angeion Gefäß) n: (engl.) chorangioma; kapilläres Hämangiom des plazentaren Zottenstromas; **Folge:** u. U. Totgeburt*.

Chor|angio|matosis placentae (↑; ↑) f: s. Plazentationsstörungen.

Chordo|zentese (lat. chorda Saite, Strang; gr. kentein stechen) f: transabdominale, sonograph. gesteuerte Punktion der Nabelschnurgefäße (möglichst Nabelvene) i. R. der Pränataldiagnostik*; **Anw.** diagn. zur raschen Karyotypisierung, bei Verdacht auf Anämie (z. B. bei Hydrops* fetalis), zur Infektionsdiagnostik (IgM-Bestimmung, viraler DNA-Nachweis), ferner bei Blutgruppeninkompatibilität*, Hämoglobinopathien, Thrombozytopathien, chromosomalem Mosaikbefund od. i. R. einer Plazentazentese bzw. Amniozentese* u. zur Ther. (z. B. bei Anämie od. Herzrhythmusstörungen).

Chorio|amnionitis (gr. chorion Haut, Fell; amnos Lamm) f: s. Amnioninfektionssyndrom.

Chorion (↑) n: Zottenhaut, mittlere Eihaut; entwickelt sich aus Trophoblast* u. dem ihm innen anliegenden extraembryonalen Mesenchym; zunächst ganz mit Zotten besetzt; **Ch. villosum:** gegen Ende des 2. Schwangerschaftsmonats atrophieren die der Decidua capsularis zugewandten Zotten. Dieser Teil des Ch. entwickelt sich zum **Ch. laeve** (Zottenglatze), dem Teil der künftigen Eihäute*. Die in der Decidua basalis wurzelnden Zotten hypertrophieren; dieser

Teil des Ch. entwickelt sich zum **Ch. frondosum.** Die einzelnen Zottenbäume treten in enge Verbindung mit der darunter liegenden Decidua basalis, woraus die Plazenta* entsteht. Die Chorionepithelien bilden HCG, Östrogene u. Progesteron. Vgl. Plazentazotten.

Chorion|adenoma de|struens (↑) n: syn. destruierende invasive Blasenmole, auch Chorionepitheliose; Form der Trophoblasttumoren*; entsteht aus einer kompletten Blasenmole* durch Invasion des Zyto- u. Synzytiotrophoblasten in das Myometrium, häufig unter dessen Zerstörung bis unter den Serosaüberzug des Uterus; **Ther.:** Lokalexzision; bei Durchbruch durch die Uterusserosa u. U. Hysterektomie*; **Progn.:** günstiger als die des malignen Chorionepithelioms*; selten Metastasierung; komplette Rückbildung nach Lokalexzision ist mögl.; anhaltend erhöhte HCG-Werte im Serum weisen auf verbliebenes Tumorgewebe hin.

Chorion|bi|opsie (↑) f: (engl.) chorion biopsy; auch Chorionzottenbiopsie; Biopsie des Chorion frondosum der Plazenta in der 7.–12. SSW unter Verw. spezieller Katheter unter Ultraschallkontrolle od. endoskop. Sicht zur Gewinnung von Trophoblastzellen; **Zugang:** transzervikal (s. Abb.) od. transabdominal; **Ind.:** zur Pränataldiagnostik*, bei best. Schwangeren (Alter >38 Jahre, bereits mit Chromosomenanomalien geborene Kinder, hohes Wiederholungsrisiko für monogene Erbleiden); im letztgenannten Fall ist die Durchführung einer DNA-Analyse des Chorionzottengewebes die Meth. der Wahl.

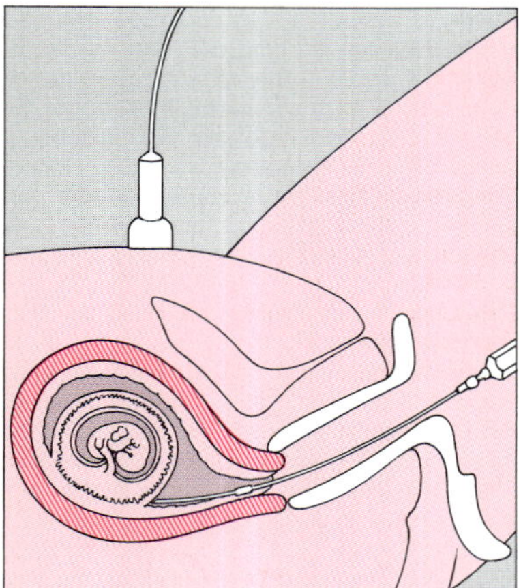

Chorionbiopsie:
transzervikale Punktion

Chorion|epi|theliom, malignes (↑; gr. epi- auf, darauf, darüber; thelein wachsen, blühen) n: syn. Chorionkarzinom, Placental-site-Tumor; sehr bösartige Form der Trophoblasttumoren* aus extraembryonalen fetalen Zellen; wächst ohne Zottenstroma invasiv u. destruierend in das Myometrium ein; ausgeprägte Blutungsneigung durch Eröffnung von u. Einwachsen in Gefäße; häufige u. frühzeitige Metastasierung in Lungen u. Vagina; **Lok.:** v. a. im Uterus nach Geburten, Aborten u. insbes. kompletter Blasenmole*, selten (fortgeleitet od. metastatisch) in Tube, Ovar (auch primär als Keimzellgeschwulst) u. extragenital (Mediastinum, Hoden); **Sympt.:** wie bei Blasenmole, evtl. Sympt. durch Fernmetastasen; **Diagn.:** erhöhte HCG-Konzentration im Serum, Kürettage (die histol. Abgrenzung vom meist harmloseren Chorionadenoma* destruens ist mitunter schwierig); **Ther.: 1.** Chemotherapie* mit Methotrexat, evtl. Polychemotherapie; **2.** op. Entf.; **Erfolgskontrolle:** HCG-Kontrolle (sehr sensibler Tumormarker*); **Progn.:** Fünf-Jahres-Überlebensrate >50 %.

Chorion|epi|theliose (↑; ↑; ↑) f: auch Chorionepitheliosis; s. Chorionadenoma destruens.

Chorion|gonado|tropin, humanes (↑; gr. gone Geschlecht; aden Drüse) n: syn. Choriongonadotrophin (INN); s. HCG.

Chorion|karzinom (↑; gr. karkros Krebs) n: syn. malignes Chorionepitheliom*.

Chorion|somato|mammo|tropin (↑; gr. soma Körper; lat. mamma weibliche Brust) n: Abk. HCS, syn. HPL*.

Chorion|somato|tropin, humanes (↑; ↑) n: Abk. HCS; s. HPL.

Chorion|thyreo|tropin, humanes (↑) n: Abk. HCT*.

Chorion|zotten|bi|opsie (↑) f: s. Chorionbiopsie.

Choriopathie: s. Erkrankungen, pränatale.

Choristie (gr. choristos getrennt, abgesondert) f: syn. Keimdislokalisation, Keimversprengung; angeb. Versprengung embryonalen Gewebes, z. B. von Epidermiskeimen im Ovarium*. Vgl. Choristom.

Choristom (↑) n: (engl.) choristoma; dysontogenet. Geschwulst; entsteht durch tumorartige Proliferation versprengten ortsfremden Gewebes (s. Choristie); kein echter Tumor.

Cri-du-chat-Syn|drom n: syn. Katzenschrei*-Syndrom.

Chrobak-Zeichen (Rudolf Ch., Gyn., Wien, 1843–1910): tiefes Einsinken einer Chrobak-Sonde in nekrot. Gewebe bei Vorliegen eines Zervixkarzinoms*.

Chromatiden (gr. chroma Farbe) n pl: Bez. für die zwei ident. Hälften eines Chromosoms, die durch das Zentromer zusammengehalten werden (Schwesterchromatiden); Ch. bestehen aus Chromatin*.

Chromatin (↑) n: mit spezif. Farbstoffen anfärbbare Substanz im Karyoplasma, die im wesentl. aus DNA*, RNA* u. Kernproteinen (Histone u. Nichthistone) besteht; der nicht anfärbbare Teil wird als Achromatin (Linin) bezeichnet. Histone u. DNA bilden einen definierten Komplex, dessen strukturelle Einheit das sog. Nukleosom ist. Aus dem Ch. gehen die in der Zellteilungsphase sichtbaren Chromosomen* hervor. **Ch.-positiv** nennt man Individuen, bei denen die Zellkerne Geschlechtschromatin* enthalten. **Ch.-negativ** heißen Individuen, denen das Geschlechtschromatin fehlt. Alle Menschen mit zwei od. mehr X-Chromosomen sind Ch.-positiv, alle Menschen mit nur einem X-Chromosom sind Ch.-negativ. Vgl. Euchromatin, Heterochromatin.

Chromo|mere (↑; gr. meros Teil) n pl: (engl.) chromomere; heterochromat. Verdickungen in Chromatiden* mit einem erhöhten DNA-Gehalt; entstehen durch Zusammenballung von mehreren Nukleosomen.

Chromo|per|tubation (↑) f: (engl.) chromoinpertubation; (gyn.) aszendierende Füllung der Eileiter* mit Farblösung (z. B. Indigokarmin) zur Prüfung der Tubendurchgängigkeit i. R. einer Laparoskopie*. Instillation der Farblösung in den Uterus über einen Katheter od. mit Hilfe des Schultze*-Geräts. Vgl. Hydropertubation.

Chromo|somen (↑; gr. soma Körper) n pl: (engl.) chromosomes; sog. Erbkörperchen; sichtbare Träger der genet. Information (Ideoplasma), intensiv färbbare, faden- od. schleifenförmige Bestandteile des Zellkerns; auf den Ch. sind die Gene linear angeordnet. Sie sind in der Zygote u. in allen Körperzellen doppelt vorhanden (diploider Chromosomensatz), mit Ausnahme der Geschlechtschromosomen des heterogamet. Geschlechts (beim Menschen das männl. Geschlecht). In den Keimzellen ist nach den Reifungsteilungen nur ein einfacher (haploider) Chromosomensatz vorhanden. Die Ch. bestehen hauptsächl. aus DNA* u. Histonen. Sie haben die Fähigkeit, sich ident. zu verdoppeln. Jedes Chromosom hat ein Zentromer, an dem während der Mitose* od. Meiose* die Spindelfaser ansetzt, um die durch ident. Verdoppelung entstandenen Tochterchromosomen (bzw. die homologen Ch. bei der Meiose) auseinanderzuziehen. Ch. u. Spindelapparat dienen der gleichmäßigen Verteilung des genet. Materials auf die beiden durch Mitose entstehenden Tochterzellen. Bei der Meiose wird der diploide Chromosomensatz zum haploiden Satz der reifen Keimzellen (Gameten) reduziert. Die Anzahl der Ch. ist ein artspezif. Merkmal. Der Mensch besitzt 23 Chromosomenpaare (homologe Ch.), also im diploiden Satz 46 Ch. (s. Karyogramm). Neben 22 Paaren von **Autosomen,** die sich aufgrund der Lage des Zentromers u. des Vorhandenseins od. Fehlens von Satelliten größtenteils unterscheiden lassen, sind als **Gonosomen** (Geschlechtschromosomen, sog. Heterochromosomen) das relativ große X-Chromosom u. das sehr viel kleinere Y-Chromosom vorhanden (männl.: XY, weibl.: XX). Vgl. Chromatiden, Chromatin, Isochromosomen; Geschlechtsdeterminierung, chromosomale.

Chromo|somen|ab|errationen (↑; ↑; lat. aberrare abweichen) f pl: (engl.) chromosome aberrations; Abweichungen von der normalen Chromosomenzahl od. strukturelle Abweichungen einzelner Chromosomen (z. B. Chromosomenschäden nach Einwirkung ionisierender Strahlen; s. Abb.); wahrscheinl. häufig durch eine Störung der Meiose* bedingt, können aber auch nach Störungen in den Furchungsteilungen der Zygote auftreten. Bei numerischen Ch. entsteht nach der Befruchtung ein Keim, dessen Zellen entweder hyperdiploid (trisom) od. hypodiploid (monosom) sind. Diese aberranten Zellen sind meist nicht lebensfähig, können jedoch u. U. auch ausreifen. Dadurch geht der um ein Chromosom vermehrte od. verminderte Chromosomensatz in alle Zellen des neu entstandenen Organismus über. Ch. der Geschlechtschromosomen liegen z. B. beim Klinefelter*-Syndrom u. bei der Gonadendysgenesie*, als autosomale Aberration beim Down*-Syndrom vor. Das Risiko von Ch. steigt mit dem Alter der Mutter an (s. Tab.). Vgl. Mutation; Strahlenschäden, genetische.

Chromo|somen|de|letion (↑; ↑; lat. delere, deletus auslöschen, vernichten) f: s. Deletion.

Chromo|somen|duplikation (↑; ↑; lat. duplicare verdoppeln) f: s. Duplikation.

Chromo|somen|klassifikation (↑; ↑) f: s. Denver-Klassifikation.

Chromo|somen|marker (↑; ↑): (engl.) chromosome markers; Erbeigenschaften (meist die Ausprägung von Isoenzymen), deren Genort mittels Hybridisierung* best. Chromosomen zugeordnet werden kann.

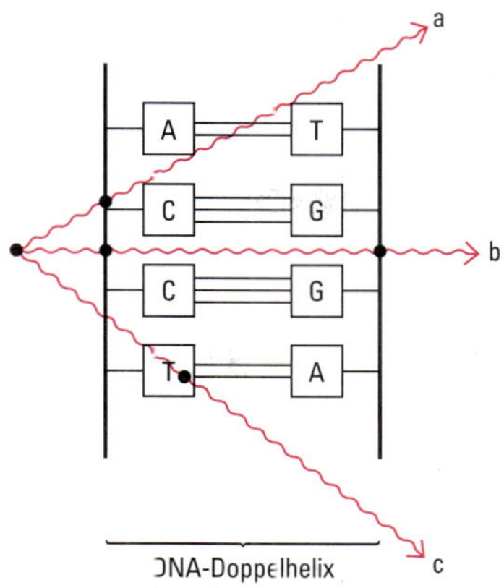

Chromosomenaberrationen: Wirkungen ionisierender Strahlung an der DNA; a: Einzelstrangbruch; b: Doppelstrangbruch; c: Basenschaden; A T, C, G: korrespondierende Purin- und Pyrimidinbasen der DNA

Chromosomenaberrationen
Häufigkeit chromosomaler Aberrationen nach dem Alter der Mutter

Alter	Risiko
35 Jahre	1,0 %
40 Jahre	2,3 %
45 Jahre	6,2 %

Chromo|somen|mutation (↑; ↑; lat. mutare verändern) f: s. Mutation.

Chromo|somen|satz, di|ploider (↑; ↑): s. Euploidie.

Chromo|somen|zählung (↑; ↑): (engl.) chromosome numbering; Sichtbarmachung der Chromosomen im Mikroskop (durch versch. Färbungen, auch mit fluoreszierenden Farbstoffen) nach Anreicherung von Mitosen durch Zusatz mitogener Substanzen zur Zellkultur (bei menschl. Leukozyten z. B. Phytohämagglutinin) u. Hemmung der Mitose durch Mitosegifte (z. B. Colchicin) in der Metaphase; in dieser Phase liegen die Chromosomen am weitesten auseinander u. können deshalb am besten gezählt werden. Vgl. Karyogramm.

Chromo|zentren (↑) n pl: (engl.) chromocentres, karyosomes; gut anfärbbare Strukturen im Ruhekern, die mit heterochromat. Chromosomenabschnitten ident. sein sollen. Vgl. Geschlechtschromatin.

Cimicifuga racemosa f: Traubensilberkerze, Wanzenkraut; Pflanze aus der Familie der Hahnenfußgewächse (Ranunculaceae); **Arzneidroge:** Wurzelstock mit Wurzeln (Cimicifugae racemosae rhizoma); **Inhaltsstoffe:** Triterpenglykoside; **Wirkung:** östrogenartig, LH-Suppression, Bindung an Östrogenrezeptoren; **Verwendung:** bei prämenstruellen, dysmenorrhoischen u. klimakterischen Beschwerden als Tabletten u. alkohol. Lösung sowie als Tinktur.

CIN: Abk. für **c**ervicale **i**ntraepitheliale **N**eoplasie; Dysplasie* durch Entdifferenzierung des mehrschichtigen nichtverhornenden Plattenepithels der Portio (s. Cervix uteri) mit Auftreten atypischer Zellelemente; **Einteilung** nach dem Schweregrad: **CIN I:** leichte Dysplasie; **CIN II:** mittelschwere Dysplasie; **CIN III:** schwere Dysplasie bzw. Carcinoma* in situ. Vgl. VaIN, VIN.

Circum|ferentia (lat. circumferre herumbewegen) f: Umfang; **1.** Bez. für Umfänge des kindl. Kopfes (s. Kopfmaße); **2.** Bez. für den knorpelüberzogenen Umfang einer Gelenkfläche (C. articularis).

CIS: Abk. für **C**arcinoma* **i**n **s**itu.

Cistron n: derjenige DNA-Abschnitt in einem Genom*, der ein einzelnes Genprodukt (eine Polypeptidkette od. ein RNA-Molekül) determiniert; ein C. kann aus einem od. mehreren Genen bestehen. Vgl. Gen.

Clear-cell-Adeno|karzinom (gr. aden Drüse; karkinos Krebs) n: s. Stilböstrol-Syndrom.

Clements-Test: s. Lungenreifediagnostik, pränatale.

Clifford-Syn|drom (Stewart C., Päd., Brooklin, geb. 1900) n: syn. Ballantyne-Runge-Syndrom, Übertragungssyndrom; inf. Übertragung* mit komplexer respirator. u. trophischer Dysfunktion der Plazenta beim Neugeborenen auftretendes Krankheitsbild; **Sympt.:** nahezu vollständiges Fehlen der Vernix caseosa, trockene, rissige, lamellenartig abschilfernde u. oft gelbl. gefärbte pergamentartige Haut, fehlende Lanugobehaarung. Die Neugeborenen sind häufig überlang u. atroph. (wahrsch. inf. Aufzehrung der Fettdepots) u. weisen i. d. R. keine Fehlbildungen auf; u. U. treten postnatal zentralnervöse Störungen (insbes. Krämpfe bzw. Übererregbarkeit) auf. Die Menge des oft mekoniumhaltigen Fruchtwassers ist vermindert. Eine Fruchtwasseraspiration mit Bildung hyaliner Membranen u. Surfactantmangel*-Syndrom ist nicht selten. Bei den Müttern handelt es sich v. a. um Erstgebärende über 26 Jahre. Die Geburt kommt wahrsch. aus anat. Gründen bzw. aufgrund endokriner Störungen nicht regelrecht in Gang; die Schwangerschaftsdauer beträgt meist über 280, häufig über 300 Tage; **Progn.:** nach Überleben der Neugeborenenperiode relativ gut.

Clips: auch Klips; Klammern, z. B. zur Tubensterilisation* od. intraop. Blutstillung (s. Abb.).

Clomifen (INN) n: (E,Z)-2-[4-(2-Chlor-1,2-diphenylvinyl)phenoxy]triethylamin (IUPAC); Triphenylethylen-Derivat mit schwach östrogener u. antiöstrogener Wirkung (s. Antiöstrogene*); **Verw.:** zur Ovulationsauslösung bei funkt. Sterilität*.

Clomifen|test m: (engl.) clomifene test; Verf. zur Differenzierung einer zentral bedingten Amenorrhoe* (Funktionsprüfung), auch zur Ovulationsinduktion* bei anovulatorischem Zyklus*; **Prinzip:** Blockade der dienzephalen Östrogenrezeptoren durch Clomifen*, was (normalerweise) zu einer kompensator. vermehrten Ausschüttung von LH* u. FSH*, zur Stimulation der Produktion von Östrogenen* u. Progesteron* u. zur Ovulation* führt (positiver C.). Bei negativem C. kann die gonadotrope Partialfunktion des HVL (Ausschüttung von LH u. FSH) durch Stimulation mit GnRH* geprüft werden. Vgl. Gonadotropintest.

Clon (gr. klon Zweig, Schößling) m: s. Klon.

Clonus uteri (↑) m: s. Wehen.

Clue cells: s. Gardnerella vaginalis.

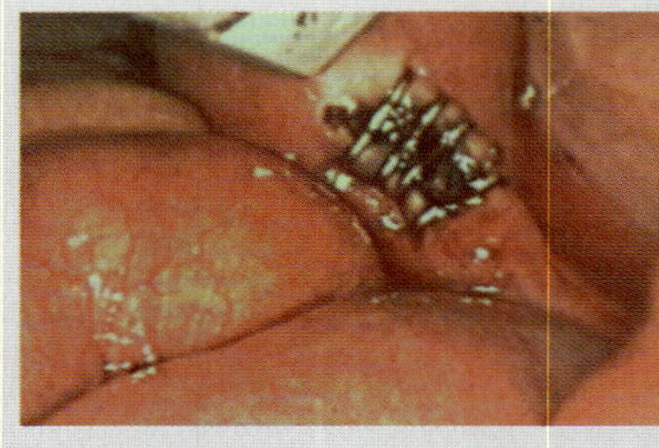

Clips:
laparoskopische Versorgung einer Uterusperforation mit Titanclips

CMV: Abk. für **C**yto**m**egalo**v**irus bzw. **C**yto**m**egalie-**V**irus; s. Zytomegalie-Virus.

CO_2: chem. Formel für Kohlendioxid.

Coeloma vaginalis (gr. koiloma Höhle, Vertiefung) f: Kolpozöliotomie*.

Co|itus (lat. coire, coitum sich vereinigen) m: Koitus*.

Co|itus con|domatus (↑) m: Koitus* unter Verwendung eines Präservativs*.

Co|itus inter|ruptus (↑) m: älteste Meth. der Kontrazeption*, bei der der Penis beim Koitus* kurz vor der Ejakulation aus der Vagina gezogen wird; Zuverlässigkeit gering (Pearl*-Index: um 25).

CO_2-Laser|konisation f: s. Konisation.

Collin-Spekulum (Anatole C., Instrumenten macher, Paris, 1831–1923) n: (engl.) Collin's speculum; **1.** selbsthaltendes Scheidenspekulum; **2.** Darmklemmen u. Faßzangen für die Portio. Vgl. Spekulum.

Colliculus oo|phorus (lat. collis Hügel) m: syn. Cumulus* oophorus.

Collins-Test m: syn. Toluidinblau*-Probe.

Collodium-Baby: s. Ichthyosis congenita.

Collum (lat.) n: Hals.

Collum uteri (↑) n: syn. Cervix* uteri.

Colostrum (lat. Erstmilch nach dem Kalben) n: s. Kolostrum.

Colpitis (↑) f: Kolpitis*.

Colpor|rhaphia (↑; gr. raphe Naht) f: Kolporrhaphie*.

Columna rugarum (lat. columna Säule) f: von Venengeflechten unterpolsterte Längswülste in der vorderen (C. r. ant.) u. hinteren (C. r. post.) Scheidenwand.

Coming out: s. Homosexualität.

Commissura labiorum (lat. commisura Verbindung) f: vordere (C. l. ant.) u. hintere (C. l. post.) Verbindung der gr. Schamlippen.

Condom n: syn. Präservativ*.

Con|duplicato-corpore-Geburt (lat. conduplicato corpore mit verdoppeltem Körper): (engl.) conduplicato corpore evolution; Art der Selbstentwicklung* bei Querlage* durch spitzwinklige Abknickung der kindl. Brustwirbelsäule (s. Abb.); **Vork.** nur bei sehr kleinen Kindern.

Condylomata acuminata (gr. kondylos Knochengelenk, Knöchel) n pl: Feig- od. Feuchtwarzen; benigne Epitheliome viraler Genese mit fast ausschl. genitoanaler Lok. (s. Abb.); gehäuftes u. therapierefraktäres Vork. bei HIV*-Erkrankung; **Err.:** Papillomavirus Typ 6 u. 11, selten 16, 18, 31, 32, 42–44 u. a.; durch

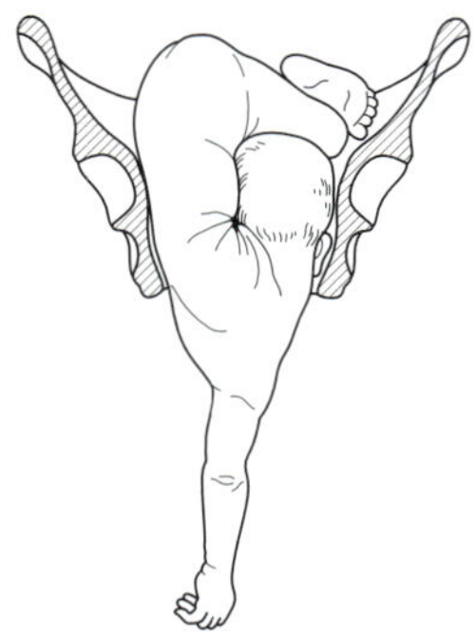

Conduplicato-corpore-Geburt

Geschlechtsverkehr übertragbar; **Inkubationszeit:** 4 Wo. bis mehrere Monate; das Angehen der Inf. wird gefördert durch Trauma u. Mazeration, z. B. bei Urethritis, Fluor vaginalis, Intertrigo, Hämorrhoiden, Analekzem, Condylomata* lata bzw. Balanitis od. Phimose beim Mann. Aus stecknadelkopfgroßen Knötchen entstehen blumenkohl- u. hahnenkammartige, papilläre Wucherungen; **Ther.:** lokale Anw. von Podophyllotoxin* u. Ätzmitteln, Elektrokoagulation*, CO_2-Laser, Kürettage; evtl. **Proph.** mit Interferon-α bei häufigen Rezidiven. Vgl. Condylomata gigantea.

Cave: bei Condylomata acuminata Partner immer mitbehandeln.

Condylomata gigantea (↑) n pl: syn. Buschke-Löwenstein-Tumoren; ausgedehnte Condylomata* acuminata mit invasivem, destruierendem Wachstum, Fistelbildung (s. Abb.) u. möglichen Übergang in ein Plattenepithelkarzinom, selten mit Metastasierung.

Condylomata lata (↑) n pl: breit aufsitzende, nässende, treponemenreiche (daher hochinfektiöse) Papeln im späten Stadium der Frühsyphilis, bes. an Stellen mit starker Schweißbildung (Vulva, Analtrichter, Axillen).

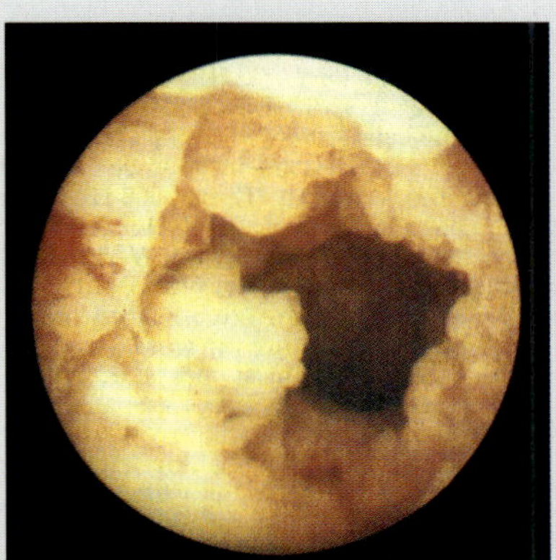

Condylomata gigantea: intraurethrale Lokalisation

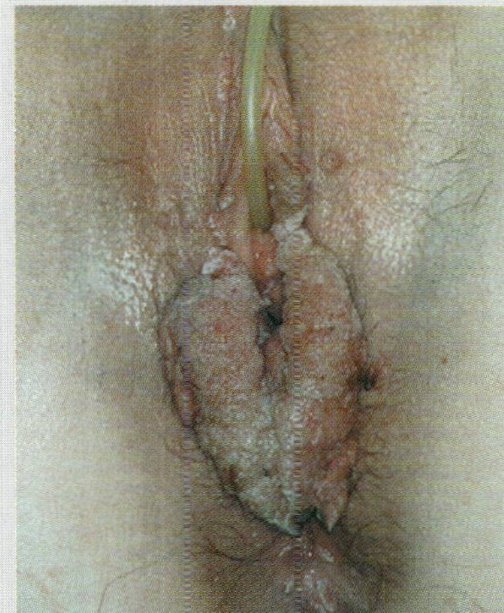

Condylomata acuminata

Condylomata plana (↑) n pl: Sonderform der Condylomata* acuminata im Bereich der Cervix uteri u. Vagina mit flachen weißl. od. erythematösen Papeln; **DD:** Vulvovaginitis candidomycetica, Herpes simplex, Leukoplakie, Zervixkarzinom.

Congestive pulmonary failure: Perfusionsstörung im Bereich der Lungenalveolen bei Neugeborenen auf der Grundlage von Atelektasen u. vaskulärer Kongestion (rel. Blutüberfüllung); kann zum Surfactantmangel*-Syndrom führen.

con|jugalis (lat.): ehelich.

Con|jugata (lat. coniugare zusammen paaren) f: s. Beckenmaße.

Con|junctivitis gonor|rhoica (lat. coniunctivus verbindend) f: syn. Gonoblennorrhoe*.

con|natus (lat. cum mit; natus geboren): angeboren*.

Contergan-Syn|drom n: syn. Thalidomid*-Embryopathie.

Coombs-Test (Robin C., Pathol., Cambridge, geb. 1921): s. Antiglobulintest.

Cooper-Band (Sir Astley P. C., Chir., Anat., London, 1768–1841): syn. Ligamentum pubicum superius Cooper, auch Lig. pectinale; Verstärkung des Periost am oberen Schambeinkamm (Pecten ossis pubis); **klin. Bedeutung:** Fixierung der Vaginalfaszie am C.-B. zur Zystourethropexie nach Burch (s. Kolposuspension).

Cooper-Syn|drom n: syn. Mastodynie*, Neuralgia mammalis.

Corona radiata (lat. corona Kranz) f: sog. Stabkranz; (zytol.) Bez. für die die Eizelle* umgebende Zellschicht.

Corpus albicans (lat. corpus Körper) n: narbiger Rest des rückgebildeten Corpus* luteum.

Corpus a|treticum (↑) n: atretischer Follikel (s. Follikelreifung).

Corpus cavernosum clitoridis (↑) n: Schwellkörper der Klitoris*; re. u. linkes C. c. c. bilden den Schaft des Kitzlers (Corpus clitoridis).

Corpus luteum (↑) n: syn. Gelbkörper; entsteht im Ovar nach der Ovulation* aus dem gesprungenen Follikel (gelegentl. auch aus einem nicht geplatzten Follikel), Bildungsort von Östrogenen u. Corpus-luteum-Hormon (Progesteron*); **Formen: 1. C. l. graviditatis:** Gelbkörper, der bis zum Beginn des 3. Schwangerschaftsmonats wächst u. Hormone sezerniert; danach langsame Rückbildung; **2. C. l. menstruationis:** Gelbkörper, der sich bei fehlender Befruchtung der Eizelle zurückbildet; inf. der abfallenden Hormonproduktion setzt die Menstruation* ein.

Corpus-luteum-Hormon (↑) n: syn. Progesteron*.

Corpus-luteum-In|suf|fizienz (↑; lat. in un-; sufficiens hinreichend, genügend) f: (engl.) corpus luteum insufficiency; Funktionsschwäche des Gelbkörpers (Corpus luteum) mit erniedrigter Progesteronkonzentration im Plasma; **Sympt.**: Verkürzung der Corpus-luteum-Phase (hypertherme Phase) des Menstruationszyklus*; langsamer (treppenförmiger) Anstieg der Basaltemperatur* in der Corpus-luteum-Phase; keine zyklusgerechte sekretor. Umwandlung des Endometriums. Die C.-l.-I. kann Folge einer Hyperprolaktinämie* bzw. Hyperandrogenämie* sein, sie ist eine der wichtigsten Urs. der weibl. Sterilität*; **Diagn.**: Basaltemperaturkurve, wiederholte (mögl. 3malige) Progesteronbestimmung im Serum in der hyperthermen Phase des Zyklus, Endometriumbiopsie.

Corpus-luteum-Phase (↑) f: s. Menstruationszyklus.

Corpus-luteum-Zyste (↑; gr. kystis Blase) f: (engl.) corpus luteum cyst; durch Einblutungen entstehendes, zyst. vergrößertes Corpus* luteum mit einer Schicht hyperplast., später druckatroph. Granulosaluteinzellen* u. (nach Resorption der Blutbestandteile) mit klarem gelbl. Inhalt; **Sympt.**: Verzögerung der Menstruation* inf. verlangsamter Abnahme der Progesteronbildung, evtl. Unterbauchbeschwerden; **Ther.**: zunächst kons.: hormonelle Ther. mit Gestagenen bzw. physik. Maßnahmen (Hochfrequenztherapie); bei persistierenden Beschwerden od. Ruptur laparoskop. Entf. der Zyste. Vgl. Ovarialzysten.

Corpus mammae (↑) n: Drüsenkörper der weibl. Mamma* mit dem umgebenden Fettgewebe.

Corpus rubrum (↑) n: der mit frischem Blut gefüllte, gesprungene Follikel*.

Corpus uteri (↑) n: Gebärmutterkörper; s. Uterus.

Coryne|bacterium vaginale (gr. koryne Keule, Kolben) n: s. Gardnerella vaginalis.

Coryza syphilitica (gr. koryza Schnupfen) f: eitriger Schnupfen bei Syphilis connata; s. Syphilis.

Cotyledo (gr. kotyledon Vertiefung, Becher) f: (engl.) cotyledon; Zottenbüschel des Chorions*; Lappen der Plazenta*.

Couvelaire-Syn|drom (Alexandre C., Gebh., Paris, 1873–1948) n: syn. Apoplexia uteri; schwere Form der vorzeitigen Plazentalösung*.

Couveuse: (engl.) incubator; elektr. betriebenes, geschlossenes Wärmebett für Frühgeborene. Vgl. Inkubator.

CPAP: Abk. für (engl.) **c**ontinuous **p**ositive **a**irway **p**ressure, kontinuierl. pos. Atemwegdruck; Verf. der Beatmung mit druckunterstützter Inspiration u. Exspiration gegen einen pos. endexspirator. Druck (PEEP) als assistierte Spontanatmung; durch CPAP-Atmung werden die funkt. Residualkapazität u. damit der arterielle pO_2 erhöht; **Ind.**: Atemnotsyndrom des Neugeborenen*, Atemtherapie, Entwöhnung vom Respirator.

Cranium bi|fidum (gr. kranion Schädel): Schädelspalte; s. Kranioschisis.

Craurosis (gr. krauros trocken, spröde) f: Kraurose; atroph.-sklerosierender Schrumpfungsprozeß (Dystrophie) der Übergangsschleimhäute, bes. im Genitalbereich; gilt als fakultative Präkanzerose*; **klin. Bedeutung:** bei Vorliegen einer C. fornicis (C. im Bereich des Fornix* vaginae) erschwerte Dilatation der Cervix uteri zur Durchführung einer Hysteroskopie od. fraktionierten Kürettage. Vgl. Vulvadystrophie.

Craurosis vulvae (↑) f: syn. Vulvadystrophie*.

Credé-Hand|griff (Karl S. C., Gyn., Leipzig, 1819–1892): (engl.) Credé's manœuvre; gebh. Handgriff zur Plazentalösung bei Plazentalösungsstörungen*. Vgl. Blasenatonie.

Credé-Pro|phylaxe (↑) f: (engl.) Credé's prophylaxis; vorbeugende Behandlung gegen Gonoblennorrhoe* beim Neugeborenen durch Eintropfen 1%iger $AgNO_3$-Lösung in den Bindehautsack; wirkt zuverlässig gegen Gonokokken (heute selten), aber kaum gegen die weitverbreiteten Chlamydien. Vgl. Argentumkatarrh, Einschlußkonjunktivitis.

Crista iliaca (lat. crista Leiste, Kamm) f: Darmbeinkamm.

Crista pubica (↑) f: vom Tuberculum pubicum des Schambeins nach medial zur Symphyse ziehende Leiste; Ansatz des M. rectus abdominis.

Crossing over: syn. Chiasmabildung; Mechanismus, der zum Austausch von Chromosomenabschnitten zw. homologen Chromosomen* führt, tritt in der Prophase der ersten Reifeteilung ein. Das C. o. führt dazu, daß in einem Chromosom liegende Allele gekoppelter Gene nicht immer gemeinsam an die Nachkommenschaft weitergegeben, sondern neu gruppiert (rekombiniert) werden. Vgl. Meiose.

Crus clitoridis (lat. crus Schenkel, Unterschenkel) n: Schenkel des Kitzlers (paarig).

Crying-face-Syn|drom n: (engl.) asymmetric crying facies; sog. schiefes Schreigesicht; angeb., meist isolierte Anomalie, die auf einer Hypoplasie od. Aplasie des M. depressor anguli oris beruht; selten fam. Häufung u. Komb. mit weiteren Fehlbildungen; **Inzidenz:** ca. 6:1000 Neugeborene; **Klin.:** in Ruhe unauffällige Gesichtszüge; beim Schreien wird der Mund mit aufgeworfenen Lippen zur gesunden Seite nach außen unten verzogen, während der betroffene Mundwinkel unbewegt bleibt u. das Lippenrot auf dieser Seite etwas schmaler wird. **DD:** Geburtslähmung*.

CTG: Abk. für K(**C**)ardio**t**oko**g**ramm; s. Kardiotokographie.

CTG-Score: Schema zur systemat. Analyse u. semiquant. Beurteilung eines Kardiotokogramms; z. B. Fischer*-Score.

Cumarin-Em|bryo|pathie f: s. Warfarin-Embryopathie.

Cumulus oo|phorus (lat. cumulus Hügel) m: syn. Cumulus oviger, Colliculus oophorus; Anhäufung von Follikelzellen des Ovars, die die Eizelle im Stadium des Tertiärfollikels umschließen. Vgl. Follikelreifung.

Cunnilingus (lat. cunnus weibliche Scham; lingere lecken) m: auch Cunnilinctus; orogenitaler Geschlechtsverkehr* mit oraler Stimulation des weibl. Genitales.

Cunnus (↑) m: äußeres weibl. Genitale*, Vulva.

Curettage (frz.) f: s. Kürettage.

Curtius-Syn|drom (Friedrich C., Int., Lübeck, 1896–1975) n: nicht mehr gebräuchl. Bez. für eine isoliert auftretende Hemihypertrophie (z. B. Proteus-Syndrom); **C.-S. II:** syn. vegetativ-endokrines Syndrom der Frau; Erkr. unklarer Ätiol., evtl. inf. dienzephal-hypophysärer Regulationsstörungen; **Sympt.:** Vasolabilität (periphere Durchblutungsstörungen, Kreislaufregulationsstörungen mit Kollapsneigung), Ovarialinsuffizienz (Menstruationsstörungen) u. habituelle Obstipation.

Cuvier-Gang (Baron George L. de C., Naturforscher u. Embryologe, Paris, 1769–1832): (engl.) Cuvier's duct; Ductus venosus Cuvieri; die durch Zusammenfluß der oberen u. unteren Kardinalvene gebildete Vene des embryonalen Körpers, die in das Herz mündet.

Cyclo|fenil (INN) n: 4,4'-(Cyclohexylidenmethylen)-diphenyldiacetat (IUPAC); synthet. (nichtsteroidales) Östrogen mit schwach östrogener u. antiöstrogener Wirkung (s. Antiöstrogene); **Verw.:** zur Ovulationsauslösung bei funkt. Sterilität; heute kaum noch angewendet. Vgl. Clomifen.

Cypro|teron (INN) n: 6-Chlor-17α-hydroxy-1α,2α-methylen-4,6-pregnadien-3,20-dion (IUPAC); Antiandrogen, hebt die Effekte des männl. Sexualhormons an seinen Erfolgsorganen vollständig auf; **Verw.:** s. Antiandrogene; **UAW:** u. a. Spermatogenesehemmung, Gynäkomastie, Müdigkeit, Antriebshemmung, depressive Verstimmungen, Leberfunktionsstörungen; **Kontraind.:** u. a. Lebererkrankungen, Anw. bei Jugendl. u. Kindern.

Cypro|teron|acetat n: 6-Chlor-17α-hydroxy-1α,2α-methylen-4,6-pregnadien-3,20-dion-17-acetat; Abkömmling des 17α-Hydroxyprogesterons* mit stark antiandrogener u. gestagener Wirkung; hemmt die Gonadotropinsekretion u. bewirkt eine kompetitive Hemmung der Androgenrezeptoren in den Zielorganen; **Verw.:** als Bestandteil von hormonellen Kontrazeptiva bzw. Antiklimakterika sowie bei Androgenisierungserscheinungen der Frau, evtl. bei Acne* vulgaris; beim Mann z. B. bei Pubertas* praecox.

Cyst|adeno|carcinoma (gr. kystis, Blase, Harnblase; aden Drüse): Kystadenokarzinom*.

Cyst|adenoma (↑; ↑) n: auch Cystoma; s. Kystadenom.

Cystin|amino|peptidase (↑) f: syn. Oxytocinase*.

Cystitis gravidarum (↑) f: Zystitis* in der SS.

Cysto|cele (↑; gr. kele Bruch) f: Zystozele*.

Cystoma ovarii (↑) n: Ovarialkystom; s. Kystadenom.

Cysto|sarcoma phylloides (↑; gr. sarcoma Fleischgeschwulst) n: von einem intrakanalikulären Fibroadenom* ausgehende seltene Sonderform des Mammasarkoms mit langem Verl. u. rel. guter Progn.; **Histol.:** typ. sind keulenförmige Wucherungen des Tumorstromas. Vgl. Mammatumoren.

Cyto|megalia infantum (↑; gr. megalos groß) f: syn. Zytomegalie*.

Cyto|megalo|virus (↑; ↑; lat. virus Gift, Schleim) n: Abk. CMV; s. Zytomegalie-Virus.

Damm: (anat.) Perineum; die Gegend zw. After u. äußeren Geschlechtsteilen (Vorderdamm) bzw. zw. Steißbein u. After (Hinterdamm). Vgl. Regio perinealis.

Damm|riß: (engl.) perineal laceration; Scheidendammriß, Weichteilverletzung unter der Geburt mit Einriß der Scheidenhaut; **Einteilung: 1. Grad:** oberflächl. Einriß der Scheiden- u. Dammhaut; **2. Grad:** neben Cutis und Subcutis Einriß der Dammuskulatur, der M. sphincter ani ist unversehrt; **3. Grad:** zusätzl. Riß des M. sphincter ani; **4. Grad:** zusätzl. Einriß der Schleimhaut von Anus bzw. Rektum. Vgl. Damm.

Damm|schnitt: besser Scheidendammschnitt; s. Episiotomie.

Damm|schutz: (engl.) perineal support; gebh. Bez. für Handgriffe zur Verhinderung eines Dammrisses* bei Durchschneiden des Kopfes (s. Abb.). Vgl. Episiotomie.

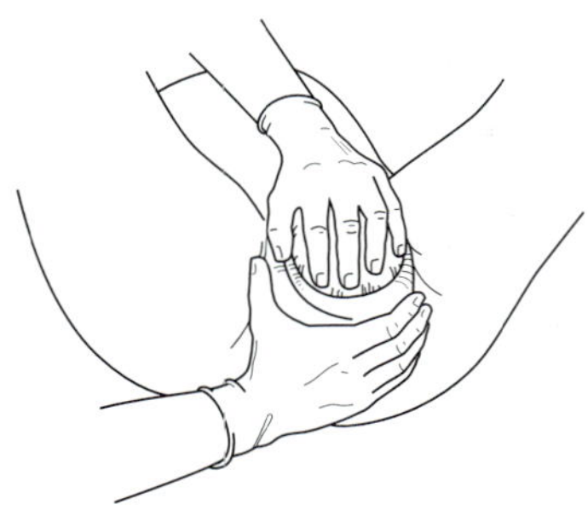

Dammschutz

Danazol (INN) n: 17α-Pregna-2,4-dien-20-ino-[2,3-d]isoxazol-17-ol (IUPAC); Isoxazolderivat des 17α-Ethinyltestosterons mit schwachen androgenanabolen, aber rel. starken antigonadotropen Eigenschaften; **Verw.:** bei Endometriose, Mastopathie; **UAW:** Virilisierung, Akne, Gewichtszunahme, depressive Verstimmungen, irreguläre Menstruationsblutungen, Ödeme u. a.; **Kontraind.:** u. a. SS, Hyperlipoproteinämie.

Darm|fistel (lat. fistula Röhre) f: (engl.) intestinal fistula; Verbindung zw. dem Darmlumen u. der Körperoberfläche (äußere D.) bzw. anderen Hohlorganen (insbes. des Urogenitaltrakts) od. zw. zwei od. mehreren Darmschlingen (innere D.); **Urs.:** selten angeboren, v. a. durch Perforation, Trauma, entzündl. u. tumoröse Prozesse bzw. postop. erworben (z. B. inf. Nahtinsuffizienz) od. operativ angelegt (Enterostomie, Anus praeternaturalis, Enteroanastomose u. a.). Vgl. Analfistel, Urogenitalfistel.

Dauer|blutungen: (engl.) prolonged uterine bleeding; s. Metrorrhagie.

Dauer|schall|verfahren: s. Ultraschalldiagnostik.

Dead-fetus-Syn|drom n: Bez. für eine Verbrauchskoagulopathie* inf. Retention eines abgestorbenen Fetus (länger als 2–3 Wo.).

Decidua membrana (lat. deciduus abfallend) f: s. Dezidua.

De|feminisierung (lat. de von, weg; femina Frau) f: (engl.) defeminization; Regression der weibl. Geschlechtsmerkmale als Folge einer Androgenisierung*; **Auswirkungen:** Uterus- u. Mammaatrophie, Amenorrhoe*, Sterilität* u. anovulatorischer Zyklus*. Vgl. Virilisierung.

De|fibrinations|syn|drome (↑; lat. fibra Faser) n pl: (engl.) defibrination syndromes; Bez. für Blutungen durch Hyperfibrinolyse* bzw. Hypofibrinogenämie*; orientierende Untersuchung mittels Clot-observation-Test. Vgl. Verbrauchskoagulopathie.

De|fizienz (lat. deficere abnehmen, fehlen) f: (engl.) deficiency; Mangelhaftigkeit; (genet.) Ausfall des terminalen Teils eines Chromosoms u. damit einer Anzahl von Genen. Vgl. Chromosomenaberrationen, Deletion.

De|flexions|lagen (lat. deflectere, deflexum zur Seite biegen, ablenken): (engl.) deflexed positions; regelwidrige Geburtshaltungen (Haltungsanomalien), die durch Entf. des kindl. Kinns von der Brust (Deflexions- od. Streckhaltung) entstehen (s. Abb.); **Formen: 1.** Vorderhauptlage*; **2.** Stirnlage*; **3.** Gesichtslage*; Benennung nach dem führenden kindl. Kopfteil. Vgl. Kindslage.

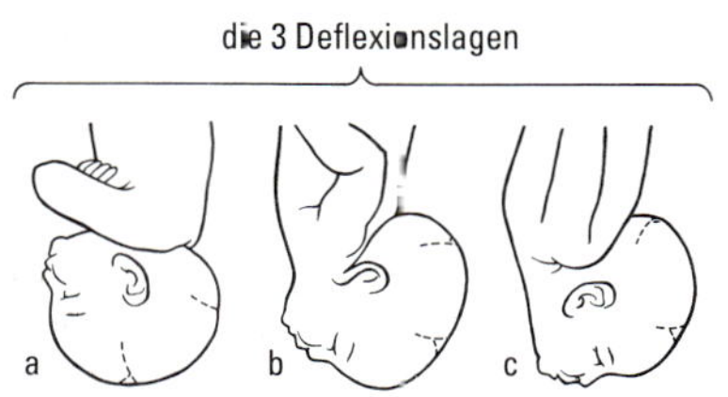

Deflexionslagen:
a: Vorderhauptlage; b: Stirnlage; c: Gesichtslage

De|floration (lat. deflorare entjungfern) f: (engl.) deflowering; syn. Entjungferung; Zerreißen des intakten Hymens*, meist beim ersten Koitus, selten inf. von Trauma od. Masturbation; med. meist komplikationslos. Vgl. Virginität, Hymenalplastik.

De|generation, klein|zystische der Ovarien (lat. degenerare entarten) f: syn. polyzystische Ovarien*.

De|hydro|epi|andro|steron n: Abk. DHEA; 3β-Hydroxy-5-androsten-17-on; Biosynthese ausgehend von Cholesterin über Pregnenolon, 17α-Hydroxypregnenolon zum DHEA; Vorstufe der Androgene*; für die Östrogensynthese der fetoplazentaren Einheit* wichtiges Steroidhormon, wird von der fetalen NNR als **Dehydroepiandrosteronsulfat** (Abk. DHEAS) produziert u. kann zur Prüfung der fetoplazentaren Funktion (DHEAS*-Test) verwendet werden; deutl. erhöhte DHEA-Serumspiegel machen bei Erwachsenen eine spezielle Tumordiagnostik (NNR) erforderl.; häufig auch erhöhte DHEAS-Werte bei Sterilität* (Hinweis auf adrenal bedingte Hyperandrogenämie*).

De|hydro|epi|andro|steron|sulfat n: Abk. DHEAS; s. Dehydroepiandrosteron.

De|kubitus (lat. decubare, decubitum sich niederlegen) m: durch äußere (längerfristige) Druckeinwirkung mit Kompression von Gefäßen u. lokaler Ischämie hervorgerufene troph. Störung von Geweben (v. a. Haut u. Unterhautgewebe) mit Nekrose, Mazeration, evtl. Inf.; **Vork.**: v. a. bei Bettlägerigkeit, insbes. an Körperstellen, an denen die Haut dem Knochen unmittelbar anliegt; Dekubitalulzera der Portio uteri entstehen bei Prolapsus* uteri et vaginae bzw. unter Pessarbehandlung*.

De|letion (lat. delere, deletus auslöschen, vernichten) f: Verlust eines interstitiellen Chromosomenstücks od. eines DNA-Abschnitts inf. einer Mutation*. Vgl. Chromosomenaberrationen, Defizienz.

Denman-Selbst|entwicklung (Thomas D., Gyn., London, 1733–1815): (engl.) Denman's spontaneous development; (gebh.) Selbstentwicklung* bei Querlage* mit Abknickung im unteren Teil der Wirbelsäule.

Dentes natales (lat. dens Zahn) m pl: zum Zeitpunkt der Geburt vorhandene (oft hypoplast.) Zähne; meist untere mittl. Schneidezähne als Folge einer Zahnkeimverlagerung.

Dentes neo|natales (↑) m pl: Zähne, die verfrüht beim Neugeborenen durchbrechen.

Denver-Klassifikation f: (engl.) Denver classification; Systematik der menschl. Chromosomen*; wichtig für die Analyse von Chromosomenaberrationen*. Nach Größe u. Zentromerposition werden folgende Gruppen unterschieden (Nummern der Autosomenpaare u. Gonosomen in Klammern): A (1–3), B (4, 5), C (X, 6–12), D (13–15), E (16–18), F (19, 20), G (21, 22, Y). Vgl. Karyogramm.

Depot|gesta|gene n pl: Inj. von od. Implantate mit Gestagenen in Depotform (langanhaltende Wirkung); **Anw.**: v. a. hormonale Kontrazeption* u. zur Ther. der Endometriose* bzw. des prämenstruellen Syndroms*; **Wirkungsweise:** Das Gestagen (Nortestosteronacetat, Medroxyprogesteronacetat) wird aus dem Depot langsam resorbiert u. führt zur Hemmung der Ovulation* bzw. Veränderung des Zervikalsekrets mit Verhinderung der Spermienaszension. Das Endometrium wird zunächst sekretor. umgewandelt u. ist später atroph. **Pearl-Index:** 0,03–1,2; **UAW:** häufig Zwischen- u. Zusatzblutungen*.

De|pression (lat. deprimere, depressus niederdrücken, herabziehen) f: (psychiatr.) diagn. unspezif. Bez. für eine Störung der Affektivität, bei der ein depressives Syndrom* im Vordergrund steht. Je nach Dauer, Intensität od. Periodik des Auftretens ist die depressive Stimmungsänderung u. U. pathol.; in Abhängigkeit von der Schwere der depressiven Sympt. bzw. vom Vorliegen adäquater äußerer Auslöser od. org. Erkr. sowie aufgrund des Verlaufs kann eine **nosolog. Zuordnung** getroffen werden: D. als Teil einer org. Erkrankung (s. Depression, somatogene), als körperl. nicht begründbare D. (z. B. endogene bzw. psychot. Depression) od. als psychoreaktive Erkr. (s. Depression, psychogene); vgl. Schwangerschaftsdepression, Wochenbettdepression.

Cave: bei jeder Form von Depression besteht ein potentielles Suizidrisiko!

De|pression, larvierte (↑) f: (engl.) masked depression; Depression bei gleichzeitiger Unfähigkeit der Pat., ihre depressive Verstimmung als solche zu beschreiben; statt dessen werden Beschwerden verlagert u. als **körperl. Sympt.** dargestellt: Herzbeschwerden, Kopfschmerzen, Rückenschmerzen, Verdauungsbeschwerden, Appetit- u. Schlafstörungen, gyn. Beschwerden, Störungen der Sexualfunktion. Wahrscheinlich tritt etwa die Hälfte aller depressiven Erkr. anfangs larviert auf. Die Pat. sind häufig bei mehreren Ärzten in Behandlung (v. a. beim Allgemeinmediziner, Int., Gyn. u. Chir.).

De|pression post|partale (↑) f: syn. Wochenbettdepression*.

De|pression, psycho|gene (↑) f: (engl.) psychogenic depression; Sammelbez. für reaktive Depression (z. B. Schwangerschaftsdepression*), neurot. Depression od. eine andere psych. begründbare Depression (z. B. als Erschöpfungsdepression); Frauen sind häufiger betroffen. **Ther.**: Psycho- u. Soziotherapie, ggf. vorsichtig dosiert u. zeitl. begrenzt Psychopharmaka (Antidepressiva, niederpotente Neuroleptika, kurzfristig Tranquilizer u. evtl. Hypnotika).

De|pressionen, somatogene (↑) f pl: (engl.) somatogenic depression; syn. körperl. begründbare, exogene od. symptomat. Depression; Depression inf. einer direkten od. indirekten Schädigung der

Depressionszustand des Neugeborenen
Postnatale klinische Klassifikation reifer Neugeborener

	APGAR-Index nach 1 Minute	Herzfrequenz	Klinische Terminologie
normal	7–10	> 120/min	unauffälliges Neugeborenes
mäßige Depression	4–6	80–120/min unregelmäßige Atmung	Asphyxia livida
schwere Depression	0–3	< 80/min keine oder Schnappatmung	Asphyxia pallida

Gehirnfunktion; **Formen: 1.** symptomat. Depression: Begleitdepression bei körperl. (v. a. extrazerebralen) Erkr.: z. B. postinfektiös, postop., hämodynam., tox., endokrin (biol. Krisenzeiten: Pubertät, Prämenstruum, SS, Wochenbett, Klimakterium od. bei Endokrinopathien) od. medikamentös (pharmakogene Depression) bedingt; **2.** org. Depression: altersbedingte Veränderungen mit od. ohne Demenz, posttraumat., Vork. bei Hirntumoren, geistiger Behinderung, Epilepsie, Meningitis, Enzephalitis u. a.; **Ther.:** Ausschaltung evtl. einwirkender Noxen od. Medikamente, Behandlung der Grundkrankheit, ggf. vorsichtig dosiert Antidepressiva, Neuroleptika.

De|pressions|zustand des Neu|geborenen (↑): (engl.) distress syndrome of the newborn; Abk. DZ; allg. Bez. für den Zustand eines Neugeborenen, das unmittelbar (primärer DZ) od. etwa 10 Min. (sekundärer DZ) nach der Geburt eine herabgesetzte od. fehlende Atmung, Beeinträchtigung des Kreislaufs od. Störungen des zentralen Nervensystems aufweist (s. Tab.). Vgl. APGAR-Schema, Saling-Schema, Zustandsdiagnostik* des Neugeborenen.

Dercum-Krankheit (Francis X. D., Neurol., Philadelphia, 1856–1931): (engl.) Dercum's disease; syn. Adiposalgie, Lipomatosis dolorosa; Auftreten schmerzhafter Lipome an Stamm u. Extremitäten, bes. bei Frauen nach der Menopause.

Dermatitis ex|foliativa neo|natorum (gr. derma Haut) f: s. SSSS.

Dermoid (↑) n: benignes, reifes Teratom*, das Abkömmlinge der Keimblätter* enthalten kann; **Vork.** häufig zw. 20. u. 30. Lj., meist als Dermoidzyste (s. Abb.), die von Epidermis ausgekleidet ist u. eine mit Haaren vermengte talgartige Masse u. einen sog. Kopfhöcker mit Zähnen, Knorpel-, Knochen- u. Nervengewebe enthält; **Lok.** v. a. im Ovar (s. Ovarialtumoren) u. im Bereich der Haut; maligne Entartung ist mögl. (ca. 1 %), bilaterales Vorkommen: 25 %; **Ther.:** Exstirpation, vorzugsweise laparoskop., bei Kinderwunsch möglichst organerhaltend operieren.

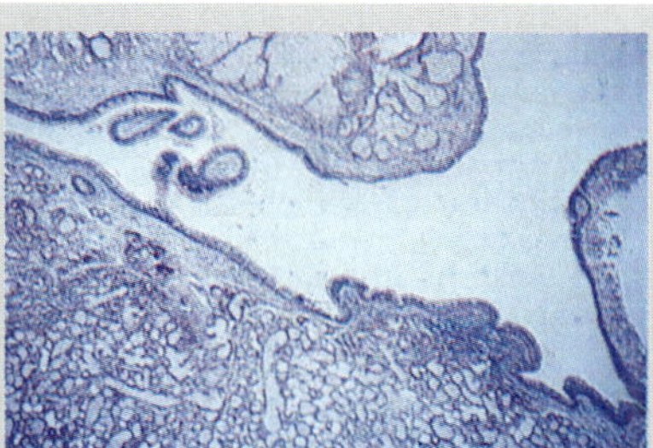

Dermoid:
Dermoidzyste des Ovars mit verschiedenen Organstrukturen

DES: Abk. für **D**iethyl**s**tilböstrol; s. Diäthylstilböstrol, Stilböstrol-Syndrom.

De|scensus testis (lat. descendere, descensus herabsteigen) m: physiol. Verlagerung der Hoden aus der Bauchhöhle (Lendengegend) durch den Inguinalring in den Hodensack während der Fetalperiode (beginnt im 3. u. endet im 9. Fetalmonat). Vgl. Maldescensus testis.

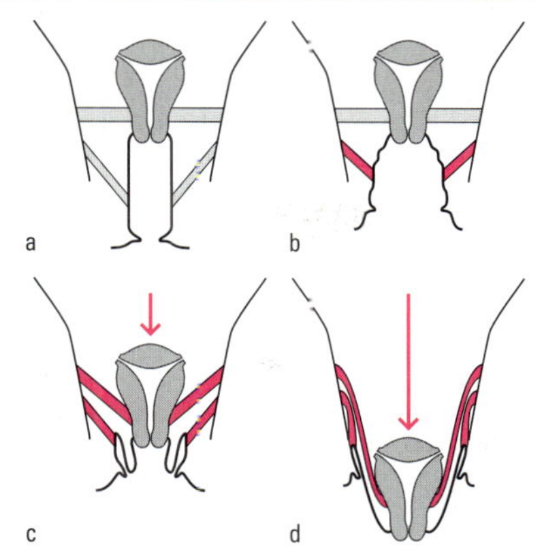

Descensus uteri et vaginae:
Schweregrade: a: normale Lage; b: Descensus I° (Descensus vaginae); c: Descensus II° (Subtotalprolaps, Portio in der Vulva sichtbar); d: Descensus III° (Totalprolaps)

De|scensus uteri et vaginae (↑) m: Tiefertreten des Uterus u. der Vagina, ohne daß Teile davon aus der Vulva heraustreten; dabei kann es zur Aussackung der vorderen Scheidenwand, meist mit Ausbildung einer Zystozele*, bzw. der hinteren Scheidenwand mit Ausbildung einer oft weniger ausgeprägten Rektozele* kommen; häufige Begleiterscheinung ist die Elongatio colli (Ausziehung des Halsteils der Gebärmutter); **Urs.:** Beckenbodeninsuffizienz (z. B. nach Geburten), Erschlaffung des Band- u. Halteapparats; **Sympt.:** Druck- u. Fremdkörpergefühl, Blasenbeschwerden (v. a. als sog. Streßinkontinenz*), Pollakisurie, evtl. obstruktiv bedingte Miktionsbeschwerden bis zur Harnverhaltung, Defäkationsbeschwerden. Eine stärkere Senkung führt zum Prolapsus* uteri et vaginae; **Gradeinteilung:** s. Abb.; **Ther.:** Beckenbodengymnastik, ggf. Scheidenplastik*.

Deso|gestrel (INN) n: 13-Ethyl-11-methylen-18,19-dinor-17α-pregn-4-en-20-in-17-ol (IUPAC); synthet. Gestagen, das in Komb. mit einem Östrogen zur hormonalen Kontrazeption* verwendet wird.

De|squamations|phase (lat. de von, weg: squama Schuppe) f: (engl.) desquamative phase; s. Menstruationszyklus.

De|squamativ|katarrh (↑; ↑) m: (engl.) desquamation discharge; physiol. Abstoßung des intrauterin unter dem Einfluß plazentarer Östrogene* aufgebauten Scheidenepithels bei weibl. Neugeborenen in den ersten Lebenstagen (Hormonentzug), meist als milchig-schleimiger, gelegentl. auch blutiger Ausfluß (sog. Fluor neonatalis).

Detrusor vesicae (lat. detrudere fortdrängen) m: zusammenfassende Bez. für die Muskulatur, die die Entleerung der Harnblase bewirkt.

Dexa|methason-Hemm|test m: (engl.) dexamethasone suppression test; Funktionstest zur Unterscheidung zw. gutartiger Hyperplasie der NNR, NNR-Tumor u. Androgenisierung durch Ovarien bzw. NNR-Hormone; bei benigner Hyperplasie der

NNR unter tägl. Verabreichung von 2–3 mg Dexamethason durch Hemmung der ACTH-Ausschüttung innerhalb weniger Tage Verminderung der Androgenproduktion um ≥50 %; diese Reaktion fehlt bei Tumoren. Wenn unter zusätzl. Östrogen-Gestagen-Gaben der Testosteronspiegel sinkt, ist eine ovarielle Herkunft der Androgene wahrsch. (s. Ovarialsyndrom, polyzystisches). Entstammen die Androgene einem Ovarialtumor (z. B. Androblastom*, Thekazelltumor*), erfolgt kein Abfall des Testosteronspiegels (bei gleichzeitiger hormonaler Ovulationshemmung).

Dextro|positio (lat. dexter rechts, rechter; positio Stellung, Lage) f: s. Positio uteri.

Dextro|versio (↑; lat. vertere, versus drehen) f: s. Versio uteri.

De|zeleration (lat. de von, weg): (engl.) deceleration; Verlangsamung; s. Wehenreaktionstypen.

De|zidua (lat. deciduus abfallend) f: (engl.) decidua; eigentl. Decidua membrana; die nach Eintreten einer SS weiterentwickelte Funktionalis des Endometriums; **Histol.:** Unterscheidung zw. dem oberflächl. Stratum compactum u. dem darunter gelegenen Stratum spongiosum mit typ. sägeförmigen Drüsenquerschnitten. Nach der Nidation* der befruchteten Eizelle unterscheidet man an der D. drei **Abschnitte** (s. Abb.): **1. Decidua capsularis** (sive reflexa): überzieht das eingebettete Ei an der Implantationsstelle; **2. Decidua basalis** (sive serotina): zw. Uterusmuskulatur u. Eibasis; **3. Decidua parietalis** (sive vera): Schleimhaut, die die übrige Uterushöhle auskleidet. Vom Ende der 16. SSW ab verschmelzen Decidua capsularis u. Decidua parietalis miteinander. Vgl. Eihäute, Chorion.

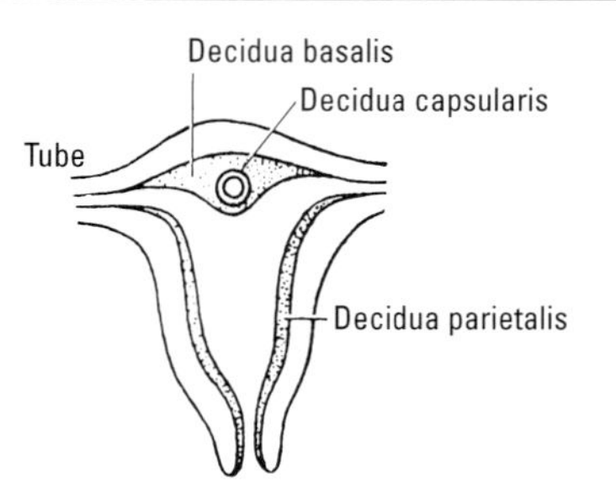

Dezidua

Dezidua|polyp (↑) m: s. Plazentarpolyp.

DHEA: Abk. für **D**e**h**ydro**e**pi**a**ndrosteron*.

DHEAS: Abk. für **D**e**h**ydro**e**pi**a**ndrosteron**s**ulfat; s. Dehydroepiandrosteron, DHEAS-Test.

DHEAS-Test m: Kurzbez. für Dehydroepiandrosteronsulfat-Test; fetoplazentarer Belastungstest mit DHEAS zur Erkennung einer fetalen Gefahrensituation; **Prinzip:** nach Inj. von 30–50 mg DHEAS wird die verstärkte Östriolausscheidung im 24-Stunden-Urin der Mutter gemessen u. in Prozenten der verabreichten Menge an DHEAS ausgedrückt. Bei ungestörter SS beträgt die zusätzl. Östriolausscheidung 30 % der zugeführten Menge an DHEAS. Ist die fetoplazentare Einheit* gestört, steigt die Östriolausscheidung weniger an. Vgl. Dehydroepiandrosteron.

Dia|betes mellitus (gr. diabainein hindurchgehen; lat. mellitus mit Honig versüßt) m: Zuckerkrankheit, Zuckerharnruhr; häufigste endokrine Störung; Krankheitsbegriff für versch. Formen der Glukosestoffwechselstörung mit unterschiedl. Ätiol. u. Sympt.; **gemeinsames Kennzeichen:** rel. od. absoluter Mangel an Insulin. Von einem (klin. manifesten) D. m. spricht man bei Vorliegen von Nüchtern-Blutzuckerwerten über 6,7 mmol/l (>120 mg/dl) bzw. 2-Stunden-Blutzuckerwerten von über 10 mmol/l (>180 mg/dl) venös bzw. über 11,1 mmol/l (>200 mg/dl) kapillär im oralen Glukose-Toleranztest (Abk. oGTT). In der Gebh. von Bedeutung ist der Schwangerschaftsdiabetes*. Vgl. Embryofetopathia diabetica, White-Schema.

Dia|betes renalis (↑) m: s. Glukosurie, renale.

Di|äthyl|stil|böstrol n: 4,4'-(1,2-Diethyl-1,2-ethenediyl)bisphenol; synthet. Stilbenderivat mit östrogener Wirkung, das als Substitut für steroidale Östrogene u. als postkoitales Kontrazeptivum in Gebrauch war (v. a. in den USA); wirkt karzinogen bei den weibl. Nachkommen der behandelten Frauen (vgl. Stilböstrol-Syndrom); bei den männl. Nachkommen wurden Gonadenanomalien nachgewiesen.

Dia|meter (gr. diametros Durchmesser) m: Durchmesser; s. Beckenmaße, Kopfmaße.

Dia|phragma (gr. Scheidewand) n: **1.** (anat.) Zwerchfell; **2.** (gyn.) syn. Scheidendiaphragma*.

Dia|phragma pelvis (↑) n: vom M. levator ani gebildeter trichterförmiger Verschluß des Beckenausgangs; wird von der Fascia pelvis sup. u. inf. bedeckt. Vgl. Beckenboden, Fascia pelvis.

Dia|phragma uro|genitale (↑) n: von M. transversus perinei prof., M. sphincter urethrae u. Lig. transversum perinei gebildete, dem Diaphragma* pelvis vorgelagerte muskuläre Platte, die von der Fascia diaphragmatis urogenitalis sup. u. inf. bedeckt wird. Vgl. Beckenboden.

dia|plazentar (gr. dia- hindurch; zwischen; lat. placenta Kuchen): (engl.) transplacental; durch die Plazentaschranke* hindurch, auf dem Weg über die Plazenta*.

Di|azo|re|aktion f: (engl.) diazo reaction; chem. Reaktion, bei der ein Diazoniumsalz mit best. Reaktionspartnern unter Bildung eines gefärbten Produkts gekuppelt wird; **Verw.:** u. a. zum Nachw. von Bilirubin*.

DIC: Abk. für (engl.) **d**isseminated **i**ntravasal **co**agulation; disseminierte intravasale Gerinnung; s. Verbrauchskoagulopathie.

Didymitis (gr. didymos doppelt) f: syn. Orchitis*.

DiGeorge-Syn|drom (Angelo DiG., Päd., Philadelphia, geb. 1921) n: syn. Syndrom der 3. u. 4. Schlundtasche; seltenes androtropes Fehlbildungssyndrom; embryopath. Hemmungsfehlbildung der 3. u. 4. Schlundtasche (etwa in der 12. SSW) mit Entwicklungsstörungen der Thymusanlage (Ausfall der zellulären Immunität), der Nebenschilddrüsen (primärer Hypoparathyreoidismus) u. des Aortenbogens; ätiol. ist bei einem Drittel der Pat. ein chromosomaler Verlust am proximalen Abschnitt des langen Arms von Chromosom 22 (22q11.2) mittels Fluoreszenz-in-situ-Hybridisierung nachweisbar.

Dignität (lat. dignitas Würde) f: biol. Wertigkeit; z. B. eines Tumors* i. S. von benigne od. maligne (gut- od. bösartig). Vgl. Tumoreinteilung.

5α-Di|hydro|testosteron: 17β-Hydroxy-5α-androstan-3-on; entsteht aus freiem Testosteron* durch

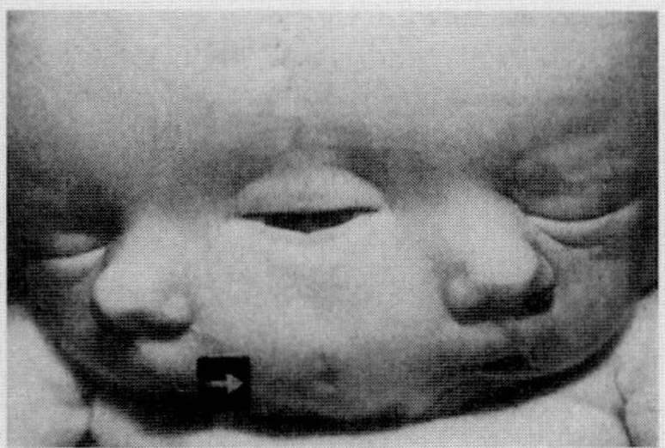

Diprosopus:
Doppelfehlbildung mit drei Augenanlagen (Diprosopus trioculatus) und einer rudimentären zusätzlichen Mundöffnung (Pfeil)

Reduktion (5α-Reduktase) erst in der Zelle des Erfolgsorgans u. stellt die biol. wirksame Form des Testosterons auf zellulärer Ebene dar (bei oraler Anw. unwirksam).

Diktyotän|stadium n: s. Oogenese.

Di|latator (lat. dilatare erweitern) m: (engl.) dilator; Instrument zur Erweiterung von Kanälen, z. B. Hegar*-Stifte.

Di|morphismus (gr. di- zweimal, doppelt; morphe Gestalt) m: (engl.) dimorphism; Zweigestaltigkeit; z. B. Geschlechtsdimorphismus: die ursprüngl. zweigeschlechtl. Anlage des Embryos.

Dip: 1. (gebh.) s. Wehenreaktionstypen; **2.** (kardiol.) frühdiastol. D.: kurzzeitig abfallender protodiastol. Druck im re. Ventrikel.

Di|prosopus (gr. di- zweimal, doppelt; prosopon Gesicht) m: Doppelfehlbildung* von Teilen des Gesichts (s. Abb.).

Discus inter|pubicus (gr. diskos Scheibe) m: Faserknorpelscheibe in der Schambeinfuge (Symphyse); enthält meist einen Hohlraum.

Di|somie (gr. di- zweimal, doppelt; soma Körper) f: (engl.) disomy; **1.** (genet.) **a)** Zustand von Zellen mit einem diploiden Chromosomensatz, der aus Paaren jeweils homologer Chromosomen besteht; vgl. Monosomie, Trisomie; **b)** Chromosomenaberration, bei der in Zellen mit einem haploiden Chromosomensatz (meist Keimzellen) ein best. Chromosom doppelt vorhanden ist; vgl. Aneuploidie; **c)** uniparentale D.: Chromosomenaberration, bei der in einer Zelle od. einem Individuum ein homologes Chromosomenpaar od. Chromosomenteile von nur einem Elternteil stammen; Urs. für versch. genet. Krankheiten (z. B. Angelman-Syndrom, Prader-Labhart-Willi-Syndrom) mit zusätzl. genomischem Imprinting; **2.** (morphol.) Doppelfehlbildung*.

Dis|traktion (lat. distrahere, distractum auseinanderziehen) f: (engl.) distraction; **1.** (gebh.) Bez. für die Entfaltung der Zervix unter der Geburt* (vgl. Zervixreifung); **2.** (chir.) Bez. für das Auseinanderziehen von Knochenfragmenten bei einer Fraktur zur nachfolgenden Reposition.

Distress: Gefahrenzustand in der Perinatalperiode, z. B. Fetal* distress, Atemnotsyndrom* des Neugeborenen, Depressionszustand des Neugeborenen.

Di|vergenz|zange (lat. dis- auseinander, zwischen; vergere sich neigen): (engl.) divergence forceps; Geburtszange*, die Druckschädigungen des kindl. Kopfes bei der Zangenextraktion* vermeiden soll. Vgl. Bamberger Zange, Laufe-Zange.

di|zygot (gr. di- zweimal, doppelt; zygon Joch): (engl.) dizygote; zweieiig; s. Zwillinge.

DNA: Abk. für (engl.) **d**eoxyribo**n**ucleic **a**cid; Desoxyribonukleinsäure (Abk. DNS); Polynukleotid, bestehend aus Mononukleotiden, die 2-Desoxy-D-Ribose enthalten u. über 3',5'-Phosphodiesterbindungen verknüpft sind; hauptsächl. Basen: Adenin, Guanin, Cytosin, Thymin; die Reihenfolge der Basen kodiert die Information für das spätere Genprodukt, meist ein Protein (Strukturprotein od. Enzym). DNA bildet bei den meisten Lebewesen das genetische Material* (Träger der Erbanlagen). Die DNA liegt i. d. R. als Doppelstrang vor, bestehend aus zwei Polynukleotidketten entgegengesetzter Polarität, die durch Basenpaarung die Konformation einer Doppelhelix annehmen. Die DNA ist vorwiegend im Zellkern u. dort in den Chromosomen* lokalisiert u. Träger der genetischen Information*.

DNA-Finger|print-Methode f: gentechnolog. Meth. zum Nachw. von spezif., unveränderbaren, individuellen DNA-Mustern (sog. genetischer Fingerabdruck) nach Spaltung der DNA mit Restriktionsenzymen, elektrophoret. Auftrennung u. Hybridisierung mit geeigneten Gensonden, die repetitive DNA-Sequenzen erkennen; **Anw.:** zur Abstammungsbegutachtung (s. Abb.), in der Zwillingsforschung u. vor Knochenmarktransplantationen; i. R. der Rechtsmedizin u. Kriminalistik kann auch aus Spuren (getrocknetes Blut, Sperma u. a.) DNA isoliert u. ein DNA-Fingerprint angefertigt werden. Eine Gen-Da-

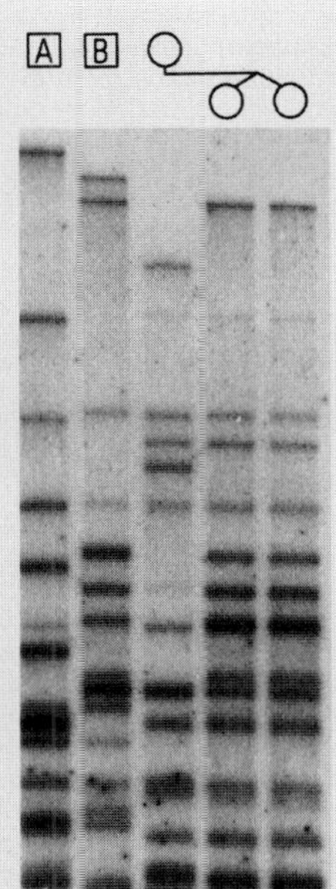

DNA-Fingerprint-Methode:
Untersuchung der DNA von zwei Männern (A und B), die für die Vaterschaft der Zwillinge (rechts) in Frage kommen, und der Mutter (Mitte); die Zwillinge sind eineiig (identisches Bandenmuster), die nicht maternalen Banden stammen vom biologischen Vater (B).

tei zur Registrierung von Schwerverbrechern (insbes. Sexualstraftätern) ist in Vorbereitung.

DNA-Klonierung (gr. klon Zweig, Schößling): (engl.) DNA-cloning; Verfahren der Gentechnologie* zur Selektion u. Züchtung von Zellen, die alle ein ident. fremdes DNA-Fragment enthalten; die Einschleusung fremder DNA in Wirtsbakterien ist z. B. mittels Plasmiden möglich, die zuvor mit den entspr. Bruchstücken einer durch Restriktionsenzyme enzymat. zerlegten chromosomalen DNA, einer in vitro an mRNA synthetisierten bzw. sehr aufwendig chem. synthetisierten DNA (z. B. Insulin-, Interferongene) gekoppelt wurde. Ziel ist die selektive Vermehrung eines DNA-Fragments (Transformation); **med. Anw.:** zur Herstellung therap. wichtiger Proteine (Humaninsulin, Interferon u. a.), Gewinnung von Impfstoffen (insbes. gegen virale Krankheitserreger) u. für diagn. Zwecke (genetische Beratung*, Pränataldiagnostik*).

DNS: Abk. für **D**esoxyribo**n**uklein**s**äure; s. DNA.

Döderlein-Bakterien (Albert S. D., Gyn., München, 1860–1941) f pl: auch Döderlein-Vaginalstäbchen; physiol. Schutzflora (sog. Döderlein-Flora) der Scheide, bestehend aus versch. Laktobazillen (s. Lactobacillus, Bifidobacterium).

Dokumentations|pflicht: die rechtl. Pflicht des behandelnden Arztes zu ordnungsgemäßer Dokumentation aller wesentl. diagn. u. therap. Bewandtnisse, insbes. des Behandlungsverlaufs, z. B. durch Führen einer Krankenakte (eines Krankenblattes, einer Krankenkartei). Die Dokumentation muß vollständig spätestens zum Ende des einzelnen Behandlungsabschnitts vorliegen. Krankenakten sind i. d. R. mind. für die Dauer von 10 Jahren nach Abschluß der Behandlung aufzubewahren, soweit nicht eine längere Aufbewahrung nach ärztl. Erfahrung od. durch bes. gesetzl. Vorschriften (z. B. Strahlenschutzverordnung) geboten ist; die Dokumentation unterliegt der ärztl. Schweigepflicht* sowie ggf. den Datenschutzgesetzen. Unzulänglichkeiten der Dokumentation können im Arztfehlerprozeß zu Beweiserleichterungen zugunsten der Pat. führen. Vgl. Einsichtsrecht, Aufbewahrungsfrist.

Don-Juanismus: bei heterosexuellen Männern vorkommendes abweichendes Sexualverhalten* i. S. der Hypersexualität*, das durch häufigen Wechsel der Partnerinnen u. Bindungsunfähigkeit gekennzeichnet ist. Vgl. Promiskuität.

Donné-Körperchen (Alfred D., Arzt, Paris, 1801–1878): (engl.) Donné's corpuscles; sog. Kolostrumkörperchen; mit Fett beladene Leukozyten. Vgl. Kolostrum.

Dopamin|a|gonisten m pl: Substanzen, die pharmak. die Prolaktin-inhibierende Wirkung des Dopamins imitieren; folgende Medikamente finden **klin. Verw.:** Bromocriptin*, Lisurid*, Metergolin u. Cabergolin*; **Ind.:** Abstillen*, Hyperprolaktinämie bei Sterilität, prämenstruelles Syndrom; **UAW:** Übelkeit, Orthostase, Dysregulation. Vgl. Prolaktinhemmer.

Doppel|fehl|bildung: (engl.) duplication malformation; Ergebnis der unvollständigen Durchschnürung des Embryoblasten im späten Entwicklungsstadium der Blastozyste* (bei vollständiger Durchschnürung entstehen eineiige Zwillinge*); die Embryonen bleiben miteinander verbunden (sog. siamesische Zwillinge) u. haben u. U. gemeinsame Organanlagen. Nach Art u. Ausmaß der Verwachsung werden sie als Thorakopagus, Omphalopagus (s. Abb.), Pygopagus (Steißbein), Kraniopagus usw. bezeichnet. Die Kinder sind z. T. lebensfähig u. können beide eine op. Trennung überleben, sofern lebenswichtige Organe nicht nur einfach angelegt sind. Vgl. Inclusio fetalis.

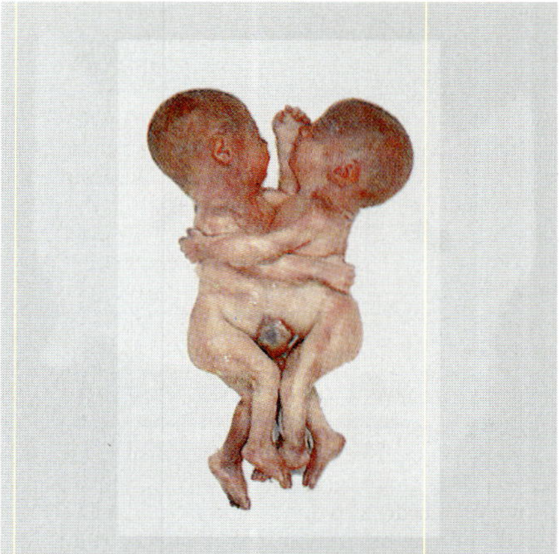

Doppelfehlbildung: an Thorax und Bauch miteinander verbundene „siamesische Zwillinge"; in diesem Fall fanden sich getrennte Anlagen von Herz, Lunge, Magen und Kolon, aber nur eine gemeinsame Leber- und Dünndarmanlage.

Dormant cells: Zellen eines therap. (meist chir.) nicht vollständig beseitigten malignen Tumors, die zu lokalen Spätrezidiven führen können. Vgl. Metastase.

dorso|anterior (lat. dorsum Rücken): gebh. Richtungs- bzw. Lagebezeichnung: der Rücken des Kindes ist nach vorn (zum Bauch der Mutter) gerichtet. Vgl. Kindslage.

dorso|posterior (↑): gebh. Richtungs- bzw. Lagebezeichnung; der Rücken des Kindes ist nach hinten (zum Rücken der Mutter) gerichtet. Vgl. Kindslage.

Dotter|gang: s. Ductus omphaloentericus.

Dotter|sack: (engl.) yolk sac; (embryol.) durch Zellen des Entoderms der Blastozyste* entlang der Heuser-Membran gebildeter flüssigkeitshaltiger Raum (primärer D.; 8. Tag), der sich etwa am 13. Tag vom Zytotrophoblast* ablöst u. als sekundärer D. in der dadurch entstandenen Chorionhöhle liegt. Vgl. Chorion, Ductus omphaloentericus.

Dotter|sack|tumor (lat. tumor Geschwulst) m: syn. endodermaler Sinustumor*.

Douglas-Ab|szeß (James D., Anat., London, 1675–1745; lat. abscessus Eitergeschwür) m: (engl.) Douglas' abscess; Eiteransammlung im Douglas-Raum, v. a. bei Appendizitis, Adnexitis, postop. Nahtinsuffizienz, als Restzustand einer diffusen Peritonitis; **Sympt.:** Miktionsbeschwerden, Tenesmen, ständiger Stuhldrang, Schleimabgang, Stuhlinkontinenz; **Diagn.:** digitale, rektale Austastung mit schmerzhafter, fluktuierender Vorwölbung; **Ther.:** Douglas*-Punktion u. evtl. Drainage, Laparoskopie, Laparotomie.

Douglas-Lavage: Spülung des Douglas-Raumes mittels Douglas-Punktion. Vgl. Lavagezytologie.

Douglas-Punktion (lat. pungere, punctum stechen) f: (engl.) culdocentesis; diagn. od. therap. transvaginale Punktion des Douglas-Raums vom hinteren Scheidengewölbe aus; heute weitgehend durch endoskop. Verf. (z. B. Laparoskopie) verdrängt; **Ind.:** zur Diagn. u. Ther. einer intraabdominalen Blutung od. eines Douglas-Abszesses; als diagn. Möglichkeit bei Sterilität u. Endometriose; **Kompl.:** Blutung, Perforation von Harnblase od. Darmschlingen, Fistelbildung.

Douglas-Raum (James D., Anat., London, 1675–1745): (engl.) Douglas' pouch; der zw. Uterus u. Rektum (Excavatio rectouterina) gelegene tiefste Punkt der Bauchhöhle bei der Frau; beim Mann zw. Harnblase u. Rektum (Excavatio rectovesicalis).

Douglas-Selbst|entwicklung (John D., Gyn., Dublin, 1777–1850): (engl.) Douglas' spontaneous evolution; Selbstentwicklung* bei Querlage* mit Abknickung im oberen Teil der Wirbelsäule.

Douglas|skopie (James D., Anat., London, 1675–1745; gr. skopein schauen) f: (engl.) culdoscopy; syn. Kuldoskopie; endoskop. Betrachtung der Organe im Bereich des Douglas-Raumes von der Vagina her. Heute weitgehend zugunsten der Pelviskopie* verlassen.

Down-Staging: s. Tumorbestrahlung, präoperative.

Down-Syn|drom (John L. D., Arzt, London, 1828–1896) n: syn. Morbus Langdon-Down, Trisomie 21; numer. autosomale Chromosomenaberration; **Formen: 1.** meist klass. Trisomie, d. h. dreifaches Chromosom 21 inf. Non*-disjunction; **2.** Translokation: in wenigen, fam. auftretenden Fällen ist das zusätzl. Chromosom 21 od. ein wesentl. Stück davon an ein anderes Autosom (meist Chromosom 14, 21 od. 22) angeheftet (sog. Translokationstrisomie 21). Beides führt zu einer intra- u. extrauterinen Fehlentwicklung fast sämtl. Gewebe u. Organe, die langsam wachsen, unreif bleiben, schneller altern u. Fehlbildungen aufweisen können. **Häufigkeit:** Die Inzidenz ist mit dem Alter der Mutter korreliert. Bezogen auf alle Altersklassen beträgt sie 1 : 700 Lebendgeborene (35–40jährige Mütter 0,5–1,3 %, 40–45jährige Mütter 1,3–4,4 %); **Klin.:** meist erhebl., aber individuell versch. entwicklungsfähige geistige Behinderung; unterschiedl. ausgeprägte, typ. Dysmorphie (s. Abb.): rundl. Minderwuchs, Brachyzephalie, Mikrozephalie, lateral-kranial ansteigende Lidachsen, Epikanthus, Hypertelorismus, breite Nasenwurzel, tiefsitzende Ohren, meist offener Mund mit vermehrter Speichelsekretion u. großer, gefurchter Zunge; Muskelhypotonie, Cutis laxa, tiefstehender Nabel (oft mit Hernie), Vierfingerfurche in den Handflächen (in ca. 60 %), Einwärtskrümmung (Klinodaktylie) der Endglieder des 5. Fingers, Fußdeformitäten (sog. Sandalenlücke), Unterentwicklung der Kiefer u. Zähne sowie verspäteter knöcherner Schluß der Schädelnähte u. der Fontanelle ohne Verzögerung der Knochenkernentwicklung; Herzfehler in 40–60 % der Fälle (meist Atrioventrikularkanal); Leukämien treten mit zunehmendem Alter überdurchschnittl. häufig auf; **Diagn.:** charakterist. Phänotyp bereits bei Geburt, Brushfield-Flecken in der hellen Iris junger Säuglinge, die sich mit zunehmendem Lebensalter verlieren; **Diagn.:** pränatal durch Amniozentese* od. Chorionzottenbiopsie*; **Progn.:** früher starben 75 % der Pat. vor der Pubertät v. a. inf. erhöhter Infektanfälligkeit; heute werden die Pat. meist älter, 80 % erreichen das 30. Lj.; bei gezielter, frühzeitig begonnener u. individuell angepaßter Förderung sind Kinder mit D.-S. lernfähig u. sozial gut integrierbar; sie können eine gewisse Selbständigkeit erwerben, die u. U. auch den Besuch von Regelschulen erlaubt. Vgl. Trisomiesyndrome.

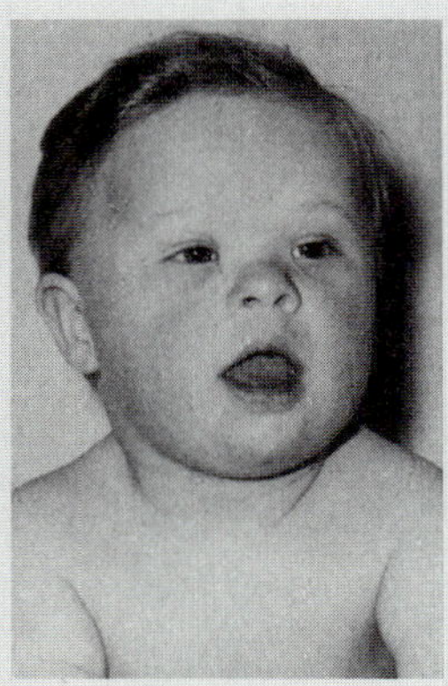

Down-Syndrom

Drang|in|kontinenz (lat. in Um-, Ohn-, Nicht-; continere zusammenhalten, zurückhalten) f: (engl.) urge incontinence; unwiderstehl. Harndrang mit unwillkürl. Urinverlust; häufig kombiniert mit Pollakisurie* u. Nykturie; **Urs.:** Harnweginfektionen, Obstruktionen (Steine, Tumoren), Östrogenmangel im Klimakterium der Frau, Störungen der Innervation od. Sensorik, häufig auch psychosomat. bedingt; **Formen: 1.** sensorische D. mit verfrühtem starkem Füllungsgefühl; **2.** motorische D. mit unwillkürl. Detrusorkontraktionen; **Diagn.:** Urethrozystoskopie, Zystomanometrie, Urinkultur; **Ther.:** bei org. Formen Beseitigung der Urs.; symptomat. mit Sedativa, Blasentraining, Alpharezeptorenblockern. Vgl. Harninkontinenz.

Drei|monats|spritze: (engl.) every-three-month injection; intramuskuläre Applikation von Depotgestagenen* zur hormonalen Kontrazeption*.

Drei|stufen|pille: (engl.) phased oral contraceptive; s. Kontrazeption, hormonale.

Drillinge: (engl.) triplets; s. Mehrlinge.

Driscoll-Syn|drom n: s. Lucey-Driscoll-Syndrom.

Drüsen|lappen: s. Lobus glandulae mammariae.

Dubin-Johnson-Syn|drom (Isidore D., Pathol., Washington, 1913–1980; Frank B. J., Pathol., Washington, geb. 1919) n: seltene, meist bei Jugendl. u. jungen Erwachsenen auftretende, autosomal-rezessiv erbl. Exkretionsstörung von Bilirubin in die Gallengänge (bei ungestörter Bilirubinkonjugation) mit Hyperbilirubinämie u. Ablagerung eines braunschwarzen Pigments in der häufig vergrößerten Leber; Verlauf asymptomat. od. mit uncharakterist. Oberbauchbeschwerden. Bei Frauen tritt häufig in der SS u. bei hormonaler Kontrazeption* ein Ikterus auf; **Progn.:** gut, keine Ther. erforderlich.

Cave: das Dubin-Johnson-Syndrom ist eine strenge Kontraindikation für die Einnahme von Östrogenen zur hormonalen Kontrazeption.

Duchenne-Erb-Lähmung (Guillaume B. D., Neurol., Paris, 1806–1875; Wilhelm H. E., Neurol., Heidelberg, 1840–1921): syn. obere Armplexuslähmung*.

Ductuli trans|versi ep|oo|phori (lat. ductus Gang) m pl: s. Parovarium.

Ductus ep|oo|phori longitudinalis (↑) m: Längsgänge des Epoophorons; s. Gartner-Gänge.

Ductus lactiferi (↑) m: sog. Milchgänge; die 15–20 Ausführungsgänge der Brustdrüse (je einer aus jedem Drüsenlappen), die sich unterh. der Brustwarze zu den 5–8 mm weiten, während der Laktation* als kleine Milchbehälter dienenden Milchsäckchen (Sinus lactiferi) erweitern u. in Höhe der Warzenbasis wieder zu den auf der Warzenspitze in die sog. Milchporen mündenden Ausführungsgänge verengen.

Ductus meso|nephricus (↑) m: Urnierengang; s. Wolff-Gang.

Ductus omphalo|entericus (↑) m: Ductus vitellinus, Dottergang; Verbindung zw. Ileum u. Nabel, verläuft in der Nabelschnur; entsteht bei der Abschnürung des Darmrohrs vom Dottersack* aus der ursprüngl. weiten Öffnung zw. beiden. Störungen der normalen Rückbildung nach dem Embryonalleben können zu einer Fehlbildung führen (s. Abb.).

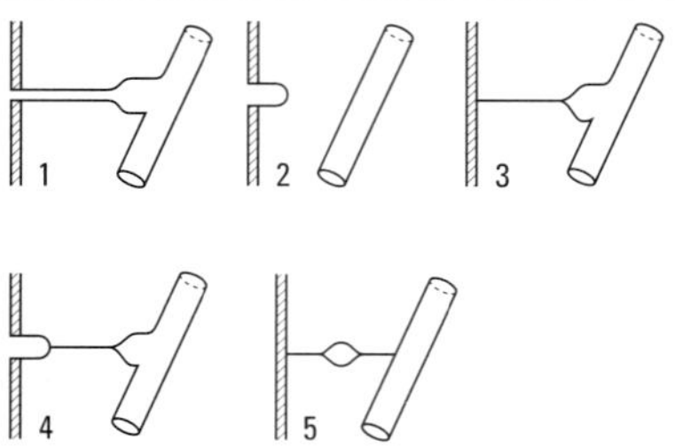

Ductus omphaloentericus: Rückbildungsstörungen: 1: vollständige Nabelfistel; 2: unvollständige Nabelfistel; 3: Meckel-Divertikel; 4: Nabelzyste; 5: Ligamentum terminale

Ductus para|meso|nephricus (↑) m: Müller*-Gang.

Ductus para|urethrales (↑) m pl: Skene*-Gänge.

Ductus venosus Arantii (↑; Giulio Cesare Aranzio, Anat., Bologna, 1530–1589) m: im Pränatalkreislauf bestehende Verbindung zw. Nabelvene u. unterer Hohlvene; obliteriert nach der Geburt zum Lig. venosum der Leber. Vgl. Blutkreislauf.

Ductus vitellinus (↑) m: syn. Ductus* omphaloentericus.

Dührssen-Schuchardt-Schnitt (Jacob D., Gyn., Berlin, 1862–1933; Karl Sch., Chir., Stettin, 1856–1901): s. Schuchardt-Schnitt.

Duffy-Blut|gruppen: (engl.) Duffy's blood groups; Symbol Fy; Blutgruppensystem, dessen antithet. Hauptantigene Fy^a bzw. Fy 1 u. Fy^b bzw. Fy 2 durch kodominante Allele determiniert werden; bei Homozygotie tragen die Erythrozyten weder Fy^a- noch Fy^b-Antigen. Diese Erythrozyten werden von Plasmodium vivax nicht befallen, was das häufige Vork. des homozygoten Phänotyps $Fy^{(a-b-)}$ bei Schwarzen (ca. 68 %) erklären könnte (Selektionsvorteil). Antikörper (Anti-Fy^a häufiger als Anti-Fy^b) werden selten gefunden, können aber schwere Transfusionszwischenfälle u. einen Morbus* haemolyticus neonatorum verursachen. Vgl. Blutgruppen.

Dukt|ek|tasie (lat. ductus Gang; gr. ektasis Ausdehnung, Erweiterung) f: Erweiterung eines Ganges, i. e. S. eines Milchganges der weibl. Brust (Befund i. R. einer Galaktographie*).

Duktu|graphie (↑; gr. graphein schreiben) f: syn. Galaktographie*.

Duncan-Modus (James D., Gyn., Edinburgh, 1826–1890) m: (engl.) Duncan mechanism; Form der Plazentalösung*; die unteren Teile der Plazenta lösen sich zuerst (s. Abb.), bes. dann, wenn die Plazenta über Eck (Tubenecke) inserierte. Vgl. Schultze-Modus.

Duplex|sono|graphie (lat. duplex doppelt; sonare tönen; gr. graphein schreiben) f: Kombination aus Impulsechoverfahren (B-Bild) u. Dauerschallverfahren (Doppler) der Ultraschalldiagnostik* zur gleichzeitigen Untersuchung von Weichteilstrukturen u. des Blutstroms; bei der farbkodierten D. (syn. Angiodynographie) wird die Richtung des Blutstroms in bezug auf den Schallkopf durch unterschiedl. Farben sichtbar gemacht.

Duplikation (lat. duplicare verdoppeln) f: (engl.) duplication; strukturelle Chromosomenaberration; ein Chromosomenabschnitt ist doppelt vorhanden, der nach Deletion* des homologen Chromosoms übertragen wurde.

Durchbruch|blutung: (engl.) breakthrough bleeding; uterine Blutung von Menstruationsstärke bei gleichbleibender, aber für die Erhaltung einer intakten Uterusschleimhaut nicht ausreichender Konz.

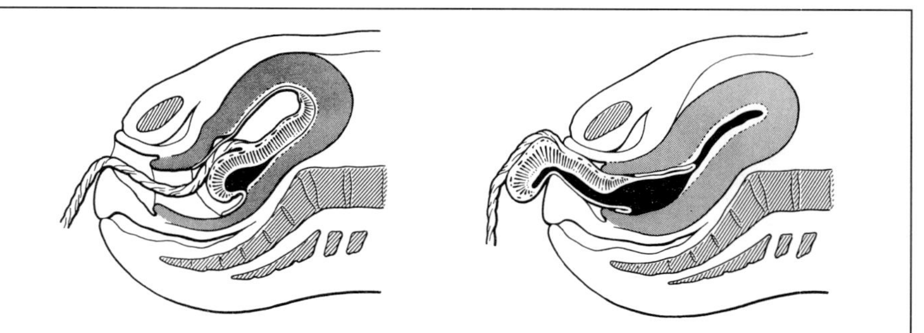

Duncan-Modus der Plazentalösung

endogener od. exogener Sexualhormone; schwächere Blutungen werden als Schmierblutung* bez.; **Urs.:** rel. Östrogenmangel am Endometrium bzw. Gestagenentzugsblutung; **Vork.:** unter kontinuierl.-kombinierter Hormonersatztherapie bzw. hormonaler Kontrazeption* (Gestagenmonotherapie). Vgl. Abbruchblutung, Follikelpersistenz.

Durchmesser, abdomino|trans|versaler: Abk. ATD; s. Fetometrie

Durchmesser, bi|parietaler: (engl.) biparietal diameter; Abk. BPD, auch BIP; Abstand der beiden Scheitelbeine; größter querer Schädeldurchmesser, beim Neugeborenen ca. 9,5 cm. Vgl. Kephalometrie, intrauterine; Fetometrie.

Durchmesser, bi|temporaler: (engl.) bitemporal diameter; Abstand der äußersten Punkte der beiden Schläfenbeine; kl. querer Durchmesser des Schädels, beim Neugeborenen ca. 8 cm. Vgl. Kopfumfang, kindlicher.

Durchtritts|ebene: Planum; (gebh.) Ebene, mit der der kindl. Kopf bei der Geburt durch den Geburtskanal tritt.

Dydro|gesteron (INN) n: 9β,10α-Pregna-4,6-dien-3,20-dion (IUPAC); dem Progesteron sehr verwandtes synthet. Gestagen ohne östrogene od. androgene Eigenschaften; **Verw.:** zur Hormonsubstitution im Klimakterium, bei Endometriose*, Corpus*-luteum-Insuffizienz (ohne thermogenet. Effekt auf den Verlauf der Basaltemperaturkurve). Vgl. Gestagene.

Dys|funktion, e|rektile (gr. dys- Miß, un-) f: (engl.) male erectile disorder; syn. Erektionsstörung*.

Dys|funktion, sexuelle (↑) f: syn. sexuelle Funktionsstörung*

Dys|genesie (↑; gr. genesis Entstehung, Erzeugung) f: (engl.) dysgenesis; anlagebedingte Fehlentwicklung eines Organs od. Organteils.

Dys|germinom (↑; lat. germen Keim) n: (engl.) dysgerminoma; makroskop. solider, mäßig weicher, bis kopfgroßer, von den Urkeimzellen abstammender Tumor (daher doppelter DNA-Gehalt der Tumorzellen) von hoher Malignität; häufige Form der malignen Ovarialtumoren*; **Vork.:** 10 % bilateral; v. a. im Jugendalter (ca. 50 % der Pat. sind unter 20 Jahre), später selten; **Ther.:** Adnexektomie (evtl. nur einseitig), ggf. Hysterektomie; adjuvant Chemotherapie bzw. Bestrahlung (sehr strahlensensibel). Vgl. Seminom.

Dys|karyose (↑; gr. karyos Nuß, Kern) f: syn. Kernatypie*.

Dys|maturität (↑; lat. maturitas Reife) f: syn. pränatale Dystrophie; s. Mangelentwicklung, intrauterine.

Dys|melie (↑; gr. melos Glied) f: (engl.) dysmelia; Störung der Extremitätenentwicklung; die sensible Phase für die Extremitäten liegt zw. dem 29. u. 46. Tag der SS; exogene Noxen (O_2-Mangel, Pharmaka u. a.) können je nach Zeitpunkt u. Dauer des Einwirkens versch. Störungen verursachen (s. Abb.): **1. Amelie:** Fehlen einer ganzen Extremität (Arm od. Bein), wobei meist auch der angrenzende Schulter- od. (seltener) Beckenteil hypoplast. ist; manchmal sind bürzelförmige Weichteilknospen am Schulter- bzw. Hüftgelenk angelegt. Determinationszeit: 29.–38. Tag; **2. Phokomelie:** Fehlbildung, bei der die Hände bzw. Füße unmittelbar an den Schultern bzw. Hüften ansetzen; Determinationszeit: 29.–32. Tag; **3. Ektromelie:** größte Gruppe der Extremitätenfehlbildungen; Hypo- u. Aplasien von einzelnen od. mehreren Röhrenknochen mit konsekutiver Fehlstellung der Gliedmaßen. Wenn zw. dem Schultergelenk u. der

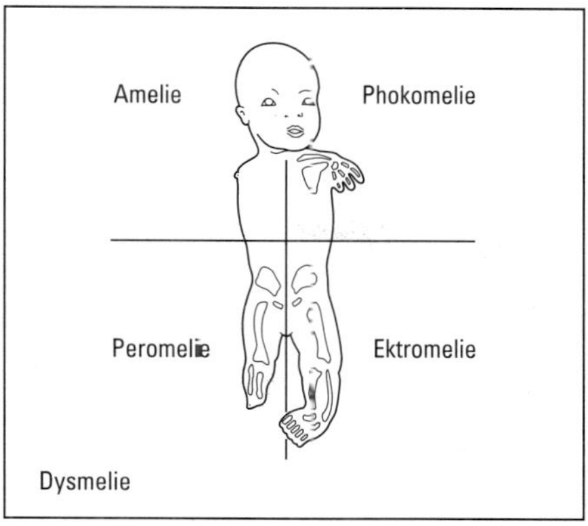

Handwurzel nur ein Schaltknochen ausgebildet ist, spricht man auch von phokomeler Ektromelie; **4. Peromelie:** intrauterine Stumpfbildung einer Gliedmaße; **5. Rhizomelie:** die rumpfnahen Extremitätenanteile betreffende Fehlbildung.

Dys|melie|syndrom (↑; ↑) n: syn. Thalidomid*-Embryopathie.

Dys|menor|rhoe (↑; gr. men, menos Monat; rhoe Fluß) f: (engl.) dysmenorrhoea; primär (seit der Menarche) od. sek. schmerzhafte Menstruation* (i. d. R. nur bei ovulator. Zyklen); oft verbunden mit Hypermenorrhoe* od. Zusatzblutungen*; **Urs.: 1.** org.: z. B. bei Endometriose*, Tumor, Entz., Zervixstenose, Uterusfehlbildung, genitaler Hypoplasie, Intrauterinpessar; **2.** funkt.: v. a. hormonale u. vegetative Störungen, Störungen des Prostaglandinstoffwechsels.

Dys|menor|rhoea membranacea (↑; ↑; ↑) f: schmerzhafter Abgang von Gebärmutterschleimhaut (als zusammenhängende Schleimhaut od. in größeren Gewebestücken) während der Menstruation*. Vgl. Dysmenorrhoe.

Dys|onto|genie (↑; gr. on, ontos Wesen; genesis Entstehung, Erzeugung) f: (engl.) dysontogeny; Störung der Ontogenese, die zu einer Embryopathie* od. Fetopathie* führen kann.

Dys|ostosis (↑; gr. osteon Knochen) f: Störung der Knochenbildung bzw. des Knochenwachstums inf. einer pränatal bedingten Entwicklungsstörung; **Einteilung: 1.** nach ihrer Lok. an best. Knochenbildungszentren sowie in Abhängigkeit vom Stadium der Ossifikation, in dem es zur Entwicklungsstörung kommt: desmale Dysostose bei D. cleidocranialis (Fehlen der Knochenbildung) od. D. craniofacialis (verfrühte Nahtsynostose der Schädelknochen); enchondrale D., die vorwiegend epiphysär (multiple epiphysäre Dysplasie) od. metaphysär (Chondrodysplasia metaphysaria) auftritt, jedoch wie bei der D. multiplex auch mit periostaler Ossifikationsstörung kombiniert sein kann; **2.** nach ihrer hauptsächl. Lok. im Skelett, z. B. überwiegend am Schädel bei Akrozephalopolysyndaktylie-Syndromen, als D. acrofacialis, D. craniofacialis, D. mandibulofacialis u. bei Gesichtsspalten*.

Dys|pareunie (↑; gr. pareunos Lagergenosse) f: (engl.) dyspareunia; ursprüngl. das Nichtzusammenpassen in der Ehe; heute unpräzise Sammelbez. für Schmerzen (bei Mann u. Frau) während des Koitus*. Vgl. Algopareunie.

Dys|phagie, a|tonisch-hyper|tonische (↑; gr. phagein fressen) f: (engl.) atonic-hypertonic dysphagia; Säuglingserkrankung durch Störung vegetativer Funkt. mit Erbrechen.

Dys|plasie (↑; gr. plassein bilden) f: (engl.) dysplasia; **1.** Fehlbildung od. Fehlentwicklung eines Gewebes od. Organs mit unzureichender Differenzierung; **2.** unterschiedl. schwere, prinzipiell reversible Zellatypien in Verbindung mit einem gestörten Epithelaufbau; eine epitheliale D. gilt als fakultative Präkanzerose*; **Einteilung** nach dem Schweregrad: **a)** leichte D.: verzögerte Zellreifung bei erhaltener Schichtung u. Polarität der Epithelzellen; **b)** mittelschwere D.: vermehrt Mitosen im basalen Epitheldrittel, polymorphe u. hyperchromat. Zellkerne; **c)** schwere D.: nur in den oberen Epithelschichten ausdifferenzierte, sonst atyp. Zellen mit deutl. Kernpolymorphie*; fließender Übergang zum Carcinoma* in situ. Vgl. CIN, VaIN, VIN.

Dys|plasie, mammo|renale (↑; ↑) f: s. Syndrom, mammorenales.

Dys|raphie|syn|drome (↑; gr. raphe Naht) n pl: (engl.) dysrhaphic syndromes; auch dysrhaphische Störungen; angeb. Entwicklungsstörungen der Neuralanlage mit unvollständigem Verschluß des Neuralrohrs; **Einteilung: 1.** Schädelweichteildefekte mit Lückenbildung in der vorderen Mittellinie des Gesichts; s. Gesichtsspalten; **2.** Schädeldachdefekte mit sog. Lückenschädel od. Wolkenschädel; **3.** Verschlußstörung des Schädels bzw. der Wirbelsäule mit sehr unterschiedl. Schweregraden (Akranie*, Anenzephalie*, Kranioschisis*, Spina* bifida, Meningomyelozele*); **4.** Fistel- od. Zystenbildung mit versch. klin. Sympt. in den abhängigen Bereichen (Haarwuchs- u. Pigmentanomalien, Gefäßveränderungen, chron.-rezidiv. Entz.).

Dys|tokie (↑; gr. tokos Geburt) f: (engl.) dystocia; gestörter Geburtsverlauf inf. mechan. (z. B. Beckendystokie), org. od. funkt. Urs. (Wehendystokie*, Zervixdystokie*); **Häufigkeit:** bei ca. 6 % aller Entbindungen. Vgl. Schulterdystokie, Risikogeburt.

Dys|trophia adiposo|genitalis (↑; gr. trophe Nahrung) f: syn. Fröhlich*-Syndrom.

Dys|trophie, prä|natale (↑; ↑) f: auch fetale Dystrophie; syn. intrauterine Mangelentwicklung*.

Dys|urie (↑; gr. ouron Harn) f: (engl.) dysuria; erschwerte (schmerzhafte) Blasenentleerung, oft in Komb. mit Pollakisurie*; **Urs.:** v. a. Harnabflußbehinderungen, Harnweginfektion*, seltener neurol., funkt. od. psychogen bedingt. Vgl. Blasenentleerungsstörungen.

DZ: Abk. für **D**epressions**z**ustand* des Neugeborenen.

Early pregnancy factor (engl.): Abk. EPF*.

Ec|lampsia (gr. eklampein aufleuchten) f: s. Eklampsie, Gestose.

Edwards-Syn|drom (John H. E., Humangenet., Oxford, geb. 1928) n: (engl.) trisomy 18; syn. Trisomie 18; komplexes Fehlbildungssyndrom inf. einer autosomalen Trisomie der Chromosomengruppe F (Chromosom 18); **Häufigkeit:** ca. 1 : 5000 Lebendgeborene; **Sympt.:** sehr variabel, hervorzuheben sind primordialer Minderwuchs, typ. Gesichtsdysmorphien u. eine eigenartige Fingerhaltung mit Beugekontrakturen der Fingergelenke, wobei Daumen u. Kleinfinger die anderen Finger kreuzen; schwere psychomotor. Retardierung; **Progn.:** infaust; Letalität im 1. Lj. ca. 90 %. Vgl. Trisomiesyndrome.

EE: Abk. für **E**thinyl**e**stradiol*.

EEC-Score: Abk. für Score nach der **E**ndoscopic-**E**ndometriosis-**C**lassification; klin. Einteilung der Endometriose*; heute v. a für die klin.-endoskop. Diagn. genutzt, für wiss. Zwecke ist der AFS*-Score besser geeignet.

Ef|fekt, thermo|genetischer m: s. Basaltemperatur.

Ef|fluvium (lat. effluvium Erguß, Ausfall) n: Erguß, Ausfall; s. Alopezie, Ejakulation.

EGF: Abk. für (engl.) **e**pidermal **g**rowth **f**actor; epidermaler Wachstumsfaktor; Polypeptid, MG 6045; wirkt über einen spezif. transmembranösen Rezeptor mitogen auf ekto-, ento- u. einige mesodermale Zellen; EGF-Rezeptoren wurden u. a. im Tumorgewebe von Zervix-, Ovarial- u. Vulvakarzinomen gefunden. Etwa 20 % der Östrogenrezeptor-negativen Mammakarzinome (vgl. Hormonrezeptoren) zeigen einen positiven EGF-Rezeptorbefund, was eine Aussage über deren Metastasierungspotential bzw. über die Abhängigkeit des Tumorwachstums vom EGF erlaubt. **Vork.** in den meisten Körperflüssigkeiten (1 – 800 ng/ml).

Eier|stock: (anat.) Ovarium*.

Eier|stock|entzündung: Oophoritis*.

Eier|stock|geschwülste: s. Ovarialtumoren.

Eier|stock|krebs: Ovarialkarzinom; s. Ovarialtumoren.

Ei|häute: (engl.) foetal membranes; s. Abb.; sek. Eihüllen, die am Rand der Plazenta* ansetzen, bestehend aus zwei fetalen (Amnion*, Chorion*) u. einer mütterl. Schicht (Dezidua*); die E. umschließen Frucht u. Fruchtwasser.

Ei|hülle: syn. Oolemma*.

Ei|leiter: (engl.) fallopian tube, oviduct; Tuba uterina Fallopii, Tube; vom Fundus des Uterus in die unmittelbare Nähe der Ovarien führender, etwa 15 cm langer schlauchförmiger Verbindungskanal, der der Aszension der Spermien, der Aufnahme u. dem Transport der Eizelle sowie nach erfolgter Befruchtung der Ernährung u. dem Transport der Zygote* zum Uterus* dient; **Abschnitte:** lateral erweitert sich die Pars ampullaris trichterförmig zum Infundibulum tubae, das in einem Kranz von fingerartigen Fransen (Fimbriae) ausläuft u. die Öffnung zur Bauchhöhle (Ostium abdominale) bildet. Die Fimbrien umfassen während der Ovulation* das Ovarium* u. nehmen die Eizelle nach dem Follikelsprung auf. Uteruswärts folgt der engere Isthmus tubae, der in die in der Uteruswand gelegene Pars uterina tubae übergeht. Letztere mündet mit dem Ostium uterinum tubae in das Cavum uteri; **Histol.** (s. Abb.): die als Plicae tubariae längsgefaltete Schleimhaut (Tunica mucosa) trägt im einschichtigen kub. bis zylindr. Epithel in zyklusabhängig wechselnden Anteilen Drüsen- u. Flimmerzellen, letztere mit uteruswärts schlagenden Kinozilien, die den gegen den Sekretstrom anschwimmenden Spermien die Orientierung

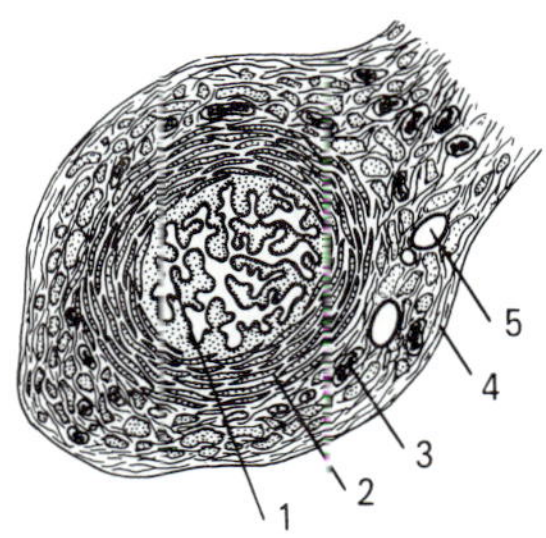

Eihäute:
1: Amnion; 2: Chorion u. Decidua capsularis; 3: Stratum compactum der Decidua vera; 4: Stratum spongiosum der Decidua vera; 5: Muscularis uteri

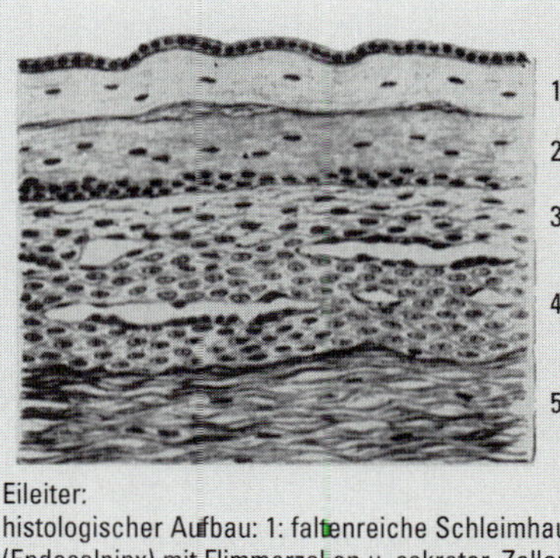

Eileiter:
histologischer Aufbau: 1: faltenreiche Schleimhaut (Endosalpinx) mit Flimmerzellen u. sekretor. Zellen; 2 u. 3: Muscularis (Myosalpinx), innen in flacheren, außen in steilerer Windungen angeordnet; 4: Serosa (Perisalpinx); 5: Blutgefäße

erleichtern. In der zum Uterus hin stärker entwickelten Tunica muscularis läßt die spiralig in unterschiedl. Steigungsgraden angeordnete glatte Muskulatur unscharf eine mittlere Ringschicht von einer inneren u. äußeren Längsschicht unterscheiden. Die lockere Tela subserosa wird von der Tunica serosa, dem Peritoneum der im freien Oberrand des Ligamentum latum uteri verlaufenden (intraperitoneal liegenden) Tube, überkleidet. Org. bzw. funkt. Alterationen der E. (z. B. abgelaufene Entz.) können schwerwiegende Auswirkungen haben, z. B. Sterilität*, Begünstigung einer Tubargravidität*. Vgl. Tubenchirurgie, Tubensterilisation.

Ei|leiter|durchblasung: Pertubation*, Chromopertubation*, Hydropertubation*.

Ei|leiter|entzündung: Salpingitis*.

Ei|leiter|plastik f: syn. Salpingoneostomie*.

Ei|leiter|schwangerschaft: Tubargravidität*; häufigste Form der ektopen Gravidität*.

Einheit, feto|plazentare: (engl.) foetoplacental unit; funkt. endokrine Einheit von Fetus* u. Plazenta*; eigentlich feto-plazento-maternale Einheit, da es sich bei der Plazenta hinsichtl. der Synthese von Steroidhormonen (Östrogenen, Progesteron) um eine unvollkommen hormonbildende Drüse handelt, die auf Anlieferung höhermolekularer Vorstufen von seiten des Feten u. der Mutter angewiesen ist. Vgl. Plazentahormone.

Ein|monats|pille: s. Kontrazeption, hormonale.

Ein|monats|spritze: s. Kontrazeption, hormonale.

Ein|phasen|prä|parate n pl: s. Kontrazeption, hormonale.

Ein|schluß|körperchen|krankheit: syn. Zytomegalie*.

Ein|schluß|kon|junktivitis (lat. coniugatio Verbindung) f: (engl.) inclusion conjunctivitis of the newborn; Konjunktivitis bei Neugeborenen mit Nachw. von Einschlußkörperchen, die denjenigen des Trachoms gleichen (sog. Paratrachom); keine Hornhautbeteiligung; **Err.:** Chlamydia* trachomatis (Serotyp D-E-K), resistent gegen i. R. der Credé*-Prophylaxe verabreichtes $AgNO_3$; Übertragung bei bestehender Inf. der Mutter unter der Geburt (Inkubationszeit 6–10 Tage); **Ther.:** lokal u. system. Erythromycin (Pneumonieprophylaxe); **DD:** Gonoblennorrhoe* (Inkubationszeit 1–3 Tage).

Ein|schneiden: (engl.) crowning; Sichtbarwerden des vorangehenden Kindsteils zw. den Schamlippen unter der Geburt*.

Ein|sichts|recht: (engl.) right to inspect records; nach geltender Rechtsprechung dem Pat. zugesprochenes Recht (aus Vertrag, § 810 BGB), grundsätzl. (auch außerh. eines Rechtsstreits) Einsicht in die ihn betreffenden Krankenunterlagen zu nehmen, soweit es sich bei den Aufzeichnungen um objektivierbare, naturwissenschaftl. Befunde u. Behandlungsfakten handelt; dies gilt grundsätzl. auch für den psychiatr. Patienten. Die Einsichtnahme kann auch durch einen zugezogenen Rechtsanwalt od. Arzt des Vertrauens erfolgen. Ablichtungen sind dem Pat. gegen Kostenerstattung auszuhändigen. In best. Fällen besteht neben dem E. entspr. der Datenschutzgesetzgebung eine Auskunftsverpflichtung der speichernden Stelle dem Pat. gegenüber (s. Auskunftsanspruch). Vgl. Dokumentationspflicht.

Ein|stellung: (engl.) presentation; Beziehung des vorangehenden Kindsteils zum Geburtskanal; sie ist das Resultat aus Haltung u. Stellung. Vgl. Kindslage.

Ein|stellungs|an|omalien (gr. anomalia Ungleichheit) f pl: (engl.) anomalies of presentation; von der vorderen Hinterhauptlage abweichende, regelwidrige Kindslagen (ca. 8 %); z. B. hoher Geradstand*, Scheitelbeineinstellung (s. Asynklitismus), tiefer Querstand*, hintere Hinterhauptlage*, Schulterdystokie*. Vgl. Kindslage.

Ein|stufen|pille: s. Kontrazeption, hormonale.

Ein|tags|fieber: s. Endometritis puerperalis.

Ein|willigung: (engl.) consent; prinzipiell erforderl. Zustimmung der Pat. zu einer geplanten diagn. od. therap. Maßnahme, durch die der ärztl. Heileingriff jurist. gerechtfertigt wird. Auch bei med. Notwendigkeit darf der Arzt einen Eingriff ausschl. in den Grenzen ausführen, die ihm die E. der Pat. setzt (s. Selbstbestimmungsrecht). Die Ind. ohne E. rechtfertigt den Arzt grundsätzl. ebensowenig wie die E. ohne Indikation. Die rechtswirksame E. erfordert die Entschlußfähigkeit der Pat. u. deren Kenntnis aller erhebl. Umstände (sog. Informed consent), die ihr die Aufklärung (vgl. Aufklärungspflicht) zu vermitteln hat. Bei Einwilligungsunfähigen bedarf es der Einwilligung des gesetzl. Vertreters (Eltern, Vormund, Ergänzungspfleger; bei Volljährigen: Betreuer; s. Betreuung), wobei die Frage nach der Einwilligungsfähigkeit Schwierigkeiten bereiten kann. Sie beinhaltet die durch den Arzt in jedem Fall zu prüfende Reife u. Fähigkeit der Pat., die Tragweite des ärztl. Eingriffs für Körper, Beruf u. Lebensglück zu ermessen u. danach selbstverantwortl. Entschlüsse zu fassen. Fehlt sie, hat der Arzt, wenn Zeit dafür bleibt u. kein gesetzl. Vertreter vorhanden ist, einen Ergänzungspfleger od. Betreuer beim Vormundschaftsgericht bestellen zu lassen, der dann für die Pat. einwilligen kann. Bei Minderjährigen wird die Einwilligungsfähigkeit im Hinblick auf Op. die Ausnahme bilden. Bei schwerwiegenden Eingriffen u. in Zweifelsfällen sollten daher immer auch die Eltern um ihre E. gefragt werden. Verweigern die Eltern mißbräuchl. einen erforderl. Eingriff, so muß sich der Arzt an das Vormundschaftsgericht wenden (§ 1666 BGB); bleibt dafür keine Zeit, steht ihm der Rechtfertigungsgrund des § 34 StGB (Notstand) zur Seite. Bei bewußtlosen Pat. kommt in Notfällen (bei unaufschiebbaren Eingriffen od. bei unvorhergesehen notwendig gewordener Operationserweiterung) die mutmaßl. Einwilligung in Betracht. Vgl. Körperverletzung.

Eisen|mangel|an|ämie (gr. haima Blut) f: (engl.) iron-deficiency anaemia; häufigste Form der Anämie*, bei der v. a. die Synthese von Häm u. damit von Hb inf. Eisenmangels behindert ist; **Folge:** verminderter Hämoglobingehalt aufgrund einer zusätzl. gestörten Erythropoese mikrozytären Erythrozyten (hypochrome mikrozytäre Anämie); **Urs.: 1.** akute od. chron. Blutverluste; **a)** physiol. (Menstruation*); **b)** pathol. (am häufigsten gastrointestinale Blutungen);

Cave: ein Eisendefizit manifestiert sich klinisch oft erst mit einer gewissen Latenz nach Verbrauch des in Form von Hämosiderin u. Ferritin im Körper gespeicherten Eisens (ca. 20 % des Gesamteisens). Daher sind viele Patientinnen an diesen Zustand adaptiert u. oft ohne Beschwerden.

2. ungenügende Nahrungseisenzufuhr (evtl. bei Vegetariern); **3.** erhöhter Eisenbedarf (v. a. während Wachstum, SS u. Stillperiode); **4.** Eisenresorptionsstörungen; **5.** Eisenverteilungsstörungen (z. B. bei chron. Inf. bzw. Tumoren); **6.** Eisentransport- u. -verwertungsstörungen; **Klin.:** neben den allg. Sympt. einer Anämie u. ggf. des Grundleidens können Kopfschmerzen, Appetitlosigkeit, Diarrhoe, Obstipation u. Flatulenz sowie als Zeichen gestörter zellulärer Funktionen trockene u. spröde Haut, brüchige Haare u. Nägel (selten Koilonychie), eine Atrophie der Nasenschleimhaut, Mundwinkelrhagaden, Zungenbrennen, eine Glossitis mit Papillenatrophie, Schluckbeschwerden, eine atroph. Gastritis u. leichte Vitiligo auftreten; **Diagn.:** im peripheren Blutbild Aniso-, Poikilo- u. Anulozytose, mittleres korpuskuläres Hb (Abk. MCH) 30 pg, mittleres korpuskuläres Volumen (Abk. MCV) 80 μm^3 (fl), Retikulozytenzahl normal od. gering erhöht; Hämoglobin, Eisen u. Ferritin im Plasma vermindert, Transferrin u. Eisenbindungskapazität erhöht; im Knochenmark Zeichen einer gesteigerten Erythropoese (Normoblasten) u. Verminderung der Sideroblasten; **DD:** v. a. Thalassämie, sideroachrest. Anämie; **Ther.:** **1.** Ausschaltung der Urs. des Eisenmangels (Grundleiden!); **2.** Ausgleich des Eisendefizits, möglichst oral mit 2wertigen Eisenverbindungen; parenterale Eisenzufuhr (3wertige Eisenverbindungen i. v. od. i. m.) wegen UAW nur in Ausnahmefällen; **3.** Bluttransfusion (nur selten erforderl.).

Ei|sprung: Ovulation*.

Ei|wanderung: auch Eitransport; Fortbewegung der Zygote* im Eileiter* (durch Tubenbewegung, -sekretion u. Flimmerschlag unter Steuerung durch die Ovarialhormone) in Richtung Uteruskavum; **Dauer:** etwa 3–4 Tage; die Zygote durchläuft während der E. mehrere Teilungsstadien (s. Furchung); Nidation* im Stadium der Blastozyste* etwa 6 Tage nach der Ovulation. Bei gestörter Eileiteranatomie od. -funktion Gefahr der ektopen Gravidität*.

Ei|zelle: (engl.) ovum; Ei; weibl. Keimzelle (s. Abb.); entwickelt sich aus diploiden Urkeimzellen im Ovarium durch Oogenese* u. Follikelreifung* zur befruchtungsfähigen Gamete mit einfachem Chromosomensatz. Die nach der Ovulation* vom Infundibulum des Eileiters aufgenommene E. ist von einer Membran (Oolemma*) u. einer Zellschicht (Corona radiata) umgeben. Falls eine Befruchtung stattfindet, beendet die E. ihre zweite Reifungsteilung u. wird als Zygote in das Uteruslumen transportiert (sog. Eiwanderung*); falls keine Befruchtung erfolgt, geht die E. etwa 24 Std. nach der Ovulation zugrunde.

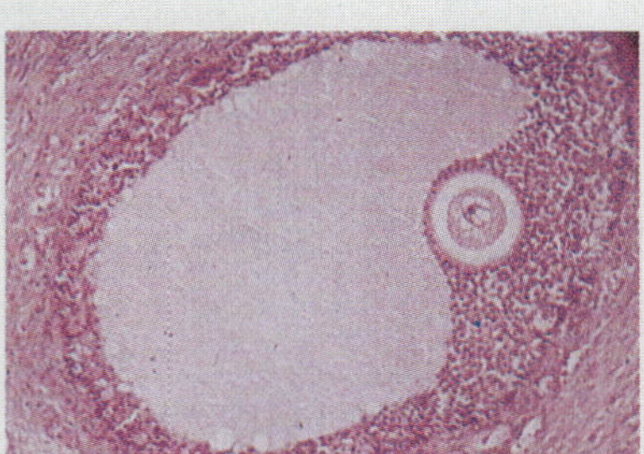

Eizelle:
Tertiärfollikel mit Cumulus oophorus u. in diesem gelegener Eizelle

E|jaculatio (lat. eiaculari hinausschleudern) f: Ejakulation*.

E|jaculatio prae|cox (↑) f: (engl.) premature ejaculation; vorzeitiger Samenerguß; sexuelle Funktionsstörung* mit unbefriedigender Kontrolle des Mannes über den Zeitpunkt seines Orgasmus*; kann durch geeignete Verf. (z. B. Squeeze*-Technik) gebessert werden.

E|jaculatio retarda (↑) f: (engl.) delayed ejaculation; sexuelle Funktionsstörung*, bei der Ejakulation* u. Orgasmus* subj. als zu spät eintretend empfunden werden.

E|jakulat (↑) n: (engl.) ejaculate; s. Sperma, Sperma-Untersuchung.

E|jakulation (↑) f: (engl.) ejaculation; syn. Effluvium seminis; Samenerguß beim Orgasmus* des Mannes; fehlt beim Orgasmus vor der Pubertät u. bei retrograder Ejakulation*. Bei einigen Frauen kommt es beim Orgasmus ebenfalls zu einer E. aus Paraurethraldrüsen (sog. weibliche E.; vgl. Gräfenberg-Zone).

E|jakulation, retro|grade (↑) f: (engl.) retrograde ejaculation; sog. trockener Orgasmus; Samenerguß in die Harnblase durch fehlenden Verschluß des Blasenausgangs beim Orgasmus; **Diagn.:** Spermaturie* nach Masturbation; **Ther.:** nur bei (unerfülltem) Kinderwunsch mit Alphasympathomimetika od. Imipramin, da i. d. R. das Orgasmusgefühl nicht beeinträchtigt ist; alternativ: Insemination* mit aus der Harnblase über einen Katheter entnommenen u. gewaschenen Spermien.

E|jakulations|störung (↑): (engl.) deficient ejaculation; s. Funktionsstörung, sexuelle.

EKG: Abk. für Elektrokardiogramm; s. Elektrokardiographie, fetale.

Ek|lampsie (gr. eklampein aufleuchten) f: (engl.) eclampsia; Auftreten charakterist. ton.-klon. Krämpfe mit u. ohne Bewußtseinsverlust im Verlauf einer schweren Präeklampsie (s. Gestose). Die Anfälle (Eclampsia convulsiva) treten zwar oft blitzartig, meist jedoch nicht ohne **Prodromalsymptome** (drohende E., Eclampsia imminens) auf: rascher Blutdruckanstieg mit starkem Kopfschmerz (meist frontal), Flimmern vor den Augen, Doppelt- u. Nebligsehen, ferner Magendruck u. Brechreiz; betroffen sind zu 80 % Erstgebärende (bei Mehrlingsschwangerschaften 6mal häufiger als bei Einlingsschwangerschaften); **Urs.:** wahrsch. lokale Gefäßverengungen (Stase, Ödem, Fibrinablagerungen); **Pathol./Anat.:** Schädigung v. a. von Gehirn, Niere, Leber (subkapsuläre Blutungen, Leberzellnekrosen) u. Plazenta (hämorrhag. Infarkte); **Klin.:** akutes Nierenversagen, Hirnödem, Thrombosen u. Blutungen; **DD:** epilept. Anfall (Blutdruck im Normbereich); **Ther.:** medikamentöse Anfallbehandlung (Diazepam, Magnesiumsulfat, Antihypertensiva), Beißkeil, Lagerung in dunklem Raum, u. U. Entbindung trotz evtl. kindl. Unreife (hohes mütterl. Risiko!); **Proph.:** regelmäßige Schwangerenvorsorge*. Vgl. Risikoschwangerschaft.

Cave: bei einer Eklampsie droht immer eine Plazentainsuffizienz mit akuter Gefährdung des Kindes.

Ekto|blast (gr. ekto- außen, außerhalb; blastos Sproß, Trieb) n: syn. Ektoderm*.

Ekto|derm (↑; gr. derma Haut) n: (engl.) ectoderm; (embryol.) äußeres der drei embryonalen Keimblätter*, aus dem sich Oberflächenstrukturen u. Sinnesorgane (Oberflächenektoderm) sowie Zentralnervensystem (Neuroektoderm als Neuralrohr, Neuralleiste) u. Kopfstrukturen (Kopfmesektoderm) entwickeln. Vgl. Keimscheibe.

Ek|topia cervicis (gr. ek- aus, heraus; topos Ort) f: auch Erosio falsa; glanduläre Pseudoerosion der Portio mit Vork. von Zervixschleimhaut auf der Portiooberfläche inf. Ektropionierung*. Vgl. Epithelgrenze, Portioerosion, Umwandlungszone.

Ek|topia testis (↑; ↑) f: Hodenektopie*.

Ekto|zervix (gr. ekto- außen, außerhalb; lat. cervix Hals) f: s. Cervix uteri.

Ektro|melie (gr. ektroma zu früh geboren; melos Glied) f: s. Dysmelie.

Ek|tropion (gr. ektrepein nach außen kehren) n: (engl.) ectropion; syn. Ektropium; s. Ektopia cervicis.

Ek|tropionierung (↑): (engl.) ectropionization; Verlagerung von Zervixschleimhaut aus dem Zervikalkanal auf die Oberfläche der Portio. Vgl. Ektopia cervicis.

Ek|tropium (↑) n: (engl.) ectropion; syn. Ektropion; s. Ektopia cervicis.

Elektro|kardio|graphie, fetale (gr. elektron Bernstein; kardia Herz; graphein schreiben) f: (engl.) foetal electrocardiography; pränatale Elektrokardiographie; Ableitung von EKG-Potentialen zum Nachw. u. zur Analyse der kindlichen Herzaktion*; **1.** direkte Ableitung von einem kindl. Teil (z. B. vom fetalen Kopf nach Blaseneröffnung); **2.** indirekte Ableitung über die Bauchdecken bzw. das Rektum der Schwangeren.

Elektro|ko|agulation (↑; lat. coagulare gerinnen) f: (engl.) electrocoagulation; syn. Elektrokauterisation, sog. Kaltkaustik; op. Zerstörung von Gewebebezirken durch mono- od. bipolaren Diathermiestrom; **Anw.:** zur Blutstillung, zur Abtragung u. Koagulation von Tumoren bzw. Condylomata* acuminata, zur Tubensterilisation*. Vgl. Endokoagulation.

Elektro|konisation (↑) f: s. Konisation.

Elementar|körperchen: s. Chlamydia trachomatis.

Elephantiasis genito|ano|rectalis f: Anschwellen von Teilen des Genitales od. der Anus- u. Rektumschleimhaut bei Lymphogranuloma* venereum durch Obstruktion des Lymphabflusses.

E|levatio uteri (lat. elevare emporheben) f: auffälliger Hochstand der Genitalorgane, bedingt durch raumfordernde Prozesse, die durch ihre Lage unmittelbar oberhalb od. im Bereich des Diaphragma pelvis den Uterus nach kranial drängen; auch große Ovarialtumoren können den Uterus aus dem kl. Becken herausziehen. Vgl. Positio uteri.

E|longatio colli (lat. ex aus, heraus; longus lang) f: s. Descensus uteri et vaginae.

Em|bryo (gr. embryon ungeborene Leibesfrucht) m: Frucht in der Gebärmutter während der Zeit der Organogenese* (s. Abb.). Vgl. Eizelle, Embryonalperiode, Embryonenschutzgesetz, Fetus.

Em|bryo|blast (↑; gr. blastos Keim) m: (embryol.) sog. Embryonalknoten; Teil der Blastozyste*, aus dem sich über die Stadien der zwei- bzw. dreiblättrigen Keimscheibe der Embryo* entwickelt.

Em|bryo|feto|pathia alcoholica (↑; lat. fetus Leibesfrucht; gr. pathos Leiden) f: s. Alkoholembryopathie.

Em|bryo|feto|pathia dia|betica (↑; ↑; ↑) f: pränatale Entwicklungsstörung inf. eines schlecht eingestellten od. dekompensierten Diabetes* mellitus der Mutter während der SS; **Urs.:** verstärkte Wirkung der Steroidhormone der mütterl. NNR (sog. Riesenkind*) u. sog. diaplazentare Glukosedauerinfusion (Hydramnion, Plazentaveränderungen mit Permeabilitätsstörungen u. dadurch bedingtem O_2-Mangel; versch. Fehlbildungen); **Folgen:** signifikant höhere Abort- (2fach) bzw. Totgeburthäufigkeit (10fach) u. Neugeborenensterblichkeit (2fach) im Vergleich zu nichtdiabet. Müttern; in ca. 80 % der Fälle haben die Neugeborenen ein Geburtsgewicht von über 4000 g. Bei den beobachteten Fehlbildungen (10 % der Fälle) handelt es sich v. a. um angeborene Herzfehler*; u. U. Kardio-, Hepato-, Splenomegalie inf. Glykogenspeicherung. Kohlenhydrat- u. Mineralstoffwechsel auch der gesunden Neugeborenen von diabet. Müttern sind labiler u. müssen deshalb bes. in den ersten Lebenstagen überwacht werden. Die **Progn.** verbessert sich durch rechtzeitige, optimale Stoffwechseleinstellung der Mutter. Vgl. Regression, kaudale.

Em|bryo|genese (↑; gr. genesis Erzeugung, Entstehung) f: (engl.) embryogenesis; Embryonalentwicklung; Bez. der Entwicklungsstufen des Embryos vom Embryoblast* (i. w. S. von der Zygote*) bis zum Ende der Organogenese*.

Em|bryo|logie (↑) f: Lehre von der pränatalen Entw. (Entw. des Embryos* u. des Fetus*).

Em|bryonal|entwicklung (↑): s. Embryogenese.

Em|bryonal|karzinom (↑; gr. kankros Krebs) n: (engl.) embryonal carcinoma; extrem seltener Keimzelltumor des Ovars, vorwiegend bei Kindern u. jungen Frauen; s. Ovarialtumoren.

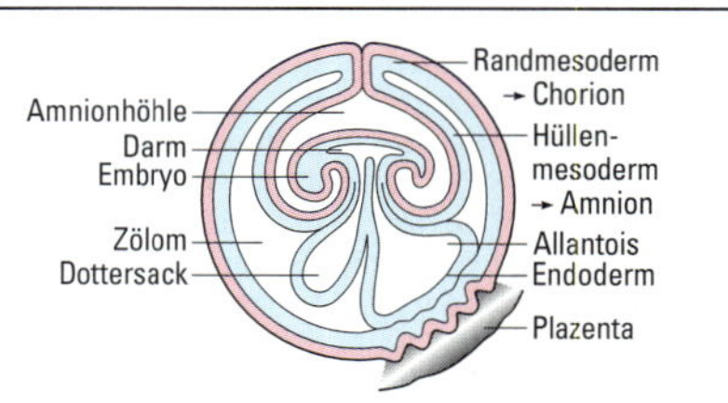

Embryo:
Schema der anatomischen Verhältnisse drei Wochen nach Konzeption

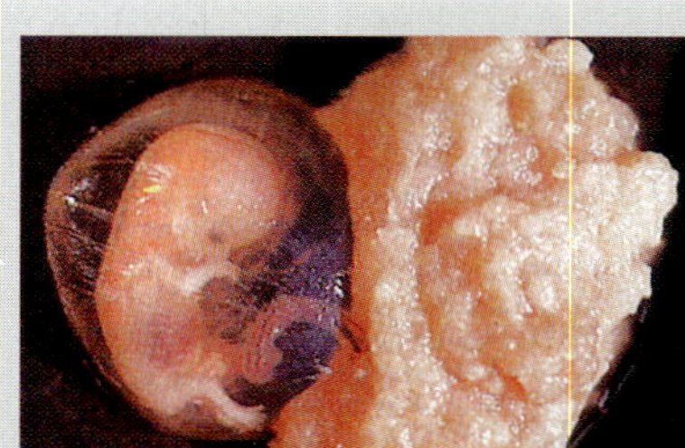

Embryo:
Plazenta mit anhängender Fruchtblase; in dieser sichtbar ein menschlicher Embryo (4 cm Länge) in der 8. SSW

Em|bryon̲al|knoten (↑): s. Embryoblast.

Em|bryon̲al|mole (↑; lat. mo̲la verunstalteter Embryo) f: (engl.) embryonal mole; Abortivei* mit meist fehlgebildetem Fetus* bis 22 cm Länge. Vgl. Missed abortion.

Em|bryon̲al|peri|ode (↑) f: (engl.) embryogenesis; Zeitraum der pränatalen Entw., von der Befruchtung* bzw. der Nidation* (unterschiedl. Lehrmeinung!) bis zum Ende der Organogenese*; der Keim wird in dieser Periode als Embryo* bezeichnet. Vgl. Fetalperiode, Pränatalperiode.

Em|bryo̲nen|bank (↑): Labor zur Kryokonservierung* von Embryonen im Frühestadium. Vgl. In-vitro-Fertilisation.

Em|bryo̲nen|im|plantation (↑; lat. implanta̲re einpflanzen) f: syn. Embryonentransfer*.

Em|bryo̲nen|schutz|gesetz (↑): Abk. ESchG; am 1.1.1991 in Kraft getretenes „Gesetz zum Schutz von Embryonen" vom 13.12.1990 (BGBl. I S. 2746), das mit den Mitteln des Strafrechts den bes. schwerwiegenden Mißbräuchen med. unterstützter Fortpflanzung entgegenzuwirken sucht. Verboten sind insbes. nahezu alle Formen der sog. gespaltenen Mutterschaft (§ 1 Abs. 1 Nrn. 1, 2, 6, 7 u. Abs. 2; s. Ersatzmutter), die gezielte Erzeugung od. Verwendung menschl. Embryonen zu Forschungs- od. anderen fremdnützigen Zwecken (§ 1 Abs. 1 Nr. 2, § 2), die Gewinnung von mehr Embryonen als einer Frau innerh. eines Menstruationszyklus* übertragen werden sollen (§ 1 Abs. 1 Nr. 5) u. die intratubare Befruchtung od. Übertragung von mehr als drei Eizellen od. Embryonen innerhalb eines Zyklus (§ 1 Abs. 1 Nrn. 3, 4; s. Embryonentransfer); außerdem bestraft das ESchG die gezielte Geschlechtswahl (§ 3), den Gentransfer in menschl. Keimbahnzellen (§ 5), das Klonen, d. h. die künstl. Produktion genet. identischer menschl. Lebewesen (§ 6), u. die Erzeugung von Chimären u. Hybriden (§ 7).

Künstl. Befruchtung, Embryonentransfer u. die Konservierung von Embryonen od. sog. imprägnierten, d. h. von bereits in eine menschl. Samenzelle eingebrachten od. eingedrungenen Eizellen, sind dem Arzt vorbehalten (§§ 9 u. 11); eine Mitwirkungspflicht an diesen Maßnahmen besteht für ihn allerdings nicht (§ 10). Als Embryo i. S. des E. gilt bereits die befruchtete, entwicklungsfähige Eizelle vom Zeitpunkt der Kernverschmelzung an, ferner jede einem Embryo entnommene totipotente Zelle, die sich zu teilen u. zu einem Individuum zu entwickeln vermag (§ 8). Durch das E. unverboten blieben die Insemination* homologer od. heterologer Art als solche, die gespaltene Vaterschaft sowie die Kryokonservierung* von Embryonen, Ei- u. Samenzellen; seine Fortschreibung zu einem umfassenden Fortpflanzungsmedizingesetz ist beabsichtigt. Vgl. In-vitro-Fertilisation.

Em|bryo̲nen|transfer (↑) m: (engl.) embryo transfer; Abk. ET; syn. Embryonenübertragung, Embryonenimplantation; Übertragung einer nach In*-vitro-Fertilisation für ca. 48 Std. in einer spez. Kultur gehaltenen Zygote* (meist im 4- bis 8-Zellenstadium) in den zuvor hormonell für die Nidation vorbereiteten Uterus bzw. laparaskop. in den Eileiter; **Ind.**: primäre u. sek. Sterilität* bei gegebener Funktionsfähigkeit von Ovarien u. Uterus; Erfolgsrate ca. 20 %. Nach dem Embryonenschutzgesetz* gilt für den E. ein Arztvorbehalt. Gegenüber der Ärztekammer hat der Arzt einen geplanten E. anzuzeigen u. nachzuweisen, daß die (den E. u. a. grundsätzl. auf Ehepaare beschränkenden) berufsrechtl. Anforderungen erfüllt sind. Diagn. Maßnahmen an Embryonen vor dem Transfer in die weibl. Organe sind standesrechtl. grundsätzl. untersagt. Vgl. Präimplantationsdiagnostik.

Em|bryo̲nen|transfer, intra|tuba̲rer (↑) m: (engl.) gamete intra fallopian transfer (Abk. GIFT); aus der In*-vitro-Fertilisation (Abk. IVF) hervorgegangene Befruchtungsmethode bei wenigstens einem offenen Eileiter. Laparoskop. entnommene Eizellen werden mit Spermatozoen in einem Plastikschlauch zusammengebracht u. sofort danach in den Eileiter instilliert; **Ind.**: gestörter Eiauffangmechanismus, fehlendes Ovar bei kontralateral vorhandener Tube; heute weitgehend durch IVF u. ICSI* ersetzt; **Progn.**: Erfolgsrate entspr. der IVF.

Em|bryo̲nen|übertragung (↑): syn. Embryonentransfer*.

Em|bryo|pathi̲a rubeolo̲sa (↑; gr. pa̲thos Leiden) f: syn. Rötelnembryopathie, Gregg-Syndrom; embryopath. Fehlbildungssyndrom inf. intrauteriner Rötelninfektion bei Erkr. der Mutter an Röteln während der ersten drei Schwangerschaftsmonate; je nach dem Zeitpunkt der mütterl. Rötelninfektion resultiert eine unterschiedl. **Sympt.**: **1.** Schwangerschaftsmonat v. a. Augenanomalien (s. Tab.); **2.** Schwangerschaftsmonat v. a. Herzfehler u. ZNS-Anomalien; **3.** Schwangerschaftsmonat v. a. Innenohrschwerhörigkeit. Nach neueren Erkenntnissen besteht auch eine Gefähr-

Embryopathia rubeolosa
Art und Häufigkeit der Fehlbildung nach pränataler Rötelninfektion

Symptome der klassischen Rötelnembryopathie (Gregg-Syndrom):	
Herzfehlbildungen	52 – 88 %
– Ductus arteriosus apertus	
– Pulmonalstenose	
– Herzscheidewanddefekte	
Augenanomalien	50 – 55 %
– Cataracta congenita	
– Retinopathie	
– Glaukom	
Innenohrschwerhörigkeit (uni- und bilateral)	≥ 50 %
weitere Symptome der konnatalen Rötelninfektion:	
ZNS-Schäden	
– Mikrozephalie, psychomotorische oder geistige Retardierung	40 – 50 %
– Enzephalitis (Panenzephalitis) bis zum Alter von 10 Jahren (u. a. zentral bedingte Taubheit)	häufig
viszerale Schäden	60 %
– Hepatosplenomegalie	
thrombozytopenische Purpura	45 %
Knochenveränderungen (Verkalkungsstörungen)	30 %
Entwicklungs- und Wachstumsstörungen (Dystrophie, Geburtsgewicht unter 2500 g)	60 %
Gesamtletalität	13 – 20 %

dung des Feten während der späteren Schwangerschaftsphase (Fetopathia rubeolosa); Zeichen einer noch floriden Inf. bei Geburt sind Hepatosplenomegalie, thrombozytopenische Purpura, Anämie u. a.; eine persistierende Infektiosität des Säuglings ist noch Monate p. p. mögl.; **Diagn.:** Nachw. spezif. IgM-Rötelnvirusantikörper im kindl. (u. mütterl.) Serum, Liquoruntersuchung (fakultativ Enzephalomyelitis mit Pleozytose u. Eiweißerhöhung), Virusnachweis; **Rötelnprophylaxe:** s. Röteln.

Em|bryo|pathie (↑; ↑) f: (engl.) embryopathy; intrauterine Entwicklungsstörung des Embryos während der Embryonalperiode*; **Urs.:** **1.** Pränatalinfektion* (z. B. Embryopathia* rubeolosa); **2.** Stoffwechselerkrankungen (z. B. Embryofetopathia* diabetica); **3.** chron. O_2-Mangel (z. B. bei Plazentainsuffizienz*); **4.** chem. u. physik. Noxen (u. a. Medikamente, z. B. Thalidomid, Morphium, Zytostatika, Chinin, Trimethadion, ionisierende Strahlen, Genußmittel u. Drogen, sog. Umweltgifte u. -chemikalien). Vgl. Fehlbildung, kongenitale; Gametopathie; Fetopathie, Alkoholembryopathie.

Em|bryo|tomie (↑; gr. tome Schnitt) f: (engl.) embryotomy; heute nur noch sehr selten ausgeführte op. Entleerung der Brust- u. Baucheingeweide (Eviszeration) eines intrauterin abgestorbenen Fetus zur Erleichterung der vaginalen Geburtsbeendigung.

Em|bryo|toxizität (↑; gr. toxon Pfeilgift) f: (engl.) embryotoxicity; Fähigkeit eines Agens zu einer tox. Wirkung während der Embryonalperiode* mit der mögl. Folge letaler od. teratogener Effekte, Wachstumsretardierung usw. (s. Fehlbildung, kongenitale); embryotox. wirken: **1.** chem. Substanzen (s. Tab.); **2.** physik. Faktoren, z. B. ionisierende Strahlung; **3.** biol. Faktoren, z. B. Röteln-Viren; **4.** O_2-Mangel. Vgl. Embryopathie, Pränataltoxikologie, Teratogenität.

Emesis gravidarum (gr. emein sich erbrechen) f: Schwangerschaftserbrechen; bei 20–35 % aller Schwangeren auftretendes Erbrechen, nahezu typ. in der Frühschwangerschaft; Beginn meist 2–4 Wo. nach der Empfängnis u. abklingend i. d. R. zw. 12. u. 16. SSW, auch nach Absterben der Frucht; überwiegend als morgendl. Nüchternerbrechen (Vomitus matutinus) nach Übelkeit; **Urs.:** unklar; Deutung als Anpassungsstörung bei schwangerschaftsbedingter Änderung von hormoneller (HCG-Anstieg), metabol. u. immun. Situation, deren Intensität psychoreaktiv individuell verstärkt werden kann; Übergang in Hyperemesis* gravidarum möglich.

Eminentia ilio|pubica (lat. eminere herausragen) f: s. Beckenmaße.

Emmet-Operation (Thomas E., Gyn., New York, 1828–1919) f: plast. Neubildung der Portio u. des Muttermundes (Verschluß alter Zervixrisse bei sek. Sterilität, Fluor, habituellem Abort); selten indiziert.

Emmet-Riß (↑): (engl.) Emmet's tear; narbig abgeheilter (geburtsbedingter) Zervixriß*.

Empfängnis: (engl.) conception; Konzeption; zur Befruchtung* führender Koitus*.

Empfängnis|verhütung: s. Kontrazeption.

Empfängnis|zeit, gesetzliche: in § 1592 Abs. 1 BGB festgelegte Phase vom 181.–302. Tag vor dem Tag der Geburt eines Kindes (jeweils einschl.), innerhalb derer die Möglichkeit einer Empfängnis* durch Beischlaf als gegeben angenommen wird; die Zeitbestimmung ist wichtig zur Durchsetzung bzw. Abweisung von Unterhaltsansprüchen bei Vaterschaftsvermutungen. Vgl. Tragezeitgutachten.

Embryotoxizität
Embryotoxizität von Arzneimitteln in der Schwangerschaft

I. Sicher embryotoxisch	
	Symptome:
Alkohol (1. – 3.)	Alkoholembryopathie
Aminopterin (1.)	multiple Fehlbildungen
Androgene (1. – 3.)	multiple Fehlbildungen
Diäthylstilböstrol (1.)	Adenome und Karzinome der Scheide, Fertilitätsstörungen
Heroin, Levomethadon (1. – 3.)	Entzugssymptome
Iodid (1. – 3.)	Hypothyreose
Iod[131] (1. – 3.)	Hypothyreose
Thalidomid (1.)	Extremitätendeformierungen
II. Wahrscheinlich embryotoxisch	
	Symptome:
orale Antidiabetika (1. – 3.)	multiple Fehlbildungen
Antiepileptika (1. – 3.)	spezielle Entwicklungsstörungen Entzugssymptome, Atemdepression
Diazepam (1. – 3.)	Lippen- und Gaumenspalte
Neuroleptika (1. – 3.)	multiple Fehlbildungen
Quecksilber (2. – 3.)	Hemmung der Gehirnentwicklung
Tetracycline (2. – 3.)	Zahn- und Knochendefekte
Thioharnstoff (1. – 3.)	Hypothyreose
Vitamin A (1. – 3.)	Gehirnfehlbildungen
Warfarin (1. – 3.)	Knorpelreifungsstörung
Zytostatika (1. – 3.)	erhöhte Abortrate, multiple Fehlbildungen, Krebs?
III. Embryotoxizität fraglich	
	Symptome:
Aminoglykosidantibiotika (1. – 3.)	Gehörschädigung
Anästhetika	Aborte, multiple Fehlbildungen
Barbiturate (3.)	Entzugssymptome
Gyrasehemmer (1. – 3.)	Knorpelschäden?
Lithium (1. – 3.)	Totgeburt, multiple Fehlbildungen
Tranquilizer	multiple Fehlbildungen
Tuberkulostatika (1.)	multiple Fehlbildungen
IV. Wahrscheinlich nicht embryotoxisch	
Antiemetika	
Antihistaminika	
Cannabis sativa (Haschisch, Marihuana)	
Coffein	
Glukokortikoide	
Insulin	
Narkotika	
Nebennierenrindenhormone	
LSD	
Reserpin	

1., 2., 3.: empfindliche Schwangerschaftsdrittel

Endobag: s. Bag-Technik.

Endo|ko|agulation (gr. endo- innen, inwendig; lat. coagulare gerinnen) f: (engl.) endoscopic coagulation; Blutstillung durch Erhitzen von Körpergewebe auf ca. 100 °C zur Eiweißgerinnung mit optimaler Hämostase, z. B. i. R. einer Laparoskopie* bzw. Pelviskopie*. Vgl. Elektrokoagulation.

Endo|krino|pathien (↑; gr. krinein abscheidend; pathos Leiden) f pl: (engl.) endocrinopathies; Bez. für Krankheiten, bei denen hormonelle Störungen ursächl. u. krankheitsbestimmend im Vordergrund stehen; **Urs.:** **1.** Erkr. endokriner Drüsen mit: **a)** vermehrter Hormonproduktion, z. B. bei Hyperplasie des Drüsengewebes, reifen Adenokarzinomen; **b)** Hormonmangel od. fehlender Hormonproduktion bei Zerstörung endokrin aktiven Drüsengewebes, z. B. inf. von Entz., Fibrose, Autoimmunkrankheiten, durch Tumorinfiltration od. metastat. bedingt, bei gestörter Durchblutung, nach Traumen u. op. Entf. der Drüse; **2.** Störung regulator. Vorgänge; **3.** Hormonbildungsstörungen inf. pathol. Enzymsysteme (z. B. bei adrenogenitalem Syndrom*); **4.** veränderte Ansprechbarkeit der peripheren Erfolgsorgane auf Hormone inf. von Rezeptordefekten (z. B. bei testikulärer Feminisierung*); **5.** paraneoplastisches Syndrom*; **sekundäre E.** sind entgleiste hormonelle Reaktionen bei ursächl. nicht endokrinen Erkr. (z. B. Hyperandrogenämie* bei best. Ovarialtumoren*).

Endo|metriose (↑; metra Gebärmutter) f: (engl.) endometriosis; Vork. von endometriumähnlichem Gewebe außerh. der physiol. Schleimhautauskleidung der Uterushöhle, das ähnl. zykl. Veränderungen unterworfen ist wie das Endometrium* (s. Abb.); **Ätiol.:** nicht genau bekannt; vermutl. Folge eines kontinuierl. pathol. Tiefenwachstums od. Verschleppung u. Implantation von menstruell abgestoßenem Endometrium, evtl. auch Metaplasie von embryonalem Zölomepithel; **Vork.** im geschlechtsreifen Alter; Rückbildung nach der Menopause; **Einteilung** nach der Lok.: **1.** Endometriosis genitalis externa, v. a. in Ovarien (sog. Teerzyste*) u. Douglas-Raum, auch Tuben u. Lig. sacrouterinum; **2.** Endometriosis extragenitalis, z. B. in Bauchdecke, Harnblase, Lunge; **Sympt.:** v. a. mit dem Menstruationszyklus assoziierte Schmerzen (Dysmenorrhoe*) von zunehmender Intensität; bei Verwachsungen u. fibröser Gewebeorganisation evtl. Dauerschmerzen, bei retrozervikaler E. Kreuz- u. Kohabitationsschmerzen; ferner Sterilität*, Infertilität*; **Diagn.:** bimanuelle Palpation, Laparoskopie, evtl. Zysto- u. Rektoskopie (vgl. AFS-Score, EEC-Score); **Ther.:** bei isolierten Herden laparoskop. od. konventionelle op. Entf., bei diffuser Metastasierung od. Inoperabilität Hormonbehandlung mit Gestagenen (direkte Hemmung der Proliferation des Endometriums), Danazol* (Hemmung der FSH- u. LH-Sekretion der Hypophyse) od. GnRH*-Agonisten (zentrale Hemmung der Gonadotropinsekretion). Die früher als Endometriosis uteri interna bzw. Endometriosis genitalis interna bezeichnete Adenomyosis* uteri gilt als eigenständiges Krankheitsbild u. wird von der E. abgegrenzt.

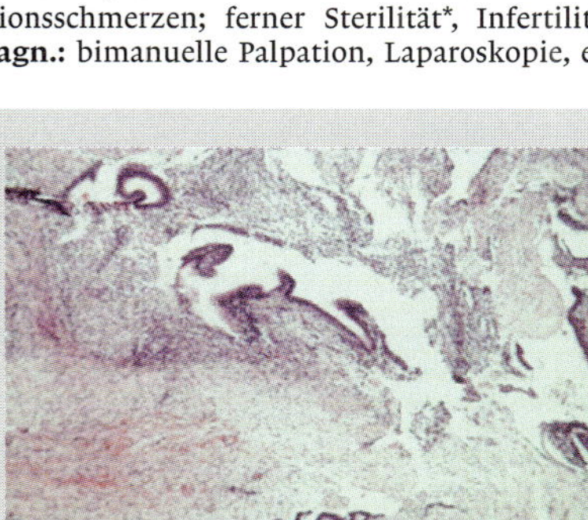

Endometriose: histologischer Schnitt

Endo|metriose|zyste (↑; ↑; gr. kystis Blase) f: aus versprengten Endometriumdrüsen mit umgebenden zytogenem Stroma durch menstruelle Blutungen u. Sekretstau entstehende Zysten außerh. des Endometriums; **Vork.:** überwiegend im Ovarium, dort bei längerem Bestehen Bildung einer Teerzyste*; auch im Bereich des kl. Beckens, v. a. in Tube, Mesosalpinx u. in der Umgebung des Uterus; **Ther.:** laparoskop. Zystenausschälung bzw. Ovarektomie*. Vgl. Endometriose.

Endo|metritis (↑; ↑) f: Entz. der Gebärmutterschleimhaut (Endometrium*); **Formen** (differenziert nach Lok. bzw. Zeitpunkt des Auftretens): **1.** E. corporis; **2.** E. cervicis, klin. meist als Zervizitis* bez.; **3.** Endometritis* puerperalis; **4.** E. post abortum (s. Abortus febrilis). Eine aszendierende Inf. mit Ausbildung einer E. wird u. a. durch intrauterine Manipulationen (z. B. Einlage eines Intrauterinpessars) od. org. Urs. (submuköse Myome, Korpuspolyp od. Korpuskarzinom) begünstigt. **Sonderformen:** E. gonorrhoica (s. Gonorrhoe), Endometritis* tuberculosa, E. senilis (meist aszendierende bakt. Inf. mit Escherichia coli, begünstigt durch Östrogenmangel); **Kompl.:** bei Übergreifen vom Endometrium auf das Myometrium Ausbildung einer **Endomyometritis***, bei Übergreifen auf die Lymphbahnen des Parametriums einer **Parametritis***; evtl. weitere Aszension mit nachfolgender Salpingitis*, Adnexitis* u. u. U. Pelveoperitonitis*.

Endo|metritis cervicis uteri (↑; ↑) f: syn. Zervizitis*.

Endo|metritis puerperalis (↑; ↑) f: lokal begrenzte Endometritis* im Wochenbett (Puerperium*); häufigste Form des Puerperalfiebers*; **Sympt.:** subfebrile Temperaturen (sog. Eintagsfieber), übelriechende Lochien (evtl. Lochialstau), Subinvolutio* uteri, Uteruskantenschmerz, leichte Blutungen; **Ther.:** Kontraktionsmittel (Ergotalkaloide, Prostaglandine, Oxytocin), Östrogene, Bettruhe; **Kompl.:** puerperale Adnexitis, Parametritis*.

Endo|metritis tuberculosa (↑; ↑) f: Endometritis* durch i. d. R. von den Eileitern deszendierende Inf. der Funktionalis (Abstoßung in der Menstruation) od. der Basalis (fortschreitende Inf. mit Tuberkelbildung im Myometrium mögl.) mit Mycobacterium tuberculosis. Vgl. Genitaltuberkulose.

Endo|metrium (↑; ↑) f: Schleimhaut des Corpus uteri; besteht aus einschichtigem hohem Epithel sowie der gefäß- u. zellreichen Lamina propria aus retikulärem Bindegewebe mit tubulären Drüsen (s. Abb. S. 68); **Unterteilung: 1. Basalis:** der Muskulatur benachbarte Regenerationsschicht; **2. Funktionalis:** ist den zykl. hormonalen Veränderungen unterworfen. Bei Eintritt einer SS entwickelt sich die Funktionalis zur Dezidua*. Vgl. Menstruationszyklus.

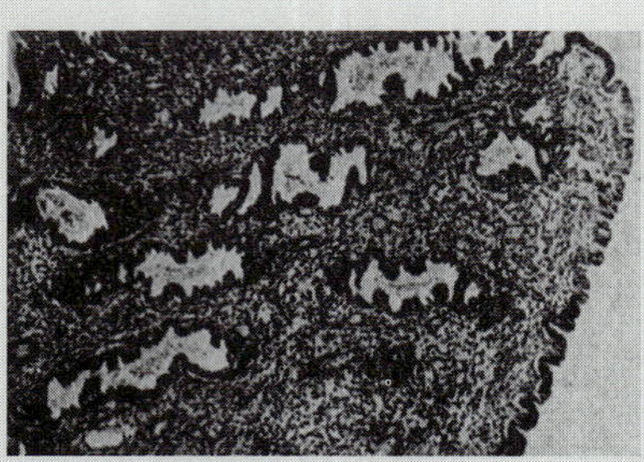

Endometrium:
normales Bild in mittlerer Sekretionsphase

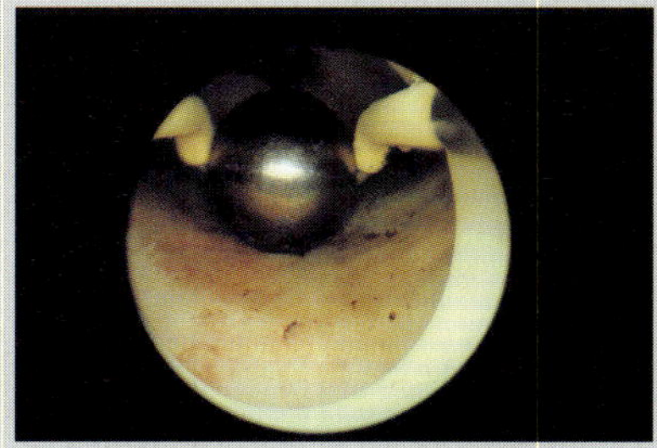

Endometriumablation:
Roller-Ball-Koagulation der Hinterwand des Cavum uteri

Endo|metrium|ablation (↑; ↑; lat. ablatio das Entfernen, Wegschaffen) f: Verschorfung des zumeist präoperativ mit GnRH*-Agonisten supprimierten Endometriums mittels versch. Koagulationstechniken (z. B. Laserablation, Hydrothermablation*, Roller-Ball-Koagulation; s. Abb.); **Ind.**: zur organerhaltenden Behandlung bei therapieresistenter rezidiv. Hypermenorrhoe* bzw. Menorrhagie* (nach Ausschluß system. u. lokaler intrauteriner Urs.); **Kompl.**: sek. Amenorrhoe (30 %); **Progn.**: Reduktion der pathol. Blutung in 90 % der Fälle (s. Tab.). Vgl. Endometriumresektion.

Endo|metrium|bi|opsie (↑; ↑; lat. bis doppelt, zweifach; gr. opsis Betrachten) f: syn. Strichkürettage*.

Endo|metrium|hyper|plasie (↑; ↑; gr. hyp- unter, unterhalb; plasis Bildung) f: s. Hyperplasie, glandulär-zystische; Hyperplasie, adenomatöse; Stromahyperplasie.

Endo|metrium|karzinom (↑; ↑; gr. kankros Krebs) f: syn. Korpuskarzinom*.

Endo|metrium|re|sektion (↑; ↑; lat. resecare weg-, zurückschneiden) f: Abtragen des Endometriums mit einer Resektionsschlinge zur Behandlung einer therapieresistenten Hypermenorrhoe* bzw. Menorrhagie* (s. Abb. u. Tab.). Vgl. Endometriumablation.

Endo|metrium|sarkom (↑; ↑; gr. sarkoma Fleischgeschwulst) f: s. Uterussarkome.

Endo|mitose (↑; mitos Faden, Kette) f: (engl.) endomitosis; Verdoppelung der DNA u. Spaltung der Chromosomen* ohne Auflösung der Kernmembran u. ohne Ausbildung einer Teilungsspindel, wodurch polyploide Kerne mit vielfachen Chromosomensätzen entstehen. Vgl. Mitose, Synzytium.

Endo|myo|metritis (↑; gr. mys, myos Maus; metra Gebärmutter) f: Übergreifen der zunächst unbehandelten Endometritis* auf das Myometrium mit Zunahme der klin. Sympt.; **Ther.**: Antibiotika.

Endo|salpingiose (↑; gr. salpinx Trompete) f: drüsenähnl. Proliferation aus versprengten Resten des Müller-Epithels mit Ausdifferenzierung zu Tubenepithel; **Vork.**: v. a. in der Umgebung der Tuben, in der Mesosalpinx u. im Omentum sowie im Bereich des Beckenperitoneums; kann bei größerer Ausdehnung zu klin. Sympt. führen (einschl. Aszitesbildung); **Progn.**: gut; Entartungsrisiko minimal.

Endo|salpingitis (↑; ↑) f: Entzündung der Tubenschleimhaut; s. Salpingitis.

Endo|thelin (↑) n: Abk. ET; vasoaktives Polypeptid aus 21 Aminosäuren, das im Organismus in mind. drei Isoformen (ET-1, ET-2, ET-3) vorkommt u. u. a. von Arterienendothelzellen gebildet wird; Produktion u. Freisetzung wird z. B. durch Hypoxie, mechan. Scherkräfte sowie physiol. Substanzen wie Thrombin, Angiotensin II, Interleukin I stimuliert; E. wurde auch im Endometrium nachgewiesen, es hat spezif. Rezeptoren im Epithel des glandulären u. luminalen Endometriums (Bildung der Rezeptoren wird durch Östradiol angeregt bzw. durch Progesteron blockiert); **Wirkung:** stark vasokonstriktor. (10–100mal stärker als Angiotensin II, Serotonin u. Noradrenalin) sowie mitogen in glatter Muskulatur; **Bedeutung:** lokal wirkendes, autokrines Hormon; hat wahrsch. eine physiol. Funkt. bei der uterinen Vasokonstriktion während der Menstruation* u. bei der Ruptur des Follikels i. R. der Ovulation*.

Endometriumablation
Vergleich Endometriumablation und vaginale Hysterektomie

Endometriumablation	Vaginale Hysterektomie
Organerhalt	Organverlust
30 % Amenorrhoerate	100 % Amenorrhoerate
80 – 90 % Erfolgsrate	100 % Erfolgsrate
kürzere Operations- und Anästhesiezeit	längere Operations- und Anästhesiezeit
kürzere Hospitalisierung	längere Hospitalisierung
kürzere Arbeitsunfähigkeit	längere Arbeitsunfähigkeit
keine Transfusion (0 %)	häufiger Transfusionen (5 – 10 %)
weniger Antibiotika (5 %)	häufiger Antibiotika (60 %)
weniger Analgetika (50 %)	häufiger Analgetika (100 %)

Endometriumresektion
Vergleich Endometriumresektion und Endometriumablation

	Endometrium-ablation (Roller-Ball)	Endometrium-resektion (Resektionsschlinge)
intraoperative Histologie	keine	vorhanden
Perforationsrisiko	geringer	erhöht
Blutungen	minimal	deutlich mehr
intraoperative Übersicht	gut	erschwert durch flottierende Resektate
Vorbehandlung	erforderlich	empfehlenswert

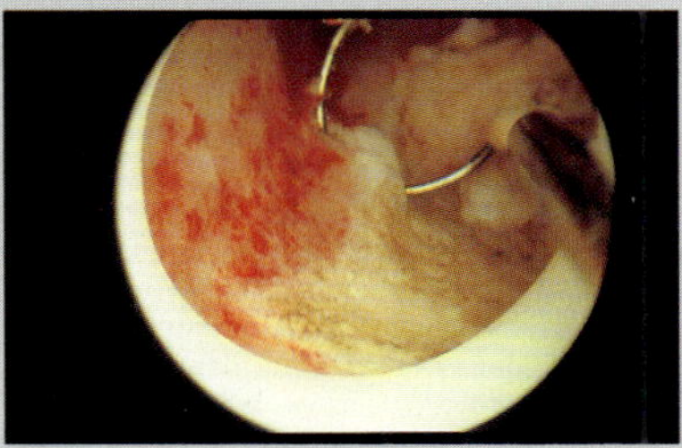

Endometriumresektion mit der Resektionsschlinge

Endo|toxin|schock (↑): s. Schock, septisch-toxischer.

Endo|zervix (↑; lat. cervix Nacken, Hals) f: s. Cervix uteri.

Entbindung: (engl.) delivery; Geburtsleitung (z. B. operative Entbindung*), auch syn. für Geburt* gebraucht; rechtl. liegt eine E. vor, wenn ein Kind entw. lebend geboren wird (s. Lebendgeburt) od. wenn eine Totgeburt* ein Körpergewicht von mehr als 500 g hat. Totgeburten, die weniger als 500 g wiegen, gelten als Abort*.

Entbindung, operative: (engl.) operative delivery; op. Geburtsbeendigung, umfaßt neben dem Einsatz versch. Hilfsmittel zur Entw. des Kindes (Geburtszange*, Saugglocke zur Vakuumextraktion*) auch Wendungsmanöver (s. Wendung) mit nachfolgender Extraktion u. chir. Eingriffe (Episiotomie*, Schnittentbindung*).

Entbindungs|geld: s. Mutterschaftsgeld.

Entbindungs|lähmung, kindliche: s. Geburtslähmung.

Entbindungs|lähmung, mütterliche: (engl.) maternal postnatal paralysis; Lähmung durch Druck des kindl. Kopfes auf den Plexus lumbosacralis; meist ist nur der N. ischiadicus, oft unter Aussparung des N. tibialis, betroffen.

Entbindungs|pfleger: (engl.) accoucheur, (male) midwife; offizielle Bez. für männl. nichtärztl. Geburtshelfer; s. Hebamme.

Entdifferenzierung: (engl.) anaplasia, dedifferentiation; Umwandlung normal differenzierter Zellen in atyp. Zellen, als vollständige E. (s. Anaplasie) od. partielle E. (s. Dysplasie). Vgl. Tumorzellen.

Entjungferung: syn. Defloration*.

Ento|derm (gr. ent- innen; derma Haut) n: (embryol.) inneres der drei embryonalen Keimblätter*, aus dem sich Epithelien des primitiven Darms, der Allantois* u. des Dottersacks* bilden (primäres E.) u. das in der weiteren Entw. als sek. (intraembryonales) E. die Epithelien des Magen-Darm-Trakts u. des Respirationstrakts, das Parenchym von Tonsillen, Schilddrüse, Nebenschilddrüsen, Thymus, Leber u. Pankreas sowie die Epithelien von Harnblase u. Urethra, Paukenhöhle u. der Tuba auditiva Eustachii bildet.

Entwicklungs|akzeleration f: s. Akzeleration.

Entzugs|blutung: s. Abbruchblutung, Durchbruchblutung.

En|zym|in|duktion (gr. en- in, hinein; zyme Sauerteig; lat. inductio Hineinführen) f: (engl.) enzyme induction; mit Latenz einsetzende verstärkte Enzymsynthese durch positive Genregulation (Transkriptionskontrolle); nach Bindung von Liganden an Regulatorproteine wird allmähl. über eine vermehrte mRNA-Synthese die Bildung des Enzymproteins gesteigert; **Formen: 1.** Eigeninduktion: Auslösung der E. durch das betreffende Enzym selbst; **2.** Fremdinduktion: Auslösung der E. durch Pharmaka od. andere exogene Substanzen. Bei Durchführung einer hormonalen Kontrazeption* kann es durch gleichzeitige Einnahme von Antibiotika bzw. Barbituraten zur E. mit erhöhtem Schwangerschaftsrisiko kommen (vermehrter Steroidabbau).

Eosino|philie|in|dex (gr. eos Morgenröte; philein lieben; lat. indicare anzeigen) m: s. Papanicolaou-Färbung.

EPF: Abk. für (engl.) **e**arly **p**regnancy **f**actor (Frühschwangerschaftsfaktor); Polypeptid, spätestens 48 Std. nach Konzeption im Serum beim Menschen u. versch. Säugerspezies nachweisbar; gilt als frühestes embryonales Signal im mütterl. Blut; ist nach natürl. od. artifiziellem Abort innerhalb von Std. nicht mehr nachweisbar. Vgl. Schwangerschaftsproteine.

EPH-Gestose (lat. gestare tragen) f: (engl.) EPH gestosis; (gebh.) Bez. für eine Gestose* mit den Leitsymptomen Ödem (engl. **e**dema; klin. von untergeordneter Bedeutung), **P**roteinurie u. **H**ypertonie. Heute weitgehend durch die Bez. Gestationshypertonie* ersetzt.

Epidermal growth factor: Abk. EGF*.

Epi|didymitis (gr. epi- auf, darauf; didymos der Doppelte) f: Entz. des Nebenhodens; meist fortgeleitet von einer Prostatitis od. Urethritis (bei Dauerkatheterisierung, Gonorrhoe), selten hämatogen; Verl. als akute od. chron. E.; **Kompl.:** Abszedierung, Fistelbildung, Samenwegverschluß, Sterilität. Vgl. Orchitis.

Epi|dural|anästhesie (↑; lat. durus hart) f: syn. Periduralanästhesie*.

Episio|tomie (gr. episeion Schamgegend; tome Schnitt) f: (engl.) episiotomy; Scheidendammschnitt; häufigste erweiternde Op. am weichen Geburtskanal, u. a. zur Vermeidung eines Dammrisses; dient zur Er-

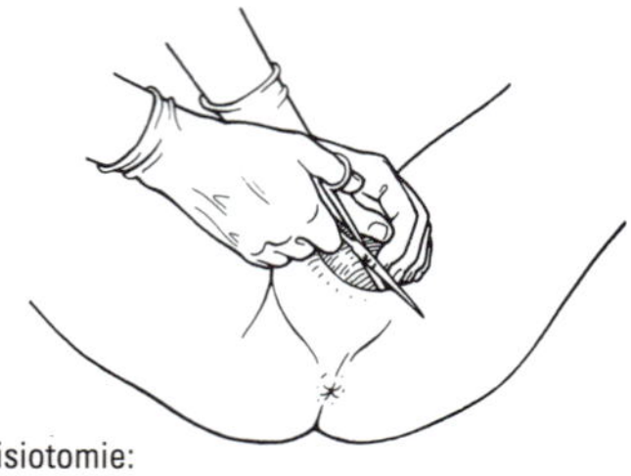

Episiotomie:
laterale Episiotomie

leichterung der operativen Entbindung* u. Geburtsbeendigung, wenn der Kopf sich im Beckenausgang befindet; **Formen: 1.** mediane E.: genau in der Mittellinie; **2.** laterale E. (s. Abb.): re. od. li., 1–2 cm von der Mittellinie entfernt in Richtung auf das Tuber ossis ischii; **3.** mediolaterale E.: direkt von der hinteren Kommissur in Richtung auf das Tuber ossis ischii.

Epi|spadie (gr. ep- auf, darauf, darüber; spadon Spalte) f: (engl.) epispadia; syn. Fissura urethrae superior; obere Harnröhrenspalte beim Mann; Hemmungsfehlbildung der Harnröhre, die eine nach oben offene Rinne an der Oberseite des dorsal gekrümmten Penis bildet u. in Glans od. Corpus penis fehlmündet (s. Abb.). Vgl. Hypospadie.

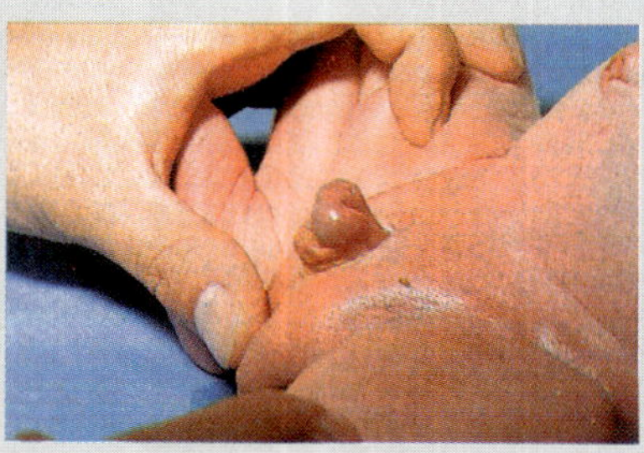

Epispadie bei einem Neugeborenen

Epi|thel|grenze (gr. epithelein auf etwas wachsen): (engl.) epithelial border; Grenze zw. dem geschichteten Plattenepithel der Portio u. dem Zylinderepithel der Zervixschleimhaut (s. Abb.), verschiebt sich in den versch. Lebensabschnitten der Frau unter Einfluß der Sexualhormone* aus dem Zervikalkanal auf die Portiooberfläche (Ektopia* cervicis) u. wieder zurück (aufgrund ständiger dynam. Umbauvorgänge in diesem Bereich häufig epitheliale Atypien). Vgl. Kolpozytologie, Kolposkopie, Umwandlungszone.

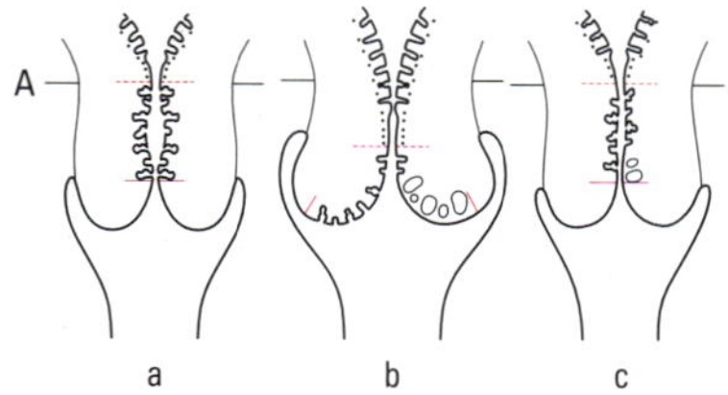

Epithelgrenze an der Portio:
a: beim jungen Mädchen; b: bei der geschlechtsreifen Frau; c: bei der Frau im Klimakterium
A: anatomischer innerer Muttermund; gestrichelte Linie: histologischer innerer Muttermund

Epi|thelioma adenomatosum (↑) n: s. Adenom.

Ep|oo|phoron (gr. ep- auf, darauf, darüber; oon Ei; phoros tragend) n: syn. Rosenmüller-Organ, sog. Nebeneierstock; Rest des kranialen Abschnitts der Urniere mit Resten des Urnierengangs, der als Gartner-Gang streckenweise (z. T. auch zyst.) erhalten bleiben kann; liegt unterh. der Tube zw. den beiden Blättern der Mesosalpinx* u. bildet den kranialen Anteil des Parovariums*. Vgl. Gartner-Gänge.

Erb|anlage: (engl.) trait; syn. Erbfaktor; s. Gen.

Erb-Duchenne-Lähmung (Wilhelm H. E., Neurol., Heidelberg, 1840–1921; Guillaume B. D., Neurol., Paris, 1806–1875): syn. obere Armplexuslähmung*.

Erb|faktor: syn. Erbanlage; s. Gen.

Erb|gang, dominanter: (engl.) dominant heredity; im ursprüngl. strengen Sprachgebrauch wird ein Erbgang dann als dominant bezeichnet, wenn bei Heterozygoten neben der Wirkung des für das Merkmal verantwortl. Allels die Wirkung des anderen Allels nicht erkennbar ist. So entspr. beim Menschen der Phänotyp der Blutgruppe A den Genotypen AA u. A0, während dem Phänotyp 0 der Genotyp 00 entspr.; das Gen A ist hier dominant, 0 ist rezessiv. Ein Gen ist nicht an sich dominant, sondern nur im Hinblick auf sein Verhalten zu einem best. Allel. So entspr. die Blutgruppe AB dem Genotyp AB. Die Wirkungen der Gene A u. B sind hier nebeneinander nachweisbar (kombinantes Verhalten). Der homozygote Zustand seltener dominanter Anomalien ist meist unbekannt. In der Humangenetik ist es üblich, von Dominanz zu sprechen, wenn ein Gen* bereits in heterozygotem Zustand eine deutl. erkennbare pathol. Wirkung hat, ohne Rücksicht darauf, ob diese Wirkung mit der des

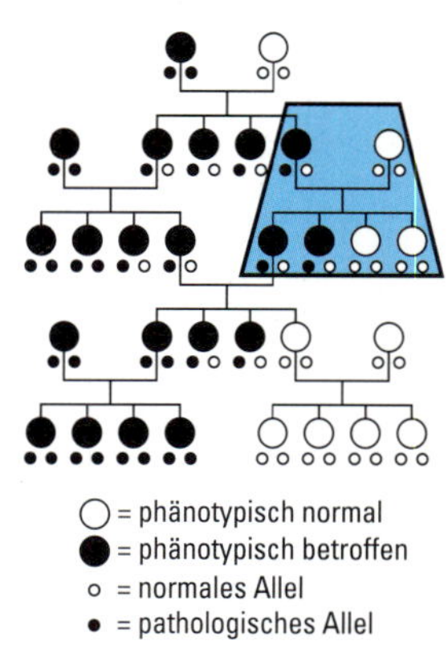

Erbgang, dominanter:
Kreuzungstypen bei dominantem Erbgang; die größeren Kreise symbolisieren den Phänotyp, die kleineren die beiden allelen Gene des betreffenden Genorts. Der am häufigsten vorkommende Vererbungsmodus ist eingerahmt.

Faustregel: Strukturanomalien vererben sich meist dominant, Stoffwechselanomalien meist rezessiv.

homozygoten Zustands gleich ist. Wo man selten den homozygoten Zustand i. S. dominanter Gene beobachtet, ist die Wirkung i. d. R. noch wesentl. ausgeprägter. Unregelmäßig dominant nennt man ein Gen, dessen heterozygoter Zustand nicht immer erkennbar ist. In derartigen Stammbäumen kann das Erbleiden eine Generation überspringen (s. Abb.).

Erb|gang, re|zessiver: (engl.) recessive heredity; Vererbung eines Merkmals, das im heterozygoten Zustand keine Änderung des Phänotyps bewirkt. Ein rezessives Allel macht sich phänotyp. nur bemerkbar, wenn es homozygot vorhanden ist. Dieser strengen Definition entspricht in der Humangenetik nur ein Teil der gewöhnl. als rezessiv bezeichneten Gene, da durch Anw. spez. Untersuchungsmethoden (z. B. Guthrie*-Test) od. Belastungstests auch in heterozygotem Zustand Teilmanifestationen sichtbar werden (s. Abb.).

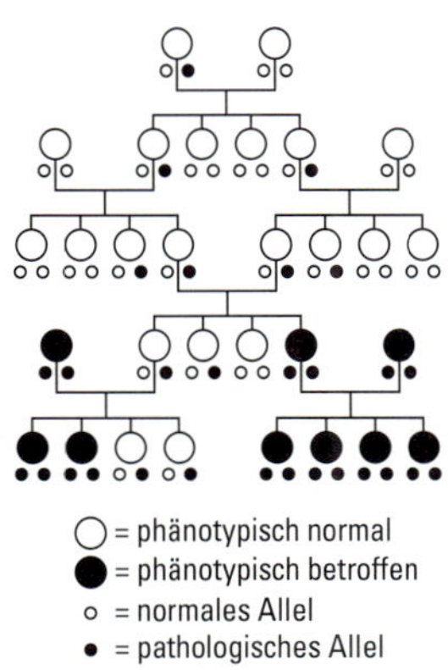

Erbgang, rezessiver:
Modellstammbaum mit den möglichen Kreuzungstypen bei einfach autosomal-rezessivem Erbgang

Erb|gang, X-chromo|somaler: (engl.) X-linked heredity; Erbgang von Genen, die auf dem X-Chromosom gelegen sind; **1.** X-chromosomal-rezessiver Erbgang: s. Konduktor; **2.** X-chromosomal-dominanter Erbgang: Mütter übertragen ein Merkmal auf 50 % der Töchter u. Söhne, Väter auf alle Töchter u. keinen Sohn; **3.** X-chromosomal-dominanter Erbgang mit letalem Merkmal für das männl. Geschlecht: die erkrankten Mütter haben 50 % erkrankte Töchter; die männl. Nachkommen sind nicht lebensfähig u. werden spontan abortiert (z. B. Incontinentia* pigmenti). Vgl. Vererbung, geschlechtsgebundene.

Erb|gang, Y-chromo|somaler: (engl.) Y-linked heredity; Bez. für die Vererbung der durch die Gene des Y-Chromosoms kodierten Merkmale vom Vater auf die männl. Nachkommen. Das Vorkommen abnormer Gene mit Y-ch. E. wird vermutet, ist aber nicht mit Sicherheit nachgewiesen. Vgl. Vererbung, geschlechtsgebundene.

Erb|körperchen: Chromosomen*.

Erb|krankheit: s. Krankheiten, genetische.

Erblichkeit: Heredität*.

Erb|plasma: auch Erbsubstanz; s. Idioplasma.

E|rectio de|ficiens (lat. mangelnde Aufrichtung) f: Erektionsstörung*.

E|rektion (lat. erectio Aufrichtung) f: (engl.) erection; durch den Erektionsreflex ausgelöstes Anschwellen u. Aufrichten von Penis bzw. Klitoris; Verl. in vier **Phasen: 1.** Tumeszenz: Anschwellen durch Relaxation der Schwellkörpermuskulatur u. Steigerung des Blutzuflusses; **2.** Erektion: Aufrichten durch Anstieg des intrakavernösen Drucks bis auf systol. Blutdruckwerte u. Drosselung des Blutabflusses; **3.** Rigidität: Steifwerden durch zusätzliche Kontraktion des M. ischiocavernosus (Druckwerte im Corpus cavernosum bis 1000 mmHg); **4.** Detumeszenz: Erschlaffung durch erhöhten Sympathikotonus, der zur Kontraktion der glatten Muskulatur der Sinusoide u. Arteriolen u. zum Blutabfluß nach Öffnung der venösen Gefäße führt. Vgl. Reaktionszyklus, sexueller.

E|rektions|störung (↑): (engl.) disturbance of erection; Erectio deficiens; syn. erektile Dysfunktion, erektile Impotenz; fehlende Erektion* des Penis bei sexueller Erregung; **Einteilung: 1.** primäre E. (immer schon vorhandene E.); **2.** sekundäre E. (spontan u. situativ auftretende E.); **Urs.:** während eine vorübergehende E. i. d. R. psych. bedingt ist, sind längerfristig bestehende E. meist org. Ursprungs; **Risikofaktoren:** Diabetes mellitus, Hyperlipidämie, Hypertonie, Zigarettenrauchen; **Path. der org. bedingten E.: 1.** arteriell (60–70 %, mangelnde Blutzufuhr, z. B. bei Arteriosklerose od. diabet. Mikroangiopathie); **2.** venös (20–30 %, mangelnde Abdichtung der Schwellkörper durch Myozytendegeneration); **3.** neurogen (10 %, z. B. bei Multipler Sklerose, diabet. Polyneuropathie, Verletzung der kavernösen Nerven bei Tumorchirurgie im kl. Becken); **4.** hormonell (1–5 %, z. B. bei Testosteronmangel od. Prolaktinerhöhung); häufig multifaktorielle Genese; **Diagn.:** Sexualanamnese u. psych. Exploration, Serumwerte für Glukose, Lipide, Testosteron, Prolaktin, Leberwerte, nächtl. Tumeszenzmessung, Ableitung evozierter Potentiale, intrakavernöse Pharmakotestung, Doppler- bzw. Duplexsonographie der Penisgefäße, Kavernosometrie u. -graphie; **Ther.:** Beseitigung der Risikofaktoren, Psychotherapie nach Ausschluß einer org. Urs.; evtl. medikamentöser Versuch mit Sildenafil*; weitere (op.) Möglichkeiten: z. B. Schwellkörper-Autoinjektionstherapie, chir. Revaskularisation (mit A. epigastrica), Penisvenenligatur, Vakuumpumpe, Penisprothese.

E|rektions|zentrum (↑) n: (engl.) erection centre; parasympath. Zentrum in den Rückenmarksegmenten S_2-S_5. Vgl. Genitalzentren.

Ergot|alkaloide n pl: syn. Mutterkornalkaloide, Secalealkaloide; von versch. Species des Mutterkorns (Secale cornutum) produzierte Indolalkaloide, die als Grundgerüst das tetrazykl. Ringsystem Ergolin aufweisen; Unterteilung in Lysergsäure- (therap. wichtig) u. Clavinalkaloide; Anw. von natürl.. E. (z. B. Ergometrin, Ergotamin), halbsynthet. Analoga (z. B. Dihydroergotamin, Bromocriptin, Methylergometrin, Methysergid) u. synthet. Derivaten (z. B. Nicergolin, Lisurid); **Verw.:** (gyn.) **1.** Uteruskontraktion (z. B. Methylergometrin), Uterotonikum in der Nachgeburtsperiode; **2.** Prolaktinsuppression (z. B. Bromocriptin) bei Laktationshemmung, Mastitis, Prolaktinom.

Ergotismus m: (engl.) ergotism; Vergiftung mit Ergotalkaloiden* (s. Abb.); **Sympt.**: Zyanose, Taubheitsgefühl u. Parästhesien der Akren (Gefäßspasmen), evtl. Gangrän; Paresen od. Kontrakturen der Muskulatur, vegetative (Magen-Darm-Störungen) u. zentralnervöse Symptome (Kopfschmerz, Schwindel, Bewußtseinsstörungen, Krämpfe).

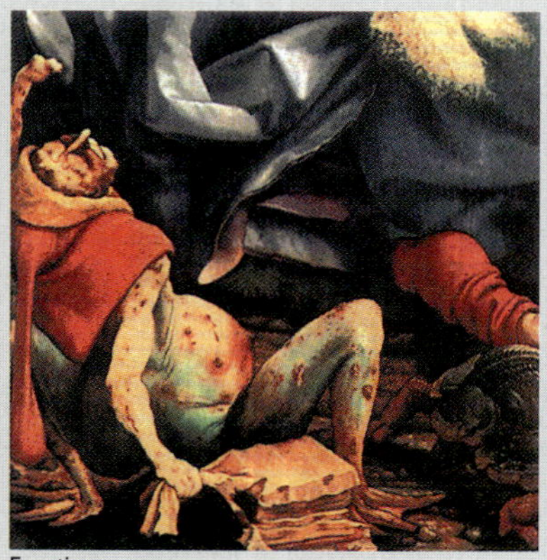

Ergotismus:
Der Isenheimer Altar von Matthias Grünewald (Museum Unterlinden, Colmar) zeigt auf der Tafel „Die Versuchung des Hl. Antonius" diese Gestalt mit den für Mutterkornvergiftungen früher typischen Hautveränderungen.

Erkrankungen, prä|natale: (engl.) prenatal diseases; früher Kyematopathien; Bez. für Entwicklungsfehler des ungeborenen Kindes inf. von Schädigungen des Keimlings u. seiner Anhangsgebilde; führen zu Störungen der normalen intrauterinen Entw. bis zum intrauterinen Fruchttod*; die Art der Schädigung ist v. a. von Zeitpunkt u. Intensität, weniger von der auslösenden Urs. abhängig; **Einteilung:** nach dem Zeitpunkt des Beginns der intrauterinen Entwicklungsstörung unterscheidet man (bezogen auf den Keimling): Blastopathie*, Gametopathie*, Embryopathie*, Fetopathie* sowie (bezogen auf die Plazenta*) Choriopathie (bis zum Sekundärzottenstadium) u. Plakopathie* (ab dem Tertiärzottenstadium). Eine Abgrenzung der durch exogene Schädigung (Phänokopie*) verursachten p. E. von ausschl. genet. bedingten Fehlbildungen ist nicht immer möglich. Vgl. Pränatalinfektion; Perinatalinfektion; Plazentationsstörungen; Fehlbildung, kongenitale.

Ermüdungs|wehen: sekundäre Wehenschwäche*.

Eröffnungs|peri|ode f: (engl.) dilatation period, first stage; Zeitraum vom Wehenbeginn bis zur vollständigen Eröffnung des Muttermundes (s. Abb.); die Eröffnung geschieht durch Eröffnungswehen. Vgl. Geburt, Geburtsdauer.

Eröffnungs|wehen: (engl.) dilating pains; s. Wehen.

E|rosio falsa (lat. erodere, erosus abnagen) f: s. Ektopia cervicis.

E|rosio portionis (↑) f: auch Erosio simplex, Erosio vera; s. Portioerosion.

Erregungs|phase f: (engl.) excitation phase; s. Reaktionszyklus, sexueller.

Ersatz|mutter: (engl.) surrogate mother; syn. Leihmutter, Surrogatmutter; Bez. für eine Frau, die (meist in Zus. mit In*-vitro-Fertilisation od. heterologer Insemination*) eine eigene Eizelle sowie ihren Körper od. nur ihren Uterus (als sog. reine Trage- od. Ammenmutter) mit der Bereitschaft, das Kind nach der Geburt auf Dauer Dritten zu überlassen, zum Austragen u. Gebären zur Verfügung stellt; Legaldefinitionen der E. finden sich in § 1 Abs. 1 Nr. 7 des Embryonenschutzgesetzes* (Abk. ESchG) u. in § 13 a des Adoptionsvermittlungsgesetzes (Abk. AdVermG) in der Fassung vom 27.11.1989 (BGBl. I S. 2017, mit späteren Änderungen). Die Überlassung des Kindes an den genet. Vater u. seine Frau ist in der Bundesrepublik Deutschland nur durch Adoption möglich. Verbotsnormen, deren Schutzzweck ist, das Entstehen von Ersatzmutterschaften zu verhindern, enthält insbes. das ESchG; bestraft wird danach u. a., wer es unternimmt, eine E. künstl. zu befruchten od. auf sie einen Embryo zu übertragen (§ 1 Abs. 1 Nr. 7). Nach dem AdVermG (§§ 13 b-d, 14 b) ist die Vermittlung einer E. sowie deren Suche od. Angebot durch öffentl. Anzeigen untersagt.

Erschütterungs|phänomen n: s. Reflexe, frühkindliche.

Erythema palmare et plantare sym|ptomaticum (gr. erythema Röte, Errötung) n: Erythem der Handflächen u. Fußsohlen ungeklärter Ätiol., v. a. beobachtet in Zus. mit Leberzirrhose, rheumatoider Arthritis, chron. Lungenkrankheiten, Mononucleosis infectiosa, akutem Lupus erythematodes, Colitis ulcerosa u.a.; auch Auftreten während der SS mit Rückbildung nach der Entbindung.

Erythro|blastose (gr. erythros rötlich; blastos Keim) f: (engl.) erythroblastosis; veraltete Bez. für Krankheiten, bei denen unreife (kernhaltige) rote Blutkörperchen im Blut vorkommen; heute nur noch benutzt für die fetale E. gebräuchl.; s. Morbus haemolyticus fetalis.

Erythro|cyanosis crurum puellarum (↑; gr. kyanos blaue Farbe) f: livides Erythem mit teigigen Infiltraten, u. U. begleitet von follikulären Hyperkeratosen (Lichen pilaris); meist bei adipösen Mädchen im Pubertätsalter, begünstigt durch hormonelle Störungen u. Kälteeinwirkung; **Lok.:** bes. unteres Unterschenkeldrittel (lateral), Innenfläche der Knie u. Oberschenkel.

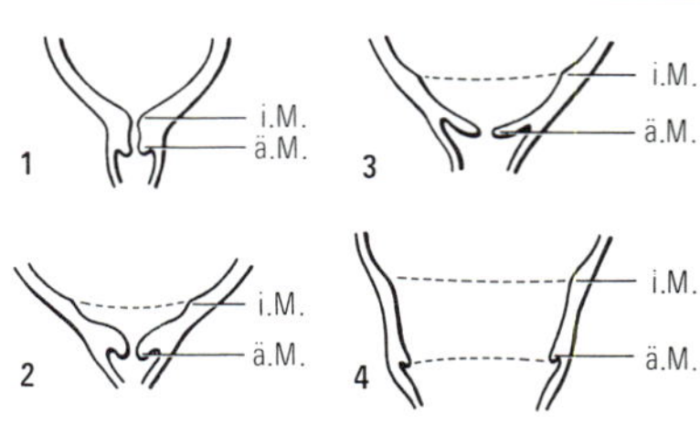

Eröffnungsperiode:
1: Zervixkanal noch geschlossen; 2: oberer Abschnitt der Zervix entfaltet; 3: Zervix verstrichen, äußerer Muttermund noch geschlossen; 4: Zervix verstrichen, äußerer Muttermund bis auf kleinen Saum entfaltet
i. M.: innerer MM; ä. M.: äußerer MM

Erythro|plakie (↑; gr. plax, plakos Fläche) f: (engl.) cervical erosion; syn. Erythroplakia portionis; Bez. für einen unklaren kolposkop. Befund: sog. roter Fleck auf der Portiooberfläche; bedarf der dd Abklärung (Portioerosion*, Ektopia* cervicis, beginnendes Zervixkarzinom*). Vgl. Kolposkopie, Umwandlungszone, Koagulator.

Erythro|plasie Queyrat (↑; gr. plasis Bildung; Louis A. Qu., Dermat., Paris, 1856–1933) f: (engl.) erythroplasia of Queyrat; Carcinoma* in situ des Übergangepithels u. der Schleimhaut; rundl. od. ovale, feucht glänzende, scharf begrenzte, düsterrote, samtartig weiche, wenig erhabene bis münzengroße Herde; entspr. histol. der Bowen*-Krankheit, geht nicht selten in ein Plattenepithelkarzinom über u. metastasiert früh; **Lok.:** Klitoris, Vulva, Eichel, inneres Vorhautblatt, selten Mundschleimhaut u. Anus (s. Abb.); **DD:** Vulvitis chronica plasmacellularis bzw. Balanitis; **Ther.:** Exzision, evtl. Strahlentherapie; sorgfältige Kontrollen erforderlich.

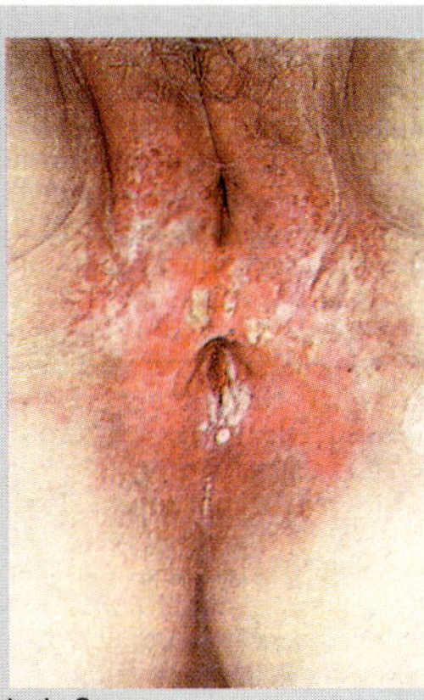

Erythroplasie Queyrat: perianale Lokalisation

Erythro|zytose (↑; gr. kystis Blase) f: s. Polyglobulie des Neugeborenen.

Erziehungs|geld: Leistung nach dem „Gesetz über die Gewährung von Erziehungsgeld u. Erziehungsurlaub" (Bundeserziehungsgeldgesetz, BErzGG) in der Fassung der Bekanntmachung vom 31.1.1994 (BGBl. I S. 180) vom Tag der Geburt eines Kindes bis zur Vollendung des 2. Lj. an den Personensorgeberechtigten, der das Kind selbst betreut u. erzieht u. keine od. keine volle Erwerbstätigkeit ausübt, in Höhe von monatl. 600,- DM; das E. wird einkommensabhängig gemindert; gleichzeitig gezahltes Mutterschaftsgeld* wird auf das E. grundsätzl. angerechnet. Vgl. Erziehungsurlaub.

Erziehungs|urlaub: Arbeitnehmerinnen u. Arbeitnehmern, die ein Kind bis zur Vollendung des 3. Lj. selbst betreuen od. erziehen, nach dem „Gesetz über die Gewährung von Erziehungsgeld u. Erziehungsurlaub" (Bundeserziehungsgeldgesetz, BErzGG) in der Fassung der Bekanntmachung vom 31.1.1994 (BGBl. I S. 180) für diese Zeit gewährter Sonderurlaub mit Kündigungsschutz; für die Dauer des Beschäftigungsverbots nach dem Mutterschutzgesetz* kann E. nicht verlangt werden.

ESGE: Abk. für (engl.) **E**uropean **S**ociety of **G**ynaecological **E**ndoscopy.

ESH: Abk. für (engl.) **E**uropean **S**ociety of **H**ysteroscopy.

ESHRE: Abk. für (engl.) **E**uropean **S**ociety of **Hu**man **R**eproduction and **E**mbryology.

Eß-Brech|sucht: syn. Bulimia* nervosa.

Eß|sucht: syn. Bulimie*.

Estradiol (INN) n: Abk. E_2; syn. Östradiol*.

Estradiol|benzoat (INN) n: Estradiol-(17β)-3-benzoat (IUPAC); semisynthet. Ester des Östradiols*; **Verw.:** s. Östrogene.

Estradiol|valerat (INN) n: Estradiol-17-valerat (IUPAC); semisynthet. Ester des Östradiols*; zumeist verwendet zur Hormonsubstitution; s. Östrogene.

Estriol (INN) n: Abk. E_3; s. Östriol.

Estron (INN) n: Abk. E_1; s. Östron.

ET: Abk. für **1. E**mbryonen**t**ransfer*; **2. E**ndo**t**helin*.

Ethinyl|estradiol (INN) n: 19-Nor-17α-pregna-1,3,5(10)-trien-20-in-3,17-diol (IUPAC); Abk. EE; syn. Äthinylöstradiol; hochwirksames, synthet. Östrogen, unterscheidet sich vom Östradiol* durch eine Äthinylgruppe am C17-Atom; **Verw.:** v. a. zur hormonalen Kontrazeption*, evtl. bei Acne* vulgaris. Vgl. Östrogene.

Ethinyl-19-nor|testosteron n: syn. Äthinyl-19-nortestosteron, Norethisteron*.

EU: Abk. für **E**xtra**u**teringravidität; s. Gravidität, ektope.

Eu|chromatin (gr. eu- gut, normal; chroma Farbe) n: der Teil des Chromatins*, der im Ggs. zum Heterochromatin* im Ruhekern seine Färbbarkeit verliert; liegt in entspiralisierter Form vor u. kann transkribiert werden.

Eu|genik (gr. eugenes wohlgeboren) f: (engl.) eugenics; histor. Bez. für die Anw. der Erkenntnisse der Humangenetik auf Bevölkerungen; durch die Begünstigung der Fortpflanzung „Gesunder" (Frühehe, hohe Kinderzahl) u. die Verhinderung der Fortpflanzung „Kranker" (Empfängnisverhütung, Sterilisation) sollten die Erbanlagen in der Gesamtbevölkerung langfristig verbessert u. genetische Krankheiten* vermindert werden. Das eugen. Konzept, das einseitig die frühen humangenet. Entdeckungen überbetonte u. z. B. soziale Faktoren vernachlässigte, wurde in die nationalsozialist. Ideologie übernommen u. führte im Dritten Reich zu Zwangsmaßnahmen gegen Bevölkerungsgruppen, denen erbl. Minderwertigkeit zugeschrieben wurde, zu Zwangssterilisationen u. diente schließl. auch als Rechtfertigung für die Vernichtung „lebensunwerten" Lebens.

Eu|karyont (↑; gr. karyon Kern) m: (engl.) eukaryote; Organismus, in welchem das genetische Material* in einem Kern zusammengefaßt ist; dieser wird durch eine Kernmembran als subzelluläre Struktur vom Zytoplasma getrennt. Vgl. Gentechnologie.

Eulen|augen|zellen: (engl.) owl's eye cells; s. Zytomegalie.

Eu|mastie (gr. eu- gut, normal; mastos Brust) f: natürl., ästhet. Form der weibl. Brust. Als Kriterien gelten Volumen, Form, Konsistenz, Symmetrie u. Proportion; im Bereich von Warzenhof u. Brustwarze deren Größe, Form u. Stellung, die Prominenz der Mamille sowie die Pigmentierung der Areola mammae. Vgl. Mammaplastik, Mamillenplastik.

Eu|menor|rhoe (↑; gr. men, menos Monat; rhoe Fluß) f: (engl.) eumenorrhoea; normale Menstruati-

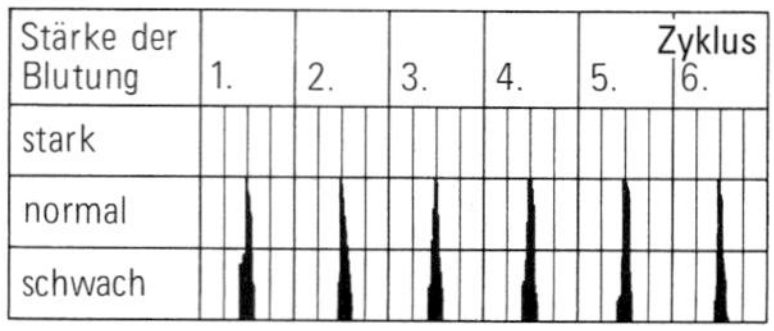

Eumenorrhoe (Kaltenbach-Schema)

on*, Regelblutung mit einem Blutverlust <80 ml ohne wesentl. Beschwerden u. von drei- bis viertägiger Dauer sowie einem Intervall von 25–35 Tagen (s. Abb.). Vgl. Zyklusstörungen.

Eu|ploidie (↑; gr. ploos -fach) f: (engl.) euploidy; Bez. für einen physiol., vollständigen Chromosomensatz mit 22 autosomalen Paaren u. den Geschlechtschromosomen XX bzw. XY; ein abweichender Satz wird als aneuploid bezeichnet.

Euthanasie (gr. euthanatos schöner Tod) f: (engl.) euthanasia; s. Sterbehilfe.

Eu|tokie (gr. eu- gut, normal; tokos Geburt) f: (engl.) eutocia; normale, leichte Entbindung. Vgl. Dystokie.

E|viszeration (lat. eviscerare ausweiden) f: (engl.) evisceration; **1.** s. Embryotomie; **2.** s. Exenteration.

E|volutio spontanea (lat. evolvere entwickeln) f: Selbstentwicklung*.

E|xcavatio recto|uterina (lat. excavare aushöhlen) f: s. Douglas-Raum.

Ex|enteration (lat. ex- aus, heraus; gr. enteron Eingeweide) f: Exenteratio, sog. Ausweidung; **1.** (chir.) passagere Verlagerung von Eingeweiden nach außen bei Op.; **2.** (gyn.) partielle bis totale Entf. von Organen als erweiterte Radikaloperation bei ausgedehnten Karzinomen des kl. Beckens (Eviszeration), z. B. bei Vaginal-, Vulva-, Zervix-, Blasen- od. Urethralkarzinom; **Formen: a)** vordere E. mit Entf. der vorderen Vaginalwand, Gebärmutter, der Adnexe u. Harnblase mit künstl. Harnableitung u. unter Belassung des Mastdarms; **b)** hintere E. unter Mitnahme des infiltrierten Mastdarms u. der hinteren Vaginalwand mit Anlage eines Anus praeternaturalis bzw. einer Durchzugplastik; **c)** totale E. mit zusätzl. Entf. der pelvinen bzw. paraaortalen Lymphknoten.

Ex|foliativ|zyto|logie (lat. exfoliativus entblätternd) f: (engl.) exfoliative cytology; zytol. Untersuchung abgelöster od. abgestoßener (abgeschilferter) Einzelzellen (z. B. nach Abstrich der Portiooberfläche u. des Zervikalkanals bzw. im Harn). Vgl. Zytodiagnostik.

Ex|hibitionismus (lat. exhibere, exhaustum ausschöpfen) m: (engl.) exhibitionism; das meist zwanghafte Zurschaustellen der Geschlechtsorgane vor fremden Personen ohne deren Einverständnis mit dem Ziel sexueller Befriedigung (mit od. ohne Selbstbefriedigung), die nicht selten vom Schock od. der Überraschung des unfreiwilligen Beobachters abhängt; **Vork.** bei Männern häufiger als bei Frauen. Der § 183 StGB schützt die psych. u. körperl. Integrität von Personen beiderlei Geschlechts gegen die spezif. Auswirkungen exhibitionist. Handlungen.

Ex|omphalos (lat. ex- aus, heraus; gr. omphalos Nabel) m: syn. Nabelschnurbruch.

Ex|plorativ|laparo|tomie (lat. explorare erproben; gr. lapare Flanke, Weiche; tome Schnitt) f: syn. Probelaparotomie*.

Ex|pressivität (lat. exprimere, expressus ausdrücken) f: (engl.) expressivity; Grad der Ausprägung eines erbl. Merkmals, dem ein einzelnes Gen* zugrunde liegt. E. kann von anderen modifizierenden Genen wie auch von Umweltfaktoren beeinflußt sein. Vgl. Krankheiten, genetische.

Ex|stirpation (lat. exstirpare ausrotten) f: (engl.) extirpation; op. Entf. eines (erkrankten) Organs, Organteils od. eines gut abgegrenzten Tumors; z. B. Uterusexstirpation od. E. eines Myoma* uteri.

extra|genital (lat. extra- äußerlich; genitalis zur Zeugung gehörend): außerh. der Genitalregion gelegen; z. B. Lok. eines Endometrioseherds.

Ex|traktion (lat. extrahere, extractum herausziehen) f: (engl.) extraction; Herausziehen des Kindes; bei Kopflage durch Vakuumextraktion* od. unter Anw. einer Geburtszange*, bei Beckenendlage durch Hand, Vakuumextraktor od. Zange; **Formen: 1.** halbe E.: s. Manualhilfe; **2.** ganze E.: s. Extraktion, manuelle.

Ex|traktion, manuelle (↑) f: (engl.) total breech extraction; ganze Extraktion; gebh. Handgriffe zur Entw. aus Beckenendlage*, wenn der Rumpf noch nicht (bis zum Schultergürtel) geboren ist. Heute nur noch in Notfällen od. nach innerer Wendung bei Querlage, da sie die gefährlichste gebh. Op. für das Kind ist. Vgl. Manualhilfe.

Extra|uterin|gravidität (lat. extra- äußerlich; uterus Gebärmutter; graviditas Schwangerschaft) f: (engl.) ectopic pregnancy; Abk. EU; s. Gravidität, ektope.

Extremitas tubaria ovarii (lat. extremitas das Äußerste) f: oberer, zur Tube weisender Pol des Ovariums*.

Extremitas uterina ovarii (↑) f: unterer, zum Uterus weisender Pol des Ovariums*; durch das Ligamentum* ovarii proprium mit dem Uterus-Tuben-Winkel verbunden.

Ex|zision (lat. excidere, excisus ausschneiden) f: (engl.) excision; Ausschneidung von Gewebeteilen ohne Rücksicht auf Organgrenzen od. Gewebestrukturen.

EZ: Abk. für **1.** Ernährungszustand; **2.** eineiige Zwillinge*.

F

Fallopo|skopie (gr. skopein sehen, schauen) f: endoskop. Darstellung der Tubenmukosa über einen transuterinen Zugang, z. B. Darstellung des proximalen Tubenabschnitts zur Einschätzung der Progn. bei Vorliegen einer Tubenerkrankung; der klin. Wert der F. ist bislang umstritten.

Familien|planung: (engl.) family planning; Geburtenregelung durch den bewußt gesteuerten Einsatz von Meth. der Kontrazeption*, die eine den individuellen Wünschen eines Elternpaars bzw. der Mutter angepaßte Kinderzahl u. Regelung der SS entspr. den jeweiligen Lebensumständen ermöglichen soll. Vgl. Geburtenkontrolle, Konzeptionsoptimum.

Farn|kraut|phänomen n: (engl.) ferning; syn. Arborisationsphänomen; unter Östrogeneinwirkung auftretende, sehr charakterist. Bildung von farnkrautähnlichen Kristallen (NaCl) im getrockneten Zervixschleim* (s. Abb.), bes. deutlich kurz vor der Ovulation*; verschwindet unter Progesteroneinfluß.

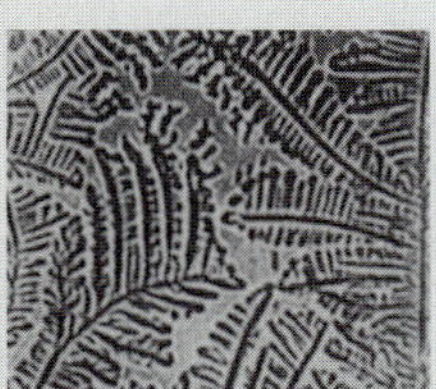

Farnkrautphänomen (Objektträgerausstrich)

Farr-In|dex m: Index zur quant. Erfassung des Reifegrades eines Neugeborenen anhand von 11 Kriterien mit bis zu 4 Wertpunkten. Aus der Summe der Reifepunkte kann das Gestationsalter geschätzt werden. Vgl. Reifezeichen des Neugeborenen.

Fascia (lat. Binde, Band) f: s. Faszie.

Fascia clitoridis (↑) f: bindegewebige Hülle der Klitoris*.

Fascia dia|phragmatis pelvis (↑) f: s. Fascia pelvis.

Fascia dia|phragmatis uro|genitalis (↑) f: s. Diaphragma urogenitale.

Fascia obturatoria (↑) f: bedeckt die Innenseite des M. obturatorius internus, Teil der Fascia pelvis parietalis; enthält kaudal den Alcock*-Kanal.

Fascia pectoralis (↑) f: oberflächl. Blatt der Brustfaszie, d. h. der Teil der oberflächl. Körperfaszie, der auf dem M. pectoralis major liegt; mit diesem fest verhaftet, nicht jedoch mit dem über ihr liegenden Fettgewebe; dadurch leichte Verschieblichkeit der Brustdrüse auf der Faszie. Diese ist aufgehoben, wenn ein Mammakarzinom* die Faszie erreicht hat.

Fascia pelvis (↑) f: Beckenfaszie; ihr parietaler Anteil, Fascia pelvis parietalis, haftet ventral, lateral u. dorsal an der Wand des kl. Beckens; ihr als Fascia* obturatoria bez. Abschnitt bildet einen Teil der Ursprungslinie des M. levator ani. Dieser wird kaudal von der Fascia diaphragmatis pelvis inferior, kranial von der Fascia diaphragmatis pelvis superior bedeckt, die sich als Fascia pelvis visceralis (Fascia endopelvina) auf die benachbarten Eingeweide (v. a. Mastdarm, Harnblase u. Vagina bzw. Prostata) umschlägt.

Faszie (↑) f: (engl.) fascia; wenig dehnbare, aus gekreuzt verlaufenden kollagenen Fasern u. elast. Netzen aufgebaute Hülle einzelner Organe, Muskeln od. Muskelgruppen; allg. Körperfaszien umhüllen die Gesamtmuskulatur des Rumpfs od. der Extremitäten. Die Bez. richten sich nach dem Organ od. der Umgebung.

Faszien|quer|schnitt (↑) f: s. Pfannenstiel-Querschnitt.

FBA: Abk. für Fetalblutanalyse; s. Mikroblutuntersuchung am Feten.

Febris puerperalis (lat. febris Fieber) f: Puerperalfieber*.

Febris uveo|parotidea (↑) f: syn. Heerfordt*-Syndrom.

Fechter|stellung: s. Reflexe, frühkindliche.

Fecundatio (lat. fecundus fruchtbar) f: Befruchtung*; vgl. Superfecundatio.

Feeding on demand (engl.): Stillen* nach Bedarf, Füttern auf Verlangen; Brusternährung des Säuglings nach dessen Bedürfnissen, d. h. ohne feste Anlegezeiten; aus psychosomat. Sicht günstig für das Fürsorgeverhalten der Mutter u. zur Vermeidung diffuser Ängste beim Neugeborenen durch schnelle Befriedigung von Triebbedürfnissen (Hunger).

Fehl|bildung: (engl.) malformation; Entwicklungsfehler einzelner bzw. mehrerer Organe od. Körperabschnitte, der auf Störung der intrauterinen Entw. zurückzuführen ist. Vgl. Fehlbildungssyndrome.

Fehl|bildung, ano|rektale: (engl.) anorectal malformation; angeb. Fehlen der Analöffnung (hohe od. tiefe Analatresie) od. des Rektums (Rektumatresie) inf. Fehlbildung des Enddarms während der Differenzierung der primitiven Kloake*; häufig in Komb. mit Fistelbildungen u. Dystopie der Analöffnung (Anus vestibularis im Vestibulum vaginae, Anus perinealis am Damm) sowie Fehlbildungen anderer Organe (bes. des Urogenitaltrakts); **Vork.** auch i. R. des VATER*-Syndroms, des Katzenaugensyndroms u. bei Sirenomelie; **Klin.:** fehlende Mekoniumentleerung (DD: Mekoniumpfropf) u. Unmöglichkeit, ein Darmrohr einzuführen; **Diagn.:** Rö. in Kopftieflage, Ultraschalldiagnostik; **Ther.:** op., bei hoher (supralevatorischer) Rektumatresie Durchzugoperation; **Sonderform:** Analstenose (Einengung des Anus), i. d. R. durch Bougieren therapierbar.

Fehl|bildung, kon|genitale: (engl.) congenital malformation; kongenitale, grobstrukturelle Abnormität; persistente Abnormität einzelner od. mehrerer Organe, die auf eine Störung der intrauterinen Entw. (während der Organogenese*) zurückzuführen ist (s. Tab.); ein Teil (möglicherweise die überwiegende Zahl) solcher Fehlentwicklungen hat offenbar endogene Urs. (spontane Entgleisungen der Entw., spontane Mutation* in den beteiligten Keimzellen od. Keimzellmutation in vorhergehenden Generationen), ein weiterer (wahrsch. geringer) Teil ist auf exogene Urs. (Medikamente, chem. Substanzen, Virusinfektionen, ionisierende Strahlung) zurückzuführen. Die genet. bedingten Fehlbildungen sind von den exogen verursachten (s. Phänokopie) oft nicht zu unterscheiden. Defekte an inneren Organen (angeb. Herzfehler, Nierenfehlbildungen usw.) sind nur bei ausgeprägter funkt. Konsequenz bereits bei der Geburt zu erkennen. Häufig treten k. F. in charakterist. Komb. an versch. Organsystemen auf (sog. Fehlbildungssyndrome*). Vgl. Embryotoxizität.

Fehlbildung, kongenitale
Häufigkeit (Daten aus verschiedenen Ländern)

Art der Fehlbildung	Häufigkeit
insgesamt	1,0 – 4,0 ‰
Herzfehler	1,0 – 9,0 ‰
Anenzephalie	0,6 – 4,6 ‰
Spina bifida	0,2 – 4,1 ‰
Klumpfuß	0,6 – 3,95 ‰
Hüftgelenkluxation	0,7 – 3,4 ‰
Spaltbildung (Lippe, Gaumen)	0,8 – 3,0 ‰
Polydaktylie	0,6 – 2,4 ‰
Hydrozephalus	0,5 – 1,8 ‰

Die angegebenen Raten weisen erhebliche Streuung auf, die z. T. auf ethnische und andere Unterschiede der tatsächlichen Inzidenz zurückgeführt werden können. Zum Teil spiegeln sie aber auch Mängel der Dokumentation wider.

Fehl|bildungs|fein|dia|gnostik f: s. Pränataldiagnostik.

Fehl|bildungs|syn|drome n pl: (engl.) malformation syndromes; syn. Polyphänie; häufig bereits im frühen Säuglingsalter erkennbare, charakterist. Komb. kongenitaler Fehlbildungen* an versch. Organsystemen. Vgl. Krankheiten, genetische.

Fehl|bildungs- und Retardierungs|syn|drome n pl: (engl.) malformation and retardation syndromes; zusammenfassende Bez. für Komb. von zwei od. mehr klin. Symptomgruppen mit obligater geistiger Entwicklungsstörung; Versuch der Zuordnung zu einer jeweiligen einheitl. **ätiol. Einteilung** in Genommutationen, Chromosomenaberrationen*, exogen bedingte bzw. idiopathische Syndrome. Vgl. Mutation.

Fehl|bildung, vaginale: (engl.) vaginal malformation; isoliert od. kombiniert mit Anomalien des Uterus (s. Uterusfehlbildung) bzw. des Harntrakts (Nieren- od. Ureterfehlbildungen) vorkommende Hemmungsfehlbildung der Vagina*; **Formen: 1.** Aplasia vaginae: Agenesie der Vaginalplatte; s. Rokitansky-Küster-Hauser-Syndrom; **2.** Atresia vaginae: Ausbleiben der Kanalisierung, betrifft meist den oberen Abschnitt der Vagina; **3.** Vagina septa (s. Abb.): vollständige bzw. unvollständige (subsepta) Septierung bei unvollkommener Verschmelzung der Müller-Gänge; Längs- od. Querseptierungen sind möglich. Ein median verlaufendes Septum kann ein Kohabitationshindernis sein, lateral verlaufende können unbemerkt bleiben (evtl. Geburtshindernis*); bei einer Vagina subsepta sind Koitus, SS u. vaginale Geburt i. d. R. möglich.

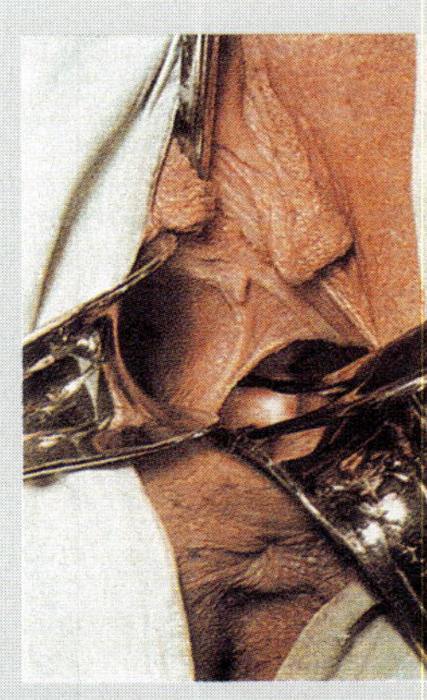

Fehlbildung, vaginale: Vaginalseptum

Fehl|formen|rate: (engl.) percentage of malformed spermatozoa; prozentualer Anteil fehlgebildeter Spermien im Ejakulat; s. Sperma-Untersuchung.

Fehl|geburt: syn. Abort*.

Feig|warzen: Condylomata* acuminata.

Fein|nadel|bi|opsie (lat. bis zweifach, doppelt; gr. opsis Sehen, Betrachtung) f: (engl.) fine needle biopsy; Biopsieverfahren mittels dünner Hohlnadeln (z. B. Menghini-Nadel) zur Gewinnung von Zell- u. Gewebematerial durch Aspiration für die zytol. (Punktionszytologie*) u. histol. Untersuchung, evtl. gezielt unter Ultraschallkontrolle (z. B. Mammabiopsie*).

Feld|block: (engl.) field block; s. Infiltrationsanästhesie.

Felderung: (engl.) mosaic pattern; syn. Mosaik; verdächtiger gyn. Befund i. R. einer Kolposkopie*: iodnegative, unregelmäßig mosaikartig angeordnete, kl. weißl.-gelbe Felder (Hyperkeratosen) im Schleimhautniveau (zarte F.) od. darüber hinausgehend (grobe F.), die durch rötl. Linien (Kapillarsprossen) voneinander getrennt sind; Probeexzision zum Ausschluß eines Zervixkarzinoms*. Vgl. Grund, Leukoplakie.

Fellatio (lat. fellare saugen) f: orogenitaler Geschlechtsverkehr* mit oraler Stimulation des Penis.

Femidom: s. Präservativ.

Feminisierung, testikuläre (lat. femininus weiblich): (engl.) testicular feminization; Form der Intersexualität* mit normalem XY-Karyotyp; **Ätiol.:** Mutation eines X-chromosomal-rezessiven Gens; **Prävalenz:** 1 : 20 000 bei männl. Neugeborenen; **Formen: 1.** komplette t. F. (syn. Hairless-woman-Syndrom): vollständige Resistenz der Androgenrezeptoren in den Endorganen bei normaler Testosteronkonzentration im Serum; **Klin.:** weibl. Habitus mit normaler Brustentwicklung, weibl. äußeres Genitale, blind endende Vagina, Fehlen von Uterus, Tuben u. Ovar sowie fehlender Sekundärbehaarung; auffallend lange Extremitäten; Abdominal- od. Inguinalhoden ohne Spermatogenese*; psych. Geschlecht weiblich; **Ther.:** Entf. der Hoden (erhöhtes Entartungsrisiko); **2.** partielle t. F. (syn. Reifenstein-Syndrom): Entw. eines intersexuellen Genitales mit Hypospadie*, kleinen Hoden u. Hodenatrophie durch inkomplette Resistenz der Androgenrezeptoren; in der Pubertät Ausbildung einer Gynäkomastie*, spärl. Sekundärbehaarung. Je nach Ausprägung der äußeren Geschlechtsmerkmale u. der psychosexuellen Entw. kann eine op. Geschlechtskorrektur entspr. der eingenommenen Rolle vorgenommen werden.

Femur|länge (lat. femur Oberschenkelknochen): Abk. FL; s. Fetometrie.

Feno|terol (INN) n: (±)-1-(3,5-Dihydroxyphenyl)-2-{[1-(4-hydroxyphenyl)-2-propyl]amino}ethanol (IUPAC); Beta-2-Sympathomimetikum; **Verw.:** **1.** zur Hemmung vorzeitiger od. pathol. Wehentätigkeit (s. Wehen); **2.** als Bronchospasmolytikum bei obstruktiven Atemwegerkrankungen.

Fertilität (lat. fertilis fruchtbar) f: (engl.) fertility; Fruchtbarkeit, geschlechtl. Vermehrungsfähigkeit. Vgl. Fruchtbarkeitsziffer, Infertilität.

Fertilitäts|gutachten (↑): (engl.) fertility assessment; syn. andrologisches Gutachten; i. R. einer Vaterschaftsfeststellung* erhobener Befund über die Potentia generandi (Zeugungsfähigkeit) des vermuteten Vaters zum Zeitpunkt der Konzeption. Bei vollständiger Verlegung beider Samenwege ist die Vaterschaft ausgeschlossen (gesicherte Nichtvaterschaft), bei wiederholt pathol. Spermiogramm (verminderte Zahl u. Motilität der Spermien, morphol. Veränderungen, s. Sperma-Untersuchung), verändertem äußerem Hodenbefund sowie bei endokrinen Störungen (Hodeninsuffizienz) ist die Nichtvaterschaft weniger gesichert. Vgl. Abstammungsbegutachtung.

Fertilitäts|störung (↑): (engl.) disorder of fertility; Beeinträchtigung der Fortpflanzungsfähigkeit bei Frau u. Mann; **Urs.:** endokrin, genet., tox., immun., nach Entz. mit Verlegung der Eileiter od. Samenwegverschluß* bzw. Varikozele*. Vgl. Infertilität, Sterilität.

fetal (lat. fetus das Gezeugte, Leibesfrucht): zum Fetus* gehörig, den Fetus betreffend.

Fetal|blut|ana|lyse (↑) f: Abk. FBA; s. Mikroblutuntersuchung am Feten.

Fetal distress (↑): fetaler Gefahrenzustand, fetale Notsituation; Oberbegriff für Gefahren, die dem Kind vor, unter u. kurz nach der Geburt* drohen; **Stadien:** **1.** chronic fetal distress: Wochen vor der Geburt; **2.** subacute fetal distress: einige Tage vor der Geburt; **3.** acute perinatal distress: während der Geburt; **4.** permanent damage: bleibende (meist zerebrale) Schädigung. Während der SS können folgende **Zeichen** i. S. eines F. d. gewertet werden: **1.** fehlendes Uteruswachstum, Abnahme der Fruchtwassermenge; **2.** Veränderungen des fetalen Blutflusses; Feststellung mittels Doppler-Sonographie; **3.** Auffälligkeiten der fetalen Herztöne (Brady- od. Tachykardie); vgl. Kardiotokographie; **4.** Mekoniumbeimengungen zum Fruchtwasser, die z. B. durch Amnioskopie* festgestellt werden können; **5.** nach Blasensprung Feststellung einer intrauterinen Azidose* mittels Mikroblutuntersuchung* am Feten. Vgl. Risikoschwangerschaft, Depressionszustand des Neugeborenen.

Fetal|größe (↑): (engl.) foetal size; Körpermaße des ungeborenen Kindes, die anhand von Indexmessungen bei der Ultraschalldiagnostik* bestimmt u. mit Hilfe von auf die Schwangerschaftsdauer bezogenen Perzentilen interpretiert werden (s. Abb.). Vgl. Fetometrie; Kephalometrie, intrauterine.

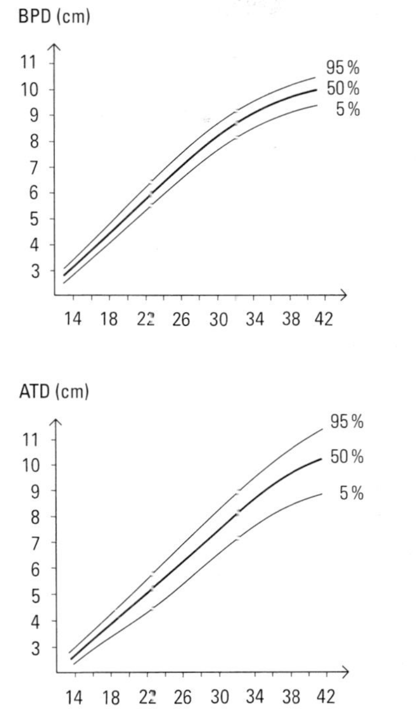

Fetalgröße: Normkurven für den Wachstumsverlauf; Bestimmung des biparietalen Kopfdurchmessers (BPD) und des abdominotransversalen Durchmessers (ATD) mittels Ultraschalluntersuchung

Fetal|periode (↑) f: (engl.) foetal period; Zeitraum der pränatalen Entw. vom Ende der Embryonalperiode* bis zur Geburt; der Keim wird in dieser Periode als Fetus* bez.; die F. ist durch Wachstum des gesamten Organismus, Differenzierung der Organfunktionen u. Beginn der Tätigkeit einzelner Organe gekennzeichnet. Vgl. Pränatalperiode; Fetotoxizität; Blutkreislauf; Lungenreifung, fetale.

Fetischismus m: (engl.) fetishism; spezialisiertes, u. U. abweichendes Sexualverhalten*, bei dem ausschl. od. überwiegend best. Objekte, z. B. Körperpartien außerh. der Genitalsphäre (Fuß, Haar), Gegenstände (Kleidungsstücke) od. Materialien (Leder, Gummi), die mit dem Liebesobjekt zusammenhängen bzw. dieses ersetzen, zur geschlechtl. Erregung führen. Vgl. Perversion.

Feto|metrie (lat. fetus das Gezeugte, Leibesfrucht) f: sonograph. Vermessung des Feten zur Überprüfung des Gestationsalters u. des fetalen Wachstums bzw. zur Diagn. von Fehlbildungen; auch zur Best. der Länge einzelner Knochen bzw. von Organgrößen

(z. B. Größe von Hirnventrikel od. Herzkammern, Lungendurchmesser); wichtige Parameter der F. sind: **1.** ant.-post. Durchmesser des Abdomens (Abk. APD); **2.** abdominotransversaler Durchmesser (Abk. ATD); **3.** Abdomenumfang (Abk. AU); **4.** biparietaler Durchmesser; (Abk. BPD); **5.** Femurlänge (Abk. FL), **6.** Scheitelsteißlänge (Abk. SSL). Vgl. Kephalometrie, intrauterine; Kopfmaße; Ultraschalldiagnostik.

Feto|pathia (↑; gr. pathos Leiden) f: Fetopathie*.

Feto|pathia dia|betica (↑; ↑) f: s. Embryofetopathia diabetica.

Feto|pathia rubeolosa (↑; ↑) f: s. Embryopathia rubeolosa.

Feto|pathia syphilitica (↑; ↑) f: s. Syphilis.

Feto|pathia toxo|plasmotica (↑; ↑) f: s. Toxoplasmose.

Feto|pathie (↑; ↑) f: (engl.) foetopathy; pränatale Erkr. mit der Folge einer intrauterinen Entwicklungsstörung des ungeborenen Kindes nach abgeschlossener Organogenese*; als **Urs.** spielen u. a. intrauterine Inf. (s. Pränatalinfektion, Perinatalinfektion), Stoffwechselstörungen (s. Embryofetopathia diabetica) sowie Blutgruppenunverträglichkeiten zw. Mutter u. Kind (Morbus* haemolyticus fetalis bzw. Morbus* haemolyticus neonatorum) eine Rolle. Vgl. Erkrankungen, pränatale.

Feto|skopie (↑; gr. skopein schauen, sehen) f: (engl.) foetoscopy; direkte intrauterine Betrachtung des Feten mit dem Fetoskop (Spezialendoskop); Abortrisiko 3–5 %, daher weitgehend durch die Ultraschalldiagnostik* ersetzt; therap. einsetzbar zur Biopsie von Hautproben u. Laserverödung der Gefäße bei Zwillingstransfusionssyndrom* (fetofetale Transfusion).

Feto|toxizität (↑; gr. toxon Pfeilgift) f: (engl.) foetotoxicity; Fähigkeit eines Agens zu einer tox. Wirkung während der Fetalperiode*; i. d. R. können in dieser Phase keine grobstrukturellen Fehlbildungen mehr ausgelöst werden, der Keim kann jedoch auch in dieser Periode der Entw. geschädigt werden mit u. U. letaler Wirkung, Wachstumsretardierungen, transplazentarer Karzinogenese* u. funkt. Defekten, die sich erst spät postnatal manifestieren. Vgl. Embryotoxizität; Fehlbildung, kongenitale.

Fett|gewebe|nekrose: (engl.) fat necrosis; syn. Steatonekrose; Nekrose des Fettgewebes inf. einer Pannikulitis. Vgl. Adiponecrosis subcutanea neonatorum.

Fett|nekrose, zystische der Mamma (gr. nekros tot) f: (engl.) cystic fatty necrosis of the mamma; meist bei adipösen Frauen nach einem Trauma auftretende gerötete Knoten, die im Inneren als Folge einer asept. Fettgewebenekrose dünnflüssiges Fett enthalten; **DD:** insbes. Mammakarzinom*; **Ther.:** Exzision.

Fett|sklerem des Neugeborenen (gr. skleros trocken) n: s. Sclerema adiposum neonatorum.

Fett|sucht: (engl.) obesity; Adipositas, Obesitas, Fettleibigkeit; übermäßige Vermehrung od. Bildung von Fettgewebe; **Ätiol.:** multifaktoriell; die F. ist ein **Risikofaktor** für eine Reihe von Erkr. wie Hypertonie, Diabetes mellitus, Hyperlipidämie, Gicht u. die damit verbundenen Gefäßerkrankungen (v. a. Arteriosklerose) sowie für das Korpuskarzinom*. Vgl. Körpergewicht.

Fetus (lat. das Gezeugte, Leibesfrucht) m: auch Fötus bzw. Foetus; Bez. für die Frucht im Mutterleib nach Abschluß der Organogenese*, d. h. im Anschluß an die Embryonalperiode* bis zum Ende der SS. Vgl. Fetalperiode.

Fetus compressus (↑) m: abgeflachter, mumifizierter Fetus; nach intrauterinem Fruchttod* inf. Dystrophie; **Vork.** bes. bei Zwillingen.

Fetus papyraceus (↑) m: intrauterin mumifizierter Fetus ohne Zeichen der Mazeration, durch Zwillingsfrucht plattgedrückt u. in der Eihaut des zweiten Fetus liegend; evtl. sog. Steinkind (Lithopädion). Vgl. Fruchttod, intrauteriner.

Feucht|warzen: Condylomata* acuminata.

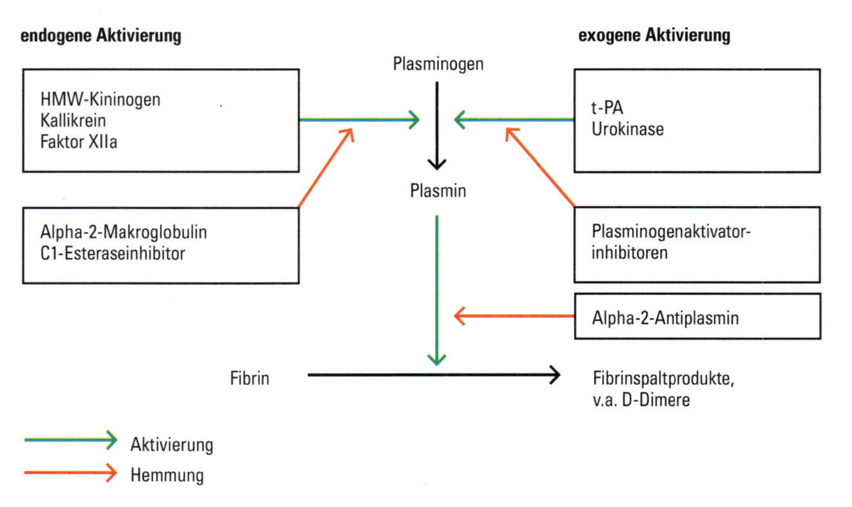

Fibrinolyse:
schematischer Ablauf

FHF: Abk. f. fetale **H**erzschlag**f**requenz; s. Kardiotokographie.

Fibrino|lyse (lat. fibra Faser) f: (engl.) fibrinolysis; proteolyt. Abbau von Fibrin (s. Abb.); **physiol. Bedeutung: 1.** Aufrechterhaltung des dynam. hämostat. Gleichgewichts durch Neutralisierung der kontinuierl. ablaufenden Blutgerinnung; **2.** Entf. des Fibrins aus dem zur Blutstillung gebildeten Thrombus (auch Prinzip der Thrombolyse). Unter dem Einfluß intrins., extrins. od. therap. Plasminogenaktivatoren entsteht aus dem inaktiven Plasminogen fibrinolyt. wirksames Plasmin, das neben Fibrin auch Fibrinogen u. die Blutgerinnungsfaktoren V u. VIII spaltet. Die normale F. unterliegt einer gegenläufigen Regelung durch Fibrinolyseinhibitoren*; eine (pathol.) gesteigerte F. führt zur Afibrinogenämie*.

Fibrino|lyse|inhibitoren (↑; lat. inhibere, inhibitus hemmen, einhalten) m pl: (engl.) inhibitors of fibrinolysis; Antifibrinolytika, Hemmstoffe der Fibrinolyse*; **1.** intrinsische (plasmat.) Antiplasmine zur Begrenzung der fibrinolyt. Wirkung von Plasmin; **2.** extrinsische (gewebeständige) Plasminogenaktivatorinhibitoren; **3.** therap. F. wie Aprotinin (Plasminhemmstoff) u. die synthetischen Plasminogenaktivatorinhibitoren Epsilonaminocapronsäure, p-Aminomethylbenzoesäure u. Tranexamsäure; **Verw.:** v. a. als Antidote bei therap. Fibrinolyse, bei primärer od. sek. Hyperfibrinolyse*; auch zur kons. Ther. einer Menorrhagie bzw. Hypermenorrhoe.

Fibrino|lytika (↑) n pl: (engl.) fibrinolytics; syn. Thrombolytika; therap. genutzte Substanzen, die über eine Aktivierung der Fibrinolyse* intravasale Thromben auflösen können; verwendet werden Streptokinase, Urokinase, Plasminogenaktivatoren u. (seltener) Humanplasmin; Antidote (bei Überdosierung bzw. UAW): Fibrinolyseinhibitoren*.

Fibro|adenom (↑; gr. aden Drüse) n: (engl.) fibroadenoma; Adenom mit reichl. entwickeltem Bindegewebe (s. Abb.), makroskop. als rel. scharf begrenzter Knoten von derb-elast. Konsistenz mit grauweißer Schnittfläche; **Vork.:** z. B. weibl. Brust, Ovarium, Uterus. Vgl. Adenofibrom, Cystosarcoma phylloides.

Fibro|adenoma intra|canaliculare (↑; ↑) n: Fibroadenom* der Mamma; das Bindegewebe wächst polsterartig gegen die Drüsenlichtungen vor u. engt diese ein.

Fibro|adenoma peri|canaliculare (↑; ↑) n: Fibroadenom* der Mamma mit konzentr. um die Drüsen herum angeordnetem Bindegewebe.

Fibrom (↑) n: (engl.) fibroma; Bindegewebegeschwulst; gutartige Geschwulst, die aus gefäßreichem Bindegewebe besteht; **Vork.:** z. B. in der Vagina.

Fibro|matose (↑) f: (engl.) fibromatosis; diffuse od. umschriebene, i. a. gutartige Bindegewebevermehrung bei gleichzeitiger Parenchymatrophie, z. B. in der Mamma; i. e. S. Bez. für das multiple Auftreten von Fibromen.

Fibro|myom (↑) n: s. Myom.

Fibro|plasie retro|lentale (↑; gr. plasis Bildung) f: (engl.) retrolental fibroplasia, retinopathy of prematurity; Endstadium der Retinopathia* praematurorum mit hinter der Linse liegender abgehobener, vernarbter Netzhaut u. vollständiger Erblindung.

FIGO: Abk. für (frz.) **F**édération **I**nternationale de **G**ynécologie et d'**O**bstétrique; gyn. Tumoren werden durch die z. T. seit 50 Jahren angewendeten sog. FIGO-Stadien beschrieben; die entspr. TNM*-Klassifikation wurde so definiert, daß sie mit den FIGO-Stadien weitgehend übereinstimmt.

Filiae (lat. filia Tochter) f pl: s. Metastase.

Filialisierung: syn. Metastasierung*.

Fimbria (lat. Franse) f: Franse; s. Eileiter, Fimbria ovarica, Infundibulum tubae uterinae.

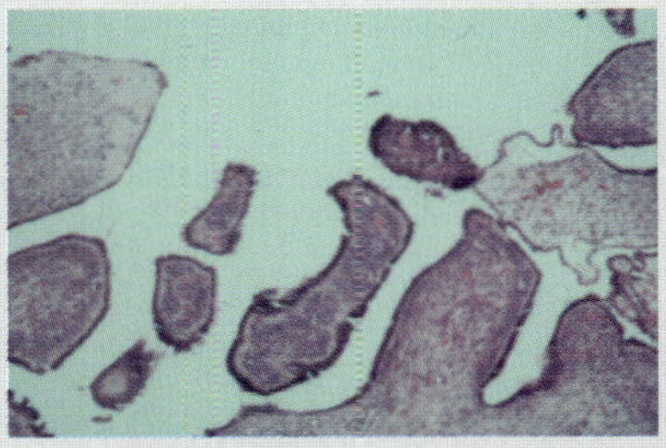

Fibroadenom: histologischer Schnitt aus dem Ovarium

Fischer-Score

Parameter	Bewertung 0	1	2
basale FHF			
Niveau (Schläge/min)	< 100 > 170	100 – 110 150 – 170	110 – 150
Bandbreite (Schläge/min)	< 5	5 – 10 > 30	10 – 30
Nulldurchgänge/min	< 2	2 – 6	> 6
FHF-Alterationen			
Akzelerationen	keine	periodische	sporadische
Dezelerationen	späte, variable mit prognostisch ungünstigen Zusatzkriterien	variable	keine, sporadisch auftretende Dip 0

FHF: fetale Herzschlagfrequenz

Fimbria ovarica (↑) f: Eierstockfranse; ein bes. lange Fimbrie aus dem zerfransten Rand des trichterförmigen Eileitereingangs (Infundibulum tubae uterinae), die in einer Bauchfellfalte zum Ovarium* zieht.

Fimbri|ek|tomie (↑; gr. tome Schnitt) f: (engl.) fimbriectomy; Sterilisation* mit op. Entf. der Fimbrien der Eileiter u. Verschluß der freien Tubenenden; heute nicht mehr üblich.

Fimbrio|lyse (↑) f: (engl.) fimbriolysis; Beseitigung von Fimbrienverklebungen u. Verwachsungen im Bereich der Fimbrien des Eileiters (häufige Urs. weiblicher Sterilität*). Vgl. Tubenchirurgie, Adhäsiolyse.

Fimbrio|plastik (↑) f: Neubildung eines Fimbrientrichters bei partiell noch offenen Tuben; Lösen von Adhäsionen (Fimbriolyse*) u. Rekonstruktion der Fimbrien durch radiäre Inzisionen u. evertierende (d. h. umkrempelnde) seroseröse Nähte.

Finger|abdruck, genetischer: s. DNA-Fingerprint-Methode.

Fischer-Score: CTG*-Score zur Beurteilung des fetalen Zustandes; es werden zu 5 Kriterien bis zu 2 Punkte vergeben (s. Tab.); **Bewertung:** 8–10 Punkte: physiol. fetaler Zustand; 5–7 Punkte: Progn. fraglich; <5 Punkte: bedrohl. Beeinträchtigung des Feten. Vgl. Kardiotokographie; Bishop-Score.

FISH: Abk. für **F**luoreszenz-**i**n-**s**itu-**H**ybridisierung; s. Präimplantationsdiagnostik.

Fissura urethrae inferior (lat. fissum Spalt, Einschnitt) f: syn. Hypospadie*.

Fissura urethrae superior (↑) f: syn. Epispadie*.

Fistel (lat. fistula Röhre) f: (engl.) fistula; röhrenförmige, mit Granulationsgewebe (Röhrenfistel) od. Epithelgewebe (Lippenfistel) ausgekleidete Verbindung zw. Körperhöhlen bzw. Hohlorganen untereinander (innere F.) od. der Körperoberfläche (äußere F.); als angeb. F. meist inf. Persistenz embryonal angelegter Organverbindungen (z. B. Vesikoumbilikalfistel*) od. als erworbene F. durch Entz., Tumoren, Traumen bzw. Op. verursacht sowie nach Strahlentherapie* auftretend; z. B. Analfistel*, Blasenfistel*, Darmfistel*, Urogenitalfistel*.

Fistula ani (↑) f: syn. Analfistel*.

Fistula cervico-laquaeatica (↑) f: Fistel zw. Zervikalkanal u. Scheidengewölbe, meist geburtstraumat. od. tumorös verursacht. Vgl. Urogenitalfisteln.

Fistula omphalo|enterica (↑) f: s. Nabelfistel.

Fistula recto|vaginalis (↑) f: Mastdarmscheidenfistel*.

Fistula umbilicalis (↑) f: Nabelfistel*.

Fistula vesico|vaginalis (↑) f: Blasenscheidenfistel. Vgl. Urogenitalfistel.

Fitz-Hugh-Curtis-Syn|drom n: **1.** syn. Perihepatitis* acuta gonorrhoica; **2.** heute auch gebräuchl. für perihepat. Adhäsionen, verursacht durch Inf. mit Chlamydia* trachomatis; Diagn. meist i. R. einer Laparoskopie (s. Abb.).

FL: Abk. für **F**emur**l**änge; s. Fetometrie.

Flagellation (lat. flagellare schlagen) f: körperl. Züchtigung als Mittel zur geschlechtl. Erregung. Vgl. Sadomasochismus.

Flatus vaginalis (lat. flatus Wind, Blähung) m: s. Garrulitas vulvae.

Flaum|haar: Lanugo*.

Fleischer-Syn|drom (Daniel S. F., Päd., Philadelphia) n: komplexe Fehlbildung aus dem Formenkreis der mammorenalen* Syndrome; **Sympt.:** überweiter Mamillenabstand (Mamillen weit lateral der Medioklavikularlinie), kongenitale Nierenhypoplasie unterschiedl. Ausprägung, fakultativ in Komb. mit Nierenzysten u. Ureteranomalien.

Fleisch|mole (lat. mola verunstalteter Embryo) f: s. Blutmole.

Flexions|lagen (lat. flexio Biegung): (engl.) attitude; Geburtshaltung des Kindes mit Beugung des Kopfes auf die Brust; normale Einstellung. Vgl. Deflexionslagen.

Flexio uteri (↑) f: Haltung der Gebärmutter, definiert durch den Winkel zw. Zervix- u. Korpusachse des Uterus; physiol. besteht ein nach vorn geöffneter stumpfer Winkel von ca. 135° (Anteflexio uteri, s. Abb.); pathol. Beugungsverhältnisse: **1.** Retroflexio* uteri; **2.** Hyperanteflexio* uteri. Vgl. Uteruslagen.

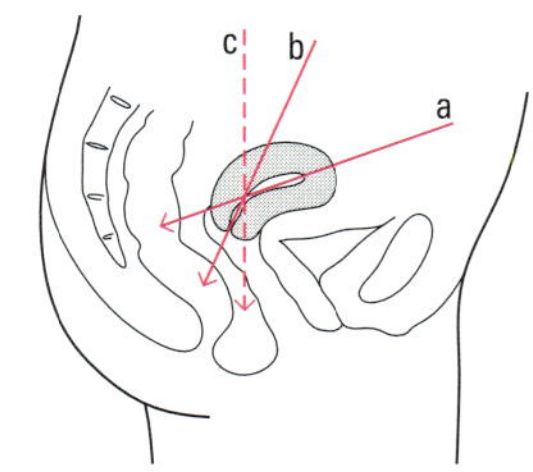

Flexio uteri:
Die Achse des Corpus uteri (a) bildet mit der Achse der Cervix uteri (b) einen nach vorn offenen stumpfen Winkel (Anteflexio uteri). Daneben besteht physiologisch eine Anteversio: die Achse der Cervix uteri fällt vor die senkrechte Körperachse (c).

Floating line: Begriff der Kardiotokographie*; fiktive Linie, die die Oszillationsmittellinie darstellt.

Floppy infant: Bez. für ein Neugeborenes* od. Kleinkind mit einer Verminderung des kontraktilen u. insbes. des reflektor. Muskeltonus (Myatonia congenita); typ. ist eine Überstreckbarkeit der Gelenke; **Urs.:** z. B. mesenchymale Anomalien (Gelenke, Sehnen, Muskeln) od. (kongenitale) Myopathien.

Flucht|ref|lexe (lat. reflectere zurückbiegen) m pl: s. Reflexe, frühkindliche.

Fluktuationen (lat. fluctuatio unruhige Bewegung) f pl: (engl.) fluctuation; **1.** (klin.) palpable wellenförmige Flüssigkeitsbewegungen bei lokalen

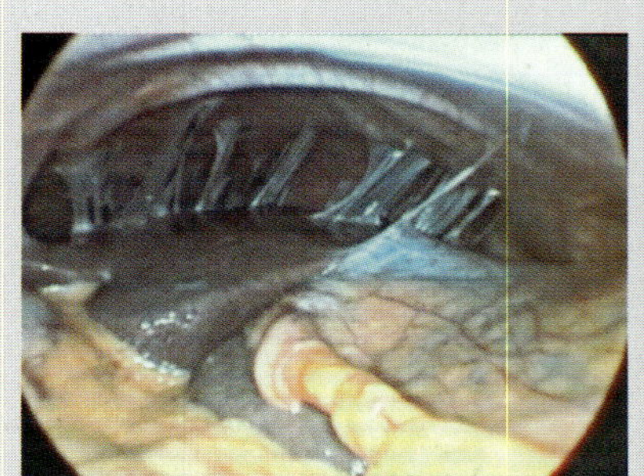

Fitz-Hugh-Curtis-Syndrom:
laparoskopischer Befund

Flüssigkeitsansammlungen (z. B. Abszeß*, Aszites*); **2.** (gebh.) s. Oszillationen.

Fluor (lat. fluere fließen, ausströmen) m: (engl.) 1. fluorine, 2. discharge; **1.** chem. Element; **2.** (gyn.) Ausfluß; s. Fluor genitalis.

Fluor albus (↑) m: auch Weißfluß, Leukorrhoe; frühere Bez. für das v. a. bei jungen Mädchen (meist inf. Östrogenmangels) vermehrt gebildete, nicht entzündl., weißl. Scheidensekret. Vgl. Fluor genitalis.

Fluoreszenz-in-situ-Hybridisierung: Abk. FISH; s. Präimplantationsdiagnostik.

Fluoreszenz-Treponemen-Anti|körper|test m: (engl.) fluorescent treponemal antibody absorption test; Kurzbez. FTA-Test; s. Syphilis.

Fluor genitalis (lat. fluere fließen, ausströmen) m: (engl.) discharge; meist unblutiger Ausfluß aus dem Bereich der äußeren weibl. Geschlechtsteile; **Einteilung: 1.** nach der Ätiol.: **a)** physiol. (vaginales Transsudat, abgeschilferte Epithelzellen u. Zervixschleim* mit zyklusabhängigen Veränderungen); **b)** psychoreaktiv (vegetativ) bedingt; **c)** pathol.; **2.** nach dem Entstehungsort: **a)** vestibulär (s. Lubrikation); **b)** vaginal (bei Inf. mit Candida albicans, Trichomonaden, Gardnerella vaginalis, durch Oxyuren, Fremdkörper od. endogen bedingt bei Diabetes mellitus); **c)** zervikal (v. a. bei Zervizitis*); **d)** korporal (v. a. bei Korpuskarzinom, Korpuspolyp, Pyometra u. Endometritis); **e)** tubar (sehr selten); **klin. Beurteilung:** eitriger, gelb- bis grüngrauer, stinkender F. g. meist bei Inf., blutig-eitriger od. blutig-seröser F. g. mit Beschwerden bei Inf., ohne Beschwerden bei Polypen od. Neoplasien. Vgl. Scheidenflora, Fluor albus, Gonorrhoe.

Fluor neo|natalis (↑): s. Desquamativkatarrh.

Fluor vaginalis (↑) m: Form des Fluor* genitalis.

Fölling-Krankheit (Ivar A. F., Physiol., Oslo, 1888–1964): syn. Phenylketonurie*.

Fötus (lat. fetus das Gezeugte, Leibesfrucht) m: auch Foetus; s. Fetus.

Foley-Katheter (Frederic E. F., Urol., St. Paul, 1891–1966) m: (engl.) Foley catheter; Ballonkatheter; **Anw.:** v. a. im Urogenitalbereich (z. B. zur Darstellung von Fisteln, für Blasenspülungen); bei verstärkten Blutungen nach intrauterinen Eingriffen (z. B. Myomresektion); Blutungsstillung durch intrauterine Einlage. Vgl. Blasenkatheter.

Folliculitis vulvae (lat. folliculus Schlauch, Beutel) f: s. Furunculosis vulvae.

Folliculus ovarius primarius (↑) m: Primärfollikel; s. Follikelreifung.

Folliculus ovaricus tertiarius (↑) m: syn. Folliculus ovaricus vesiculosus, Bläschenfollikel, Graaf-Follikel, Tertiärfollikel; enthält einen von Granulosazellen gebildeten Liquor; die Eizelle* liegt randständig umgeben von Zona* pellucida, Corona radiata u. Cumulus* oophorus. Die Follikelwand besteht aus dem Follikelepithel* sowie der Theca interna u. Theca externa (s. Theca folliculi); **Folliculus ovaricus maturus:** sprungreifer Tertiärfollikel. Vgl. Follikelreifung.

Follikel (↑) m: (engl.) follicle; kleiner Schlauch, Bläschen; **1.** F. im Eierstock; s. Eizelle, Follikulometrie; **2.** Haarbalg; **3.** Lymphknötchen (z. B. in der Darmwand); **4.** kolloidhaltige F. der Schilddrüse u. Nebenschilddrüse; **5.** sekrethaltige F. des HZL.

Follikel, a|tretischer (↑) m: s. Follikelreifung.

Follikel|epi|thel (↑) n: epitheliale Auskleidung des Tertiärfollikels, um die Eizelle mehrschichtig als Cumulus* oophorus vorgewölbt; besteht aus kl. polygonalen Zellen u. wird wegen des Kernreichtums auch als Stratum granulosum bezeichnet.

Follikel|hormon (↑) n: veraltete Bez. für Östrogene*.

Follikel|persistenz (↑) f: (engl.) follicle persistence; Bestehenbleiben des reifen Follikels über den Ovulationstermin hinaus, d. h. Ausbleiben des Follikelsprungs (anovulatorischer Zyklus*); während der Zeit der F. werden ununterbrochen weiter Östrogene gebildet, wodurch die Menstruation ausbleibt; am Endometrium entwickelt sich bei der langdauernden Östrogenstimulierung eine glandulär-zystische Hyperplasie*. Schließlich entsteht ein rel. Östrogenmangel am Endometrium, der zu einer Durchbruchblutung* führt. Wochenlange Dauerblutungen bei langdauernder F. kommen am häufigsten in der juvenilen u. perimenopausalen Lebensphase vor.

Follikel|reifung (↑): (engl.) follicle maturation; Entw. eines kleinen Teils der pränatal im Ovarium* angelegten Primordialfollikel i. R. des Ovarialzyklus*; **Stadien: 1.** Primärfollikel (∅ ca. 45 μm), bestehen aus primärer Oozyte (s. Oogenese), umgeben von einer Schicht flacher Epithelzellen (s. Abb.); mit jedem Ovarialzyklus entwickeln sich mehrere Primärfollikel zu **2.** Sekundärfollikeln: Die Oozyte nimmt an Größe zu, das umgebende Epithel wird zunächst kub., dann mehrschichtig u. bildet eine Glykoproteinmembran um die Oozyte (Zona* pellucida). In der Schicht der Follikelzellen entsteht ein flüssigkeitsgefüllter Hohlraum (Follikelhöhle); im so gereiften **3.** Tertiärfollikel (Graaf-Follikel, ∅ 6 mm) liegt die Oozyte exzentr. in einer Zellansammlung (Cumulus* oophorus) des umgebenden Follikelepithels (Granulosazellen), die von zwei bindegewebigen Schichten umgeben ist, einer inneren (Theca interna) u. einer äußeren Schicht (Theca externa), die in das Ovarialstroma übergeht (s. Eizelle). In den Tagen vor der Ovulation* wächst der Tertiärfollikel bis zu einem Durchmesser von ca. 15 mm (Folliculus ovaricus maturus). Nach der Ovulation

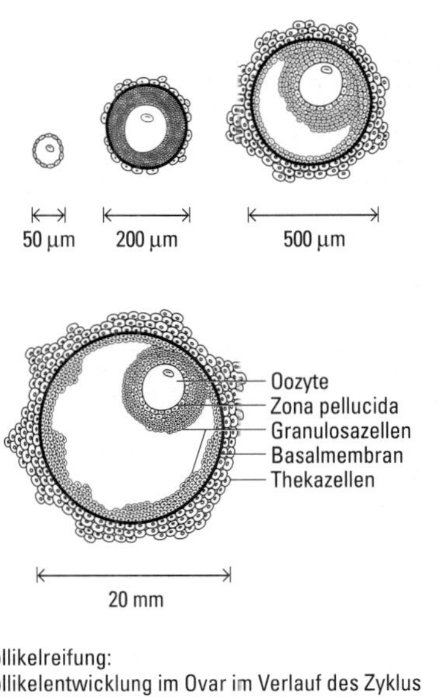

Follikelreifung:
Follikelentwicklung im Ovar im Verlauf des Zyklus

entsteht aus den Resten des Follikelepithels das Corpus* luteum. In jedem Ovarialzyklus erreicht gewöhnl. nur ein Follikel das Tertiärstadium, die übrigen entstandenen Sekundärfollikel gehen zugrunde u. bilden sog. atretische Follikel. Vgl. Menstruationszyklus.

Follikel|reifungs|phase (↑): (engl.) follicular maturation phase; erste Phase des zweiphasigen Menstruationszyklus* mit Heranreifen eines Follikels zum sprungreifen Tertiärfollikel; steht unter dem Einfluß v. a. der Östrogene*.

Follikel|sprung (↑): s. Ovulation.

Follikel|zyste (↑) f: (engl.) follicle cyst; zyst. Auftreibung eines Eifollikels im Ovarium bei ausbleibender Ovulation (s. Follikelpersistenz*) bis zu Tennisballgröße inf. Vermehrung von Follikelflüssigkeit (Retentionszyste); Rückbildung im allg. innerh. von 1–2 Monaten. Vgl. Ovarialzysten.

Follikulo|metrie (↑) f: sonograph. Ausmessen des Follikels während eines Zyklus, insbes. bei Stimulation zur Ovulationsinduktion*; der optimale Durchmesser zur Ovulationsinduktion beträgt 18–20 mm. Vgl. Ovulationstests.

Follitropin n: syn. FSH*.

Fontanelle f: Knochenlücke am kindl. Schädel; **große F.** (Fonticulus ant.): zw. Stirn u. Scheitelbein (wo Kranz- u. Pfeilnaht zusammenstoßen), viereckig; schließt sich bei 50 % der Kinder zw. dem 9. u. 18. (spätestens zw. dem 24. u. 27.) Lebensmonat; **kleine F.** (Fonticulus post.): zw. Scheitelbeinen u. Hinterhauptbein gelegen, dreieckig; stellt bei der regelrechten Geburt die Leitstelle* dar; schließt sich im ersten Vierteljahr p. p.; **hintere Seitenfontanelle** (Fonticulus mastoideus): zw. Schläfen-, Scheitel- u. Hinterhauptbein; schließt sich bis zum 18. Lebensmonat; **vordere Seitenfontanelle** (Fonticulus sphenoidalis): zw. Stirnbein, Scheitelbein u. großem Keilbeinflügel; schließt sich im 1. Lj.; sog. **dritte F.**: s. Mongolenlücke.

Fonticulus (lat. kleine Quelle) m: s. Fontanelle.

Foramen ob|turatum (lat. foramen Loch) n: von Scham- u. Sitzbein gebildete, durch die Membrana obturatoria verschlossene Öffnung.

Forbes-Albright-Syn|drom (Alexander F., amerikan. Phys., 1882–1965; Fuller A., Arzt, Boston, 1900–1969) n: s. Galaktorrhoe-Amenorrhoe-Syndrom.

Forceps (lat. Zange) m: Zange; s. Geburtszange.

Fornix vaginae (lat. fornix Gewölbe) f: Scheidengewölbe; oberes Ende der Vagina*, in das die Portio* ragt.

Fortpflanzung: Reproduktion, Vermehrung; Bez. für die Erzeugung von Nachkommen bei Mensch, Tier u. Pflanze durch geschlechtl. od. ungeschlechtl. F. (s. Vererbung); die Fähigkeit zur F. wird als Fertilität* bez.; bei mangelnder Fortpflanzungsfähigkeit besteht im allg. eine Fertilitätsstörung*.

Forzeps (lat. forceps Zange) m: auch Forceps; Zange; s. Geburtszange.

Fossa ischio|rectalis (lat. fossa Graben) f: auch Fossa ischioanalis; Raum zw. M. obturatorius int. u. M. levator ani, nach unten durch die Haut des Damms u. das Diaphragma* urogenitale begrenzt; enthält Baufett u. A., V., N. pudendus im Alcock*-Kanal.

Fossa navicularis (↑) f: s. Fossa vestibuli vaginae.

Fossa ovarica (↑) f: paarige seichte Vertiefung in der Seitenwand des kleinen Beckens, begrenzt von den Vasa iliaca externa, interna u. dem Ureter; die Vasa obturatoria u. N. obturatorius verlaufen in ihrem Grund; nimmt meist das intraperitoneal gelegene Ovarium* auf.

Fossa vestibuli vaginae (↑) f: sog. Fossa navicularis; vor dem Frenulum labiorum pudendi, zw. diesem u. den kl. Schamlippen bzw. dem Hymen* od. seinen Resten gelegene tiefste Stelle des Vestibulum vaginae.

Fournier-Zähne (Jean A. F., Dermat., Paris, 1832–1915): (engl.) screwdriver teeth; s. Hutchinson-Zähne.

Fournier-Zeichen (↑): (engl.) Fournier's sign; Narbenbildung am Mund nach Abheilung syphilit. Rhagaden bei angeborener Syphilis*.

Frankenhäuser-Ganglion (Ferdinand F., Gyn., Jena, 1832–1894; gr. ganglion Überbein) n: in den Plexus uterovaginalis eingestreute sympath. u. parasympath. Ganglien am seitl. Umfang der Cervix* uteri im Parametrium (Beeinflussung der Uteruskontraktionen unter der Geburt).

Franz-Hirsch-Operation f: (engl.) Franz-Hirsch operation; s. Kolposuspension.

Frauen|jahr: (engl.) woman-year; Bezugsgröße zur Berechnung der Sicherheit versch. Verf. der Kontrazeption*; s. Pearl-Index.

Frauen|milch: s. Muttermilch.

Fremd|körper, intra|vaginaler: in die Scheide gelangte Gegenstände; **1.** bei Mädchen: Gegenstände aller Art, die unbeabsichtigt beim Spiel od. aus Neugier in die Scheide gesteckt werden; **2.** bei Frauen jenseits der Menarche: z. B. Tampons, Wattereste od. Gegenstände, die in masturbator. Absicht (z. B. Cognacglas) in die Scheide gelangt sind; **Ther.:** op. Entf.; **Progn.:** gut, Abheilung meist ohne Narben.

Fremd|körper, intra|vesikale: (engl.) intravesical foreign bodies; **1.** inf. diagn. od. therap. Eingriffe in die Harnblase gelangte Fremdkörper (abgebrochene Katheter, Sonden u. a.); **2.** zum Zweck der Masturbation durch die Harnröhre in die Blase eingeführte Gegenstände; **3.** durch die Blasenwand eingewanderte Fremdkörper wie Metallsplitter, Geschosse, Nadeln; verursachen meist eine schwere Zystitis*. **Diagn.:** Röntgen(kontrast)untersuchung, Zystoskopie; **Therapie:** op. Entf. (transvesikal bzw. transurethral).

Frenulum clitoridis (lat. frenum Band, Zügel) n: Bändchen der Klitoris*; gebildet von den vorderen inneren Falten der kl. Schamlippen.

Frenulum labiorum pudendi (↑) n: quere scharfkantige Hautfalte; dammwärtige Verbindung der kl. Schamlippen; vor der Commissura labiorum posterior der großen Schamlippen gelegen.

Freß|sucht: Bulimie*.

Frigidität (lat. frigidus kalt, kühl) f: (engl.) frigidity; veraltete Bez. für eine (abwertend) als „Geschlechtskälte" beschriebene sexuelle Funktionsstörung* der Frau; heute neutraler u. präziser bezeichnet als Orgasmusstörung (s. Anorgasmie) od. (psychogen) reduzierte Libido (s. Alibidinie).

Fristen|lösung: Bez. für die in den alten Bundesländern durch das 5. Strafrechtsreformgesetz vom 18.6.1974 (BGBl. I S. 1297) vorgesehene, durch das Bundesverfassungsgericht durch Urteil vom 25.2.1975 jedoch verworfene sowie für die in den neuen Bundesländern als Übergangslösung bis zur (im Kern gleichfalls dem Fristenmodell folgenden) bundeseinheitl. Neuregelung des Abtreibungsrechts im Jahre 1992/1995 fortgeltende Freigabe des Schwangerschaftsabbruchs* bis zur 12. SSW; auch in anderen europäischen Ländern (z. B. Österreich, Schweden) gültig. Vgl. Indikationslösung.

Fritsch-Bauch|decken|haken (Heinrich F., Gyn., Breslau, Bonn, 1844–1915): (engl.) Fritsch's retractor; stumpfer Haken zum Auseinanderziehen der Bauchdecke (s. Abb.).

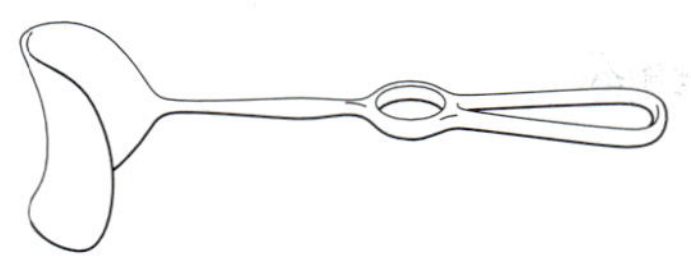

Fritsch-Bauchdeckenhaken

Fritsch-Hand|griff (↑): (engl.) Fritsch's manœuvre; gebh. Handgriff zur Stillung einer atonischen Nachblutung*; eine Hand umfaßt den Uterus wie beim Credé*-Handgriff, die andere drückt die Schamlippen in die Vulva hinein.

Fritsch-Lagerung (↑): (engl.) Fritsch's position; Herunterstreichen der Gesäßbacken u. Übereinanderlegen der gestreckten Beine in der Nachgeburtsperiode (s. Abb.).

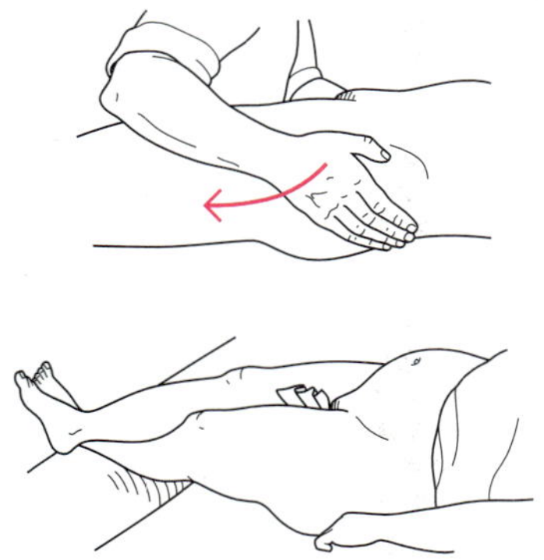

Fritsch-Lagerung

Fritsch-Syn|drom (↑) n: besser Asherman-Fritsch-Syndrom; s. Adhäsionen, intrauterine.

Fröhlich-Obrinsky-Syn|drom n: syn. Prune*-belly-Syndrom.

Fröhlich-Syn|drom (Alfred F., Neurol., Pharmak., Wien, 1871–1953) n: syn. hypothalamisches Syndrom, Dystrophia adiposogenitalis; **Sympt.:** Fettsucht* mit weibl. Fettverteilungstyp, verzögerte Sexualreife, Minderwuchs, Sehstörungen u. variable endokrine Störungen inf. destruierender hypothalam. Prozesse; **DD:** einfache Pubertätsfettsucht*.

Frommel-Syn|drom (Richard F., Gyn., Erlangen, 1854–1912) n: s. Chiari-Frommel-Syndrom.

Frucht: Leibesfrucht; s. Embryo, Fetus

Frucht|abtreibung: s. Schwangerschaftsabbruch.

Fruchtbarkeits|ziffer: (engl.) fertility rate; **1.** allgemeine F.: Zahl der Lebendgeborenen je 1000 Frauen im Alter von 15 bis unter 45 Jahren; Maß für die biol. Reproduktion, das die Geburtlichkeit einer Bevölkerung unabhängig von ihrem Altersaufbau wiedergibt; vgl. Natalität; **2.** altersspezifische F.: Zahl der von Frauen einer best. Altersgruppe Lebendgeborenen je 1000 Frauen desselben Alters; dient zur Darstellung altersabhängiger Differenzen der Fruchtbarkeit: die F. für 20jährige wird mit 50–60 %, für 30jährige mit 30 %, für 40jährige mit 3 % Konzeptionserwartung angegeben.

Frucht|blase: (engl.) amniotic sac; der von den Eihäuten* gebildete Sack.

Frucht|kapsel|aufbruch: s. Tubargravidität.

Frucht|schädigung: s. Embryopathie, Fetopathie.

Frucht|schmiere: Vernix* caseosa.

Frucht|tod, intra|uteriner: (engl.) intrauterine foetal death; Absterben des Feten vor Geburtsbeginn (in der 2. Schwangerschaftshälfte); **Häufigkeit:** etwa 1 % aller SS; wichtigste **Urs.: 1.** Plazentainsuffizienz* bei Gestose, Übertragung, Prädiabetes, Diabetes mellitus u. vorzeitiger Plazentalösung; **2.** Morbus* haemolyticus fetalis; **3.** Inf. u. Fehlbildungen; **4.** Nabelschnurkomplikationen*; **Sympt.: 1.** fehlende kindl. Herztöne; **2.** fehlende Kindsbewegungen; **3.** fehlendes Uteruswachstum; **4.** Fundusstand sinkt (etwa 14 Tage nach dem Absterben); **5.** Leibesumfang nimmt ab inf. Abnahme der Fruchtwassermenge; **Diagn.:** Ultraschalldiagnostik; **Kompl.:** bei längerer Retention der Frucht evtl. Gerinnungsstörungen durch Freisetzung proteolyt. Fermente u. fibrinolyt. Aktivatoren, die in den Organismus der Mutter übergehen (Dead*-fetus-Syndrom); u. U. Verbrauchskoagulopathie*.

Frucht|wasser: (engl.) amniotic fluid; Abk. FW; auch Liquor amnii, anfangs gelbl., später weißl. klare (bei Übertragung getrübte) Flüssigkeit; pH 7, spezif. Gewicht 1,007; Proteine 500 mg/dl, Glukose 22mg /dl, Harnstoff 23 mg/dl; wird als Produkt des Amnions* (sezernierende Amnionepithelien der plazentaren Nabelschnurseite) aufgefaßt; das Sediment enthält Wollhaare, Epidermisschüppchen, Talgdrüsenreste u. a.; normales Volumen am Ende der SS 200–1500 ml; **Funkt.:** Schutz des Feten, Transport- u. Austauschmedium; Resorption direkt über die Eihäute* sowie indirekt über den Respirations- u. Magen-Darm-Trakt des Feten u. den Plazentarkreislauf; **Pathol.: 1.** Hydramnion: Vermehrung des Fruchtwasservolumens über 2000 ml; häufig bei mütterl. Diabetes mellitus, Blutgruppenunverträglichkeit, konnataler Syphilis, best. angeborenen Fehlbildungen (Anenzephalie, Meningomyelozele) u. bei fetalen Schluckstörungen sowie Passagebehinderung im Bereich des Magen-Darm-Trakts; **2.** Oligohydramnie: Verminderungen des Fruchtwasservolumens unter 100 ml meist inf. fehlender od. zu geringer fetaler Urinausscheidung, Plazentainsuffizienz od. vorzeitigen Blasensprungs. Vgl. Vorwasser, Mekonium, Amniozentese, Amnioskopie

Frucht|wasser|a|spiration (lat. aspirare anhauchen) f: (engl.) amniotic fluid aspiration; Abk. FWA; Aspiration von Fruchtwasser* durch den Feten vor od. unter der Geburt, meist inf. fetaler Hypoxie; bes. gefährl. bei zusätzl. Mekoniumaspiration (s. Atemnotsyndrom des Neugeborenen). Vgl. Vagitus uterinus.

Frucht|wasser|dia|gnostik f: (engl.) amniotic fluid tests; Untersuchung des Fruchtwassers zur Kontrolle der Reife u. des Gesundheitszustands des Feten; **1.** optische F.: Amnioskopie*, Amniozentese*, Fruchtwasser*-Spektrophotometrie; **2.** klinisch-chemische F.: Konzentrationsbestimmungen (O_2, CO_2, pH-Wert, Glukose, Kreatinin, Phospholipide, Östriol, Insulin, Alphafetoprotein); vgl. Lungenreifediagnostik, pränatale; **3.** Zelldiagnostik: **a)** pränatale Chromosomenanalyse (Gewebekulturen fetaler Zellen, zytogenet. u. biochem. Untersuchung); **b)** Zellfärbung zur Reifebestimmung des Feten; **4.** immunologische F.: Untersuchung des Fruchtwassers auf irreguläre Antikörper vom Typ Anti-D (Antiglobulintest*).

Frucht|wasser|embolie f: (engl.) amniotic fluid embolism; Abk. FWE; syn. Amnioninfusionssyndrom; Eindringen von Fruchtwasser in die Blutbahn der Mutter während od. kurz nach der Geburt, wodurch es bei großen Infusionsmengen plötzl. zu einem schweren Schockzustand kommt; kann nur eintreten, wenn ein mütterl. Gefäß im Bereich des uterinen Venensystems (Venen im Bereich der Plazentahaftstelle, des Plazentarands, des Myometriums od. der Zervix) eröffnet wird, z. B. bei Op. (Schnittentbindung, intrauterine Eingriffe) od. Traumen (vorzeitige Plazentalösung, Uterusruptur, Placenta praevia, Zervixriß, verstärkte Wehentätigkeit bei Oxytocinüberdosierung, Tetanus uteri); **Sympt.:** Schocksymptomatik; in 30-40 % der Fälle kommt es zu Blutgerinnungsstörungen (Afibrinogenämie* mit erhöhter fibrinolyt. Aktivität u. erniedrigter Thrombozytenzahl im peripheren Blut), u. U. Verbrauchskoagulopathie*.

Frucht|wasser|in|fektion f: s. Amnioninfektionssyndrom.

Frucht|wasser|punktion (lat. punctio Stich) f: Amniozentese*.

Frucht|wasser-Spektro|photo|metrie f: (engl.) amniotic fluid spectrophotometry; opt. Untersuchung einer durch Amniozentese* gewonnenen Fruchtwasserprobe mit Hilfe der Spektrophotometrie bei Morbus* haemolyticus fetalis; ein (kleiner) Teil der entstehenden Hämolyseprodukte wird ins Fruchtwasser ausgeschieden, wodurch dieses gelb verfärbt wird (charakterist. Absorptionsmaximum im Bereich von 410–460 nm). Best. der Bilirubinkonzentration im Fruchtwasser durch Messung der Extinktion bei 450 nm (semiquant. Meth. nach Liley).

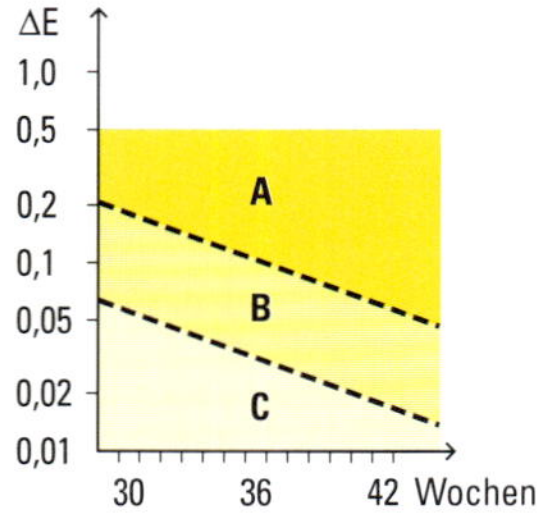

Fruchtwasser-Spektrophotometrie: kritische Grenzwerte nach Liley für die Gipfelhöhe bei 450 nm
A: schwere Fetalerkrankung; B: mittelschwere Fetalerkrankung; C: leichte Fetalerkrankung oder gesundes bzw. rhesusnegatives Kind

Frucht|wasser|spiegelung: Amnioskopie*.

Fructus Agni casti (lat. fructus Frucht) m pl: s. Mönchspfeffer.

Früh|ab|nabelung: s. Abnabelung.

Früh|abort (lat. abortus Frühgeburt, Fehlgeburt) m: (engl.) early abortion; Abort* bis zur 16. SSW.

Früh|adhäsio|lyse f: s. Tubenchirurgie.

Früh|erkennungs|untersuchungen: (engl.) preventive examination; Untersuchungen zur mögl. frühzeitigen Erkennung vorhandener Krankheiten od. Entwicklungsstörungen; nach §§ 25, 26 SGB V haben in der gesetzl. Krankenversicherung Versicherte Anspruch auf Maßnahmen zur Früherkennung von Krkh. in folgenden Fällen: **1.** Kinder bis zur Vollendung des 6. Lj. auf Erkr., die ihre normale körperl. od. geistige Entw. in nicht geringfügigem Maß gefährden (s. Kinderfrüherkennungsuntersuchungen); **2.** Frauen über 20 Jahre u. **3.** Männer über 45 Jahre einmal jährl. auf (best.) bösartige Krebserkrankungen (s. Krebsfrüherkennungsuntersuchungen); **4.** über 35 Jahre alte Personen jedes zweite Jahr auf Herz-, Kreislauf- u. Nierenerkrankungen sowie auf Diabetes mellitus. Die Ausgestaltung dieser Vorsorgemaßnahmen regeln Richtlinien des Bundesausschusses der Ärzte u. (gesetzl.) Krankenkassen. Vgl. Vorsorgeuntersuchungen.

Früh|geborenes: (engl.) preterm infant; lebendes Neugeborenes* mit einem Schwangerschaftsalter von weniger als 37 abgeschlossenen Wochen p. m.; nach dem **Geburtsgewicht** werden weiter unterschieden: **1.** eutrophes F. (intrauterine Normalentwicklung), Geburtsgewicht oberh. des 10. Perzentils; **2.** hypotrophes F. (intrauterine Mangelentwicklung*), Geburtsgewicht unterh. des 10. Perzentils des entspr. Gestationsalters. Vgl. Frühgeburt.

Früh|geburt: (engl.) preterm delivery; Partus praematurus; Geburt nach der 28. u. vor Beendigung der 37. SSW; **Häufigkeit** in der BRD etwa 4–8 %; **Urs.:** vorausgegangene Aborte u. Schwangerschaftsabbrüche, Uterusfehlbildungen u. -myome, endokrine Störungen, körperl. u. psych. Überforderung der Schwangeren, Anämie, Inf., Gestose, Hydramnion, Zervixinsuffizienz, Mehrlingsschwangerschaft, Lageanomalien des Kindes; iatrogen bei Geburtseinleitung wegen mütterl. od. fetaler Gefährdung; **Diagn.:** vorzeitige Wehentätigkeit bei pathol. Zervixstatus; **cave:** gehäuftes Vork. von regelwidrigen Kopfhaltungen u. -einstellungen, Kindslagen sowie Nabelschnurkomplikationen*. Vgl. Säuglingssterblichkeit.

Früh|gestosen (lat. gestare tragen) f pl: früher übl. Bez. für versch. Erkr. im ersten Drittel bis zur Hälfte der SS (z. B. Hyperemesis* gravidarum, Ptyalismus* gravidarum). Vgl. Gestose.

Früh|karzinom (gr. karkros Krebs) n: s. Carcinoma in situ.

Früh|mangel|geborenes: s. Mangelgeborenes.

Früh|schwangerschafts|faktor m: EPF*.

Früh|reife: s. Pubertas praecox.

Früh|sterblichkeit: s. Säuglingssterblichkeit.

Früh|tief: (engl.) early deceleration; s. Wehenreaktionstypen.

Früh|uro|graphie f: s. Urographie.

Früh|wochen|bett: s. Puerperium.

Fruktolyse|test m: (engl.) fructolysis test; Fertilitätsuntersuchung zur Beurteilung der Stoffwechseltätigkeit der Spermien; Fruktose im Spermaplasma dient als Energiespender für die Spermien u. wird durch sie selektiv abgebaut. Im Sperma sind normalerweise › 1,2 mg/ml Fruktose enthalten (erniedrigt z. B. bei postpuberaler Leydig-Zellinsuffizienz, Entz. od. anlagebedingter Anomalie im Bereich der Prostata od. Bläschendrüsen); die Fruktolyse beträgt ca. 1,1–4,4 mmol/l (0,2–0,8 mg/ml) in 2 Stunden. Der **Fruktolyseindex** (Quotient aus verbrauchter Fruktosemenge u. Spermiendichte; normal 100) ist herabgesetzt bei fehlenden od. abgestorbenen Spermien. Vgl. Sperma-Untersuchung.

FSH: Abk. für **f**ollikel**s**timulierendes **H**ormon; syn. Follitropin; im HVL, vermutl. in basophilen Zellen gebildetes, zu den Gonadotropinen* gehörendes Glykoprotein (MG 34 000); chem. Struktur bisher noch nicht geklärt, wichtigster Bestandteil sind Sialinsäuren; Steuerung der Freisetzung aus dem HVL durch GnRH*; die zykl. Ausschüttung von FSH fördert bei der Frau das Granulosazellwachstum im Tertiärfollikel sowie die Glykolyse u. Aminosäurenaufnahme im Ovar; FSH spielt eine zentrale Rolle in der Regulation des Menstruationszyklus*. Beim Mann wird die Spermatogenese* pos. beeinflußt; daneben kommt es zu einer Vergrößerung der Samenkanälchen im Hoden u. zur Bildung von Androgenbindungsprotein in den Sertoli-Zellen. Die Ausscheidung von FSH erfolgt über die Nieren.

FTA-ABS-Test m: Kurzbez. für **F**luoreszenz-**T**reponema-**A**ntikörper-**Abs**orptionstest; s. Syphilis.

FTA-Test m: Kurzbez. für **F**luoreszenz-**T**reponemen-**A**ntikörper-Test; Verf. der spezif. Syphilisserologie mit versch. Modifikationen, v. a. als FTA-ABS-Test od. IgM-FTA-ABS-Test; s. Syphilis.

Führungs|linie des Beckens: (engl.) axis of the pelvis; Axis pelvis; Verbindung der Mittelpunkte der Beckenebenen*.

Fundus|stand (lat. fundus Grund, Boden): (engl.) fundus height; Stand des Fundus uteri am Ende der einzelnen SSW u. in der Rückbildungsphase* (s. Abb.). Vgl. Leopold-Handgriffe.

Fundus uteri (↑) m: gewölbter Grund des Uterus*, der den Tubenansatz überragt.

Fungus umbilicalis (lat. fungus breit aufsitzender Schwamm) m: Nabelgranulom*.

Funiculus umbilicalis (lat. funiculus dünnes Seil) m: Nabelstrang; s. Nabelschnur.

Funktionalis (lat. functio Verrichtung, Funktion) f: s. Endometrium.

Funktions|störungen, sexuelle (↑): (engl.) sexual dysfunction; syn. sexuelle Dysfunktion; Störung im Ablauf des sexuellen Reaktionszyklus*, die von den Betroffenen (bzw. von den jeweiligen Partnern) als nachteilig empfunden wird; **Urs.:** i. d. R. keine eindeutige somat. Urs.; u. U. (reversible) UAW best. Medikamente (z. B. Neuroleptika, Antidepressiva, Lithium, Tranquilizer); **Formen** (ident. Systematik für beide Geschlechter): **1.** Störung der Erregungsphase (vgl. Alibidinie): fehlende Lubrikation* der Vagina bei der Frau; Erektionsstörung* bzw. Impotenz* beim Mann; **2.** Störung der Kontrolle über den Zeitpunkt des Orgasmus*: subj. zu später Orgasmus bei der Frau (früher dem Begriff der Frigidität* subsumiert); subj. zu frühe od. zu späte Ejakulation beim Mann (Ejaculatio* praecox bzw. Ejaculatio* retardata); **3.** Fehlen des Orgasmus: bei der Frau als Anorgasmie* bez., beim Mann auch als fehlende Ejakulation (Ejaculatio deficiens). Eine weitere Form der s. F. stellt der Vaginismus* dar; **Ther.:** Aufklärung u. Beratung, u. U. verbunden mit Sexualtherapie*. Vgl. Libidostörung.

Furchen|zeichen: s. Lymphogranuloma venereum.

Furchung: (engl.) cleavage; (embryol.) mitot. Teilungen der Zygote* in jeweils kleinere Zellen (Blastomeren*) bis zum Stadium der Morula*.

Furunculosis vulvae (lat. furunculus kleiner Dieb) m: durch eine Inf. mit Staphylococcus verursachte Folliculitis bzw. Perifolliculitis profunda, die im behaarten Teil der Vulva zu Abszessen führen kann.

Fuß|lage: (engl.) foot presentation; s. Beckenendlage.

Fuß|stapfen im Schnee: s. Pseudopelade Brocq.

FW: Abk. für **F**rucht**w**asser*.

FWA: Abk. für **F**rucht**w**asser**a**spiration*.

FWE: Abk. für **F**rucht**w**asser**e**mbolie*.

Fy: (serol.) Symbol der Duffy*-Blutgruppen.

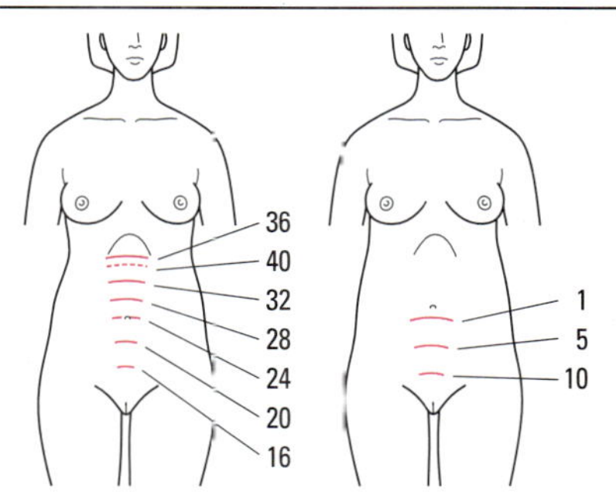

Fundusstand:
oberer Rand des Corpus uteri im Verlauf der Schwangerschaft (links: Angabe der Schwangerschaftswochen) und des Wochenbetts (rechts: Tage post partum)

G

G: Abk. für **G**rading*.

Galakta|goga (gr. gala, galaktos Milch) n pl: (engl.) galactagogues; syn. Laktagoga; die Laktation* stimulierende Substanzen, z. B. Oxytocin*.

Galakto|graphie (↑; gr. graphein schreiben) f: (engl.) galactography; syn. Duktugraphie, auch Galaktophorographie; röntg. (retrograde) Darstellung der einzelnen Milchgänge der (weibl.) Brustdrüse in zwei Ebenen mit wäßrigem Röntgenkontrastmittel nach Sondierung der Ausführungsgänge mit einer Knopfkanüle (s. Abb.); v. a. bei sezernierender Mamille* bzw. blutender Mamma*. Vgl. Mammographie.

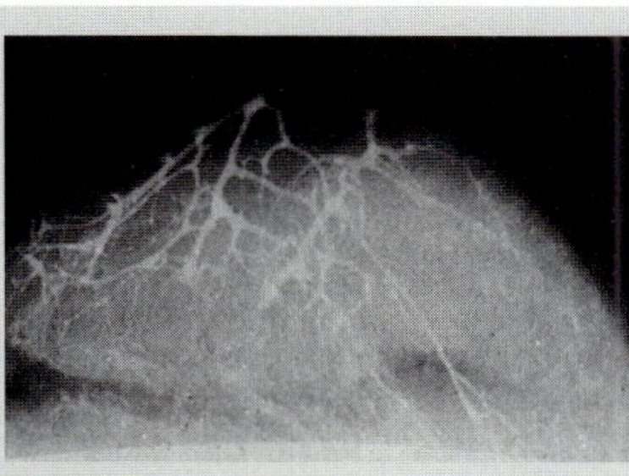

Galaktographie:
Normalbefund, rechte Mamma, kraniokaudaler Strahlengang

Galaktor|rhoe (↑; gr. rhoe Fluß) f: (engl.) galactorrhoea; spontane milchige Absonderungen aus der Brustdrüse außerh. der Laktationsperiode*, meist inf. Hyperprolaktinämie* unterschiedlicher Urs.; **Einteilung: Grad I:** Absonderung nur auf Druck; **Grad II:** zeitweise spontane Absonderungen; **Grad III:** ständige spontane Absonderungen; als geringe G. physiol. während der SS u. bei Wöchnerinnen in den Stillpausen; sorgfältige Abklärung der Urs., insbes. bei einseitiger Sekretion (Ausschluß eines Komedokarzinoms* mittels Galaktographie* od. Mammographie*).

Galaktor|rhoe-A|menor|rhoe-Synd|rome (↑; ↑; gr. a- ohne, nicht; men, menos Monat; rhoe Fluß) n pl: (engl.) galactorrhoea-amenorrhoea syndrome; Sammelbezeichnung für endokrin bedingte Erkrankungen mit Hyperprolaktinämie*, die i. d. R. inf. Überstimulierung der (weibl.) Brustdrüsen zu Galaktorrhoe* u. inf. Hemmung der generativen Ovarialfunktion zu Amenorrhoe* führt; **klin. Formen: 1.** Forbes-Albright-Syndrom bei benignem Prolaktinom*; **2.** Chiari*-Frommel-Syndrom nach Gravidität; **3.** Argonz-Ahumada-Castillo-Syndrom als idiopathische Form bei Nulliparae; **weitere Urs.:** u. a. (hochdosierte) Langzeitbehandlung mit östrogenhaltigen Kontrazeptiva, einigen Psychopharmaka u. Antihypertensiva, suprasellär wachsende Hirntumoren, primäre Hyperthyreose, Akromegalie.

Galaktos|ämie (↑; gr. haima Blut) f: (engl.) galactosaemia; syn. Galaktoseintoleranz; Sammelbez. für mehrere angeborene, autosomal-rezessiv vererbte Störungen des Galaktosestoffwechsels; **Formen: Typ I** (klassische G.): Mangel an Galaktose-1-Phosphaturidyltransferase; Häufigkeit ca. 1 : 50 000; **Klin.:** inf. der Verwertungsstörung der mit der Muttermilch zugeführten Galaktose kommt es bereits in den ersten Lebenstagen zu schweren Hypoglykämien, Krampfanfällen, länger anhaltendem Icterus neonatorum, Hepatomegalie, Katarakten, leichtem Hirnödem mit klin. Zeichen einer Meningitis (Pseudomeningitis); später Ausbildung einer renalen tubulären Insuffizienz mit generalisierter Hyperaminoazidurie, Glukosurie, Phosphaturie u. frühzeitig auftretender Galaktosurie, gelegentl. Durchfälle; **Progn.:** im späteren Verl. trotz Früherkennung (Neugeborenen-Screening) u. Frühbehandlung ungeklärtes Auftreten von Intelligenzverlusten im Pubertätsalter, bei Mädchen zusätzl. Ovarialinsuffizienz; **Typ II:** Mangel an Galaktokinase u. teilweiser Abbau der Galaktose zu Galaktit; **Klin.:** Galaktosurie (Galaktosediabetes), häufig Katarakte (auch bei Heterozygoten), keine Hypoglykämie; **Typ III:** Defekt der Galaktoseepimerase (Umwandlung von Galaktose in Glukose nicht möglich); sehr selten; Schwere des Krankheitsbildes ist abhängig von der Lok. des Enzymdefekts; **Diagn. der G.:** Bestimmung der Galaktosekonzentration im Blut sowie der Enzymaktivität (z. B. in den Erythrozyten); **Ther.:** milchfreie Säuglingsnahrung*, lebenslang galaktosefreie Diät.

Galaktose|dia|betes (↑; gr. diabainein hindurchgehen) m: s. Galaktosämie.

Galaktose|in|toleranz (↑) f: syn. Galaktosämie*.

Galakto|stase (↑; gr. stasis Stillstand) f: (engl.) galactostasis; s. Milchstau.

Galakto|zele (↑; gr. kele Bruch) f: (engl.) galactocele; Milchzyste in der Brustdrüse; Retentionszyste bei Milchstau* in einem verschlossenen Milchgang.

Galant-Rück|grat|re|flex (lat. reflectere, reflexus zurückbiegen) m: s. Reflexe, frühkindliche.

Galle|pfropfen|syn|drom n: (engl.) inspissated bile syndrome; syn. Syndrom der eingedickten Galle; Abflußbehinderung durch zähflüssige Galle im Säuglingsalter; kann einen Icterus prolongatus (mit erhöhtem direktem Bilirubin* im Serum) hervorrufen u. eine Gallengangatresie vortäuschen; tritt gelegentl. im Gefolge eines Morbus* haemolyticus neonatorum auf; **DD:** zystische Fibrose.

Gallert|bauch: s. Pseudomyxoma peritonei.

Gallert|karzinom (gr. kankros Krebs) n: (engl.) mucinous carcinoma; syn. Kolloidkarzinom; muzinöses, schleimproduzierendes Adenokarzinom mit Siegelringzellen; **Vork.:** z. B. als muzinöses Mammakarzinom*, Magenkarzinom od. Kolonkarzinom.

Gameten (gr. gametes Gatte) m pl: (engl.) gametes; zusammenfassende Bez. für männl. u. weibl. Keimzellen (Eizellen u. Spermien); entstehen durch Oogenese* bzw. Spermatogenese* u. haben nach der meiot. Reifungsteilung nur einen einfachen Chromosomensatz. Bei der Befruchtung entsteht aus der männl. u. weibl. Gamete die Zygote*.

Gameto|genese (↑; gr. genesis Erzeugung, Entstehung) f: (engl.) gametogenesis; Oberbegriff für die Entstehung von haploiden Gameten aus diploiden Urkeimzellen durch Reifeteilungen (Meiose); die Urkeimzellen entstehen beim menschl. Embryo in der Wand des Dottersacks* gegen Ende der 3. Wo. u. wandern bis Ende der 4. Wo. in die Gonadenanlagen ein. Vgl. Oogenese, Spermatogenese.

Gameto|pathie (↑; gr. pathos Leiden) f: Oberbegriff für pränatale Erkrankungen* inf. Schädigung der Gameten*.

Gamma-FP: Kurzbez. für Gamma**fe**to**p**rotein; fetales Tumorantigen; s. Tumorantigene.

Gamma|globuline n pl: (engl.) gamma globulins; heterogene, überwiegend Antikörper* enthaltende Fraktion der Globuline des Plasmas. Vgl. IgG, Immunglobuline.

Gardnerella vaginalis f: zartes, fast kokkoides gramneg. (bis gramlabiles) Kurzstäbchen, früher als Haemophilus vaginalis bez.; **Nachw.:** Kultur auf Selektivnährböden; **Klin.:** G. v. findet sich gehäuft bei unspezif. Vaginitis u. Urethritis u. spielt hierbei sehr wahrsch. eine ätiopathogenet. Rolle; auch im Urogenitaltrakt gesunder Frauen nachweisbar; Abgrenzung gegenüber anderen koryneformen Bakt. der Scheidenflora* durch kulturelle u. biochem. Untersuchungen; massive Bakterienbeladung von Epithelzellen (sog. Clue cells) im Scheidenabstrich (s. Abb.) bei bakterieller Vaginose*; **Ther.:** Metronidazol.

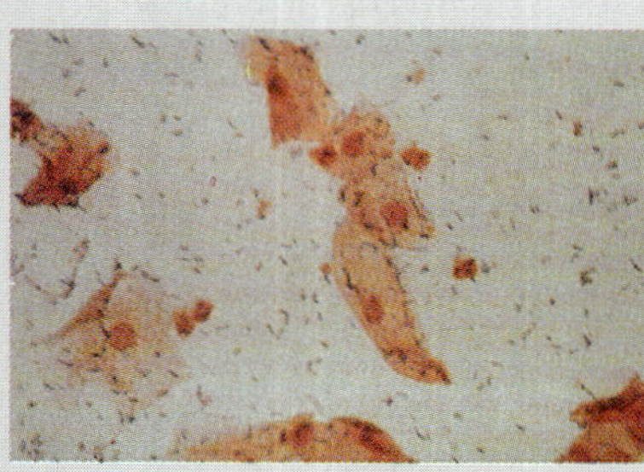

Gardnerella vaginalis

Garrulitas vulvae (lat. garrulitas Geschwätzigkeit) f: syn. Flatus vaginalis; geräuschvolles Entweichen von eingedrungener Luft aus der Scheide, z. B. bei Descensus* uteri et vaginae od. Mastdarmscheidenfistel.

Gartner-Gänge (Hermann T. G., Anat., Chir., Kopenhagen, 1785–1827): (engl.) Gartner's ducts; Ductus epoophori longitudinales; erhaltene Endabschnitte der Wolff-Gänge, liegen seitl. im Bindegewebe der Gebärmutter bzw. Scheidenwand, bisweilen auch im Parametrium u. Hymen; führen zu Zysten. Vgl. Epoophoron; Parovarium.

Gartner-Gang-Adenose (gr. aden Drüse) f: (engl.) Gartner's duct adenosis; adenomatöse, meist gutartige Wucherung von Gartner*-Gang-Resten; **Vork.:** v. a. im Bereich der Vagina, auch in der Zervixwand, maligne Entartung möglich (Adenokarzinom).

Gartner-Gang-Reste: liegengebliebene, nicht zurückgebildete Reste der Gartner*-Gänge; vorwiegend in Vagina u. seitl. Zervixwand ohne adenomatöse Wucherung.

Gartner-Gang-Zyste (gr. kystis Blase) f: syn. mesonephroide Zyste; meist singuläre, unterschiedl. große, von einreihigem flachkub. Epithel ausgekleidete Zyste im Bereich des ursprüngl. Verlaufs der Gartner*-Gänge, meist im anterolateralen Abschnitt des oberen Drittels der Vaginalwand (s. Abb.); G.-G.-Z. treten einzeln od. multipel auf. Die meist kleinen Zysten können sich ballonförmig vergrößern u. aus der Vulva hervorragen. **Histol.:** gutartig (maligne Entartung nicht bekannt).

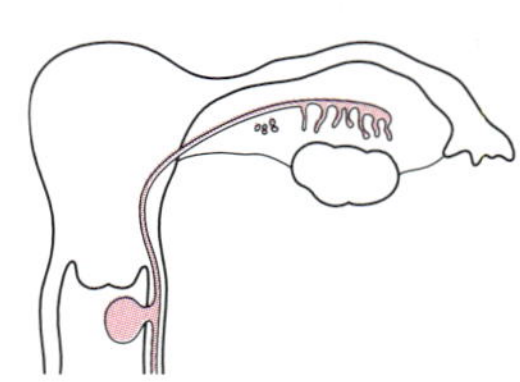

Gartner-Gang-Zyste in der lateralen Scheidewand

Gastrulation (gr. gaster Magen) f: Bildung der Keimblätter* durch Zellverschiebungen, bei denen Zellmaterial zw. Ektoderm u. Entoderm verlagert wird, um das Mesoderm zu bilden; die G. beginnt mit der Bildung des Primitivstreifens.

Gaumen|spalte: (engl.) palatine cleft, cleft palate; syn. Palatoschisis, Palatum fissum, Uranoschisis; angeb. Spaltbildung des Gaumens, die entw. nur den weichen Gaumen (sog. Velumspalte) od. zusätzl. auch den harten Gaumen (typische G.) betreffen kann, evtl. in Kombination mit Lippen- u. Kieferspalte (Lippenkiefergaumenspalte); **Sympt.:** u. U. erhebl. Ernährungsprobleme beim Säugling, rezidiv. Inf. im Bereich der Atemwege, Sprechstörungen; **Ther.:** evtl. sofortige Einlage einer Kunststoffplatte (Obturator), möglichst frühzeitig op. Verschluß. Vgl. Gesichtsspalten, Robin-Syndrom.

Gauss-Eintritts|effekt (Carl J. G., Gyn., Würzburg, 1875–1957) m: (engl.) Gauss' engagement effect; (gebh.) Bradykardie des Kindes bei der Geburt* durch plötzl. Schädeldruck beim Eintritt des Kopfes ins Becken.

Gauss-Zeichen (↑): (engl.) Gauss' sign; ein Schwangerschaftszeichen*; durch die Auflockerung des unteren Uterinsegments läßt sich bei der bimanuellen Untersuchung die Portio auffallend weit nach allen Seiten bewegen, ohne daß der Korpus die Bewegungen mitmacht (sog. Wackelportio).

Gebär|mutter: (anat.) Uterus*.

Gebär|mutter|entzündung: s. Endometritis, Myometritis, Perimetritis.

Gebär|mutter|hals: (anat.) Cervix* uteri.

Gebär|mutter|hals|kanal: Canalis cervicis uteri; s. Cervix uteri.

Gebär|mutter|krebs: s. Korpuskarzinom, Zervixkarzinom.

Gebär|mutter|polyp m: s. Korpuspolyp, Zervixpolyp.

Gebär|mutter|riß: auch Gebärmutterzerreißung; s. Uterusruptur.

Gebär|mutter|senkung: s. Descensus uteri et vaginae.

Gebär|mutter|vorfall: s. Prolapsus uteri et vaginae.

Geburt: (engl.) birth, labour, delivery, parturition; Partus; Vorgang der Ausstoßung der Frucht aus dem Mutterleib unter Wehentätigkeit (s. Abb.); i. d. R. gehen dem eigentl. Geburtsbeginn* Geburtsanzeichen* voraus. Beginn der normalen G. (vordere HHL; s. Kindslage) mit der **Eröffnungsperiode***: beginnende Entfaltung der Zervix (Distraktion) u. Vorwölbung der Fruchtblase, bis sich der Muttermund vollständig erweitert hat (Ende der Eröffnungsperiode). Nach dem Blasensprung* beginnt die **Austreibungsperiode** mit Auswalzung des Vaginalrohrs: **1.** Eintrittsmechanismus: beim Eintritt in den Beckeneingang verläuft die Pfeilnaht quer; **2.** Durchtrittsmechanismus: Beugung (Flexion, Hinterhaupt mit kl. Fontanelle als Leitstelle*), Tiefertreten u. Drehung (Rotation) des Kopfes stellen den Weg des kleinsten Widerstandes dar; **3.** Austrittsmechanismus: beginnende Deflexion des Kopfes (Pfeilnaht schräg, kl. Fontanelle links vorn), ausgesprochene Deflexion (kl. Fontanelle vorn, Pfeilnaht im geraden Durchmesser); Einschneiden (Durchtreten durch den Damm; cave: Dammschutz*) u. G. des Kopfes (Pfeilnaht quer); die G. des Kindskörpers erfolgt nach Rückdrehung bei einer der nächsten Wehen*. Nun folgt die **Nachgeburtsperiode***, u. a. mit der Abnabelung* des Kindes. Vgl. Risikogeburt; Entbindung, operative; Rooming in; Säuglingssterblichkeit; Schwangerengymnastik.

Geburten|kontrolle f: (engl.) contraception, birth control; gezielte (z. T. massive, z. B. in der Volksrepublik China) staatl. Einflußnahme auf Kinderwunsch bzw. Gebärverhalten best. Bevölkerungsgruppen zur Kontrolle des Bevölkerungswachstums durch entspr. Propaganda, materielle Anreize, kostenlose Verteilung von Verhütungsmitteln, Androhung von Strafe u. a. Maßnahmen. Vgl. Kontrazeption, Familienplanung.

Geburten|regelung: s. Familienplanung, Geburtenkontrolle.

Geburten|ziffer: (engl.) birth rate; auch Geburtlichkeit; s. Natalität.

Geburt, programmierte: (engl.) induced delivery; geplante Geburt; umstrittene, heute selten gewordene Form der Entbindung zum festgesetzten Termin ohne Gefährdung von Mutter od. Kind; Einleitung durch Blaseneröffnung u. medikamentöse Steuerung durch i. v.-Dauertropfinfusion von Wehenmitteln*.

Geburts|anzeichen: Vorboten der Geburt: Senkung des Leibes etwa 3 Wo. vor Geburtsbeginn*; der kindl. Kopf tritt in das Becken ein (vgl. Senkwehen); Stellwehen* bzw. Vorwehen (s. Wehen); Verlagerung der Längsachse der Zervix in Richtung auf die Führungslinie* des Beckens; Zervixreifung*. Vgl. Fundusstand.

Geburts|beginn: eine Geburt beginnt, wenn die Wehen* regelmäßig alle 10 Min. einsetzen, wenn der Blasensprung* stattgefunden hat od. wenn es „zeichnet" (Ausstoßung des Zervixschleimpfropfs mit Abgang von blutigem Schleim aus der Scheide).

Geburts|dauer: (engl.) duration of labour; Zeit zw. Beginn der Eröffnungswehen bis zur Geburt des Kindes; **Durchschnittszeiten:** Erstgebärende 15–24 Std.; Mehrgebärende 10–12 Std.; Eröffnungsperiode Erstgebärender 12–18 Std.; Mehrgebärender 6–9 Std.; Austreibungsperiode Erstgebärender 2–3 Std.; Mehrgebärender ½-1 Std.; **Eröffnungsgeschwindigkeit** der Zervix: 1–1,5 cm/h.

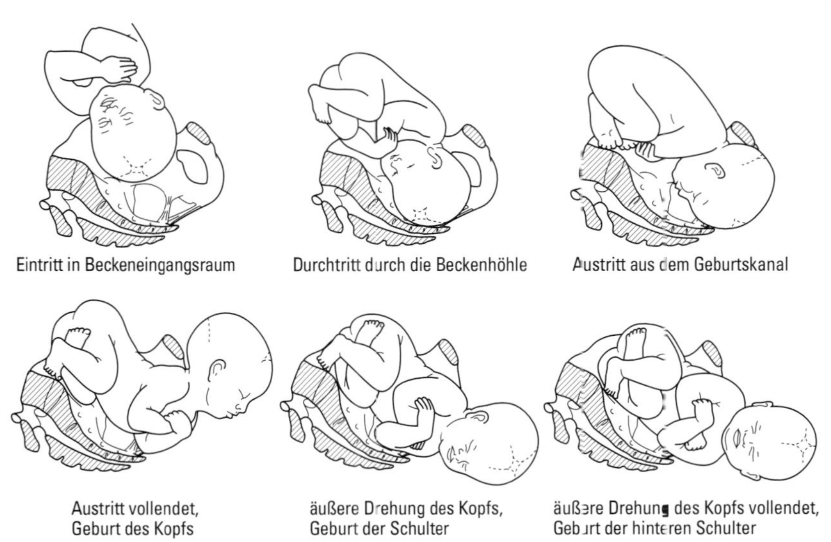

Geburt:
Verlauf der normalen Entbindung bei Hinterhauptlage

Geburts|einleitung: (engl.) induction of labour; Einleitung der Geburt vor Wehenbeginn durch Blasensprengung* bzw. durch Applikation von Oxytocin- od. Prostaglandininfusionen; **Ind.:** jede ernste Gefährdung der Mutter od. des Kindes vor Wehenbeginn. Vgl. Zervixpriming.

Geburts|erleichterung: Maßnahmen zur Erleichterung des Vorgangs der Geburt bzw. der subj. Befindlichkeit der Mutter; **1.** Geburtsvorbereitung*; **2.** medikamentöse Linderung des Geburtsschmerzes mittels Spasmolytika, Analgetika (Opiate) bzw. anästh. Maßnahmen (z. B. Inhalationsanalgesie*, Periduralanästhesie*, Pudendusanästhesie*).

Geburts|geschwulst: Caput succedaneum, Kopfgeschwulst; blutig-seröse Durchtränkung der Haut u. des lockeren Zellgewebes des unter der (normalen) Geburt vorangehenden kindl. Kopfes (s. Abb.); **DD** (s. Tab.): Kephalhämatom*, Kopfschwartenhämatom*.

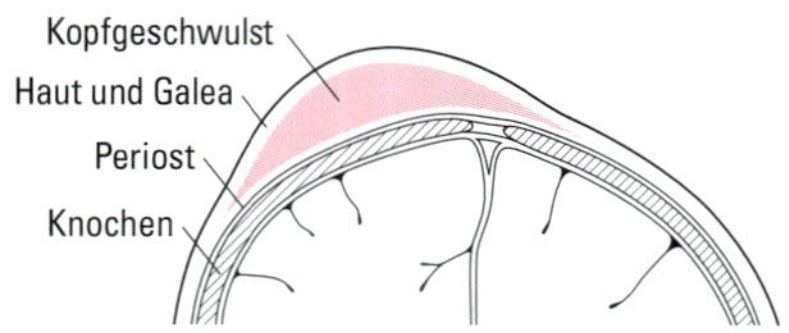

Geburtsgeschwulst

Geburts|gewicht: (engl.) birth weight; bei Knaben durchschnittl. 3400 g, bei Mädchen 3200 g, große physiol. Schwankungsbreite; s. Neugeborenes, Gewichtsentwicklung des Säuglings.

Geburts|haltung: Angabe über Haltung des Kindes bzw. über räuml. Beziehung von Kopf u. Extremitäten zum Rumpf während der Geburt; s. Kindslage.

Geburts|hilfe, psycho|somatische: Die p. G. befaßt sich mit den Wechselwirkungen zw. seel. u. körperl. Vorgängen während SS, Geburt u. Wochenbett. Sympt. mit einer mögl. **Psychogenese** sind z. B. Hyperemesis* gravidarum, vorzeitige Wehen, Geburtsängste, Laktationsstörungen, abnorme Gelüste, Hypersalivation. Zur Schaffung einer emotionalen Ausgewogenheit dient die Geburtsvorbereitung*. Bei der Geburt selbst stehen Angstreduktion, die Anwesenheit einer Vertrauensperson, Maßnahmen der Schmerzerleichterung u. ein früher Mutter-Kind-Kontakt im Mittelpunkt. Eine pos. Mutter-Kind-Beziehung kann durch die Möglichkeit zur ambulanten Geburt bzw. in der Zeit des Wochenbetts (s. Puerperium) u. a. durch Rooming* in, Feeding* on demand sowie Unterstützung bei der Anbahnung des Stillens* gefördert werden.

Geburts|hindernis: (engl.) obstructed labour; ein den regelrechten Geburtsverlauf verhindernder Umstand bzw. Zustand, z. B. gebärunfähige Kindslage*, Tumoren im kl. Becken, Hydrozephalus; **Kompl.:** Geburtsstillstand*, Uterusruptur*.

Geburts|kanal: (engl.) birth canal; **1.** knöcherner G.: s. Becken*; **2.** weicher G.: **a)** unteres Uterinsegment u. Zervix; **b)** Weichteilansatzrohr (Scheide, Vulva u. Muskulatur des Beckenbodens*).

Geburts|lähmung: (engl.) birth palsy; kindl. Entbindungslähmung; meist **1.** Fazialislähmung (s. Abb.), entsteht fast immer durch Druck des Zangenlöffels bei Zangenextraktion* meist auf den unteren Ast des N. facialis; **DD:** im Ggs. zum Crying*-face-Syndrom asymmetr. Nasolabialfalten; **Progn.:** gut; **2.** Armplexuslähmung* durch Druck od. Zerrung. Vgl. Entbindungslähmung, mütterliche; Kofferath-Syndrom.

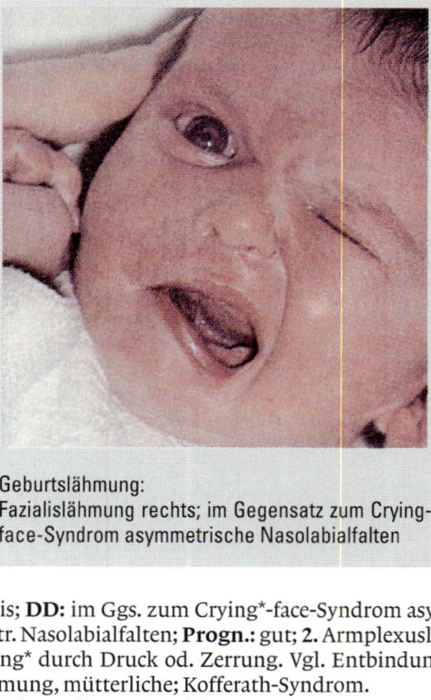
Geburtslähmung:
Fazialislähmung rechts; im Gegensatz zum Crying-face-Syndrom asymmetrische Nasolabialfalten

Geburts|lage: s. Kindslage.

Geburts|reife: s. Bishop-Score, Reifezeichen des Neugeborenen.

Geburtsgeschwulst
Geburtsverletzungen des Schädels (ohne Schädelfrakturen)

Art der Geburtsverletzung	Lage zum Periost bzw. zur Galea aponeurotica	Bezug zu den Schädelnähten
Geburtsgeschwulst (Caput succedaneum)	supraperiostal	überschreitend
Kephalhämatom (Cephalhaematoma subperiostale)	subperiostal	nicht überschreitend
Kopfschwartenhämatom (Cephalhaematoma subaponeuroticum)	supraperiostal subgaleal	überschreitend

Geburts|schäden: (engl.) birth traumas; syn. Geburtstraumen; gesundheitl. Schäden des Neugeborenen*, die ursächl. mit dem Geburtsvorgang zusammenhängen; **Formen: 1.** Blutungen, z. B. Hirnblutung, Blutungen im Bauchraum, Nebennierenblutungen; **2.** Haut- u. Weichteilverletzungen, z. B. Adiponecrosis* subcutanea neonatorum, Geburtslähmung*; **3.** Knochenverletzungen, z. B. Frakturen von Klavikula, Humerus, Femur; **Progn.:** im allg. gut, ungünstig sind die seltenen Wirbel- u. Schädelfrakturen.

Geburts|schmerz: gilt als besonders intensiver Schmerz, der mit zunehmender Zervixdilatation, Wehendauer u. Dehnung des Beckenbodens zunimmt. Vgl. Angst-Spannung-Schmerz-Syndrom, Geburtserleichterung.

Geburts|stellung: Angabe über die Stellung des kindl. Rückens in bezug zur Gebärmutter. Vgl. Kindslage.

Geburts|stillstand: Stillstand der Geburt trotz kräftiger Wehen über od. im Beckeneingang; **Urs.:** Geburtshindernis*; bei G. in Beckenmitte: v. a. Kanalbecken; bei G. auf Beckenboden: reine (sek.) Wehenschwäche* (Ermüdungswehen).

Geburts|termin m: (engl.) expected date of delivery; errechnet sich unter Zugrundelegen einer normalen Schwangerschaftsdauer*; klin. wird er meist mit Hilfe der Naegele*-Regel bestimmt. Weitere Hinweise geben Anstieg der Basaltemperatur* sowie zeitl. Auftreten der sicheren Schwangerschaftszeichen*, von bes. Bedeutung ist die erste Ultraschalluntersuchung. Vgl. Geburt, programmierte, Tragezeitgutachten, Übertragung.

Geburts|trauma n: s. Geburtsschäden.

Geburts|vorbereitung: Maßnahmen der Vorbereitung auf die Geburt*, die Geburtsschmerzen u. Gebärstörungen vorbeugen sollen: u. a. Aufklärung, Schwangerengymnastik*, autogenes Training, Akupunktur*; wichtig ist außerdem das Verständnis der psychosomat. Zusammenhänge in SS, Geburt u. Wochenbett. Durch eine geeignete G. kann u. U. der Bedarf an schmerzlindernden Medikamenten während der Geburt gesenkt werden. Vgl. Read-Verfahren, Angst-Spannung-Schmerz-Syndrom.

Geburts|wehen: s. Wehen.

Geburts|zange: (engl.) delivery forceps; Forceps; i. d. R. aus zwei zusammensetzbaren Löffeln bestehendes gebh. Zuginstrument zur Zangenextraktion*; s. Naegele-Zange, Kielland-Zange, Bamberger Zange, Shute-Zange, Laufe-Zange.

Geburt, überstürzte: (engl.) precipitate labour; Partus praecipitatus; sehr schnelle Geburt. Vgl. Sturzgeburt.

Gegen|feld|bestrahlung: s. Strahlentherapie.

Gelb|körper: Corpus* luteum.

Gelb|körper|hormon n: s. Progesteron.

Gelb|körper|in|suf|fizienz (lat. in un-; sufficiens hinreichend, genügend) f: Corpus*-luteum-Insuffizienz.

Gemini (lat. geminus doppelt, zwillingsgeboren) m pl: auch Gemelli; Zwillinge*.

Gen (gr. genos Geschlecht, Gattung) n: (engl.) gene; syn. Erbfaktor, Erbeinheit, Erbanlage; funkt. Einheit des Genoms* (Strukturgen, Operatorgen, Regulatorgen), die die genetische Information* für ein Genprodukt (Polypeptid bzw. best. RNA-Moleküle) enthält. Gene sind in den Chromosomen* linear aneinandergereiht. Mehrere G. können gemeinsam an der Ausbildung eines Merkmals beteiligt sein (Polygenie), od. ein G. kann die Ausprägung versch. Merkmale beeinflussen (Pleiotropie od. Polyphänie). Die Bez. G. wird syn. zu dem molekulargenet. Begriff Cistron gebraucht.

Gen|amplifikation (↑) f: (engl.) gene amplification; Vervielfachung einzelner Gene od. Genomteile zur vermehrten Produktion von ribosomaler RNA, bes. während der Embryonalentwicklung u. in stoffwechselaktiven Zellen.

Gen|ana|lyse (↑) f: (engl.) genetic analysis; Nachw. einer Genommutation* zur DD von Erbkrankheiten u. als Grundlage für die genetische Beratung*; **Formen: 1.** direkte G.: Untersuchung eines bekannten Gens auf Punktmutation, Deletion, Insertion u. a. mit Hilfe von Southern-Blotting-Methode, Polymerase-Kettenreaktion od. DNA-Sequenzanalyse; **2.** indirekte G.: Untersuchung von genetischen Krankheiten*, bei denen die chromosomale Lok. des mutanten Gens bekannt ist, die molekulare Struktur jedoch nicht; Identifizierung hetero- u. homozygoter Anlageträger in einer Familie durch Vergleich der Vererbung der Allele mutanter Gene mit denen bekannter Genloci, die mit dem Krankheitsgen eng gekoppelt sind.

generativ (lat. generare erzeugen): (engl.) generative; mit der Fortpflanzung zusammenhängend; z. B. generative Keimdrüsenfunktion (Bildung von Samen- bzw. Eizellen).

Genetik (gr. genos Geschlecht, Gattung) f: (engl.) genetics; Wissenschaft von den Grundlagen u. Gesetzmäßigkeiten der Vererbung; 1865 durch das Aufstellen der Mendel-Gesetze begründet; umfaßt i. w. S. auch Ontogenese* u. Phylogenese.

Gen|frequenz (↑) f: (engl.) gene frequency; syn. Genhäufigkeit; in der Populationsgenetik wird die Häufigkeit eines Gens als Wahrscheinlichkeit seines Auftretens im Verhältnis zu seinen außerdem vorkommenden Allelen angegeben. Vgl. Abstammungsbegutachtung.

Genitale (lat. genitalis zur Zeugung gehörig) n: (engl.) genital organs; Gesamtheit der dem Geschlechtsverkehr u. der Arterhaltung (Bildung, Aufbewahrung u. Weiterleitung der Keimzellen, Fruchtpflege bis zur Geburt) dienenden (männl. u. weibl.) Geschlechtsorgane; **Entw.** des G.: s. Abb. S. 92; **Einteilung: 1. a)** inneres weibl. G.: die paarigen Eierstöcke (Ovarien) u. Eileiter (Tubae uterinae); unpaarig sind Gebärmutter (Uterus) u. Scheide (Vagina); **b)** äußeres weibl. G. (sog. weibliche Scham; Pudendum femininum): besteht aus dem Schamhügel (Mons pubis), den die Schamspalte (Rima pudendi) u. den Kitzler (Klitoris) umschließenden gr. Schamlippen (Labia majora pudendi), den den Scheidenvorhof (Vestibulum vaginae) umgebenden kl. Schamlippen (Labia minora pudendi) u. den auf deren Innenseite mündenden Bartholin*-Drüsen (Glandulae vestibulares majores); **2. a)** inneres männl. G.: die paarigen Hoden (Testes) u. Nebenhoden (Epididymides), Samenleiter (Ductus deferentes), Ausspritzungsgänge (Ductus ejaculatorii) sowie Bläschendrüsen (Vesiculae seminales) u. Cowper-Drüsen (Glandulae bulbourethrales); unpaarig sind Vorsteherdrüse (Prostata) u. Harnsamenröhre; **b)** äußeres männl. G.: Hodensack (Skrotum) u. männl. Glied (Penis).

Genital|höcker (↑): (engl.) genital tubercle; Geschlechtshöcker, Tuberculum genitale; in der 4. Wo. der Embryogenese entstehende mesenchymale Zellansammlung, die sich beim weibl. Geschlecht zur Klitoris, beim männl. Geschlecht zum Penis entwickelt. Vgl. Genitale.

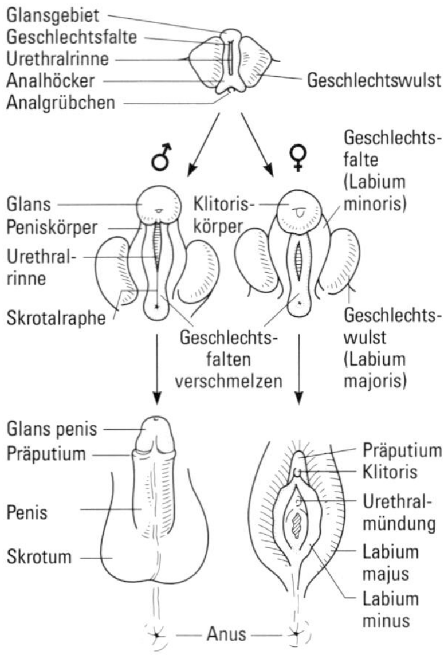

Genitale:
Entwicklung des äußeren Genitales beim Mann (li.) und bei der Frau (re.)

Genital|hygiene (↑) f: äußerl. Reinigung des weibl. Genitale im Bereich der Vulva u. zw. den Schamlippen bis zum Introitus, am besten mit alkalifreien Seifen unter fließendem Wasser. Sog. Intimsprays verbessern die G. nicht, führen jedoch gelegentl. zu Irritationen im Vulvabereich. Scheidenspülungen stören eher die Selbstreinigungskraft der Vagina (s. Scheidenflora). Bes. Bedeutung kommt der richtigen Analtoilette zu (Säuberung des Afters von vorn nach rückwärts), um ein Verschleppen von Darmkeimen zu vermeiden. Die G. des Mannes kann im Zus. mit Erkr. der Frau stehen (vgl. Smegma, STD). Vgl. Menstruationshygiene.

Genital|leiste (↑): (engl.) groin; auch Keimleiste; bds. des dorsalen Mesenteriums, medial der Urnieren in der 4. Wo. entstehende (sexuell indifferente) embryonale Struktur, aus der sich die Gonaden* entwickeln. Die embryonalen Urkeimzellen (s. Gametogenese) wandern gegen Ende der 6. Wo. in die G. ein.

Genital|mykosen (↑; gr. mykes Pilz) f pl: Pilzkrankheiten der Genitalregion; z. B. Vulvovaginitis* candidomycetica.

Genital|tuberkulose (↑) f: (engl.) genital tuberculosis; subakut od. chron. verlaufende Tuberkulose der Genitalorgane; **Formen bei der Frau:** Salpingitis* tuberculosa (sog. Adnextuberkulose) od. Endometritis* tuberculosa, seltener als G. der Zervix od. Portio; **Diagn.:** v. a. durch Erregernachweis im Menstrualblut.

Genital|verkehr (↑) f: (engl.) genital sex; Geschlechtsverkehr* durch Vereinigung der Genitalien, überwiegend als Koitus*.

Genital|zentren (↑) n pl: (engl.) genital centres; Sammelbez. für die im Rückenmark lokalisierten Neuronengruppen zur Steuerung genitaler Funktionen. Vgl. Sexualzentrum.

Gen|karto|graphie (gr. genos Geschlecht, Gattung) f: (engl.) genetic map; Lokalisierung von Genen auf einem Chromosom; durch gezielte Abwandlung des Genoms (Rekombination) od. Beobachtung der Veränderung od. des Ausfalls eines Genprodukts bei zufälligen Chromosomenaberrationen kann die absolute od. rel. Position eines Gens (Genort) bestimmt werden. Vgl. Chromosomenmarker, Gentechnologie.

Gen|manipulation (↑) f: s. Gentechnologie.

Genom (↑) n: (engl.) genome; der haploide Chromosomensatz u. die in ihm lokalisierten Gene; i. w. S. auch die Gesamtheit der Gene eines Individuums.

Genom|mutation (↑; lat. mutare verändern) f: (engl.) genome mutation; Mutation*, die die Gesamtanlage genetischer Information* in der Keimzelle treffen kann.

Geno|typus (↑) m: (engl.) genotype; **1.** die Gesamtheit aller Erbanlagen eines Organismus (dominante u. rezessive Gene* bzw. Allele), die den Phänotypus* bestimmen; **2.** die genet. Urs. einer speziellen Eigenschaft, z. B. der Blutgruppen.

Gen|regulations|theorie, onkologische (↑) f: s. Onkogene.

Gen|technik|gesetz (↑): s. Gentechnologie.

Gen|technologie (↑) f: (engl.) genetic engineering; sog. genetische Manipulation; wissenschaftl. Teilgebiet der Genetik, das sich mit der Entwicklung sowie der diagn., therap. u. technolog. Nutzung von Verf. zur Übertragung definierter DNA-Fragmente mit bekannter genetischer Information* aus Zellen eines Organismus in Zellen eines anderen befaßt (sog. Gentransfer). Diese Möglichkeit ist prinzipiell dadurch gegeben, daß die DNA* aller biol. Organismen aus den gleichen Bausteinen aufgebaut ist. Voraussetzung für einen gezielten Gentransfer ist die Isolierung der gewünschten Gene. Außerhalb der lebenden Zelle ist ein isoliertes Gen* funktionsunfähig u. kann auch nach Einschleusung in eine lebende Zelle nur unter best. Voraussetzungen biol. aktiv werden (Genexpression). Es muß mittels geeigneter Verf. so verändert werden, daß die Enzyme der Wirtszelle die fremdartige DNA-Sequenz ablesen können. Als Vehikel bzw. Vektoren für den Gentransfer können u. a. (defiziente) Viren, Bakteriophagen (v. a. bei Escherichia coli als Wirtsbakterium) od. geeignete Plasmide (z. B. Resistenzfaktoren, kolizinogene Faktoren) dienen, die mit den isolierten DNA-Fragmenten zuvor in vitro rekombiniert wurden (Rekombination). Dazu werden z. B. Vektor-DNA u. „fremde" DNA gleicherweise mit sequenzspezif. Endonukleasen bzw. Restriktionsenzymen geschnitten, wobei kohärente Enden entstehen, die enzymat. miteinander verknüpft werden können. Nach Einbringen einer so rekombinierten DNA in geeignete Wirtszellen (Transformation) werden diese kultiviert (DNA-Klonierung). Med. praktische, z. T. noch experimentelle u. theoret. mögl. **Anwendungsgebiete** der G. sind: **1.** Herstellung von therap. wichtigen Genprodukten wie Humaninsulin, Interleukine, Interferone, Impfstoffe (z. B. Hepatitis-B-Vakzine) u. Plasmafaktoren (z. B. spezielle Enzyme, Hormone) sowie DNA-Sequenzen; **2.** diagn. Feinstrukturanalyse der DNA zur Abklärung (z. B. Pränataldiagnostik*) u. genetischen Beratung* bei (vermuteten) Erbkrankheiten nach Isolierung der verantwortlichen Gene sowie ihrer Allele (z. B. prakt. möglich bei der Sichelzellenanämie); **3.** die prinzipielle Möglichkeit der somat. Behandlung von (rezessiven) genetischen Krankheiten*, die auf dem Fehlen eines funktionsfähigen Gens u. damit auf dem Mangel an dem für einen normalen Stoffwechsel unentbehrl. Genprodukt beruhen, durch Implantation eines funktionsfähigen Gens in Körperzellen.

Während die im Labor durchgeführten gentechnolog. Arbeiten den Bestimmungen des „Gesetzes zur Regelung der Gentechnik“ (Gentechnikgesetz, Abk. GenTG) in der Fassung vom 16.12.1993 (BGBl. I S. 2066), geändert durch Gesetz vom 24.6.1994 (BGBl. I S. 1416), unterliegen, sind bei der unmittelbaren Anwendung der G. am Menschen in Gestalt des sog. somat. Gentransfers neben den zivil- u. strafrechtl. Vorschriften gegen Körperverletzung u. Tötung die allg. Regeln für den med. Neulandschritt sowie die Richtlinien der Bundesärztekammer zum Gentransfer in menschl. Körperzellen aus dem Jahre 1995 zu beachten; die künstl. Veränderung menschl. Keimbahnzellen ist nach dem Embryonenschutzgesetz*, der Gentransfer in Embryonen nach dem ärztl. Standesrecht verboten.

Gen|therapie (↑) f: (engl.) gene therapy; experimentelle Therapieform zur Ausschaltung genbedingter Fehlfunktion bzw. Wiederherstellung einer normalen Genfunktion bei Erkr., die durch Elimination od. Bereitstellung eines Proteins zu beeinflussen sind u. für die keine ausreichend effektive andere Behandlungsmethode vorhanden ist; **Ind.: 1.** erbl. Stoffwechselkrankheiten mit bekanntem Gendefekt (z. B. Adenosindesaminasemangel, zystische Fibrose, familiäre Hypercholesterinämie) durch Substitution der fehlerhaften Genfunktion; **2.** Tumoren durch: **a)** direkt zytotox. od. die Empfindlichkeit für sonst unschädl. Substanzen erhöhende Wirkung des neuen Genprodukts; **b)** Resistenzerhöhung gesunder Zellen bzw. Resistenzerniedrigung von Tumorzellen gegenüber Chemotherapeutika; **c)** Steigerung der Immunantwort mittels Erhöhung immunmodulator. Mediatoren bzw. Erhöhung der Antigenität von Tumorzellen (u. a. Erzeugung eines immun. Gedächtnisses für Tumorantigene); **3.** retrovirale Erkrankungen (z. B. AIDS*), z. B. durch Bildung antiviraler Enzyme. **Prinzip:** Einschleusen genetischen Materials* mittels Vektor od. durch chem.-physik. Meth. (z. B. Mikroinjektion von DNA) in eine Zelle; als Vektoren werden gentechn. modifizierte Viren (z. B. Retroviren, Adenoviren od. Herpes-simplex-Viren Typ 1) od. DNA-tragende Liposomen eingesetzt. Als Kontrollparameter des Therapieerfolgs dienen genspezif. Funktionsanalysen (z. B. Konz. des therap. intendierten Genprodukts) zus. mit den Verlaufsparametern der Grunderkrankung; **method. Probleme: 1.** bislang geringe Transfektionseffizienz (max. 10 % der Zielzellen bei retroviralen Vektoren); **2.** unbefriedigende Zellspezifität; **3.** begrenzte Lebensdauer der transfizierten Zellen; **4.** Immunreaktionen gegen Vektoren od. therap. Genprodukt.

Gen|transfer (↑) m: s. Gentechnologie.

Gerad|lage: s. Kindslage.

Gerad|stand, hoher: (engl.) high longitudinal position; regelwidrige Stellung (Einstellungsanomalie) des Kopfes im Beginn der Geburt, wobei die Pfeilnaht annähernd im geraden Durchmesser des Beckeneingangs steht; charakterist. Geburtsverlauf mit Verharren des Kopfes in der regelwidrigen Stellung; **Einteilung** (s. Abb.): **1.** Positio occipitalis pubica (vorderer h. G.) mit nach vorn gerichtetem Hinterhaupt; **2.** Positio occipitalis sacralis (hinterer h. G.) mit nach hinten gerichtetem Hinterhaupt; **Urs.:** Beckenanomalien. Vgl. Kindslage.

Gerinnung, dis|seminierte intra|vasale: syn. Verbrauchskoagulopathie*.

Germen (lat. Erzeugtes) n: Keim(bahn); s. Idioplasma.

Geschlecht: (engl.) sex; Zuordnung von Individuen zweigeschlechtl. Species zum männlichen od. weiblichen G. nach unterschiedl. Kriterien; **Einteilung beim Menschen: 1.** chromosomales G. (auch genetisches G.; s. Kerngeschlecht): Zellen mit Y-Chromosom gelten als männl., ohne Y-Chromosom als weibl. (vgl. Geschlechtsdeterminierung, chromosomale); **2.** gonadales G.: Individuen mit Ovarien gelten als gonadal weibl., mit Testes als gonadal männl., mit gemischten Keimdrüsen als intersexuell; **3.** genitales G.: Zuordnung nach dem Aspekt des äußeren Genitales u. der sek. Geschlechtsmerkmale* (phänotypisches G.). Neben diesen das somatische G. eines Individuums determinierenden Kriterien wird das psychosoziale G. bestimmt durch: **4.** psychisches G., d. h. die sexuelle Selbstidentifikation als weibl. od. männl. (vgl. Geschlechtsidentifikation); **5.** soziales Geschlecht, d. h. die sexuelle Einordnung u. Rollenzuweisung durch die Umwelt

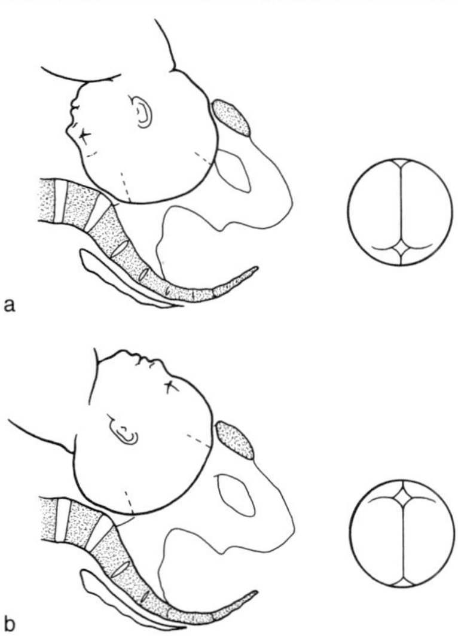

Geradstand, hoher:
a: Positio occipitalis pubica; b: Positio occipitalis sacralis

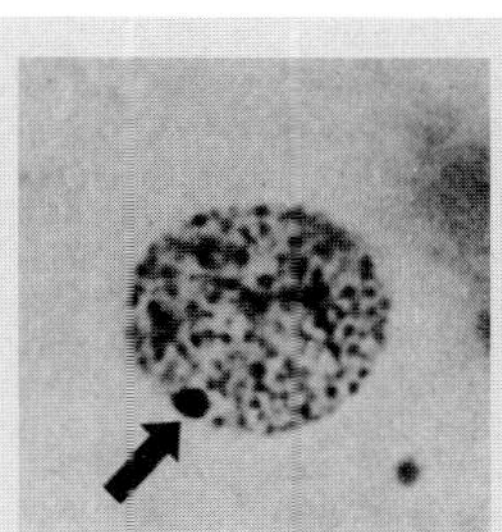

Geschlechtschromatin:
Mundepithelzellkern mit X-Chromatin

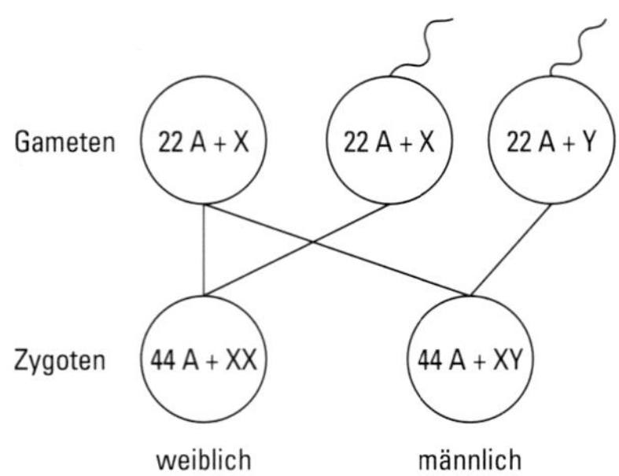

Geschlechtsdeterminierung, chromosomale:
A: Autosomen; X, Y: Gonosomen

(u. a. als jurist. Geschlecht). Widersprüche zw. genitalem, psych. u. sozialem G. können u. U. zu erhebl. psych. Beeinträchtigung der Betroffenen führen.

Geschlechts|bestimmung, chromo|somale: s. Geschlechtsdiagnostik, pränatale, Geschlechtsdeterminierung, chromosomale.

Geschlechts|chromatin n: (engl.) sex chromatin; syn. Barr-Körper; zahlreiche somat. Zellkerne enthalten im Ruhezustand Chromatinverdichtungen, die meist als scharf umschriebene Körperchen der Kernmembran anliegen. G. besteht aus dem einen X-Chromosom (s. Abb. S. 93), welches funkt. inaktiv ist, u. wird nur bei Individuen gefunden, die mind. zwei X-Chromosomen haben. Doppeltes G. in einer Zelle weist auf das abnorme Vorhandensein von drei X-Chromosomen hin. Vgl. Kerngeschlecht.

Geschlechts|chromo|somen n pl: syn. Gonosomen*, Heterochromosomen.

Geschlechts|determinierung, chromosomale: (engl.) chromosomal sex determination; Festlegung des somat. Geschlechts durch die auf den Gonosomen* lokalisierten geschlechtsdeterminierenden Gene. Beim (homogameten) weibl. Geschlecht entstehen im Verl. der Meiose* ausschl. einheitl. Gameten* mit jeweils 22 Autosomen* u. einem X-Chromosom, beim (heterogameten) männl. Geschlecht dagegen zwei Typen von Gameten, die alle ebenfalls 22 Autosomen, jedoch zur Hälfte entw. ein X- od. ein Y-Chromosom enthalten. Bei Befruchtung der Eizelle mit einem ein X-Chromosom tragenden Spermium entsteht eine weibl. determinierte, bei Vereinigung mit einem ein Y-Chromosom tragenden Spermium eine männl. determinierte Zygote* (s. Abb.).

Geschlechts|dia|gnostik, pränatale f: (engl.) prenatal sex determination; Bestimmung des Kerngeschlechts* durch Nachw. von Geschlechtschromatin* bzw. Y-Chromatin mittels Amniozentese* (schon im 1. Trimenon möglich).

Geschlechts|drüsen: s. Gonaden.

Geschlechts|höcker: s. Genitalhöcker.

Geschlechts|hormone n pl: Sexualhormone*.

Geschlechts|identifikation f: (engl.) sex identification; Selbstidentifikation eines Menschen als männl. od. weiblich; findet meist in den ersten 3 Lj. statt u. ist zum Zeitpunkt feststellbarer sexueller Orientierung (zunächst bes. an den Reaktionen zum gegengeschlechtl. Elternteil beobachtbar); i. d. R. nicht mehr korrigierbar. Vgl. Transsexualität.

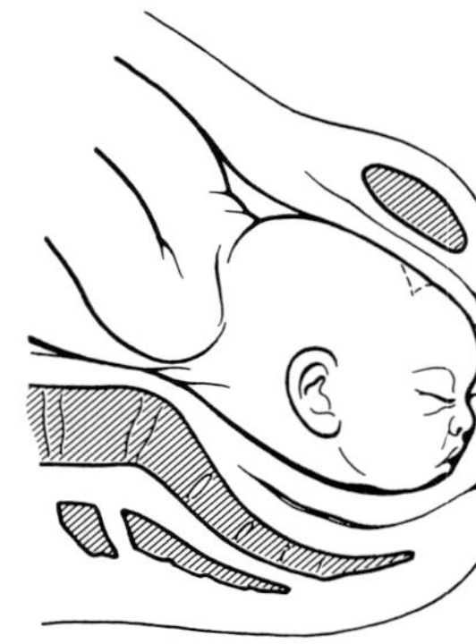

Gesichtslage:
mentoposteriore Gesichtslage

Geschlechts|krankheiten: (engl.) venereal diseases; durch Geschlechtsverkehr* übertragene Krkh.; bei den sog. klass. meldepflichtigen G. handelt es sich laut Gesetz* zur Bekämpfung der Geschlechtskrankheiten um Syphilis* (Lues), Tripper (Gonorrhoe*), Weichen Schanker (Ulcus* molle) u. vener. Lymphknotenentzündung (Lymphogranuloma* venereum). Daneben werden unter dem Begriff STD* andere sexuell übertragbare Erkr. zusammengefaßt. Vgl. Genitalhygiene.

Geschlechts|merkmale: (engl.) sexual characteristics; charakterist., das weibl. u. männl. somat. Geschlecht* unterscheidende Kennzeichen; **Einteilung: 1. primäre G.:** direkt der Fortpflanzung dienende, bei der Geburt vorhandene G. (s. Genitale): Ovarien, Tuben, Uterus, Vagina, Vulva bei der Frau bzw. Hoden, Nebenhoden, Samenwege, Penis beim Mann; **2. sekundäre G.:** in der Pubertät* sich entwickelnde G. (bei der Frau: Brüste, weibl. Behaarungstyp, charakterist. Fettverteilung; beim Mann: Bart, Körperbehaarung, tiefe Stimme); **3. tertiäre G.:** z. B. Körpergröße, Knochenbau.

Geschlechts|organe: s. Genitale.

Geschlechts|reife: (engl.) sexual maturity; Lebensabschnitt nach völliger morphol. u. funkt. Ausreifung der sek. u. tertiären Geschlechtsmerkmale*; geht normalerweise mit voller Fertilität einher. Das Klimakterium beendet die G. der Frau. Vgl. Lebensabschnitte.

Geschlechts|trieb: s. Sexualtrieb.

Geschlechts|umwandlung: (engl.) sex transformation; sprachl. nicht ganz zutreffende Bez. für Eingriffe zur Korrektur des gonadalen u. genitalen Geschlechts* in Fällen echter Transsexualität*; **Ind.:** i. d. R. psychosoziale Belastungen des Pat. u. erhebl. Leidensdruck; die G. wird meist in **zwei Phasen** vollzogen: **1.** Vorbehandlung mit Sexualhormonen* des angestrebten Geschlechts; **2.** plast.-chir. Eingriffe: **a)** Mann-zu-Frau-G.: Entf. der Gonaden (Kastration*), Bildung von Vulva u. Vagina (s. Kolpopoese) sowie Mammaplastik*; **b)** Frau-zu-Mann-G.: vaginale Kolpohysterektomie mit Ovarektomie* u. Verschluß des Introitus vaginae, Bildung eines Skrotums mit Hodenprothese u. eines Penoids mit verlängerter Urethra sowie subkutane Mastektomie* u. Mamillenreduktion. Die funkt. **Ergebnisse** der Mann-zu-Frau-G. sind generell besser als im umgekehrten Fall; die Bildung eines (durch Silikoneinlage versteiften) Penoids mittels Rollappenplastik führt i. d. R. nicht zu befriedigenden Ergebnissen u. wird daher nur selten ausgeführt. Eine sehr sorgfältige, enge Indikationsstellung u. intensive psych. Betreuung der Pat. bereits im Vorfeld sind wichtige Voraussetzungen für eine geplante G. Zur personenstandsrechtl. Seite der G.: s. Transsexuellengesetz.

Geschlechts|verhältnis: (engl.) sexual relationship; Verhältnis der Knaben- zu den Mädchengeburten, meist in Form der Knabengeburten auf 100 Mädchengeburten angegeben; beträgt in der weißen Bevölkerung meist ca. 106, nimmt in Kriegen u. Notzeiten zu u. zeigt auch ethn. Unterschiede. Von dem sekundären G. (bei Geburt) unterscheidet man das primäre G. (bei der Befruchtung).

Geschlechts|verkehr: (engl.) sexual intercourse; **1.** i. w. S. jede Kommunikation od. Interaktion zw. Menschen, die zu einer sexuellen Handlung ermuntert bzw. diese einschließt, insbes. Genital-, Oral-, Analverkehr od. gegenseitige Masturbation*, aber auch sadomasochist. od. fetischist. Handlungen; **2.** i. e. S. Koitus*. Vgl. Reaktionszyklus, sexueller.

Gesetz zur Bekämpfung der Geschlechtskrankheiten: Abk. GeschlkrG; vom 23.7.1953 (BGBl. I S. 700), zuletzt geändert durch Gesetz vom 2.8.1994 (BGBl. I S. 1963); umfaßt Maßnahmen zur Verhütung, Feststellung, Erkennung u. Heilung sowie zur vorbeugenden u. nachgehenden Gesundheitsfürsorge bei Syphilis*, Gonorrhoe*, Ulcus* molle u. Lymphogranuloma* venereum. Das Änderungsgesetz vom 25.8.1969 (BGBl. I S. 1351) führte eine anonyme Meldepflicht jedes Falles einer ansteckungsfähigen Geschlechtskrankheit sowie die Führung einer Bundesstatistik ein; namentl. ist der Kranke dem Gesundheitsamt dagegen nur unter bes. Umständen anzuzeigen (z. B. bei Behandlungsverweigerung). AIDS* gehört nicht zu den Geschlechtskrankheiten* i. S. des GeschlkrG.

Gesichts|lage: (engl.) face presentation; stärkster Grad der Deflexionslagen* unter der Geburt mit dem Gesicht bzw. Kinn als Leitstelle*; **Einteilung: 1.** mentoposteriore G. (Kinn nach hinten gerichtet, Geburt unmögl., falls der Fetus nicht noch rotiert; s. Abb.); **2.** mentoanteriore G. (Kinn nach vorn gerichtet). Vgl. Kindslage.

Gesichts|spalten: (engl.) facial clefts, prosoposchises; ein- od. beidseitige Hemmungsfehlbildungen inf. ausbleibender od. gestörter Verschmelzung der Gesichtsfortsätze im 1.–2. Embryonalmonat; **Formen: 1.** Lippenspalte* (Cheiloschisis), Kieferspalte (Gnathoschisis) u. Gaumenspalte* (Palatoschisis) können isoliert od. in Komb. miteinander auftreten (Häufigkeit 1 : 1000); **2.** seltene Formen der Lippenspalte: mediane Oberlippenspalte, Unterlippenspalte; **3.** mediane u. laterale Nasenspalte; **4.** Gesichtsspalten i. e. S.: schräge G. (Wangenspalte, Meloschisis), zw. Oberkiefer- u. lateralem Stirnfortsatz von der Oberlippe zum Auge verlaufend; quere G. (Stomatoschisis), Vergrößerung der Mundöffnung zw. Ober- u. Unterkieferfortsatz; **Ätiol.:** unterschiedl. Erbgänge u. sporad., multifaktorielles Auftreten; häufig Teilsymptom anderer Fehlbildungssyndrome*; **Ther.:** chir. Schließung der Defekte ab dem 1. Lebensmonat mit späteren Revisionen, logopäd. Betreuung der Sprechstörungen.

Gestagene (lat. gestare tragen) n pl: (engl.) gestagens; Stoffklasse von synthet. Hormonen mit z. T. ähnl. Wirkungen wie das physiol. Gelbkörperhormon **Progesteron***; leiten sich vom Testosteron* od. 17α-Hydroxyprogesteron* ab. Nahezu alle biol. Effekte (s. Tab.) werden im Zusammenwirken mit Östrogenen* ausgelöst u. hängen dabei vom Östrogen/Gestagen-Verhältnis sowie von der zeitl. Abfolge des Zusammenwirkens ab; dabei tritt die Wirkung nur in Organen auf, deren Zellen spezif. Hormonrezeptoren* aufweisen. **Bedeutung** der G. für die Regulation von Reproduktionsvorgängen der weibl. Genitalorgane: Endometriumtransformation, schwangerschaftserhaltende Wir-

Gestagene
Übersicht über die physiologischen Wirkungen

Funktion, Organ	Wirkung
Zentralnervensystem	dosisabhängige Wirkung auf Hypothalamus und Hypophyse: Steigerung der LH-Sekretion, Hemmung der Sekretion von Gonadotropinreleasing-Hormon
Vagina	Massenabschilferung von Oberflächen- und Intermediärzellen, Herabsetzung des Karyopyknose-Index
Zervix	Engerstellung von Muttermund und Zervikalkanal (Schleim: spärlich, zähflüssig)
Endometrium	sekretorische Transformation, Glykogeneinlagerung
Myometrium	Ruhigstellung (sog. Progesteronblock), Herabsetzung der Ansprechbarkeit auf Oxytocin
Tuben	Herabsetzung von Motilität und Sekretion
Ovarien	Verminderung der Ansprechbarkeit auf Gonadotropine
Mammae	Stimulation des tubulo-alveolären Wachstums (synergistisch mit Östrogen und Prolaktin)
Stoffwechsel	allgemein: gesteigerter Energiestoffwechsel; vorübergehend vermehrte Natrium- und Wasserausscheidung; Differenzierung bestimmter Gewebe; Erhöhung der Körpertemperatur Fette: Abfall von Triglyzeriden (vermehrter VLDL-Katabolismus)
Blutgerinnung	Anstieg von Antithrombin III

kung (Beeinflussung des Zervikalsekrets, der Spermienkapazitation u. des Eitransports, Einwirkung auf die Beschaffenheit des tubalen u. uterinen Milieus). Jedes Gestagen besitzt Partialwirkungen: u. a. antiöstrogene, östrogene, androgene, antiandrogene Eigenschaften, das Fehlen od. Vorhandensein zentraler Hemmwirkungen (Gonadotropinhemmung), eine neg. od. pos. Beeinflussung der NNR-Funktion; **therap. Verw.:** v. a. zur hormonalen Kontrazeption* (allein od. in Komb. mit Östrogenen) sowie (in Komb. mit Östrogenen) zur Hormonsubstitution* in der Postmenopause, ferner bei Zyklusstörungen*, zur Behandlung von Endometriumhyperplasien u. bei Endometriose, zur Stützung der Lutealphase sowie bei Mamma- u. Endometriumkarzinom; **UAW:** abhängig von den Partialwirkungen.

Gestagen|test (↑) m: (engl.) progesterone withdrawal test; auch Progesterontest; Verf. zur hormonellen Diagn. bei Amenorrhoe*; **Prinzip:** nach oraler Gabe von Gestagenen* läßt sich nur dann eine Transformation des Endometriums u. eine Hormonentzugsblutung erzielen, wenn durch (vorherige) endogene Östrogenstimulation eine Endometriumproliferation stattgefunden hat; wird auch vor einer Hormonsubstitution* zur Austestung des hormonellen Status sowie zum Abbluten des Endometriums empfohlen; **Beurteilung: 1.** bei **pos. G.** ist eine Ovarialhypoplasie (u. Gynatresie) ausgeschlossen; meist Dysregulation im Hypothalamus*-Hypophysen-System (Klärung mittels Clomifentest*), bei gleichzeitig erhöhtem Serumspiegel von LH* wahrsch. polyzystische Ovarien*; **2.** bei **neg. G.** erfolgt eine weitere Differenzierung i. d. R. mit dem Östrogen*-Gestagen-Test. Vgl. Östrogentest.

Gestatio (↑) f: Schwangerschaft*.

Gestations|alter (↑): s. Schwangerschaftsdauer, Reifezeichen des Neugeborenen.

Gestations|dia|betes (↑) m: s. Schwangerschaftsdiabetes.

Gestations|hyper|tonie (↑; gr. hyper- über, hinaus; tonos Spannung) f: auch schwangerschaftsinduzierte Hypertonie (Abk. SIH), hypertensive Schwangerschaftserkrankung; Bez. für eine Hypertonie während der SS mit Werten von über 140/90 mmHg bzw. einem rel. Anstieg von über 30/15 mmHg; kommt eine Gestationsproteinurie (>0,3 g/24 h) hinzu, spricht man von proteinurischer G. Vgl. Gestose.

Gestations|psychose (↑) f: syn. Schwangerschaftspsychose*.

Gestoden (INN) n: 13-Ethyl-17-hydroxy-18,19-dinor-17α-pregna-4,15-dien-20-in-3-on (IUPAC); synthet. Gestagen; **Verw.:** als Gestagenkomponente in oralen Kontrazeptiva zur hormonalen Kontrazeption*. Vgl. Gestagene.

Gestose (lat. gestare tragen) f: (engl.) gestosis; auch Präeklampsie, Toxikose; früher übliche Bez. für alle durch eine SS bedingten Krankheitszustände (Frühgestose in der Frühschwangerschaft, z. B. Hyperemesis* gravidarum, Ptyalismus* gravidarum; Spätgestose); wird heute als **hypertensive Schwangerschaftserkrankung** bez. u. ist eine der häufigsten gebh. Kompl. (bei ca. 10 % aller Schwangeren); die Bez. EPH*-Gestose wird zunehmend verlassen, da Ödeme (E) rel. häufig auch bei gesunden Schwangeren auftreten; **Formen: 1.** schwangerschaftsinduzierter Bluthochdruck, charakterisiert durch Hypertonie u. Proteinurie, häufig kombiniert mit exzessiven Ödemen (sog. Präeklampsie), u. U. in Komb. mit Krampfanfällen (Eklampsie*); Vork. sehr selten vor der 20. SSW (z. B. bei Blasenmole*), meist erst im letzten Trimenon. Das Auftreten von Krämpfen ist nicht unbedingt mit der Schwere der Präeklampsie assoziiert; **2.** schwangerschaftsunabhängige Hochdruckformen: chron. Hypertonie unterschiedl. Genese, meist schon vor der 20. SSW nachweisbar; **3.** chron. Hypertonie mit aufgepfropfter Präeklampsie (sog. Pfropfgestose): vorwiegend bei Mehrgebärenden mit einer chron. Hypertonie treten häufig im 3. Trimenon zusätzl. zu der präexistenten Hypertonie eine Proteinurie u. Ödeme auf; **4.** späte u. transitor. Hypertonie: bei einer rel. kleinen Gruppe von Pat. ist immer nur während wiederholter SS (bzw. unter Einnahme hormonaler Kontrazeptiva) ein Hochdruck nachweisbar, außerh. der SS sind die Blutdruckwerte normal; **Ätiol.:** multifaktorielles Geschehen mit bekannten prädisponierenden Faktoren (Primigravida, höheres Lebensalter, fam. Hochdruckdisposition, ethn. u. sozioökonom. Faktoren, Mehrlingsschwangerschaften, Blasenmole, Hydramnion, präexistente Gefäßveränderungen bei essentieller Hypertonie, chron. Nephropathie od. Diabetes mellitus); **Pathophysiol.:** uteroplazentare Durchblutungsstörung mit immun. bzw. morphol. nachweisbaren Veränderungen im Bereich des Plazentabetts u. Änderungen der Gefäßreagibilität. Die plazentare Minderperfusion (entw. vaskulär bedingt als sog. vaskuläre G. od. durch übermäßige Spannung der Uteruswand bedingt als sog. Spannungsgestose) wird auch als ein auslösender Faktor für den Hochdruck angesehen; in ihrer Folge kommt es zu einer Wachstumsretardierung des Kindes, auch zu vorzeitiger Plazentalösung sowie Gerinnungsstörungen; häufigste mütterl. Todesursache in Zus. mit einer G.: Gehirnblutung; **diagn. Bewertung:** z. B. mittel EPH-Gestose-Index (s. Tab.); **Ther.:** insbes. Blutdrucksenkung, bei Pro-

Gestose
EPH-Gestose-Index zur Bewertung der Schwere einer Spätgestose

		Bewertung		
	0 Punkte	1 Punkt	2 Punkte	3 Punkte
E: Ödeme nach Bettruhe	keine	tibiale	generalisierte	–
P: Proteinurie (g/dl n. Esbach)	< 0,5	> 0,5 – 2	> 2 – 5	> 5
H: Blutdruck systolisch	< 140	> 140 – 160	> 160 – 180	> 180
diastolisch	< 90	> 90 – 100	> 100 – 110	> 110

Der Gestose-Index (Summe der Befundbewertung) kann max. 11 Punkte betragen.

Gewichtsentwicklung des Säuglings

in den ersten 3–5 Tagen physiologische Gewichtsabnahme um ca. 10 % des Geburtsgewichts
nach 10 – 20 Tagen Wiedererreichen des Geburtsgewichts
im 1. Vierteljahr ca. 25g/d Gewichtszunahme
im 2. Vierteljahr ca. 20 g/d Gewichtszunahme
im 3. Vierteljahr ca. 15 g/d Gewichtszunahme
im 4. Vierteljahr ca. 10 g/d Gewichtszunahme
in 5 Mon. Verdoppelung des Geburtsgewichts
in 10 Monaten Verdreifachung des Geburtsgewichts

teinurie proteinreiche Ernährung, bei drohender Eklampsie antikonvulsive Ther., Überwachung des Fetus u. Feststellung des kindl. Reifegrades (s. Pränataldiagnostik) zur Beurteilung einer kindl. Gefährdung u. Abwägung einer vorzeitigen Beendigung der SS. Vgl. Risikoschwangerschaft, HELLP-Syndrom, Gestationshypertonie.

Gewichts|entwicklung des Säuglings: (engl.) infant growth; stetige Zunahme des Körpergewichts*, nachdem zunächst durch physiol. Gewichtsabnahme das Geburtsgewicht* unterschritten wurde (s. Tab.).

Gewichts|zunahme in der Schwangerschaft: (engl.) weight gain during pregnancy; Gesamtgewichtszuwachs während der SS durchschnittl. ca. 11–12 kg (beträchtl. individuelle Schwankungen ohne Krankheitswert nach beiden Seiten mögl.); in der Frühschwangerschaft gelegentl. Gewichtsabnahme durch Hyperemesis* gravidarum; kurz vor der Entbindung physiol. Gewichtssturz durch vermehrte Ausschwemmung; bei sehr starker Gewichtszunahme (>20 kg) hohe Gefährdung bzgl. Entw. einer Gestose*.

GIFT: Abk. für (engl.) **g**amete **i**ntra**f**allopian (tube) **t**ransfer; Embryonentransfer* in den Eileiter.

Giganto|mastie (gr. gigas, gigatos Riese; mastos Brust) f: s. Hypermastie.

Gingivitis gravidarum (lat. gingiva Zahnfleisch) f: Schwangerschaftsgingivitis; chron. Entz. des Zahnfleischs mit Schwellung u. Blutungsneigung; bildet sich p. p. spontan zurück; **Urs.:** wahrsch. inf. schwangerschaftsbedingter Umstellung im Hormonhaushalt.

Glandulae areolares (lat. glandula Drüse, Halsdrüse) f pl: s. Areola mammae; Montgomery-Drüsen.

Glandulae cervicales uteri (↑) f pl: tubulöse Drüsen des Gebärmutterhalskanals.

Glandulae vestibulares majores (↑) f pl: Bartholin*-Drüsen.

Glandulae vestibulares minores (↑) f pl: Schleimdrüsen am Grund des Scheidenvorhofs.

Glandula mammaria (↑) f: syn. Glandula lactifera, Brustdrüse (Milchdrüse); s. Mamma.

Gleit|hoden: (engl.) sliding testicle; s. Maldescensus testis.

Gleit|substanz f: s. Lubrikation, Transsudation.

Globuli vaginales (lat. globulus Kügelchen) m pl: Vaginalsuppositorien*.

Glücks|haube: s. Caput galeatum.

Gluko|kortikoide (gr. glykos süß) n pl: (engl.) glucocorticoids; auch Glucocorticoide, Glukosteroide; Gruppe von Steroidhormonen, die neben den Mineralokortikoiden u. Sexualhormonen in der NNR gebildet werden; die wichtigsten natürl. G. sind Cortisol (Hydrocortison, das physiol. wichtigste Glukokortikoid), Cortison u. Corticosteron. Synthese u. Sekretion unterliegen der hypothalamisch-hypophysären Steuerung. Bei den synthet. G. sind inf. chem. Veränderungen des Cortisolmoleküls die unerwünschten mineralokortikoiden NW der G. vermindert u. die erwünschte glukokortikoide Aktivität erhöht (z. B. beim Prednison); G. unterscheiden sich außerdem in ihrer Potenz u. Wirkdauer; **Wirkungen** der G.: s. Tab.; **Verw.:** **1.** zur Substitution bei NNR-Insuffizienz; **2.** zur Diagn. (Dexamethason*-Hemmtest); **3.** zur Ther. der Hyperandrogenämie*; **UAW:** **1.** bei system. Langzeittherapie Suppression der endogenen Cortisolsekretion, ferner Cushing-Syndrom, Ulcus ventriculi, Ödeme, Hypertonie, Petechien, Steroidakne, Steroiddiabetes, Steroidkatarakt, Myopathie, Osteoporose, erhöhtes Infektionsrisiko; bei top. Langzeittherapie u. a. Hautatrophien u. (abhängig von der applizierten Dosis u. Fläche) auch system. Wirkungen; **2.** bei abruptem Absetzen nach Langzeittherapie als Folge der NNR-Insuffizienz u. a. Myalgien, Müdigkeit, u. U. Exazerbation der Grundkrankheit; **Kontraind.** für system. Anw.: u. a. Ulcus duodeni od. Ulcus ventriculi, schwere Osteoporose, Herpesinfektionen, Varizellen, Systemmykosen, Glaukom.

Glukokortikoide
Wirkungen von Glukokortikoiden

Funktion, Organ	Wirkung
zentrale Wirkung	Einfluß auf das Gehirn mit Veränderung des Verhaltensmusters
Hypothalamus	negative Rückkopplung mit der ACTH-Sekretion
Differenzierung	Einfluß auf die Organentwicklung in der Fetalperiode (z. B. Lungendifferenzierung) sowie auf die allgemeine Embryonalentwicklung nach Metabolisierung zu fetalen Östrogenen
Stoffwechsel	spezifische Stimulation von Enzymsystemen in der Leber und anderen Organen, z. B. Förderung der Glukoneogenese aus Aminosäuren
periphere Gewebe	Hemmung der Synthese von Nukleinsäuren und Proteinen (in Muskulatur, Haut sowie dem gesamten lymphatischen System); neben einer verminderten Glukoseverwertung wird eine erhöhte Lipolyse provoziert.
Membranen	Stabilisierung von Membranen und Lysosomen

Glukos|urie, renale (↑; gr. ouron Harn) f: (engl.) renal glucosuria; erhöhte Glukoseausscheidung im Harn bei normalem Blutzuckergehalt u. ohne diabet. Stoffwechsellage; **Urs.: 1.** Verminderung der tubulären Rückresorption in den Nierentubuli: **a)** angeb. bei Diabetes renalis (Glomerulusfiltrat u. Blutzuckergehalt normal); **b)** erworben v. a. bei org. Nierenschädigungen, z. B. bei Glomerulonephritis, Pyelonephritis, Schockniere od. Intox.; **2.** Zunahme der filtrierten Glukosemenge durch Erhöhung des Glomerulusfiltrats u. Minderung der Resorption in der SS (Schwangerschaftsglukosurie). Vgl. Schwangerschaftsdiabetes, Diabetes mellitus.

Glyko|proteine, schwangerschafts|spezifische (↑) f pl: s. Schwangerschaftsproteine.

Gnatho|schisis (gr. gnathos Kinnbacke; schisis Spaltung) f: Kieferspalte*.

GnRH: Abk. für (engl.) gonadotropin releasing hormone; syn. Gonadoliberin, Gonadorelin (INN); ident. mit luteinisierendes-Hormon-Releasing-Hormon (Abk. LHRH) u. follikelstimulierendes-Hormon-Releasing-Hormon (Abk. FSHRH); im Hypothalamus gebildetes Dekapeptid mit einer Pyroglutaminsäure am N-terminalen Ende der Peptidkette (MG 1181), dessen Produktion durch das Hypothalamus*-Hypophysen-System gesteuert wird; die Sekretion in die Pfortadergefäße der Hypophyse erfolgt pulsatil; **biol. HWZ:** 2–10 Min., renale Ausscheidung; stimuliert die Synthese u. Freisetzung der Gonadotropine LH* u. FSH* aus dem HVL. Vgl. GnRH-Test, GnRH-Agonisten, GnRH-Antagonisten.

GnRH-A|gonisten (gr. agon, agonia Kampf) m pl: (engl.) GnRH-agonists; syn. LHRH-Agonisten; Substanzen, die durch hemmende Beeinflussung der hypophysären Gonadotropinrezeptoren indirekt die Produktion von Sexualhormonen* in den Gonaden reduzieren; z. B. Buserelin, Goserelin*, Leuprorelin*, Triptorelin; **Verw.: 1.** Mammakarzinom vor der Menopause, **2.** Endometriose, **3.** Vorbehandlung vor Myomenukleation u. Endometriumablation*, **4.** polyzystisches Ovarialsyndrom*, **5.** Verhinderung eines vorzeitigen LH-Anstieges (im Stimulationsprotokoll zur In*-vitro-Fertilisation); **UAW:** u. a. Libidoverlust, Hitzewallungen, seltener Schlafstörungen, Gynäkomastie.

GnRH-Analoga n pl: syn. GnRH*-Agonisten.

GnRH-Ant|a|gonisten (gr. agon, agonia Kampf) m pl: Derivate des Dekapeptids GnRH*, die an den hypophysären GnRH-Rezeptor binden, aber keine Gonadotropinsekretion auslösen; **biol. Wirkung:** kompetitive Hemmung des GnRH-Rezeptors mit schneller Suppression der LH-Ausschüttung; **Verw.: 1.** zur Unterdrückung des endogenen LH-Peaks i. R. einer kontrollierten Hyperstimulation; **2.** evtl. bei Uterus myomatosus (s. Myoma uteri).

GnRH-Test m: syn. LHRH-Test; Verf. zur Beurteilung der gonadotropen Partialfunktion des HVL mit Bestimmung der Serumkonzentrationen von LH* u. FSH* nach Stimulation der Gonadotropinausschüttung durch i. v. injiziertes GnRH*; bei hypogonadotropem Hypogonadismus i. R. einer Hypophysenvorderlappen*-Insuffizienz bleibt eine Erhöhung der LH- u. FSH-Konzentration aus.

Gonad|arche (gr. gone Zeugung, Geschlecht; arche Anfang) f: Reifung der Gonaden* unter dem Einfluß der Gonadotropine* des HVL i. R. der Pubertät*; führt zur Steigerung der Östrogensekretion der Ovarien bzw. Testosteronsekretion der Hoden. Vgl. Adrenarche.

Gonadendysgenesie
Übersicht über die Gonadendysgenesie-Syndrome

	Gonaden	Karyotyp	Phänotyp	Mamma	Klitoris	Labien	Vagina	Penis	Skrotum
XO-Gonadendysgenesie-Syndrome									
Turner-Syndrom	undiff.	45,XO	w	nv	n/↓	(↓)	inf.	nv	nv
Gordan-Overstreet-Syndrom	undiff.	45,XO	m	nv	inf.	inf.	n	nv	nv
XX-Gonadendysgenesie-Syndrome									
Turner-Syndrom	undiff.	46,XX/45,XO	w	nv	n	(↓)/n	↓/(n)	nv	nv
polyzystisches Ovarialsyndrom	Ovarien	46,XX/46,XY	w[1]	(↑)/n	↓/n	↓/n	↓/n	nv	nv
		47,XXX	inf.	(↑)/n	n/↓	n/↓	n/↓	nv	nv
Syndrom der „präpubertalen Menopause“[2]	Ovarien	46,XXX	w	n	n	n	n	nv	nv
XY-Gonadendysgenesie-Syndrome									
Swyer-Syndrom	undiff.	46,XY	w/(eun.)	nv	n/(↑)	inf.	nv	nv	nv
Turner-Syndrom	undiff.	46,XY/45,XO	m	nv	nv	nv	nv	n/(↓)	n
Klinefelter-Syndrom	Testes	47,XXY 48,XXXY	m (eun.)	(↑)/↑↑	nv	nv	nv	n/(↓)	n
polyzystisches Ovarialsyndrom	Ovarien	46,XX/46,XY	w[4]	(↑)/n	↓/n/↑	n	nv	nv	nv
testikuläre Feminisierung (Hairless woman syndrome)	Testes	46,XY	w/(eun.)	↑/n	n	inf.	kurz, blind endend	nv	nv

nv: nicht vorhanden; n: normal ausgeprägt; ↑: hyperplastisch; ↓: hypoplastisch; undiff.: undifferenziert; w: weiblich; m: männlich; inf.: infantil; eun.: eunuchoid; [1] z. T. Virilisierung; [2] Spätform der Ovarialhypogenesie; [3] sog. männl. Turner-Syndrom; [4] Virilisierung

Gonaden (↑; gr. aden Drüse) f pl: (engl.) gonads; **1.** (physiol.) Geschlechtsdrüsen (Keimdrüsen); Eierstöcke (Ovarien) u. Hoden (Testes); Drüsen äußerer (Spermien, Eizellen) u. innerer Sekretion (Sexualhormone*); Entw. der G.: s. Abb.; **2.** (embryol.) Keimzellen; die Zellen der Keimdrüsen vor der somat. Geschlechtsdifferenzierung.

Gonaden|a|genesie (↑; ↑; gr. a- un-, -los; genesis Entstehung, Erzeugung) f: (engl.) gonadal aplasia; Fehlen der Gonadenanlage. Vgl. Gonadendysgenesie.

Gonaden|a|plasie (↑; ↑; ↑; gr. plassein bilden) f: (engl.) gonadal aplasia; fehlende od. unvollständige Entw. (bei vorhandener Anlage) der Gonaden*.

Gonaden|dosis (↑; ↑; gr. dosis Gabe) f: (engl.) gonadal dose; die von den Gonaden* absorbierte Strahlendosis; eine der zur Risikoabschätzung wichtigsten Dosen für Kinder od. Erwachsene im fortpflanzungsfähigen Alter; **Wirkungsarten: 1.** somatische Wirkung: Fertilitätsstörung*; **2.** genetische Wirkung: Schädigung des Erbguts (Mutationen). Die G. durch die natürl. Strahlenexposition beträgt ca. 1,1 mSv/a (110 mrem/a). Eine Schwellendosis, unterh. der keine zusätzl. genet. Wirkungen zu erwarten sind, kann nicht angegeben werden. Die Verdoppelungsdosis, d. h. die Dosis bei künstl. Strahlenbelastung, die zu einer Verdoppelung der natürl. Mutationsrate führt, beträgt unterschiedl. Angaben zufolge zw. 0,2 u. 2 Sv (20–200 rem).

Gonaden|dys|genesie (↑; ↑; gr. genesis Entstehung, Erzeugung) f: (engl.) gonadal dysgenesis; Fehlen funktionstüchtiger Keimzellen; **Ätiol.:** bei einigen Formen liegt eine numer. Chromosomenaberration vor, z. B. beim Ullrich*-Turner-Syndrom (45,X0); beim Swyer*-Syndrom besteht eine Mutation im SRY-Gen. Es gibt auch autosomal-rezessiv erbl. G. mit Geschlechtsbegrenzung (46,XY). Der Zeitpunkt des Keimdrüsenuntergangs liegt meist in der frühen Embryonalperiode*; **Sympt.:** Auffälligkeiten der Sexualentwicklung zus. mit variablen Anomalien; nach dem Chromosomenbefund lassen sich verschiedene Gonadendysgenesie-Syndrome differenzieren (s. Tab.).

Gonaden|schutz (↑; ↑): (engl.) gonadal shield; (radiol.) Gonadenabdeckung aus Blei od. anderem strahlenabsorbierendem Material zur Minimierung der Gonadendosis* bei der Anw. ionisierender Strahlung (insbes.. Röntgenstrahlung), meist als Bleigummiabdeckung (Ovarschablone, Hodenkapsel); eine weitere Schutzmaßnahme ist die enge u. objektnahe Einblendung des Strahlenbündels.

Gonado|blastom (↑; ↑; gr. blastos Sproß, Keim) n: (engl.) gonadoblastoma; seltener, von Keimzellen u. Abkömmlingen der Genitalleiste* abstammender hormonproduzierender Tumor, der bisher nur in den fehlgebildeten Keimdrüsenanlagen von Pat. mit Intersexualität* unterh. des 30. Lj. beobachtet wurde; in ca. 95 % der Fälle liegt ein männl. Genotyp vor, dennoch sind die Pat. phänotyp. überwiegend weibl. (zu ca. 80 %), meist besteht eine Gonadendysgenesie*, z. T. Virilisierung*; **Progn.:** bei vollständiger op. Entf. gut. Vgl. Ovarialtumoren.

Gonado|liberin n: syn. GnRH*.

Gonado|relin (INN) n: 5-Oxo-L-prolyl-L-histidyl-L-tryptophyl-L-seryl-L-tyrosylglycyl-L-leucyl-L-arginyl-L-prolyl-glycinamid (IUPAC); synthet. GnRH*.

Gonado|tropine n pl: (engl.) gonadotrop(h)ins; Hormone, deren Wirkung auf die Keimdrüsen (Gonaden*) gerichtet ist; **1.** die im HVL gebildeten hochmolekularen Proteohormone FSH* u. LH*; die Ausschüttung der G. wird durch das Hypothalamus*-Hypophysen-System u. die Rückkopplung mit den peripheren Sexualhormonen* sowie durch zentrale Impulse über Releasing*-Hormone gesteuert. G. werden z. T. in aktiver Form mit dem Urin ausgeschieden; Frauen im Klimakterium scheiden vermehrt hypophysäre G. aus; **2.** das in der Plazenta während einer SS gebildete Proteohormon HCG*; besitzt den hypophysären G. (v. a. LH) ähnl. biol. u. immun. Eigenschaften. Vgl. HPL.

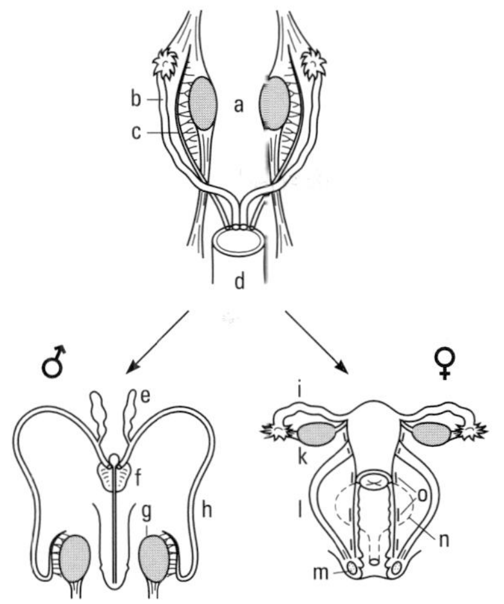

Gonaden:
Entwicklung der Keimdrüsen und inneren Geschlechtsorgane; indifferentes Stadium (oben); a: Gonaden; b: Müller-Gang; c: Wolff-Gang; d: Sinus urogenitalis; männliche Entwicklung (links); e: Samenblase; f: Prostata; g: Hoden; h: Samenleiter (Wolff-Gang); weibliche Entwicklung (rechts): i: Eileiter (Müller-Gang); k: Ovar; l: Lig. teres uteri; m: Bartholin-Drüse; n: Blase; o: Reste des Wolff-Gangs

Gonadotropin releasing hormone: Abk. GnRH*.

Gonado|tropin|test m: (engl.) gonadotropin test; Verf. zur DD zw. einer ovariellen u. zentral bedingten Amenorrhoe*; **Prinzip:** Stimulationstest mit humanen Gonadotropinen (HCG*, HMG*) zur Prüfung der Ansprechbarkeit der Ovarien; beurteilt wird v. a. die (bei intakten Ovarien erfolgende) reaktive Östrogenproduktion od. indirekt der Östrogeneffekt an Vaginalepithel u. Zervixschleim; **Bewertung:** bei neg. Ergebnis (fehlende Hormonproduktion) liegt eine Insuffizienz der Ovarialfunktion vor. Vgl. Clomifentest, GnRH-Test.

Gono|blennor|rhoe (gr. gone Zeugung, Geschlecht; blennos Schleim; rhoe Fluß) f: (engl.) gonococcal conjunctivitis; syn. Blennorrhoea neonatorum, Conjunctivitis gonorrhoica, Ophthalmia neonatorum; durch Neisseria* gonorrhoeae verursachte eitrige Bindehautentzündung; **Vork.:** häufig bei Neugeborenen, die unter der Geburt bei gonorrhoischer Zervizitis der Mutter infiziert werden; **Klin.:** starke Entz. mit Gefährdung der Hornhaut durch Einschmelzung u. Perforation innerh. weniger Std.; **Ther.:** Penicillin od. Cephalosporine i. v.; Vorbeugung durch Credé*-Prophylaxe. Vgl. Gonorrhoe, Einschlußkonjunktivitis.

Gono|kokken (↑; gr. kokkos Beere) f pl: s. Neisseria gonorrhoeae.

Gono|kokken|sepsis, benigne (↑; ↑; gr. sepsis Fäulnis) f: (engl.) disseminated gonoccocal infection; syn. disseminierte Gonokokkeninfektion; **Sympt.**: Trias aus Fieber, Arthralgien u. Hauterscheinungen (hämorrhag. Pusteln akral od. in Gelenknähe); **Urs.**: hämatogene Aussaat von Neisseria* gonorrhoeae (z. B. bei Adnexitis), häufig mit einer Anaerobiermischinfektion verbunden. **Prädisponierende Faktoren** sind sowohl die mikrobiol. Eigenschaften des verursachenden Gonokokkenstamms als auch die immun. Abwehrlage der Patientin.

Gono|nephrotom (↑) n: s. Ursegmentstiele.

Gonor|rhoe (↑; gr. rhoe Fluß) f: (engl.) gonorrhoea, clap; sog. Tripper; häufigste der meldepflichtigen Geschlechtskrankheiten*; Kontakt- od. Schmierinfektion der Schleimhäute von Urethra, Zervix, Rektum, Pharynx od. Konjunktiven sowie evtl. der Vagina mit Neisseria* gonorrhoeae; **Inkubationszeit:** meist 3 (2–7) Tage; **Klin.: 1.** genitale G. der Frau: in ca. 60 % der Fälle symptomarm; zunächst als untere G. (Zervizitis, Urethritis, evtl. anorektale Inf.) mit Fluor* genitalis, Brennen beim Wasserlassen u. Bartholinitis*; vaginaler Befall bei erwachsenen Frauen inf. der Schutzfunktion der Scheidenflora selten (vgl. Vulvovaginitis gonorrhoica); Weiterentwicklung in obere G. (aszendierende G.) mit Endometritis u. Salpingitis gonorrhoica; kolikartige Schmerzen, peritonit. Zeichen, hohes Fieber; **Kompl.**: Perioophoritis, Tuboovarialabszeß, chron. Adnexitis mit Spätfolgen (Sterilität, Tubargravidität), Peritonitis, Perihepatitis* acuta gonorrhoica; **DD** der oberen G.: Tubargravidität, stielgedrehter Ovarialtumor, perforierte Appendizitis; **2.** genitale G. des Mannes: in ca. 30 % der Fälle symptomarm; schmerzhaftes Wasserlassen, eitriger Ausfluß; Kompl.: Epididymitis, Prostatitis, Spermatozystitis. **Extragenitale Manifestationen:** anorektale u. pharyngeale G. mit nur geringen, uncharakterist. Sympt.; rel. selten Gonoblennorrhoe*, benigne Gonokokkensepsis, Meningitis, Arthritis (meist Monarthritis), Endokarditis, Hautläsionen; **Diagn.**: Nachw. von intra-, gelegentl. auch extraleukozytären gramneg. Diplokokken im Ausstrich nach Gram- od. Methylenblau-Färbung (s. Abb.); sicher nur durch Kultur der Err. auf Selektivnährböden; **Ther.**: bei unkomplizierter G. einzeitige Behandlung mit Penicillin, Ceftriaxon, Spectinomycin i. m., ggf. Gyrasehemmer oral; bei ausgedehnteren Formen u. U. für mehrere Wo. Cephalosporine (wegen der zunehmenden Resistenz der Err. kein Penicillin); Therapiekontrolle sieben Tage nach Behandlungsende (bei Frauen unmittelbar nach der nächsten Menstruation) durch Abstrich u. ggf. Kultur; nach 6–8 Wo. serol. Ausschluß einer gleichzeitig bestehenden Syphilis*.

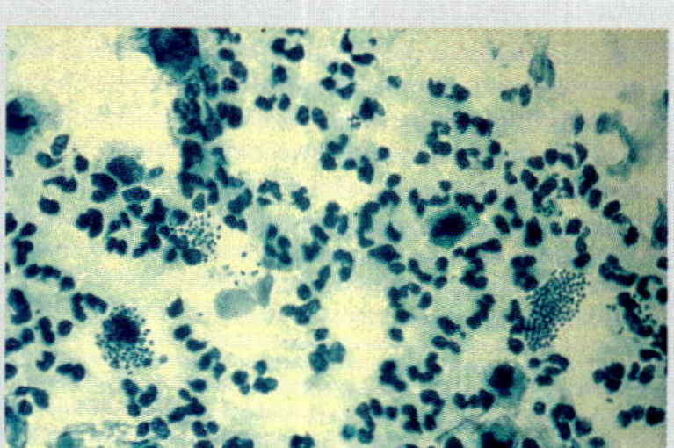

Gonorrhoe:
intrazellulär gelegene Diplokokken; Methylenblau-Färbung

Gono|somen (↑; gr. soma Körper) n pl: (engl.) gonosomes; Geschlechts- od. Heterochromosomen; die Chromosomen*, von deren Genen die somat. Geschlechtsentwicklung bestimmt wird (s. Geschlechtsdeterminierung, chromosomale). Auf dem menschl. Y-Chromosom sind mit Sicherheit bisher nur geschlechtsdeterminierende Gene nachgewiesen, das rel. große X-Chromosom trägt daneben auch zahlreiche andere Gene. Vgl. Kerngeschlecht.

Gordan-Overstreet-Syn|drom (Gilbert S. G., Int., San Francisco, geb. 1916; Ernest W. O., zeitgen. amerikan. Arzt) n: Gonadendysgenesie-Syndrom, das einem Ullrich*-Turner-Syndrom mit partieller Virilisierung* entspr.; **Diagn.**: X0-Genotypus; vermehrte Androgensekretion. Vgl. Gonadendysgenesie.

Goserelin (INN) n: 1-(5-Oxo-L-prolyl-L-histidyl-L-tryptophyl-L-seryl-L-tyrosyl-(O-tertbutyl)-D-seryl-L-leucyl-L-arginyl-L-prolyl)semicarbazid (IUPAC); synthet. GnRH-Agonist; **Verw.**: bei Mammakarzinom*, zur Therapievorbereitung bei symptomat. Endometriose* bzw. symptomat. Uterus myomatosus (s. Myoma uteri); **UAW:** s. GnRH-Agonisten.

Gossypol n: aldehydisches Polyphenol aus zwei gleichen Sesquiterpeneinheiten, das in den Samen u. der Wurzelrinde von Gossypium-Arten (Baumwolle) enthalten ist; G. hemmt reversibel Beweglichkeit u. Neubildung von Spermien, weshalb die Anw. als orales Kontrazeptivum für den Mann diskutiert wurde.

G-Punkt: syn. Gräfenberg*-Zone.

Graaf-Follikel (Regnier de G., Anat., Delft, 1641–1673; lat. folliculus Schlauch) m: (engl.) Graaf's follicle; sprungreifer Tertiärfollikel; s. Folliculus ovaricus tertiarius, Follikelreifung.

Grading: Abk. G; Bez. für die histopathol. Differenzierung maligner Tumoren nach den Richtlinien der UICC*; **Einteilung: GX:** Differenzierungsgrad kann nicht bestimmt werden; **G1:** gut differenziert; **G2:** mäßig differenziert; **G3:** schlecht differenziert; **G4:** undifferenziert; je höher die Gradzahl, d. h., je weniger differenziert der Tumor, umso höher der Malignitätsgrad. Vgl. Staging, TNM-Klassifikation, Tumoreinteilung.

Gräfenberg-Zone (Ernst G., amerikan., Gyn., 1881–1957): (engl.) Gräfenberg's spot; syn. G-Punkt, G-Spot, G-Zone; Bez. für eine anat. nicht endgültig definierte Zone in der Scheidenvorderwand der Frau, die wohl z. T. mit den Skene*-Gängen ident. ist; Stimulation der G.-Z. beim Geschlechtsverkehr* führt bei den meisten Frauen zu einer Schwellung des umgebenden Gewebes, bei einigen Frauen kommt es gleichzeitig mit dem Orgasmus* zum Erguß eines Sekrets paraurethraler Drüsen aus der Urethra (sog. weibliche Ejakulation).

Granulomatosis infanti|septica (lat. granulum Kern) f: s. Listeriose.

Granulosa|lutein|zellen (↑): (engl.) granulosa-lutein cells; Zellen des Follikelepithels, die sich bei Bildung des Corpus* luteum mit lipochromhaltigen feinen Lipoidtröpfchen beladen.

Granulosa|zellen (↑): (engl.) granulosa cells; Zellen des Follikelepithels des Graaf-Follikels. Vgl. Folliculus ovarius tertiarius, Follikelreifung.

Granulosa|zell|tumor (↑; lat. tumor Geschwulst) m: (engl.) granulosa cell tumour; seltener östrogenbildender Sex-cord-Tumor (s. Ovarialtumoren), der vorwiegend im Ovar (1–3 % aller Ovarialtumoren), selten im Hoden vorkommt u. histol. aus Granulosazellen besteht, die in versch., meist gleichmäßigen Mustern wachsen (s. Abb.); in ca. 30 % der Fälle ist ein G. maligne bei niedrigem Malignitätsgrad (meist nur lokale Ausbreitung u. selten Metastasierung); **Vork.**: Maximum 6. Lebensjahrzehnt, selten im Kindesalter. Als Folge der gesteigerten Östrogenbildung kommt es bei Frauen zur Endometriumhyperplasie mit Durchbruchblutungen, bei Mädchen zur Pseudopubertas* praecox. Vgl. Call-Exner-Körperchen, Luteom.

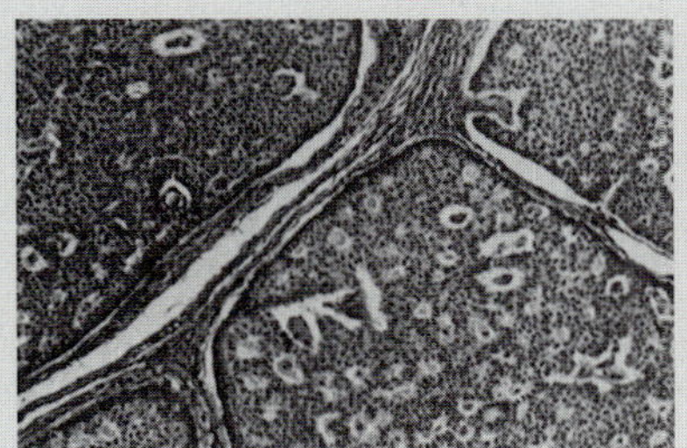

Granulosazelltumor:
histologischer Schnitt durch ein Ovarium

Merke: bei rezidivierender u. therapieresistenter Endometriumhyperplasie in der Postmenopause muß eine Östrogenbestimmung zum Ausschluß eines Granulosazelltumors erfolgen.

Gravida (lat. schwanger) f: die Schwangere.

-gravida: Wortteil: die Schwangere; z. B. Nulligravida*, Primigravida* (erstmals schwanger Frau), Plurigravida*, Multigravida*. Vgl. Parität.

Gravidität (↑) f: auch Graviditas; Schwangerschaft*.

Gravidität, ektope (↑) f: (engl.) ectopic pregnancy; Extrauteringravidität; SS außerh. der Gebärmutterhöhle (sog. Bauchhöhlen- od. ektopische Schwangerschaft); **Lok.** (s. Abb.): Tube (Tubargravidität*, häufigste Form), Eierstock (Ovarialgravidität*), Bauchhöhle (Abdominalgravidität im Peritoneum); **Diagn.**: in den ersten SSW oft schwierig; Verdacht bei Ausbleiben der Menstruation od. bei Blutung nach verlängertem Intervall, einseitigen, wehenartigen Schmerzen im Unterleib, nicht wesentl. vergrößertem Uterus bei pos. Schwangerschaftstests (nicht obligat!), Blutungen mit Ausstoßung von Dezidua; ein diffuser Tumor im hinteren Scheidengewölbe weist auf Hämatozelenbildung hin; **Diagn.**: HCG-Bestimmung, Laparoskopie*, ggf. Laparotomie.

Gravidität, hetero|spezifische (↑) f: Bez. für eine SS, bei der im Blut der Mutter Antikörper nachgewiesen werden können, die aufgrund einer ABNull*-Inkompatibilität gegen die Blutgruppeneigenschaft A od. B des Kindes gerichtet sind.

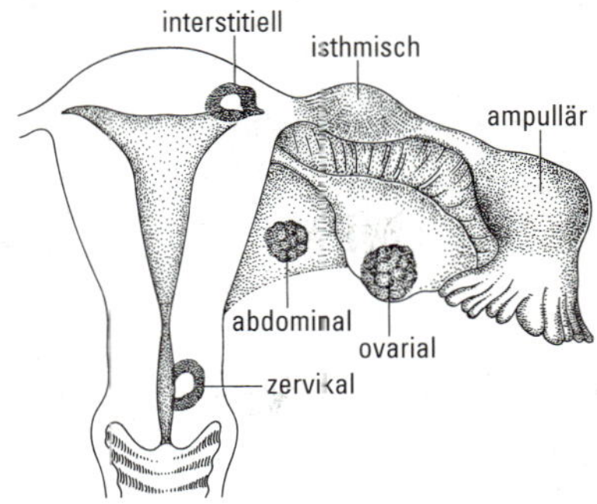

Gravidität, ektope:
unterschiedliche Möglichkeiten der Lokalisation

Graviditas nervosa (↑) f: auch Graviditas imaginata; s. Scheinschwangerschaft.

Gregg-Syn|drom (Sir Norman McAllister G., Ophth., Sidney, 1892–1966) n: syn. Embryopathia* rubeolosa.

Greif|re|flexe (lat. reflectere, reflexus zurückbiegen) m pl: s. Reflexe, frühkindliche.

Grund: (engl.) punctation; (gyn.) auch Punktierung; Bez. für auf versch. Niveau in der Portiooberfläche liegende, iodnegative Areale mit feinhöckeriger Oberfläche, in denen zahlreiche Kapillaren als rötl. Pünktchen zu sehen sind (verdächtiger Befund bei Kolposkopie*); als sog. Leukoplakiegrund (bindegewebige Grundlage nach Entfernung der Hornschicht), aber auch unabhängig von einer Leukoplakie* vorkommend. Vgl. Felderung.

G-Spot: syn. Gräfenberg*-Zone.

Gürtel|plazenta (lat. placenta Kuchen) f: Placenta* annularis.

Gutachten, andro|logisches: syn. Fertilitätsgutachten*.

Gutachten, geburtshilflich-gynäkologisches: syn. Tragezeitgutachten*.

Gutachten, sero|statistisches: s. Blutgruppengutachten.

Guthrie-Test (Robert G., Bakteriol., New York, Buffalo, 1916–1995) m: auch Guthrie-Hemmtest; Untersuchungsverfahren zum Nachw. einer Phenylalaninerhöhung im Blut; wichtiger Test zum Ausschluß einer Phenylketonurie*; wird als Screening-Verfahren am 4.–5. Lebenstag durchgeführt; **Prinzip:** Aufbringen eines blutgetränkten Filterpapierblättchens auf eine mit Bakteriensporen (Bacillus subtilis) beimpfte Agarplatte, deren Wachstum durch Zusatz von Betathienylalanin zum Nährboden gehemmt ist u. nur bei entspr. Phenylalaningehalt der Blutprobe erfolgen kann; Nachweisgrenze bei ca. 4 mg/dl (≙ 242 µmol/l); **cave:** falschnormale Ergebnisse z. B. bei Antibiotikatherapie.

Gynäko|logie (gr. gyne, gynaikos Frau) f: (engl.) gynaecology; Frauenheilkunde.

Gynäko|mastie (↑; gr. mastos Brust) f: (engl.) gynaecomastia; ein- od. beidseitige Vergrößerung der männl. Brustdrüse; i. e. S. die hormonabhängige Vergrößerung des Brustdrüsenparenchyms (sog. echte G.), i. w. S. alle Formen einer augenscheinl. vergrößerten Brustdrüse, auch durch Lipideinlagerung bei Fettsucht* (sog. Lipomastie) od. regionale Tumoren (z. B. Lipome) verursacht (sog. falsche G., Pseudogynäkomastie*); **Urs.** (der echten G.): gesteigerte Östrogensekretion (z. B. in der Pubertät), verminderte Androgensekretion (z. B. bei Klinefelter-Syndrom), Organresistenz gegen Testosteron (z. B. bei testikulärer Feminisierung), gesteigerte Sekretion von Prolaktin bzw. Gonadotropinen* (z. B. bei Hypophysentumor); **Vork.:** häufig als physiol. Pubertätsgynäkomastie u. i. R. einer Östrogentherapie bei Prostatakarzinom (wenn zuvor keine Mamillenbestrahlung vorgenommen wurde), bei Akromegalie, Basedow-Krankheit, myoton. Dystrophie, Hodenatrophie, Hodenteratom, primärem Hypergonadismus, Hypophysenadenomen, Hypothalamusschäden, primärer Hypothyreose, Leberzirrhose, konsumierenden Prozessen, feminisierenden östrogenproduzierenden Tumoren sowie inf. Anw. von Antiandrogenen* u. chron. Hämodialyse. **Cave:** bei einseitiger G. handelt es sich meist um ein Fibroadenom* (bes. im 3. u. 4. Lebensjahrzehnt), ein Mammakarzinom muß jedoch ausgeschlossen werden.

Gynäko|tropie (↑; gr. trope Hinwendung) f: (engl.) gynaecotropism; syn. Gynäkotropismus; gehäuftes Vork. best. Krankheiten u. (erbl.) Syndrome beim weibl. Geschlecht (beim Mann als Androtropie bez.).

Bei **Gynäkomastie eines jungen Mannes** besteht immer Verdacht auf einen malignen Hodentumor (v. a. Chorionepitheliom).

Gyn|andrie (↑; gr. aner, andros Mann) f: (engl.) gynandria; feminine Form des Pseudohermaphroditismus*.

Gyn|andro|blastom (↑; ↑; gr. blastos Keim, Sproß) n: (engl.) gynandroblastoma; sehr seltener gemischtzelliger Sex-cord-Tumor des Ovars (s. Ovarialtumoren) aus weibl. angelegten (follikulären) u. männl. determinierten (testikulären) Abkömmlingen der Genitalleiste*.

Gyn|a|tresie (↑; gr. a- un-, -los; tresis Loch) f: (engl.) gynatresia; Sammelbez. für versch. Formen des angeb. Verschlusses der weibl. Geschlechtsöffnung; völliger Verschluß od. Verschluß einzelner Mündungen od. Kanäle der Geschlechtsorgane, z. B. des Zervikalkanals (Zervikalatresie) od. der Scheide (Vaginalatresie, hymenale Atresie). Vgl. Uterusfehlbildung; Kryptomenorrhoe; Fehlbildung, vaginale; Rokitansky-Küster-Hauser-Syndrom.

G-Zone: syn. Gräfenberg*-Zone.

Haase-Formel (Karl F. H., Gyn., Dresden, 1788–1865): (engl.) Haase's rule; Formel zur näherungsweisen Berechnung des Alters eines Aborts* bzw. eines Kindes bei Geburt aus der Fruchtlänge (in cm), die vom 3.–5. Monat dem Quadrat, danach dem fünffachen des Schwangerschaftsmonats entspricht (s. Tab.).

Haase-Formel

Zeitpunkt der Geburt bzw. des Aborts	Länge der Frucht
Ende des 3. Monats	3 × 3 = 9 cm
4.	4 × 4 = 16 cm
5.	5 × 5 = 25 cm
6.	6 × 5 = 30 cm
7.	7 × 5 = 35 cm
8.	8 × 5 = 40 cm
9.	9 × 5 = 45 cm
10.	10 × 5 = 50 cm

Häm|ag|glutination-Hemm|test (gr. haima Blut; lat. agglutinare anheften) m: (engl.) haemagglutination-inhibition test; Abk. HAH, HHT; auf der Hemmung einer Hämagglutination (durch Hämagglutinine verursachte sichtbare Verklumpung von Erythrozyten) beruhender serol. Test zum Nachweis von Antikörpern od. Antigenen; **Formen: 1.** direkter (aktiver) HAH, z. B. zum Nachw. viraler Inf.; **2.** indirekter (passiver) HAH, z. B. zum Nachw. einer SS (s. Schwangerschaftstests).

Haemato|cele retro|uterina (↑; gr. kele Bruch) f: Ansammlung von geronnenem Blut im Douglas*-Raum; **Vork.** z. B. bei ektoper Gravidität* od. rupturierter Follikelzyste*.

Hämato|kolpos (↑; gr. kolpos Wölbung, Scheide) m: (engl.) haematokolpos; Ansammlung von Menstruationsblut in der Scheide bei hymenaler Atresie*.

Hämato|metra (↑; gr. metra Gebärmutter) f: (engl.) haematometra; Ansammlung von Menstruationsblut im Uterus bei zervikaler Stenose bzw. Atresie, Kompl. nach Konisation* (Stenose) bzw. Endometriumablation* (Mitkoagulation der Zervix); **Sympt.:** Hypo- bzw. Amenorrhoe, zyklussynchron zunehmende Unterbauchbeschwerden; **Diagn.:** Sonographie (s. Abb.).

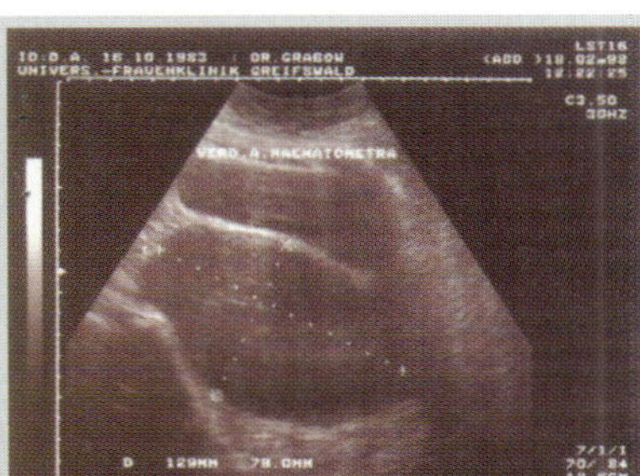

Hämatometra: sonographischer Befund

Hämatom|mole (↑; lat. mola verunstalteter Embryo) f: s. Breus-Mole, Blutmole.

Hämatom, retro|plazentares (↑) n: (engl.) retroplacental haematoma; bei Plazentalösung* entstehendes Hämatom (s. Abb.).

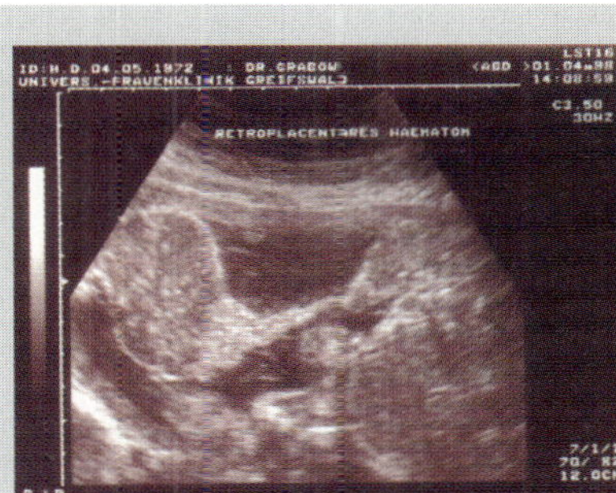

Hämatom, retroplazentares: sonographischer Befund (32. SSW)

Hämatom, sub|periostales (↑) n: s. Kephalhämatom.

Hämato|salpinx (↑; gr. salpinx Trompete) f: (engl.) haematosalpinx; Ansammlung von Blut in einem od. beiden Eileitern; **Vork.** bei ektoper Gravidität*, Salpingitis* u. Gynatresie*.

Hämato|zele, peri|tubare (↑; gr. kele Bruch) f: (engl.) peritubal haematocele; s. Tubargravidität.

Hämo|globin, fetales (↑; lat. globus Kugel, Klumpen) n: (engl.) foetal haemoglobin; Abk. HbF, Globinformel $\alpha_2\gamma_2$; HbF hat gegenüber HbA eine höhere Sauerstoffaffinität (nimmt bei niedrigerem pO_2 leichter Sauerstoff auf); nach der Geburt enthält das Blut 60–80 % HbF, ca. 5 Mon. nach der Geburt noch 3–15 %, im Erwachsenenalter nur noch in Spuren vorhanden.

Haemo|philus ducreyi (↑; gr. philos Freund; Augusto Ducrey, Dermat., Rom, 1860–1940) m: syn. Streptobacillus des weichen Schankers; Err. des Ulcus* molle; morphol. von anderen Hämophilus-Species durch Kettenbildung der Stäbchen zu unterscheiden (fischzugartige Anordnung); Anzucht nach verlängerter Bebrütung in 5%iger CO_2-Atmosphäre; empfindl. gegen Makrolid-Antibiotika, Gyrasehemmer, Ceftriaxon.

Haemo|philus vaginalis (↑; ↑) m: frühere Bez. für Gardnerella* vaginalis.

Hämor|rhoiden (gr. haimorrhoides Blutfluß) f pl: (engl.) haemorrhoids; knotenförmige Erweiterungen der Äste der A. rectalis sup. bzw. V. rectalis sup. im Bereich der art. u. venös durchbluteten Corpora cavernosa recti; früher als innere H. bezeichnet (im Ggs. zu den sog. äußeren H., bei denen es sich jedoch um subkutane perianale Hämatome nach Venenruptur handelt); **klin. Stadieneinteilung: Grad 1:** leichte, äußerl. nicht sicht- u. tastbare Vorwölbung; **Grad 2:** beim Pressen prolabierende H. mit spontaner Reposition; **Grad 3:** Bestehenbleiben des Prolapses, der jedoch digital reponiert werden kann; **Grad 4:** digital nicht reponible (permanente) große Hämorrhoidalknoten; **Sympt.:** v. a. Darmblutungen (helles Blut) u. Juckreiz (Pruritus ani), evtl. schleimige Sekretion (ab Grad 3), dumpfes Druckgefühl, Brennen u. Schmerzen im Rektum; u. U. zusätzl. Analprolaps*, Proktitis, Analekzem* u. lokale Ulzerationen; **Kompl.:** starke Blutung, evtl. chron. Blutungsanämie, Inkarzeration prolabierter H., Störungen der Stuhlkontinenz; **Diagn.:** rektale Untersuchung, Anoskopie (typ. Lok. der H. in Steinschnittlage bei 3, 7 u. 11 Uhr), Proktorektosigmoidoskopie u. evtl. Röntgenkontrasteinlauf zum Ausschluß anderer Blutungsquellen; **DD:** perianale Thrombose, Analfissur, Analfistel, Analabszeß, Anal- od. Rektumkarzinom; **Ther.: 1.** konservativ: Stuhlregulierung, Analhygiene, lokal entzündungshemmende Salben u. Suppositorien, ggf. Gewichtsreduktion; **2.** operativ: Gummibandligatur, Sklerotherapie, Infrarotkoagulation* od. Kryohämorrhoidektomie; bei Grad 2–4 ggf. submuköse Hämorrhoidektomie (segmentäre Exzision); u. U. zusätzl. Sphinkterotomie.

Hänge|brust: s. Mastoptose.

HAH: Abk. für Hämagglutination*-**Hemm**test.

Hairless-woman-Syn|drom n: s. Feminisierung, testikuläre.

Hals|extremitäten|re|flex (lat. reflectere, reflexus zurückbiegen) m: s. Reflexe, frühkindliche.

Hals|re|flexe, tonische (↑) m pl: (engl.) tonic neck reflexes; s. Reflexe, frühkindliche.

Hals|stell|re|flex (↑) m: s. Reflexe, frühkindliche.

Halsted-Operation (William S. H., Chir., Berlin, Baltimore, 1852–1922) f: (engl.) Halsted's operation; auch Rotter-Halsted-Operation; Bez. für die klass. Radikaloperation des Mammakarzinoms* mit Entf. beider Brustmuskeln; heute weitgehend ersetzt durch modifizierte Verf. der Mastektomie*.

Halte|re|flexe (lat. reflectere, reflexus zurückbiegen) m pl: s. Reflexe, frühkindliche.

Haltung: (engl.) position; s. Kindslage.

Haltungs|an|omalien (gr. anomalia Ungleichheit) f pl: (engl.) postural anomalies; regelwidrige Geburtshaltungen; s. Kindslage.

Hamilton-Hand|griff (Alexander H., Geburtshelfer, Edinburgh, 1739–1802): (engl.) Hamilton's manœuvre; auch Punchingball-Handgriff; gebh. Handgriff zur Stillung einer atonischen Nachblutung* mit innerer u. äußerer Hand (s. Abb.).

Hand-Fuß-Genital-Syn|drom (lat. genitalis zur Zeugung gehörig) n: (engl.) hand-foot-genital syndrome; komplexes hereditäres Fehlbildungssyndrom mit Daumen- u. Großzehendysplasie in Komb. mit Duplikationen des weibl. Genitaltrakts od. Hypospadie bei Knaben; **Ätiol.:** autosomal-dominanter od. -rezessiver Erbmodus mit voller Penetranz u. variabler Expressivität; **Diagn.:** charakterist. röntg. Befunde an Hand u. Fuß.

Harlekin|farb|wechsel: (engl.) harlequin phenomenon; seltenes, harmloses u. vorübergehendes Phänomen bei (unreifen) Neugeborenen; dunkelrote Verfärbung der Haut der aufliegenden Körperhälfte in Seitenlage; **Urs.:** ungeklärt (evtl. vegetative Kreislaufdysregulation).

Harlekin-Fetus (lat. fetus das Gezeugte, Leibesfrucht) m: (engl.) harlequin fetus; s. Ichthyosis congenita.

Harn|abfluß|messung: s. Uroflowmetrie.

Harn|ableitung, künstliche: (engl.) artificial urinary diversion; Ableitung des Harns durch Punktion, Katheterisierung od. op. Veränderung der ableitenden Harnwege; **Ind.:** vorübergehende od. dauerhafte Harnabflußbehinderungen, intensivmed. u. perioperative Flüssigkeitsbilanzierung, Verletzungen bzw. Op. im Urogenitalbereich (z. B. Wertheim*-Meigs-Operation) od. fortgeschrittene Genitalkarzinome, **Meth.: 1.** vorübergehend durch Blasenkatheter*, Ureterkatheter; **2.** permanent z. B. durch Conduit (Ersatzblase aus einem Darmsegment, z. B. Kolon-Conduit bzw. Sigma-Conduit), Rektumblase, Nephrostomie*, Zystostomie*.

Harn|blase: (engl.) urinary bladder; (anat.) Vesica urinaria; muskulöses Hohlorgan, von Schleimhaut mit Übergangsepithel ausgekleidet; z. T. extraperitoneal im kl. Becken hinter der Symphyse gelegen, von Bauchfell nur im oberen u. hinteren Bereich überzogen; Harnreservoir (physiol. Fassungsvermögen 300–500 ml); **Teile:** Corpus: Blasenkörper; Apex: Blasenscheitel, nach vorn oben gerichtet; Fundus: Blasengrund mit dem Trigonum vesicae (Lieutaudi), zw. den Einmündungen des Harnleiters u. dem Abgang der Harnröhre; Cervix: Blasenhals, aus dem die Harnröhre hervorgeht.

Harn|blasen|endo|metriose (gr. endon innen; metra Gebärmutter) f: (engl.) endometriosis of the bladder; Form der extragenitalen Endometriose*; **Sympt.:** zyklusabhängige Hämaturie, Dysurie.

Harn|blasen|entzündung: Zystitis*.

Harn|gang: s. Urachus.

Harn|in|kontinenz (lat. in Um-, Ohn-, Nicht-; continentia das Zurückhalten, Unterdrücken) f: (engl.) urinary incontinence; Störung der Reservoirfunktion der Blase mit unwillkürl. Harnabgang; **Formen: 1.** Streßinkontinenz* (auch Belastungsinkontinenz); **2.** Dranginkontinenz* (auch Urge-Inkontinenz); **3.** Reflexinkontinenz*; **4.** Überlaufinkontinenz*; **5.** extraurethrale Inkontinenz: Urinverlust aus anderen Öffnungen als der Urethra, z. B. bei Bla-

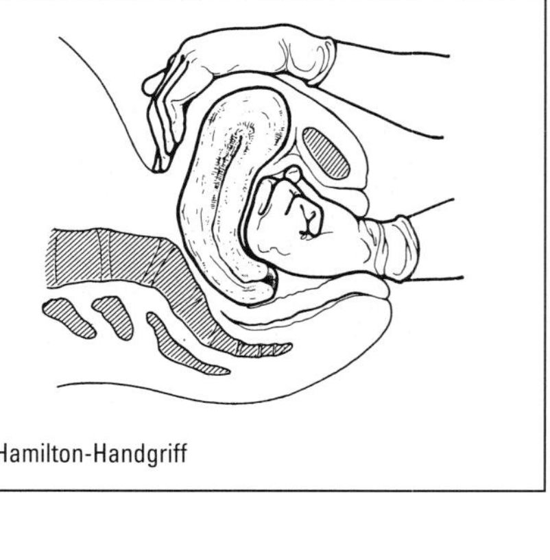

Hamilton-Handgriff

senfistel*, Urogenitalfistel*; dd Abklärung durch urodynam. Meßmethoden.

Harn|in|kontinenz, absolute (↑; ↑) f: (engl.) absolute urinary incontinence; ständiger unwillkürl. Harnabgang, auch im Liegen; **Urs.**: meist schwere mechan. od. neurogene Schädigung des Blasenverschlußapparats od. Blasenverletzung.

Harn|in|kontinenz, relative (↑; ↑) f: (engl.) relative urinary incontinence; Harninkontinenz inf. posttraumat. od. konstitutioneller Schwächung des Stütz- u. Blasenverschlußapparats.

Harn|leiter: Ureter*.

Harn|röhre: Urethra*.

Harn|röhren|fistel (lat. fistula Röhre) f: s. Urogenitalfistel.

Harn|röhren|karunkel (lat. caruncula kleines Stück Fleisch) f: (engl.) urethral caruncle; gutartige, stark vaskularisierte, schleimhautüberzogene Geschwulst aus mit Entzündungszellen durchsetztem Bindegewebe; entsteht im Bereich der äußeren Harnröhrenmündung u. kann sich als livider Tumor nach außen vorwölben; **Vork.**: meist bei Frauen in der Postmenopause, sollte daher dd als Urs. einer ungeklärten Postmenopausenblutung in Betracht gezogen werden; **Sympt.**: Dysurie, Blutung; **Ther.**: op. Entf.; **DD:** Harnröhrenpolyp*, Harnröhrenschleimhautprolaps*.

Harn|röhren|polyp (gr. polypos vielfüßig) m: (engl.) urethral polyp; von der Harnröhrenschleimhaut ausgehender fibroepithelialer Polyp; **Vork.**: v. a. bei Frauen postmenopausal; kann zu Harnabflußbehinderungen führen; **DD:** Harnröhrenkarunkel*, Harnröhrenschleimhautprolaps*.

Harn|röhren|schleim|haut|pro|laps (lat. pro vor, vorn; lapsus Ausgleiten, Fallen, Fehler) m: (engl.) urethral prolapse; insbes. bei Kindern, Paraplegikern od. bei Frauen im Senium auftretender Vorfall von Harnröhrenschleimhaut u. submukösem Bindegewebe aus dem Ostium urethrae externum, sollte dd als Urs. einer ungeklärten Postmenopausenblutung in Betracht gezogen werden; **Ther.**: op.; **DD:** Harnröhrenpolyp*, Harnröhrenkarunkel*.

Harn|röhren|spalte: s. Epispadie, Hypospadie.

Harn|röhren|verengung: (engl.) urethral stricture; Strictura urethrae; **Urs.**: **1.** angeb.: Meatusstenose; **2.** erworben: **a)** postinfektiös (Urethritis); **b)** posttraumat.; **c)** postop. (Entf. von Fremdkörpern od. Tumoren, langdauernde Katheterbehandlung, transurethrale Eingriffe); **d)** mechan. (Urethralkarzinom, Harnröhrenpolyp, Harnröhrendivertikel); **e)** hormonell (Schrumpfung des weibl. Meatus urethrae externus durch Östrogenmangel; s. Craurosis); **Sympt.**: Dysurie; Abnahme, u. U. Sistieren des Harnstrahls, terminales Nachträufeln; **Diagn.**: Miktionszystourethrographie* (s. Abb.), Uroflowmetrie*; **Ther.**: op. Korrektur.

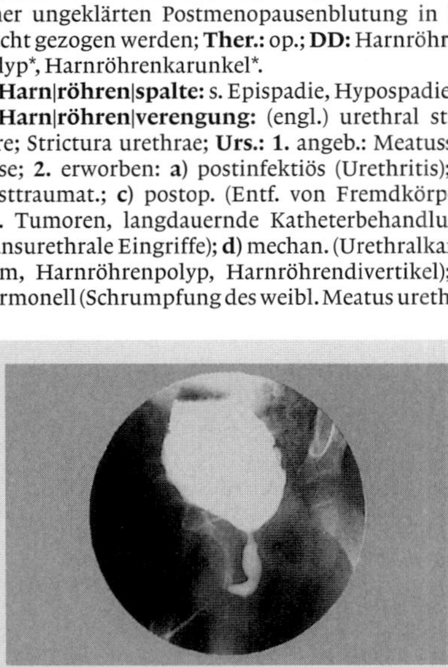

Harnröhrenverengung: Miktionszystourethrogramm bei proximaler Harnröhrenverengung der Frau

Harn|röhren|verletzung: (engl.) urethral injury; offene od. geschlossene Verletzung der Urethra inf. Gewalteinwirkung im Bereich von Becken od. Damm, durch transurethral eingeführte Instrumente od. Harnröhrenfremdkörper; **Klin.**: Harnverhaltung*, Blutung u. Harnfluß aus der Wunde; **Diagn.**: Palpation, Urethrographie*.

Harn|stauungs|niere: s. Hydronephrose.

Harn|träufeln: (engl.) urinary dribbling; unwillkürl. (oft unbemerkter) tropfenweiser Urinabgang bei Harninkontinenz* od. Ischuria* paradoxa.

Harn|untersuchung, klinische: (engl.) clinical urinalysis; Best. von Farbe, pH u. spezif. Gewicht des Harns, Untersuchung des Harnsediments (mikroskop. od. Kammerzählung) u. Durchführung der gebräuchlichsten klin.-chem. Harnuntersuchungen mit frischem Mittelstrahlurin, meist als qual. od. semiquant. Schnelltestverfahren mit Teststreifen (Best. von Glukose, Protein, Urobilinogen, Urobilin, Bilirubin, Leukozyten, Erythrozyten, Hb, Nitrit u. a.). Zusammenfassung des Ergebnisses der Harnuntersuchung im sog. Urinstatus.

Harn|verhaltung: (engl.) retention of urine; Ischurie; Unvermögen, die gefüllte Harnblase spontan zu entleeren; **Urs.**: **1.** mechanisch: Trauma, Op., protrahierter Geburtsverlauf u. andere Urs. für Harnabflußbehinderungen; **2.** neurogen: Bandscheibenvorfall, Multiple Sklerose u. a.; **Sympt.**: schmerzhafter Harndrang, Harnstauung, evtl. Anurie.

Harn|weg|in|fektion (lat. inficere hineintun, anstecken) f: (engl.) infection of the urinary tract; entzündl. Erkr. der Harnwege durch Inf. v. a. mit Bakt. (ca. 70 % Escherichia coli); meist aszendierende Inf., selten hämatogen, lymphogen od. per continuitatem; Unterteilung in untere H. (Zystitis*, Urethritis*) u. obere H. (Pyelonephritis*); **prädisponierende Faktoren:** weibl. Geschlecht (kurze Harnröhre, Besiedlung der Vulva mit Darmbakterien), Urolithiasis, SS, hohes Alter, Diabetes mellitus u. a.; **Sympt.**: Blasenentleerungsstörungen*, u. U. Schmerzen im Nierenlager, Fieber, Krankheitsgefühl; **Diagn.**: klinische Harnuntersuchung*, Urinkultur, evtl. Ausscheidungsurographie zum Nachw. einer Harnwegobstruktion; **Ther.**: Erhöhung der Trinkmenge, Kurzzeittherapie (1–3 Tage) mit einem harnwegspezif. Antibiotikum bei unkomplizierter unterer H.; bei fehlendem Therapieerfolg weitere Abklärung bzw. Langzeittherapie.

Hasen|scharte: s. Lippenspalte.

Haus|geburt: im privaten häusl. Bereich durchgeführte Geburt*; wegen der eingeschränkten Überwachungsmöglichkeiten u. einem potentiell höheren Risiko für Mutter u. Kind umstritten. Eine Alternative mit geringerem Risiko als die H. stellt die ambulante Geburt mit kurzzeitigem postpartalem Klinikaufenthalt (mind. 2 Std.) dar.

Haut|expander (lat. expandere ausbreiten) m: s. Mammaprothese.

Haut|nabel: s. Nabelanomalien.

Haut|plastik f: (engl.) dermatoplasty; operative Deckung eines Hautdefekts durch Umsetzung von Hautlappen mit Unterhautfettgewebe (im Ggs. zum Hauttransplantat).

Hb: Abk. für **H**ämoglo**b**in.

Hb-F: Abk. für **f**etales **H**ämoglo**b**in*.

H.-B.-G.-Syn|drom n: Kurzbez. für **H**ypoparathyreoid*-**B**iermer-**G**onadendysgenesie-Syndrom.

HCG: Abk. für (engl.) **h**uman **c**horionic **g**onadotropine; menschl. Choriongonadotropin; Proteohormon mit einem MG von 39 000, wird in den Langhans*-Zellen der Plazenta gebildet (Maximum im 2.–3. Schwangerschaftsmonat); besteht aus einer Alpha- u. einer Betauntereinheit, die weitgehend ident. sind mit den hypophysären Gonadotropinen* FSH* u. LH* sowie TSH u. Prolaktin*; **biol. HWZ:** 8 Std.; **physiol. Bedeutung:** HCG unterhält das Corpus* luteum in der SS u. regt die Steroidhormonproduktion an, bis diese von der fetoplazentaren Einheit* übernommen wird. Der qual. immun. **Nachw.** im Harn u. im Blutserum (z. B. Radio-Immunassay) dient als Schwangerschaftstest (s. Abb.); abfallende od. verminderte HCG-Werte deuten auf Abortus imminens, ektope Gravidität*, drohende Frühgeburt, Missed* abortion, intrauterinen Fruchttod* od. eine Gestose*, erhöhte HCG-Werte auf Mehrlingsschwangerschaft od. dd auf Trophoblasttumoren* hin; **therap. Anw.:** HCG aus Schwangerenharn wird als LH-wirksames Präparat bei hypophysärer Amenorrhoe zur Ovulationsinduktion* u. Stützung der Lutealphase in der Sterilitätstherapie angewendet (beim Mann bei hypogonadotropem Hypogonadismus, Maldescensus testis u. Infertilität). Vgl. Plazentahormone, Tumormarker, Schwangerschaftstests.

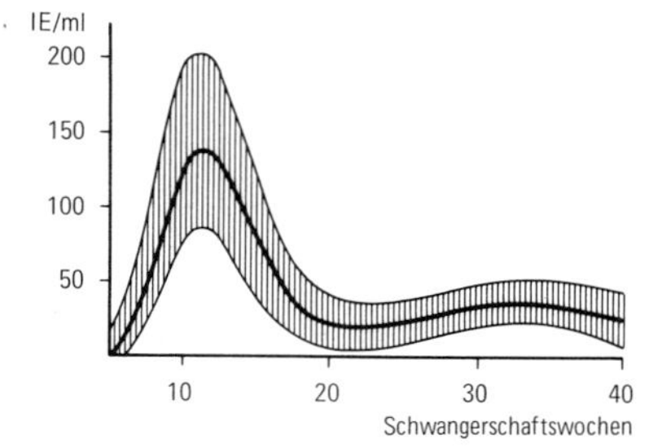

HCG:
HCG-Werte im Serum bei normal verlaufender SS (Mittelwert und doppelte Standardabweichungen)

HCS: Abk. für (engl.) **h**uman **c**horionic **s**omatotropine, syn. HPL*.

HCT: Abk. für (engl.) **h**uman **c**horionic **t**hyreotropin; Chorionthyreotropin; in der Plazenta gebildetes Proteohormon (Glykoprotein) mit thyreotroper Wirkung u. noch unklarer physiol. Bedeutung (evtl. Förderung der embryonalen Entw. der Schilddrüse).

Hebamme: (engl.) midwife; nichtärztliche Geburtshelferin; männliche nichtärztliche Geburtshelfer werden als Entbindungspfleger bezeichnet. Berufsausbildung u. Prüfung, Zulassung u. Ausübung werden vornehmlich nach Bundes-, z. T. auch nach Landesrecht durch sog. Hebammendienstordnungen geregelt; wichtigste Rechtsgrundlagen sind das „Gesetz über den Beruf der Hebamme u. des Entbindungspflegers" (Hebammengesetz, HebG) vom 4.6.1985 (BGBl. I S. 902) sowie die Ausbildungs- u. Prüfungsordnung für H. u. Entbindungspfleger (HebAPrV) in der Fassung vom 16.3.1987 (BGBl. I S. 929), beide zuletzt geändert durch Gesetz vom 27.4.1993 (BGBl. I S. 512). Die Ausbildung erfolgt an staatlichen Lehrstätten u. dauert drei Jahre; H. sind freiberuflich, angestellt od. als Beleghebammen tätig, sie beraten u. betreuen die Schwangere u. leisten Hebammenhilfe*. Nach dem HebG ist der Arzt bei der Entbindung zur Hinzuziehung einer H. verpflichtet (§ 4 Abs. 1 Satz 2 HebG); die von der H. zu leistende Geburtshilfe umfaßt die Überwachung des Geburtsvorgangs von Beginn der Wehen* an sowie Hilfe bei der Geburt*.

Hebammen|gesetz: s. Hebamme.

Hebammen|hilfe: nach §§ 195, 196 RVO Bestandteil der Mutterschaftshilfe*; umfaßt Schwangerenvorsorge*, Schwangerenbetreuung, Geburtsvorbereitung* u. -hilfe sowie die Überwachung des Wochenbettverlaufs einschl. der Beratung u. Versorgung der Wöchnerin u. des Neugeborenen durch eine Hebamme* bzw. einen Entbindungspfleger.

Heerfordt-Syn|drom (Christian F. H., Ophth., Kopenhagen, 1871–1953) n: (engl.) Heerfordt's disease; syn. Febris uveoparotidea; chron. Entz. der Parotis u. der Tränendrüse mit Iridozyklitis, evtl. Hirnnervenausfälle (insbes. N. facialis u. N. oculomotorius) bei länger anhaltenden subfebrilen Temperaturen; fakultativ Entz. der Mamma u. der Gonaden; **Ätiol.:** ungeklärt, wahrsch. Manifestationsform der Sarkoidose.

Hegar-Stifte (Alfred H., Gyn., Freiburg, 1830–1914): (engl.) Hegar's dilators; Metallstifte (früher auch andere Materialien: z. B. Elfenbein, Ebenholz, Edelmetalle) versch. Stärke mit gerundet kon. Spitze zur Erweiterung des Zervikalkanals.

Hegar-Zeichen (↑): (engl.) Hegar's sign; ein Schwangerschaftszeichen*; bei Betastung des Gebärmutterhalses ist der Isthmusbereich im 2.–3. Mon. besonders weich u. leicht zusammendrückbar (s. Abb.).

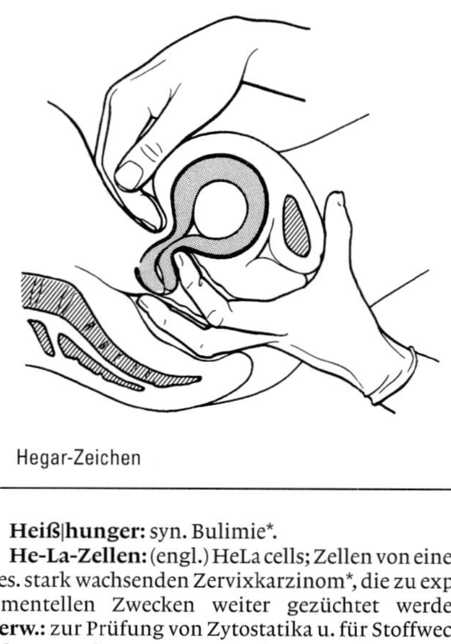

Hegar-Zeichen

Heiß|hunger: syn. Bulimie*.

He-La-Zellen: (engl.) HeLa cells; Zellen von einem bes. stark wachsenden Zervixkarzinom*, die zu experimentellen Zwecken weiter gezüchtet werden; **Verw.:** zur Prüfung von Zytostatika u. für Stoffwechseluntersuchungen von Karzinomgewebe sowie in der Virusdiagnostik.

Hellin-Regel
Häufigkeit von Mehrlingsgeburten

Zwillinge	1 : 85 = 1,18 %
Drillinge	1 : 85^2 = 0,013 %
Vierlinge	1 : 85^3 = 1 : 614125 %
Fünflinge	1 : 85^4 = 1 : 52200625 %

Hellin-Regel: (engl.) Hellin's rule; gibt die Häufigkeit von Mehrlingsgeburten an (s. Tab.); vgl. Mehrlinge.

HELLP-Syn|drom n: seltene, von L. Weinstein 1982 definierte, sehr gefährl. Variante der schwangerschaftsinduzierten Hypertonie (s. Gestose) mit Hämolyse (**h**aemolysis), pathol. erhöhten Transaminasen u. Bilirubinwerten (**el**evated **l**iver function test) u. niedrigen Thrombozytenzahlen (**low** **p**latelet counts). Die **Ätiol.** ist bisher noch völlig unklar; möglicherweise spielt eine Störung im Verhältnis der vasodilatator. zu den vasokonstriktor. Prostaglandinen* eine ursächl. Rolle. Die mütterl. Mortalität beträgt ca. 3,5 %, die perinatale kindl. Mortalität liegt nach Angaben in der Literatur zw. 9,5 u. 60 %; wegen der nach Schnittentbindung* häufig beobachteten postop. Kompl. (insbes. massive unstillbare Uterusblutungen mit Verbrauchskoagulopathie*) ist eine rechtzeitige vaginale Entbindung anzustreben. **DD:** thrombotisch-thrombozytopenische Purpura, Werlhof-Krankheit, akute Hepatitis, Medikamentenintoxikation.

Hemi|korpor|ek|tomie (gr. hemioys halb; lat. corpus, corporis Körper; gr. tome Schnitt) f: (engl.) hemicorporectomy; selten ausgeführte Ultraradikaloperation bei sehr weit fortgeschrittenen Unterleibtumoren bzw. schwersten Traumen; Entf. der gesamten unteren Körperhälfte, u. U. Teilerhaltung von Organen des kleinen Beckens unter Anlage eines Anus praeternaturalis u. einer Blasen- od. beidseitigen Harnleiterfistel.

hemi|zygot (↑): (engl.) hemizygote; Bez. für ein einzelnes Gen*, das nicht in Form eines Allelenpaares auftritt; z. B. sind Männer bzgl. aller X-chromosomalen Gene hemizygot, da sie nur ein X-Chromosom besitzen. Vgl. homozygot.

Hemm|hof|test: (engl.) inhibition assay; s. Antibiogramm.

Hemmungs|fehlbildung: (engl.) reduction malformation; Fehlbildung, die auf dem vorzeitigen Stillstand der normalen Entw. eines Organs beruht (z. B. Spina* bifida); **Urs.:** mechan. Hindernisse, exogene bzw. genet. Faktoren (multifaktoriell).

Hepato|pathia gravidarum (gr. hepat, hepatos Leber; pathos Leiden) f: syn. Icterus* gravidarum.

Heredität (lat. hereditas Erbschaft) f: (engl.) heredity; Erblichkeit, Grad der Weitergabe von (Krankheits-)Anlagen an die nächste Generation. Vgl. Krankheiten, genetische; Beratung, genetische.

Herma|phroditismus (gr. Hermaphroditos Zwitter, eigentlich Sohn des Hermes u. der Aphrodite) m: (engl.) hermaphroditism; Intersexus, Zwitterbildung; Bez. für die Komb. eines normalen männl. od. weibl. Karyotyps mit versch. Anomalien des gonadalen u. genitalen Geschlechts; **Formen: 1.** H. verus (sog. echter bzw. gonadaler H.): gleichzeitiges Vorhandensein von Eierstock- u. Hodengewebe (entw. als Ovarium u. Testis od. als Ovotestis*, bds. od. gemischt) bei normalem männl. (zwei Drittel der Fälle) od. weibl. Karyotyp bzw. Mosaik* (sehr selten); das äußere Genitale u. die sek. Geschlechtsmerkmale* variieren zw. rein männl. u. rein weibl. Ausprägungen; mehr als 400 Fälle sind bekannt; **Ther.:** Hormonsubstitution u. plast. Chir. mit dem Ziel, die Individuen in ihrem gewohnten u. durch die Erziehung festgelegten Selbstverständnis zu stabilisieren. **2.** Pseudohermaphroditismus* (H. spurius, sog. falscher H.). Vgl. Intersexualität.

Hernia funiculi umbilicalis (lat. hernia Bruch) f: syn. Nabelschnurbruch*.

Herpes genitalis (gr. herpes Gürtelrose) m: s. Herpes simplex.

Herpes gestationis (↑) m: seltene Schwangerschaftsdermatose, die meist in der 2. Hälfte der SS auftritt u. sich i. d. R. innerh. eines Monats nach der Entbindung zurückbildet; **Klin.:** v. a. periumbilikal u. an den Extremitäten lokalisierte, intensiv juckende, leicht erhabene Erytheme, subepidermale Blasen u. Immunkomplexablagerungen in der Basalmembranzone; **Urs.:** Autoimmunkrankheit mit Bildung von Antikörpern gegen ein in der Lamina lucida der Basalmembranzone u. im Amnionepithel vorhandenes Antigen; **Ther.:** evtl. Glukokortikoide am Ende der SS.

Herpes menstrualis (↑) m: s. Herpes simplex.

Herpes|sepsis des Neu|geborenen (↑; gr. sepsis Fäulnis) f: (engl.) herpes sepsis of the newborn; schwere Verlaufsform eines Herpes* simplex (Primärinfektion); Virusübertragung von der Mutter, Ärzten od. Pflegepersonal; **Sympt.:** Aphthen, Konjunktivitis, Fieber, oft Ikterus, evtl. generalisierte Bläscheneruption; häufig tödl. Verlauf; **Ther.:** bereits im Verdachtsfall Aciclovir i. v.; **Proph.:** Schnittentbindung* bei Erstmanifestation eines genitalen Herpes simplex der Mutter während der SS.

Herpes simplex (↑) m: pantrope, fakultativ neurotrope Viruserkrankung durch Primärinfektion mit Herpes*-simplex-Virus od. durch Reaktivierung von in Ganglien persistierenden Viren; **Primärinfektion:** Inkubationszeit 2–7 Tage; **Übertragung:** Erstinfektion meist im Kleinkindesalter durch Schmier- u. Tröpfcheninfektion aus Herpesläsionen; **Klin.:** nur 1 % aller Inf. verlaufen (vorwiegend bei Kindern)

Herpes simplex
Infektion mit Herpes-simplex-Virus und Folgen für Schwangerschaft bzw. Geburt

Prävalenz	0,1 – 1 % aller Schwangeren
mütterl. Infektion während der SS	Abortrate: 30 %
mütterl. Infektion nach der 32. SSW	neonatale Infektion: 10 %
bei späterer vaginaler Entbindung	neonatale Infektion: 40 %
bei späterer Schnitt-entbindung	keine neonatale Infektion (bis max. 4 Std. nach Blasensprung)
Folgen einer neonatalen Infektion	klinische Manifestation: 50 % (cave: neurologische Schäden)

klin. apparent, meist unter dem Bild der Gingivostomatitis herpetica, seltener als Aphthoid Pospischill-Feyrter, Vulvovaginitis* herpetica, Herpes corneae; schwere Verlaufsformen mit z. T. hoher Mortalität sind die Herpessepsis* des Neugeborenen, Ekzema herpeticatum u. Meningoencephalitis herpetica; **Rezidive** durch Irritation latent infizierter Neurone nach fiebrigen Infekten (Herpes febrilis), Sonnenlichtexposition (Herpes solaris), Menstruation (Herpes menstrualis), Traumata (Herpes traumaticus), Magen-Darm-Störungen, aber auch durch Immunsuppression, hormonelle od. psychische Faktoren; **Sympt.:** Juckreiz u. Spannungsgefühl, dann gruppierte Bläschen auf gerötetem Grund, die zu Krusten eintrocknen u. nach 8–10 Tagen narbenlos abheilen; häufig sind regionale Lymphknoten gering geschwollen u. schmerzhaft; H. s. kann in regelmäßigen Abständen wieder auftreten (H. s. recidivans), oft auch am gleichen Ort (H. s. recidivans in loco). **Lok.:** meist Lippen (Herpes labialis) od. Vulva bzw. Penis (Herpes genitalis), aber auch im Gesicht (v. a. Naseneingang), an Wangen, Ohrläppchen, Augenlidern, Konjunktiven, Hornhaut (H. s. cornea); nicht selten an den Glutäen (H. s. glutaealis); **Diagn.:** klin., Virusnachweis (Serol. nur bei Erstinfektion sinnvoll); **Ther.:** sympt.; ggf. Aciclovir; **Folgen** einer Inf. für SS u. Geburt: s. Tab. S. 107.

Herpes-simplex-Virus (↑) n: (engl.) herpes simplex virus; Abk. HSV; 90–150 nm großes DNA-Virus aus der Alphasubfamilie der Herpetoviridae; **zwei Typen:** HSV 1 (sog. oraler Stamm), HSV 2 (sog. genitaler Stamm); ihre Zuordnung zu den jeweils typ. klin. Lok. ist nicht obligat; **Verbreitung:** Viren aus Speichel, Urin u. Stuhl; Inf. durch Mikroläsionen in Haut u. Schleimhaut (Urogenitaltrakt, Magen-Darm-Trakt, Konjunktiven); Erstinfektion meist bis zum 5. Lj., verläuft in 99 % der Fälle inapparent; 85 % der jungen u. über 90 % der älteren Erwachsenen haben Antikörper gegen HSV; **Path.:** HSV penetriert als Nukleokapsid in die Nervenendigungen u. gelangt mit dem axonalen Strom in die zugehörigen Ganglien; nach 1–2 Tagen beginnt die aktive produktive Inf., die am 4. Tag ihren Höhepunkt erreicht u. ab dem 6. Tag (wahrsch. durch die zelluläre Abwehr) auf ein Minimum begrenzt wird (latent persistierende Inf.); Sympt. treten erst ab dem 6. Tag nach Inf. auf, Virusausscheidung hält bis zum 10. Tag an; eine Reaktivierung der Viren (sympt. od. asympt.) hängt ab v. a. von einer Irritation latent infizierter Neurone (durch Fieber, Traumata, Strahlung), aber auch von der Abwehrlage des Organismus; **Onkogenität:** HSV können Zellen in Tieren u. Zellkulturen neoplast. transformieren; diskutiert wird ein Zus. von HSV 2 u. der Genese von Zervixkarzinomen (gegenüber dem humanen Papillomavirus* aber wohl von untergeordneter Bedeutung); **Nachw.:** u. a. elektronenmikroskop. od. mittels Immunfluoreszenz.

Herz|aktion, kindliche: (engl.) foetal cardiac activity; Nachw. ab der 6. SSW mittels Ultraschalldiagnostik* möglich.

Herz|fehler, angeborene: (engl.) congenital heart defects; syn. konnatale Angiokardiopathien, Vitia cordis congenita; Fehlbildungen des Herzens bzw. des Gefäßsystems; **Ätiol.:** meist multifaktoriell, wahrscheinl. durch Komb. von genet. u. Umweltfaktoren bzw. exogenen Noxen bedingt; **Häufigkeit:** 6–10 auf 1000 Lebendgeborene (ohne Berücksichtigung der häufigen bikuspidalen Aortenklappe u. des Mitralklappenprolapssyndroms); **Vork.:** häufig in Zus. mit Chromosomenaberrationen*, in einem Drittel der Fälle Komb. mit Fehlbildungen anderer Organsysteme (v. a. des Urogenitaltrakts); **Einteilung** (vorwiegend nach hämodynam. Kriterien): s. Tab.; **Diagn.:** klin. Bild, EKG u. Echokardiographie (M- u. B-Mode sowie Doppler- u. Farb-Doppler-Verfahren); präop. Herzkatheterisierung u. Angiokardiographie.

Herzfehler, angeborene
Einteilung wichtiger angeborener Herzfehler nach hämodynamischen Gesichtspunkten und ihre relative Häufigkeit

azyanotische Herzfehler ohne Shunt mit Behinderungen des Blutkreislaufs	
Pulmonalstenose	ca. 10 %
Aortenstenose	>5 %
Aortenisthmusstenose	ca. 5 %
Aortenbogenanomalien	ca. 1 %
primär azyanotische Herzfehler mit überwiegendem arteriovenösem (Links-Rechts-) Shunt u. vermehrter Lungendurchblutung	
isolierter Ventrikelseptumdefekt	ca. 30 %
Vorhofseptumdefekt	ca. 15 %
Ductus arteriosus apertus	ca. 10 %
aortopulmonaler Defekt	ca. 1 %
zyanotische Herzfehler mit überwiegendem venoarteriellem (Rechts-Links-)Shunt	
Fallot-Tetralogie	ca. 10 %
Transposition der großen Arterien	5–10 %
Double outlet right ventricle	1–2 %
Trikuspidalatresie	>1 %
Linksherzhypoplasie-Syndrom	ca. 1 %
totale Lungenvenenfehlmündung	ca. 1 %
Truncus arteriosus communis	1 %
singulärer Ventrikel	1 %

Merke: unabhängig vom Schweregrad eines angeborenen Herzfehlers ist bei bakteriellen Infektionen u. operativen Eingriffen, die zu einer Bakteriämie führen können (z. B. Zahnbehandlung), eine Endokarditisprophylaxe mit Antibiotika erforderlich.

Herz|schlag|frequenz, fetale f: Abk. FHF; s. Kardiotokographie.

Herz|schlag|registrierung, instantane: (engl.) instantaneous foetal heart-rate recording; Form der elektron. Frequenzermittlung bei der apparativen Herzfrequenzregistrierung des Feten; die Herzschlagfrequenz wird aus dem Abstand von zwei Herzaktionen (ein Herzzyklus) ermittelt (sog. Schlag-zu-Schlag- od. Beat-to-beat-Methode). Vgl. Oszillationen.

Herz|töne, kindliche: (engl.) foetal heart tones; ab 6.–7. Monat mit bes. Stethoskop auskultierbare kindliche Herzaktionen mit einer Frequenz von 120–160/min (Normokardie).

Herz|töne|rohr: (engl.) heart tone stethoscope; trichterförmiges Stethoskop zum Abhören der kindl. Herztöne (s. Abb.).

Hetero|chromatin (gr. heteros ein anderer; chroma Farbe) n: Chromatin*, das gegenüber Eu-

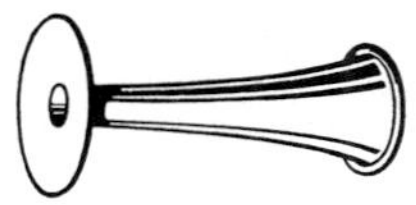

Herztönerohr nach Pinard

chromatin* stärker kondensiert u. besser färbbar ist; konstitutives H. ist z. B. das Zentromer, fakultatives H. ist das Geschlechtschromatin*. Die Unterschiede zeigen sich besonders deutl. in versch. Phasen der Mitose* (Zentromerregion, Satelliten).

Hetero|chromo|somen (↑; ↑; gr. soma Körper) n pl: syn. Heterosomen, Allosomen, Geschlechtschromosomen; s. Gonosomen.

hetero|gametisch (↑; gr. gametes Gatte): (engl.) heterogametic; Bez. für das Geschlecht, das zwei versch. Geschlechtschromosomen hat; beim Menschen wie bei den meisten Wirbeltieren ist es das männl., bei den Vögeln das weibl.; Ggs.: homogametisch*.

Hetero|genie (↑; gr. genesis Erzeugung, Entstehung) f: (engl.) heterogeneity; syn. Genokopie; Entstehung gleichartiger od. wenigstens nicht sicher unterscheidbarer erbl. Merkmale (ident. Phänotyp) durch versch., nicht allele Gene; so sind z. B. Taubstummheit, Ichthyosis* congenita od. die hereditäre Elliptozytose Erkr., die auf Veränderungen unterschiedl. Gene beruhen können.

Hetero|sexualität (↑; lat. sexualis geschlechtlich) f: (engl.) heterosexuality; Bez. für sexuelle Orientierung, Erregbarkeit u. Aktivität gegenüber Partnerinnen od. Partnern des jeweils anderen Geschlechts; häufigste Form des Sexualverhaltens*; vgl. Bisexualität, Homosexualität.

Hetero|som (↑; gr. soma Körper) n: syn. Heterochromosom, Allosom; s. Gonosomen.

hetero|zygot (↑; gr. zygos Joch, Paar, Glied): (engl.) heterozygous; mischerbig; Bez. für Individuen, bei denen derselbe Genort auf den homologen Chromosomen durch zwei verschiedene Allele besetzt ist; die Ausprägung der Merkmale erfolgt je nach Vererbungsmodus (Dominanz-Rezessivität, Kodominanz, unvollständige Dominanz) unterschiedl.; Ggs.: homozygot*.

Heul|tag: s. Puerperium, Wochenbettdepression.

Heuser-Membran (Chester H., amerikan. Embryol., geb. 1885) f: s. Zytotrophoblast.

Hexen|milch: (engl.) witch's milk; Lac neonatorum; milchähnl. Flüssigkeit, die sich aus den Brustdrüsen Neugeborener auf Druck entleert; **Urs.:** Wirkung mütterl. Hormone. Vgl. Mastitis neonatorum.

HHL: Abk. für **1.** (gebh.) **H**interhauptlage*; **2. H**ypophysen**h**interlappen; s. Hypophyse.

HHP-Syn|drom n: erstmals von H. Weyers 1981 beschriebene Form der ektodermalen Dysplasie mit **1.** einseitiger **H**ypothelie bzw. Hypomastie (bisher nur linksseitig u. bei Frauen beobachtet), **2.** einer v. a. die Frontzahngruppe betreffenden **H**ypodontie sowie **3.** einer großflächigen u. im Gegensatz zur Vitiligo auf die Rumpfhaut beschränkten **P**igmentanomalien (Hemmung der ektodermalen Melaninsynthese); erbl. Vork. nachgewiesen, der Erbgang ist jedoch noch nicht gesichert.

HHT: Abk. für **H**ämagglutination*-**H**emm**t**est.

Hidr|adenom (gr. hidros Schweiß; aden Drüse) n: (engl.) hidradenoma; benignes Adenom der Schweißdrüsen mit Vermehrung der sekretor. Drüsenendstücke; bis 2 cm große Papeln, bevorzugt im Vulvabereich; **Progn.:** gut.

High risk families: genetische Risikofamilien*.

Hilus ovarii (lat. hilum kleiner Hügel) m: Ovarialhilus; am Margo* mesovaricus gelegene Vertiefung an der Oberfläche des Ovariums*; Ein- u. Austrittstelle der im Mesovar an den Eierstock herangeführten Gefäße u. Nerven. Hier geht das modifizierte Peritonealepithel, das als sog. Keimepithel* das intraperitoneal gelegene Ovarium überzieht, in das Mesovarium (eine dorsale Abfaltung des Ligamentum* latum uteri) über, an dem das Ovarium bewegl. aufgehängt ist.

Hilus|zellen (↑): im Bereich des Hilus* ovarii vorkommende Zellnester von der Struktur der Leydig-Zwischenzellen mit schaumigem bräunl., zuweilen lipofuszinpigmenthaltigem Zytoplasma (vereinzelt auch mit sog. Reinke-Kristallen: Eiweißkristalloide im Zytoplasma der Leydig-Zwischenzellen); können sich zu umschriebenen Hyperplasien od. zu einem Hiluszelltumor* weiterentwickeln.

Hilus|zell|tumor (↑) m: (engl.) hilus cell tumour; aus den Hiluszellen* hervorgehende kl. rundl. Neubildung; **Klin.:** gutartig; Bedeutung: wird mit einer Androgenproduktion in Zus. gebracht u. gelegentl. bei Korpuskarzinom* gefunden.

Hinter|damm|griff: s. Ritgen-Handgriff.

Hinter|haupt|lage: (engl.) occiput presentation; Abk. HHL; gebh. Lage, bei der der Kopf des Kindes tief gebeugt ist, so daß das Hinterhaupt die Führung übernimmt; dabei liegt es meist vorn (**vordere** od. **regelrechte HHL**) od. es ist nach hinten gerichtet (**hintere HHL**, s. Abb.). Vgl. Kindslage.

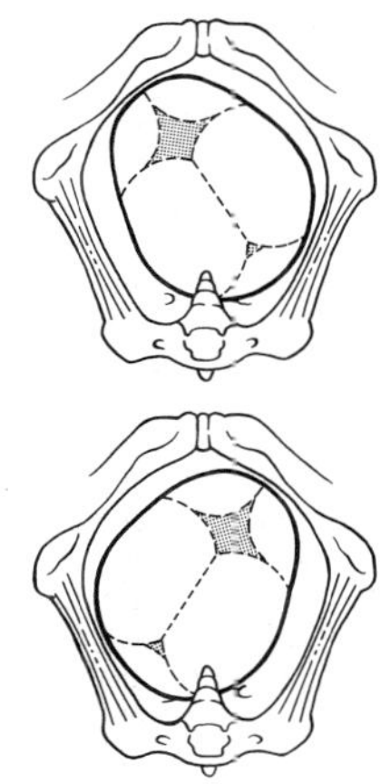

Hinterhauptlage:
I. oder linke (oben) und II. oder rechte hintere Hinterhauptlage (unten

Hinter|scheitel|bein|einstellung: (engl.) occiput posterior position; syn. verstärkte Litzmann-Obliquität, Form des Asynklitismus*; bei hochgradig verengtem Becken stellt sich u. U. das hintere Scheitelbein als Leitstelle* ein; bedingte Geburtsunmöglichkeit, da Scheitelbein, Schulter usw. hinter der Symphyse festhaken können (s. Abb. S. 110). Vgl. Litzmann-Obliquität.

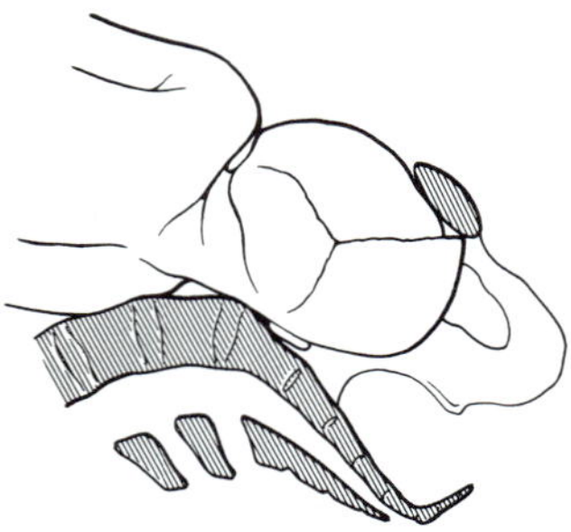

Hinterscheitelbeineinstellung: Geburtsstillstand

Hirn|blutung, geburts|traumatische: (engl.) perinatal cerebral haemorrhage; Blutung im Schädelinnern von Neugeborenen (epidural, subdural, in den Leptomeningen od. an der Schädelbasis) als Geburtsschaden; prädisponiert sind insbes. Frühgeborene; **Sympt.:** v. a. Atemrhythmusstörungen mit Asphyxie, Schnappatmung, u. U. Atemstillstand; daneben Zeichen erhöhten Hirndrucks (Erbrechen, Krampfneigung, Opisthotonus). Vgl. Depressionszustand des Neugeborenen.

Hirn|schaden, früh|kindlicher: (engl.) infantile brain damage; allg. Bez. für ätiol. u. pathol.-anat. unterschiedl. org. Schädigungen des ZNS, die zw. dem 6. Schwangerschaftsmonat u. dem 3.–6. Lj. auftreten; **Urs.:** z. B. Hypoxie (häufigste Urs.) in utero od. während der Geburt, Inf., Hirnblutung, Trauma, Kernikterus u. Fetopathie*; bes. gefährdet ist das Kind in der Perinatalperiode*; **Klin.:** nach Ausmaß u. Lok. der Hirnschädigung unterschiedl. stark ausgeprägte Sympt., z. B. Aufmerksamkeitsdefizitsyndrom, minimale zerebrale Dysfunktion, Verhaltensstörungen, frühkindl. exogenes Psychosyndrom, psychomotor. Retardierung, Intelligenzdefekt, evtl. infantile Zerebralparese od. epilept. Anfälle; **Diagn.:** Früherfassung von Störungen durch Beurteilung der somat. u. motor. Entw., der frühkindlichen Reflexe* u. der psych. Entw.; **Ther.:** je nach Sympt. frühzeitig Krankengymnastik, psychol. Ther., Logopädie. Vgl. Risikoschwangerschaft.

Hirsutismus (lat. hirsutus stachelig) m: (engl.) hirsutism; verstärkte, dem männl. Behaarungstyp entspr. Pubes-, Körper- u. Gesichtsbehaarung bei Frauen; **Urs.** (s. Tab.): **1.** vermehrte Androgenbildung in NNR od. Ovarien; **2.** medikamentös bedingt (z. B. Androgene*), **3.** ethn., familiär od. idiopath. inf. gesteigerter Empfindlichkeit der Haarfollikel gegenüber androgenen Reizen od. verstärkter Umwandlung von Testosteron in das eigentl. wirksame Dihydrotestosteron im Bereich der Haarwurzeln; **Ther.:** **1.** medikamentös: orale Kontrazeption, Gestagene mit antiandrogener Partialwirkung (z. B. Dienogest), Glukokortikoide; **2.** chir. bei androgenproduzierenden Tumoren (Ovar, NNR). Vgl. Hypertrichose, Virilisierung.

Hitze|wallungen: (engl.) hot flushes; gehören zu den vegetativen Sympt. im Klimakterium*; Manifestation meist als sichtbare Hautrötung, die sich, meist vom Kopf ausgehend, über Brust u. Rücken ausbreitet; H. gehen einher mit Steigerung der Herzfrequenz u. Schweißausbrüchen; häufig beeinträchtigte Schlafqualität; **Urs.:** hormonal bedingte Fehleinstellung der zentralen Thermoregulation.

HIV: Abk. für (engl.) **h**uman **i**mmunodeficiency **v**irus; seitens des International Committee of Taxonomy of Viruses 1986 empfohlene einheitl. Bez. für das zuvor als HTLV-III bzw. LAV-I bezeichnete, seit 1983 bekannte Retrovirus, das in der Ätiopathogenese von HIV*-Erkrankung u. AIDS* eine zentrale Rolle spielt. Inzwischen sind weitere AIDS-assoziierte (humane) Retroviren bekannt: seit 1986 HIV-2 (Schwerpunkt des Vorkommens in Ostafrika).

HIV-Em|bryo|pathie (gr. embryon ungeborene Leibesfrucht; pathos Schmerz, Krankheit) f: (engl.) HIV embryopathy; in Zus. mit früher diaplazentarer HIV-Inf. beobachtetes Fehlbildungssyndrom mit intrauteriner Wachstumsretardierung, Mikrozephalie u. fazialer Dysmorphie (Hypertelorismus*, prominente Stirn, nach lateral ansteigende Lidachsen, flache Nasenwurzel); als eigenständiges Syndrom umstritten; als Urs. wird u. a. auch mütterl. Drogenabhängigkeit diskutiert.

HIV-Erkrankung: (engl.) HIV disease; Syndrom der durch die neuro- u. lymphotropen Viren HIV-1 u. HIV-2 ausgelösten Erkr., das charakterisiert ist durch rezidiv. Dermatosen u. a. autoimmun. Phänomene, im weiteren Verlauf durch die Entw. eines Immundefekts mit Verminderung der zellulären Immunität u. bei einer Verringerung der Anzahl von Helferzellen unter 250/μl durch gehäuftes Auftreten von Erkr. an opportunist. Erregern u. Parasiten sowie spezif. Malignome wie Kaposi-Sarkom u. Lymphome; der Verlauf der Erkr. weist große interindividuelle Unterschiede auf, die von der Entw. des AIDS-Vollbildes innerh. weniger Mon. nach der HIV-Infektion bis zu asympt. immunkompetenten Verläufen von mehr als zehn Jahren Dauer reichen. **Infektion:** HIV wurde im lymphat. Gewebe, in Blut, Samenflüssigkeit, Vaginalsekret, Speichel, Muttermilch u. a. Körperflüssigkeiten (Aszites, Gelenkergüsse, Liquor cerebrospinalis) infizierter Personen nachgewiesen. Epidemiol. gesichert ist bisher nur die Übertragung durch parenterale Inokulation von erregerhaltigen Körperflüssigkeiten, Blut bzw. Blutbestandteilen, d. h. insbes. beim Geschlechtsverkehr* u. durch Inj. bzw. Transfusionen. Auch unter diesen Bedingungen ist

Hirsutismus
Einteilung nach der Ätiologie

Ursache	Beispiele
ovarielle Störungen	PCO-Syndrom Stromahyperplasie Schwangerschaftsluteom Androblastom
adrenale Störungen	Cushing-Syndrom Late-onset-AGS
Medikamente	Testosteron Danazol Anabolika Gestagene mit androgener Partialwirkung
idiopathischer Hirsutismus	

AGS: adrenogenitales Syndrom

HIV-Erkrankung Tab. 1
von der WHO vorgeschlagene Einteilung in klinische Kategorien

A Asymptomatische HIV-Infektion
persistierende generalisierte Lymphadenopathie (LAS)
akute, symptomatische HIV-Erkrankung (auch anamnestisches mononukleoseartiges Krankheitsbild)

B Erkrankungen, die auf eine Störung der zellulären Immunität hinweisen
rezidivierende bakterielle Pneumonien, Meningitiden od. Septikämien
oropharyngeale Candidosen
vulvovaginale Candidosen (> 4 Wochen)
zervikale Dysplasien oder Karzinomata
konstitutionelle Symptome wie Fieber > 38,5° C, Diarrhoe (> 4 Wochen), ungewollter Gewichtsverlust von 5 – 10 %
pulmonale Tuberkulose
periphere Polyneuropathie
Herpes zoster mehrerer Dermatome
idiopathische thrombozytopenische Purpura
orale Haarleukoplakie

C AIDS definierende Erkrankungen
Pneumocystis-carinii-Pneumonie
Toxoplasmen-Enzephalitis
ösophageale Candidosen
Candidose von Trachea, Bronchien u. Lunge
chronische Herpes-simplex-Läsionen, Herpesbronchitis, -pneumonitis od. -ösophagitis
Zytomegalie-Retinitis
symptomatische Zytomegalie-Erkrankung anderer Organe (nicht Leber oder Milz)
rezidivierende Salmonella-Septikämien
extrapulmonale Kryptokokkosen
chronische symptomatische intestinale Kryptosporidiose od. Isosporidiose
disseminierte extrapulmonale Histoplasmose
atypische Mykobakteriose
Kaposi-Sarkom
maligne Lymphome
HIV-Enzephalopathie
progressive multifokale Leukenzephalopathie
Wasting-Syndrom

die Infektiosität des Err. geringer als die des Hepatitis-B-Virus. Die prä- u. perinatale Übertragung ist mögl., es wird bei Seropositivität der Mutter mit einem kindl. Infektionsrisiko von unter 20 % gerechnet. Infizierte Personen entwickeln frühestens nach 4–7 Wo. im Serum nachweisbare Antikörper, die ein infektiöses Virus nicht hemmen (nicht neutralisierende Antikörper); es ist davon auszugehen, daß diese Personen kontagiös sind. **Inkubationszeit:** mehrere Wo. bis 10 Jahre. Es ist davon auszugehen, daß nicht alle, aber ein wesentl. Prozentsatz der unbehandelten HIV-Erkrankten einen manifesten Immundefekt i. S. einer AIDS-Erkrankung entwickelt. **Klassifikation:** Neben der Klassifikation nach Walter Reed u. der nach den Centers for Disease Control (Abk. CDC) gilt eine 1991 von der WHO vorgeschlagene Einteilung, die die HIV-Pat. in drei klin. u. drei Laborkategorien einteilt; s. Tab. 1 u. 2. Rückstufungen innerh. dieser Klassifikationen sind auch nach klin. od. immun. Besserung nicht möglich. Die neun möglichen Kategorien werden zu drei Stadien (s. Abb. S. 112) zusammengefaßt (seit 1993 gilt in den USA eine geänderte Definition, bei der alle Pat. mit einer Anzahl von Helferzellen unter 200/µl unabhängig vom klin. Bild in Stadium 3 zusammengefaßt werden; hat sich in Europa nicht durchgesetzt). **Diagn.:** klin. unter Zugrundelegung best. definierender Kategorien;

HIV-Erkrankung Tab. 2
von der WHO vorgeschlagene Einteilung in Laborkategorien nach Anzahl der Helferzellen (in Gebieten, in denen keine Bestimmung der Helferzellen möglich ist, nach Anzahl der Lymphozyten)

	Anzahl der Helferzellen/µl	Anzahl der Lymphozyten/µl
1	> 500	> 2000
2	200 – 499	1000 – 1999
3	< 200	< 1000

Nachw. von spezif. Antikörpern mittels standardisierter serol. Testverfahren; eine geringe Anzahl von HIV-1-Trägern ist serol. nicht zu erfassen (falschseronegativ); der direkte Virusnachweis ist möglich, jedoch sehr aufwendig; **Ther.:** **1.** medikamentöse Kombinationstherapie: Nukleosidanaloga, Proteasehemmer, nicht-nukleosidische Reverse-Transkriptase-Hemmer; **2.** Prophylaxe (bei unter 250/µl Helferzellen) gegen opportunist. Err. (v. a. Pneumocystis carinii); **3.** psychosoziale Unterstützung. **Expositionsprophylaxe:** Vermeidung des Kontakts mit Blut, Blutprodukten u. Sperma sowie von Nadelstichverletzungen; HIV-Antikörperkontrolle von Blut-, Plas-

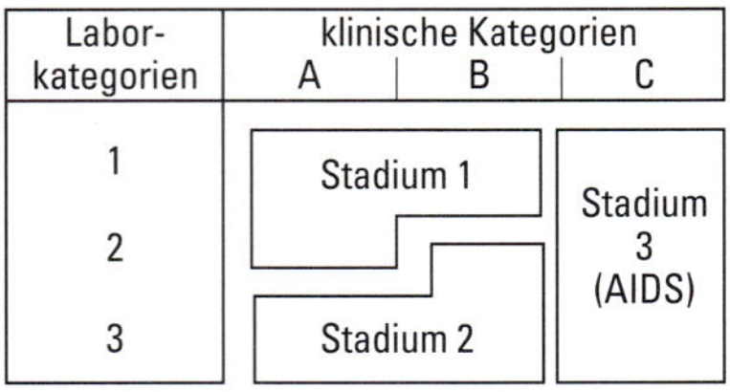

HIV-Erkrankung:
Einteilung nach klinischen und Laborkategorien in drei Stadien

Vorgehen bei Stichverletzungen: Desinfektion, Blutungsinduktion und unmittelbar nach der Verletzung evtl. Behandlung mit einer Dreierkombination.

ma- u. Organspendern; strenge Indikationsstellung bei Transfusionen; konsequente Verw. von Präservativen, insbes. bei häufig wechselnden Sexualkontakten. Die Infektiosität von Speichel u. Präejakulat wird kontrovers diskutiert.

HLA-Gutachten: (engl.) HLA study; i. R. der Abstammungsbegutachtung* erstelltes Gutachten mit serol. Nachweis von Antigenen des HLA*-Systems bei den untersuchten Personen u. Auswertung der Befunde hinsichtl. ihrer Übereinstimmung mittels statist.-mathemat. Meth.; wird v. a. in Fällen durchgeführt, in denen das Blutgruppengutachten* zu keinem eindeutigen od. für eine richterl. Entscheidung ausreichenden Ergebnis gekommen ist.

HLA-System n: Abk. für (engl.) human leucocyte antigen (locus A) system; komplexes, autosomal-kodominant erbl. System von Gewebeantigenen (membranassoziierte Glykoproteine) des Menschen, die auf den Zellen fast aller Gewebe mit quant. Unterschieden vorkommen u. sich bes. gut auf Leukozyten (v. a. Blutlymphozyten) nachweisen lassen; der auf dem kleinen Arm des Chromosoms 6 lokalisierte HLA-Genkomplex umfaßt ca. ein Tausendstel des menschl. Genoms u. enthält zahlreiche eng gekoppelte Genloci mit multipler Allelie; aufgrund eines extremen genet. Polymorphismus existiert eine ungeheuer große Anzahl versch. HLA-Phänotypen. Im HLA-Genkomplex werden bisher die Hauptregionen HLA-A, -B, -C u. -D unterschieden; daneben liegen die Genregionen für sog. Klasse-III-Moleküle (Strukturgene für Teile des Komplementsystems), Tumor-Nekrose-Faktor u. Streßproteine. **Bedeutung: 1.** Die HLA-Antigene spielen eine wichtige physiol. Rolle bei immun. Abwehrmechanismen (Erkennung von „Selbst" u. „Nichtselbst"); HLA-Alloantigene können eine immun. Abstoßungsreaktion beim Transplantatempfänger verursachen, daher HLA-Kompatibilität erforderl.; **2.** versch. HLA-Typen u. bestimmte Erkr. sind miteinander assoziiert; **3.** Anw. zum Vaterschaftsnachweis (HLA*-Gutachten); **4.** hohe Übereinstimmung von mütterl. u. väterl. HLA-S. bei habituellem Abort* (ursächl. Zus. nicht beweisen).

HMG: Abk. für **h**umanes **M**enopausen**g**onadotropin (syn. Urogonadotrophin); aus dem Harn von Frauen nach der Menopause* gewonnenes Gemisch der Gonadotropine LH* u. FSH*; die Wirkung entspr. weitgehend dem FSH; **Verw.:** zur Ovulationsinduktion*. Vgl. Gonadotropintest.

Hoden|a|trophie (gr. a- ohne, nicht; trophe Nahrung) f: (engl.) testicular atrophy; atroph. Veränderungen der Tubuli seminiferi u. der Leydig-Zwischenzellen des Hodens mit Störung der Spermatogenese*; meist fokale Atrophie, gelegentl. Schrumpfung des ganzen Organs; **Urs.:** Orchitis, Hodentorsion, Durchblutungsstörungen, Trauma.

Hoden|bi|opsie (lat. bis doppelt, zweifach; gr. opsis Sehen, Schauen) f: (engl.) testicular biopsy; Biopsie des Hodens nach Inzision der Skrotalhaut u. Stichinzision der Hodenkapsel; **Ind.:** zur histol. Abklärung einer Sterilität* bei normaler Hodengröße u. normalem FSH*, zur Beurteilung der Spermatogenese* bei Oligo- od. Azoospermie sowie zum Ausschluß eines Carcinoma in situ des kontralateralen Hodens bei Semikastration wegen Tumor. Vgl. Castillo-Syndrom, Hodenatrophie.

Hoden|dys|topie (gr. dys- Miß-, Un-; topos Ort) f: syn. Maldescensus* testis.

Hoden|ek|topie (gr. ek- aus, heraus; topos Ort) f: (engl.) dislocation of the testis; Ektopia testis; Form des Maldescensus* testis, bei der der normal entwickelte Hoden nach Passage des Leistenkanals die regelhafte Abstiegsbahn verlassen hat u. auf der Aponeurose des M. obliquus externus, perineal od. crural liegt.

Hoden|entzündung: Orchitis*.

Hoden|fehl|bildung: (engl.) testicular malformation; angeb. Fehlanlage der Hoden; z. B. Anorchie*, Monorchie, Hypoplasie, Maldescensus* testis.

Hoden|hoch|stand: syn. Maldescensus* testis.

Hoden|in|suffizienz (lat. in un-; sufficiens hinreichend, genügend) f: (engl.) testicular insufficiency; unzureichende Funktion der Hoden; **Formen: 1.** exkretorische (tubuläre) H. mit isolierter Schädigung der Spermatogenese* bei intakter inkretor. Funkt.; **2.** inkretorische (interstitielle) H. mit Schädigung der Funkt. der Leydig-Zwischenzellen. Vgl. Hypogonadismus.

Hoden|re|tention (lat. retentio Zurückhaltung) f: s. Maldescensus testis.

Hodge-Pessar (Hugh L. H., Gyn., Philadelphia, 1796–1873; gr. pessos ovales Steinchen, Stöpsel) n: (engl.) Hodge's pessary; Pessar*, das zur Aufrichtung des Gebärmutterkörpers bei Retroflexio* uteri in die Scheide eingelegt wird.

Hohl|warze: (engl.) inverted nipple; syn. Schlupfwarze; eingezogene Brustwarze der (weibl.) Brust; beruht auf einem Mißverhältnis zw. papillärer u. areolärer Muskulatur (angeborene H.) bzw. auf invertierenden Prozessen (erworbene H., insbes. inf. von Entz., Präkanzerosen od. Mammakarzinom); ausgeprägte H. erschweren ggf. das Stillen*.

Hohlweg-Ef|fekt (Walter H., Endokrinologe, Wien, geb. 1902) m: s. Rückkopplung.

Holz|uterus (lat. uterus Gebärmutter, Unterleib) m: s. Plazentalösung, vorzeitige.

homo|gametisch (gr. hoimoios ähnlich; gametes Gatte): (engl.) homogametic; Bez. für das Geschlecht, das zwei gleiche Geschlechtschromosomen hat; beim Menschen wie bei den meisten Wirbeltieren ist es das weibl., bei Vögeln dagegen das männl.; Ggs.: heterogametisch*.

Homo|sexualität (↑; lat. sexualis geschlechtlich) f: (engl.) homosexuality; Bez. für sexuelle Orientierung, Erregbarkeit u. Aktivität gegenüber Partnerinnen od. Partnern gleichen Geschlechts; obwohl eine biograph. frühe Genese der H. angenommen wird, findet ihre Entdeckung meist erst im Jugendlichenalter statt; hierbei werden heftige Abwehrmechanismen beobachtet, die Verleugnungsarbeit wird erst i. R. der homosexuellen Identitätsfindung (sog. Coming out) überwunden. **Vork.: 1. bei Frauen:** etwa jede vierte Frau macht im Laufe ihres Lebens lesb. Erfahrungen, jede achte Frau unter Einschluß eines Orgasmus; ausschl. lesb. Verhalten bei weniger als 5 %; seltene Partnerwechsel bei der Mehrheit, hohe Befriedigungsrate; **2. bei Männern:** etwa jeder zweite Mann macht im Laufe seines Lebens homosexuelle Erfahrungen, jeder dritte Mann unter Einschluß eines Orgasmus; ausschl. homosexuelles Verhalten bei 5–15 %; hohe Promiskuitätsraten sind häufiger als bei Frauen. Durch das 29. Strafrechtsänderungsgesetz vom 31.5.1994 (BGBl. I S. 1168) ist der eine besondere Strafbarkeit homosexueller Handlungen an minderjährigen Männern begründende § 175 StGB abgeschafft u. zugleich die Bestimmung des § 182 StGB in eine für beide Geschlechter geltende einheitl. Jugendschutzvorschrift umgestaltet worden, die den sexuellen Mißbrauch von männl. u. weibl. Jugendlichen unter 16 Jahren durch über 18 bzw. 21 Jahre alte Personen unter Strafandrohung stellt. Vgl. Heterosexualität.

homo|zygot (↑; gr. zygos Joch, Paar, Glied): (engl.) homozygous; reinerbig, gleichanlagig; Bez. für Individuen, bei denen für ein Erbmerkmal die Allele eines Genpaares vollkommen gleichartig sind; Ggs.: heterozygot*.

Hormone (gr. hormos Reihe, Kette) n pl: (engl.) hormones; (physiol.) chem. Signalstoffe, die meist in anat. abgegrenzten u. histol. definierten Strukturen des Organismus (sog. endokrine Organe) produziert werden, über das Blut ihre Erfolgsorgane erreichen u. bereits in sehr geringen Konz. deren Stoffwechsel in charakterist. Weise beeinflussen; die spezif. Hormonwirkung wird über Hormonrezeptoren* vermittelt. Nach biochem. Kriterien unterscheidet man im menschl. Organismus: **1.** Steroidhormone; **2.** die aus Prohormonen entstehenden Peptid- od. Proteohormone; v. a. die im Hypothalamus gebildeten Releasing*-Hormone, Oxytocin*, Vasopressin, die in der Hypophyse gebildeten H., Insulin u. Glucagon (Pankreas), Parathormon (Glandula parathyroidea), Calcitonin (C-Zellen der Schilddrüse) u. die meisten Gewebehormone; **3.** von Aminosäuren abgeleitete H. (Amine), z. B. Schilddrüsenhormone, Katecholamine, Acetylcholin; **4.** von ungesättigten Fettsäuren abgeleitete H., z. B. Prostaglandine*. **Lipophile H.** (Steroidhormone, Eikosanoide, Schilddrüsenhormone) passieren die Zellmembran der Zielzellen u. binden an spezif. intrazelluläre Rezeptoren; **hydrophile H.** (Peptid- u. Proteohormone, Aminosäurenderivate) binden an der Außenseite der Zielzelle u. vermitteln ihre Wirkung über einen Second messenger.

Hormon|entzugs|blutung (↑): s. Abbruchblutung.

Hormon, follikel|stimulierendes (↑) n: Abk. FSH*.

Hormon, lakto|tropes (↑) n: syn. Prolaktin*.

Hormon, luteinisierendes (↑) n: Abk. LH*.

Hormon, luteo|tropes (↑) n: veraltete Bez. für Prolaktin*.

Hormon|rezeptoren (↑; lat. recipere, receptus aufnehmen, empfangen) m pl: (engl.) hormone receptors; meist für ein best. Hormon spezif. Rezeptoren, die an den Membranen bzw. im Zytoplasma od. Zellkern der jeweiligen Zielzellen lokalisiert sind u. durch reversible Bindung der Hormone* deren Wirkung über unterschiedl. biochem. Sekundärreaktionen in der Zelle vermitteln; **1. H. hydrophiler Hormone:** integrale Membranproteine, die nach Bindung des Hormons an der Außenseite durch Änderung ihrer räuml. Anordnung auf der Innenseite der Zellmembran ein zweites Signal auslösen; **2. H. lipophiler Hormone:** Proteine, die sich im Zytoplasma od. Zellkern der Zielzelle befinden; der nach Passage des Hormons durch die Zellmembran unter Konfigurationsänderung gebildete Hormon-Rezeptor-Komplex aktiviert nach Bindung an die DNA* die Transkription u. induziert auf diesem Weg die Synthese von Effektorproteinen. Da das Wachstum best. maligner (hormonsensibler) Tumoren (z. B. Mammakarzinom, Prostatakarzinom) durch weibl. od. männl. Sexualhormone* gefördert wird, sind v. a. Steroidhormonrezeptoren (Östrogen-, Progesteron- u. Androgenrezeptoren) med. von Bedeutung; durch Blockierung der H. mit gegengeschlechtl. Sexualhormonen bzw. Antiöstrogenen* od. Antiandrogenen* kann therap. eine Hemmung des Wachstums sog. rezeptorpositiver Tumoren (u. Metastasen) erzielt werden. Vgl. Antigestagene.

Hormon|spirale (↑): Intrauterinpessar* mit zusätzl. Gestagenabsonderung; s. Levonorgestrel-IUS.

Hormon|sub|stitution (↑; lat. substituere ersetzen) f: (engl.) hormone replacement therapy; Substitution von Östrogenen* u. Gestagenen* zur Behandlung von hormonmangelinduzierten Beschwerden u. zur sek. Prävention von Arteriosklerose, Osteoporose* u. Alzheimer-Krankheit in der Postmenopause (s. Klimakterium); **Applikationsformen:** oral, nasal, transdermal (Pflaster, Gel), vaginal od. als Inj.; **Verw.** finden: **1.** Östrogene: Östradiol, Estradiolvalerat, konjugierte Östrogene, Östriol; **2.** Gestagene: Norethisteronacetat, Levonorgestrel, Medrogeston, Medroxyprogesteronacetat; **Ind.:** s. Tab. 1; im Hinblick auf die günstige Risiko-Nutzen-Relation (s.

Hormonsubstitution Indikationen	Tab. 1
absolute Indikation	
Erlöschen der Ovarialfunktion vor dem 40. Lebensjahr/Climacterium praecox	
Osteoporose	
atrophische Veränderungen im Urogenitaltrakt	
schwere vegetative Störungen	
relative Indikation	
Zyklusregulation in der Prämenopause	
Osteopenie/Osteoporoseprophylaxe	
Infektionsneigung im Urogenitalbereich	
Libidoverlust	
allgemeine Antriebsschwäche, leichte Formen der vegetativen Dysfunktion	
bei subjektiv von der Patientin als behandlungsbedürftig angesehenen klimakterischen Beschwerden	

Hormonsubstitution Tab. 2
Risiko-Nutzen-Relation
(Grundlage: Hormonsubstitution (10 Jahre) bei 1000 Frauen)

Risiko	+ 6 Fälle nichtmetastasierende Mammakarzinome
	+ 1 Fall Lungenembolie
Nutzen	– 60 Fälle Myokardinfarkte (Letalität 50 %)
	– 7 Fälle Schenkelhalsfrakturen

Tab. 2) großzügigere Indikationsstellung wünschenswert (z. Z. nur 30 % der Frauen zw. 50. u. 59. Lj.); **absolute Kontraind.:** Korpuskarzinom, Mammakarzinom, akute Thromboembolie.

Hormon|therapie, ablative (↑) f: s. Mammakarzinom.

Hotten|totten|schürze: s. Labia minora pudendi.

HPL: Abk. für (engl.) **h**uman **p**lacento **l**actogen; syn. Chorionsomatomammotropin, Plazentalaktogen, (engl.) human chorion somatotropin (Abk. HCS); Proteohormon; aus 191 Aminosäuren bestehendes Polypeptid, MG 21 500; die Bildung erfolgt in den Chorionzellen des Synzytiotrophoblasten der Plazenta. Die HPL-Serumkonzentration korreliert weitgehend mit dem Zuwachs der Masse des Synzytiotrophoblasten (s. Abb.); HPL scheint vollständig an den mütterl. Kreislauf abgegeben zu werden; es ist 12–30 Min. nach Ausstoßung der Plazenta nicht mehr nachzuweisen; der Abbau erfolgt in der Leber. Über die **Funktion** in der SS gibt es folgende Hypothesen: **1.** Mobilisierung mütterl. Glukose, Fettsäuren u. Ketonkörper zur Versorgung des Fetus; **2.** mammo- u. laktotrope Effekte; **3.** Einfluß auf die plazentare Steroidhormonsynthese. **Nachw.** u. **quant. Bestimmung:** immun. Verf. (Radio-Immunassay, Immunodiffusion, Hämagglutination); erniedrigte Werte bei Plazentainsuffizienz*, Gestose*, intrauteriner Mangelentwicklung*. Vgl. Plazentahormone.

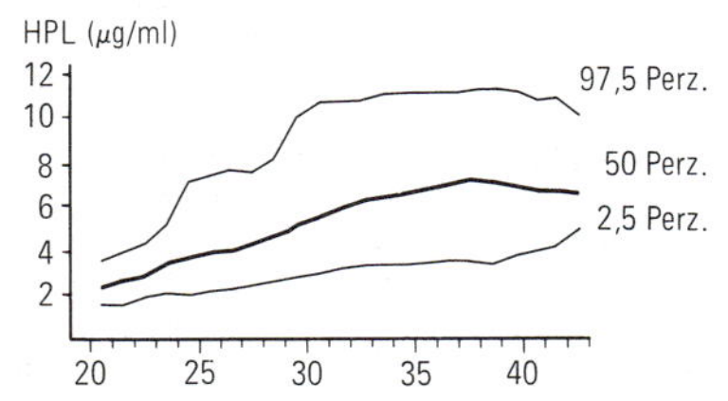

HPL:
HPL-Konzentration im Serum; gleitendes 2,5., 50. und 97,5. Perzentil in einem Normalkollektiv von Schwangeren in Abhängigkeit vom Schwangerschaftsalter in Wochen

HPV: Abk. für **H**uman**p**apilloma**v**irus; s. Papillomavirus.

HSG: Abk. für **H**ystero**s**alpingo**g**raphie*.

HSV: Abk. für. **H**erpes*-**s**implex-**V**irus.

Huhner-Test (Max H., Urol., New York, 1873–1947) m: s. Sims-Huhner-Test.

Human chorionic gonadotropine: Abk. HCG*.

Human|genetik (lat. humanus menschlich; gr. genos erzeugend) f: (engl.) human genetics; Fachgebiet der Medizin u. Genetik, das sich mit der Vererbung genet. Merkmale beim Menschen, den Urs. genetischer Krankheiten* u. deren Vermeidung bzw. Behandlung befaßt. Vgl. Beratung, genetische.

Human|papilloma|viren (↑; lat. papilla Warze, Bläschen, Knospe; virus Schleim, Gift) f pl: Abk. HPV; s. Papillomavirus.

Hutchinson-Trias (Sir Jonathan H., Chir., London, 1828–1913; gr. trias Dreizahl, dreifache Erscheinung) f: Symptomentrias bei Syphilis connata; s. Syphilis.

Hutchinson-Zähne (↑): (engl.) Hutchinson's teeth; tonnenförmige obere mittl. Schneidezähne des bleibenden Gebisses mit halbmondförmigen Aussparungen an den Kauflächen als Spätfolge einer angeb. Syphilis*; die ersten Molaren können ähnl. geformt sein (Fournier-Zähne).

HVL: Abk. für **H**ypophysen**v**order**l**appen; s. Hypophyse.

HWG: Abk. für **h**äufig **w**echselnder **G**eschlechtsverkehr; Begriff in der Amtssprache. Vgl. Promiskuität.

HWZ: Abk. für **H**alb**w**ert**z**eit.

H-Y-Anti|gen (gr. anti entgegen; genos erzeugend) n: genet. vom Y-Chromosom u. Chromosom 6 gesteuerte spezif. Antigeneigenschaft von Zelloberflächen, die während der Ontogenese* über die Differenzierung der primären Gonadenanlage in die männl. Richtung entscheidet.

Hybridisierung (lat. hybrida Bastard, Mischling): (engl.) hybridization; Meth. zur Veränderung des genetischen Materials* eines Organismus; **1.** in der klass. Genetik i. S. von geschlechtl. Paarung od. künstl. Befruchtung (Kreuzung); **2.** in der Gentechnologie* benutztes Verfahren zur Klonierung von Genen.

Hydantoin|syn|drom n: s. Antiepileptika-Embryofetopathie.

Hydr|amnion (gr. hydor, hydatos Wasser; amnion Schaufshaut, Haut um die Leibesfrucht) n: (engl.) hydramnios; auch Polyhydramnion; abnorm vermehrtes Volumen der Amnionflüssigkeit (Fruchtwasser*) über 2000 ml.

Hydr|an|en|zephalie (↑; gr. a- Un-, -los, -leer; enkephalos Gehirn) f: (engl.) hydranencephaly; syn. Blasenhirn; Form der Porenzephalie; schwere intrauterine Hirnschädigung mit Umbildung des Großhirns in Form einer Flüssigkeitsblase.

Hydro|cele feminae (↑; gr. kele Bruch, Geschwulst) f: auch Hydrocele muliebris; Ansammlung seröser Flüssigkeit im distalen Teil des persistierenden Processus vaginalis peritonei der Frau; führt zur Anschwellung im oberen Teil der gr. Labien.

Hydro|kuldo|skopie (↑) f: endoskop. Betrachtung des Fimbrientrichters u. des Douglas*-Raumes mittels dünnlumiger Optiken, nachdem zuvor Kochsalzlösung instilliert wurde; **Anw.:** zur Diagn. des Eiauffangmechanismus u. einer Endometriosis genitalis externa (s. Endometriose); Durchführung der H. ambulant u. ohne Narkose mögl.; therap. Möglichkeiten der H. (z. B. Koagulation) in Entwicklung.

Hydro|laparo|skopie (↑) f: intraperitoneale Instillation von Kochsalzlösung i. R. einer Laparoskopie* zur besseren Sichtbarmachung von Peritonealveränderungen.

Hydro|mikro|zephalie (↑) f: (engl.) hydro-microcephaly; gleichzeitiges Vork. von Mikrozephalie* u. Hydrozephalus*.

Hydro|nephrose (↑; gr. nephros Niere) f: (engl.) hydronephrosis; Harnstauungsniere, sog. Wassersackniere; irreversible Erweiterung des Nierenbeckens u. der Nierenkelche mit Parenchymschwund inf. Druckatrophie; **Formen: 1.** angeborene H.: Verlegung des Ureterabgangs durch akzessor. Blutgefäße, Stenosebildung, Bridenstränge u. ä.; kann zur Bildung einer bis zu kopfgroßen H. führen (palpator. als Bauchtumor); **2.** erworbene H. (z. B. durch Steinbildung); **Sympt.:** oft lange asympt. u. wenig charakterist. Beschwerden, evtl. Druckgefühl in der Nierengegend, gelegentl. Hämaturie; **Diagn.:** Ultraschalldiagnostik* (s. Abb.), retrograde Pyelographie, Ausscheidungsurographie, Computertomographie, Angiographie; **DD:** Nierentumoren (bei Kindern: Wilms-Tumor), Neuroblastom, Zyste.

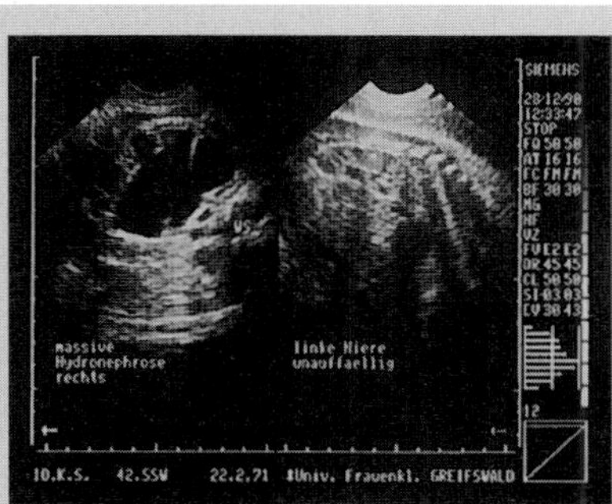

Hydronephrose: sonographischer Befund (42. SSW); li.: Horizontalschnitt des fetalen Rumpfes in Nierenhöhe, schwere Hydronephrose rechts; re.: Rumpflängsschnitt, normale linke Niere

Hydro|per|tubation (↑) f: Durchspülung der Eileiter mit Flüssigkeit; **Ind.: 1.** postop. zur Aufrechterhaltung einer wiederhergestellten Eileiterdurchgängigkeit, z. B. nach mikrochir. Tubenrekonstruktion, evtl. unter Zusatz von Medikamenten (Antibiotika, Glukokortikoide, Antihistaminika bzw. Lokalanästhetika); **2.** (diagn.) als Chromopertubation*.

Hydrops (gr. hydrops Wassersucht) m: Wassersucht; i. e. S. vermehrte Flüssigkeitsansammlung in vorgebildeten Höhlen; i. w. S. auch im Gewebe (Ödem*).

Hydrops con|genitus (↑) m: s. Hydrops fetalis.

Hydrops fetalis (↑) m: auch Hydrops congenitus (universalis), Hydrops universalis (fetus); generalisierte Ödeme, Pleuraerguß, Aszites, häufig auch Herzinsuffizienz; **Urs.:** Fehlbildungen, Anämie, immun. od. infektiös bedingt; selten durch Hämolyse bei Blutgruppeninkompatibilität (s. Morbus haemolyticus fetalis); hohe Letalität.

Hydrops gravidarum (↑) m: pathol. Steigerung der physiol. Wasserretention in der SS; bes. mit Labienödem auftretend, ohne Blutdruckerhöhung od. Proteinurie. Vgl. Gestose.

Hydrops tubae (↑) m: Hydrosalpinx; s. Salpingitis.

Hydrops universalis (↑) m: syn. Hydrops* fetalis.

Hydro|salpinx (↑; gr. salpinx Trompete) f: Hydrops tubae; s. Salpingitis.

Hydro|therm|ablation (↑; gr. thermos Wärme, Hitze; lat. ablatio das Entfernen, Wegschaffen) f: Meth. zur Endometriumablation*; **Prinzip:** über einen Katheter, in den eine Hysteroskopieoptik integriert ist, wird Kochsalzlösung (90 °C) instilliert, die sich bei niedrigem Druck (50 mmHg) im Cavum uteri verteilt u. 10 Min. lang einwirkt. Durch das Hysteroskop kann die Koagulation des Endometriums beobachtet werden. **Ind.:** therapieresistente rezidiv. Hypermenorrhoe*; **Kontraind.:** fokale intrauterine Läsion, Myoma uteri, Korpuspolyp. Vgl. Ballonkoagulation.

17α-Hydroxy|pro|gesteron n: Abk. 17α-OHP; 17α-Hydroxy-4-pregnen-3,20-dion; natürl. Gestagen, dessen Serumkonzentration im Laufe des Menstruationszyklus* parallel zu LH ansteigt u. sein Maximum ebenfalls zum Zeitpunkt der Ovulation* erreicht; zeigt den Beginn der Luteinisierung (Bildung des Corpus* luteum) an. 17α-OHP entsteht durch Hydroxylierung (Steroid-17α-Monooxygenase) aus Progesteron*; im Harn findet sich als Metabolit Pregnantriol; **Verw.:** 17α-OHP-Derivate werden zur oralen hormonalen Kontrazeption*, zur hormonellen Ther. u. zur Hormonsubstitution* im Klimakterium* verwendet.

Hydroxy|pro|gesteron|caproat (INN) n: 3,20-Dioxo-4-pregnen-17α-yl-hexanoat (IUPAC); vom 17α-Hydroxyprogesteron* abgeleitetes synthet. Gestagen. Vgl. Gestagene.

Hydro|zephalus (gr. hydor, hydatos Wasser; kephale Kopf) m: (engl.) hydrocephalus; sog. Wasserkopf; Erweiterung der Liquorräume; **Formen: 1.** Hydrocephalus externus: Erweiterung des Subarachnoidalraums; **2.** Hydrocephalus internus: Erweiterung des Ventrikelsystems; **3.** Hydrocephalus communicans: Hydrocephalus ext. u. int. bei erhaltener Verbindung zw. inneren u. äußeren Liquorräumen; als **Urs.** kommen zwei Mechanismen in Frage: **1.** Störung der Liquorzirkulation: **a)** Verminderung der Liquorresorption (Hydrocephalus aresorptivus), z. B. als postmeningit. Kompl.; **b)** Störung der Liquorpassage (Hydrocephalus occlusus), z. B. durch Aquä-

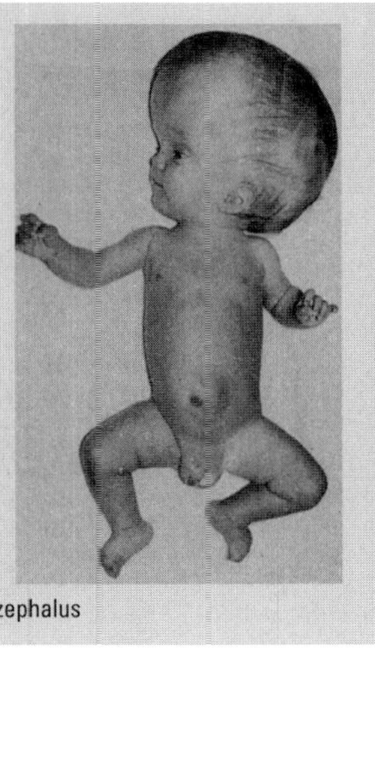

Hydrozephalus

duktstenose bzw. Obstruktion des Foramen Monroi durch Fehlbildungen, Tumoren, Entzündungen, Blutgerinnsel (Hydrocephalus internus occlusus); **c)** vermehrte Liquorproduktion (Hydrocephalus hypersecretorius), z. B. durch entzündl., tox. Reize od. bei Plexuspapillom; **2.** primäre Hirnatrophie mit kompensator. Erweiterung der Liquorräume (Hydrocephalus e vacuo), z. B. bei od. nach frühkindl. Hirnschäden, Enzephalitis, Abszeß. Nur die unter 1. genannten Hydrozephalusformen führen zu einer Steigerung des intrakraniellen Drucks. Das **klin. Bild** ist je nach Alter des Pat. sehr unterschiedl.: bei Feten, Säuglingen u. Kleinkindern abnormes Schädelwachstum bis zu erheblichen Ausmaßen (ballonförmiger Schädel; s. Abb.); zentralnervöse Ausfallerscheinungen (Spastik, Nystagmus, geistige Behinderung) rel. spät; bei älteren Kindern stehen wegen der bereits abgeschlossenen Synostosierung der Schädelknochen die Sympt. einer Hirndrucksteigerung im Vordergrund. **Diagn.:** Ultraschalldiagnostik*, Computertomographie; evtl. Messung des Liquordrucks; **Ther.:** (neurochir.) Ventrikeldrainage; **DD:** Makrozephalie.

Hygrom, zervikales (gr. hygros feucht, flüssig) n: (engl.) cervical hygroma; syn. Hygroma colli cysticum; vom Saccus lymphaticus jugularis ausgehendes Lymphangiom im Bereich des Halses; große, intrauterin entstandene z. H. stellen u. U. ein Geburtshindernis* dar (s. Abb.).

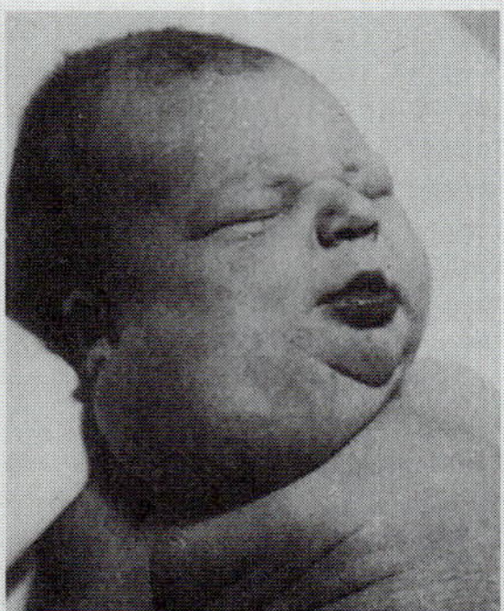

Hygrom, zervikales

Hymen (gr. hymen, hymenos Häutchen) m: sog. Jungfernhäutchen; Schleimhautfalte am Scheideneingang. Vgl. Virginität, Defloration.

Hymenal|a|tresie (↑; gr. a- ohne, nicht; tresis Loch) f: s. Atresie, hymenale.

Hymenal|plastik (↑) f: mikrochir. Rekonstruktion des Hymens* mit Anfrischung u. Adaptation der Hymenalkarunkel durch Einzelknopfnähte.

Hyper|andro|gen|ämie (gr. hyper über, oberhalb; aner, andros Mann; haima Blut) f: (engl.) hyperandrogenaemia; allg. Bez. für erhöhte Androgenkonzentration (Testosteron*, DHEAS) im Serum durch gesteigerte Produktion in Gonaden od. NNR; **Folgen:** Androgenisierung*, Pseudopubertas* praecox, Hirsutismus*, Sterilität*, Corpus*-luteum-Insuffizienz.

Hyper|ante|flexio uteri (↑; lat. ante- vor, vorn; flexio Biegung) f: übermäßige, spitzwinklige Beugung des Gebärmutterkörpers gegen die Zervix; oft kombiniert mit einer Uterushypoplasie* (s. Abb.). Vgl. Flexio uteri.

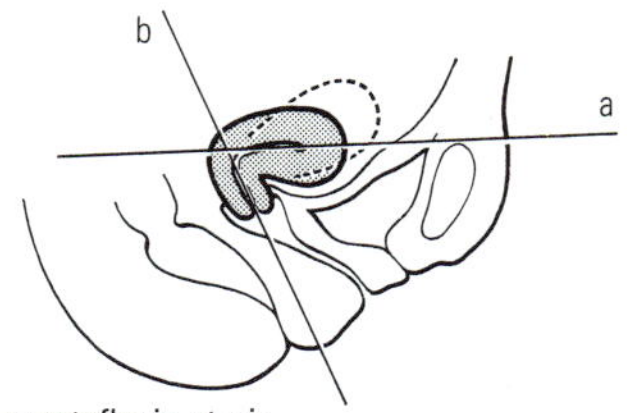

Hyperanteflexio uteri:
verstärkte Knickung des Uterus in der Kollum-Korpusgrenze (Kollumachse b und Korpusachse a bilden einen nach vorn offenen, rechten bis spitzen Winkel); gleichzeitig besteht hier eine Retroversio.

Hyper|bili|rubin|ämie des Neu|geborenen (↑; lat. bilis Galle, Gallenflüssigkeit; ruber rot; gr. haima Blut) f: (engl.) hyperbilirubinaemia of the newborn; ältere Bez. Icterus gravis; Erhöhung des (hauptsächl. unkonjugierten) Bilirubins mit Gefahr einer Bilirubinintoxikation (v. a. Kernikterus*); **Urs.:** bes. Situation des Bilirubinstoffwechsels beim Neugeborenen (s. Icterus neonatorum); zu unterscheiden sind pathol. Ikterusformen (s. Abb.) inf.: **1.** vermehrten Bilirubinanfalls, z. B. bei Morbus* haemolyticus neonatorum, einigen seltenen familiären Erkr. wie hereditärer Sphärozytose, Glukose-6-phosphat-Dehydrogenasemangel, Blutungen u. Hämatomen; **2.** verstärkter Bilirubinrückresorption, z. B. bei intestinalen Stenosen u. Mangelernährung; **3.** verminderter Glukuronidierung des Bilirubins, z. B. bei Frühgeborenen, Kindern diabet. Mütter, Crigler-Najjar-Syndrom, Galaktosämie, Hypothyreose des Neugeborenen, Lucey-Driscoll-Syndrom; **4.** Störungen des Galleabflusses (überwiegende Erhöhung des direkten Bilirubins), z. B. bei Gallengangatresie, zystischer Fibrose, extrahepatischer Obstruktion der Gallenwege, Alpha-1-Antitrypsinmangel, Gallepfropfsyndrom; **5.** Pränatalinfektion* u. Sepsis des Neugeborenen; **Ther.:** zur Proph. eines Kernikterus Phototherapie*, Austauschtransfusion* u. Beschleunigung der Darmpassage; evtl. Enzyminduktion kurz vor od. nach der Geburt.

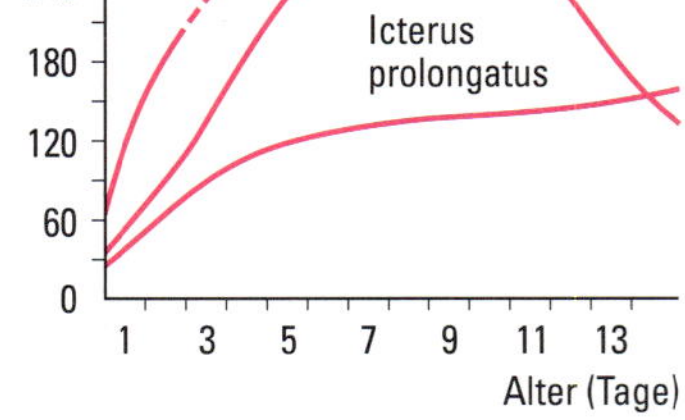

Hyperbilirubinämie des Neugeborenen:
Verlauf der Serumbilirubinspiegel bei verschiedenen Formen

Hyper|chromasie (↑; gr. chroma Farbe) f: (engl.) hyperchromatism; (histol.) gesteigerte Anfärbbarkeit, z. B. von Zellkernen. Vgl. Tumorzellen.

Hyper|emesis gravidarum (↑; gr. emesis Erbrechen) f: übermäßiges Schwangerschaftserbrechen; über die Sympt. der Emesis* gravidarum hinausgehendes Erbrechen; gilt als Folge schwangerschaftsbedingter hormoneller, metabol. u. immun. Umstellungen (fällt meist mit HCG-Gipfel in der 8.–10. SSW zus.); wird z. T. als psychosomat. Erkr. aufgefaßt; **Kompl.:** bei schwerer H. g. Dehydratation (Exsikkose), Störung des (Kohlenhydrat-)Stoffwechsels (Ketonurie) u. des Elektrolythaushalts.

Hyper|fibrinolyse (↑; lat. fibra Faser; gr. lysis Lösung) f: (engl.) hyperfibrinolysis; vermehrte Fibrinolyse* durch massive Freisetzung von Plasminogenaktivatoren mit der Folge einer gesteigerten Plasminkonzentration im Blut u. einer Verminderung von Fibrinogen, Faktor II, V u. VIII; **Urs.:** u. a. Op. am Uterus, gebh. Kompl., Verbrauchskoagulopathie*; **Diagn.:** stark verlängerte Gerinnungszeit bzw. keine nachweisbare Blutgerinnung, Verlängerung von Thrombinzeit, Thromboplastinzeit u. partieller Thromboplastinzeit, normale Thrombozytenzahl, Nachw. von Fibrinspaltprodukten; **Ther.:** Fibrinolyseinhibitoren*, Fibrinogensubstitution, Behandlung der Verbrauchskoagulopathie.

Hyper|genitalismus (↑; lat. genitalis zum Geschlecht gehörig) m: (engl.) hypergenitalism; übermäßig starke bzw. vorzeitige Entw. von Genitale* u. sek. Geschlechtsmerkmalen. Vgl. Pubertas praecox.

Hyper|glyk|ämie, idio|pathische des Neu|geborenen (↑; gr. glykys süß; haima Blut) f: (engl.) idiopathic hyperglycaemia of the newborn; Krankheitsbild bei unreifen Neugeborenen, das durch Hyperglykämie, Erbrechen, Polyurie u. Dehydratation gekennzeichnet ist; eine Ketoazidose tritt nicht auf. Zur Behandlung sind nur geringe Insulinmengen (bis zu 6 I. E.) nötig; **Progn.:** spontane Ausheilung nach einigen Monaten.

Hyper|gonadismus (↑; gr. gone Geschlecht) m: (engl.) hypergonadism; endokrine Überfunktion der weibl. od. männl. Gonaden*, meist inf. hormonproduzierender Tumoren.

Hyper|mastie (↑; gr. mastos Brustwarze) f: (engl.) hypermastia; **1.** Bez. für abnorm groß entwickelte Brüste (Makromastie, Gigantomastie; s. Abb.); **2.** syn. akzessorische Mamma*. Vgl. Mammahypertrophie.

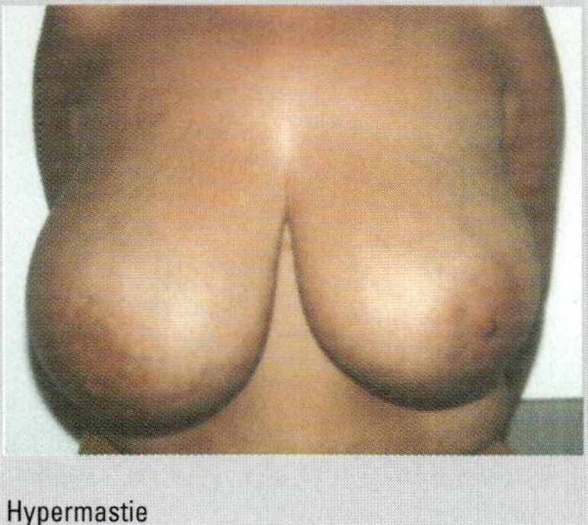

Hypermastie

Hyper|menor|rhoe (↑; gr. men, menos Monat; rhoe Fluß) f: (engl.) hypermenorrhoea; übermäßig starke Menstruationsblutung bei normaler Dauer, Blutverlust > 80 ml; **Urs.:** **1.** organisch (über 90 %): **a)** genital: z. B. bei Endometriose, Myoma uteri, Uteruspolypen, Endometritis; **b)** extragenital (sehr selten), z. B. durch Bluthochdruck, Herz-, Nierenkrankheiten, Blutgerinnungsstörungen; **2.** funktionell: hormonal bedingt, meist bei Uterushypoplasie; **Diagn.:** Sonographie, Hysteroskopie mit Strichkürettage* od. Abrasio; **Ther.:** **1.** chir. Entf. der fokalen Endometriumläsionen (z. B. Myom- od. Polypresektion); **2.** hormonell: Gestagene, gestagenbetonte Kontrazeptiva, Levonorgestrel*-IUS; **3.** Endometriumablation*, (mittels Ballonkoagulation* od. Hydrothermablation*) **4.** Hysterektomie*. Vgl. Zyklusstörungen.

Hyper|orexie (↑; gr. orexis Verlangen) f: (engl.) hyperorexia; Heißhunger; syn. Bulimie*.

Hyper|plasie, adenomatöse (↑; gr. plasis Bildung) f: (engl.) adenomatous hyperplasia; vorwiegend in Klimakterium* u. Postmenopause auftretende, im Ggs. zur glandulär-zystischen Hyperplasie* als prämaligne geltende Veränderung des Endometriums, die sich in Ätiol. u. Sympt. nicht von dieser unterscheidet; **Histol.** (s. Abb.): Unterscheidung von drei Schweregraden: **Grad I u. II** weisen nur strukturelle (reversible) Veränderungen der Drüsen auf; **Grad III** (atypische a. H.) zeigt zusätzl. Kernatypien u. gilt als Präkanzerose* für ein Korpuskarzinom* (Entartungsrate je nach Grad 29–100 %), insbes. bei fortdauernder östrogener Überstimulation. **Diagn.:** Hysteroskopie mit Biopsie od. Kürettage; **Ther.:** in Abhängigkeit vom Schweregrad u. bestehendem Kinderwunsch zunächst Gestagentherapie mit histol. Kontrolle (Grad I), Hysterektomie* (Grad II) bzw. zusätzl. Salpingoophorektomie* bds. (Grad III); postmenopausal ist primär das op. Vorgehen (Hysterektomie u. Salpingoophorektomie bds.) anzustreben, bei Inoperabilität Gestagentherapie mit engmaschiger klin. Kontrolle (bei Persistenz bzw. Therapieresistenz evtl. Bestrahlung mittels Afterloading*-Verfahrens). Vgl. Stromahyperplasie.

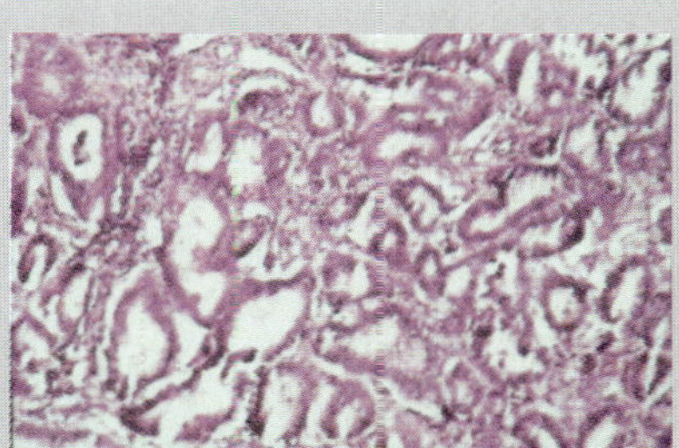

Hyperplasie, adenomatöse: histologischer Schnitt

Hyper|plasie, glandulär-zystische (↑; ↑) f: (engl.) cystic-glandular hyperplasia; übermäßige Proliferation der Uterusschleimhaut mit vermehrter Drüsenbildung (histol. gr. zyst. Hohlräume, sog. Schweizer-Käse-Muster; s. Abb. 1, S. 118); **Urs.:** s. Tab. S. 118; **Sympt.:** verstärkte u. verlängerte Blutung (Durchbruchblutung*), insbes. als juvenile Blutung* u. als sog. Blutung nach Pause (Perimenopause); **Diagn.:** Hysteroskopie (s. Abb. 2) mit Biopsie od. Kürettage; **Ther.:** **1.** Prä- u. Perimenopause: Gestagenprophylaxe für 6 Mon. (vom 16.–25. Zyklustag); **2.** frühe Postmenopause: (nach Ausschluß östrogenproduzierender Ovarialtumoren) kontinuierl. Gestagentherapie (z. B. von Norethisteronacetat über 6 Mon., anschl. hysteroskop. u. histol. Kontrolle); **Progn.:** Entartungsrate ohne Therapie: 1,5–4 %. Vgl. Hyperplasie, adenomatöse.

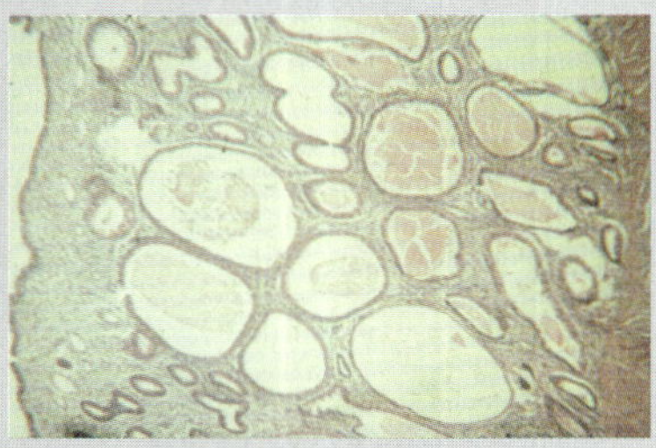

Abb. 1
Hyperplasie, glandulär-zystische: histologischer Schnitt

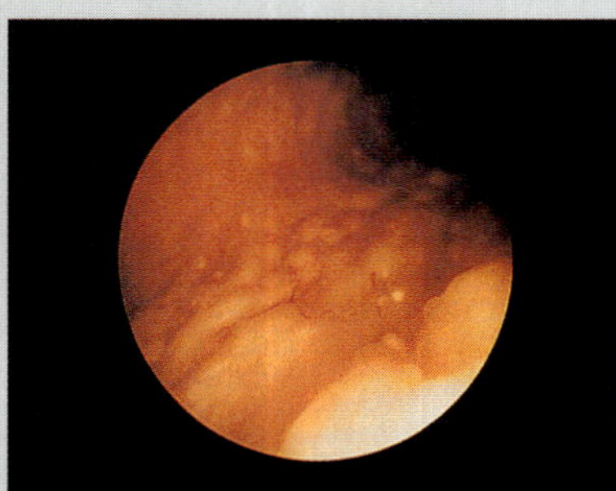

Abb. 2
Hyperplasie: glandulär-zystische: Hysteroskopie der Hinterwand des Cavum uteri; makroskopisch hyperplastische Herde, histologisch glandulär-zystische Hyperplasie

Hyper|prolaktin|ämie (↑; lat. pro vor-, vorn; lac, lactis Milch; gr. haima Blut) f: (engl.) hyperprolactinaemia; pathol. Erhöhung der Serumkonzentration von Prolaktin* (s. Tab. S. 119); **Urs.:** Prolaktinom*, medikamentös verursachte Sekretionshemmung von PIH* (z. B. durch Reserpin), funkt. bedingt bei best. Formen der Hypothyreose mit vermehrter Sekretion von TRH, bei Akromegalie; führt zur Hemmung der Sekretion von LH u. der Wirkung der Gonadotropine* auf die Gonaden (Progesteron- bzw. Testosteronbildung); **Klin.:** bei der Frau: Anovulation, hypogonadotrope Amenorrhoe, evtl. Galaktorrhoe, beim Mann: Hypogonadismus, Impotenz; **Diagn.:** Nachw. einer erhöhten Prolaktinserumkonzentration (mehrere Kontrollbestimmungen; bevorzugt in der 2. Zyklushälfte nach ausreichend Schlaf, da der Prolaktinspiegel einem zirkadianen Rhythmus unterworfen ist); **Ther.:** je nach Urs. chir. od. medikamentös (Prolaktinhemmer*). Vgl. Galaktorrhoe-Amenorrhoe-Syndrom.

Hyperplasie, glandulär-zystische
Ursachen

Östrogenüberschuß	
exogen	Östrogenmonotherapie
endogen	östrogenproduzierende Ovarialtumoren (Granulosazelltumor, Thekom) Follikelpersistenz
Gestagendefizit	
exogen	nicht ausreichender Gestagenzusatz bei Hormonsubstitutionstherapie
endogen	perimenopausal physiologischer Gestagenmangel Corpus-luteum-Insuffizienz

Hyper|sexualität (↑; lat. sexualis zum Geschlecht gehörig) f: (engl.) hypersexuality; bei Frauen als Nymphomanie, bei Männern als Satyriasis bzw. Don-Juanismus bezeichnetes Sexualverhalten* mit heftigem Drang nach sexueller Betätigung u. Befriedigung; **Vork.:** z. B. bei org. Hirnerkrankung od. Psychose. Vgl. Promiskuität.

Hyper|tel|orismus (↑; gr. tele fern; horizein begrenzen) m: (engl.) hypertelorism; Schädelanomalie mit vergrößertem Abstand der Augen u. verbreitertem Nasenrücken (s. Abb.); Symptom vieler genet. Krankheitsbilder.

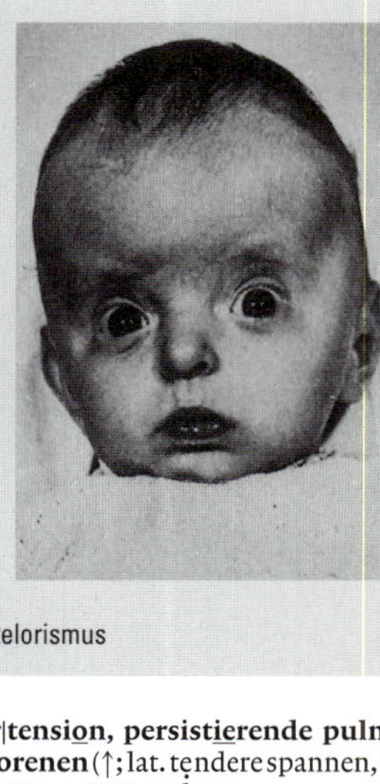

Hypertelorismus

Hyper|tension, persistierende pulmonale des Neu|geborenen (↑; lat. tendere spannen, ausdehnen) f: Abk. PPHN; s. PFC-Sndrom.

Hyper|thecosis ovarii (↑; gr. theke Behältnis, Hül-

Hyperprolaktinämie
Ätiologie, Symptomatik und Therapie

Ursache	Symptome	Therapie
physiologisch		
Laktation		
– Schwangerschaft	Amenorrhoe	nicht erforderlich
– Schlaf	Amenorrhoe, Brustvergrößerung	nicht erforderlich
– Streß	Zyklusstörungen	„Streßabbau“
pathologisch		
Erkrankungen der Hypophyse		
– Adenom	Zyklusstörungen, Sehstörungen	Dopaminagonisten, chirurgische Intervention
– andere hormonproduzierende Tumoren	Sehstörungen, tumorabhängige Symptome	chirurgische Intervention
– Hypersekretion der laktotrophen Zellen	Zyklusstörungen	Dopaminagonisten
Erkrankungen des Hypothalamus		
– Enzephalitis, Meningitis	Meningismus	erkrankungsspezifische Behandlung
– Tumoren der Hypothalamusregion	Symptome der intrakraniellen Drucksteigerung	chirurgische Intervention
– Läsionen des Hypophysenstiels	Panhypopituitarismus	Hormonsubstitution
Medikamente		
– Neuroleptika (Phenothiazin, Butyrophenon, Sulpirid) – Antidepressiva (Imipramin) – Antihypertensiva (α-Methyldopa, Reserpin) – Hormonpräparate (TRH, Östrogene) – Sonstige (Metoclopramid, Cimetidin, Morphin, Methadon, Timolol)	Zyklusstörungen	Absetzen der Medikamente, Reduktion der Dosis, bei fehlender Interaktionsproblematik Dopaminagonisten
andere Endokrinopathien		
– Hyperthyreose – Hypothyreose – Morbus Cushing – Akromegalie	erkrankungsspezifische Symptome	erkrankungsspezifische Behandlung, ggf. in Kombination mit Dopaminagonisten

TRH: thyrotropin releasing hormone

le) f: syn. Thekomatose; fam. auftretende, mit dem polyzystischen Ovarialsyndrom* eng verwandte Erkr.; Vergrößerung meist beider Ovarien durch umschriebene od. diffuse Hyperplasie von Thekazellen mit Luteinisierung unter starker Verbreiterung des ovariellen Rindenstromas u. Verdrängung der Follikel; **Sympt.:** oft Virilisierung mit Hirsutismus* inf. vermehrter Produktion von Androgenen u. Androstendion in den luteinisierten Thekazellen; gleichzeitig besteht Infertilität*. Vgl. Ovarien, polyzystische.

Hyper|thelie (↑; gr. thele Brustwarze) f: überzählige Brustwarzen; s. Polythelie, Milchleiste.

Hyper|tonie, schwangerschafts|induzierte (↑; gr. tonos Spannung) f: s. Gestationshypertonie.

Hyper|trichose (↑; thrix, thrichos Haar) f: (engl.) hypertrichosis; lokalisiert od. generalisiert auftretende, vermehrte Körperbehaarung durch Übergang von Vellus- in Terminalhaare. Vgl. Hirsutismus.

Hyper|vol|ämie (↑; gr. haima Blut) f: (engl.) hypervolaemia; erhöhtes zirkulierendes Blutvolumen, z. B. bei Hyperhydratation od. physiol. in der SS.

Hyper|zoo|spermie (↑; gr. zoon Lebewesen; sperma Samenflüssigkeit) f: (engl.) hyperspermia; erhöhte Spermiendichte im Ejakulat (>150 Mio./ml); geht häufig mit einer erhöhten Rate von Frühaborten od. Sterilität* einher; **Ther.:** Testosteron. Vgl. Sperma-Untersuchung.

Hypo|fibrino|gen|ämie (gr. hypo unter, unterhalb; lat. fibra Faser; gr. genes hervorbringend; haima Blut) f: (engl.) hypofibrinogenaemia; Verminderung des Fibrinogens im Blut; **Urs.:** **1.** angeb. (autosomal-rezessiv erbl.), sehr selten; **2.** erworben (Synthesestörung durch Leberparenchymschaden, erhöhter Fibrinogenverbrauch durch Verbrauchskoagulopathie* od. gesteigerten Fibrinogenabbau i. R. einer Hyperfibrinolyse*). Vgl. Afibrinogenämie.

Hypo|galaktie (↑; gr. gala, galaktos Milch) f: (engl.) hypogalactia; quant. ungenügende Milchsekretion der Wöchnerin in der Laktationsperiode*, häufig passager nach komplizierter SS od. Geburt (op. Entbindung) auftretend; die funkt. H. (u. a. inf. psych. Faktoren wie Angst od. fehlende Bereitschaft zum Stillen*, auch unsachgemäße Stilltechnik) kann oft durch Motivierung, Erlernen der Stilltechnik u. regelmäßiges Anlegen des Säuglings überwunden werden, evtl. zusätzl. Metoclopramid-Gabe od. Akupunktur.

Hypo|gastrium (↑; gr. gaster, gastros Magen) n: zusammenfassende Bez. für Regio pubica u. Regiones inguinales; Unterbauchgegend.

Hypo|genitalismus (↑; lat. genitalis zur Zeugung gehörig) m: (engl.) hypogenitalism; Unterentwicklung von Genitale u. sek. Geschlechtsmerkmalen*; meist endokrine Störung, z. B. durch Hypogonadismus, Hypophysenvorderlappen*-Insuffizienz od. NNR-Insuffizienz.

Hypo|gonadismus (↑; gr. gone Geschlecht) m: (engl.) hypogonadism; fehlende od. verminderte endokrine Aktivität der Geschlechtsdrüsen (Hoden bzw. Ovarium) mit gestörter Ausbildung bzw. Rückbildung der primären u. ggf. der sek. Geschlechtsmerkmale*; **Formen: 1.** hypergonadotroper (primärer) H. mit kompensator. Erhöhung der zirkulierenden Gonadotropine* inf. angeborener Fehlanlage (Gonadenagenesie* bzw. Gonadendysgenesie*) od. erworben, z. B. bei traumat. Schädigung, Kastration, Ovarektomie, Orchitis, schwerem (beidseitigem) Maldescensus testis, Castillo-Syndrom, Klinefelter-Syndrom; **2.** hypogonadotroper (sekundärer) H. mit Erniedrigung der Gonadotropine im Serum inf. einer dienzephal-hypophysären Störung (Fehlanlage von Neuronen, die GnRH* produzieren, entzündl., tumoröse, vaskuläre od. traumat. Veränderung von Hypothalamus bzw. HVL). Die **klin. Zeichen** variieren nach dem Grad des Hormonmangels. Bei Auftreten eines H. in der Kindheit (präpuberaler H.) resultiert typischerweise Ausbleiben der Pubertät* (sexueller Infantilismus, primäre Amenorrhoe, Eunuchismus). Gleichzeitiger Mangel an Wachstumshormon (STH) kann zu hypophysär bedingtem Minderwuchs führen. Im Erwachsenenalter (postpuberaler H.) können sich primäre u. sek. Geschlechtsmerkmale (evtl. reversibel) zurückbilden, daneben bestehen Fertilitätsstörungen, es kommt zum Nachlassen von Libido u. Potenz sowie zu allg. Zeichen des Sexualhormonmangels (z. B. Sterilität, Zyklusstörungen* der Frau). Der H. ist eine der häufigsten endokrin. Urs. einer Osteoporose. Die von den in der NNR gebildeten androgenen Hormonen vermittelten sek. Geschlechtsmerkmale (Axillarbehaarung, Pubesbehaarung) sind im allg. nicht betroffen. Vgl. Syndrom, adrenogenitales.

Hypo|mastie (↑; gr. mastos Brust) f: (engl.) hypomastia; Unterentwicklung, evtl. auch Fehlen einer Brust bzw. beider Brüste als angeb. Anomalie; bei extrem unterentwickelter Brust spricht man von Mikromastie. Vgl. Poland-Symptomenkomplex.

Hypo|menor|rhoe (↑; gr. men, menos Monat; rhoe Fluß) f: (engl.) hypomenorrhoea; schwache Menstruationsblutung; **Urs.: 1.** organisch, z. B. nach forcierter Kürettage* (s. Adhäsionen, intrauterine), bei chron. Endometritis*; **2.** psychogen bzw. hormonal, z. B. als Initialsymptom einer Ovarialinsuffizienz*, unter der Einnahme von oralen (bes. gestagenbetonten) Kontrazeptiva, bei Störungen des Körpergewichts (Anorexia* nervosa, Fettsucht*); **Ther.:** Östrogene bzw. Beseitigung org. Urs. (z. B. intrauterine Adhäsiolyse). Vgl. Zyklusstörungen.

Hypo|mochlion (↑; gr. mochlion Hebel) n: Dreh-(Unterstützungs-)Punkt eines Hebels; med. v. a. in der Gelenklehre, aber auch i. S. von gebh. Stemmpunkt: diejenige Stelle des Kindskörpers, die sich bei der Austrittsbewegung während der Geburt* gegen den Schambogen anstemmt.

Hypo|para|thyreoid-Biermer-Gonaden|dys|genesie-Syn|drom (↑; gr. para neben, abweichend, teilweise; thyreos Schild) n: (engl.) hypoparathyroid-pernicious anaemia-gonadal dysgenesis syndrome; auch H.-B.-G.-Syndrom; besondere Verlaufsform des polyglandulären Autoimmunsyndroms (Typ I) bei jungen Mädchen; **Sympt.:** Hypoparathyreoidismus, primärer Hypogonadismus, perniziöse Anämie.

Hypo|physe (↑; gr. phyomai entstehen, wachsen) f: (engl.) hypophysis, pituitary (gland); in der Sella turcica der knöchernen Schädelbasis lokalisiertes, aus versch. Anteilen zusammengesetztes, kirschgroßes endokrines Organ; ist über den Hypophysenstiel (Infundibulum) direkt mit dem Hypothalamus verbunden u. stellt mit diesem eine morphol. u. funkt. Einheit dar; **Histol.:** s. Abb.; **Teile** der H.: **1. Hypophysenvorderlappen** (Abk. HVL): sog. Adenohypophyse; endokrine Drüse, entwickelt sich aus dem ektodermalen Epithel des Mundhöhlendachs u. ist mit dem Zwischenhirn über ein spez. Gefäßsystem (Pfortadergefäße der Hypophyse) verbunden; bisher wurden sechs im HVL gebildete Proteohormone nachgewiesen: Gonadotropine* (FSH* u. LH*), thyreotropes Hormon (TSH), adrenocorticotropes Hormon (ACTH) sowie das Wachstumshormon STH u. Prolaktin*; mit Ausnahme der beiden letzten direkt wirksamen Hormone handelt es sich um glandotro-

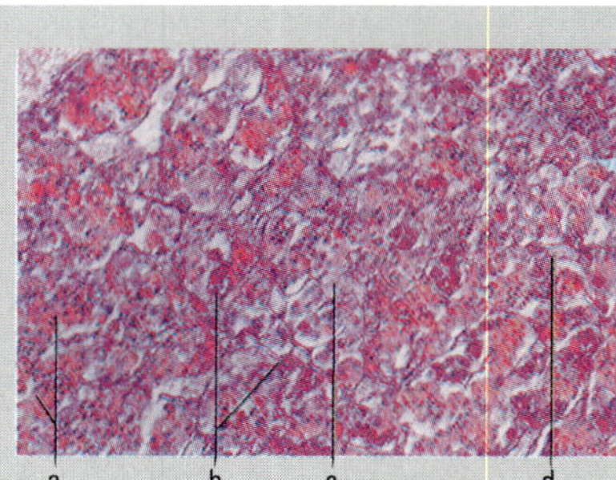

Hypophyse:
histologischer Schnitt durch die Pars distalis des HVL (Trichrom-PAS-Färbung); a: azidophile Zellen (orange); b: basophile Zellen (rot bis purpur); c: chromophobe Zellen (blaßblau); d: sinusoidale Kapillaren

pe Hormone, die die Funktion anderer (untergeordneter) endokriner Organe regulieren. Die Regulation der Hormonsekretion erfolgt durch die Releasing*-Hormone. Bei den epithelialen Zellen des HVL lassen sich drei Arten differenzieren; zwei Formen von azidophilen Zellen (STH- bzw. Prolaktinproduktion), betabasophile (TSH-Produktion), deltabasophile Zellen (Gonadotropinproduktion) u. chromophobe Zellen. ACTH wird wahrsch. in den basophilen Zellen produziert. **2. Hypophysenzwischenlappen** (Abk. HZL): beim Menschen nur rudimentär angelegt; Bildungsort des Melanozyten-stimulierenden Hormons (MSH); **3. Hypophysenhinterlappen** (Abk. HHL): sog. Neurohypophyse; entwicklungsgeschichtlich Ausstülpung des Zwischenhirnbodens, besteht aus marklosen Nervenfasern, einem Kapillarnetz u. einer spez. Gliaform (Pituizyten); steht über Nervenfasern mit den Nuclei supraoptici u. Nuclei paraventriculares u. dem Hypothalamus in Verbindung. Die beiden im Hypothalamus gebildeten Hormone Oxytocin* u. Vasopressin werden im HHL, gebunden an Polypeptide, gespeichert u. durch Exozytose freigesetzt. Vgl. Hypothalamus-Hypophysen-System.

Hypo|physen|vorder|lappen|in|suf|fizienz (↑; ↑; lat. in Un-; sufficiens hinreichend, genügend) f: (engl.) hypopituitarism; Kurzbez. HVL-Insuffizienz; syn. Hypopituitarismus, Simmonds-Krankheit; partieller od. kompletter Ausfall der endokrinen Funktionen des HVL inf. Zerstörung od. Verdrängung von HVL-Gewebe od. dessen Abtrennung von hypothalam. Zentren; **Urs.:** degen. (v. a. Nekrosen, u. a. postpartal beim Sheehan-Syndrom), autoimmune od. granulomatöse Prozesse (z. B. Sarkoidose), Entz., Traumen, intra- (v. a. Hypophysenadenome) u. paraselläre Tumoren, Hämochromatose, nach neurochir. Eingriffen u. Strahlentherapie; **Klin.:** häufig schleichende Abnahme der somato-, gonado-, thyreo- u. adrenokortikotropen HVL-Funktionen u. a. mit Adynamie, Oligo- u. Amenorrhoe bzw. Libido- u. Potenzstörungen, blasser atroph. Haut, Pigmentschwund u. Reduktion der sek. Körperbehaarung; mit dem Leben vereinbar, wenn eine minimale Schilddrüsenhormon- u. basale Kortikosteroidsekretion erhalten bleiben. Im präpubertären Alter kommt es bei ausreichender STH-Sekretion zu eunuchoidalem Hochwuchs, bei STH-Mangel zu Minderwuchs. Eine akute H.-I. (selten) führt zum hypophysären Koma mit Hypothermie, Bradykardie u. Hypoventilation. **Ther.:** Substitution mit Cortisol, Testosteron bzw. Östrogenen u. Schilddrüsenhormonen unter Kontrolle der Hormonkonzentrationen im Blut.

Hypo|pituitarismus (↑; lat. pituita wäßriger Schleim) m: syn. Hypophysenvorderlappen*-Insuffizienz.

Hypo|spadie (↑; gr. spadon Spalte) f: (engl.) hypospadia; syn. Fissura urethrae inferior; untere Harnröhrenspalte; Hemmungsfehlbildung der Harnröhre, die eine nach unten offene Rinne bildet u. proximal ihrer orthotopen Stelle mündet; nach Lok. der Urethramündung werden beim männl. Geschlecht die glanduläre, penile, skrotale u. perineale H. unterschieden; bei gleichzeitigem Maldescensus* testis ist wegen einer mögl. Verwechslung mit Pseudohermaphroditismus femininus eine Geschlechtsbestimmung erforderlich; als H. des weibl. Geschlechts wird die Mündung der Blase in den Scheideneingang bei fehlender Harnröhre bez.; **Ther.:** op. Rekonstruktion zw. dem 3. u. 5. Lebensjahr. Vgl. Epispadie.

Hypo|thalamus (↑; gr. thalamos Kammer) m: Abk. HT; unterh. des Thalamus gelegene zentralnervöse Region, Teil des Zwischenhirns; zum HT gehören Chiasma opticum, Tractus opticus, Tuber cinereum, Lamina terminalis, die Hypophyse* u. das paarige Corpus mamillare; im HT finden sich dem vegetativen Nervensystem übergeordnete Zentren, welche die wichtigsten Regulationsvorgänge des Organismus wie Wärmeregulation, Wach- u. Schlafrhythmus, Blutdruck- u. Atmungsregulation, Nahrungsaufnahme (Hunger- u. Sättigungszentrum), Fettstoffwechsel, Wasserhaushalt, Sexualfunktion u. Schweißsekretion koordinieren. Die wichtigsten Kerngebiete des HT sind die Nuclei paraventriculares, Nuclei supraoptici u. Nuclei tuberales. Im HT werden versch. endokrin wirksame Substanzen, die sog. Hypothalamushormone*, gebildet.

Hypo|thalamus|hormone (↑; ↑) n pl: (engl.) hypothalamic hormones; die im Hypothalamus gebildeten Neuropeptide Vasopressin u. Oxytocin*, die über den Tractus supraopticohypophysalis auf neuralem Wege direkt zum HHL transportiert werden, sowie die Inhibiting- u. Releasing*-Hormone, die über eine neurovaskuläre Kette die Freisetzung der HVL-Hormone beeinflussen.

Hypo|thalamus-Hypo|physen-System (↑; ↑) n: (engl.) hypothalamic-hypophyseal axis; (neurophysiol.) zentrales Steuer- u. Regelsystem des Organismus; stellt die Verbindung zw. dem ZNS u. dem Endokrinium (Hormonsystem) dar (s. Abb.). Vgl. Hypothalamus, Hypophyse, Releasing-Hormone.

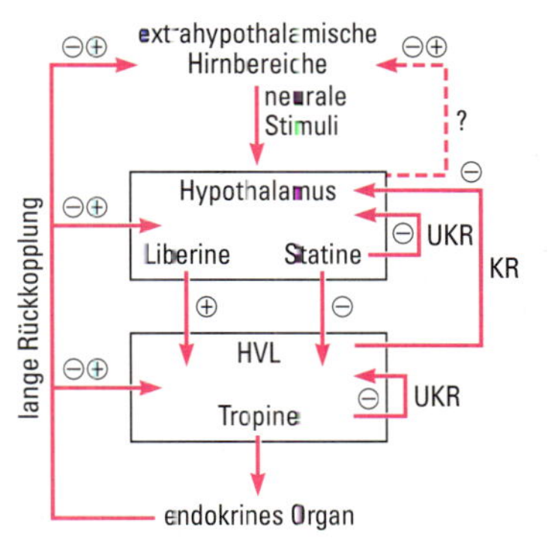

Hypothalamus-Hypophysen-System: Schema der Regulationsvorgänge; UKR: ultrakurze Rückkopplung; KR: kurze Rückkopplung

Hypo|thermie (↑; gr. thermos Wärme) f: (engl.) hypothermia; Unterkühlung, Absinken od. Senkung der Körpertemperatur, z. B. inf. Hypothyreose*, Kachexie od. durch Kälteexposition; in der Päd. sind v. a. Neugeborene u. spez. Frühgeborene inf. unreifer Wärmeregulation durch eine postnatal auftretende Unterkühlung gefährdet u. müssen vor einer H. unter 34 °C geschützt werden, z. B. mittels Inkubator*.

Hypo|thyreose (↑; gr. thyreos Schild) f: (engl.) hypothyroidism; Unterfunktion der Schilddrüse u. unzureichende Versorgung der Körperzellen mit Schilddrüsenhormonen; **Formen** nach Empfehlung der „Sektion Schilddrüse der Deutschen Gesellschaft für Endokrinologie“: **1.** angeb. Neugeborenenhypothyreose (irreversibel): **a)** bei Schilddrüsenaplasie (Athyreose); **b)** bei Schilddrüsenhypo-bzw. -dysplasie (orthotop, d. h. bei normaler Lok. od. ektop, z. B. als Zungengrundstruma); **c)** bei Iodfehlverwertung (Hormonsynthesestörungen, bisher sechs Typen bekannt); **d)** bei peripherer Schilddrüsenhormonresistenz (sog. Endorganresistenz); **e)** bei Mangel an TSH; **2.** intrauterin erworbene Neugeborenenhypothyreose (teilreversibel bzw. reversibel), z. B. inf. Iodmangels bzw. erhöhter Iodaufnahme der Mutter, Einfluß strumigener Substanzen od. immunogen bedingt; **3.** postnatal erworbene (thyrogene) H. (mit od. ohne Struma): **a)** entzündl. bedingt (z. B. Struma lymphomatosa Hashimoto); **b)** postop.; **c)** nach Strahlentherapie (z. B. Radioiodtherapie, externe perkutane Bestrahlung); **d)** durch strumigene Substanzen (best. Medikamente, auch massive Zufuhr von Iod); **e)** bei extremem Iodmangel; **f)** H. anderer Art (z. B. inf. Schilddrüsentumoren, durch hormonbindende Antikörper u. a.); **4.** postnatal erworbene, sekundäre H.: hypophysär bzw. hypothalam. bedingt, oft mit Störungen anderer endokriner Drüsen kombiniert; **5.** H. inf. peripherer Hormonresistenz (Spätmanifestation); **Sympt.: 1. bei Neugeborenen** respirator. Insuffizienz, Zyanose, Icterus praecox umbilicalis, Kretinismus*, muskuläre Hypotonie u. psychomotor. Behinderung, häufig weite Fontanelle. Bei den angeb. Formen treten die ersten Sympt. nicht sofort nach der Geburt auf, da das mütterl. Schilddrüsenhormon das Kind noch ca. 4–12 Wo. versorgt (dabei treten bei der Athyreose die klin. Erscheinungen rascher u. schwerer auf als bei der H.). Den Müttern fällt allerdings oft schon frühzeitig Trinkfaulheit bei guter Gewichtszunahme u. Neigung zu Obstipation auf. Durch Einführung eines H.-Screenings (radioimmun. TSH-Filterpapierbestimmung am 5. Tag postpartal im Fersenblut) wird die Neugeborenenhypothyreose heute meist frühzeitig entdeckt. **2. bei Kindern** v. a. Störungen des Wachstums u. der körperl. Entw.; die enchondrale u. periostale Ossifikation ist verzögert; Epiphysenfugen bleiben lange offen, Knochenkerne treten verspätet auf, die Dentition setzt verzögert ein. Es resultiert ein Minderwuchs mit gedrungenem Körperbau u. kurzen Extremitäten. Da die Kalkeinlagerung in das Osteoid nicht gestört ist, zeigen sich im Röntgenbild kalkreiche Flecken u. Linien (sog. Abschlußplatte an den Epiphysen). Die Kinder sind apath., das Sprechvermögen setzt verspätet od. nicht ein u. bleibt dürftig, die Intelligenz ist herabgesetzt. Oft verzögerte Pubertät; röntg. evtl. (reaktive) Vergrößerung der Sella turcica inf. Hypertrophie des HVL; **3. im Erwachsenenalter** Vollbild aus Apathie u. a. psych. Störungen (z. B. org. Psychose), Myxödem mit aufgedunsenem Gesicht u. schlitzförmig verschmälerten Augen inf. periorbitalem Ödem, verdickten Lippen, Makroglossie u. trockener, rauher u. verdickter Haut (inf. Carotineinlagerung oft gelbl. gefärbt). Das Haar ist meist glanzlos u. struppig, die Stimme heiser u. dabei auffällig rauh u. tief; allg. Schwäche, leichte Ermüdbarkeit, Gewichtszunahme, oft extreme Obstipation, Hypothermie mit kühler Haut u. Kälteintoleranz, Hypotension, Bradykardie, u. U. Herzdilatation, Perikarderguß, Parästhesien, Muskelkrämpfe, Schwerhörigkeit sowie auffällige Verlangsamung der Muskeleigenreflexe. Labordiagn. finden sich u. a. ein erniedrigter Blutzuckerspiegel, niedrige alkal. Serumphosphatase, Hypercholesterinämie u. Anämie inf. Resorptionsstörungen von Eisen bzw. Cobalamin als Ausdruck des verlangsamten Stoffwechsels; **Diagn.:** funkt. Schilddrüsendiagnostik: erniedrigte Thyroxin-Konzentration (TT_4 bzw. FT_4) u. erhöhte TSH-Konzentration im Blut; Triiodthyronin (T_3) kann normal od. erniedrigt sein. Differenzierung zw. primärer u. sek. H. mittels TRH-Test; ggf. Nachw. erhöhter Titer von Schilddrüsenantikörpern; **Ther.** (alle Formen): Substitution mit Schilddrüsenhormonpräparaten, darunter meist gute Rückbildung reversibler Symptome.

Hypo|trophie, fetale (↑; gr. trophe Nahrung) f: s. Mangelentwicklung, intrauterine.

Hyp|oxie, kindliche (↑; gr. oxys sauer) f: Verminderung des pO_2 im kindl. art. Blut; **Formen: 1.** intrauterine Hypoxie: s. Fetal distress; **2.** intrapartale Hypoxie: s. Azidose, intrauterine; **3.** neonatale Hypoxie: s. Depressionszustand des Neugeborenen. Vgl. Oxytocinbelastungstest.

Hyster|ek|tomie (gr. hystera Gebärmutter; ekaus, heraus; tome Schnitt) f: (engl.) hysterectomy; Entf. der Gebärmutter; **Formen: 1.** H. mit Eröffnung der Bauchhöhle (Hysterectomia abdominalis), Kompl.: Ureterverletzung*; **2.** H. mit op. Zugang über die Vagina (Hysterectomia vaginalis); **3.** H. i. R. einer Pelviskopie* (pelviskopische H.); bei der **subtotalen Hysterektomie** bzw. suprazervikalen Amputation wird der Uteruskörper in Höhe des inneren Muttermundes oberh. der Cervix uteri abgesetzt; früher häufig angewendet, heute wegen des Risikos der Entw. (prä)maligner Veränderungen im zurückgelassenen Zervixstumpf weitgehend verlassen.

Hystero|pexie (↑; gr. pexis Befestigung) f: heute nicht mehr gebräuchl. Op. zur Fixierung der Gebärmutter an der vorderen Bauchwand od. an Nachbarorgane. Vgl. Vesikofixation.

Hystero|salpingo|graphie (↑; gr. salpinx Trompete; graphein schreiben) f: (engl.) hysterosalpingography; Abk. HSG; röntg. Darstellung des Zervikalkanals, des Uteruskavums u. der Tuben mit wasserlösl. Röntgenkontrastmittel; hat durch die Entw. endoskop. Verf. an Bedeutung verloren; **Ind.:** Prüfung der Tubendurchgängigkeit, Nachw. einer Uterusfehlbildung*; **Kontraind.:** SS, entzündl. Prozesse im kl. Becken u. im Vaginalbereich. Vgl. Pertubation.

Hystero|skopie (↑; skopein betrachten, untersuchen) f: (engl.) hysteroscopy; diagn. u. op. Meth. zur Inspektion der Gebärmutterhöhle mittels eines Hysteroskops (s. Abb.); **Ind.:** s. Tab. 1; **Meth.:** CO_2-H. u. Flüssigkeitshysteroskopie (s. Tab. 2); i. R. hysteroskop. Operationen können durch das Hysteroskop auch Instrumente eingebracht werden (z. B. zur Resektion submuköser Myome, Dissektion von Septen bzw. Adhäsionen od. zur Endometriumablation* bzw. Endometriumresektion).

Hysteroskopie Tab. 1
Indikationen zur diagnostischen Hysteroskopie

Blutungsstörungen
Diagnostik, Staging und Therapiekontrolle von Endometriumkarzinomen
sonographisch suspekte Endometriumbefunde
Sterilität/Infertilität
Kontrolle nach intrauterinen Eingriffen (Abortkürettagen, Kürettagen p. p. oder im Wochenbett) bei Patientinnen mit Kinderwunsch
Kontrolle nach medikamentöser Prophylaxe oder Therapie einer Endometriumhyperplasie
verlorenes Intrauterinpessar

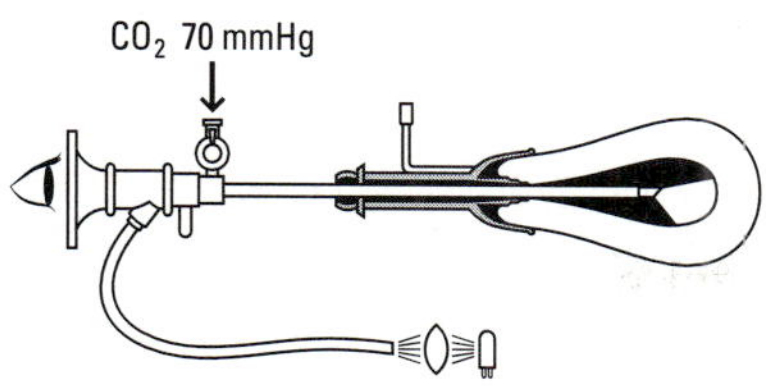

Hysteroskopie:
Hysteroskop

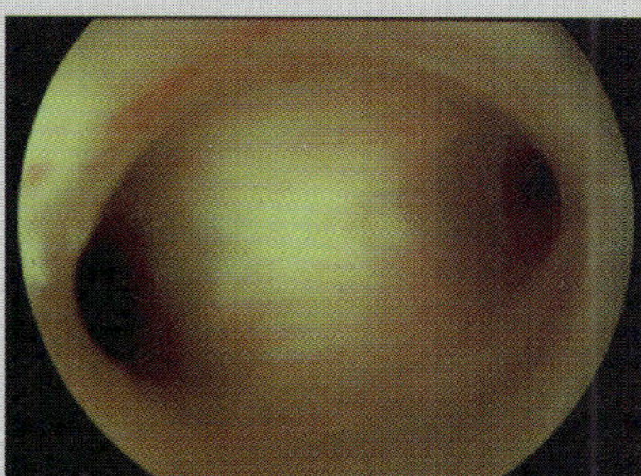

Hysteroskopie:
Inspektion eines unauffälligen Cavum uteri

Hysteroskopie Tab. 2
Vergleich zwischen CO_2-Hysteroskopie und Flüssigkeitshysteroskopie

	CO_2-Hysteroskopie	Flüssigkeitshysteroskopie
Übersichtsbild	sehr klar	klar
apparativer Aufwand	größer	gering
Handhabung	einige Übung erforderlich	einfach
Risiko der Dissemination (Infektion, Tumorzellen)	sehr gering	etwas größer
Diagnostik von Blutungsstörungen	eingeschränkt (bei aktueller Blutung)	sehr gut
Sterilitätsdiagnostik	sehr gut	gut

Hystero|tomie (↑; gr. tome Schnitt) f: (engl.) hysterotomy; auch Uterotomie; Eröffnung der Gebärmutter durch Schnitt, z. B. bei Schnittentbindung*, Myomenukleation*.

Hystero|zele (↑; gr. kele Bruch) f: (engl.) hysterocele; Form der Hernia ventralis mit dem Uterus als Bruchinhalt.

HZL: Abk. für Hypophysenzwischenlappen; s. Hypophyse.

Ichthyosis con|genita (gr. ichthys Fisch) f: Bez. für eine Gruppe seltener, bereits bei Geburt vorhandener od. in den ersten Lebensmonaten auftretender Verhornungsstörungen der gesamten Haut mit meist autosomal-dominantem Erbgang; **Formen: 1.** nichtbullöse I. c. (lamelläre I. c.) mit od. ohne Erythrodermie bei der Geburt; **a)** milde Form (sog. Collodium-Baby) mit pergamentartiger, zusammenhängender Hornschicht u. Rhagadenbildung; im späteren Alter meist groblamelläre Schuppung; **b)** schwerste Form (sog. Harlekin-Fetus) mit universeller schuppenpanzerartiger Bedeckung der Haut, Ektropium der Lider, fischmaulartig aufgeworfenen Lippen; frühzeitige Behandlung mit Retinoiden oft lebensrettend; **2.** bullöse I. c.: selten; Hyperkeratose u. Spaltbildung in der oberen Epidermis; **3.** mit anderen angeb. Syndromen assoziierte, z. T. bullöse Ichthyosen; **Ther.:** lokal milchsäure- od. harnstoffhaltige Salben, system. Retinoide.

Ichthyosis uteri (↑) f: flächenhafte Austapezierung des Uteruskavums mit metaplast. Plattenepithel (s. Abb.), ausgehend vom endometrialen Oberflächenepithel; **Histol.:** meist gutartig; oft als Begleiterscheinung einer chron. Endometritis* od. durch mechan. Reiz entstanden; **cave:** u. U. auch obere Schicht eines verhornenden Plattenepithelkarzinoms od. mukoepidermoiden Adenokarzinoms des Endometriums (s. Korpuskarzinom).

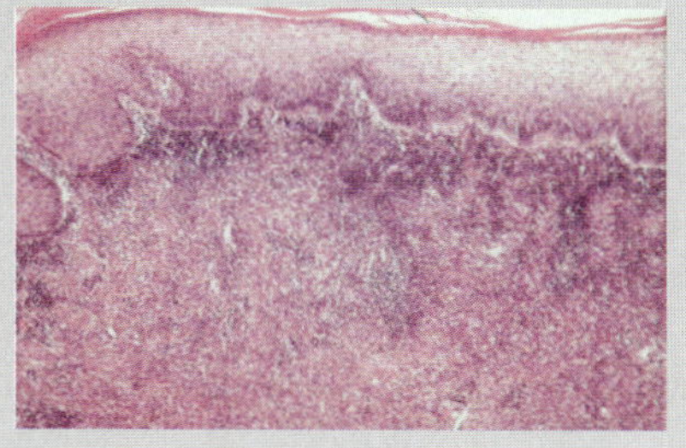

Ichthyosis uteri:
histologischer Schnitt

ICSH: Abk. für (engl.) **i**nterstitial **c**ell **s**timulating **h**ormone; dem LH* entspr. Gonadotropin beim Mann.

ICSI: Abk. für (engl.) **i**ntra**c**ytoplasmatic **s**permia **i**njection; intrazytoplasmat. Spermieninjektion; Meth. der In*-vitro-Fertilisation, bei der ein aus Ejakulat od. op. aus dem Nebenhoden gewonnenes Spermatozoon mit einer Mikropipette direkt in das Zytoplasma der Eizelle injiziert wird (s. Abb.); **Ind.:** schwere Oligozoospermie, Samenwegverschluß; **Progn.:** Schwangerschaftsrate ca. 25 %.

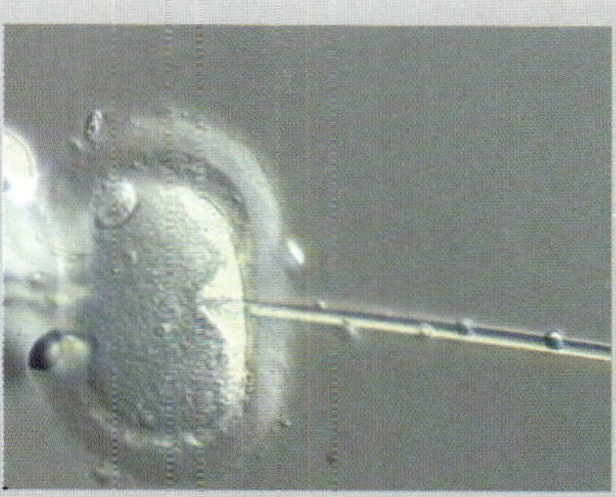

ICSI:
lichtmikroskopische Aufnahme; Injektionspipette rechts u. Haltepipette links

Icterus gravidarum (gr. ikteros Gelbsucht) m: syn. Hepatopathia gravidarum, Schwangerschaftsgelbsucht; **Formen: 1.** Icterus in graviditate: meist inf. einer während der SS auftretenden akuten Hepatitis; bei Hepatitis B u. U. Inf. des Kindes unter der Geburt (postnatal passiv-aktive Schutzimpfung erforderl.); bei Hepatitis E in der SS ungünstige Progn. mit fulminanten Verläufen bei ca. 20 % der Pat.; **2.** Icterus e graviditate: meist im letzten Trimenon auftretende, mit mildem Ikterus u. ausgeprägtem Pruritus einhergehende intrahepat. Cholestase, bedingt durch verminderte Gallensäuresekretion, die wahrsch. auf einer (erbl.?) Störung des Östrogenstoffwechsels beruht u. auch bei Einnahme hormonaler Kontrazeptiva beobachtet wurde; **Folgen:** erhöhte Frühgeborenenrate.

Icterus gravis (↑) m: s. Hyperbilirubinämie des Neugeborenen.

Icterus neo|natorum (↑) m: Neugeborenengelbsucht; **Urs.:** physiol. Konjugationsikterus inf. transitor. Unreife der Transport- (u. a. Ligandin) u. Koppelungssysteme (UDP-Glukuronyltransferase) in der Leber. Beim Neugeborenen kommt es zu einer beträchtl. enteralen Rückresorption von unkonjugiertem Bilirubin*; die Serumbilirubinkonzentration steigt p. p. an, erreicht bei Reifgeborenen als Maximum ca. 100 µmol/l (6 mg/dl) am 3.–5. Lebenstag u. fällt dann innerh. von 2–3 Wo. zur Norm ab (s. Abb. S. 126); v. a. bei Frühgeborenen treten höhere Serumbilirubinkonzentrationen auf, u. der Ikterus bleibt länger bestehen (s. Hyperbilirubinämie des Neugeborenen). Die Bilirubinkonzentration bei gestillten Kindern liegt insgesamt höher als bei anderweitig ernährten, wahrsch. inf. der hohen Taurinkonzentration der Muttermilch, die zu einer erhöhten Synthese von Taurocholsäure führt, die wiederum die Bilirubinrückresorption aus dem Darm begünstigt (s.

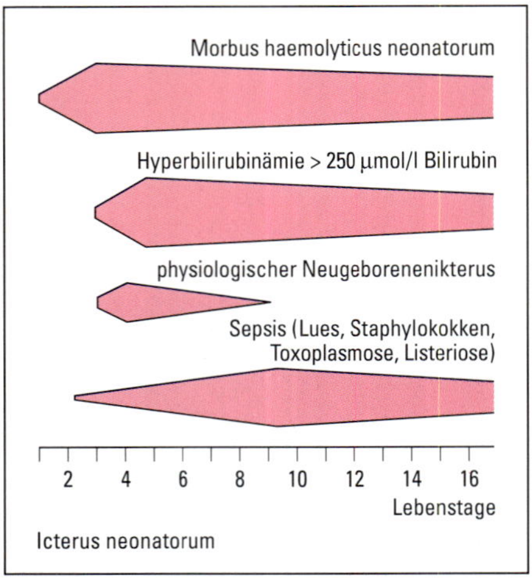

Muttermilchikterus). Früher häufig verwendete Begriffe wie Icterus praecox (Hautikterus schon am 1. od. 2. Tag), Icterus tardus od. Icterus prolongatus (Dauer länger als 2 Wo.) werden heute nur selten benutzt. Vgl. Lucey-Driscoll-Syndrom.

Idio|plasma (gr. idios eigen, zu einer Art gehörig; plasma Gebilde) n: (engl.) germ plasma; Erbplasma, Erbsubstanz, sog. Keimplasma; wird kontinuierl. von einer Generation auf die nächste übertragen u. beinhaltet die Erbanlagen, ohne direkt Stoffwechselprozesse zu beeinflussen. Vgl. Genotypus.

I. E.: auch IE; Abk. für **1.** **I**mmunitäts**e**inheit; **2.** **I**nternationale **E**inheit; z. B. diejenige Menge eines Antibiotikums, die in 1 ml Nährmedium das Wachstum des Testkeims gerade noch zu hemmen vermag (s. Antibiogramm); **3.** **I**nsulin**e**inheit.

I-Ebene: Kurzbez. für **I**nterspinalebene; s. Beckenebenen.

IFFS: Abk. für (engl.) **I**nternational **F**ederation of **F**ertility **S**ocieties (Internationaler Verband der Fertilitätsvereinigungen).

IFN: Abk. für **I**nter**f**ero**n**; s. Interferone.

Ig: Abk. für **I**mmun**g**lobuline*.

IgA: Abk. für **I**mmun**g**lobuline der Klasse **A**; Vork. als Serum-IgA (Subklassen IgA$_1$ u. IgA$_2$), die zus. ca. 15 – 20 % aller Immunglobuline* im Serum ausmachen, u. Sekret-IgA (wird nach lokaler antigener Stimulation v. a. in lymphat. Geweben des Verdauungs- u. Respirationstrakts gebildet); **Bedeutung:** vorherrschende Antikörper* in seromukösen Sekreten (Speichel, Tränenflüssigkeit, Nasen- u. Tracheobronchialsekret, intestinale u. urogenitale Sekrete, Kolostrum* u. a.) bei der immun. Abwehr an Schleimhautoberflächen. IgA passiert nicht die Plazenta. Die Synthese beginnt nach der Geburt u. erreicht erst mit dem 16. Lj. ihr Maximum; Säuglinge werden über die Muttermilch* mit IgA versorgt u. so vor gastrointestinalen Inf. geschützt.

IgG: Abk. für **I**mmun**g**lobuline der Klasse **G** (G für Gammaglobuline); stellen ca. 75 % aller Immunglobuline* im Serum u. ca. 15 % aller Serumproteine dar; Einteilung in vier Subklassen (IgG$_{1-4}$) mögl.; **Bedeutung:** Antikörper* insbes. der sek. Immunantwort*, u. a. wichtig bei der immun. Abwehr mikrobieller Inf. (z. B. durch Opsonisierung, Zytolyse). IgG können als einzige Ig-Klasse die Plazenta passieren u. sind daher von bes. Bedeutung für den postnatalen Infektionsschutz während der ersten Lebensmonate (aber auch in der Path. des Morbus* haemolyticus neonatorum); gehäufte Inf. bei Kindern beruhen oft auf einem IgG-Subklassenmangel (meist IgG$_2$).

IgM: Abk. für **I**mmun**g**lobuline der Klasse **M** (M für Makroglobuline); ca. 10 % aller Immunglobuline* im Serum; **Bedeutung:** Antikörper* insbes. der primären Immunantwort* bei Kontakt mit (partikulären) Antigenen komplexer Struktur (z. B. Bakt.); ihr Auftreten im Serum Neugeborener deutet auf eine Prä- od. Perinatalinfektion hin, da mütterl. IgM die Plazenta nicht passieren können. Zur IgM-Klasse gehören auch die natürl. Antikörper, z. B. Blutgruppenantikörper*.

IgM-FTA-ABS-Test: Kurzbez. für **I**mmun**g**lobulin-**M**-**F**luoreszenz-**T**reponema-**A**ntikörper-**Ab**sorptions-Test; s. Syphilis.

IgM-Latex|test m: (engl.) IgM latex test; Schnelltest zur Bestimmung von IgM im Nabelschnur- bzw. Neugeborenenserum bei Verdacht auf Pränatalinfektion*; bis zum 5. Lebenstag werden vom Neugeborenen fast ausschl. IgM-Antikörper gebildet, mütterl. IgM-Antikörper können die Plazentaschranke nicht passieren; **Prinzip:** Anti-IgM-beladene Latexpartikel werden mit einem Tropfen Serum vermischt; bei IgM-Werten >0,3 g/l (Referenzbereich bis 0,2 g/l) tritt nach 2 – 3 Min. eine Agglutination auf; mittels immun. Verf. (z. B. Radio-Immunassay, Immunfluoreszenztest) kann zusätzl. die Spezifität des IgM bestimmt werden.

Ileus|einleitung (gr. eilein zusammendrängen, einschließen): (engl.) rapid induction; s. Aspirationsprophylaxe.

i. m.: Abk. für **i**ntra**m**uskulär.

Imlach-Fett|pfropf (Francis I., Chir., Edinburgh, 1819 – 1891): (engl.) Imlach's fat plug; Fettgewebe des Leistenkanals* der Frau.

Im|maturität (lat. immaturus unreif) f: (engl.) immaturity; unreife, unvollständige Entw., z. B. ein Fetus zw. der 21. u. 28. SSW (bei Frühgeburt* je nach Reifegrad u. neonatolog. Versorgung lebensfähig).

Im|missio penis (lat. imittere, immissus hineinschicken) f: (engl.) penal penetration; Einführen des Penis in die Vagina (Koitus*).

Im|mun|abwehr (lat. immunis frei, verschont): (engl.) immune defense; Fähigkeit des Organismus zur spezif. Abwehr von Antigenen durch das Immunsystem mit Hilfe spezif. Antikörper* (humorale I.) bzw. zytotox. T-Lymphozyten (zellvermittelte I.).

Im|mun|antwort (↑): (engl.) immune reaction; Bez. für die nach Kontakt mit einem Antigen* erfolgende immun. Reaktion des Organismus; dabei kann es sich um die Bildung von spezif. Antikörpern* (humorale Immunität) bzw. mit dem Antigen spezif. reagierenden T-Lymphozyten (zellvermittelte Immunität) od. um die Ausbildung einer Immuntoleranz gegen dieses Antigen handeln. Als **primäre I.** wird die Reaktion auf den erstmaligen, als **sekundäre I.** die auf einen erneuten Antigenkontakt erfolgende, i. d. R. stärkere (rascher einsetzende u. länger anhaltende) Reaktion des Immunsystems bezeichnet (s. Abb.). Vgl. IgG, IgM.

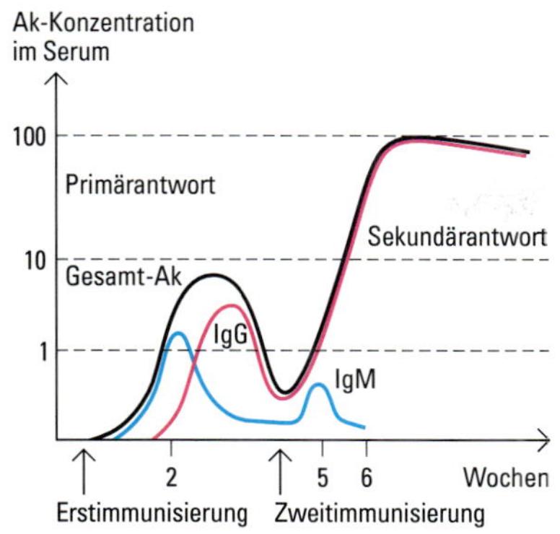

Immunantwort:
Antikörperkurve nach Antigenkontakt (Immunisierung)

Im|mun|defekt|syn|drom, erworbenes (↑) n: s. AIDS.

Im|mun|globuline (↑; lat. globulus Kugel, Klumpen) n pl: (engl.) immunoglobulins; Abk. Ig; Glykoproteine mit gemeinsamer Grundstruktur, die nach Kontakt des Organismus mit einem Antigen von B-Lymphozyten bzw. Plasmazellen gebildet werden u. u. a. als Antikörper* in Serum, Gewebeflüssigkeiten u. Körpersekreten für die humorale Immunität wichtig sind (Ausnahme: Paraproteine, z. B. bei Plasmozytom); Ig kommen ferner als Antigenrezeptoren auf der Zellmembran von B-Lymphozyten vor; **Einteilung:** erfolgt nach physikochem. u. biol. (physiol. u. antigenen) Eigenschaften der schweren Ketten in fünf Immunglobulinklassen (s. Tab.).

Im|mun|histologie (↑; gr. histion, histos Gewebe) f: (engl.) immunohistology; histol. Darstellung immun. reaktiver Strukturen auf od. in Zellen bzw. Geweben nach Anw. immunchem. Verf., die z. B. durch Bindung von Antikörper-Farbkomplexen zu einer Anfärbbarkeit der entspr. antigentragenden Strukturen (z. B. Tumorantigene*) im histol. Präparat führen.

Im|mun|szinti|graphie (↑; lat. scintillare funkeln, glimmen; gr. graphein darstellen) f: (engl.) immunoscintigraphy; spezielles Verf. der Szintigraphie, das radioaktiv markierte monoklonale Antikörper zur In-situ-Lokalisation von Tumoren durch Bindung an entspr. Tumorantigene* einsetzt.

Impetigo herpeti|formis (lat. impetigo Hautausschlag) f: sehr seltene u. schwer verlaufende Variante der Psoriasis pustulosa Typ Zumbusch bei Nebenschilddrüseninsuffizienz; **Sympt.:** Hypokalzämie, Fieber, Erbrechen, Durchfälle, ton.-klon. Krämpfe, schubweise auftretende, rasch zu Krusten eintrocknende Pusteln auf gerötetem Grund bes. in der Leistengegend u. submammär; **Vork.:** meist bei Frauen insbes. in der SS (v. a. zweite Schwangerschaftshälfte), bei erneuter SS oft Rezidiv; **Ther.:** Glukokortikoide, Flüssigkeits- u. Elektrolytersatz; evtl. Geburtseinleitung*.

Impf|meta|stase (gr. metastasis Veränderung) f: (engl.) inoculation metastasis; s. Metastase.

Im|plantation (lat. plantatus gepflanzt) f: **1.** syn. Nidation*; **2.** Einbringen od. Einpflanzung von körperfremden Materialien in den Organismus.

Immunglobuline
Einteilung

	Immunglobulinklassen des Menschen (ohne Untergruppen)				
	IgG	IgM	IgA	IgD	IgE
schwere Ketten	γ	μ	α	δ	ε
Molekulargewicht	150000	970000	160000 u. 385000	175000	190000
Sedimentationskoeffizient	7S	19 S	7 S, 11 S	7 S	8 S
elektrophoretische Fraktion	$\gamma_2 - \gamma_1$	γ_1	$\gamma_1 - \beta$	γ_1	γ_1
Vorkommen	Serum, Muttermilch	Serum	Serum, Sekrete	Serum[1]	Serum[2]
Konz. im Normalserum in g/l	8,0 – 18,0	0,6 – 2,8	0,9 – 4,5	0,04	0,0003
diaplazentare Übertragung	+	–	–	–	–
Komplementfixation	+	+	–	–	–
funktionelle Bedeutung	(protektive) Antikörper der sekundären Immunantwort	Antikörper der primären Immunantwort	immun. Schleimhautbarriere	antigeninduzierte Differenzierung von B-Lymphozyten	Sofortallergie, immun. Abwehr von Parasiten

[1] membranständig auf B-Lymphozyten; [2] membranständig auf Basophilen und Mastzellen

Im|plantations|meta|stase (↑; gr. metastasis Veränderung) **f:** s. Metastase; Krukenberg-Tumor.

Im|plantations|phase (↑) f: (engl.) implantation stage; erste Ausbreitung des Trophoblasten* bis zur Formierung der Zotten* i. R. der Plazentaentwicklung.

Im|plantations|schäden (↑): (engl.) defective implantation; fehlerhafte Einnistung der befruchteten Eizelle in das Endometrium; **Formen: 1.** falscher Implantationsort (Placenta* praevia); **2.** Störungen der Implantationstiefe (Placenta* accreta, Placenta* increta, Placenta* percreta), häufig bedingt durch Schädigung der Uterusschleimhaut (u. a. durch Kürettage*, Schwangerschaftsabbruch*, Schnittentbindung*, Puerperalfieber*); **3.** Asymmetrie der Trophoblastausbreitung (pathol. Nabelschnuransatz; s. Insertio); **4.** Rückbildungsstörung des Chorion laeve (Placenta* extrachorialis, Placenta* membranacea). Vgl. Plazentation.

Im|potentia (lat. Unvermögen) f: Impotenz*.

Im|potentia co|eundi (↑) f: Unvermögen, den Beischlaf überhaupt od. in physiol. Weise auszuführen; i. e. S. beim Mann die Unfähigkeit, eine Erektion (erektile Impotenz) bzw. einen Orgasmus (ejakulatorische Impotenz) zu erlangen bzw. die Kontrolle über den Zeitpunkt des Orgasmus (Ejaculatio* praecox od. Ejaculatio* retardata) zu behalten. Vgl. Erektionsstörung, Sterilität, Sildenafil.

Im|potentia con|cipiendi (↑) f: Unfähigkeit der Frau, eine Eizelle* zur Befruchtung durch Spermien zur Verfügung zu stellen. Vgl. Sterilität.

Im|potentia con|cupiscentiae (↑) f: fehlender Drang zur sexuellen Betätigung. Vgl. Impotentia coeundi.

Im|potentia generandi (↑) f: Fortpflanzungsunfähigkeit; unterschieden werden Infertilität* u. Sterilität*.

Im|potentia gestandi (↑) f: s. Infertilität.

Im|potenz (↑) f: (engl.) impotence; Bez. für die Unfähigkeit zur Fortpflanzung (Impotentia* generandi), i. w. S. für das Unvermögen, den Beischlaf (befriedigend) auszuüben (Impotentia* coeundi); die bloße Abneigung gegen best. Partner od. best. äußere Umstände wird als **relative I.** bezeichnet. Vgl. Potenz; Infertilität; Sterilität; Erektionsstörung; Funktionsstörung, sexuelle.

Im|prägnation (lat. impraegnare schwängern) f: (engl.) impregnation; Eindringen der Samenfäden in die reife Eizelle*. Vgl. Befruchtung.

Impuls|echo|verfahren: (engl.) pulse echo technique; Sammelbez. für versch. Verf. der Ultraschalldiagnostik*.

In|clinatio pelvis (lat. inclinatio Hinneigung) f: Beckenneigung; Winkel zw. der Achse des Beckeneingangs u. der Waagerechten; im Stehen 60° beim weibl., 55° beim männl. Becken*.

In|clusio fetalis (lat. inclusio Einschließung) f: Doppelfehlbildung*, bei der der eine, unentwickelte Fetus* in einer Körperhöhle (Schädel-, Brust-, Bauchhöhle) des anderen, entwickelten Fetus eingeschlossen ist.

In|continentia pigmenti (lat. in Um-, Ohn-, Nicht; continentia das Zurückhalten, Unterdrücken) f: syn. Bloch-Sulzberger-Syndrom; ektodermales Fehlbildungssyndrom mit typ. Veränderungen der Haut, der Augen u. des ZNS; **Ätiol.:** X-chromosomaldominanter Erbgang; letal für männl. Hemizygote; häufig Neumutationen; mehr als 700 Fälle bekannt; **Sympt.:** meist schon bei Neugeborenen auftretende Erkr.; Ablauf der Hauterscheinungen in drei **Phasen: 1.** streifige, papulo-vesikuläre Effloreszenzen entlang den Blaschko-Linien mit Eosinophilie u. Leukozytose; **2.** Übergang in verruköse Herde; **3.** Abheilung (3.–6. Monat) mit meist graubraunen Pigmentierungen, die bis zur Pubertät verblassen; Stadium 1 u. 2 können auch vor der Geburt in utero ablaufen. Häufig assoziiert sind Alopezie der Kopfhaut, Nagelwachstumsstörungen, Zahnanomalien, Strabismus, Katarakt, Optikusatrophie, psychomotor. Retardierung u. Krampfanfälle.

In|continentia urinae para|doxa (↑; ↑) f: syn. Ischuria* paradoxa.

In|dex, chemo|therapeutischer (lat. index Anzeiger) m: (engl.) chemotherapeutic index; Verhältnis der auf den Err. tox. wirkenden Konz. eines Chemotherapeutikums zu der für den Wirt gerade noch verträgl. Konz.; je größer der ch. I., um so geringer die UAW.

In|dex, leuko|penischer (↑) m: (engl.) leukopenic index; Quotient aus der Leukozytenzahl vor u. nach Applikation leukozytenreduzierender Agenzien, z. B. i. R. einer Ther. mit Zytostatika*.

In|dikation (lat. indicare anzeigen) f: (engl.) indication; Abk. Ind., sog. Heilanzeige; Grund zur Anw. eines best. diagn. od. therap. Verf. in einem Krankheitsfall, der seine Anw. hinreichend rechtfertigt, wobei grundsätzl. Aufklärungspflicht* gegenüber der Pat. besteht. Es werden unterschieden: zwingender Grund (absolute I.), insbes. bei Lebensgefahr (vitale I.); besteht nur eine bedingte Gefährdung der Pat. od. kommen sinnvolle alternative Maßnahmen in Betracht (relative I.), so sind hinsichtl. der Beachtung von NW strenge Maßstäbe anzulegen. Vgl. Kontraindikation.

In|dikations|lösung (↑): Bez. für den Schwangerschaftsabbruch* bei Vorliegen bestimmter Ind.; **1. medizinische Indikation:** Nach § 218 a Abs. 2 StGB ist der mit Einwilligung der Schwangeren von einem Arzt vorgenommene Schwangerschaftsabbruch nicht rechtswidrig, wenn der Abbruch der SS unter Berücksichtigung der gegenwärtigen u. zukünftigen Lebensverhältnisse der Schwangeren nach ärztl. Erkenntnis angezeigt ist, um eine Gefahr für das Leben od. die Gefahr einer schwerwiegenden Beeinträchtigung des körperl. od. seel. Gesundheitszustandes der Schwangeren abzuwenden u. die Gefahr nicht auf eine andere für sie zumutbare Weise abgewendet werden kann. Die Ind. kann durch eine direkte mütterl. Gefährdung, aber auch durch eine zu erwartende schwerwiegende Beeinträchtigung des (körperl. od. seel.) Gesundheitszustandes der Mutter nach Geburt eines Kindes mit pränatal nachgewiesener schwerer Erkr. bzw. Behinderung (frühe embryopath. Ind.) gegeben sein; es gibt keine zeitl. Begrenzung für das Schwangerschaftsalter; **2. kriminologische Indikation:** Abbruch einer SS, die inf. einer kriminellen Handlung entstanden ist; die Ind. wird nach einem Gespräch mit einem Arzt durch diesen gestellt, eine Beratungspflicht besteht nicht. Das Schwangerschaftsalter darf max. 12 Wo. p. c. betragen. Für Schwangerschaftsabbrüche i. S. der I. besteht Leistungspflicht der gesetzl. Krankenkassen; Indikationsstellung u. Durchführung dürfen nicht vom selben Arzt erfolgen; eine Beratungspflicht nach § 219 StGB besteht nicht. Vgl. Fristenlösung.

In|ertia uteri (lat. inertia Trägheit, Langsamkeit) f: Wehenschwäche*.

In|fektion, a|szendierende (lat. inficere hineintun, anstecken) f: aufsteigende Ausbreitung von Krankheitserregern auf anat. präformierten Wegen; die Aszension erfolgt z. B. beim weiblichen Genitale von der Vagina aus über Zervikalkanal, Uterus u. Eileiter in die Bauchhöhle; eine a. I. wird durch bestimmte Faktoren begünstigt: **1.** Zeitraum bzw. kurz nach der Menstruation*; **2.** Abort* bzw. Schwangerschaftsabbruch*; **3.** Puerperium*; **4.** iatrogen (z. B. intrauterine Eingriffe); **5.** künstl. Manipulationen; **6.** Intrauterinpessar*; **7.** herabgesetzte Resistenzlage. Vgl. Salpingitis, Gonorrhoe.

In|fektion, intra|uterine (↑) f: s. Pränatalinfektion, Perinatalinfektion, STORCH-Komplex.

In|fertilität (lat. in Um-, Ohn-, Nicht-; fertilis fruchtbar) f: (engl.) infertility; Unfähigkeit, eine SS bis zu einem lebensfähigen Kind auszutragen, obwohl eine Konzeption* möglich ist (Impotentia gestandi); ein Absterben der Frucht vor der Nidation* od. inf. von Nidationsstörungen ist klin. von der Sterilität* der Frau nicht zu unterscheiden; drei aufeinanderfolgende Aborte werden i. d. R. als habituell angesehen (s. Abort, habitueller); im angloamerikan. Schrifttum werden die Begriffe I. u. Sterilität beim Mann meist nicht unterschieden.

In|filtrations|anästhesie (lat. in hinein; filtrum Seihtuch) f: (engl.) infiltration anaesthesia; Lokalanästhesie* mit intra- od. subkutaner bzw. intramuskulärer Umspritzung eines Operationsgebiets (sog. Feldblock).

In|formation, genetische (lat. informare gestalten, darstellen) f: (engl.) genetic information; Gesamtheit der von einer Generation auf die nächste übertragbaren, erbl. bedingten Merkmale, die für Morphol. u. Metabolismus bestimmend sind; strukturelle Träger der g. I. sind die Chromosomen*. Vgl. Material, genetisches.

Informed consent (engl.): informierte, d. h. auf Aufklärung beruhende Einwilligung*.

Infra|rot|ko|agulation (lat. infra unten, unterhalb; coagulare gerinnen) f: (engl.) infrared coagulation; Wärmekoagulation durch gebündeltes Licht einer Wolframhalogenlampe (>100 °C); **Ind.:** **1.** schmerzarme Ther. von gutartigen Veränderungen an der Portio od. von Hämorrhoiden*; **2.** flächenhafte Blutungen aus Portio, Vagina u. Vulva; **3.** iatrogen od. traumat. bedingte Blutungen parenchymatöser Organe durch Berührung mit der Lichtquelle (Infrarot-Kontaktkoagulation). Vgl. Elektrokoagulation, Ballonkoagulation.

In|fundibulum tubae uterinae (lat. infundere hineingießen) n: trichterförmiges abdominales Ende des Eileiters mit fransigen Rändern (Fimbriae tubae). Vgl. Fimbria ovarica.

In|halations|an|algesie (lat. inhalare hauchen) f: (engl.) inhalation analgesia; meist abgeschwächt als Inhalationshypalgesie; bes. in der Gebh. angewandtes Verf. der Schmerzlinderung unter Anw. von Inhalationsanästhetika (v. a. Lachgas*).

In|hibine (lat. inhibere, inhibitus hemmen, einhalten) n pl: (engl.) inhibins; Peptide, die vom Hoden u. den Ovarien gebildet werden u. die FSH-Sekretion aus dem HVL hemmen; I. regulieren intraovarielle Prozesse (Hemmung der FSH-abhängigen Östrogenproduktion u. Stimulation der LH-induzierten Synthese von Androstendion in den Thekazellen); sie können in der Follikelflüssigkeit nachgewiesen werden; ihre Wirkung wird von Aktivin* antagonisiert. Vgl. Releasing-Hormone.

Inhibiting factors (engl ↑): release inhibiting factors; s. Releasing-Hormone.

Initial|körperchen (lat. initialis am Anfang): s. Chlamydia trachomatis.

In|kontinenz (lat. in Um-, Ohn-, Nicht-; continentia das Zurückhalten, Unterdrücken) f: (engl.) incontinence; s. Harninkontinenz, Incontinentia pigmenti.

In|kubator (lat. incubare bewachen, brüten) m: (engl.) incubator; klimatisierte Kleinkammer zur Pflege des Frühgeborenen u. schwerkranken Neugeborenen, bestehend aus einem Patientenraum u. einem Geräteteil. Vgl. Hypothermie.

INN: Abk. für (engl.) **I**nternational **N**on-proprietary **N**ame; der in einer von der WHO herausgegebenen Liste enthaltene internationale Freiname pharmaz. Grundstoffe; die Bez. INN wird ggf. mit folgenden Zusätzen verwendet: pINN bzw. rINN: vorgeschlagener (engl. proposed) bzw. empfohlener (engl. recommended) internationaler Freiname; INNv: zur Aufnahme in das INN-Verzeichnis vorgeschlagen; INN-L (INNv-L): (vorgeschlagener) lateinischer Name des betr. pharmaz. Grundstoffs; INN-E (INNv-E): (vorgeschlagener) engl. Name des betr. pharmaz. Grundstoffs.

In|semination (lat. in in, hinein; seminare säen) f: Bez. für die auf andere Weise als durch Geschlechtsverkehr* erfolgende Befruchtung* einer Frau; **Ind.:** immun. Sterilität (neg. Sims*-Huhner-Test), androl. Sterilität; **Technik:** bakteriol. Untersuchung des Scheideninhalts u. des Zervixsekrets, Untersuchung des Spermas sowie DD der Sterilität; bei Vorliegen geeigneter Voraussetzungen (z. B. keine tubar bedingte Sterilität, keine Sterilität aufgrund einer Uterusanomalie) wird das durch Funktion od. Masturbation gewonnene Sperma in der präovulatorischen Phase instrumentell in die Zervix eingespritzt od. mit Hilfe einer Portiokappe vor die Portio gesetzt (s. Abb.); **Formen: 1. homologe I.:** jurist. unbedenkl., gemäß den §§ 27 a u. 121 a SGB V unter die

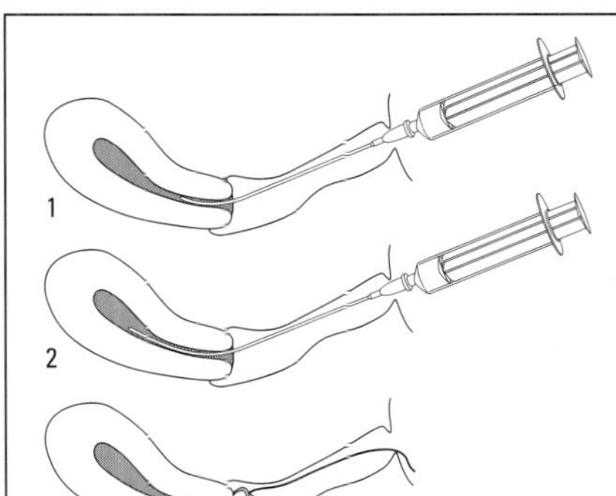

Insemination:
1: intrazervikale I.; 2: intrauterine I.; 3: I. mit Portiokappe

Leistungspflicht der gesetzl. Krankenversicherung fallende Befruchtung einer verheirateten Frau mit dem Samen des Ehemannes; das Kind ist ehelich; **2. quasi-homologe I.:** Befruchtung einer unverheirateten Frau mit dem Samen des Lebenspartners; vom Embryonenschutzgesetz* tolerierte Form, deren ethisch vertretbare Anw. im Einzelfall dem behandelnden Arzt überantwortet bleibt; **3. heterologe I.:** Befruchtung mit dem Samen eines anderen Mannes (anonymer Samenspender); obwohl vom Embryonenschutzgesetz, sofern von einem Arzt mit Konsens der Beteiligten u. nicht postmortal vorgenommen, nicht verboten od. eingeschränkt, berufsethisch u. jurist. problemat. (Persönlichkeitsrechte u. familienrechtl. Status des Kindes; Recht des Ehemannes u. des Kindes zur Ehelichkeitsanfechtung). Verbindl. Grenzen hat das Standesrecht allein der In*-vitro-Fertilisation u. den Techniken des Gametentransfers u. Embryonentransfers* gezogen (u. a. grundsätzlich nur im homologen System zulässig). Vgl. ICSI.

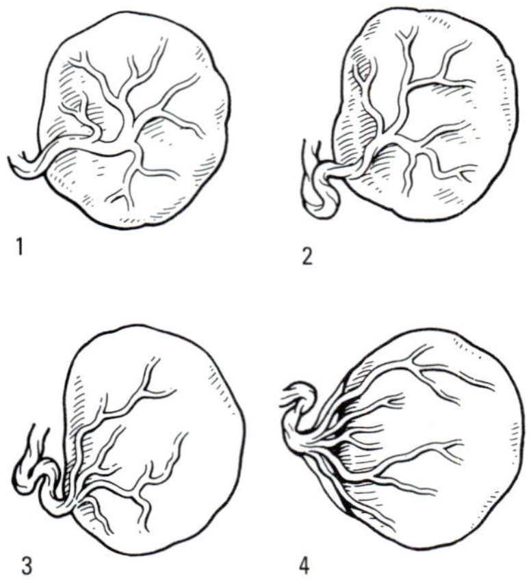

Insertio:
1: I. centralis; 2: I. lateralis; 3: I. marginalis; 4: I. velamentosa

In|sertio (lat. inserere, insertus einfügen, einlassen) f: (engl.) insertion; (gebh.) Ansatz, Anheftung der Nabelschnur (s. Abb.); **Formen: 1.** I. centralis: in der Mitte der Plazenta; **2.** I. lateralis: exzentrische I. (häufigste Form); **3.** I. marginalis: am Rande der Plazenta; **4.** I. velamentosa: I. an den Eihäuten mit Verblutungsgefahr des Kindes beim Blasensprung* inf. von Einrissen der aberrierenden Nabelschnurgefäße; **DD:** Placenta* praevia (Blutung bei I. velamentosa beginnt mit dem Blasensprung, während eine Blutung bei Placenta praevia mit dem Blasensprung sistiert).

In|sertion (↑) f: s. Mutation.

Insler-Score: Zervixindex nach Insler; semiquant. Bestimmungsmethode für die Östrogenisierung der Zervix als Ausdruck der Follikelreifung*; **Ermittlung** des I.-S. durch Beurteilung des Zervixschleims (s. Tab.): **1.** Menge, **2.** Spinnbarkeit, **3.** Farnkrautphänomen*; ferner: **4.** Weite des Muttermundes; Vergabe von jeweils 3 Bewertungspunkten (max. 12 Pkt.); den höchsten Wert erreicht der I.-S. unmittelbar vor der Ovulation*. Vgl. Cervix-Score.

In|suffizienz, isthmo|zervikale (lat. in Um-, Ohn-, Nicht-; sufficiens genügend, ausreichend) f: Zervixinsuffizienz*.

In|suf|flation (lat. in in, hinein; sub unter, unterhalb; flare blasen) f: **1.** (intensivmed.) Zufuhr von O_2 zur kurzfristigen Oxygenierung mittels eines Nasopharyngealkatheters (z. B. bei Neugeborenen mit Atemstörungen); **2.** (gyn.) s. Pertubation.

Inter|ferone n pl: (engl.) interferons; Abk. IFN; speciesspezif. Proteine, die von vielen menschl. u. tier. Zellen i. R. der Immunantwort* auf virale u. einige bakt. Inf. sowie unter Einfluß zahlreicher antigener od. mitogener Stimuli (z. B. Lektine) gebildet werden; **Klassifikation:** IFN-α, IFN-β (Leukozyten- bzw. Fibroblasten-IFN, säurestabil, früher Typ I), IFN-γ (Immun-IFN, säurelabil, früher Typ II); **Struktur:** IFN-α: besteht aus 150–172 Aminosäuren, 23 Varianten bekannt, überwiegend nicht glykolysiert; IFN-β: Glykoprotein aus 166 Aminosäuren; IFN-γ: Glykoprotein aus 146 Aminosäuren, liegt in aktiver Form als Dimer vor; **Wirkungen:** antiviral, antiproliferativ u. immunmodulator. nach Bindung an versch. Rezeptoren auf der Zielzelle, Genaktivierung u. Induktion spezif. Proteine (s. Tab.); IFN-α u. IFN-β wirken hauptsächl. antiviral, IFN-γ wirkt mehr immunmodulator., d. h. in Abhängigkeit von den Bedingungen stimulierend od. supprimierend v. a. auf die Antikörperproduktion; **therap. Verw.** von gentechnolog. hergestellten IFN bei versch. viralen u. onkolog. Erkr.; **Best.:** mit-

Insler-Score

Punkte	0	1	2	3
Menge des Schleims	kein Schleim	sehr wenig	sichtbarer Schleimtropfen	viel Schleim, fließt ständig
Spinnbarkeit	nicht spinnbar	1–4 cm	5–8 cm	9–15 cm
Arborisation (Farnkrauttest)	amorpher Schleim	linear, wenig Kristallisation	partiale Arborisation, wenige Verzweigungen	komplettes Farnkrautphänomen
Muttermundweite	geschlossen	langsame Öffnung	1–2 mm	klaffend

Interferone
Wirkungen

Antiviral	Antiproliferativ	Immunmodulatorisch
Hemmung der Virus-Replikation	Veränderung der Zellmembran und des Zytoskeletts Stimulation der Zelldifferenzierung Modulation autokriner Wachstumsfaktoren Hemmung/Induktion von Onkogenen Reversion des malignen Phänotyps	Induktion von Zytokinen Aktivierung von Makrophagen, Lymphozyten (T u. B) und natürlichen Killerzellen Expression von HLA-Molekülen (Klasse I u. II) Beeinflussung der Expression tumorassoziierter Antigene

tels Bioassay (Hemmung von Testviren auf Zellkulturen).

Inter|menstruum (lat. inter zwischen, dazwischen; menstruus monatlich) n: Zeit zw. zwei Regelblutungen. Vgl. Menstruationszyklus.

Inter|ruptio (lat. Unterbrechung) f: (engl.) interruption of pregnancy; Unterbrechung; häufig gebrauchte Bez. für Schwangerschaftsabbruch*.

Inter|sexualität (lat. inter zwischen, dazwischen; sexualis das Geschlecht betreffend) f: (engl.) intersexuality; Störung der sexuellen Differenzierung, bei der sich die inneren u. äußeren Geschlechtsorgane in unterschiedl. starker Ausprägung entgegen dem chromosomalen Geschlecht* entwickeln (s. Tab.); i. w. S. gehören dazu auch der Agonadismus*, alle Formen der Gonadendysgenesie* u. des adrenogenitalen Syndroms*; **Häufigkeit:** 1 : 500. Vgl. Feminisierung, testikuläre; Transsexualität.

Inter|sexus (↑; ↑) m: Hermaphroditismus*.

Inter|zeption (lat. intercipere, interceptus auffangen, abfangen, unterbrechen) f: (engl.) interception; Bez. für die Verhinderung einer SS nach erfolgter Konzeption; **Meth.:** **1.** hormonale Nidationshemmung durch orale Verabreichung hoher Östrogen- u. Gestagendosen (Beginn der Einnahme innerh. 24–36 Std. post coitum); stellt eine Notfallmaßnahme bei ungeplant ungeschütztem Geschlechtsverkehr* um die Zeit der Ovulation dar (sog. Pille-danach, Morning after pill, Postkoitalpille), kann jedoch nicht als Ersatz für die übl. Meth. der Kontrazeption* angesehen werden, da es durch die hohe Konz. von Östrogenen zu erhebl. UAW kommt; **2.** mechanische Nidationshemmung: durch Einlegen eines Intrauterinpessars* in den Tagen zw. Konzeption u. Beginn der Implantation (sog. IUP-danach) wird die Nidation u. damit der Eintritt einer SS bis zu 5 Tage nach der Konzeption verhindert (Vorteil gegenüber der hormonalen I.); Zuverlässigkeit 99 %. Da der Eingriff vor der Nidation* stattfindet, handelt es sich nicht um eine abortive Methode. Vgl. Nidationshemmer.

intra|duktal (lat. inter zwischen, dazwischen; ductus Gang): innerh. eines Ganges; z. B. die intraduktale Proliferation eines Komedokarzinoms*.

intra|natal (↑; lat. natus Geburt): unter, d. h. während der Geburt*.

intra partum (↑; lat. partus Geburt): während bzw. unter der Geburt*.

intra|uterin (↑; lat. uterus Gebärmutter): innerh. der Gebärmutter (Uterus*), in ihrer Höhle, in die Gebärmutter hinein.

Intra|uterin|pessar (↑; ↑) n: (engl.) intrauterine device; Abk. IUP; umgangssprachl. Bez. Spirale; zur Kontrazeption* in die Uterushöhle eingelegte Gebilde unterschiedl. Form u. Größe (s. Abb. 1, S. 132); **Formen** (s. Abb. 2, S. 132): früher verwendete Metall- u. reine Kunststoffspiralen sind heute weitgehend ersetzt durch mit feinem Kupferdraht umwickelte Kunststoffspiralen (zusätzl. kontrazeptiver Effekt), die nach 3–5 Jahren wegen des Kupferverbrauchs gewechselt werden sollten; eine neue Generation sind gestagenhaltige IUP mit protrahierter Hormonabgabe, bei denen ein Wechsel nach 5–7 Mon. erforderl. ist; **Wirkungsweise:** nicht restlos geklärt; es werden ungünstige Bedingungen für die Einnistung der befruchteten Eizelle im Uterus geschaffen; Zuverlässigkeit rel. hoch (Pearl-Index: 1,5–3); **NW:** eine Entz. im Adnexbereich (z. B. als aszendierende Infektion*) tritt etwa 3–7mal häufiger auf als bei Frauen ohne IUP, ektope Gravidität* etwa 10mal häufiger; Uterusperfora-

Intersexualität

	Gonaden	Karyotyp	Phänotyp	Äußeres Genitale
Hermaphroditismus verus	Ovotestis, Testis und/oder Ovar	46,XX oder 46,XY	weiblich oder männlich	intersexuell
Pseudohermaphroditismus masculinus	Testes	46,XY	vorwiegend weiblich	intersexuell, vorwiegend weiblich
Pseudohermaphroditismus feminismus	Ovarien	46,XX	vorwiegend männlich	intersexuell, vorwiegend männlich

tionen (bes. bei der Einlage des IUP) wurden beschrieben. Die Quote der wegen Blutungen u. Schmerzen notwendigen Entf. eines IUP u. von Spontanausstoßungen liegt bei 5–15 % pro Anwendungsjahr. Vgl. Interzeption.

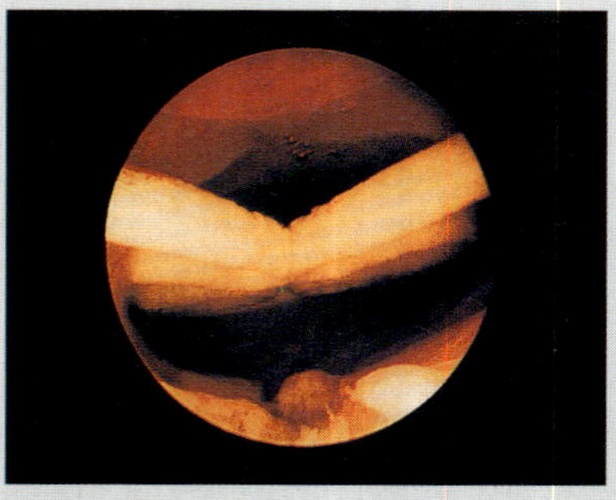

Abb. 1
Intrauterinpessar:
regelrechte Lage im hyteroskopischen Bild

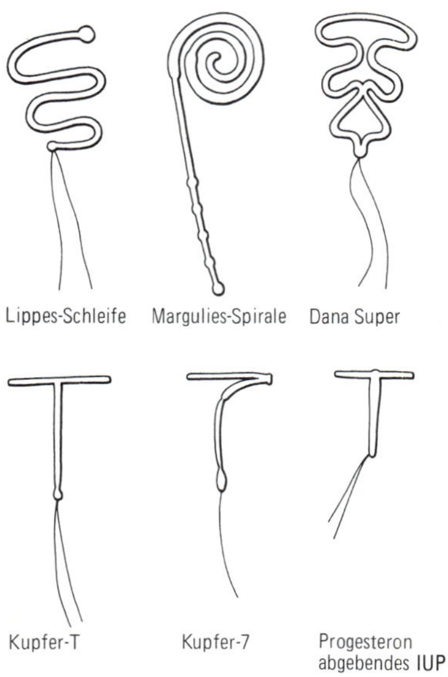

Abb. 2
Intrauterinpessar:
verschiedene Arten

Intra|uterin|systeme (↑; ↑) n pl: Abk. IUS; s. Levonorgestrel-IUS.

In|troitus (lat. Eingang) m: Eingang; z. B. Introitus vaginae (Scheideneingang).

In|vasions|test (lat. invasio Eindringen) m: s. Penetrationstest.

In|versio uteri (lat. inversio Umstellung, Umkehrung) f: Um- bzw. Einstülpung der Gebärmutter (v. a. nach Geburt*), wobei der Uteruskörper mit der Schleimhautschicht nach außen in der Scheide od. vor der Vulva zu liegen kommt; **Ther.:** Reponierung (evtl. in Narkose) od. Notfallhysterektomie. Vgl. Prolapsus uteri et vaginae.

in vitro (lat. im Reagenzglas): im (Reagenz-)Glas, d. h. außerh. des lebenden Organismus. Vgl. in vivo.

In-vitro-Fertilisation (↑; lat. fertilis fruchtbar) f: (engl.) in-vitro fertilization; Abk. IVF; extrakorporale Befruchtung* von laparoskop. od. unter Ultraschallkontrolle transabdominal bzw. transvaginal aus den (zuvor hormonell stimulierten) Ovarien entnommenen Eizellen (vgl. Ovulationsinduktion); **Anw.:** zur Behandlung bei Sterilität* als IVF mit anschl. Embryonentransfer*; die Schwangerschaftsrate wird mit etwa 15–25 % pro Embryonentransfer, die Mehrlingsrate bei eingetretener SS mit etwa 15 % angegeben. Das Embryonenschutzgesetz* hat die mit Konsens der Beteiligten u. nicht postmortal vorgenommene IVF grundsätzl. nicht unter Strafe gestellt; es behält sie ledigl. dem Arzt vor, begrenzt sie auf Schwangerschaftszwecke u. verbietet es, mehr Eizellen einer Frau zu befruchten, als ihr innerh. eines Menstruationszyklus* übertragen werden sollen. Nach dem ärztl. Standesrecht gilt eine (vom Arzt vor ihrer Durchführung der Ärztekammer anzuzeigende) IVF mit anschl. Embryonentransfer bei Sterilität nur dann als med. u. eth. vertretbar, wenn die von der Ärztekammer erlassenen Richtlinien nachweisl. befolgt werden; diese beschränken die IVF u. a. grundsätzl. auf Ehepaare u. machen Ausnahmen vom homologen System von der vorherigen Anrufung einer bei der Ärztekammer eingerichteten Kommission abhängig. Die Mitwirkung an einer IVF ist dem Arzt gesetzl. u. berufsrechtl. freigestellt. Vgl. Insemination, ICSI.

in vivo (lat. am Lebendigen): in einem lebenden Organismus. Vgl. in vitro.

In|volutions|osteo|porose (lat. involvere, involutus einhüllen; gr. osteon Knochen; poros Loch, Öffnung) f: (engl.) involutional osteoporosis; Bez. für postmenopausale u. senile Osteoporose* der Frau; Urs.: Östrogenmangel.

In|volutio uteri (↑) f: Rückbildung der Gebärmutter nach der Geburt*; wird durch Stillen* gefördert (Uteruskontraktionen inf. Oxytocinausschüttung). Vgl. Rückbildungsphase, Fundusstand.

In|zest (lat. incestus Blutschande) m: (engl.) incest; sog. Blutschande; Beischlaf (Koitus*) zw. Verwandten. Nach § 173 StGB ist mit Strafe bedroht, wer mit einem leibl. Abkömmling, mit einem leibl. Verwandten in aufsteigender Linie sowie unter leibl. Geschwistern den Beischlaf vollzieht; für Abkömmlinge u. Geschwister unter 18 Jahren ist die Tat nach § 173 Abs. 3 StGB straffrei. Vgl. Vergewaltigung.

Ipsation (lat. ipse selbst) f: Masturbation*.

IRDS: Abk. für (engl.) **i**nfant **r**espiratory **d**istress **s**yndrome; s. Atemnotsyndrom des Neugeborenen.

Ischuria paradoxa (gr. ischein zurückhalten, hindern) f: syn. Incontinentia urinae paradoxa; Form der Überlaufinkontinenz* mit ständigem Harnträufeln* bei gefüllter, aufgrund einer Harnabflußbehinderung nicht entleerbarer Blase; **Vork.:** z. B. bei Harnröhrenverengung*. Vgl. Harnverhaltung.

Ischurie (↑) f: Harnverhaltung*.

Iso|chromo|somen (gr. isos gleich; chromos Farbe; soma Körper) n pl: (engl.) isochromosomes; durch

Quer- statt Längsteilung des Zentromerapparats entstandene Chromosomen mit zwei homologen Armen (entweder p- od. q-Arme); **Vork.** z. B. beim X-Chromosom des Menschen (Iso-X-Chromosom).

Iso|flavone n pl: zu den Phytoöstrogenen* gehörende Stoffe (enthalten z. B. in Sojabohnen); **Wirkung:** schwach östrogen u. partiell antiöstrogen.

Isthmor|rhaphie (gr. isthmos Landenge; raphe Naht) f: s. Cerclage.

Isthmus tubae uterinae (↑) m: mediales enges Drittel des Eileiters*.

Isthmus uteri (↑) m: unteres Uterinsegment; s. Uterus.

IU: Abk. für (engl.) **i**nternational **u**nit, internationale Einheit (I. E.); z. B. für die Enzymaktivität.

IUD: Abk. für **i**ntra**u**terine **d**evice; s. Intrauterinpessar.

IUG: Abk. für **I**nfusions**u**ro**g**ramm; s. Urographie.

IUI: Abk. für **i**ntra**u**terine **I**nsemination*.

IUM: Abk. für **i**ntra**u**terine **M**angelentwicklung*.

IUP: Abk. für **I**ntra**u**terin**p**essar*.

IUPAC: Abk. für (engl.) **I**nternational **U**nion of **P**ure and **A**pplied **C**hemistry, Internationale Union für Reine u. Angewandte Chemie (Basel).

IUP-danach: s. Intrauterinpessar, Interzeption.

IUS: Abk. für **I**ntra**u**terin**s**ystem bzw. **i**ntra**u**terines **S**ystem; s. Levonorgestrel-IUS.

i. v.: Abk. für **i**ntra**v**enös

IVF: Abk. für **I**n*-**v**itro-**F**ertilisation.

IVU: Abk. für **i**ntra**v**enöse **U**rographie*.

J

Jarisch-Herxheimer-Re|aktion (Adolf J., Physiol., Wien, Innsbruck, 1891–1965; Karl H., Dermat., Frankfurt a.M., 1861–1944) f: (engl.) Herxheimer's reaction; Reaktion auf Toxine, die durch den Zerfall von Treponema* pallidum nach der ersten Injektion eines Antibiotikums (z. B. Penicillin) frei werden; **Klin.:** Temperaturerhöhungen, Verschlimmerung od. Auftreten noch nicht sichtbar gewesener klinischer Erscheinungen, insbesondere bei Frühsyphilis. Vgl. Syphilis.

Jet-wash-Technik f: (gyn.) nicht mehr gebräuchl. Meth. für die Diagn. bzw. den Ausschluß eines symptomlosen Korpuskarzinoms* mittels Spülung der Uterushöhle u. Lavagezytologie.

Jk: (serol.) Symbol der Kidd*-Blutgruppen.

Juhel-Renoy-Syn|drom (Jean E. J.-R., frz. Arzt, 1855–1894) n: syn. Nierenrindennekrose*.

Jungfern|häutchen: (anat.) Hymen*.

Jungfräulichkeit: Virginität*.

Jungfrau: Virgo; Bez. für Frau im Zustand der Virginität*; auch Bez. für Mädchen im Alter zw. Pubertät* u. Geschlechtsreife*.

K: Symbol für **1.** (chem.) Kalium; **2.** (serol.) Kell*-Blutgruppen.

Kachektin n: syn. TNF-α; s. Tumor-Nekrose-Faktor.

Käse|schmiere: Vernix* caseosa.

Kaiser|schnitt: s. Schnittentbindung.

Kalender|methode f: (engl.) calendar based method, rhythm method; syn. Knaus-Ogino-Methode; Meth. der Empfängnisverhütung, basierend auf der Messung u. Aufzeichnung der Basaltemperatur* der Frau über ein Jahr; die Ovulation* wird dabei für den 15. Tag (Meth. nach Knaus) bzw. für den 12.–16. Tag (Meth. nach Ogino) vor Beginn der folgenden Menstruation* angenommen. Vgl. Kontrazeption, natürliche.

Kallikrein n: Protease, die aus Kininogenen pharmak. aktive Kinine freisetzt; **therap. Einsatz** zur Behandlung von Fertilitätsstörungen beim Mann (Asthenozoospermie, Oligozoospermie).

Kallmann-Syn|drom (Franz K., Psychiater, Berlin, New York, 1897–1965): syn. olfaktogenitales Syndrom*.

Kaltenbach-Schema (Rudolf K., Gyn., Gebh., Gießen, Halle, 1842–1893) n: (engl.) Kaltenbach's diagram; Schema zur graph. Aufzeichnung von Zeitpunkt, Dauer u. Stärke der Menstruationsblutung sowie zur Erfassung von Zyklusstörungen*. Vgl. Eumenorrhoe.

Kalt|kaustik f: (engl.) electric coagulation; s. Elektrokoagulation.

Kamille f: Matricaria recutita, syn. Chamomilla recutita; Pflanze aus der Familie der Korbblütler, Asteraceae; **Arzneidrogen:** Blütenköpfe (Matricariae flos; s. Abb.) u. das daraus gewonnene äther. Öl (Matricariae aetheroleum); **Inhaltsstoffe:** äther. Öl mit den Hauptwirkstoffen (-)-α-Bisabolol (INN: Levomenol), Bisabololoxide, Matricin u. Chamazulen sowie Flavonderivate (z. B. Apigenin, Apigenin-7-glukosid); **Wirkung:** antiphlogist., spasmolyt., wundheilungsfördernd, desodorierend, antibakt.; **Verw.:** Teeaufgüsse aus getrockneten Blüten, standardisierte Auszüge od. Fertigarzneimittel äußerl. u. a. im Anal- u. Genitalbereich (Bäder, Spülungen), bei Haut- u. Schleimhautentzündungen sowie Erkr. der Atemwege (Inhalation); innerl. bei Spasmen u. Entz. im Magen-Darm-Trakt.

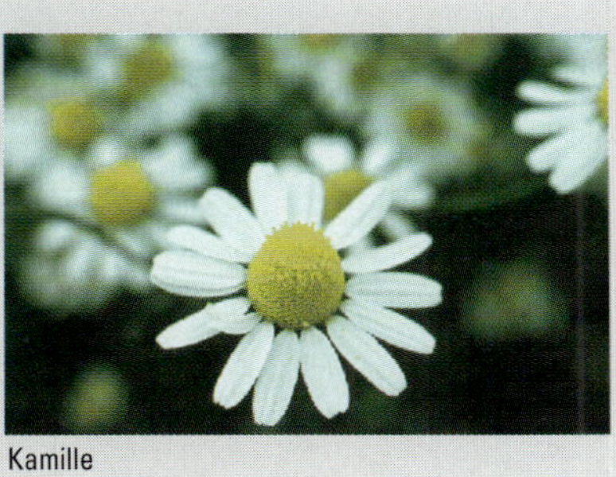

Kamille

Kankroid (lat. cancer Krebs) n: nicht korrekte Bez. für Plattenepithelkarzinom*. Vgl. Adenokankroid.

Kanzero|gene (↑; gr. genesis Erzeugung, Entstehung) n pl: syn. Karzinogene*.

Kanzero|genität (↑; ↑) f: (engl.) cancerogenic property; syn. Karzinogenität; krebserzeugende Wirkung; s. Karzinogene, Karzinogenese.

Kapazitation (lat. capacitas Raum, Fähigkeit) f: (engl.) capacitation; Aktivierungsprozeß; Verschmelzung von Plasmamembran des Spermienkopfes u. der Membran des Akrosoms unter Freisetzung von Enzymen, die ein Eindringen der Spermien in die Eizelle* ermöglichen; Teil einer Reaktion, durch die die Spermatozoen erst befruchtungsfähig werden.

Kapsel|fibrose (lat. fibra Faser) f: (engl.) capsular fibrosis; häufige Kompl. der Mammaplastik* bei Verw. von Silikonprothesen (s. Mammaprothese); Ausbildung einer harten bindegewebigen Kapsel u. (z. T. schmerzhaften) Verformungen von Implantat u. rekonstruierter Mamma; **Urs.:** nicht eindeutig geklärt; evtl. Entzündungsreaktion auf freiwerdende Silikonpartikel, Narbenreaktion, Folge eines zu engen Prothesenbetts; **Ther.:** meist manuelle (evtl. op.) Kapselsprengung bzw. Entf. der Prothese u. erneute Rekonstruktion mit autologem Material.

Kardio|toko|graphie (gr. kardia Herz, Magenmund; tokos Geburt; graphein schreiben) f: (engl.) cardiotocography; fortlaufende apparative Ableitung u. Registrierung (Kardiotokogramm, Abk. CTG) der fetalen Herzschlagfrequenz (Abk. FHF) kombiniert mit gleichzeitiger Aufzeichnung der Wehentätigkeit (ante- u. intrapartal); dadurch Information über die Auswirkungen der Wehentätigkeit auf die kindliche Herzaktion* u. über das Befinden des Feten selbst (frühzeitige Erkennung einer intrauterinen Hypoxie, z. B. mittels Oxytocinbelastungstest*); **Meth.:** **1.** fetale Elektrokardiographie*; **2.** Phonokardiographie: Aufnahme des fetalen Herzschalls zur Herzfrequenzregistrierung mit Hilfe eines Mikrophons; **3.** Doppler-Sonographie: Anw. der Ultraschalldiagnostik zum Nachw. der fetalen Herzwandbewegungen. Die Registrierung der Wehentätigkeit (Tokographie*) erfolgt durch abdominale od. intrauterine Ableitung. **Bewertungskriterien: 1.** Basalfrequenz*; **2.** Fluktuation der FHF (Oszillationstyp; s. Oszillationen); **3.** Akzelerationen der FHF (Ausdruck der fetalen Reaktionsfähigkeit); **4.** Dezelerationen (s. Wehenreaktionstypen*). Die Bewertung wird erleichtert durch Anw. eines sog. CTG-Scores (z. B. Fischer*-Score). Die alleinige Berücksichtigung der K. ist als Indikator für op. gebh. Konsequenzen nicht ausreichend; zusätzl. Durchführung einer Mikroblutuntersuchung* am Feten, um den aktuellen Fetalzustand zu erfassen. Vgl. Pulsoxymetrie, fetale; Azidose, intrauterine; Fetal distress; Herzschlagregistrierung, instantane.

Kardio|toko|gramm (↑; ↑; gr. gramma Buchstabe, Zeichen) n: Abk. CTG; s. Kardiotokographie.

Karman-Methode f: (engl.) Karman's method; auch sog. Menstruationsregulierung; Schwangerschaftsabbruch* (ähnl. der Saugkürettage*) während der ersten zwei Wo. nach Ausbleiben der Menstruation*.

Karnofsky-In|dex m: (engl.) Karnofsky's index; sog. Aktivitätsindex; Index zur Beurteilung der Aktivität von Pat. unter Berücksichtigung körperl. u. sozialer Faktoren, wobei z. B. ein K.-I. von 100 einer uneingeschränkten Aktivität, von 70 einer Arbeitsunfähigkeit bei erhaltener Selbstversorgungfähigkeit des Pat., von 40 einem Zustand mit erforderl. Betreuung in einer Pflegestation od. einem Krankenhaus entspricht. Der K.-I. wird z. B. in der Onkologie ergänzend zur TNM*-Klassifikation verwendet.

Karyo|gamie (gr. karyon Nuß, Fruchtkern; gamos Ehe) f: (engl.) karyogamy; Kernverschmelzung; Vereinigung der haploiden Chromosomensätze beider Gameten in einer diploiden Zygote bei der Befruchtung*.

Karyo|gramm (↑; gr. gramma Buchstabe, Zeichen) n: (engl.) karyogram; syn. Karyotyp; Darstellung des Chromosomenbestands einer Zelle, eines Gewebes od. eines Individuums unter Berücksichtigung von Chromosomengröße, -form u. -zahl. Vgl. Zytogenetik.

Karyo|pyknose (↑; gr. pyknos dicht, gedrängt) f: (engl.) karyopyknosis; Verdichtung der Zellkerne mit zahlreichen Chromatinkörnchen u. Hyperchromasie* bei schrumpfendem Volumen zu Beginn des Kernzerfalls. Einen Meßwert der gyn. Zytodiagnostik* stellt der sog. **Karyopyknoseindex** dar (Zahlenverhältnis zw. Basalzellen u. Superfizialzellen zur Beurteilung des Östrogenstimulus). Vgl. Kernatypie, Kolpozytologie, Papanicolaou-Färbung.

Karyo|typ (↑) m: (engl.) karyotype; syn. Karyogramm*.

karzino|gen (gr. karkinos Krebs; genesis Erzeugung, Entstehung): (engl.) carcinogenic; syn. kanzerogen; krebserzeugend.

Karzino|gene (↑; ↑) n pl: (engl.) carcinogens; syn. Kanzerogene; Substanzen od. Faktoren, die beim Menschen od. im Tierversuch die Inzidenz maligner (auch spontan auftretender) Tumoren erhöhen, die Latenzzeit der Karzinogenese* verkürzen od. das Tumorspektrum in einem Gewebe verändern (erweitern) können; wirken direkt od. indirekt (nach Umwandlung in reaktionsfähige Metaboliten im Stoffwechsel od. Entstehung von Radikalen, z. B. Sauerstoffmetaboliten) v. a. durch kovalente Bindung an ein DNA-Basenpaar mutagen (s. Mutagene, Mutation) u. können lokal am Einwirkungsort bzw. nach Resorption system. u. dabei z. T. in best., für die jeweilige Substanz charakterist. Geweben (Organotropie) wirksam werden.

Karzino|genese (↑; ↑) f: (engl.) carcinogenesis; Entstehung maligner Tumoren unter Beteiligung versch. Faktoren (z. B. Karzinogene*, Hormone*, onkogene Viren*, Onkogene*, genet. bedingte Defekte der Reparatursysteme der DNA, erworbene od. angeb. Immundefekte), die nach der sog. Mehrstufenhypothese in **drei Phasen** verläuft: **1.** Initiierung: Auslösung von Mutationen u. einer irreversiblen molekularen Transformation; **2.** Latenzperiode: in dieser ca. 15–20 Jahre dauernden Phase kommt es zur Proliferation der initiierten Zellen u. Bildung von Tumorzellen* mit Kernatypie u. Kernpolymorphie (sog. Realisation der molekularen Veränderungen). Das Zusammenwirken versch. Karzinogene (Synkarzinogenese), die Einwirkung von Kokarzinogenen* (Kokarzinogenese) od. unspezif. Faktoren (Promotoren) kann die K. beschleunigen; **3.** klin. Manifestation des Tumors, frühzeitig z. B. als Carcinoma* in situ, u. U. auch als primär benignes Neoplasma, das maligne entarten kann. Im weiteren Verlauf erfolgt bei malignen Tumoren meist infiltrierendes Wachstum u. Metastasierung*. Vgl. Polyp-cancer sequence, Präkanzerose.

Karzino|genität (↑; ↑) f: syn. Kanzerogenität.

Karzinoid (↑) n: (engl.) carcinoid; neuroendokriner Tumor, der von den enterochromaffinen Zellen des APUD-Systems ausgeht u. meist langsam wächst; **Lok.:** u. a. Ovarien; **Diagn.:** u. a. Nachw. von Serotonin im Serum od. von seinem Metaboliten 5-Hydroxyindolessigsäure im Harn; **Ther.:** chir. Resektion; im fortgeschrittenen Stadium Chemotherapie, INF-α.

Karzinom (↑) n: (engl.) carcinoma; Carcinoma, Abk. Ca.; vom Epithel ausgehender maligner Tumor; **Einteilung** nach Herkunft u. Differenzierungsgrad (Zelltyp): **1.** Plattenepithelkarzinom* (verhornend, nicht verhornend); **2.** Adenokarzinom* (tubulär, alveolär, papillär, verschleimend, Siegelringzellenkarzinom, solides Adenokarzinom; Sonderform: Adenokankroid*); **3.** undifferenziertes K. (histol. Aussagen über das Muttergewebe sind nicht mögl.). Die **Ausbreitung** eines K. erfolgt durch infiltrierendes Wachstum mit Übergreifen auf benachbarte Gewebe, Organe u. Organsysteme od. als Lymphangiosis* carcinomatosa (per continuitatem) sowie durch Metastasierung*. Vgl. Carcinoma in situ, Präkanzerose, Tumoreinteilung.

Karzinom, prä|in|vasives (↑) n: syn. Carcinoma* in situ.

Karzinom|verkalkung (↑): s. Mikroverkalkungen.

Karzino|sarkom (↑; gr. sarkoma Fleischgeschwulst) n: (engl.) carcinosarcoma; seltener, maligner Tumor, der sowohl Karzinom- als auch Sarkomgewebe enthält (s. Abb.), z. B. maligner Müller*-Mischtumor.

Karzinose (↑) f: (engl.) carcinosis; ausgedehnte Besiedlung des gesamten Körpers od. von Körperhöhlen mit Metastasen* eines Karzinoms.

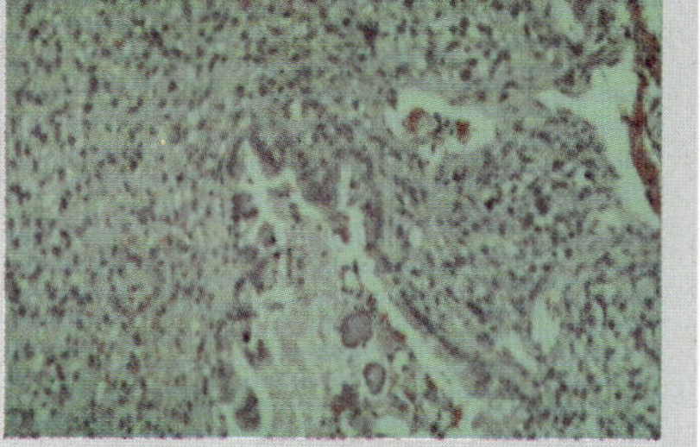

Karzinosarkom:
histologischer Schnitt

Kastration (lat. castrare entmannen) f: (engl.) castration; op. Entf. der Keimdrüsen (Eierstöcke bzw. Hoden) od. Ausschaltung der Keimdrüsen durch Röntgenbestrahlung (Röntgenkastration*); **Folgen: 1.** im Kindesalter sog. Kastratenstimme, Fehlen der sek. Geschlechtsmerkmale*, verspätete Epiphysenverknöcherung u. hierdurch verlängerte Extremitäten verbunden mit einer psychosexuellen Reifungshemmung; **2.** im Erwachsenenalter Aufhebung der Zeugungs- bzw. Empfängnisfähigkeit; neben den körperl. Ausfallerscheinungen erhebl. psych. Alteration, oft depressives Zustandsbild. Die Libido* wird vermindert, die sexuelle Objektwahl bleibt unverändert (wichtig in Zus. mit der K. von Sexualstraftätern). In der Bundesrepublik Deutschland ist die **zwangsweise K.** verboten; die **freiwillige K.** darf nur bei Vorliegen best. im „Gesetz über die freiwillige Kastration und andere Behandlungsmethoden" (KastrG) vom 15.8.1969 (BGBl. I S. 1143), zuletzt geändert durch Gesetz vom 31.5.1994 (BGBl. I S. 1168), definierter Voraussetzungen, nach vorheriger Konsultation einer Gutachterstelle u. nur mit Einwilligung des (mind. 25 Jahre alten) Betroffenen erfolgen; in best. Fällen sind zudem die Einwilligung des Betreuers u. die Genehmigung des Vormundschaftsgerichts erforderlich. Das KastrG gilt nicht für Heilbehandlungen u. körperl. Eingriffe anderer Art, z. B. Entf. der Keimdrüsen wegen eines malignen Tumors. Wird eine K. zwar mit Einwilligung des Betroffenen, aber ohne Vorliegen der Voraussetzungen des KastrG bzw. einer med. Indikation i. e. S. vorgenommen (z. B. zur Geschlechtsumwandlung* Transsexueller), so kann sie dennoch strafbar sein, wenn die Einwilligung sittenwidrig ist (§ 226 a StGB). Soweit Meth. zur Dämpfung des Geschlechtstriebs nicht die Funktion od. Funktionstüchtigkeit der Keimdrüse berühren, liegen sie außerh. des Verbotsbereichs des KastrG; es gilt § 226 a StGB. Das KastrG findet nur noch selten Anw., da weniger eingreifende Meth. (z. B. Antiandrogene*), oft ausreichend erscheinen. Vgl. Therapie, kontrahormonale.

Kastration, operative (↑) f: op. Durchführung einer Kastration* als Ovarektomie* bei der Frau bzw. Orchiektomie beim Mann.

Kastration, pharmakologische (↑) f: s. Therapie, kontrahormonale.

Kastrations|bestrahlung (↑): s. Röntgenkastration, Menolyse.

Katheterisierung (gr. katheter Sonde): (engl.) catheterization; Einführung eines Katheters, z. B. Blasenkatheter*.

Katheter|urin (↑): (engl.) catheter specimen; mit einem Blasenkatheter* entnommener Urin.

Katzenschrei-Syn|drom n: syn. Cri-du-chat-Syndrom, Chromosom-5p⁻-Syndrom, Lejeune-Syndrom; komplexes Fehlbildungssyndrom inf. struktureller Chromosomenaberration mit partiellem Verlust der kurzen Arme des Chromosoms 5; **Häufigkeit:** ca. 1 : 50 000 Neugeborene; Gynäkotropie; erhöhtes Wiederholungsrisiko bei entspr. Translokation bei den Eltern; **Sympt.:** katzenschreiartige, hohe, schrille Lautäußerungen in den ersten Lebensmonaten, vermutlich inf. einer Kehlkopfhypoplasie, die sich im weiteren Verlauf verliert; charakterist. rundes Gesicht mit Hypertelorismus*, Epikanthus u. nach lateral abfallender Lidachse; primordialer Minderwuchs bei normaler Schwangerschaftsdauer; Mikrozephalie; schwere psychomotor. Retardierung; fakultative Begleitfehlbildungen innerer Organe, insbes. des Herzens; **Progn.:** verkürzte Lebenserwartung.

Kaudal|an|ästhesie (lat. cauda Schwanz; gr. anaisthesia Unempfindlichkeit) f: (engl.) caudal anaesthesia; syn. Sakralanästhesie; Sonderform der Periduralanästhesie* mit Inj. des Lokalanästhetikums in den Sakralkanal (s. Abb.) durch den Hiatus sacralis (ca. 2 cm oberh. der Rima ani); **Anw.:** v. a. bei vaginalen od. anorektalen Op.; **Vorteil:** keine akzidentelle Durapunktion, kein Blutdruckabfall, keine sensor. u. motor. Blockade von Bauch u. Beinen; **Nachteil:** schwierige Punktionstechnik, hohe Versagensquote.

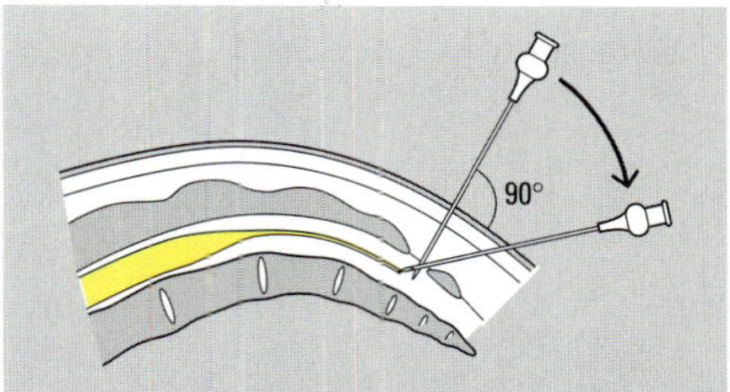

Kaudalanästhesie

Kaufmann-Schema (Carl K., Gyn., Berlin, Köln, 1900–1980) n: (engl.) Kaufmann's method; zyklusgemäße Verabreichung von Östrogenen* u. Gestagenen*, z. B. zur Substitution bei Ovarialinsuffizienz*. Vgl. Menstruationszyklus, Östrogen-Gestagen-Test.

Keim|bahn: (engl.) germ line; s. Idioplasma.

Keim|blätter: (engl.) germ layers; allg. Bez. für die in der frühen Embryogenese* entstehenden Zellschichten Ektoderm*, Entoderm* u. Mesoderm*, von denen sich samtl. in der Organogenese* u. Histogenese entstehenden Strukturen des Embryos ableiten. Vgl. Keimscheibe, Gastrulation.

Keim|blase: (engl.) blastula; Blastozyste*.

Keim|dis|lokalisation (lat. dis- auseinander, zwischen; locare stellen, setzen, legen) f: syn. Choristie*.

Keim|drüsen: s. Gonaden.

Keim|drüsen|hormone n pl: s. Sexualhormone.

Keim|entwicklung: s. Blastogenese, Embryogenese.

Keim|epi|thel (gr. epithelein auf etwas wachsen) n: (engl.) germinal epithelium; **1.** Epithelüberzug des Ovars; s. Follikelreifung; **2.** Auskleidung der Tubuli seminiferi des Hodens.

Keim|leiste: s. Genitalleiste.

Keim|plasma n: s. Idioplasma.

Keim|schädigung: (engl.) germ cell damage; Sammelbez. für die Wirkung mutagener u. teratogener Einflüsse auf Keimzellen, Embryo od. Fetus. Vgl. Embryotoxizität, Fetotoxizität, Mutagenität, Teratogenität.

Keim|scheibe: (engl.) blastoderm; (embryol.) **1.** zweiblättrige K.: am 8. Entwicklungstag des Keims erreichtes Stadium des Embryoblasten, bestehend aus zwei Keimblättern (Ektoderm u. Entoderm); **2.** dreiblättrige K.: sog. Keimschild, entsteht in der 3. Entwicklungswoche durch Invagination von Ektodermzellen u. Bildung des Mesoderm. Vgl. Keimblätter, Embryoblast.

Keim|schild: (engl.) germ disk; Bez. für die dreiblättrige Keimscheibe*.

Keim|versprengung: syn. Choristie*.

Keim|zellen (lat. cella Kammer, Raum, Speisekammer): s. Gameten, Eizelle, Spermien.

Keim|zell|tumoren (↑; lat. tumor Geschwulst) m pl: **1.** s. Ovarialtumoren; **2.** Hodentumoren.

Kell-Blutgruppen: (engl.) Kell blood groups; Symbol K; von über 20 Allelen genet. gesteuertes Blutgruppensystem mit noch nicht vollständig geklärter Vererbung; **Bedeutung:** Antikörper gegen Blutgruppensubstanzen des Kell-Systems (meist IgG, selten IgM, Autoantikörper) können zu Transfusionszwischenfällen u. zu Morbus* haemolyticus neonatorum (mit rel. mildem Verlauf) führen. Vgl. Blutgruppen.

Kephal|hämatom (gr. kephale Kopf; haima Blut) n: (engl.) cephalhaematoma; Kopfblutgeschwulst; Bluterguß zw. Periost u. Knochen, subperiostales Hämatom; deutl. fluktuierende, tauben- bis hühnereigroße, halbkugelige pathol. Anschwellung am Schädel bei Neugeborenen. Die Geschwulst kann im Ggs. zur Geburtsgeschwulst* die Knochennähte nicht überschreiten; **Urs.:** Zerreißung von Gefäßen zw. Periost u. Knochen während des Kopfdurchtritts unter der Geburt* inf. Verschiebung der Weichteile gegenüber den platten Schädelknochen. Vgl. Kopfschwartenhämatom.

Kephalo|metrie, intra|uterine (↑; gr. metra Gebärmutter) f: (engl.) intrauterine cephalometry; Größenmessung des kindl. Kopfes in utero durch Messung des Umfangs od. eines definierten Durchmessers, meist des **biparietalen Durchmessers*** (Abk. BPD), als Index für das fetale Gewicht u. das Schwangerschaftsalter, meist mittels Ultraschalldiagnostik*; ein BPD von über 9,2 cm entspricht i. d. R. einem Kindesgewicht von 2500 g u. mehr u. einem Schwangerschaftsalter von ca. 35 Wo. u. mehr; unzuverlässig bes. bei Risikoschwangerschaft*, daher Einbeziehung zusätzl. Körpermaße (z. B. Thorakometrie) zur Erkennung fetaler Wachstumsstörungen nötig. Vgl. Fetometrie, Kopfmaße.

Kephalo|pagus (↑; gr. pagos das Zusammengefügte) m: syn. Kraniopagus*.

Kephalo|thorako|pagus (↑; gr. thorax, thorakos Brustkorb; pagos das Zusammengefügte) m: Doppelfehlbildung* mit Verwachsung von Kopf u. Brust.

Keratitis par|enchymatosa (gr. keras Horn) f: syn. Keratitis interstitialis; allerg. Reaktion des Hornhautstromas auf Treponema-Antigen, meist bei angeborener Syphilis*; typischerweise im Alter von 5–15 Jahren plötzl. auftretende Infiltrationen mit nachfolgender Vaskularisation.

Keratoma climactericum (↑) n: symmetr. an Handflächen u. Fußsohlen im od. kurz nach dem Klimakterium* auftretende Hyperkeratose; oft gleichzeitig bestehende Fettsucht*.

Kern|a|typie (gr. a Un-, -los, -leer; typos Geprägtes) f: (engl.) nuclear atypia; syn. Dyskaryose; atyp. Größe u. Form des Zellkerns; **Formen: 1.** gestörte Kern*-Plasma-Relation; **2.** Hyperchromasie*; **3.** Kernpolymorphie*; **4.** Karyopyknose*. Vgl. Tumorzellen, Dysplasie.

Kern|geschlecht: (engl.) nuclear sex; das durch das Vorhandensein (od. Fehlen) von Geschlechtschromatinen nachgewiesene chromosomale Geschlecht* eines Individuums: **1. X-Chromatin:** Geschlechtschromatin* in 40–80 % der Zellkerne von (weibl.) Individuen mit XX-Konstellation (X-Chromatin-positiv); bei Individuen mit nur einem X-Chromosom (XY, X0) fehlt es (X-Chromatin-negativ). **2. Drumstick:** trommelschlegelförmiges Gebilde an den Kernen der segmentkernigen Leukozyten bei Individuen mit zwei X-Chromosomen in ca. 3 % (Drumstick-positiv), bei Individuen mit nur einem X-Chromosom nicht vorhanden (Drumstick-negativ). **3. Y-Chromatin:** Y-Körper in den Ruhekernen von (männl.) Individuen mit einem Y-Chromosom in 30–70 % der Kerne fluoreszenzmikroskop. nachweisbar (Y-Chromatin-positiv), beim Fehlen eines Y-Chromosoms nicht vorhanden (Y-Chromatin-negativ). Vgl. Geschlechtsdeterminierung, chromosomale.

Kern|ikterus (gr. ikteros Gelbsucht) m: (engl.) kernicterus; syn. Bilirubinenzephalopathie; Einlagerung von zytotox. wirkendem Bilirubin* in Ganglienzellen des Stammhirns bei Neugeborenen, bes. bei Morbus* haemolyticus neonatorum; die Entw. eines K. hängt nicht nur von der Serumbilirubinkonzentration, sondern auch von anderen Faktoren wie Hypoxie, Azidose, Hypalbuminämie, Gabe von Medikamenten mit Albuminbindung (z. B. Sulfonamide) od. erhöhter Kapillarpermeabilität (z. B. Sepsis) ab; **Sympt.:** als uncharakterist. Frühzeichen Trinkschwäche, allg. Hypotonie der Muskulatur, Schläfrigkeit u. häufiges Gähnen, als relativ charakterist. Symptom schrilles Schreien, Rigidität, Hyperreflexie, Krampfneigung, Opisthotonus, anfallsweise Dyspnoe bis Apnoe; überlebt das Neugeborene, so können sich Spätschäden entwickeln, v. a. Störungen im extrapyramidalen System, Choreoathetose, Zerebralparese mit mehr od. weniger ausgeprägter geistiger Retardierung u. Hörstörungen; **Proph.:** s. Hyperbilirubinämie des Neugeborenen.

Kern-Plasma-Re|lation f: (engl.) nucleoplasmic ratio; Verhältnis zw. Kern- u. Plasmavolumen in einer Zelle; eine gestörte K.-P.-R. mit rel. Vergrößerung des Zellkerns findet sich v. a. bei Tumorzellen*. Vgl. Kernatypie.

Kern|poly|morphie (gr. polys zahlreich; morphe Gestalt) f: (engl.) nuclear polymorphy; unterschiedl. Größe u. Gestalt von Zellkernen in einem Gewebe als Zeichen einer überstürzten Zellteilung (v. a. bei Tumorzellen*). Vgl. Kernatypie.

17-Keto|steroide n pl: Abk. 17-KS; im Harn ausgeschiedene Metabolite von Steroidhormonen* mit einer Ketogruppe an C-Atom 17; 17-KS entstehen zum größten Teil beim Abbau von NNR-Androgenen, zu einem geringen Teil beim Cortisolabbau.

Keu|schlamm: s. Mönchspfeffer.

KG: Abk. für **1. K**örper**g**ewicht*; **2. K**ranken**g**ymnastik.

Kidd-Blut|gruppen: (engl.) Kidd blood groups; Symbol Jk; schwach antigenes Blutgruppensystem, dessen Allele Jk^a (Jk 1) u. Jk^b (Jk 2) autosomal-kodominant vererbt werden; **Bedeutung:** die Bildung von Antikörpern (meist komplementbindende IgG-Ak) kann durch Bluttransfusion, seltener während SS induziert werden; darauf zurückzuführende schwere hämolyt. Transfusionszwischenfälle u. Einzelfälle von Morbus* haemolyticus neonatorum sind beschrieben. Vgl. Blutgruppen.

Kiefer|spalte: (engl.) cleft jaw; Gnathoschisis; angeb. Spaltbildung im Bereich des Unter- od. Oberkiefers. Vgl. Gesichtsspalten.

Kielland-Zange (Christian K., Gyn., Oslo, 1871–1941): Form der Geburtszange* (s. Abb.) mit universeller Anwendbarkeit; unterscheidet sich von der Naegele*-Zange durch das Gleitschloß u. die fehlende Beckenkrümmung. Vgl. Zangenextraktion.

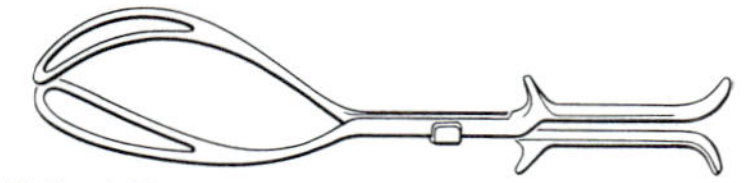

Kielland-Zange

Kind|bett: Puerperium*.

Kind|bett|fieber: Puerperalfieber*.

Kinder|früh|erkennungs|untersuchungen: (engl.) child health checks; Programm der gesetzl. Krankenkassen in der Bundesrepublik Deutschland zur Früherkennung von körperl. od. geistigen Störungen der Entw. bei Kindern bis zur Vollendung des 5. Lj. (U1-U9); **U1:** Neugeborenenerstuntersuchung, erfolgt i. d. R. direkt nach der Geburt* durch den Geburtshelfer; **U2:** Neugeborenenbasisuntersuchung zw. dem 3. u. 10. Lebenstag; **U3:** 3.–6. Lebenswoche; **U4:** 2.–4., **U5:** 6.–7., **U6:** 9.–12., **U7:** 20.–24., **U8:** 43–48., **U9:** 60.–64. Lebensmonat. Die Untersuchungen umfassen eine eingehende Anamnese u. eine strukturierte, ausführl. (kinder)ärztl. Untersuchung hinsichtl. altersabhängiger Kriterien der somat., psychomotor., sensor. u. psych. Entw. des Kindes einschl. Tests auf angeb. Stoffwechselstörungen i. R. der U2 (Phenylketonurie*, Hypothyreose*, Galaktosämie*) u. Beratung über Rachitis-, Kariesprophylaxe sowie Impfempfehlungen. K. werden dokumentiert u. fallbezogen zusammengeführt u. ausgewertet.

Kinder|lähmung, zerebrale: syn. infantile Zerebralparese*.

Kinder|sterblichkeit: (engl.) child mortality; i. e. S. Mortalität von Kindern im Alter von 1 bis unter 15 Jahren, meist bezogen auf die Gesamtzahl von Kindern gleichen Alters; i. w. S. wird die Säuglingssterblichkeit* zur K. hinzugerechnet.

Kindes|tötung: (engl.) infanticide; nach § 217 StGB die vorsätzl. Tötung eines nichtehel. Kindes durch die Mutter während od. gleich nach der Geburt*. Die Geburt i. S. dieser Vorschrift beginnt erst mit den Eröffnungswehen (s. Wehen). Vorher gilt die Leibesfrucht jurist. nicht als „Mensch" i. S. der §§ 212, 217 StGB.

Kinds|bewegungen: (engl.) foetal movements; Bewegungen des Feten in utero; werden von Erstgebärenden etwa um die 20., von Mehrgebärenden zw. der 16. u. 20. SSW wahrgenommen; **Nachw.:** Palpation durch eine dritte Person.

Kinds|größe: Körpermaße des geborenen Kindes, die mit Hilfe von auf die Schwangerschaftsdauer bezogenen Perzentilen interpretiert werden (s. Neugeborenes). Vgl. Fetalgröße, Kopfmaße, Reifezeichen des Neugeborenen.

Kinds|lage: (engl.) presentation; i. e. S. die Position der Frucht im Uterus; zur genauen Beschreibung der K. sind Angaben über Lage, Stellung, Haltung u. Einstellung notwendig (s. Abb. 1 u. 2, S. 142); **1. Lage:** Verhältnis der Längsachse des Kindes zur Längsachse des Uterus; Längslage od. Geradlage (99 % zum Zeitpunkt der Geburt, davon 96 % Schädellagen, 3 % Beckenendlagen), Querlagen u. Schräglagen (zus. 1 %); **2. Stellung:** Verhältnis des kindl. Rückens zur Gebärmutterinnenwand; **3. Haltung:** räuml. Beziehung von Kopf u. Extremitäten zum Rumpf: Flexionslagen* u. Deflexionslagen* sowie die indifferente Scheitellage; **4. Einstellung:** Beziehung des vorangehenden Kindsteils zum Geburtskanal. Bei Kopflagen unterscheidet man Hinterhauptlage*, Vorderhauptlage*, Stirnlage* u. Gesichtslage*, bei Beckenendlage* Steiß-, Steißfuß-, Knie- u. Fußlagen; vgl. Einstellungsanomalien. Ist (bei der Geradlage) der Rücken links (rechts) u. seitl., so spricht man von linker od. I. (rechter od. II.) Lage; I a (II a) bez. die dorso-

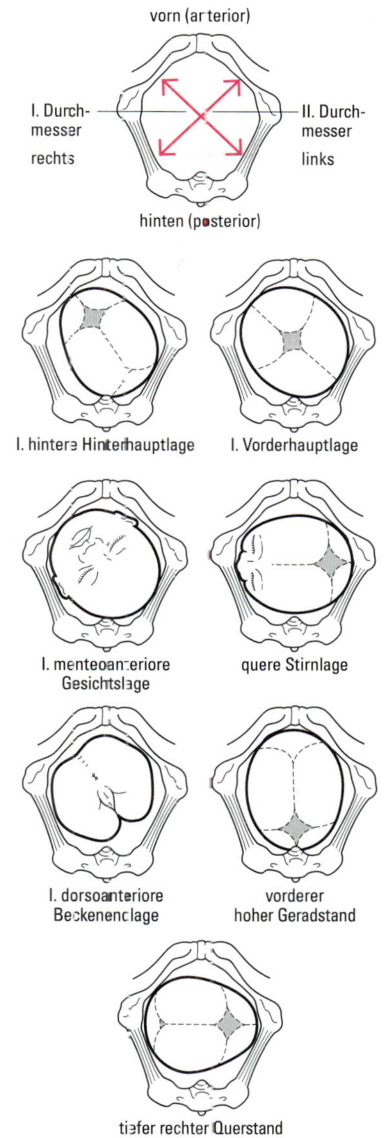

Abb. 1
Kindslage:
Übersicht über verschiedene Geburtslagen und Beispiele für die Nomenklatur

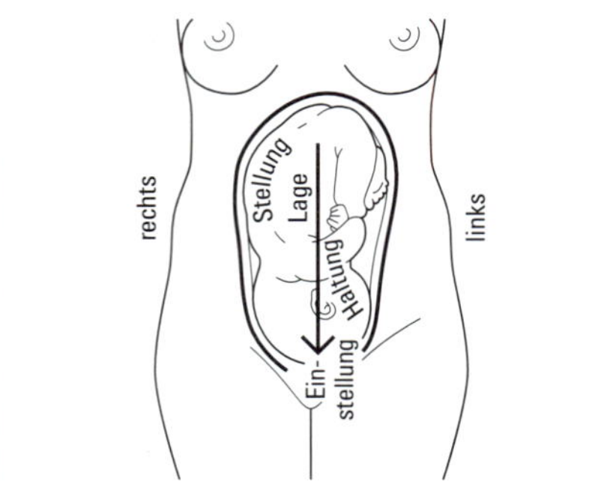

Abb. 2
Kindslage

anteriore, I b (II b) die dorsoposteriore Lage bei Rücken links (rechts). Bei den Kopflagen ist die I. Lage doppelt so häufig wie die II. Lage. Die regelrechte Geburtslage ist die vordere Hinterhauptlage. Geht bei der Querlage* eine Schulter voran, so spricht man von Schulterlage. **Best. der K.** in utero u. a. mittels Leopold*-Handgriffe.

Kinds|pech: s. Mekonium.

Kinds|teile: (engl.) foetal parts; die Körperteile des Feten in utero; **1.** große K.: Kopf, Beckenende; **2.** kleine K.: Extremitäten; erkennbar durch Palpation (s. Leopold-Handgriffe) u. Ultraschalldiagnostik*; Nachw. von K. ist ein sicheres Schwangerschaftszeichen*.

Kinds|tod, plötzlicher: s. Tod, plötzlicher im Kindesalter.

Kitzler: s. Klitoris.

Klaudikations|becken: s. Beckenformen.

Klimakterium (gr. klimakter kritischer Punkt im menschlichen Leben) n: (engl.) climacteric; Klimax, Wechseljahre der Frau; Übergangsphase ab dem Beginn unregelmäßiger Blutungen bis hin zur Postmenopause*, bedingt durch das Erlöschen der zykl. Ovarialfunktion (s. Abb.); die letzte Menstruation (Menopause*) fällt in diese Zeit. Etwa die Hälfte aller Frauen leidet im K. unter Beschwerden (s. Menopausensyndrom), die evtl. behandlungsbedürftig sind. Vgl. Klimakterium virile.

Klimakterium prae|cox (↑) n: Eintritt ins Klimakterium* inf. vorzeitiger Ovarialinsuffizienz* vor dem 40. Lebensjahr.

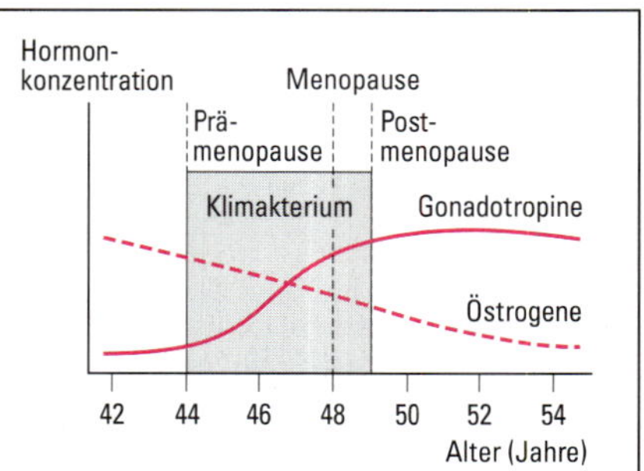

Klimakterium

Klimakterium tardum (↑) n: stark verzögerter Eintritt ins Klimakterium* (jenseits des 50. Lj.).

Klimakterium virile (↑) n: (engl.) male climacteric; sog. Wechseljahre des Mannes; dem Klimakterium* der Frau ähnl. Sympt. mit vegetativer Labilität, Neigung zu depressiven Verstimmungen, Nachlassen der Leistungsfähigkeit, Libido- u. Potenzschwäche inf. eines allmähl. einsetzenden Rückgangs der Testosteronproduktion u. LH-Ausschüttung (Beginn 45.–60. Lj.); die spermatogene Aktivität der Hoden bleibt bis ins hohe Alter erhalten; **Diagn.** Best. der Testosteron- u. LH-Konz. im Blut; **Ther.:** Androgen-, evtl. auch HCG-Substitution u. psychol. stützende Maßnahmen.

Klimax (gr. Treppe, Leiter) f: **1.** Klimakterium*; **2.** Orgasmus*; **3.** Höhepunkt einer Krankheit.

Klinefelter-Syn|drom (Harry F. K., Endokrin., Baltimore, geb. 1921) n: syn. Klinefelter-Reifenstein-Albright-Syndrom; bes. Form des männl. primären hypergonadotropen Hypogonadismus* mit gonosomaler Aneuploidie (meist Trisomie 47,XXY, seltener auch 48,XXXY, 49,XXXXY od. XXXYY); **Häufigkeit:** ca. 1 : 590 lebendgeborene Knaben; **Ätiol.:** die gonosomale Trisomie beruht auf Non*-disjunction u. kann nicht vererbt werden, da die Patienten i. d. R. steril sind; **Sympt.:** phänotyp. männl., Geschlechtschromatin-positive Individuen mit normal angelegtem männl. Genitale bei Hodenhypoplasie (Tubulussklerose; mangelhafte od. fehlende Spermatogenese mit Azoo- u. Oligozoospermie, Infertilität*), Nebenhoden- u. Skrotumhypoplasie u. rel. häufig Gynäkomastie*, Pubertas* tarda, oft weibl. Behaarungstyp, verzögerter Epiphysenschluß, retardiertes Knochenalter, Intelligenzquotient 10–15 Pkt. geringer als bei gesunden Geschwistern bzw. Normalpopulation, passives, ängstl. Verhalten, fakultativ eunuchoidaler Hochwuchs u. versch. unspezif. Dysmorphie- bzw. Dysplasiezeichen. Folge der verminderten Testosteronproduktion ist (sofern vorhanden) eine Abnahme von Libido* u. Potenz* nach dem 35. Lj.; als Spätererscheinung tritt häufig eine vorzeitige allg. Osteoporose* auf; **Diagn.:** erhöhte Gonadotropin- u. Östrogenausscheidung im Harn bei normaler od. leicht erniedrigter 17-Ketosteroid- u. verminderter Pregnandiol- (u. -triol-), Östron- u. Östradiolausscheidung; Chromosomenuntersuchung, Karyogramm. Vgl. Pseudo-Klinefelter-Syndrom, Gonadendysgenesie.

Klips: Clips*.

Klitorid|ek|tomie (gr. kleitoris kleiner Hügel; ek aus, heraus; tome Schnitt) f: (engl.) clitoridectomy; **1.** op. Entf. der von einem Tumor (z. B. Fibrom) befallenen Klitoris*; **2.** sog. weibl. Beschneidung: in vielen Ländern verbotene, bei manchen Völkern u. ethn. Gruppen rituell übl. Entf. der Klitoris.

Klitoris (↑) f: (engl.) clitoris; Kitzler; weibl. erektiles Sexualorgan am vorderen Ende der kl. Schamlippen, bestehend aus den beiden Crura clitoridis, die zum Corpus clitoridis (mit Glans clitoridis) verschmelzen; entspr. dem Corpus cavernosum penis.

Klitoris|hyper|trophie (↑; gr. hyper über, hinaus; trophe Nahrung) f: (engl.) clitoral hypertrophy; penisartige Vergrößerung der Klitoris (z. B. bei adrenogenitalem Syndrom*) durch vermehrten Einfluß von NNR-Androgenen bzw. durch testikuläre Androgene bei gemischter Gonadendysgenesie*. Vgl. Virilisierung.

Klitoris|riß (↑): (engl.) clitoral laceration; Weichteilverletzung mit Einriß der Klitoris unter der Geburt* (u. U. starke blutend).

Kloake (lat. cloaca Abzugskanal) f: (engl.) cloaca; **1.** gemeinsamer Endteil des Darm- u. Urogenitalkanals; Vork. bei Reptilien, Kloakentieren u. Vögeln sowie als embryol. Entwicklungsstadium beim Menschen (6.–8. Embryonalwoche); **2.** Bez. für Fistelgang bei Osteomyelitis; **3.** Verbindung zw. Enddarm u. Scheide beim fortgeschrittenen Zervix- bzw. Vaginalkarzinom.

Klon (gr. Zweig, Schößling) m: (engl.) clone; Gruppe von genet. ident. Zellen od. Organismen, die durch Teilung (ungeschlechtl. Fortpflanzung) aus einer einzigen Zelle od. einem einzelnen Organismus hervorgegangen sind.

Klonierung (↑): (engl.) cloning; Aufzucht einer Zellkultur, die sich von einer einzelnen, genotyp. definierten Zelle herleitet; Vervielfachung mit dem Ergebnis ident. Organismen. Vgl. DNA-Klonierung.

Klump|fuß: s. Pes equinovarus.

Klumpke-Lähmung (Augusta Déjerine-K., Neurol., Paris, 1859–1927): syn. untere Armplexuslähmung*.

Knaus-Ogino-Methode (Hermann K., Gyn., Graz, Prag, 1892–1970; Kynsaku O., japan. Gyn., 1882–1975) f: syn. Kalendermethode*.

Knie|lage: seltene Form der Beckenendlage*.

Knips|bi|opsie (lat. bis zweifach, doppelt; gr. opsis Sehen) f: (engl.) punch biopsy; Biopsie der Portio uteri mit entspr. Biopsiezangen aus makroskop. od. kolposkop. suspekten Arealen zur gezielten histol. Abklärung makroskop. auffälliger bzw. karzinomverdächtiger Befunde. Vgl. Konisation.

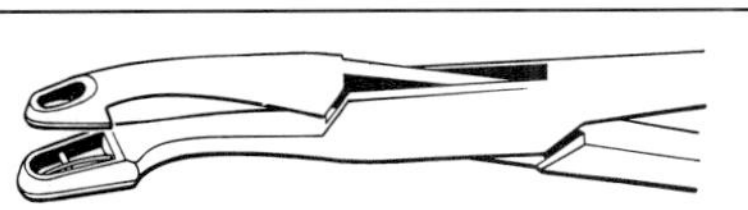

Knipsbiopsie:
Zange zur Gewebeentnahme

Knochen|mark|de|pression (lat. deprimere, depressus niederdrücken, herabziehen) f: (engl.) bone marrow depression; klin. Bez. für eine herabgesetzte (blutbildende) Funktion des Knochenmarks, v. a. nach Ther. mit Zytostatika*.

Ko|agulator (lat. coagulare gerinnen) m: Apparatur zur Thermokoagulation; **Anw.** z. B. zur Behandlung der benignen Erythroplakie* an der Portio vaginalis uteri (mit 90 °C), zur Entf. von Ovula* Nabothi u. bei chron. Zervizitis*. Vgl. Endokoagulation.

ko|dominant (lat. cum mit zusammen; dominari herrschen): (engl.) codominant; syn. kombinant; Bez. für die gemeinsame Ausprägung von mehreren Allelen eines Gens; beim System der ABNull*-Blutgruppen z. B. sind die Allele der Merkmale A u. B k., A_1 dominant über A_2 bzw. A_1, A_2 u. B dominant über 0. Vgl. Erbgang, dominanter.

Körper|gewicht: (engl.) body weight; von Körperlänge*, Alter, Ernährung u. endokrinen Faktoren abhängiges Gewicht; das gemessene K. (Istgewicht) kann in Normwerttabellen mit dem Soll- od. Normalgewicht* unter Berücksichtigung des Lebensalters, des Geschlechts u. der Körperlänge verglichen werden; hierbei sind individuelle Abweichungen von den Durchschnittswerten häufig, die u. U. bis zu pathol. Befunden wie Fettsucht* reichen. Vgl. Gewichtsentwicklung des Säuglings, Bernhardt-Formel, Body mass index, Broca-Formel.

Körper|länge: (engl.) body length; Länge des gesamten Körpers; Männer sind durchschnittl. 10–12 cm größer als Frauen; die Durchschnittswerte der K. zeigen in den letzten Jahrzehnten eine Zunahme.

Körper|massen|zahl: s. Body mass index.

Körper|stell|re|flex (lat. reflectere, reflexus zurückbiegen) m: s. Stellreflexe.

Körper|verletzung: (engl.) bodily injury; jeder (u. damit auch jeder zu diagn. bzw. therap. Zwecken erfolgende) Eingriff in die körperl. Integrität des lebenden Menschen; nach §§ 223 ff. StGB strafbar; nach § 226 a StGB handelt indes nicht rechtswidrig, wer eine K. mit Einwilligung des Betroffenen vornimmt (sofern die Tat trotz Vorliegens einer Einwilligung nicht gegen die guten Sitten verstößt). Grundsätzl. ist somit jeder op., pharmak. u. radiol. Eingriff zu diagn. bzw. therap. Zwecken einwilligungspflichtig. Der ärztl. Eingriff ohne Einwilligung kann jedoch gemäß § 34 StGB wegen rechtfertigenden Notstands gestattet sein, etwa wenn bei einem Notfall die Einwilligung wegen Bewußtlosigkeit des Pat. nicht eingeholt werden kann od. wenn eine mißbräuchl. Behandlungsverweigerung durch die gesetzl. Vertreter Schaden für das Kind besorgen läßt u. auch das Vormundschaftsgericht nicht rechtzeitig angerufen werden kann. Auch bei einer Operationserweiterung kann § 34 StGB anwendbar sein. Vgl. Operation; Methoden, invasive.

Kofferath-Syndrom (Walter K., deutscher Arzt) n: geburtstraumat. entstandene, meist einseitige Phrenikuslähmung, oft in Komb. mit Ausfällen im Bereich des Plexus brachialis (Armplexuslähmung*) inf. Läsion der 3., 4. u. 5. Zervikalwurzel; **Vork.:** insbes. nach Zangenextraktion* od. Entbindung bei Steißlage; **Sympt.:** oft Schwellung der betroffenen Halsseite, Atemstörungen mit Zyanose (thorakale Atmung), eingefallenes Abdomen; **Diagn.:** (röntg.) einseitiger Zwerchfellhochstand mit paradoxer Zwerchfellbewegung; oft Atelektasen der Lunge.

Ko|habit|arche (lat. cohabitare zusammenwohnen; gr. arche Anfang) f: (engl.) initial intercourse; Zeitpunkt des ersten Geschlechtsverkehrs*; s. Defloration.

Ko|habitation (↑) f: syn. Koitus*.

Kohabitationsverletzungen (↑): (engl.) coital injuries; Verletzungen des weibl. Genitales bei (einvernehml. od. nicht einvernehml.) Koitus*; man unterscheidet: **1.** Deflorationsverletzungen (v. a. erweiterte Hymenaleinrisse); **2.** Verletzungen koituserfahrener Frauen (v. a. Querrisse im hinteren Scheidengewölbe; vgl. Scheidenriß); prädisponierende mechan. od. hormonale Faktoren sind ein genitales Mißverhältnis, Puerperium* u. Postmenopause* mit Involutionserscheinungen. Vgl. Vergewaltigung, Kolporrhexis.

Ko|itus (lat. coitus zusammentreffen) m: (engl.) coitus; syn. Kohabitation, Beischlaf, Coitus; heterosexueller Genitalverkehr mit Einführen des Penis in die Vagina. Vgl. Geschlechtsverkehr, Coitus interruptus.

Ko|karzino|gene (lat. cum mit, zusammen; gr. karkinos Krebs; genesis Erzeugung, Entstehung) n pl: (engl.) cocarcinogens; Substanzen od. Faktoren, die den Effekt von Karzinogenen* verstärken, ohne selbst kanzerogen zu sein (sog. Promotoren); als chemische K. z. B. Crotonöl, Phenol, Öle aus Fruchtschalen von Zitrusfrüchten. Vgl. Karzinogenese.

Ko|karzino|genese (↑; ↑; ↑) f: s. Karzinogenese.

Kolloid|karzinom (lat. collum Hals; gr. karkinos Krebs) n: syn. Gallertkarzinom*.

Kollum (↑) n: auch Collum; Hals.

Kollum|karzinom (↑; gr. karkinos Krebs) n: syn. Zervixkarzinom*.

Kolostrum (lat. colostrum Erstmilch nach dem Kalben) n: (engl.) colostrum; syn. Kolostralmilch; Vormilch; das bereits während der SS (ab 6. SSW), v. a. aber in den ersten (3–5) Tagen nach der Entbindung von der weibl. Brustdrüse produzierte Sekret; unterscheidet sich in der Zusammensetzung (s. Tab.) von der reifen Muttermilch* u. enthält die sog. Kolostrumkörperchen (Donné-Körperchen, mit Fett beladene Leukozyten). Die gelbl. Farbe des K. beruht auf dem Carotinoidgehalt.

Kolostrum
Durchschnittliche Zusammensetzung und Nährwert (pro 100 ml)

Nährwert	281 kJ (67 kcal)
Proteine	2,3 g (1,5–9,0)
Casein	1,0 g
Laktalbumin	0,8 g
Laktoglobulin	0,5 g
Fette	3,0 g
Kohlenhydrate	4,0 g
Asche (Salze)	0,3 g
Vitamin A	ca. 0,16 g
Ascorbinsäure	ca. 0,007 g

Kolp|apor|rhexis (gr. kolpos Wölbung, Scheide; rhexis Zerreißung) f: s. Kolporrhexis.

Kolp|hyster|ek|tomie (↑; gr. hystera Gebärmutter; ek- aus, heraus; tome Schnitt) f: (engl.) colpohysterectomy; op. Entf. von Uterus u. Scheide bei ausgedehntem Uterus- bzw. Vaginalkarzinom; auch bei Totalprolaps (s. Prolapsus uteri et vaginae) u. nicht vorhandenem Kohabitations- bzw. Kinderwunsch der Patientin.

Kolpitis (↑) f: (engl.) colpitis; syn. Vaginitis, auch Colpitis; akute od. chron. Entz. der Vagina*, häufig zus. mit Entz. der Vulva* (Vulvovaginitis); **Path.:** meist Fremdbesiedelung der Vagina inf. mangelnder Östrogenstimulierung des Vaginalepithels, Atrophie (physiol. in der Kindheit bis zur Pubertät u. in Klimakterium, Postmenopause u. Senium), Veränderung des sauren Scheidenmilieus od. direkter Schädigung der Scheidenflora* (v. a. durch Antibiotika, Sulfonamide); **Zytol.:** entzündl. Zellbild mit reichl. Bakt. u. Entzündungszellen (s. Abb.); **Err.:** Trichomonas vaginalis (s. Trichomoniasis), Candida albicans (s. Vulvovaginitis candidomycetica), selten Staphylococcus, Escherichia coli, Gardnerella* vaginalis, Neisseria gonorrhoeae (s. Vulvovaginitis gonorrhoica); bei der unspezifischen K. findet sich im Abstrich eine bakt. Mischflora; **Sympt.:** Fluor* genitalis, häufig Juckreiz, brennende Schmerzen, evtl. Miktionsbeschwerden; **Formen: 1.** Colpitis simplex: diffuse Rötung u. glatte Schwellung der Scheidenwand; **2.** Colpitis granularis: diffuse od. herdförmige Rötung mit bis linsengroßen, rötl. Knötchen (Leukozyteninfiltrate), aus denen nach Abstoßung kl. Geschwüre, nach Abheilung graubraune Flecken entstehen; **Sonderform:** Colpitis senilis; nicht selten akut verlaufende K. im Senium auf dem Boden der altersbedingten Atrophie des Vaginalepithels (Östrogenmangel) mit Verlust des Säureschutzes, meist verursacht durch aszendierende Infektion* mit hautständigen Keimen. Vgl. Vaginose, bakterielle.

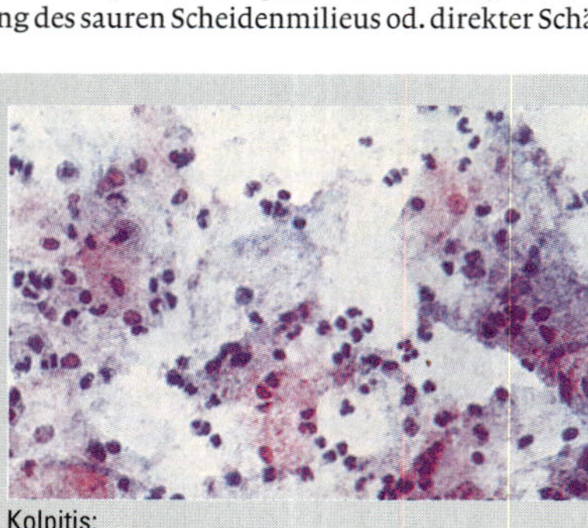
Kolpitis:
zytologischer Befund

Kolpo|graphie (↑; gr. graphein schreiben) f: (engl.) colpography; Röntgenkontrastdarstellung der Vagina*.

Kolpo|kleisis (↑; gr. kleisis Verschließung) f: (engl.) colpocleisis; op. Verschluß der Vagina; z. B. bei Scheidenvorfall* u. allg. Inoperabilität (z. B. eines Vaginalkarzinoms).

Kolpo|perineo|plastik (↑; gr. perineon Raum zwischen After u. Genitalien) f: (engl.) colpoperineoplasty; auch Kolpoperineorhaphie; Rekonstruktion des Beckenbodens durch Levator-Dammplastik bei Rektozele u. Beckenbodenhernie (vgl. Descensus uteri et vaginae).

Kolpo|poese (↑; gr. poisis Bildung, Schöpfung) f: (engl.) colpopoiesis; op. Bildung einer Vagina (sog. Neovagina), z. B. bei Gynatresie* od. Verlust einer funktionsfähigen Vagina durch Op. od. Strahlentherapie; **Vorgehen:** Bildung der Neovagina aus Colon sigmoideum, Ileum od. Caecum, Auskleidung des Vaginalrohrs mit Spalthaut od. Peritoneum (bei Geschlechtsumwandlung* meist durch Penishaut). Vgl. Rokitansky-Küster-Hauser-Syndrom.

Kolpor|rhaphie (↑; gr. raphe Naht) f: (engl.) colporrhaphy; Colporrhaphia; Inzision der vorderen bzw. hinteren Scheidenwand mit Rekonstruktion des Beckenbodens bei Scheidensenkung* od. Scheidenvorfall*.

Kolpor|rhexis (↑; gr. rhexis Zerreißung) f: (engl.) colporrhexis; Kolpaporrhexis; vollständiger od. teilweiser Abriß der Scheide vom Uterus im Scheidengewölbe, z. B. bei Geburt. Vgl. Scheidenriß.

Kolpo|skopie (↑; gr. skopein schauen) f: (engl.) colposcopy; Lupenbetrachtung der Portiooberfläche (u. Scheidenhaut) mit dem Kolposkop in 10–30facher Vergrößerung zur Beurteilung des Epithels, insbes. im Bereich der Epithelgrenze* der Portio vaginalis (einfache Kolposkopie); durch Betupfen der Portio mit 3–5%iger Essigsäure werden Veränderungen inf. Eiweißfällung u. Aufquellung des Epithels besser erkennbar; durch die Schiller*-Iodprobe (3–5%ige Lugol-Lösung) können iodpositive, iodhelle u. iodnegative (karzinomverdächtig!) Areale unterschieden werden (erweiterte Kolposkopie); suspekte bzw. abnorme Befunde erfordern eine histol. Abklärung (s. Abb.); zur kolposkop. **Terminologie:** s. Tab. S. 146; vgl. Zytodiagnostik.

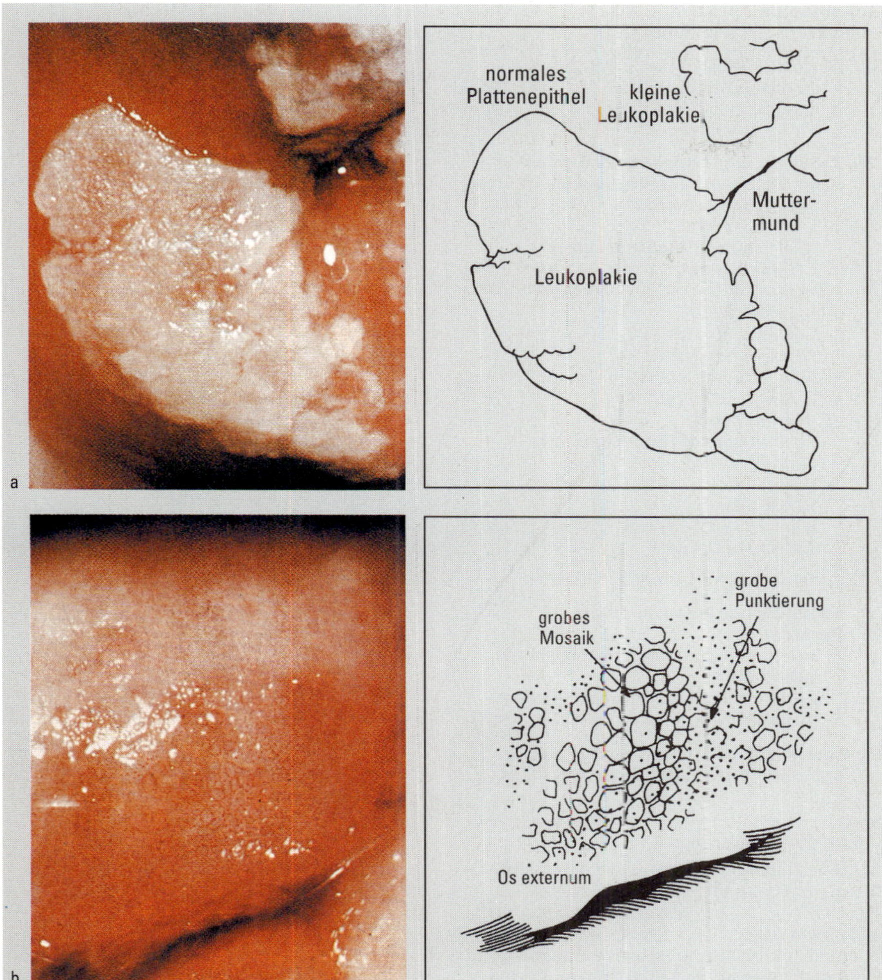

Kolposkopie:
auffällige Befunde; a: grobe Leukoplakie; b: grobe Punktierung und grobes Mosaik

Kolpo|suspension (↑; lat. suspendere, suspensus aufhängen) f: abdominales Operationsverfahren zur Behandlung der Streßinkontinenz*, das über eine kranioventrale Elevation der Scheide indirekt eine Rückverlagerung der funkt. wichtigen Blasenhalsregion in den Abdominalraum erreicht; die Scheidenwand bzw. das Parakolpium kann entw. am Periost u. dem Knorpel der Symphyse (Marshall*-Marchetti-Krantz-Operation), der Fascia obturatoria (Franz-Hirsch-Operation) od. dem Lig. iliopectineum bzw. dem Cooper*-Band (Burch-Cowan-Operation) fixiert werden.

Kolpo|tomie (↑; gr. tome Schnitt) f: (engl.) colpotomy; sog. Scheidenschnitt; Durchtrennung der Scheidenwand als Operationsschnitt, z. B. bei Kolporrhaphie* od. vaginaler Hysterektomie*.

Kolpo|zölio|tomie (↑; gr. koilia Bauchhöhle; tome Schnitt) f: (engl.) coeliocolpotomy; Coeliotomia vaginalis; op. Verf. mit Zugang zum Intraabdominalraum von der Scheide aus; z. B. zur Drainage eines Ovarialabszesses. Vgl. Douglas-Punktion.

Kolpo|zyto|logie (↑; gr. kytos Zelle; logos das Wort) f: (engl.) colpocytology; Beurteilung der durch Abstrich von der seitl. Scheidenwand entnommenen Epithelien (s. Abb. S. 146); Aufbau u. Abbau der Scheidenepithelien werden durch Östrogene u. Progesteron gesteuert. Im Verlauf eines Menstruationszyklus* ändern die Scheidenepithelien ihre Form u. Färbbarkeit. **Follikelphase:** große, einzeln liegende Epithelien mit zunächst bläschenförmigem, später kl. pyknot. Kern; die Epithelien färben sich bes. mit sauren Farbstoffen an; **Corpus-luteum-Phase:** charakterist. Massenabschilferung der Epithelienzellen mit typ. Haufenbildung bei zunehmender Faltenbildung u. Einrollung; vorwiegend Intermediärzellen mit bläschenförmigem

Kolposkopie
Kolposkopische Terminologie

I. normale kolposkopische Befunde
- A originäres Plattenepithel
- B Ektopie (Zylinderepithel)
- C Umwandlungszone

II. abnorme kolposkopische Befunde
- A innerhalb der Umwandlungszone
  1. essigweißes Epithel*
     - a) im Niveau
     - b) feinpapillär oder feinhöckrig
  2. Punktierung*
  3. Mosaik*
  4. Leukoplakie
  5. iodnegative Bezirke
  6. atypische Gefäße
- B außerhalb der Umwandlungszone
  1. essigweißes Epithel*
     - a) im Niveau
     - b) feinpapillär oder feinhöckrig
  2. Punktierung*
  3. Mosaik*
  4. Leukoplakie
  5. iodnegative Bezirke
  6. atypische Gefäße

III. Verdacht auf invasives Karzinom

IV. ungenügende kolposkopische Beurteilung
- A Plattenepithel – Zylinderepithelgrenze nicht sichtbar
- B schwere Entzündung oder Atrophie
- C Portio nicht einstellbar

V. verschiedene kolposkopische Befunde
Kondylom, Entzündung, Atrophie, Ulkus u. a.

* Grad der Veränderung:

zarte Veränderungen	grobe Veränderungen
– essigweißes Epithel	– intensives essigweißes Epithel
– zartes Mosaik	– grobes Mosaik
– zarte Punktierung	– grobe Punktierung
– dünne Leukoplakie	– dicke Leukoplakie
	– atypische Gefäße
	– Erosion

Kern u. basophilem Zytoplasma; **Bewertung** insbes. suspekter gyn. Abstriche: s. Zytodiagnostik. Vgl. Karyopyknoseindex, Kolposkopie.

kombinạnt: syn. kodominant*.

Kombinatiọns|präparate n pl: syn. Einphasenpille; s. Kontrazeption, hormonale; Hormonsubstitution.

Kome̱do|karzinom (lat. comẹdere essen, verzehren; gr. karkịnos Krebs) n: (engl.) comedocarcinoma; seltene Form des Mammakarzinoms*, die sich ausschl. od. vorwiegend auf eine Ausbreitung in den Milchgängen beschränkt; bei Druck auf die Schnittfläche treten gelbl.-nekrot. Tumormassen aus den oft ausgeweiteten Milchgängen (wie bei Komedonen); meist zentral in der Brustdrüse wachsend (sog. intrakanalikuläres Milchgangkarzinom) u. nicht infiltrierend; **Klin.:** Sympt. eines Mammakarzinoms fehlen i. d. R., kein Tastbefund; evtl. serös-weißl., seltener

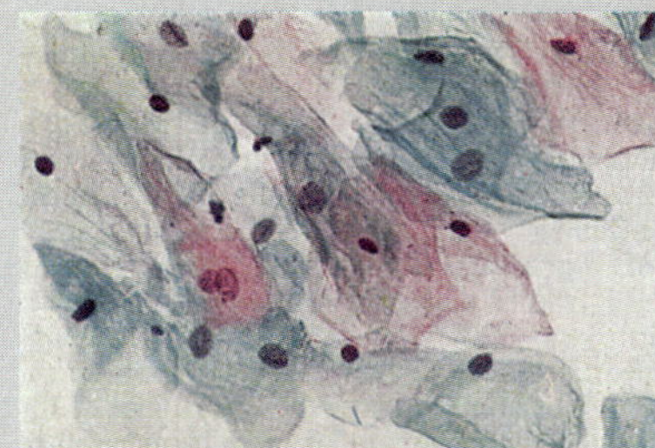
a

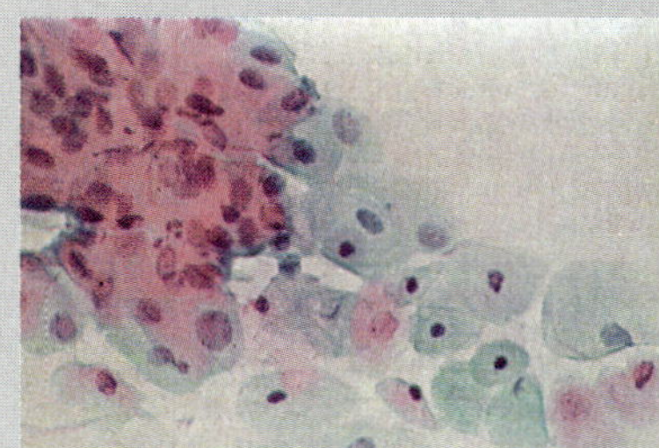
b

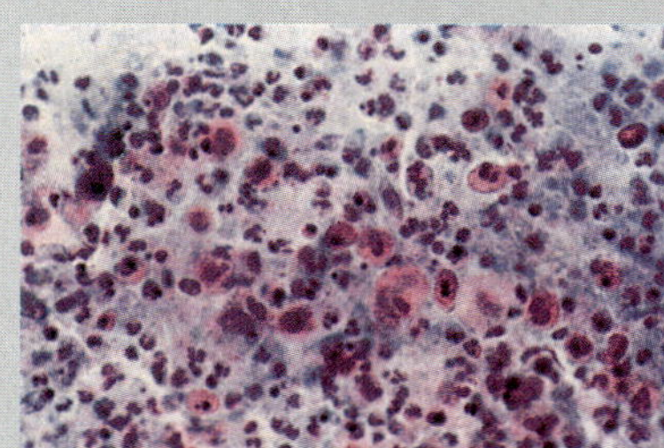
c

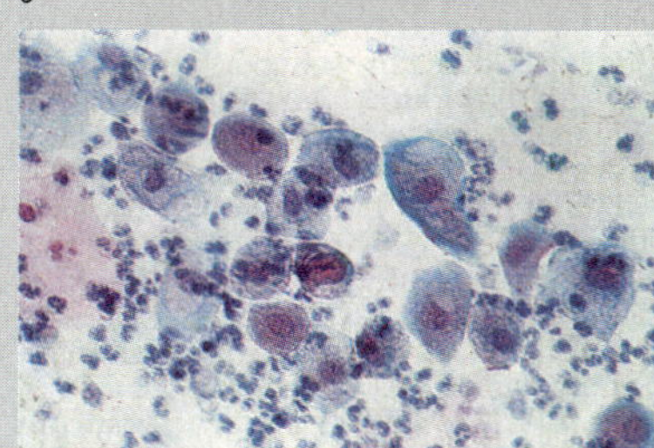
d

Kolpozytologie:
a: normale Plattenepithelzellen der Portio uteri (Pap. I, II); Intermediärzellen (basophiles Plasma, bläschenförmige Kerne) und Superfizialzellen (eosinophiles Plasma, pyknotische Kerne)
b: Atrophie des Vaginalepithels (Pap. II); niedriger Epithelaufbau mit Parabasalzellen und kleinen Intermediärzellen als Folge des Östrogenmangels nach der Menopause
c: schwerst atrophisch-entzündliches Zellbild nach der Menopause (Pap. III); endgültige Beurteilung nach Östrogenbehandlung
d: Metaplasiezellen; schaumiges Zytoplasma mit zipfeligen Ausziehungen

blutige Mamillensekretion; **Diagn.:** i. R. der Mammographie* häufig aufgrund von Mikroverkalkungen*; **Ther.:** bei fehlender Infiltration Mastektomie* mit eingeschränkter Radikalität (evtl. Quadrantenresektion od. Segmentektomie; s. Operation, brusterhaltende); **Progn.:** rel. günstig.

Kom|pressions|syn|drom, aorto|kavales (lat. comprimere, compressus zusammendrücken) n: s. Vena-cava-inferior-Syndrom.

Kom|pressions|uro|graphie (↑; lat. urina Harn; gr. graphein aufzeichnen) f: (engl.) ureteral compression urography; s. Urographie.

Kondom (frz.-engl. condom) n: syn. Präservativ*.

Kon|duktor (lat. conducere, conductus zusammenführen) m: (engl.) conductor; (genet.) Überträger; Individuum, das eine Krankheitsanlage von der vorausgehenden Generation auf die nächstfolgende überträgt, ohne selbst krank zu sein; der Begriff wird insbes. für Frauen verwendet, die heterozygot für ein X-chromosomal-rezessives Gen sind; die Hälfte ihrer Söhne zeigen statist. das X-chromosomal-rezessive Merkmal, 50 % der Töchter werden wieder Konduktorinnen.

Kondylome (gr. kondylos Knochengelenk, Knöchel) n pl: (engl.) condylomas; Hyperplasien des Plattenepithels im Anogenitalbereich durch Inf. mit Papillomavirus* (Condylomata* acuminata, Condylomata* plana) od. Treponema* pallidum (Condylomata* lata).

Kondylom|virus (↑; lat. virus Gift, Schleim) n: (engl.) condyloma virus; zur Gruppe der menschl. Papillomaviren (HPV 6 u. 11) gehörender Err. der Condylomata* acuminata u. Condylomata plana.

kon|genital (lat. cum mit; genitus geboren, entstanden): (engl.) congenital; ererbt (u. bei der Geburt manifest); s. angeboren.

Konisation (gr. konos Kegel) f: (engl.) conization; syn. Portiokonisation, Zervixkonisation; Entnahme einer konusförmigen Gewebeprobe aus der Portio uteri zur histol. Untersuchung (s. Abb.); **Operationstechniken: 1.** Messerkonisation mit Spezialmessern (gewinkelt, bds. schneidend); **2.** Elektrokonisation mittels elektr. Drahtschlinge (früher mit Elektromesser, ausgedehntere Gewebezerstörung); **3.** CO_2-Laserkonisation; **Ergebnisse:** die Messerkonisation erlaubt eine sichere Aussage zur histol. Formation im Randbereich, erfordert aber anschl. Elektrokoagulation des Wundbettes bzw. Naht zur Blutstillung (s. Sturmdorf-Bonney-Plastik); Elektro- u. Laserkonisation erzielen sofortige Blutstillung, die Randzone ist aber nicht immer sicher beurteilbar. Durch Laser- u. Elektrokonisation wird die histol. Aufarbeitung kaum beeinträchtigt; **Ind.:** zur definitiven Klärung von mittels Kolposkopie* bzw. Zytodiagnostik* entdeckten Epithelatypien an der Portio u. im Zervikalkanal (Serienschnitte); auch als therap. K. bei schwersten Zellatypien, Carcinoma* in situ bzw. beim mikroinvasiven Karzinom (s. Zervixkarzinom); kann auch bei therapieresistentem Fluor cervicalis notwendig sein. Vgl. Epithelgrenze.

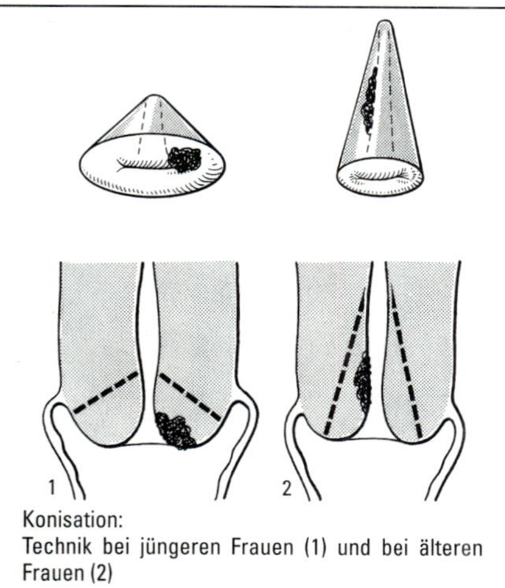

Konisation:
Technik bei jüngeren Frauen (1) und bei älteren Frauen (2)

Kon|jugation (lat. coniugatio Verbindung) f: (engl.) conjugation; **1.** (biol.) Verschmelzung des männl. mit dem weibl. Zellkern bei der Befruchtung*; **2.** (genet.) Zusammentreten homologer Chromosomen in der Prophase der Meiose*; **3.** (chem.) Wechselwirkung benachbarter Doppelbindungen im Molekül, die durch eine Einfachbindung getrennt sind; **4.** (bakteriol.) parasexueller Mechanismus zur Übertragung von genet. Material zw. zwei Bakterien.

kon|natal (lat. cum mit; natalis Geburts-): (engl.) connatal; in uteri bzw. während der Geburt erworben; s. angeboren.

Kon|sanguinität (lat. consanguinitas Blutsverwandtschaft) f: syn. Blutsverwandtschaft*.

Kontakt|bestrahlung: (engl.) contact irradiation; syn. Brachytherapie; Strahlentherapie* mit einer tumornahen Strahlenquelle, z. B. durch Implantate (Nadeln, Kapseln) od. Inj. von radionuklidhaltigen Suspensionen. Vgl. Radiumtherapie, Afterloading-Verfahren.

Kontakt|blutung: (engl.) contact bleeding; durch Koitus* od. med. Eingriffe (z. B. Scheidenspülung*) verursachte, spontan auftretende vaginale Blutung (Leitsymptom eines Zervixkarzinoms*); häufig bei Ektopia* cervicis.

Kontra|in|dikation (lat. contra gegen; indicare anzeigen) f: (engl.) contraindication; Gegenanzeige; Umstand, der die Anw. eines diagn. od. therap. Verf. bei an sich gegebener Indikation* in jedem Fall verbietet (absolute K.) bzw. nur unter strenger Abwägung sich dadurch ergebender Risiken (relative K.) zuläßt.

Kontra|zeption (↑; lat. concipere, conceptus aufnehmen) f: (engl.) contraception; Antikonzeption, Konzeptionsverhütung; Empfängnisverhütung zur

Kontrazeption
Versagerquoten der häufigsten Methoden

Methode	Pearl-Index
Temperaturmethode	1 – 3
Mikropille	0,2 – 0,5
Minipille	0,3 – 3,0
Dreimonatsspritze	0,3 – 3,6
IUP	1,5 – 3,0
Scheidendiaphragma	2,0 – 3,0
Präservativ	3 – 7[1]
Spermizide	ca. 5[1]
Coitus interruptus	ca. 25

[1] Es finden sich auch deutlich höhere Angaben in der Literatur; dies hebt die Bedeutung richtiger Anwendung hervor.

Familienplanung* bzw. i. R. staatl. Lenkung (Geburtenkontrolle*); versch. Meth. mit unterschiedl. Zuverlässigkeit (s. Tab.) werden je nach geograph., sozialen u. a. Gegebenheiten angewendet: **1.** K. ohne Anw. mechan. od. chem. Mittel: Coitus* interruptus u. Meth. der natürlichen Kontrazeption*; **2.** Barrieremethoden: Präservativ*, Okklusivpessar*, Scheidendiaphragma*; **3.** K. mit lokal wirksamen chem. Substanzen (Spermizide*); **4.** hormonale Kontrazeption*; **5.** intrauterine Kontrazeption mittels Intrauterinpessar* od. Levonorgestrel*-IUS; **6.** op. Sterilisation* des Mannes bzw. der Frau. Zur Verhütung des Eintritts einer SS nach erfolgter Konzeption können Nidationshemmer* angewendet werden. Vgl. Laktationsamenorrhoe.

Kontra|zeption, chemische (↑;↑) f: (engl.) chemical contraception; s. Spermizide.

Kontra|zeption, computer|gesteuerte (↑; ↑) f: System zur Empfängnisverhütung durch Hormonmessung (Markenname Persona); mittels Teststäbchen werden LH und E_3-Glukuronid enzymimmun. im Morgenurin gemessen, durch einen Minicomputer abgelesen u. mit dem individuellen Zyklus der Anwenderin in Beziehung gebracht. Ein Mikrochip speichert die Ergebnisse u. berechnet die jeweils fruchtbaren bzw. unfruchtbaren Tage. Das System ist für Frauen mit einer Zykluslänge von 23–35 Tagen geeignet; **Pearl-Index:** 6,4.

Kontra|zeption, hormonale (↑; ↑) f: (engl.) hormonal contraception; seit 1960 eingeführte Form der Kontrazeption durch die Frau, beruhend auf der regelmäßigen Einnahme von östrogen- u. gestagenhaltigen bzw. reinen Gestagenpräparaten nach einem best. Schema od. deren parenteraler Applikation. **Wirkungsweise: 1.** Verhinderung der Ovulation* durch Gonadotropinhemmung; **2.** je nach Art u. Dosierung der verwendeten Hormone mehr od. weniger ausgeprägte Veränderungen des Zervixschleims, wodurch den Spermien die Durchwanderung erschwert od. unmögl. gemacht wird; **3.** Veränderungen des Endometriums, wodurch die Einnistung einer ggf. befruchteten Eizelle erschwert od. verhindert wird; **4.** Hemmung der Tubenmotilität. Bei Unterbrechung der Hormongaben alle 21 Tage treten zykl., menstruationsähnl. Blutungen auf (Abbruchblutung*).

Formen: I. h. K. mit Ovulationshemmung: 1. Einphasenpille (syn. Kombinationspräparat): klass. Pille nach Pincus; 20 od. 21 Tage lang die gleiche Komb. von Östrogen u. Gestagen (Östrogengehalt pro Tag 50 µg od. mehr); **2.** hormonarme Einphasenpille (syn. Mikropille): Östrogengehalt pro Tag liegt unter 50 µg; Gestagengehalt entspr. niedrig, z. B. tägl. 150 µg Levonorgestrel* od. Desogestrel*; **3.** Zweiphasenpille (syn. Sequentialpräparat): östrogenhaltiges Präparat während der ersten, östrogen- u. gestagenhaltiges Präparat während der zweiten Einnahmephase; seltener Zyklusstörungen* als bei Einphasenpille; die Abbruchblutung unterscheidet sich nach Stärke u. Dauer nicht von einer Regelblutung; **4.** Zweistufenpille: im Unterschied zur Zweiphasenpille bereits während der ersten Einnahmephase gering gestagenhaltiges Präparat (sog. step up pill); **5.** Dreistufenpille: verbindet die Vorteile der hormonarmen Pillen mit den Vorteilen der Mehrstufenpräparate; in drei Phasen werden unterschiedl. Dosen an Östrogenen u. Gestagenen genommen, die an die Hormonspiegel im Normalzyklus angepaßt wurden. **6.** parenterale Ovulationshemmung durch Gestagendepotinjektionen (sog. Dreimonatsspritze): hohe Zuverlässigkeit (Pearl-Index: 0,5); Nachteil: häufig Zyklusstörungen*, nach einiger Zeit bleibt die Abbruchblutung völlig aus, daher für junge Mädchen u. Frauen, die sich noch Kinder wünschen, ungeeignet; hat keine weite Verbreitung gefunden. Ovulationshemmer bieten die größte jemals erreichte Sicherheit gegen eine ungewollte Empfängnis (Pearl-Index: ca. 0,2). **Cave:** Barbiturate, Rifampicin u. bestimmte Antiepileptika können die Wirkung von oralen Ovulationshemmern aufheben; **II. h. K. ohne Ovulationshemmung:** Minipille (1965): tägl. (ohne Pause) einzunehmendes Präparat mit kl. Gestagendosis (z. B. tägl. 30 µg Levonorgestrel); **Hauptwirkung:** Verhinderung der Spermienaszension; wichtig sind die exakt einzuhaltenden Einnahmeintervalle; geringe Hormonbelastung, jedoch häufig Zyklusstörungen u. weniger zuverlässig als die Pille; Pearl-Index um 3; hat keine weite Verbreitung gefunden; **III. h. K.** durch Intrauterinsysteme (Abk. IUS), z. B. Levonorgestrel*-IUS; Freisetzung von 20 µg/d; **Wirkung:** Atrophie des Endometriums, Verhinderung der Sper-

Kontrazeption, hormonale
Übersicht über die Kontraindikationen

Absolute Kontraindikationen	Relative Kontraindikationen
akute u. progrediente Lebererkrankungen	Operationen mit erhöhtem Thromboembolierisiko
hormonabhängige maligne Tumoren	Raucherinnen (Frauen älter als 30 Jahre)
schwerer Schwangerschaftsikterus, -pruritus od. Herpes gestationis in der Anamnese	Porphyrie
Otosklerose mit Verschlechterung in vorangegangenen Schwangerschaften	Gallenblasenerkrankungen
Störungen der Gallensekretion	Niereninsuffizienz
Thrombosen od. Embolien u. thromboembolische Erkrankungen	Herzinsuffizienz
Sichelzellenanämie	Fettstoffwechselstörungen
schwer einstellbare Hypertriglyzeridämie	vorausgegangene od. bestehende Thrombophlebitiden
Diabetes mellitus mit Gefäßschäden	Raynaud-Syndrom
ungeklärte uterine Blutungen	periphere Durchblutungsstörungen
schwer einstellbare Hypertonie	Ödeme
Migraine accompagnée	
Schwangerschaft	

mienaszension; verbindet Vorteile von Pille u. IUP; **UAW:** Begünstigung thromboembol. Erkr. bei Kontrazeptiva der sog. 3. Generation (mit den Gestagenkomponenten Desogestrel od. Gestoden) nach derzeitigem Stand häufiger als bei der sog. 2. Generation (mit dem Gestagen Levonorgestrel); ferner mehr od. weniger häufig Gewichtszunahme, Ödeme, Übelkeit, Erbrechen, Kopfschmerz, psych. Störungen, selten stärkerer Blutdruckanstieg; **Kontraind.:** s. Tab.; vgl. Östrogene, Gestagene, Nidationshemmer.

Kontra|zeption, natürliche (↑; ↑) f: (engl.) natural contraception; Meth. der Kontrazeption* durch Beschränkung der Kohabitationen auf die unfruchtbaren Tage im Menstruationszyklus* der Frau; **Meth.:** Temperaturmethode*, Billings*-Ovulationsmethode, Kalendermethode* (nach Knaus u. Ogino), symptothermale Methode*; computergesteuerte Kontrazeption*; niedrige od. mittlere kontrazeptive Sicherheit (Pearl-Index 1–30); die erfolgreiche Anw. aller Meth. der n. K. setzt einen stabilen Menstruationszyklus der Frau u. entspr. Disziplinbereitschaft beider Partner voraus. Vgl. Laktationsamenorrhoe.

Kontra|zeption, post|koitale (↑; ↑) f: (engl.) postcoital contraception; ungenaue Bez. für die postkonzeptionelle Schwangerschaftsverhütung (sog. Interzeption*). Vgl. Nidationshemmer.

Kontra|zeptiva (↑; ↑) n pl: (engl.) contraceptives; empfängnisverhütende Mittel; s. Kontrazeption.

Kon|zeption (lat. concipere, conceptus aufnehmen) f: syn. Empfängnis*.

Kon|zeptions|optimum (↑) n: (engl.) optimal conception time; günstigster Zeitraum für die Befruchtung der Frau (s. Abb.), der um die Ovulation* liegt, da die Eizelle nur wenige Std. befruchtbar ist u. die Spermien nur ca. 2–3 Tage befruchtungsfähig sind; Best. indirekt durch Nachw. der Progesteronwirkung: **1.** Temperaturmethode*; **2.** funkt. Zervixdiagnostik (s. Fischer Score), evtl. unter gleichzeitiger Auswertung der Kolpozytologie*; **3.** symptothermale Methode* bzw. computergesteuerte Kontrazeption*. Vgl. Ovulationstests.

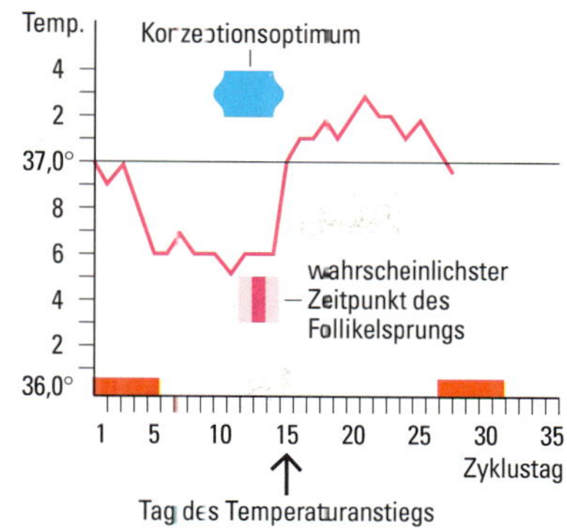

Konzeptionsoptimum im Verlauf der Basaltemperaturkurve

Kon|zeptions|verhütung (↑): s. Kontrazeption.

Kopf|blut|geschwulst: s. Kephalhämatom.

Kopf|geschwulst: s. Geburtsgeschwulst.

Kopf|lage: (engl.) cephalic presentation; syn. Schädellage; s. Kindslage.

Kopf|maße: (engl.) head measures; wichtige gebh. Reifezeichen des Fetus u. – in ihrem Verhältnis zu den

Kopfmaße
Ebenen, Umfänge und Durchmesser des kindlichen Kopfes

Ebene	Umfang	Durchmesser	
Planum suboccipito-bregmaticum	Circumferentia suboccipito-bregmatica: 32 – 33 cm	Diameter suboccipito-bregmatica: 9,5 cm	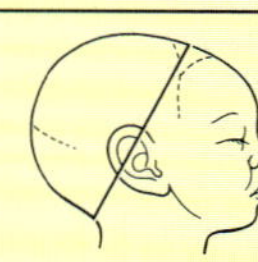
Planum fronto-occipitale	Circumferentia fronto-occipitalis: 34 – 35 cm	Diameter fronto-occipitalis: 12 cm	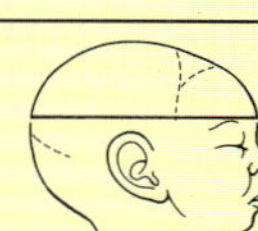
		Diameter biparietalis: 9,5 cm Diameter bitemporalis: 8 cm	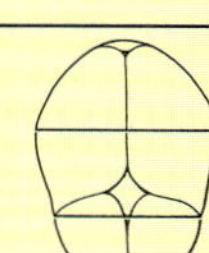
Planum mento-occipitale	Circumferentia mento-occipitalis: 35 – 39 cm	Diameter mento-occipitalis: 13,5 cm	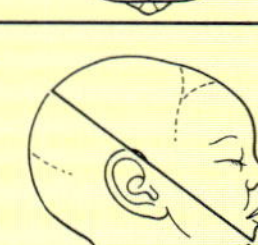

Beckenmaßen* der Schwangeren – ausschlaggebend für den mechan. Geburtsverlauf (s. Tab.). Vgl. Kopfumfang, kindlicher; Fetalgröße.

Kopf|schwarten|hämatom (gr. haima Blut) n: Blutung zw. Galea aponeurotica u. Periost; das Hämatom sitzt frei verschiebl. der Kalotte auf; von den Schädelnähten nicht begrenzt; kann zu erhebl. Blutverlust führen; **Urs.:** Gefäßrisse inf. tangentialer Abscherung, begünstigt durch best. Faktoren, z. B. Prämaturität, Makrosomie, Wehenschwäche*, verlängerte Wehentätigkeit, Mißverhältnis*, anormale Geburtslagen; **Ther.:** Entleerung durch Punktion, in schweren Fällen Bluttransfusion u. Schockprophylaxe. Vgl. Geburtsgeschwulst, Kephalhämatom.

Kopf|umfang, kindlicher: (engl.) infantile head circumference; horizontaler, über Protuberantia occipitalis ext. u. Stirn (Circumferentia fronto-occipitalis) gemessener Umfang des kindl. Kopfes; bei der Geburt größer als der Brustumfang (in Höhe der Mamillen) u. der Bauchumfang (in Nabelhöhe); diese drei Größen stehen bis zum 2. Lj. etwa im gleichen Verhältnis zueinander, während danach der Brustumfang am stärksten u. der Kopfumfang am wenigsten zunimmt. Vgl. Durchmesser, bitemporaler; Kephalometrie, intrauterine.

Kopulation (lat. copulatio Verbindung) f: (engl.) copulation; geschlechtl. Vereinigung zweier bewegl. (Gameten) od. unbewegl. Zellen zu einer Zygote* bzw. Zygospore; auch syn. mit Koitus* verwendet.

Kọrpus|adenom (lat. cọrpus Körper; gr. aden, adẹnos Drüse) n: ältere Bez. für Korpuspolyp*.

Kọrpus|karzinom (↑; gr. karkinos Krebs) n: (engl.) corpus carcinoma; syn. Carcinoma corporis uteri, Endometriumkarzinom; bes. in der Postmenopause* vorkommendes Karzinom* des Corpus uteri, bei jüngeren Frauen oft in Zus. mit einem polyzystischen Ovarialsyndrom* auftretend; Koinzidenz von Myoma* uteri u. K. häufiger, als es den Erwartungen entspricht. Die Häufigkeit des K. hat in den letzten Jahren stark zugenommen, es ist heute vor dem Zervix-

Korpuskarzinom Tab. 1
TNM-Klassifikation u. FIGO-Stadien (Kurzfassung)

TNM	FIGO	Tumorwachstum
Tis	0	Carcinoma in situ
T1	I	begrenzt auf Corpus uteri
T1a	IA	begrenzt auf Endometrium
T1b	IB	infiltriert innere Hälfte des Myometriums
T1c	IC	infiltriert mehr als innere Hälfte des Myometriums
T2	II	infiltriert Zervix, keine Ausbreitung jenseits des Uterus
T2a	IIA	endozervikaler Drüsenbefall
T2b	IIB	infiltriert Zervixstroma
T3	III	weiterreichende lokale bzw. regionale Ausbreitung
T3a	IIIA	Ausdehnung auf Serosa bzw. Adnexe, Tumorzellen in Aszites oder Peritonealspülflüssigkeit
T3b	IIIB	Ausdehnung auf Vagina
N1	IIIC	Metastasen in Becken- bzw. paraaortalen Lymphknoten
T4	IVA	infiltriert Blasen- bzw. Darmschleimhaut
M1	IVB	Fernmetastasen

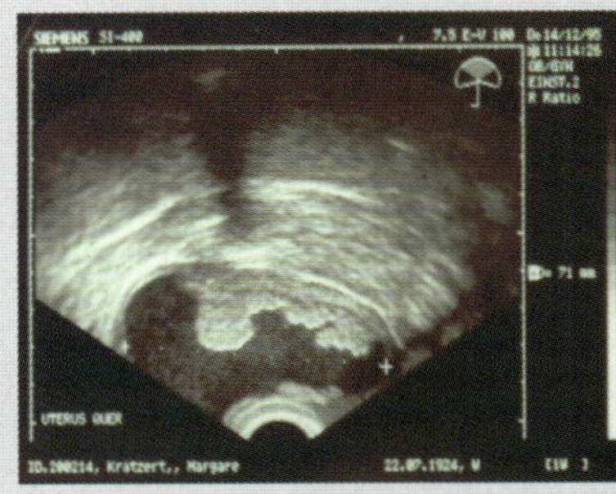

Abb. 1
Korpuskarzinom:
sonographischer Befund

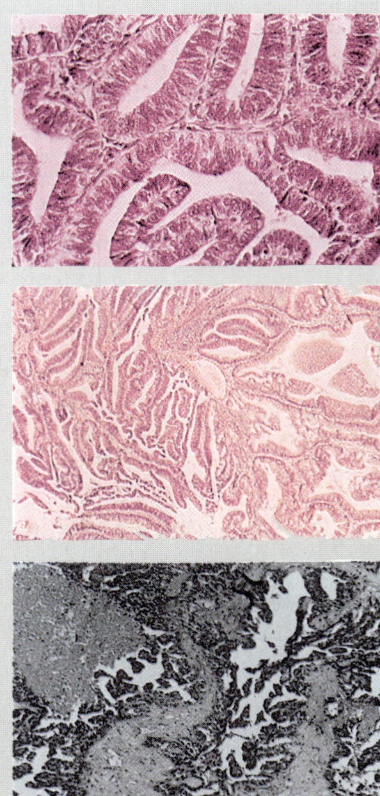

Abb. 2
Korpuskarzinom:
gut differenziertes Adenokarzinom (oben), gut differenziertes, papillär gebautes Adenokarzinom (Mitte) und wenig differenziertes papilläres Karzinom (unten); histol. Präparate des Korpusendometriums

Korpuskarzinom Tab. 2
Genetische Veränderungen

Überexpression/Amplifikation von Wachstumsfaktoren bzw. deren Rezeptoren (EGF, IGF, TGF-α, PDGF, CSF, Cfms, HER-2/neu)
Mutation von K-ras (Protoonkogen, Signaltransduktion)
Überexpression/Amplifikation von c-myc (Protoonkogen, Transkriptionsfaktor)
Mutation des Tumorsuppressorgens p53
Mutation von DNA-Reparaturgenen (MSH2, MLH1)?
aberrante Östrogen- und Progesteronrezeptoren bzw. Rezeptorverlust
Überexpression von Metastasierungsgenen (Cathepsin D, Urokinase-Type-Plasminogen-aktivator, CD 44 u. a.)

karzinom* das häufigste Uteruskarzinom; **Histol.:** meist (>80 %) Adenokarzinom vom endometrialen Typ (s. Abb. 2); die restl. K. (muzinöse, klarzellige, serös-papilläre Karzinome, selten Adenokankroid*) entstehen oft aus heterotopen Metaplasien des pluripotenten Müller-Epithels (meist in der späten Menopause) u. haben eine deutl. schlechtere Progn.; **Path.:** östrogenbedingte Überstimulation ohne kompensator. Gestagenaktivität (beim Adenokarzinom), die zu prämalignen Veränderungen des Endometriums (v. a. adenomatöse Hyperplasie*, Dysplasie*) führt; zahlreiche genet. Veränderungen werden im Zus. mit einem K. beobachtet (s. Tab. 2); **Stadieneinteilung** gemäß TNM-Klassifikation bzw. FIGO-Stadien: s. Tab. 1; **Metastasierung:** lymphogen v. a. in paraaortale u. Beckenlymphknoten; hämatogen v. a. in Lunge (über V. cava inferior), Leber, Skelettsystem u. Gehirn; in ca. 10 % der Fälle Metastasierung in die Ovarien; **Sympt.:** intermittierende (geringe) uterine Blutungen, Menorrhagie, Metrorrhagie, gelegentl. wehenartige Schmerzen; **Diagn.:** fraktionierte Kürettage* mit histol. Untersuchung, Ultraschalldiagnostik (s. Abb. 1), Computertomographie, Kernspintomographie; **Ther.:** operativ (Hysterektomie* u. Ovarektomie* ggf. mit Entf. eines Teils der Vagina); alternativ intrakavitäre Strahlentherapie* mit Hilfe des Afterloading*-Verfahrens; bei schlecht differenziertem K. (G3; s. Grading) od. tiefer (d. h. mehr als 50%iger) Myometriuminfiltration ist zusätzl. die pelvine (u. evtl. paraaortale) Lymphadenektomie angezeigt; im Stadium II müssen die Grundsätze der Ther. des Zervixkarzinoms beachtet werden (Meinungen hierzu nicht einheitl.); evtl. zusätzl. Gestagene; **Kompl.:** v. a. Pyometra*. Vgl. Ichthyosis uteri.

Korpus|myom (↑) n: s. Myoma uteri.

Korpus|polyp (↑; gr. polypous vielfüßig) m: (engl.) corpus polyp; auch Korpusadenom; umschriebene, meist benigne polypöse Hyperplasie der Gebärmutterschleimhaut, ausgehend von der Basalis des Endometriums*; proliferierendes Drüsengewebe u. faserreiches Stroma, das inf. von Progesteronrezeptordefekten bei der Menstruation nicht abgestoßen wird u. erhebl. Größe erreichen kann (s. Abb. 2); **Sympt.:** uterine Blutungen, eitriger od. blutiger Fluor* genitalis, wehenartige Schmerzen; **Diagn.:** Sonographie (K.

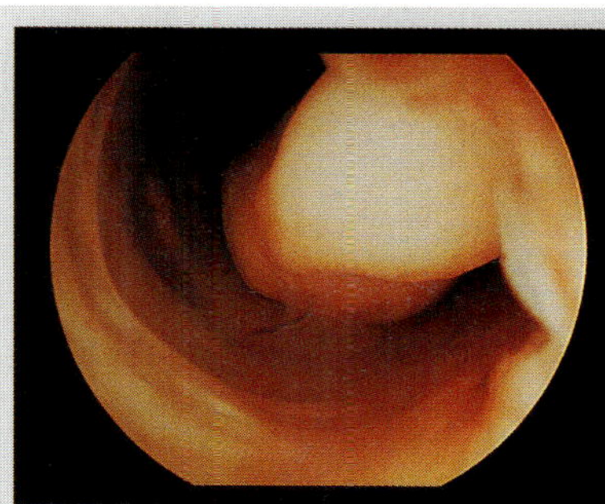

Abb. 1
Korpuspolyp:
vom Fundus ausgehend u. ins Cavum uteri reichend (Hysteroskopiebefund)

werden häufig durch sonograph. Screening entdeckt!), Hysteroskopie* (s. Abb. 1) mit Biopsie; **Ther.:** Abtragung durch Kürettage* bzw. op. Hysteroskopie u. histol. Untersuchung (cave: in ca. 6 % wird postmenopausal ein asympt. Korpuskarzinom* gefunden); evtl. zusätzl. Kontrollaparoskopie; **DD:** glandulär-zystische Hyperplasie*.

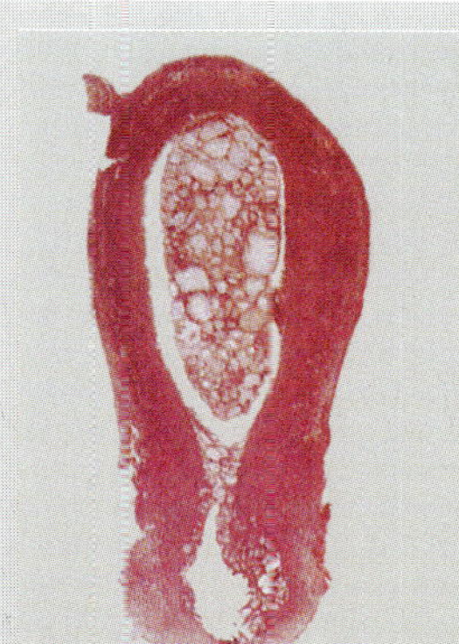

Abb. 2
Korpuspolyp:
histologischer Großflächenschnitt durch den Uterus mit Portio. In die ausgeweitete Korpuslichtung hängt ein zystenreicher, gestielter, benigner Korpuspolyp des Endometriums. Die Zervixschleimhaut ist ebenfalls zystisch-hyperplastisch verändert.

Kotyledo (gr. kotyledon Saugwarze) f: s. Cotyledo.

Krampf|wehen: (engl.) hypertonic contractions; s. Wehen.

Kranio|pagus (gr. kranium knöcherner Schädel; pagos das Zusammengefügte) m: (engl.) craniopagus; syn. Kephalopagus; Doppelfehlbildung* mit Verwachsung an den Köpfen.

Kranio|schisis (↑; gr. schisis Spalte) f: syn. Cranium bifidum; angeb. Schädelspalte bei Rhachischisis: Vgl. Spina bifida, Dysrhaphiesyndrome.

Kranken|geschichte: (engl.) case history; patientinnenbezogene Aufzeichnungen des behandelnden

Arztes, zu denen der Arzt von Rechts wegen verpflichtet ist (s. Dokumentationspflicht); sie umfaßt neben den administrativen Daten alle für die Behandlung wichtigen Umstände wie die Anamnese*, Angaben zu Krankheitsursachen u. -verlauf, diagn. u. therap. Maßnahmen, ärztl. Hinweise sowie ggf. nach Behandlungsabschluß eine katamnest. Zusammenfassung. Vgl. Einsichtsrecht, Auskunftsanspruch.

Krankheit der hyalinen Membranen: syn. Surfactantmangel-Syndrom*.

Krankheiten, genetische: (engl.) genetic diseases; sog. Erbkrankheiten, Erbleiden; erbl. Krkh., die familiär gehäuft od. durch spontane Neumutation in einer durch g. K. bisher unbelasteten Familie auftreten können. Neumutationen treten in unterschiedl. Häufigkeit auf u. werden ggf. auf nachfolgende Generationen weitervererbt; **Formen: 1.** chromosomal bedingte g. K. mit numer. od. strukturellen Abweichungen, die z. T. mit dem Alter der Mutter zunehmen (s. Chromosomenaberrationen); **2.** einfach (monogen) vererbte g. K., die theoret. den Mendel-Gesetzen entspr. vererbt werden u. einen geschlechtsgebundenen od. autosomal-dominanten (Heterozygote erkranken) bzw. autosomal-rezessiven (nur Homozygote erkranken) Erbgang aufweisen können; die klin. Manifestation wird jedoch zusätzl. durch die Penetranz u. Expressivität des jeweiligen Gens bestimmt. **3.** multifaktoriell ausgelöste g. K. (polygene Vererbung), die durch abnorme Gene u. Umweltfaktoren verursacht werden; häufig mit fließenden Übergängen zu pathol. Veränderungen (Schwellenwerteffekt). Die Abgrenzung eines monogenen von einem polygenen Vererbungsmodus ist daher nicht immer einfach; **Diagn.:** Frühdiagnose, z. B. durch sog. Heterozygotentests (vgl. Beratung, genetische), während der SS evtl. durch Amniozentese od. Chorionbiopsie (vgl. Pränataldiagnostik). Vgl. Krankheitsanlage; Letalfaktor; Fehlbildung, kongenitale.

Krankheiten, sexuell übertragbare: s. STD.

Krankheits|anlage: (engl.) predisposition; pathol. Erbfaktor (Gen) als Urs. von genetischen Krankheiten*; bei homozygotem Auftreten dominanter Allele sind die Schäden u. U. so schwerwiegend, daß die Individuen nicht lebensfähig sind (Letalfaktor), bei heterozygotem Auftreten von dominanten Krankheitsanlagen kann es in jeder Generation zu der entspr. Erkr. kommen; bei rezessivem Erbgang tritt die Erkr. nur bei Homozygotie in Erscheinung, heterozygote Individuen mit rezessiver Krankheitsanlage sind gesund u. können sie statist. auf die Hälfte ihrer Nachkommen übertragen. Die Ausprägung eines rezessiven Gens wird in einigen Fällen trotz der Dominanz des anderen Allels nicht völlig unterdrückt, so daß leichte Anomalien entstehen können (intermediäre Manifestation). K. beruhen i. d. R. auf Schäden einzelner Gene (Monogenie); durch Fehlen eines spez. Enzyms kann es z. B. zu charakterist. Stoffwechselanomalien kommen (Enzymopathien). Kommt es durch eine einzige Genmutation zur Ausbildung versch. pathol. Merkmale, so spricht man von Polyphänie (Pleiotropie), z. B. bei vielen Fehlbildungssyndromen. Eine K. kann an die Geschlechtschromosomen (Gonosomen*) gekoppelt sein; eine auf dem X-Chromosom lokalisierte rezessive K. kann beim weibl. Geschlecht (zwei X-Chromosomen) durch das entspr. (normale) Allel auf dem anderen X-Chromosom kompensiert werden u. manifestiert sich nur bei Homozygotie. Bei Übertragung des X-Chromosoms mit der K. auf männl. Nachkommen kommt es dagegen immer zur Manifestation der Krankheit.

Kranz|naht: (anat.) Sutura coronalis; s. Suturae.

Kraurose (gr. kauros trocken) f: s. Craurosis.

Krebs: (engl.) cancer; allg. Bez. für eine bösartige Neubildung (Tumor); i. e. S. das Karzinom* (maligner epithelialer Tumor) bzw. das Sarkom* (maligner mesenchymaler Tumor).

Krebs|ekzem der Brust n: s. Paget-Krankheit.

Krebs|früh|erkennungs|untersuchungen: (engl.) cancer check-up; Früherkennungsuntersuchungen* bei Frauen (z. B. Zervixkarzinom*, Mammakarzinom*) u. Männern (z. B. Prostatakarzinom) zur Erkennung best. Krebserkrankungen (s. Tab.). Wichtiger Bestandteil der K. bei der Frau ist die Unterwei-

Krebsfrüherkennungsuntersuchungen
Empfohlene Untersuchungen nach Alter; prinzipiell werden jährlich Untersuchungen empfohlen, längere Abstände sind bei jüngeren Frauen und mehreren vorausgegangenen negativen Ergebnissen möglich.

Alter	Untersuchung
ab 20. Lj.	Genitale
ab 30. Lj.	Genitale, Brust, Haut
ab 40. Lj.	Genitale, Brust, Haut u. Dickdarm Untersuchungen auf Blut im Stuhl zytologische Untersuchung

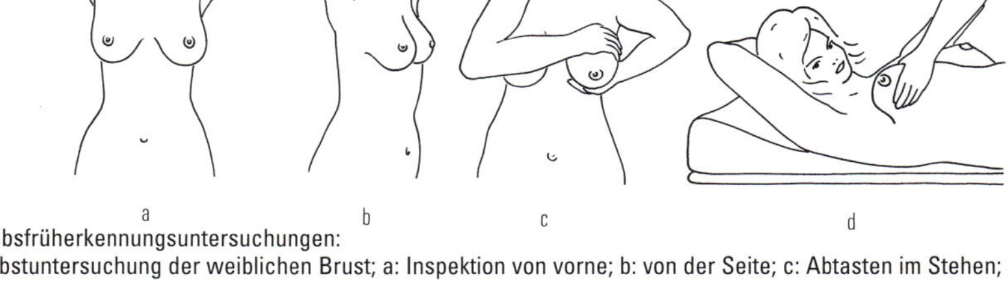

Krebsfrüherkennungsuntersuchungen:
Selbstuntersuchung der weiblichen Brust; a: Inspektion von vorne; b: von der Seite; c: Abtasten im Stehen; d: im Liegen

sung in der regelmäßigen Selbstuntersuchung der Brüste (s. Abb.). Prinzipiell werden jährl. Untersuchungen empfohlen, längere Abstände sind bei jüngeren Personen u. mehreren vorausgegangenen neg. Ergebnissen möglich. Vgl. Vorsorgeuntersuchungen.

Krebs|milch: (engl.) cancer milk; bei manchen Karzinomen inf. fettiger Degeneration u. nachfolgenden Zellzerfalls des Parenchyms leicht von der Schnittfläche abstreifbare milchige Flüssigkeit.

Krebs|register n: (engl.) cancer registries; meist von Tumorzentren geführte spez. Krankheitsregister zur Erfassung der Karzinomhäufigkeit in einer Bevölkerung; **Formen: 1.** epidemiol. orientierte K.: auf Totalerfassung einer Population ausgerichtete Register; z. B. zur Gewinnung wichtiger Morbiditätszahlen wie Inzidenz u. Prävalenz; **2.** spez. Organregister (pathol.-anat. Spezialregister): Sammlung von Informationen über best. Tumorformen, zur Diagnosehilfe u. als Grundlage zur Standardisierung von Nomenklatur, Klassifikation u. Stadieneinteilung; **3.** klin. Nachsorgeregister: verzeichnen die im Bereich eines Krankenhauses bzw. Tumorzentrums untersuchten u. behandelten Pat. u. sorgen für zuverlässige Nachsorge; Mischformen sind üblich. Vgl. Krebsregistergesetz.

Krebs|register|gesetz: Abk. KRG; gesetzl. Grundlage zur Führung von Krebsregistern*; **1.** (Bundes-) „Gesetz über Krebsregister" vom 4.11.1994 (BGBl. I S. 3351); das KRG ist auf den 31.12.1999 befristet u. löst das „Gesetz zur Sicherung und vorläufigen Fortführung der Datensammlungen des ‚Nationalen Krebsregisters' der ehemaligen DDR" vom 21.12.1992 (Krebsregistersicherungsgesetz, BGBl. I S. 2335) durch eine für das gesamte Bundesgebiet geltende Regelung ab, die die stufenweise Einrichtung grundsätzl. flächendeckender u. einheitl. Krebsregister durch die Länder bis zum 1.1.1999 anordnet. Zur Meldung der Identitäts- u. epidemiol. Daten Erkrankter sind Ärzte u. Zahnärzte (od. in ihrem Auftrag Klinikregister u. Nachsorgestellen) berechtigt; die Pat. ist von der beabsichtigten od. erfolgten Meldung grundsätzl. frühestmöglich zu unterrichten; bei Widerspruch der Pat. hat die Meldung zu unterbleiben, bereits übermittelte Daten sind zu löschen; hiervon abweichende Meldeverfahren können durch Landesrecht festgelegt werden.

2. In den Bundesländern bestehen z. Z. folgende derartige Regelungen: **a)** Saarländisches „Gesetz über das Krebsregister" (Abk. SKRG) vom 17.1.1979 (ABl. S. 105); entscheidende Best. ist die in § 9 Abs. 1 festgeschriebene namentl. Meldeerlaubnis der Ärzte an das Register ohne Information u. Einwilligung der Betroffenen (eine Änderung des Gesetzes ist geplant); **b)** Hamburgisches Krebsregistergesetz (Abk. HmbKrebsRG) vom 27.6.1984 (GVBl. I S. 129 u. 170), geändert durch Gesetz vom 9.4.1990 (GVBl. I S. 62); die namentl. Meldung darf nur in zu begründenden Ausnahmefällen ohne Einwilligung der Pat. erfolgen; **c)** „Gesetz zum Schutz personenbezogener Daten im Gesundheitswesen" des Landes Nordrhein-Westfalen (Gesundheitsdatenschutzgesetz, Abk. GDSG NW) vom 22.2.1994 (GVBl. S. 84), §§ 15 ff.; ärztl. Befugnis zur namentl. Datenübermittlung nur mit schriftl. Einwilligung der Pat., Meldung ohne Einwilligung der Pat. ausschl. anonym in zu begründenden Ausnahmefällen.

Krebs|vorstufen: s. Präkanzerose, Carcinoma in situ.

Kreis|naht: s. Cerclage.

Kretinismus m: (engl.) cretinism; Entwicklungsstörung des kindl. Organismus durch Mangel an Schilddrüsenhormonen; **Formen: 1.** endemischer K.: Schädigung bereits im Mutterleib durch Iodmangel bzw. Hypothyreose* der Mutter; tritt überdurchschnittl. häufig in Iodmangelgebieten auf; Schilddrüsenanlage des Kindes u. biochem. Ausstattung sind normal; postnatal gelegentl. Euthyreose im unteren Referenzbereich, meist aber hypothyreote Stoffwechsellage des kindl. Organismus (Struma* neonatorum nicht obligat) mit der Folge irreparabler intrauteriner Schädigungen u. Entwicklungsverzögerungen insbes. von ZNS (geistige Behinderung unterschiedl. Grades), Skelett (röntg. zurückgebliebenes Knochenalter, kurze Finger, offene Fontanellen) u. anderen Organen (u. a. trockene Haut, flache Nase, dicke Zunge, Innenohrschwerhörigkeit od. Taubheit); **2.** sporadischer K.: angeb. (irreversible) od. intrauterin erworbene (teilreversible bzw. reversible) Neugeborenenhypothyreose; **Urs.:** zu 80 % inf. Schilddrüsendysgenesie (Athyreose, Ektopie), seltener Defekte der Schilddrüsenhormonbiosynthese, transient durch iodhaltige Medikamente od. Thyreostatika der Mutter; führt in Abhängigkeit von der Versorgung des Feten mit mütterl. Schilddrüsenhormonen u. U. zu ähnl. (meist aber weniger ausgeprägten) intrauterinen Entwicklungsstörungen wie bei endem. K.; **Diagn.:** möglichst frühzeitig Hypothyreose-Screening (TSH-Bestimmung) bei Neugeborenen; ggf. funkt. Schilddrüsendiagnostik (TSH, T_3 u. T_4) u. Schilddrüsensonographie; zur Langzeitüberwachung Kontrolle des Knochenalters u. der Schilddrüsenhormonkonzentrationen sowie der körperl. u. geistigen Entw.; **Ther.:** postnatale Schilddrüsenhormonsubstitution; **Proph.:** iodiertes Speisesalz (bzw. Trinkwasser) in Iodmangelgebieten, während der SS Einnahme von 200 µg/d Iodid.

Kreuz|bein: Os sacrum; Verschmelzung der fünf Kreuzwirbel, ihrer Bandscheiben u. der dazugehörenden Rippenrudimente zu einem einheitl. Knochen.

Kreuz|probe: (engl.) cross matching; auch Kreuztest; durch Richtlinien der Bundesärztekammer festgelegte Prüfung der serol. Verträglichkeit von Spender- u. Empfängerblut vor einer Bluttransfusion (v. a. durch direkte Erfassung irregulärer Blutgruppenantikörper*), die von einem Arzt durchzuführen od. zu beaufsichtigen ist.

Kreuz|raute: Regio* sacralis.

Kreuz|schmerz: (engl.) low back pain; Bez. für Schmerzen in der Kreuzbeinregion; **Vork.:** z. B. bei gyn. Erkrankungen (Myoma uteri, Ovarialtumoren, Dysmenorrhoe u. a.) sowie bei versch. int., orthop. u. neurol. Erkr.; in der (Spät-)Schwangerschaft häufig als diffuser Kreuzschmerz.

Kreuzung: s. Hybridisierung.

Krippen|tod: s. Tod, plötzlicher im Kindesalter.

Kristeller-Hand|griff (Samuel K., Gyn., Berlin, 1820–1900): (engl.) Kristeller's manœuvre; gebh. Handgriff zum Ersatz ungenügender Kraft der Bauchpresse bei Geburt des Kopfes, Entw. der Schultern u. bei Beckenendlage*; ein- od. beidhändiger Druck auf den Fundus uteri in Richtung der Beckenachse (s. Abb. S. 154).

Krukenberg-Tumor (Friedrich E. K., Pathol., Halle, Marburg, 1871–1946; lat. tumor Geschwulst) m: Bez. für ein metastat. entstandenes, fast immer beidseitiges Ovarialkarzinom (histol. mit charakterist.,

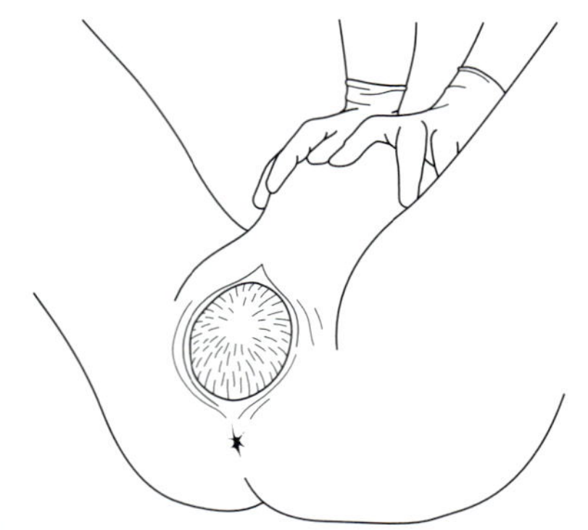

Kristeller-Handgriff:
mit den flach auf den Fundus uteri aufgelegten Händen wird das Kind in Richtung auf den Scheidenausgang exprimiert

oft schleimbildenden Siegelringzellen) bei im Magen-Darm-Trakt lokalisiertem, malignem Primärtumor; entsteht möglicherweise durch Absinken von Tumorzellen in den Douglas-Raum (sog. Implantationsmetastase) od. durch lymphogene bzw. hämatogene Metastasierung (s. Abb.). Vgl. Ovarialtumoren.

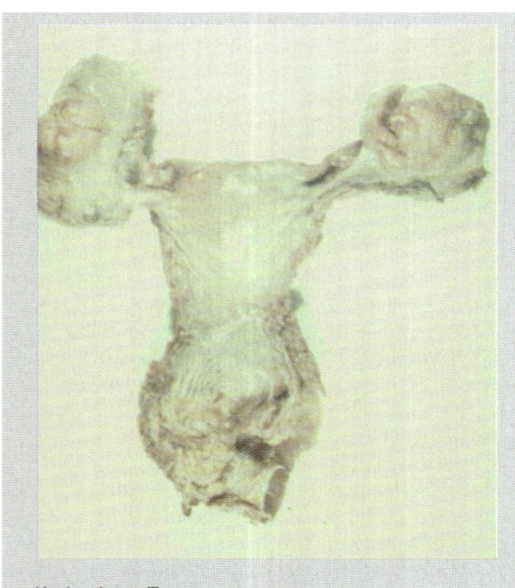

Krukenberg-Tumor

Kryo|konservierung (gr. kryos Frost, Eiskälte): Einfrieren von menschl. Sperma bzw. Hodengewebe od. von unbefruchteten Eizellen bzw. Eizellen im Pronukleusstadium (Vorkernstadium; d. h. die Eizelle ist befruchtet, die Erbinformationen der Gameten sind aber noch nicht miteinander verschmolzen); das Embryonenschutzgesetz* in der Bundesrepublik Deutschland verbietet das Einfrieren von Embryonen; **Ind.: 1.** K. von Sperma: **a)** prophylakt. Maßnahme vor einem fertilitätsreduzierenden Eingriff (Op., Bestrahlung, Chemotherapie bei onkolog. Erkr.); **b)** Aufbewahrung von Spendersamen zur heterologen Insemination*; **2.** K. von Eizellen: prophylakt. Maßnahme vor fertilitätsreduzierenden Eingriffen. Nach der Follikelpunktion überzählige Eizellen können später ohne erneute ovarielle Hyperstimulation transferiert werden (erhöht Schwangerschaftsrate pro Follikelpunktion), dadurch Gefahr der Überstimulation geringer und weniger belastend für die Patientin.

Krypto|gene (gr. kryptos verborgen; genesis Erzeugung, Entstehung) n pl: (engl.) cryptogenes; Bez. für Gene, die zwar unter normalen Entwicklungsbedingungen nicht zu einem abweichenden Phänotyp führen, aber die Anfälligkeit des Individuums gegenüber exogenen Noxen erhöhen u. während der Embryogenese* zu einem vermehrten Auftreten von Fehlbildungen führen können.

Krypto|menor|rhoe (↑; gr. mens, mensis Monat; rhoe Fluß) f: (engl.) cryptomenorrhoea; **1.** inf. Gynatresie* nicht nach außen abfließende Menstruationsblutung; Vork. meist bei sek. Zervixatresie (z. B. nach Verletzungen u. Inf. in der Kindheit od. nach intrakavitärer Strahlentherapie*); **2.** syn. stummer Zyklus; inf. einer weitgehenden Regression des sekretor. transformierten Endometriums keine menstruelle Abstoßung bei sonst normalem Ablauf des Menstruationszyklus*; **DD:** Amenorrhoe*. Vgl. Hämatometra.

Krypt|orchismus (↑; gr. orchis Hoden) m: syn. Maldescensus* testis.

Krypto|zoo|spermie (↑; gr. zoon Lebewesen; sperma Samen, Samenflüssigkeit) f: (engl.) cryptozoospermia; syn. schwere Oligozoospermie; Spermienzahl unter 1 Mio./ml, mit Auftreten unreifer Spermien bei Tubulusschäden; s. Sperma-Untersuchung.

17-KS: Abk. für 17-**K**eto**s**teroide*.

Kuckucks|bein: s. Os coccygis.

Kürettage (frz. curettage) f: (engl.) curettage; Ausschabung; Verf. zur Gewinnung bzw. Entf. von Gewebe (i. e. S. aus dem Uteruskavum) mit gefensterter scharfer od. stumpfer Kürette (s. Abb.); Anw. zu diagn. (s. Aspirationskürettage, Strichkürettage) u. therap. Zwecken, z. B. bei Blasenmole, zum Schwangerschaftsabbruch (Saugkürettage*) sowie nach Abort (Nachkürettage*).

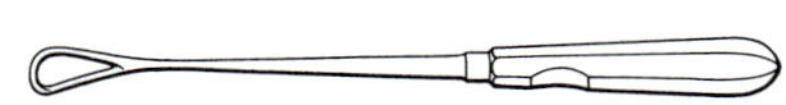

Kürettage:
Kürette (scharfer Löffel)

Kürettage, fraktionierte (↑) f: (engl.) fractional curettage; getrennte Gewinnung u. histol. Untersuchung von Endometriumgewebeproben aus Gebärmutterhals u. -körper; diagn. Verf. zur Lok. u. Best. der Ausdehnung krankhafter Veränderungen, insbes. auch zur DD von Korpuskarzinom* u. Zervixkarzinom*.

Küstner-Zeichen (Otto K., Gyn., Breslau, 1849–1931): (engl.) Küstner's sign; s. Nabelschnurzeichen.

Kugel|zange: (engl.) bullet forceps; Hakenzange mit kugelförmigen Segmenten an den Enden der Greifzinken, z. B. zum Fassen der Portio.

Kuh|milch: (engl.) cow milk; die gelbl.-weißl., undurchsichtige Absonderung der Milchdrüsen von Kühen; unterscheidet sich von der Muttermilch* nicht nur durch ihre Artfremdheit u. in ihrer Zusammensetzung (s. Tab.), sondern auch durch ihren Bakteriengehalt; med. wichtig für die künstl. Säuglingsernährung*.

Kuhmilch
Durchschnittliche Zusammensetzung und Nährwert (pro 100 ml)

Nährwert	281 kJ (67 kcal)
Proteine	3,3 g
Casein	2,8 g
Laktalbumin	0,4 g
Laktoglobulin	0,2 g
Fette	3,7 g
Kohlenhydrate	4,8 g
Asche (Salze)	0,7 g
Vitamin A	ca. 0,03 g
Ascorbinsäure	ca. 0,002 g

Kuldo|skopie (frz. cul Boden; gr. skopein schauen) f: syn. Douglasskopie*.

Kuppen|weichheit: (engl.) softness of the parietal bone; physiol. Weichheit der kindl. Scheitelbeine; Normalbefund bei Neu- u. Frühgeborenen bis zu etwa 2–3 Mon. (**cave:** nicht mit rachit. Kraniotabes zu verwechseln).

Kurzrok-Miller-Test (Raphael K., Gyn., New York, 1895–1961) m: Form eines Penetrationstests* (in vitro) zur Beurteilung des sog. Zervixfaktors* i. R. einer Sterilitätsuntersuchung; der **einfache Test** beurteilt das Eindringen der Spermien in den Zervixschleim auf einem Objektträger; beim **gekreuzten Test** wird der Zervixschleim der Frau mit sicher fertilem Sperma eines fremden Mannes bzw. das Sperma des Mannes mit dem Zervixschleim einer sicher fertilen fremden Frau in Kontakt gebracht. Eine Abwandlung des K.-M.-T. stellt der **Kapillar-Sperma-Penetrationstest** dar, bei dem anstatt eines Objektträgers Hämatokritkapillaren verwendet werden u. die maximale Penetrationshöhe nach 30, 60 u. 90 Min. beurteilt wird. Vgl. Sterilität.

Kyem (gr. kyema Embryo) n: Keimling von der Konzeption bis zur Geburt; Oberbegriff für befruchtete Eizelle, Embryo u. Fetus.

Kyemato|pathie (↑; gr. pathos Leiden) f: (engl.) cyematopathy; auch Kyemopathie; heute ungebräuchl. Bez. für pränatale Erkrankungen*. Vgl. Plazentationsstörungen.

Kyst|adeno|fibrom (gr. kystis Blase; aden Drüse; lat. fibra Faser) n: s. Adenofibrom.

Kyst|adeno|karzinom (↑; ↑; gr. karkinos Krebs) n: (engl.) cystadenocarcinoma; Adenokarzinom mit zyst. erweiterten atyp. Drüsenschläuchen, die teilweise od. nahezu vollständig von Tumorgewebe ausgefüllt sind, sek. einbluten u. nekrot. zerfallen können; häufigste, meist aus einem Kystadenom* hervorgehende Form des Ovarialkarzinoms (s. Ovarialtumoren), führt nach Kapseldurchbruch oft zu einer Peritonealkarzinose*, das muzinöse K. häufig zu einem Pseudomyxoma* peritonei.

Kyst|adenom (↑; ↑) n: (engl.) cystadenoma; Cystadenoma, auch Adenokystom, Kystom; vom Epithel exkretor. u. inkretor. Drüsen ausgehendes Adenom mit fortschreitender Erweiterung der Drüsenlumina (u. a. durch Sekretstauung); **Formen: 1.** pathol.-anat.: ein- u. mehrkammeriges sowie einfaches (glattwandiges) u. papilläres K.; **2.** histol. nach Art der Epithelauskleidung seröses (serös-papilläres) od. muzinöses K.; **3.** sog. Borderline*-Tumor bei Nachw. epithelialer Atypien ohne invasives Wachstum; **Vork.:** v. a. in Ovar, auch in Mamma, Niere, Lunge, Schilddrüse, Hoden. Das serös-papilläre Ovarialkystom (s. Abb.) neigt häufiger als das muzinöse zur malignen Entartung (Kystadenokarzinom*); beim Platzen eines muzinösen K. entwickelt sich häufig ein Pseudomyxoma* peritonei.

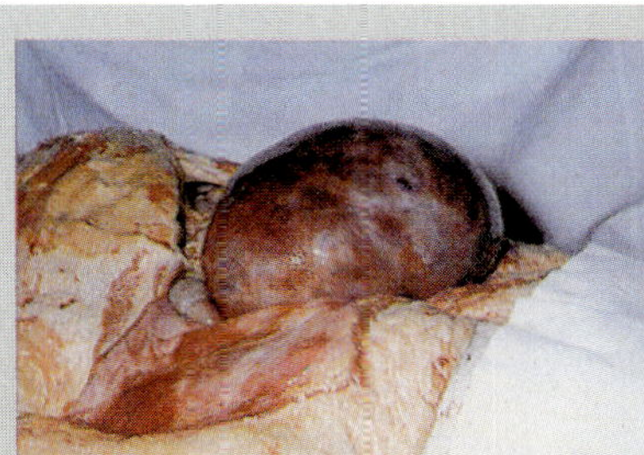

Kystadenom:
blutgestautes Ovarialkystom mit beginnender hämorrhagischer Infarzierung infolge Stieldrehung

Kystom (↑) n: s. Kystadenom.

Labhardt-Stenose (Alfred L., Gyn., Basel, 1874–1949; gr. stenos eng) f: (engl.) Labhardt's stenosis; ringförmige Stenose des oberen Scheidenabschnitts als Involutionserscheinung in der Postmenopause*.

Labhardt-Zeichen (↑): (engl.) Labhardt's sign; livide Verfärbung des Introitus vulvae in der Frühschwangerschaft. Vgl. Schwangerschaftszeichen.

Labia majora pudendi (lat. labium Lippe) n pl: große Schamlippen; paarige, fettreiche, außen behaarte Hautwülste, die die Schamspalte (Rima pudendi) begrenzen; vereinigen sich unter dem Schamberg (Mons pubis) in der Commissura labiorum anterior u. im Damm (Perineum) in der Commissura labiorum posterior.

Labia minora pudendi (↑) n: sog. Nymphen, kleine Schamlippen; variabel große, schmale, unbehaarte, innen von unverhorntem mehrschichtigem Plattenepithel bedeckte, talgdrüsenreiche paarige Hautfalten. Sie umschließen den Scheidenvorhof (Vestibulum vaginae) u. treffen sich dammwärts im Frenulum* labiorum pudendi. Vorn vereinigen sie sich mit je einer äußeren Falte zum Praeputium* clitoridis u. mit je einer inneren vorderen Falte zum Bändchen des Kitzlers (Frenulum clitoridis); abnorme Verformungen der kl. Schamlippen werden als sog. Hottentottenschürze bezeichnet.

Labium anterius ostii uteri (↑) n: vordere Lippe des äußeren Muttermundes.

Labium fissum (↑) n: Lippenspalte*.

Labium posterius ostii uteri (↑) n: hintere Lippe des äußeren Muttermundes.

Labyrinth|re|flexe (gr. labyrinthos Irrgang; lat. reflectere, reflexus zurückbiegen) m pl: (engl.) labyrinth reflexes; s. Reflexe, frühkindliche.

Labyrinth|stell|re|flex (↑; ↑) m: s. Reflexe, frühkindliche.

Lach|gas: (engl.) nitrous oxide; Stickoxidul, N_2O; geruchloses, inexplosibles, nicht brennbares u. nahezu untox. Gas; Inhalationsanästhetikum mit guter analget., schwacher hypnot. u. fehlender muskelrelaxierender Wirkung; **Verw.: 1.** zur Ergänzung anderer Anästhetika (zur Mononarkose ungeeignet), z. B. bei der sog. balancierten Anästhesie); eine ausreichende O_2-Konzentration im Beatmungsgas (mind. 25 Vol.%) muß gewährleistet sein; **2.** bei der Laparoskopie* zum Anlegen eines Pneumoperitoneums, z. B. bei der laparoskop. Tubensterilisation* in Lokalanästhesie*; **NW:** Druckanstieg in luftgefüllten Körperhöhlen (cave: Pneumothorax, Luftembolie), Diffusionshypoxie.

Lac mulierum (lat. lac, lactis Milch) n: Frauenmilch, Muttermilch*.

Lac neo|natorum (↑) n: sog. Hexenmilch*.

Lacto|bacillus m: Gattung grampos., sporenloser, fakultativ anaerober, relativ langer Stäbchenbakterien der Fam. Lactobacillaceae; hohe Nährbodenansprüche, gute Vermehrung nur in schwach saurem Milieu bei geringer O_2-Spannung od. Anaerobiose; **Vork.:** in tier. u. pflanzl. Produkten sowie Wasser u. Abwasser; einige Species gehören zur Normalflora des menschl. Oral- u. Intestinaltrakts (i. d. R. für den Menschen nicht pathogen); in der Vagina halten L. acidophilus, L. casei, L. fermentum u. L. cellobiosus (sog. Döderlein-Vaginalstäbchen) ein saures Milieu aufrecht; **L. bifidus:** s. Bifidobacterium.

Längs|lage: (engl.) longitudinal lie; s. Kindslage.

Läuse: (engl.) lice; Anoplura; flügellose, blaßgraue, stationäre, permanent ektoparasit. Insekten mit stechend-saugenden Mundwerkzeugen (s. Abb.); med. relevant sind drei nur beim Menschen vorkommende Arten der Pediculidae, die Auslöser der Pedikulose* u. potentielle Krankheitsüberträger (z. B. Borreliosen, epidemisches Fleckfieber, wolhynisches Fieber) sind; **1. Filzlaus:** Phthirus pubis, Schamlaus; 1,4–1,6 mm lang; vorwiegend an Schamhaaren, prakt. nie im Kopfhaar; Übertragung meist bei Geschlechtsverkehr*; als Krankheitsüberträger ohne Bedeutung, stirbt außerh. des Menschen innerh. 12 Std.; **2. Kleiderlaus:** Pediculus humanus; bis zu 4,5 mm lang; legt ihre Eier v. a. an rauhe Fasern, z. B. Wolle, selten auch an Körperhaare; wichtigster passiver Überträger von Rickettsien u. Borrelia recurrentis; Übertragung von Mensch zu Mensch durch Kontaktinfektion; **3. Kopflaus:** Pediculus capitis; bis zu 3,1 mm lang; Übertragung durch sehr engen, direk-

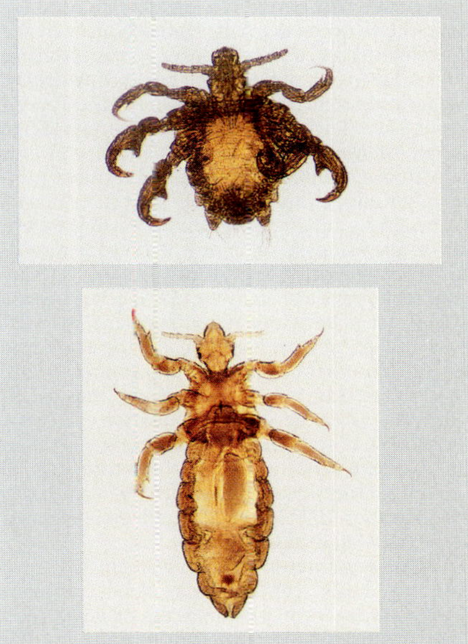

Läuse:
Filzlaus (oben), Kleiderlaus (unten)

ten Kontakt (z. B. bei miteinander spielenden Kindern); abgefallene Nissen u. L. sterben ab u. sind keine Infektionsquelle (Insektizideinsatz erübrigt sich); **4. Steinlaus:** Petrophaga lorioti; seit 1983 bekannt; im Bereich der Gyn. u. Gebh. bislang nur sporad. auftretend (z. B. Blasen-Steinlaus); durchaus plausible Überlegungen zum therap. Einsatz beim sog. Steinkind (s. Fetus papyraceus) od. zur Behandlung der Steinmole (s. Blutmole) wurden von der Wissenschaft bislang nicht ernsthaft weiterverfolgt.

Lage: (engl.) lie, position, presentation; Geburtslage, Kindslage*.

Lage|an|omalien (gr. anomalia Ungleichheit) f pl: (engl.) anomalies of presentation; insbes. Quer- u. Schräglage sowie Beckenendlage; s. Kindslage.

Lagerung: (engl.) positioning, position; Ergebnis od. Prozeß der passiven od. aktiven Einnahme einer best. Körperhaltung eines Pat. vor Durchführung diagn. od. therap. Verf. od. Eingriffe (z. B. Steinschnittlage*) bzw. i. R. der Pflege zur Vorbeugung von Schädigungen bei Langzeitbettlägerigen (z. B. Dekubitusprophylaxe); auch als therap. Meth. (z. B. Kopftieflagerung u. Anheben der Beine zur Autotransfusion bei Kollaps od. Schock). In der **Gebh.** ist durch entspr. L. der Gebärenden eine Beeinflussung der Kindslage* mögl.: man lagert die Kreißende stets auf die Seite, auf der der Teil liegt, der tiefer u. in die Führungslinie* des Beckens treten u. sich nach vorn drehen soll (sog. geburtshilfliche Lagerungsregel).

Lakta|goga (lat. lac, lactis Milch) n pl: syn. Galaktagoga*.

Lakt|albumin n: (engl.) lactalbumin; hitzestabiles Protein (MG ca. 14 000), das in Muttermilch* reichlicher als in Kuhmilch* enthalten ist.

Laktation (lat. lactare, lactatus Milch geben, säugen) f: (engl.) lactation; Produktion u. Sekretion von Muttermilch* durch die weibl. Brustdrüse, i. d. R. nach beendeter Geburt*. Das Ingangkommen u. die Aufrechterhaltung der L. ist ein noch nicht in allen Einzelheiten geklärter komplexer Vorgang; vorbereitend gehören hierzu die unter dem Einfluß der Ovarialhormone stehende, bereits in der Pubertät beginnende Entw. der Milchdrüsen zum funktionsfähigen Organ (**Mammogenese**) sowie die in der SS unter dem Einfluß der plazentaren Steroidhormone (s. Plazentahormone), von HPL* u. Prolaktin* erfolgende Vorbereitung auf die Milchproduktion (**Laktogenese**; weitere Volumenzunahme u. Differenzierung des Drüsenparenchyms). Die Milchsekretion (**Galaktogenese**) kommt erst nach Wegfall des hemmenden Effekts der plazentaren Steroidhormone postpartal (nach Ausstoßung der Plazenta) in Gang u. wird, wie die Aufrechterhaltung der L. (**Galaktopoese**), durch den physiol. Saugreiz u. daran gekoppelte neurale Faktoren, insbes. die weitere Produktion von Prolaktin im HVL u. vermehrte Ausschüttung von Oxytocin* aus dem HHL, unterstützt; Oxytocin regt die Kontraktion der Myoepithelien der Alveolarwände u. der kleineren Milchgänge u. damit die Entleerung der Milch (**Galaktokinese**) an.

Laktations|amenor|rhoe (↑; gr. men, menos Monat; rhoe Fluß) f: (engl.) lactation amenorrhoea; das Ausbleiben der Menstruation* während des Stillens*, wahrscheinl. inf. Hemmung der Wirkung von GnRH* auf die Hypophyse bzw. der Gonadotropine LH* u. FSH* auf die Ovarien durch hohe Prolaktinspiegel; physiol. Form der Amenorrhoe* sowie natürl. Form der Kontrazeption* (**cave:** Ovulation* nicht sicher ausgeschlossen).

Laktations|a|trophie (↑; gr. trophe Nahrung) f: s. Chiari-Frommel-Syndrom.

Laktations|hormon (↑; gr. hormos Reihe, Kette) n: s. Prolaktin.

Laktations|hyper|in|volution des Uterus (↑; gr. hyper über, oberhalb; lat. involvere, involutus einhüllen) f: (engl.) lactation hyperinvolution of the uterus; übermäßig starke Involutio* uteri bei sehr langem Stillen*. Vgl. Chiari-Frommel-Syndrom.

Laktations|periode (↑) f: (engl.) lactation period; Stillzeit; Zeitraum der Laktation* nach der Entbindung.

Laktos|urie (↑; gr. ouron Harn) f: (engl.) lactosuria; Auftreten von Laktose im Harn; physiol. bei Schwangeren u. Wöchnerinnen.

Lambda|naht: (anat.) Sutura lambdoidea; s. Suturae.

Lamina basalis (lat. lamina Blatt) f: auch Basalis; s. Endometrium, Uterus.

Lamina functionalis (↑) f: auch Funktionalis; s. Endometrium, Uterus.

Laminar|stifte (↑): heute selten angewandte Quellstifte aus Laminaria hyperborea (Braunalgen) bzw. neuerdings aus Kunststoff zur Erweiterung des Zervikalkanals, z. B. bei zweizeitigem Schwangerschaftsabbruch*.

Langenbeck-Wund|haken (Bernhard v. L., Chir., Berlin, Kiel, 1810–1887): (engl.) Langenbeck retractor; chir. Instrument; breiter, langer, stumpfer Wundsperrhaken mit rechtwinklig abgebogenem Blatt (s. Abb.).

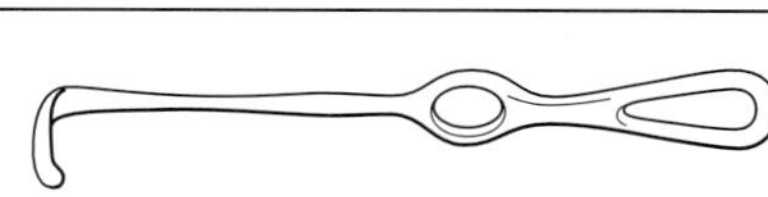

Langenbeck-Wundhaken

Langhans-Zellen (Theodor L., Pathol., Bern, 1839–1915): (engl.) 1. Langhans cells, 2. Langhans giant cells; **1.** (embryol.) die unterh. der Synzytiumschicht des Trophoblasten gelegene innere Schicht isoprismat., deutl. voneinander abgrenzbarer, heller Epithelzellen versch. Differenzierungsgrade (Langhans-Zellschicht, Zytotrophoblast*); Synzytiotrophoblast u. Zytotrophoblast entspr. unterschiedl. Formen der Trophoblastreifung, ausgehend von undifferenzierten L.-Z.; **2.** (histol.) Riesenzellen mit mehreren randständigen Kernen im Granulationsgewebe bei Tuberkulose, Lepra, Sarkoidose u. Syphilis.

Lanugo (lat. Flaumhaar) f: Flaumhaar; Behaarung des Fetus*; wird vor der Geburt* überwiegend durch Vellushaar (Wollhaar) ersetzt u. ist bei Reifgeborenen nur noch im Bereich der oberen Schulterpartie zu finden.

Laparo|skopie (gr. lapare Flanke, Weiche; skopein schauen, sehen) f: (engl.) laparoscopy; sog. Bauchspiegelung; Inspektion der Bauchhöhle mit einem starren Spezialendoskop (Laparoskop, s. Abb.), das unter sterilen Kautelen nach Lokalanästhesie*, paraumbilikaler Stichinzision u. Gasinsufflation (CO_2) mittels Veress*-Nadel in die Bauchhöhle eingebracht wird (Alternative: sog. gaslose Laparoskopie mit Anhebung der Bauchdecken mittels mechan. Elevationssysteme, z. B. Liftmechanismus od. Luftkissen); **Ind.:** **1.** diagn.: v. a. Erkr. der Beckenorgane (insbes. des weibl. inneren Genitales) mit der Möglichkeit zur Biopsie* u. bei Verdacht auf ektope Gravidität*; **2.** therap.: z. B. Lösung von Verwachsungen, Fimbriolyse*, Salpingoneostomie* u. Elektrokoagulation* von Endometrioseherden; größere Op. mit Zusatzeinstichen zur Entf. von Ovarialtumoren*, Myomen, Tubargraviditäten sowie i. R. einer Hysterektomie* zur pelvinen Lymphadenektomie od. laparoskop. assistierten vaginalen Hysterektomie (Abk. LAVH).

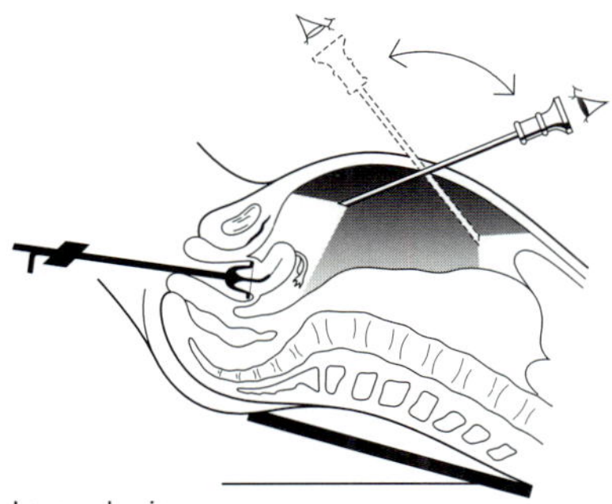
Laparoskopie

Laparo|tomie (↑; gr. tome Schnitt) f pl: (engl.) laparotomy; syn. Bauchschnitt; op. Eröffnung der Bauchhöhle. Vgl. Schnittführung, Probelaparotomie, Laparoskopie.

Lappen|plazenta (lat. placenta Kuchen) f: s. Placenta bilobata.

Large for date baby: syn. Riesenkind*. Vgl. Neugeborenes.

Laser|konisation f: s. Konisation.

Latero|flexio uteri (lat. lateralis auf der Seite; flexio Biegung) f: Seitwärtsverlagerung der gebeugten Gebärmutter; s. Flexio uteri.

Latero|positio uteri (↑; lat. positio Lage, Stellung) f: Seitwärtsverlagerung der Gebärmutter; s. Positio uteri.

Latero|versio uteri (↑; lat. vertere, versus drehen) f: s. Versio uteri.

Latex|ag|glutination-Hemm|test (lat. latex Flüssigkeit, Naß; agglutinare anheften) m: s. Schwangerschaftstests.

Laufe-Zange: (engl.) Laufe's forceps; Form der Geburtszange*; Beckenausgangszange (Divergenzzange), die die Kompression des kindl. Kopfes weitgehend vermindern soll (s. Abb.).

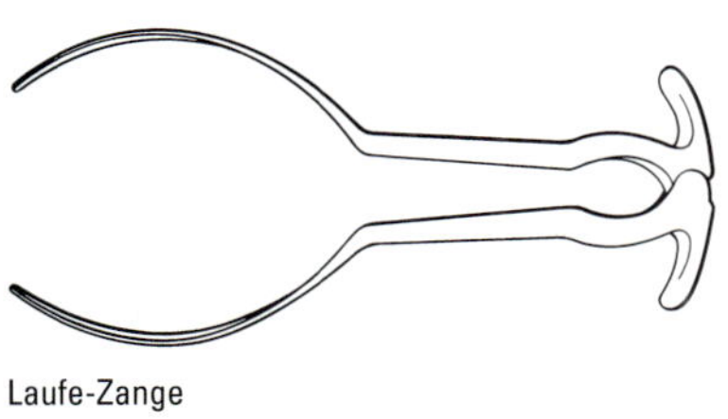
Laufe-Zange

Lavage|zyto|logie (frz. lavage Waschen, Reinigen; gr. kytos Zelle; logos Lehre) f: (engl.) lavage cytology; Meth., bei der durch Spülung mit physiol. Kochsalzlösung Zellmaterial aus Hohlräumen bzw. Hohlorganen (z. B. Douglas-Raum u. Harnblase) gewonnen, aufgearbeitet u. bes. hinsichtl. Tumorzellen zytol. untersucht wird. Vgl. Zytodiagnostik.

LAVH: Abk. für laparoskopisch assistierte vaginale Hysterektomie*.

Lazerations|ektropium (lat. laceratio Einriß, Zerreißung; gr. ektrepein nach außen wenden) n: (engl.) laceration ectropion; übermäßige Vorwölbung der Muttermundlippen nach außen als Folge der narbigen Abheilung eines unter der Geburt entstandenen Zervixrisses*.

Le: (serol.) Symbol für Lewis*-Blutgruppen.

Lebend|geburt: (engl.) live birth; in der Bundesrepublik Deutschland gilt ein Kind als lebendgeboren, wenn nach der Trennung vom Mutterleib entw. das Herz geschlagen, die natürl. Lungenatmung eingesetzt od. die Nabelschnur pulsiert hat, unabhängig von Länge od. Gewicht des Kindes od. der Dauer der SS. Die WHO empfiehlt, willkürl. Muskelkontraktionen als weiteres Lebenszeichen zu werten. Vgl. Totgeburt.

Lebens|abschnitte: (engl.) stages of life; Phasen der nachgeburtl. Entw. u. des Lebenslaufs, die unter Berücksichtigung körperl., sexueller u. psychosozialer Entwicklungsphasen in best. Altersstufen (s. Tab.) eingeteilt werden.

Lebensabschnitte

Altersstufe	Bezeichnung	Phasen der sexuellen Entwicklung der Frau	
Geburt	Neugeborenes		
ab 28. Tag	Säugling		
ab 1. Lj.	Kleinkind	Ruhepause	
ab 3. Lj.	Vorschulkind		
ab 6. Lj.	Schulkind		
ab 8. Lj.		Präpubertät	
ab 12. Lj.		Pubertät	
ab 15. Lj.		Geschlechtsreife	
ab 16. Lj.	Jugendliche		
ab 18. Lj.	junge Erwachsene		
ab 25. Lj.	Erwachsene, Leistungsphase		
ab 43. Lj.		Prämenopause	Klimakterium
ab 49. Lj.		Menopause	Klimakterium
ab 50. Lj.		Postmenopause	Klimakterium
ab 65. Lj.	Alterung, Senium		

Lee-Hand|griff (Joseph Bolivar de L., Gyn., Chicago, 1869–1942): (engl.) Lee's manœuvre; gebh. äußerer Handgriff (Druck von zwei Fingern seitl. einer großen Schamlippe) zur Feststellung des auf dem

Beckenboden angekommenen Kindskopfes (s. Abb.).

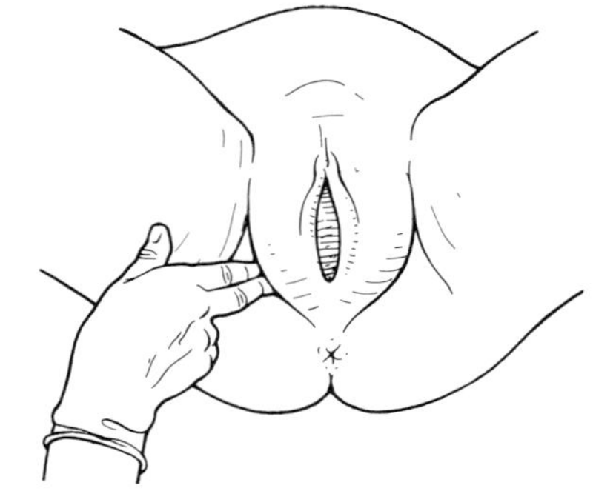

Lee-Handgriff

Leibes|frucht: auch Frucht; s. Embryo, Fetus.

Leichen|schau: (engl.) 1. inspection of the corpse, 2. autopsy; **1. äußere L.:** vollständige äußerl. Untersuchung der entkleideten Leiche bei guter Beleuchtung zur Feststellung des Todes, des Todeszeitpunkts, der Todesursache u. der Todesart durch einen Arzt. Diese **allgemeine L.** für jeden Todesfall ist auf Länderebene in den Bestattungsgesetzen mit z. T. erhebl. Unterschieden geregelt. Anhaltspunkte für eine nichtnatürl. Todesursache od. eine ungeklärte bzw. ungewisse Todesart erfordern eine polizeil. Anzeige. **2. innere L.:** s. Sektion.

Leih|mutter: (engl.) surrogate mother; syn. Ersatzmutter*.

Leio|myom (gr. leios glatt, sanft; mys, myos Muskel, Maus) n: (engl.) leiomyoma; benigner Tumor aus glatten Muskelfasern. Vgl. Myom, Myoma uteri.

Leisten|hoden: (engl.) inguinal testis; s. Maldescensus testis.

Leisten|kanal: (engl.) inguinal canal; Canalis inguinalis; 4–5 cm langer Kanal, der die Bauchwand der Leistengegend von der Bauchhöhle zur Schamgegend von lateral oben innen nach medial vorn außen durchsetzt; enthält bei der Frau das runde Mutterband (s. Ligamentum teres uteri) u. den Imlach*-Fettpfropf, beim Mann den Samenstrang.

Leit|stelle: (engl.) presenting part; tiefster Punkt des vorangehenden Kindsteils in der Führungslinie* des Beckens unter der Geburt*; bei regelrechter vorderer Hinterhauptlage ist die L. die kl. Fontanelle.

Leitungs|an|ästhesie (gr. anaisthesia Unempfindlichkeit) f: (engl.) anaesthetic block; Nerven- od. Leitungsblockade; Form der Lokalanästhesie* mit perineuraler Anw. von Lokalanästhetika im Nervenverlauf; nach Applikationsort bzw. Nervenart werden unterschieden: **1.** periphere Nervenblockaden: **a)** L. i. e. S., vorgenommen am peripheren Einzelnerven (z. B. Pudendusanästhesie*); **b)** vegetative Nervenblockade (i. d. R. als Sympathikusblockade); **c)** Plexusanästhesie; **d)** Paravertebralanästhesie; **2.** zentrale Nervenblockaden (auch rückenmarknahe Anästhesie): **a)** Periduralanästhesie*; **b)** Spinalanästhesie*; **Anw.:** v. a. bei kleineren (peripheren) Eingriffen, erwünschter Patientinnenmitarbeit (z. B. in der Gebh.), ambulanten Pat. od. Risikopatientinnen zur Vermeidung einer Narkose.

Leitungs|blockade f: s. Leitungsanästhesie.

Lejeune-Syn|drom (Jerôme L., Päd., Paris, geb. 1926) n: syn. Katzenschrei*-Syndrom.

LEOPARD-Syn|drom n: seltenes (mehr als 75 Fälle) angeborenes Fehlbildungssyndrom; autosomal-dominanter Erbmodus mit starker Penetranz u. variabler Expressivität; die Bez. des Syndroms ergibt sich aus den Anfangsbuchstaben der sieben Hauptmerkmale: (engl.) **l**entigines (Lentigo ohne Beteiligung der Schleimhäute), **e**lectrocardiographic conduction defects (Erregungsleitungsstörungen), **o**cular hypertelorism (Hypertelorismus*), **p**ulmonary stenosis (Pulmonalstenose), **a**bnormalities of genitalia (Genitalfehlbildungen: Ovarhypoplasie bzw. Hodenhypoplasie, Maldescensus testis, Hypospadie*, verzögerter Pubertätseintritt, genitaler Infantilismus), **r**etardation of growth (Wachstumsverzögerungen), **d**eafness (Taubheit).

Leopold-Hand|griffe (Christian G. L., Gyn., Dresden, 1846–1911): (engl.) Leopold's manœuvres; **vier Handgriffe** (s. Abb.) zur manuellen Untersuchung der Schwangeren: **1.** beide Hände, die sich mit den Fingerspitzen fast berühren, werden oberh. des Nabels flach ausgelegt u. der Fundusstand* unter leichtem Druck in die Tiefe ermittelt; **2.** Feststellung des kindl. Rückens u. der kl. Kindsteile durch seitl. flaches Auflegen der Hände; **3.** Best. von Lage u. Größe der Leitstelle* durch Umgreifen in der Symphysengegend; **4.** als Ergänzung von 3. zur Feststellung des Standes des vorliegenden Teils nach Eintritt in das Becken durch flaches Auflegen beider Hände auf den Unterbauch, wobei die Fingerspitzen vorsichtig in die Tiefe drängen; **5.** sog. Zusatzhandgriff: s. Zangemeister-Handgriff. Vgl. Kindslage.

Leprechaunismus m: (engl.) leprechaunism; seltenes (mehr als 50 Fälle) autosomal-rezessiv erbl. gynäkotropes Dysmorphiesyndrom mit Hyperinsulinämie u. Hypertrophie der Langerhans-Inseln inf. Insulinrezeptordefekts; Bez. erfolgte nach dem charakterist. Aussehen der Pat., das der Faungestalt der Romanfigur Leprechaun ähnelt (gr. weite Augen, Hypertelorismus*, dysplast. lappige Ohren, Vollwangigkeit); daneben kongenitale Gynäkomastie*, Hypertrophie der Klitoris u. der Labia minora sowie Minderwuchs, psychomotor. Retardierung, Hepatosplenomegalie; fakultativ polyzystische Ovarien*, Hypertrichose*, Akanthosis nigricans; DD: Berardinelli*-Seip-Syndrom.

Letal|faktor (lat. letalis tödlich) m: (engl.) lethal gene; (genet.) Mutation*, die dazu führt, daß die Zygote* das fortpflanzungsfähige Alter nicht erreicht; L. können schon vor dem Geburtstermin zum Absterben der Zygote führen (embryonale od. fetale L.), in seltenen Fällen kann die krit. Phase auch erst zw. der Geburt u. dem Erreichen der Fortpflanzungsfähigkeit liegen (postfetale L.). L. können dominant od. rezessiv sein; sie sind z. T. Genmutationen, jedoch häufiger als andere Mutationen mit sichtbaren Chromosomenveränderungen, z. B. Stückverlusten, verbunden. Vgl. Chromosomenaberrationen, Krankheitsanlage.

Leucinose f: syn. Ahornsirupkrankheit*.

Leuko|plakia portionis (gr. leukos weiß; plax, plakos Platte) f: Leukoplakie* an der Portiooberfläche (s. Abb.), oft multipel auftretend, iodnegativ; verdächtiger Befund i. R. einer Kolposkopie*.

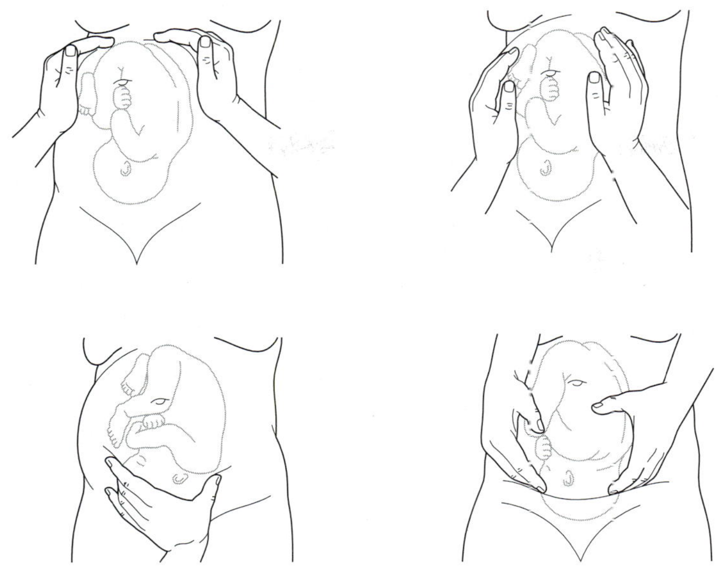

Leopold-Handgriffe:
oben: erster (li.) und zweiter Leopold-Handgriff (re.); unten: dritter (li.) und vierter Leopold-Handgriff (re.)

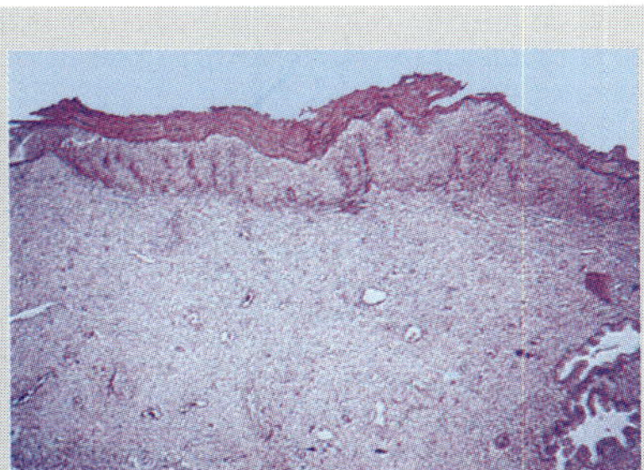

Leukoplakia portionis

Leuko|plakia vulvae (↑; ↑) f: s. Vulvadystrophie.

Leuko|plakie (↑; ↑) f: (engl.) leukoplakia; sog. Weißschwielenkrankheit; Bez. für weiße, nicht abwischbare flache od. papillomatöse Schleimhautveränderungen; **1.** i. e. S. Hyperkeratosen mit zellulären u. epithelialen Atypien sowie vermehrten od. atyp. Mitosen, die durch chron. exogene Reizeinwirkung (mechan., physik. u. chem. Noxen, insbes. Tabak- u. Alkoholkonsum) entstehen u. in ein Plattenepithelkarzinom* übergehen können; verdächtig sind infiltrierte verruköse od. erosive Veränderungen; **2.** i. w. S. auch idiopath. od. i. R. von erbl. (z. B. Dyskeratosis congenita) od. erworbenen Erkr. (z. B. Syphilis, Vulvadystrophie*) auftretend; **Diagn.:** Probeexzision; **Ther.:** chir. Exzision, Laser- od. Kryochirurgie; regelmäßige Kontrollen.

Leuko|plakie|grund (↑; ↑): s. Grund.

Leukor|rhoe (↑; gr. rhoe Fluß) f: (engl.) leukorrhoea; übermäßiger Fluor* albus.

Leuko|zyten|anti|gene (↑; gr. kystis Blase) n pl: (engl.) human leucocyte antigens (Abk. HLA); durch Gene des Haupthistokompatibilitätskomplexes (Abk. MHC) kodierte Merkmale (antigene Strukturen) auf der Leukozytenmembran, von denen einige auch auf anderen Zellen nachweisbar sind (u. a. Antigene der ABNull*-Blutgruppen u. des HLA*-Systems), bestimmte jedoch nur auf Leukozyten vorkommen (versch. Granulozyten-spezifische L.). L. können die Bildung von Leukozytenantikörpern* induzieren.

Leuko|zyten|anti|körper (↑; ↑): (engl.) leukocyte antibodies; gegen Leukozyten gerichtete agglutinierende od. lysierende (komplementbindende) Antikörper*, die u. a. nach Geburten, Bluttransfusionen (v. a. von Leukozytenkonzentrat) u. bei angeborener Neutropenie auftreten od. (als Autoantikörper) i. R. von Autoimmunkrankheiten gebildet werden.

Leuko|zyt|urie (↑; ↑; gr. ouron Harn) f: (engl.) leukocyturia; vermehrtes Auftreten von Leukozyten im Urin (>5-10 Leukozyten/µl) als Hinweis auf eine Harnweginfektion*, Nephropathien od. Tumoren; bei steriler L. muß durch Mikroskopie u. Kultur eine Tuberkulose ausgeschlossen werden; Schnellnachweis mittels Teststreifen (Empfindlichkeit 20 Leukozyten/µl).

Leupro|relin (INN) n: GnRH-Agonist; **Verw.:** z. B. bei Endometriose*. Vgl. GnRH-Agonisten, Zytostatika.

Levator|schenkel (lat. levare emporheben): s. Musculus levator ani.

Levator|tor (↑): s. Musculus levator ani, Beckenboden.

Leventhal-Syn|drom (Michael L., Gyn., Chicago, 1901–1971) n: Stein-Leventhal-Syndrom; s. Ovarialsyndrom, polyzystisches.

Levonor|gestrel (INN) n: D-(-)-13β-Ethyl-17β-hydroxy-18,19-dinor-17α-pregn-4-en-20-in-3-on (IUPAC); syn. D-Norgestrel; stark wirkendes Gestagen; s. Gestagene.

Levonor|gestrel-IUS: Intrauterinsystem (Abk. IUS) als Komb. von hormonaler Kontrazeption* u. Intrauterinpessar* mit Freisetzung von 20 μg/d Levonorgestrel (Markenname Mirena), das die Vorteile von Pille u. IUP verbindet (sog. Hormonspirale); **Wirkung:** Atrophisierung des Endometriums, Verdichtung des Zervixschleims; Pearl-Index: 0,1; auch therap. Anw. zur Hormonsubstitution* bei Endometriumhyperplasie u. Hypermenorrhoe*.

Lewis-Blut|gruppen: (engl.) Lewis blood groups; Symbol Le; Blutgruppensystem aus lösl. Glykolipiden im Serum, die sich sek. an die Erythrozyten anlagern; der Vererbungsmodus ist ungeklärt; **Bedeutung:** Le-Antikörper kommen rel. häufig vor, v. a. als Kältehämagglutinine der Klasse IgM (klin. unbedeutend) sowie passager während SS mit Lewis-Inkompatibilität (werden als Urs. für habituelle Aborte diskutiert). Vgl. Blutgruppen; Abort, habitueller.

Leydig-Zell|tumor (lat. tumor Geschwulst) m: (engl.) Leydig cell tumour; von den Leydig-Zwischenzellen des Gonadenstromas ausgehender, zu 90 % benigner hormonproduzierender Tumor des Hodens u. Ovars (Androgene, Östrogene); **Sympt.:** Pseudopubertas* praecox, Gynäkomastie* (beim Mann).

Lezithin/Sphingo|myelin-Quotient m: Abk. L/S-Quotient; s. Lungenreifediagnostik, pränatale.

LH: Abk. für **l**uteinisierendes **H**ormon; ident. mit ICSH (Abk. für engl. interstitial cell stimulating hormone) beim Mann; in basophilen Zellen des HVL gebildetes, zu den hypophysären Gonadotropinen* gehörendes Glykoprotein (MG 28 000); die Ausschüttung wird durch LHRH (ident. mit GnRH*) kontrolliert. LH ist aus zwei Aminosäureketten (α, β) aufgebaut. Die Alphakette besteht aus 89 Aminosäuren u. ist mit den Alphaketten von HCG, FSH u. TSH identisch. Die Betakette (MG 13 000) besteht aus 115 Aminosäuren; sie wirkt immunogen u. ist (nur in Komb. mit der Alphakette) für die biol. Wirkung verantwortl.; **Wirkungsmechanismus:** über Hormonrezeptoren* an den Interstitialzellen der Keimdrüsen; **Wirkung:** Auslösung von Follikelreifung* u. Ovulation*, bewirkt Entw. u. Funkt. des Corpus* luteum (Synthese von Östrogenen u. Progesteron); zum Verhalten während des Menstruationszyklus*: s. Abb.; beim Mann Anregung des Wachstums der Leydig-Zwischenzellen des Hodens u. der Androgensynthese.

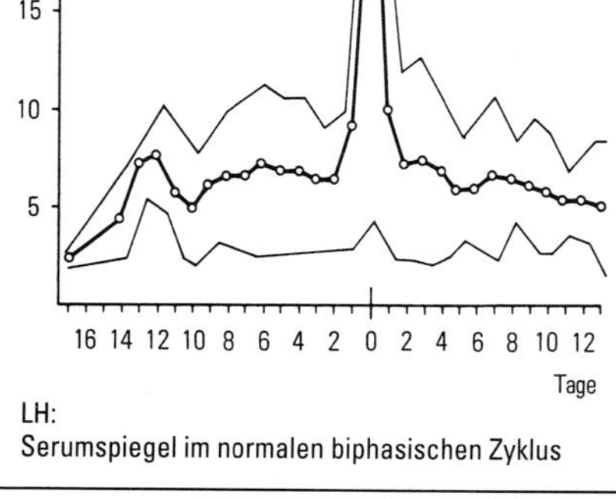

LH:
Serumspiegel im normalen biphasischen Zyklus

LHRH: Abk. für **l**uteinisierendes **H**ormon-**R**eleasing-**H**ormon; ident. mit GnRH*.

LHRH-Agonisten m pl: syn. GnRH*-Agonisten.

LHRH-Test m: syn. GnRH*-Test.

Liberine: s. Releasing-Hormone.

Libido (lat. Lust) f: **1.** als Libido sexualis allg. Bez. für den Sexualtrieb*; **2.** (psychoanalyt.) Bez. (Freud) für die best. Triebmanifestationen begleitende psych. Energie.

Libido sexualis (↑): (engl.) libido disorder; ungenaue Bez. für Störung des sexuellen Appetenzverhaltens, die sich als sexuelle Funktionsstörung* od. fehlendes sexuelles Interesse (s. Alibidinie) äußert; **Vork.:** meist i. R. psych. Störungen, z. B. Konfliktreaktion, neurot. Entw., Persönlichkeitsstörung, psychosomat. Erkr., nichtorg. Psychose od. bei larvierter Depression*; auch als Arzneimittelwirkung (z. B. Antiandrogene, Gestagene).

Lichen sclerosus et a|trophicus vulvae (gr. leichen Flechte) m: bei Mädchen u. jungen Frauen sowie nach der Menopause (s. Vulvadystrophie) auftretende Atrophie der Haut des äußeren Genitales.

Liebe, lesbische: (engl.) lesbianism; syn. Sapphismus, Tribadie; sexuelle Aktivität, Erregbarkeit unter Frauen; s. Homosexualität.

Li-Fraumeni-Syn|drom n: (engl.) Li-Fraumeni syndrome; familiäres Krebssyndrom mit Auftreten solider Tumoren (auch im ZNS, Astrozytom) im Kindesalter in Familien, in denen auch bei anderen Familienmitgliedern unter 45 Jahren gehäuft Tumoren (Mammakarzinom, Knochen-, ZNS-, Lungentumoren u. a.) vorkommen; meist mit einer Mutation* des Tumorsuppressorgens p53* verbunden.

Ligamentum cardinale uteri (lat. ligamentum Band) n: mit glatter Muskulatur durchsetzte Bindegewebezüge an der Basis des Ligamentum* latum uteri zur Cervix uteri. Vgl. Retinacula uteri.

Ligamentum genito|inguinale (↑) n: (embryol.) kaudales Urnieren- od. Keimdrüsenband; entwicklungsgeschichtl. Anlage des Lig. ovarii proprium u. des Lig. teres uteri beim weibl. Geschlecht bzw. des Gubernaculum testis beim männl. Geschlecht.

Ligamentum latum uteri (↑) n: Bauchfellduplikatur von den Seitenkanten des Uterus zur seitl. Beckenwand (s. Abb.). Vgl. Mesometrium, Mesosalpinx, Mesovarium, Retinacula uteri.

Ligamentum ovarii proprium (↑) n: Eierstockband; entstanden aus der kaudalen Keimdrüsenfalte; verbindet Extremitas uterina ovarii mit dem Tubenwinkel des Uterus; in der Hinterwand des Ligamentum* latum uteri gelegen.

Ligamentum pectinale (↑) n: s. Cooper-Band.

Ligamentum pubicum superius Cooper (↑; Sir Astley P. C., Chir., Anat., London, 1768–1841) n: s. Cooper-Band.

Ligamentum pubo|vesicale (↑) n: zu den Retinacula* uteri zählende, paarige Verstärkungszüge

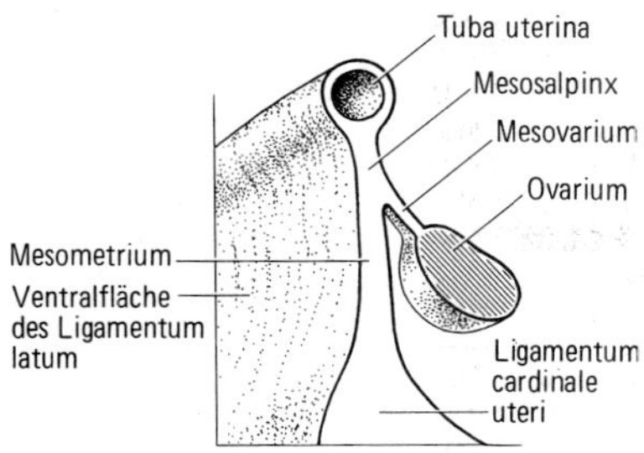

Ligamentum latum uteri

der Fascia diaphragmatis pelvis superior von der Hinterfläche der Schambeinäste zur Blase ziehend; entspr. beim Mann dem Lig. puboprostaticum. Vgl. Fascia pelvis.

Ligamentum sacro|uterinum (↑) n: geht aus den Plicae* rectouterinae hervor u. zieht vom Uterus zum Os sacrum.

Ligamentum suspensorium clitoridis (↑) n: verbindet Symphyse u. Rücken der Klitoris*.

Ligamentum suspensorium mammae (↑) n: Bindegewebestränge von der Haut über die Brustdrüse zur Fascia* pectoralis.

Ligamentum suspensorium ovarii (↑) n: Bauchfellfalte von der Extremitas tubaria des Eierstocks zur seitl. Beckenwand aufsteigend, enthält die Vasa ovarica; entwicklungsgeschichtl. aus dem kranialen Keimdrüsenband entstanden.

Ligamentum teres uteri (↑) n: frühere Bez. Lig. rotundum uteri, rundes Mutterband; Verl. vom Uterus-Tuben-Winkel in die Vorderwand des Ligamentum* latum uteri durch den Leistenkanal* in das Bindegewebe der gr. Schamlippen; entwicklungsgeschichtl. aus dem kaudalen Keimdrüsenband entstanden. Vgl. Retinacula uteri.

Ligamentum trans|versum perinei (↑) n: derbe Bindegewebeplatte, am vorderen Rand des Diaphragma* urogenitale im Schambeinwinkel ausgespannt; gebildet von den vereinigten Blättern der Fascia diaphragmatis urogenitalis sup. u. inf. (Membrana perinei).

Ligamentum umbilicale medianum (↑) n: bindegewebiger Rest des obliterierten Urachus*; vom Blasenscheitel in der Plica umbilicalis mediana an der vorderen Bauchwand zum Nabel*.

Light for date baby: s. Mangelgeborenes.

Liley-Zonen: (engl.) Liley's zones; s. Fruchtwasser-Spektrophotometrie.

Linea arcuata (lat. linea Linie) f: auch L. a. Douglasi; unterer bogenförmiger Rand des hinteren Blatts der Rektusscheide unterh. des Nabels; meist nicht scharf begrenzt (Area arcuata).

Linea arcuata ossis ilii (↑) f: schräg von hinten oben nach vorn unten verlaufende Linie am Darmbein an der Grenze zw. gr. u. kl. Becken*.

Linea fusca (↑) f: stark pigmentierter Hautbereich über der Linea alba; **Vork.** v. a. in der SS.

Linea terminalis (↑) f: s. Becken.

Linin n: syn. Achromatin; s. Chromatin.

Lipo|dys|trophie, pro|gressive (gr. lipos Fett; trophe Nahrung) f: syn. Berardinelli*-Seip-Syndrom.

Lipo|mastie (↑; gr. mastos Brust) f: (engl.) lipomastia; Form der Pseudogynäkomastie*.

Lipo|matosis dolorosa (↑; ↑) f: syn. Dercum*-Krankheit.

Lippen|kiefer|gaumen|spalte: (engl.) cheilognathopalatoschisis; s. Gaumenspalten.

Lippen|spalte: (engl.) cheiloschisis; syn. Cheiloschisis, Labium fissum, sog. Hasenscharte; Hemmungsfehlbildung im Bereich der Oberlippe, im allg. seitl. der Mittellinie (ein- od. beidseitig), häufig in Komb. mit Kiefer- u. Gaumenspalte. Eine L. läßt sich durch op. Meth. kosmet. u. funkt. einwandfrei schließen; der Eingriff sollte bei einem gesunden Säugling möglichst frühzeitig, jedoch nicht vor dem 3. Lebensmonat erfolgen. Vgl. Gesichtsspalten.

Liquor amnii (lat. liquor Flüssigkeit) m: Fruchtwasser*.

Listeria|ag|glu|tination (Sir Joseph Lister, Chir., Glasgow, London, 1827–1912; lat. agglutinare anheften) f: (engl.) Listeria agglutination; serol. Reaktion zum Nachw. von Agglutininen im Patientinnenserum bei Verdacht auf Listeriose* (Titer über 1 : 320 verdächtig) bzw. zur Identifizierung verdächtiger Bakterienkolonien mit spezif. agglutinierenden Immunseren.

Listeria mono|cyto|genes (↑) f: einzige für den Menschen pathogene Species der Gattung Listeria (versch. Serotypen); **Inf.** des Menschen kann sich in unterschiedl. Krankheitsbildern manifestieren (s. Listeriose). **Epidemiol.:** weit verbreitet, v. a. in mit tier. Ausscheidungen verunreinigtem Wasser u. im Boden; Übertragung durch engen Kontakt mit Vieh u. Haustieren, Genuß von Weichkäse aus nicht pasteurisierter Milch; diaplazentar übertragbar; **Diagn.:** mikroskop. u. kultureller Erregernachweis; Nachw. von O-(Körper-) u. H-(Geißel-)Antigenen; der Nachw. von Antikörpern im Serum ist von zweifelhaftem diagn. Wert.

Listeriose (↑) f: (engl.) listeriosis; Zoonose (Rind, Schaf, Ziege, Schwein; Hühner; Nager), selten auf Menschen übertragen; **Err.:** Listeria* monocytogenes; **Klin.:** **1.** bei Erwachsenen oft nur als stumme Inf.; bei bes. Disposition (Rekonvaleszenz, SS) Krankheitsmanifestation unter dem klin. Bild einer Grippe mit leichter Meningoenzephalitis, Monozytenangina, lokal als Keratokonjunktivitis od. bei Schwangeren rel. häufig als Zystopyelitis od. Myometritis* verlaufend; **2.** sehr viel häufiger u. gefährlicher ist der diaplazentare Übertritt der Err. von infizierten Schwangeren auf das Kind in den letzten SSW mit der Folge einer Fetopathie* mit hämatogener Streuung der Err. im gesamten kindl. Organismus (Sepsis), die nicht selten zu Totgeburt* od. Frühgeburt* führt. Lebende Neugeborene zeigen inf. der Überschwemmung des Körpers mit Erregern u. granulomatösen Gewebereaktionen in Haut u. inneren Organen (Bakterienembolien; sog. Granulomatosis infantiseptica) folgende **Sympt.:** papulöse Effloreszenzen der Haut, Meningoenzephalitis mit meningitischen Zeichen (Krämpfe, Erbrechen, Benommenheit, Atemstörung bis zum Atemstillstand, Liquorbefund), Hepatosplenomegalie evtl. mit Icterus gravis prolongatus; **Diagn.:** Bakteriennachweis im Stuhl, Urin, Nasen-, Rachenabstrich, Blut, Liquor des Kindes; evtl. auch in Fruchtwasser (schmutzig gefärbt), Urin, Blut, Lochialsekret od. Abrasionsmaterial bei der Mutter. Eine klin. Verdachtsdiagnose kann durch serol. Untersuchung (Agglutination, Komplementbindungsreaktion) gestützt werden; **Progn.:** hohe Letalität (etwa 50 %), häufig Spätschäden (geistige Entwicklungsstörungen).

Lisurid (INN) n: Dopaminagonist, der durch Bindung an Dopaminrezeptoren in der Hypophyse die Prolaktinfreisetzung hemmt (Prolaktinhemmer*); besitzt außerdem eine hohe Affinität zu Serotoninrezeptoren; **Verw.:** bei Hyperprolaktinämie*, zum Abstillen*, außerdem zur Migräneprophylaxe u. bei Parkinson-Syndrom; **UAW:** u. a. Übelkeit, Schwindel, selten Schlafstörungen, Muskelschwäche.

Litho|pädion (gr. lithos Stein; pais Kind) n: s. Fetus papyraceus.

Litzmann-Obliquität (Karl K. L., Gyn., Kiel, 1815–1890) f: (engl.) Litzmann's obliquity; (gebh.) leichter Grad einer Hinterscheitelbeineinstellung*, seltene Form des Asynklitismus*; Gefahr der verzögerten Eröffnung, Einklemmung der Muttermundlippe u. a.; hinsichtl. vaginaler Geburt* progn. ungünstiger als Naegele*-Obliquität.

Lobus glandulae mammariae (gr. lobos Lappen) m: Drüsenlappen der weiblichen Brust; 15–20 in jeder Mamma, zusammengesetzt aus größeren u. kleineren Drüsenläppchen (Lobuli glandulae mammariae). Vgl. Ductus lactiferi.

Lochien (gr. locheios zur Geburt gehörig) f pl: (engl.) lochia; sog. Wochenfluß; physiol. uterine Wundsekretion nach der Geburt, in den ersten 3–4 Tagen p. p. blutig (Lochia cruenta od. Lochia rubra), dann einige Tage bräunl. (Lochia fuscia), danach gelbl. (Lochia flava), nach 3 Wo. weißl. (Lochia alba); nach 6 Wo. p. p. ist die Wundheilung normalerweise abgeschlossen.

Lochio|metra (↑; gr. metra Gebärmutter) f: Stauung der Lochien* in der Gebärmutter; Folge einer (meist gutartigen) Infektion.

Löffel, scharfer: (engl.) sharp spoon; chir. löffelartiges Instrument mit scharfen Rändern, z. B. zum Auskratzen von Wucherungen od. zur Gewebegewinnung (zum Zwecke der histol. Untersuchung).

Lösungs|blutung: Blutung während u. nach der Plazentalösung* mit einem Blutverlust von ca. 300 ml; liegt der Blutverlust höher, so handelt es sich um eine **verstärkte L.; Urs.:** vor Ausstoßen der Plazenta: Plazentalösungsstörungen*; nach Ausstoßen der Plazenta: v. a. Atonia* uteri, verbliebene Plazentareste, Fibrinogenmangel. Vgl. Nachblutung, Nachgeburtsblutung.

Lövset-Arm|lösung (Jörgen L., Gyn., Bergen): (engl.) Lövset's manœuvre; Meth. der Armlösung* bei Beckenendlage*; nur noch selten angewendet; **Vorgehen** (s. Abb.): **1.** Drehung des am Becken umfaßten Kindes unter Zug um 180° nach vorn, wobei der nach vorn gebrachte Arm meist von selbst frei kommt; **2.** schraubenförmige Rückdrehung um 180°, wobei der nach hinten gebrachte Arm meist von selbst frei kommt; anschl. Veit*-Smellie-Handgriff zur Entw. des Kopfes.

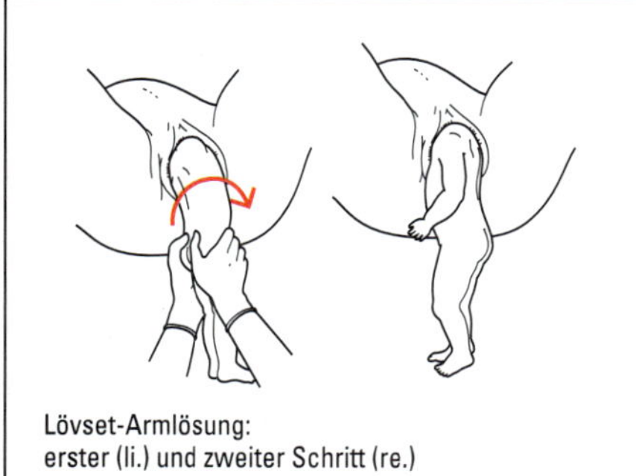

Lövset-Armlösung:
erster (li.) und zweiter Schritt (re.)

Lokal|an|ästhesie (lat. locus Ort, Stelle) f: (engl.) local anaesthesia; syn. Regionalanästhesie, auch örtliche (lokale) Betäubung; anästh. Verf. zur regionalen Schmerzausschaltung während Op. bei erhaltenem Bewußtsein od. zur Schmerztherapie unter Anw. von Lokalanästhetika (s. Abb.); **Formen: 1.** Oberflächenanästhesie: Blockade der sensiblen Nervenfasern in Haut u. Schleimhäuten; **2.** Infiltrationsanästhesie: intra- od. subkutane bzw. intramuskuläre Umspritzung eines Operationsgebiets (sog. Feldblock), z. B. zur Durchführung einer Mammabiopsie*; **3.** Leitungsanästhesie*.

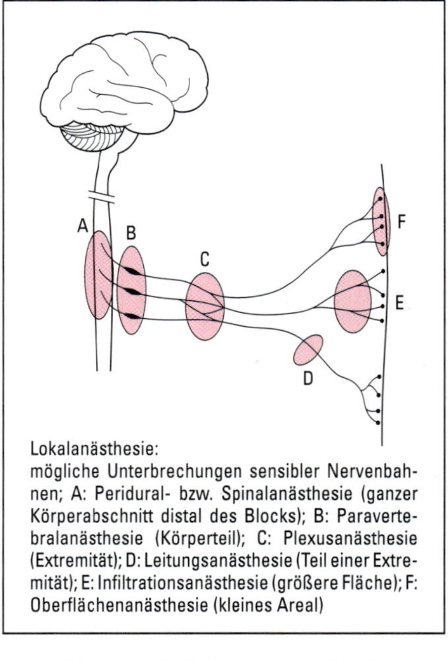

Lokalanästhesie:
mögliche Unterbrechungen sensibler Nervenbahnen; A: Peridural- bzw. Spinalanästhesie (ganzer Körperabschnitt distal des Blocks); B: Paravertebralanästhesie (Körperteil); C: Plexusanästhesie (Extremität); D: Leitungsanästhesie (Teil einer Extremität); E: Infiltrationsanästhesie (größere Fläche); F: Oberflächenanästhesie (kleines Areal)

Low birth weight infant: untergewichtiges Neugeborenes*.

Low-dose-Heparinisierung: (engl.) low-dose heparinization; perioperative Thromboseprophylaxe* bzw. Embolieprophylaxe mittels s. c. Inj. von Heparin in niedriger Dosierung (i. d. R. tägl. 3 x 5000 I. E. Standardheparin od. Einmalgabe einer entspr. Dosis niedermolekularen Heparins).

L/S-Quotient m: (engl.) L-S ratio; Kurzbez. für **Le**zithin/**S**phingomyelin-Quotient im Fruchtwasser*; s. Lungenreifediagnostik, pränatale.

LTH: Abk. für **l**akto**t**ropes **H**ormon; s. Prolaktin.

Lu: Symbol für **1.** (serol.) **Lu**theran*-Blutgruppen; **2.** (chem.) **Lu**tetium.

Lubrikation (lat. lubricare schlüpfrig, glatt) f: (engl.) lubrication; Transsudation* einer mukoiden Substanz (sog. Gleitsubstanz) durch das Vaginalepithel* während der sexuellen Erregungsphase (s. Reaktionszyklus, sexueller).

Lucey-Driscoll-Syn|drom n: syn. passagere familiäre Neugeborenenhyperbilirubinämie; bes. Form des Icterus* neonatorum, die auf der Anwesenheit eines Inhibitors des UDP-Glukuronyltransferasesystems im mütterl. u. kindl. Blut zurückzuführen ist; möglicherweise autosomal-rezessiver Erbmodus; **Klin.:** postnatal Entw. eines schweren Ikterus innerh. der ersten 48 Std. (ohne Hinweis auf Hämolyse); **Ther.:** meist Austauschtransfusion* notwendig.

Lücken|schädel: s. Dysrhaphiesyndrome.

Lues (lat. Seuche, Pest) f: syn. Syphilis*.

LUF-Syn|drom n: Abk. für (engl.) **l**uteinized **u**nruptered **f**ollicle syndrome; Bez. für die Luteinisierung eines Follikels (d. h. Bildung eines Corpus* luteum) ohne stattgefundene Ovulation* bei normal verlaufenden Progesteronwerten; häufig assoziiert mit Endometriose*.

Lugol-Lösung (Jean G. L., Arzt, Paris, 1786–1851): (engl.) Lugol's solution; wäßrige Iodiodkaliumlösung zur Färbung mikrobiol. Präparate, zur Schiller*-Iodprobe u. als Desinfiziens; Zusammensetzung: 5 Teile Iod, 10 Teile Kaliumiodid u. 85 Teile Wasser.

Lump|ek|tomie (engl. lump Klumpen; gr. ek- aus, heraus; tome Schnit f: (engl.) lumpectomy; syn. Tylektomie; Form der brusterhaltenden Operation* bei Mammakarzinom* (Stadium T1a, <5 mm) mit alleiniger Exzision des suspekten Knotens; zusätzl. Ausräumung der axillären Lymphknoten über einen zweiten Zugang u. Nachbestrahlung der Brust.

Lunar|monat (lat. luna Mond): (engl.) lunar month; Mondmonat; Monat mit 28 Tagen; die SS wird (vom 1. Tag der letzten Regel aus gerechnet) in zehn L. (280 Tage), d. h. rund neun Kalendermonate eingeteilt.

Lungen|em|bolie (gr. emballein hineinwerfen, -legen) f: (engl.) pulmonary embolism; Lungenarterienembolie; thromboembol. Verschluß der art. Lungenstrombahn durch Einschwemmung eines Thrombus (selten von Luft, Gewebeteilen, Fett) aus der Peripherie; meist aus (Unter-)Schenkel- bzw. Beckenvenen, seltener aus dem Einzugsbereich der V. cava sup. stammend; das **klin. Bild** wird weitgehend von der Größe des verschleppten Blutgerinnsels bestimmt; massive L. (Verlegung von mehr als 50 % der Lungenstrombahn, ca. 5–10 % aller L.) zeigen i. d. R. das Vollbild mit Bedrohungsgefühl, plötzl. Dyspnoe, Tachypnoe, Hypoxämie u. Zyanose, präkardialen Schmerzen, Rechtsherzinsuffizienz u. -dilatation, Tachykardie, Hypotonie, u. U. Schock. Vorbestehende pulmonale u. kardiale Erkr. modifizieren das klin. Bild (z. B. Lungenödem bei Linksherzinsuffizienz). Der weitere Verlauf ist davon abhängig, ob sich der Thrombus wieder auflöst (Restitutio ad integrum) od. das Gefäß verschlossen bleibt (Lungeninfarkt in ca. 10–15 % der Fälle, bes. bei mangelhafter O_2-Versorgung über die nutritiven Bronchialarterienäste, z. B. bei Linksherzinsuffizienz); **Diagn.:** bei der körperl. Untersuchung i. d. R. keine pathol. Lungenbefunde, auskultator. oft gespaltener zweiter Herzton bei akzentuiertem Pulmonalton, Galopprhythmus, Halsvenenstauung, Lebervergrößerung; EKG-Veränderungen inf. Rechtsherzüberlastung sind häufig, jedoch wegen ihrer Variabilität diagn. nicht beweisend. Im Rö.-Thorax (s. Abb.) evtl. Zwerchfellhochstand u. Plattenatelektasen, bei massiver L. Erweiterung der Pulmonalarterien u. der perfundierten Lungengefäße bei erhöhter Transparenz nicht perfundierter Areale; Lungenperfusions- u. -ventilationsszintigraphie, u. U. Pulmonalarteriographie. **Cave:** um Rezidiven vorzubeugen, ist die Erfassung peripherer Thrombosen wichtig! **Ther.:** sofortige i. v. Gabe von Heparin, ggf. Umstellung auf Cumarinderivate (bei Dauertherapie); Meth. der Wahl bei massiver L.: Thrombolyse mittels Fibrinolytika*, evtl. direkte Embolektomie (Trendelenburg-Operation); **DD:** Herzinfarkt, Pneumothorax. Vgl. Beckenvenenthrombose.

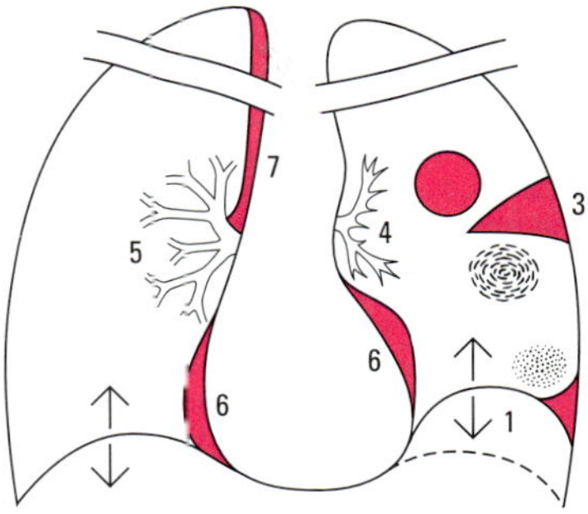

Lungenembolie:
charakteristische Röntgensymptome; 1: Hochstand u. verminderte Exkursionen des Zwerchfells; 2: basale Verschattungen, kleine Pleuraergüsse; 3: Verdichtungen mit der Basis an der Pleuraoberfläche (rund – halbspindelig – keilförmig – wolkig – streifig); 4: Gefäßabbrüche in Hilusnähe mit hypovaskularisierten Zonen, ggf. Hilusamputation (Westermark-Zeichen); 5: Hyperämie der kontralateralen Lunge; 6: Dilatation des rechten Ventrikels; 7: Dilatation der V. azygos und der V. cava superior

Die Lungenembolie ist eine der gefährlichsten Komplikationen nach Operationen und Entbindungen.

Lungen|reife|dia|gnostik, prä|natale f: (engl.) prenatal lung maturity tests; Verf. zur Messung von Surfactant* im Fruchtwasser* als Maß für die fetale Lungenreifung*; **Meth.: 1.** chem. Best. der Lezithinkonzentration u. des Quotienten aus Lezithin- u. Sphingomyelinkonzentration im Fruchtwasser (sog. L/S-Quotient); Lezithinwerte über 4,4 µmol/l (3,0 mg/dl) u. L/S-Quotient-Werte über 2,0 zeigen eine ausreichende Lungenreife an; **2.** physik. Best. der Oberflächenspannung durch den sog. Schaum- od. Schütteltest (Clements-Test): Bildung von stabilem Schaum auf der Fruchtwasseroberfläche nach Schütteln in Gegenwart von Äthanol bei versch. Verdünnungsstufen; **Ind.:** drohende Frühgeburt; vor Geburtseinleitung wegen Gefährdung von Mutter u. Kind bzw. vor Beendigung einer Langzeittokolyse wegen vorzeitiger Wehentätigkeit. Vgl. Fruchtwasserdiagnostik, Surfactantmangel-Syndrom.

Lungen|reife|förderung, medikamentöse: (engl.) induced lung maturation; pränatale Medikamentengabe an die Mutter zur Stimulierung der Synthese von Surfactant* in der fetalen Lunge bei zu erwartender Lungenunreife (s. Lungenreifediagnostik, pränatale); **wichtigste Medikamente:** Glukokortikoide, z. B. Dexamethason 12 mg/d über 2 Tage, Wiederholung nach 7 Tagen, bis zur 37. SSW.

Lungen|reifung, fetale: (engl.) foetal lung development; Entw. des Lungengewebes von den sich aufzweigenden Bronchialknospen (6.–14. SSW) über Zwischenstadien bis zum alveolären Lungentyp (etwa ab 25.–27. Wo.) mit Lungenbläschen; neben dieser Gewebereifung gehören zur f. L. die Differenzierung der Gewebezellen in verschiedenartige Zellen (Bronchialepithelzellen, Pneumozyten Typ I u. II) u. die biochem. Reifung (Produktion von Surfactant*).

Lungen|schwimm|probe: (engl.) pulmonary docimasia; (pathol.) Prüfung der Schwimmfähigkeit der Lunge, um festzustellen, ob ein verstorbenes Neugeborenes geatmet hat; beruht auf dem Gehalt an Minimalluft. Vgl. Magen-Darm-Schwimmprobe.

Luteal|phase (lat. luteus gelb) f: (engl.) luteal phase; Corpus-luteum-Phase des Menstruationszyklus*.

Lutein|zyste (↑; gr. kystis Blase) f: (engl.) lutein cyst; mit Granulosaluteinzellen* ausgekleidete Follikelzyste*, die sich aus einem atretischem Follikel nach ausgebliebenem Follikelsprung entwickelt; **Vork.:** häufig bei Blasenmole*, malignem Chorionepitheliom* sowie nach längerer, hochdosierter Anw. von Gonadotropinen*. Vgl. LUF-Syndrom.

Luteo|hormon (↑; gr. horman antreiben, erregen) n: syn. Corpus-luteum-Hormon, Progesteron*.

Luteom (↑) n: (engl.) luteoma; aus luteinisierten Granulosa- bzw. Thekazellen im Ovarium bestehende tumorartige, endokrin aktive (Östrogene) Wucherung; **Vork.:** v. a. in der Postmenopause od. vorübergehend i. R. einer SS sowie bei Blasenmole; **Progn.:** maligne Entartung ist extrem selten. Vgl. Granulosazelltumor, Thekazelltumor.

Lutheran-Blut|gruppen: (engl.) Lutheran blood groups; Symbol Lu; Blutgruppensystem mit den Hauptantigenen Lu^a bzw. Lu 1 u. Lu^b bzw. Lu 2, die Vererbung erfolgt autosomal-kodominant; **klin. Bedeutung:** Urs. leichter Transfusionszwischenfälle od. eines Morbus* haemolyticus neonatorum mit mildem Verlauf. Vgl. Blutgruppen.

Lyell-Syn|drom, staphylogenes (Alan L., Dermat., Aberdeen) n: syn. SSSS*.

Lymph|aden|ek|tomie (lat. lympha klares Wasser, Quellwasser; gr. aden Drüse; ek- aus, heraus; tome Schnitt) f: (engl.) lymphadenectomy; syn. Lymphknotendissektion, Lymphonodektomie; op. Entf. von Lymphknoten, entw. isoliert od. systemat.-radikal i. R. der Diagn. (z. B. Staging*) od. der erweiterten Tumorchirurgie.

Lymph|angiosis carcinomatosa (↑; gr. aggeion Gefäß) f: kontinuierl. Ausbreitung eines Karzinoms in den Lymphgefäßen, makroskop. als feines, dem Lymphgefäßverlauf entsprechendes weißl. Netz (z. B. in der Pleura). Vgl. Mammakarzinom.

Lymph|drainage (↑) f: (engl.) lymphatic drainage; Form der Streichmassage zur Beseitigung von Lymphstauungen, bei der unter kreisendem Druck ödematöse Areale von distal nach proximal massiert werden; anschl. Anlage eines Kompressionsverbandes; **Anw.:** bei Ödemen inf. von Operationen (z. B. Lymphödem* nach Mastektomie).

Lymph|knoten|dis|sektion (↑; lat. dissecare, dissectum zerschneiden) f: syn. Lymphadenektomie*.

Lymph|ödem (↑; gr. oidema Schwellung) n: (engl.) lymphoedema; durch Behinderung des Lymphabflusses verursachtes chron. Ödem mit blasser, teigiger, nur z. T. eindrückbarer u. nicht schmerzhafter regionaler Schwellung (häufig im Bereich von Extremitäten, Genitale); **Urs.:** als primäres L. bei A- od. Hypoplasie von Lymphgefäßen; sek. z. B. durch Entz. od. Tumor bedingt bzw. nach Strahlentherapie* od. op. Eingriffen auftretend; ein L. des Armes trat früher häufig als Kompl. nach radikaler Mastektomie* bei Mammakarzinom auf; **Ther.:** schwierige u. langwierige Behandlung durch manuelle u. maschinelle Lymphdrainage, evtl. Kompressionsverbände. Vgl. Stewart-Treves-Syndrom.

Lympho|granulomatosis in|guinale (↑; lat. granum Kern) f: syn. Lymphogranuloma* venereum.

Lympho|pathia venerea (↑; gr. pathos Leiden) f: syn. Lymphopathia venerea, Lymphogranulomatosis inguinalis, Nicolas-Durand-Favre-Krankheit; seltene, auf der ganzen Erde, bes. in den Tropen vorkommende Geschlechtskrankheit; meldepflichtig; **Err.:** Chlamydia* trachomatis (Serovar L_1-L_3); **Inkubationszeit:** 1–3 Wo.; **Klin.: 1. Lokalsymptome:** Primärläsion an der Eintrittspforte (genital, rektal, oral) in Form einer kl., schmerzlosen, meist unbemerkt bleibenden Vesikel, Papel od. Ulzeration, die nach 10–14 Tagen abklingt; nach 1–4 Wo. schmerzhafte Vergrößerung der regionalen Lymphknoten, im Genitalbereich ober- u. unterh. des Leistenbandes (Furchenzeichen); weitere, zunächst einzeln abtastbare Knoten verbacken unter Einbeziehung der Haut, schmelzen ein u. sezernieren unter schlecht heilender Fistelbildung zähen Eiter; Strikturen im Bereich von Pharynx u. Trachea sowie Rektum; durch Behinderung des Lymphabflusses Entw. einer Elephantiasis* genitoanorectalis möglich; **2. Allgemeinsymptome:** Fieber, Gelenk-, Muskel- u. Kopfschmerzen, Meningitis, Hepatitis, Konjunktivitis, Hauterscheinungen (Erythema exsudativum, Erythema nodosum). Eine Ausheilung kann jederzeit spontan unter Bildung kl. eingezogener Narben erfolgen; **Diagn.:** s. Chlamydia trachomatis; **Ther.:** Tetracycline, Erythromycin od. Cotrimoxazol; evtl. chir. Behandlung der Elephantiasis; **DD:** v. a. Syphilis, Ulcus molle, Pest, Tularämie, Tuberkulose, Mykosen, Malignome (einschl. Lymphogranulomatose).

Lympho|nod|ek|tomie (↑; lat. nodus Knoten; gr. tome Schnitt) f: s. Lymphadenektomie.

Lympho|pathia venerea (↑; gr. pathos Leiden) f: syn. Lymphogranuloma* venereum.

Lympho|toxin n: syn. TNF-b; s. Tumor-Nekrose-Faktor.

Lyn|estrenol (INN) n: 19-Nor-17α-pregn-4-en-20-in-17-ol (IUPAC); Gestagen, das sich vom 19-Nortestosteron ableitet; s. Gestagene.

M.: Abk. für **1.** (anat.) **Musculus,** Muskel; **2. Morbus*.**

Maculae caeruleae (lat. macula Fleck) f pl: syn. Taches* bleues.

Macula gonor|rhoica (↑) f: Rötung der Ostien der Bartholin*-Drüsen u. anderer Drüsen des Vestibulum vaginae in späten Stadien einer akuten Gonorrhoe*.

Magen-Darm-Schwimm|probe: (engl.) gastrointestinal hydrostatic test; (pathol.) Nachw. von stattgefundener Atmung bei verstorbenen Neugeborenen durch das Schwimmen von Magen u. Darm auf Wasser. Vgl. Lungenschwimmprobe.

Magen-Darm-Syn|drom, funktionelles n: s. Abdominalbeschwerden, funktionelle.

Mager|sucht: s. Anorexia nervosa.

Mailänder Mamma|operation (lat. mamma weibliche Brustdrüse) f: s. Quadrantenresektion.

Makro|globuline (gr. makros lang, groß, weit; lat. globus Kugel) n pl: s. IgM.

Makro|mastie (↑; gr. mastos Brust) f: s. Hypermastie, Mammahypertrophie.

Makro|somie (↑; gr. soma Körper) f: Hochwuchs; vgl. Embryofetopathia diabetica.

Mal|de|scensus testis (lat. malus schlecht, schädlich; descendere, descensus herabsteigen) m: (engl.) undescended testis; syn. Hodendystopie, Kryptorchismus; Ausbleiben der regelrechten Wanderung des Hodens von kranial retroperitoneal ins Skrotum während des 3.–10. Embryonalmonats; tritt bei ca. 3 % aller männl. Neugeborenen auf, bei einem Teil der Kinder deszendieren die Hoden in den ersten Lebensmonaten noch spontan, so daß am Ende des 1. Lj. nur bei 0,8 % aller Jungen ein Hodenhochstand beobachtet wird. **Formen: 1.** Hodenretention: **a)** Bauchhoden: nicht tastbarer Hoden in abdominaler Lok.; **b)** Leistenhoden: im Leistenkanal palpabler Hoden, der sich manuell nicht ins Skrotum schieben läßt (im Ggs. zum sog. Gleithoden); **2.** Hodenektopie*; **Urs.:** mechan. Behinderungen, gonosomale Chromosomenaberrationen (häufig bei Klinefelter*-Syndrom), Störung der Testosteronsynthese, verminderte LH-Sekretion (auch bei der Mutter); **Folgen:** durch vermehrten Druck u. erhöhte Temp. kommt es zu Spermatogonienschwund innerh. der ersten 2 Lj. u. später zu Infertilität*; zusätzl. besteht ein erhöhtes Risiko einer malignen Entartung; **Ther.:** kons. mit Gonadorelin* od. operativ mittels Funikolyse u. Orchidopexie (vor Ende des 2. Lj.).

Mal|formation (↑) f: s. Fehlbildung, kongenitale.

Malignität (lat. malignus bösartig) f: (engl.) malignancy; Bösartigkeit, meist eines Tumors (Karzinom* bzw. Sarkom*). Vgl. Tumoreinteilung, Dignität.

Malignitäts|grad (↑): (engl.) degree of malignancy; durch histol. Kriterien charakterisierter Grad der Malignität* von Tumoren; s. Grading.

Malignom (↑) n: (engl.) malignant tumour; ungenaue Bez. für bösartigen Tumor*. Vgl. TNM-Klassifikation.

Mal|rotation (↑; lat. rotatio Drehen) f: Störung der Drehung des Darms während der Embryogenese*.

Mamilla (lat. Brustwarze) f: auch Mamille; Brustwarze*.

Mamillar|re|flex (↑; lat. reflectere, reflexus zurückbiegen) m: (engl.) mamillary reflex; Erektion der Brustwarze* bei Reizung des Warzenhofs (Areola* mammae) durch Berührung.

Mamille (↑) f: auch Mamilla; Brustwarze*.

Mamillen|plastik (↑) f: (engl.) theleplasty; op. Verf. zur Rekonstruktion von Warzenhof u. Brustwarze* (s. Abb.); z. B. nach Mastektomie* od. zur kosmet. Korrektur; Übertragung von Teilen der kontralateralen Brustwarze od. stärker pigmentierter Haut von anderen Stellen (Oberschenkel, Augenlider, Haut hinter den Ohren); Pigmentunterschiede zur Gegenseite können durch Tätowierung ausgeglichen werden.

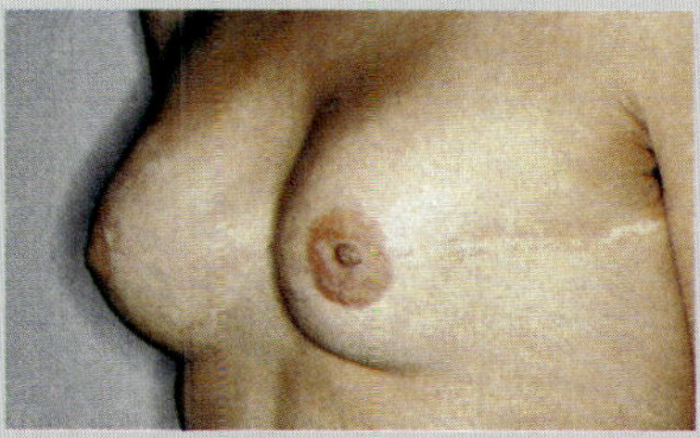

Mamillenplastik
Ergebnis der Rekonstruktion von Areola mammae und Mamille

Mamillen|rand|schnitt (↑): (engl.) circumareolar incision; s. Schnittführung.

Mamille, sezernierende (↑) f: (engl.) secreting nipple; Entleerung von wäßrig-milchigem Sekret aus der (weibl.) Brustwarze außerh. der Stillzeit; **Urs.:** fibrozystische Mastopathie*, Milchgangektasien, u. U. Prolaktinom* od. Mammakarzinom*; dd Abklärung v. a. mittels Galaktographie*, Mammazytologie*, Mammographie*, Ultraschalldiagnostik*, ggf. Best. des Serumspiegels von Prolaktin. Vgl. Mamma, blutende.

Mamma (lat. weibliche Brustdrüse) f: Glandula mammaria, Glandula lactifera; weibl. Brustdrüse; sek. Geschlechtsmerkmal der Frau; besteht aus ca. 15 Einzeldrüsen, Bindegewebezügen u. einem individuell versch. großen Anteil Fettgewebe (s. Abb. S. 168); Drüsengewebe in Ruhe mit azinösen Endstücken, bei Laktation* stets alveolär mit apokriner Sekretion. Stadien der Brustentwicklung (s. Tanner-Stadien); Östrogene* u. Progesteron* induzieren zyklusabhängige Veränderungen des Drüsengewebes mit z. T. schmerzhaften Schwellungen u. Knotenbildungen, die gegen Ende des Menstruationszyklus* ihren Höhepunkt erreichen.

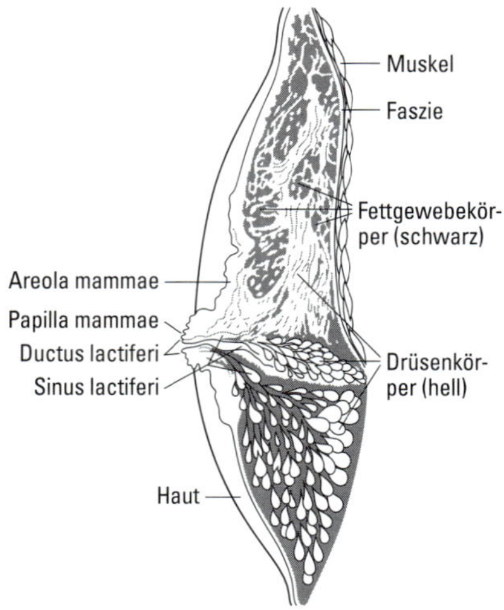

Mamma

Der günstigste Zeitpunkt zur Untersuchung der Mamma ist die Woche nach Ende der Menstruation.

Mamma, ab|errierende (↑) f: (engl.) aberrant breast; Bez. für außerh. der Milchleiste* lokalisiertes, vom normalen Brustdrüsenkörper entfernt liegendes Brustdrüsengewebe (meist im Bereich der li. Axilla); u. U. ohne Brustwarze u. Warzenhof (keine Abflußmöglichkeit) mit Beschwerden bei der Milchproduktion; Gefahr der Entartung; **Ther.:** Beobachtung, ggf. chir. Exzision. Vgl. Mamma, akzessorische.

Mamma ac|cessoria (↑) f: s. Mamma, akzessorische.

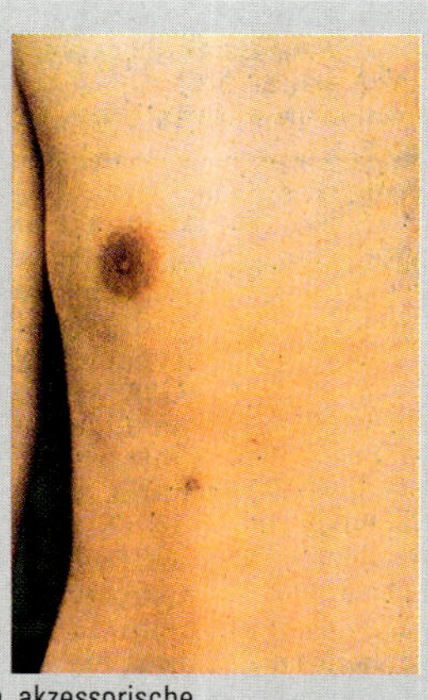
Mamma, akzessorische

Mamma|adenom (↑; gr. aden Drüse) n: (engl.) mammary adenoma; Adenom* der Brustdrüse; meist als Fibroadenom*.

Mamma, ak|zessorische (↑) f: (engl.) accessory breast; syn. Polymastie, Hypermastie, Mamma accessoria; angeb. Vorhandensein überzähliger kompletter Brustanlagen (Drüsengewebe, Brustwarze*, Areola* mammae; s. Abb.) im Bereich der Milchleiste*, oft in Komb. mit anderen strukturellen Anomalien (s. Syndrom, mammorenales); **Ther.:** Beobachtung, ggf. chir. Exzision. Vgl. Mamma, aberrierende.

Mamma|amputation (↑) f: s. Mastektomie.

Mamma|an|omalien (↑; gr. anomalia Ungleichheit) f: (engl.) breast anomalies; **1.** kongenitale M.: aberrierende Mamma*, akzessorische Mamma*, Polythelie*, Pseudomamma*, Amastie*, Hypomastie*; **2.** erworbene M.: Mammahypertrophie*, Mastoptose*; **3.** Asymmetrien: kongenitale Anisomastie, erworbene Deformation (posttraumat. od. postop.); **4.** Gynäkomastie* (beim Mann).

Mamma|a|plasie (↑; gr. a- ohne, nicht; plassein bilden, formen) f: syn. Amastie*.

Mamma|augmentation (↑; lat. augmentum Vergrößerung) f: s. Mammaplastik.

Mamma|bi|opsie (↑; lat. bis doppelt, zweifach; gr. opsis Sehen) f: (engl.) breast biopsy; möglichst vollständige Exzision eines verdächtigen Bezirks bzw. Knotens in der Mamma zur histol. Untersuchung; bei palpator. u. mammograph. nicht sicher darstellbaren Knoten od. Zysten evtl. Durchführung einer Punktionszytologie* bzw. Lokalisationsdiagnostik zur gezielten Biopsie (Stanzbiopsie*).

Mamma, blutende (↑) f: (engl.) bleeding nipple; (tropfenweise) Entleerung von Blut bzw. bluthaltiger Flüssigkeit aus der Brustwarze; **Urs.:** v. a. zystische Mastopathie* od. Milchgangpapillom*; **DD:** Mammakarzinom* (bes. Komedokarzinom*), deshalb sorgfältige **diagn. Abklärung:** Palpation, Mammazytologie*, Ultraschalldiagnostik*, Mammographie*, Galaktographie*, Milchgangexstirpation. Vgl. Mamille, sezernierende.

Mamma|fibromatose (↑; lat. fibra Faser) f: (engl.) mammary fibromatosis; Fibromatose* in der Brustdrüse.

Mamma|hyper|trophie (↑; gr. hyper über; trophe Nahrung) f: (engl.) hypermastia; abnorm groß entwickelte Mamma als erworbene Anomalie der Brustdrüse inf. überschießenden Wachstums aller Organbestandteile, häufig mit Mastoptose*; **Formen: 1.** Pubertätshypertrophie: mit der Menarche einsetzende ein- od. beidseitige M., u. U. Mammaplastik* (Reduktionsplastik) indiziert; **2.** Graviditätshypertrophie: meist reversible M. in der SS; **3.**

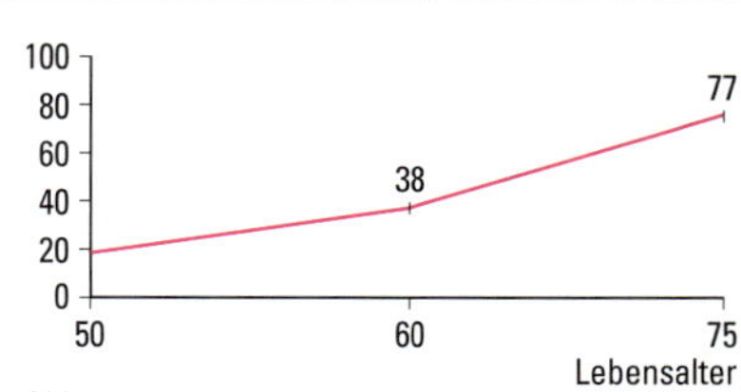

Abb. 1

Mammakarzinom:
kumulative Häufigkeit pro 1000 Frauen

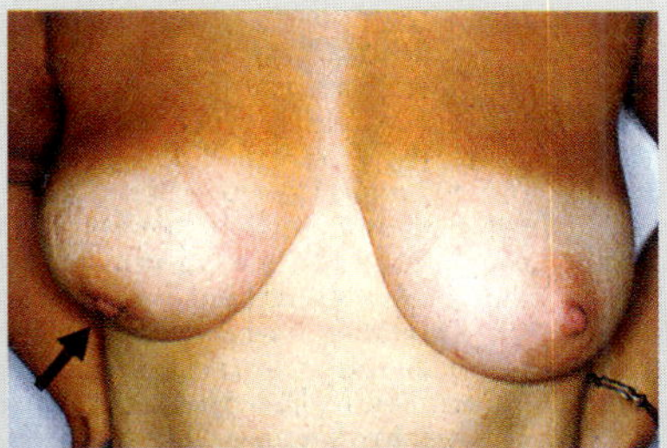

Abb. 2
Mammakarzinom:
deutliche Einziehung der Brustwarze (Pfeil) infolge eines Karzinoms von 3,5 cm Durchmesser

M. in der Geschlechtsreife; Ätiol. unbekannt. Vgl. Gynäkomastie.

Mamma|karzinom (↑; gr. karkinos Krebs) n: (engl.) breast carcinoma; Brustkrebs, Carcinoma mammae; häufigster maligner Tumor der Frau, v. a. zw. dem 45. u. 70. Lj., mit zunehmendem Alter gehäuft (s. Abb. 1); **Sympt.:** schmerzloser, derber Knoten (Leitsymptom in ca. 75 % der Fälle), u. U. schmerzhaft (ca. 10 %), sezernierende Mamille* (ca. 10 %), lokales Ödem (ca. 4 %), Einziehung der Brustwarze (ca. 3 %; s. Abb. 2). Alle genannten Sympt. sind Erstsymptome eines schon fortgeschrittenen Karzinoms. Frühsymptome sind verdächtige Tastbefunde i. R. der Krebsfrüherkennungsuntersuchungen* sowie bei regelmäßiger Selbstuntersuchung der Brust; weitere klin. Sympt. sind Einziehung der Haut od. Unverschieblichkeit über einer Verhärtung, Grobporigkeit (Orangenschalenhaut, Folge eines Lymphödems), Plateauphänomen*, offene Ulzerationen u. Paget-Krebs (s. Paget-Krankheit); **Verl.:** abhängig von Tumorstadium (v. a. vom Lymphknotenbefall) u. Differenzierungsgrad des Tumors. Die **Metastasierung** erfolgt lymphogen in die regionären Lymphknoten (s. Abb. 3); Lymphabfluß aus dem oberen äußeren Quadranten hauptsächl. in die Achsellymphknoten*, aus den inneren Quadranten in die retrosternalen Lymphknoten. M. bis max. 2 cm Durchmesser haben in der Axilla in bis zu 60 % der Fälle bereits histol. nachweisbare Lymphknotenmetastasen.

Mammakarzinom Histologische Klassifikation	Tab. 1
Nichtinvasive Karzinome	
intraduktales Carcinoma in situ	
lobuläres Carcinoma in situ	
Invasive Karzinome	
invasive duktale Karzinome	
invasive lobuläre Karzinome	
muzinöse Karzinome	
medulläre Karzinome	
papilläre Karzinome	
tubuläre Karzinome	
adenoid-zystische Karzinome	
sekretorische Karzinome	
apokrine Karzinome	
Mischformen	

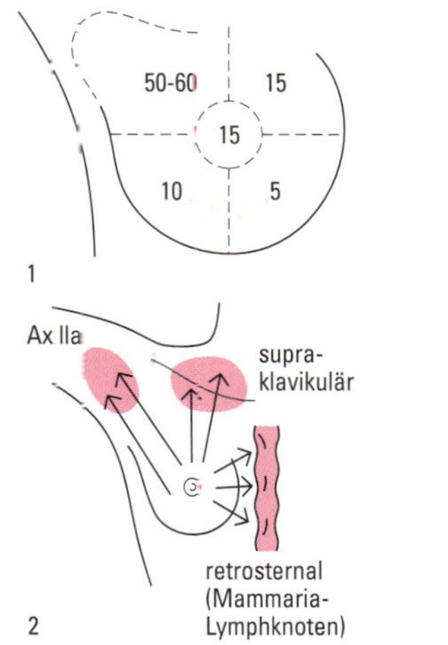

Abb. 3
Mammakarzinom:
1: Lokalisationshäufigkeit (%) in den verschiedenen Quadranten; 2: Metastasierungswege

Fernmetastasen in Wirbelsäule, Becken, Leber, Lunge, Pleura, Ovarien; **histol. Klassifizierung:** s. Tab. 1; **Diagn.:** Inspektion u. Palpation aller Quadranten (Resistenzen), der Achselhöhlen u. Supraklavikulargruben (vergrößerte Lymphknoten); Hauptlokalisation ist der obere äußere Quadrant (s. Abb. 3); Ultraschalldiagnostik (s. Abb. 4), Mammographie* insbes. zur Klärung eines suspekten Palpationsbefundes (gibt Aufschluß über Größe u. Lok.; vgl. Mikroverkalkungen), ggf. Xeromammographie* u. Galaktographie*; Kernspintomographie; Mammazytologie*; **Stadieneinteilung:** nach TNM*-Klassifikation (s. Tab. 2, S. 170); **Ther.: 1. lokal:** bei kleinem Primärtumor (bis T1c) Lumpektomie*, Segmentresektion od. Quadrantenresektion*, jeweils mit axillärer Lymphadenektomie u. Nachbestrahlung des Restdrüsenkörpers; bei

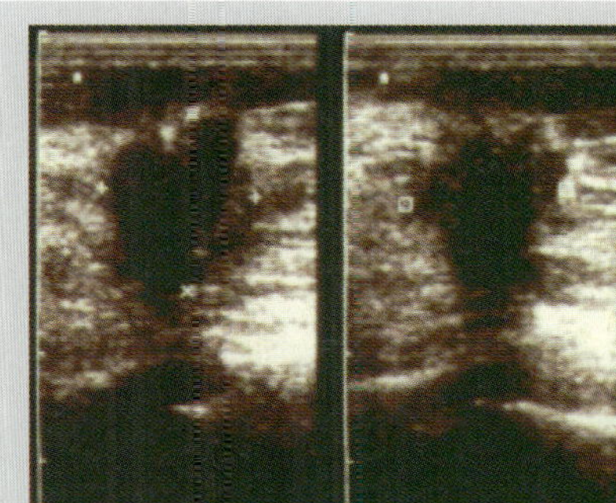

Abb. 4
Mammakarzinom:
typischer Sonographiebefund (retrotumoröser Schallschatten, unscharf gezackte Randstrukturen sowie echoarme inhomogene Binnenstrukturen)

Mammakarzinom Tab. 2
TNM-Klassifikation (Kurzfassung)

Tis	in situ	
T1	≤ 2cm	
T1a	≤ 0,5 cm	
T1b	> 0,5 cm bis 1 cm	
T1c	> 1 bis 2 cm	
T2	> 2 bis 5 cm	
T3	> 5 cm	
T4	Brustwand, Haut	
T4a	Brustwand	
T4b	Hautödem, Ulzeration, Satelliten-knoten der Haut	
T4c	a und b	
T4d	entzündliches Karzinom	
N1	beweglich axillär pN1	
	pN1a nur Mikrometastasen ≤ 0,2 cm	
	pN1b Makrometastasen	
	i	1 – 3 Lymphknoten, > 0,2 cm bis < 2 cm
	ii	≥ 4 Lymphknoten, > 0,2 cm bis < 2 cm
	iii	durch Kapsel, < 2 cm
	iv	≥ 2 cm
N2	fixiert axillär pN2	
N3	Mammaria interna pN3	

Hochverdächtig auf ein Mammakarzinom ist jeder einseitige Knoten in der Brust, besonders wenn er sich derb und höckrig anfühlt. Der Knoten ist häufig mit der Haut verwachsen.

größerem Karzinom Mastektomie*, evtl. Rekonstruktion mit muskulokutanem Lappen (mit M. latissimus dorsi od. M. transversus abdominis); **2. systemisch** (ab Grading* G2-G3): **a)** Zytostatika*: meist Polychemotherapie als adjuvante Ther. bei Frauen in der Prämenopause mit vier pos. Lymphknoten, größerem Primärtumor sowie bei Fernmetastasen, im Einzelfall auch in der Postmenopause; **b)** endokrine Ther.: v. a. bei Nachw. spezif. Hormonrezeptoren* (Östrogen- u. Progesteronrezeptoren) im Tumorgewebe; Antiöstrogene (z. B. Tamoxifen*, bes. bei Frauen in der Postmenopause), Progestagene (Medroxyprogesteronacetat, v. a. bei Knochenmetastasen); bei prämenopausalen Frauen ggf. sog. ablative Hormontherapie (entspr. einer Adrenalektomie bzw. Ovarektomie*) mit Aromatasehemmern* bzw. GnRH*-Agonisten; **c)** Strahlentherapie: obligator. bei brusterhaltender Operation* od. Lymphangiosis* carcinomatosa, palliativ bei Solitärmetastasen; **Progn.:** inf. der frühen lymphogenen u. hämatogenen Metastasierung (30 – 50 % schon bei Stadium T1) erleiden mind. 50 % der primär behandelten Frauen ein Rezidiv; von diesen sterben ca. 70 % in den folgenden 3 Jahren; **Nachsorge:** die meisten Lokalrezidive u. Fernmetastasen treten postop. in den ersten 3 Jahren auf; deshalb während dieser Zeit vierteljährliche Kontrollen (Rö.-Thorax, Knochenszintigraphie, Mammographie der erhaltenen Brust, gyn. Untersuchung). Vgl. BRCA-Gene, Tumormarker, Lymphödem.

Mamma pendulans (↑) f: s. Mastoptose.

Mamma|plastik (↑; gr. plastos gebildet, geformt) f: (engl.) mammoplasty; op. Verf. zur Herstellung einer physiol. Brustform (Eumastie), als wiederherstellende Op. nach Mastektomie* bzw. aus ästhet. Gründen; **Meth.: 1.** M. ohne Implantate; z. B. Mastopexie bei Mastoptose*; Reduktionsplastik bei Mammahypertrophie*; sek. Rekonstruktion nach einer Mastektomie durch muskulokutane Verschiebelappen- u. Schwenklappenverfahren, z. B. Latissimus-dorsi-Hautlappen od. transversaler muskulokutaner Lappen mit Mamillenrekonstruktion; **2.** M. unter Verwendung von Implantaten; zur Mammaaugmentation (s. Abb.) bei Hypomastie* od. nach Mastektomie; Implantation von Silikonprothesen od. auffüllbaren Prothesen, evtl. nach Vorbereitung durch vorübergehendes Einsetzen eines Hautexpanders; häufig ergänzend Mamillenplastik*. Vgl. Mammaprothese.

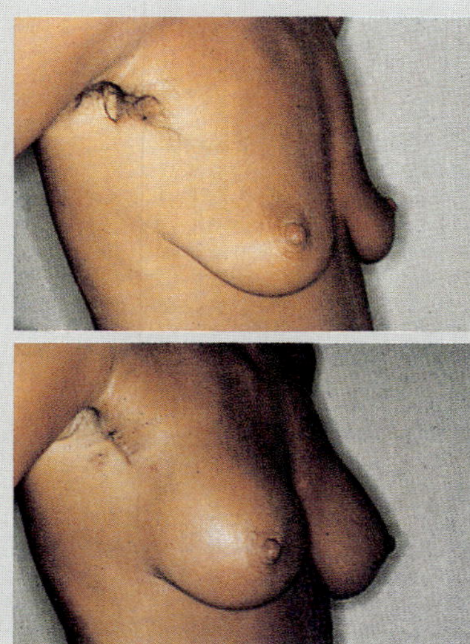

Mammaplastik:
ästhetische Augmentationsplastik durch präpektorale Protheseneinlage über einen Achselhöhlenschnitt

Mamma|prothese (↑; gr. protithenai vorsetzen, an eine Stelle setzen) f: (engl.) breast implant; **1.** Bü-

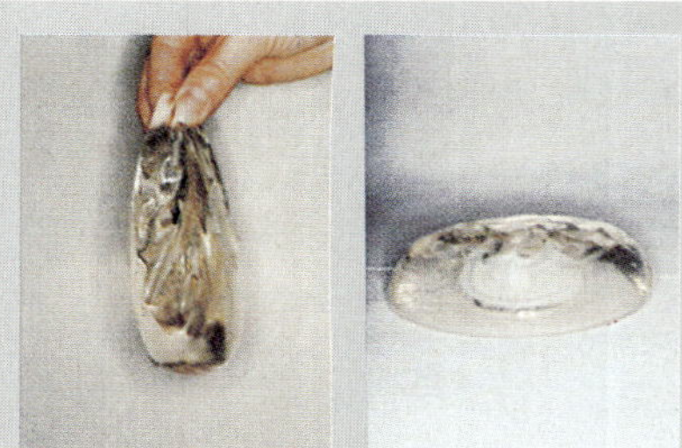

Mammaprothese:
implantierbare Silikonprothesen; passen sich durch fließende Massenverlagerung der jeweiligen Stellung an

stenhalterprothesen als Epithesen zur Erstversorgung nach Mastektomie* u. zur Dauerversorgung; sind aus Baumwolle od. Silikon; **2.** implantierte Prothesen (s. Abb.) zur Dauerversorgung nach Mammaplastik*, wobei hauptsächl. Silikonprothesen mit Gelkern, Kochsalzlösung od. Sojaöl in mehreren Hüllen verwendet werden; ggf. wird zur Schaffung einer hinreichend gr. Prothesentasche vorübergehend ein Hautexpander implantiert, der über ein subkutan gelegenes Ventil nach u. nach bis zur gewünschten Größe gefüllt wird; häufige **Kompl.:** Kapselfibrose*.

Mamma|sarkom (↑; gr. sarkoma Fleischgeschwulst) n: s. Mammatumoren.

Mamma|sono|graphie (↑; lat. sonare tönen; gr. graphein aufzeichnen, darstellen) f: Ultraschalldiagnostik* der Mamma*; kann als komplementäres Verf. zur Mammographie* eingesetzt werden (z. B. bei Frauen unter 35 Jahren), als alleiniges Screening-Verfahren jedoch noch nicht akzeptiert (häufiger falschnegative Befunde, Mikroverkalkungen* nicht nachweisbar). Die einfache M. erlaubt die Unterscheidung von Zysten u. soliden Tumoren, sie erreicht bei Karzinomen von >1 cm Durchmesser zunehmende Treffsicherheit. Die Anw. der Doppler-Sonographie (bes. farbcodiert) kann Frühveränderungen entdecken u. wird an Bedeutung zunehmen.

Mamma|tumoren (↑; lat. tumor Geschwulst) m pl: (engl.) breast tumours; Neoplasien der (weibl.) Mamma; **1.** benigne M.: vorwiegend bei jüngeren Pat. auftretend, v. a. Milchgangpapillom* u. Fibroadenom* (Neigung zur Entartung) sowie Adenome, seltener Fibrome, Lipome, Angiome, Myome, Chondrome, Osteome u. Myxome; **2.** maligne M.: insbesondere Mammakarzinom*, seltener Paget*-Krankheit (Adenokarzinom), sehr selten Mammasarkom mit rascher Entw. u. schlechter Progn. (Ausnahme: Cystosarcoma* phylloides); best. Formen der Mastopathie* werden als Präkanzerose* angesehen.

Mamma|zyto|logie (↑; gr. kytos Zelle) f: (engl.) breast cytology; zytol. Untersuchung von Absonderungen aus der Brustwarze (Exfoliativzytologie*), Zystenpunktat od. aus Solitärknoten aspirierten Zellen (Punktionszytologie*); **Ind.:** v. a. bei (pathol.) Sekretion der Mamma außerh. der Laktation* (sezernierende Mamille*, blutende Mamma*), zur Abklärung zyst. Mammaveränderungen (z. B. bei Mastopathie*) sowie bei unklaren Tastbefunden mit neg. od. zweifelhaften röntg. Befunden. Vgl. Zytodiagnostik.

Mammo|graphie (↑; gr. graphein Aufzeichnungs-, Darstellungsverfahren) f: (engl.) mammography; (röntg.) Nativaufnahme der weibl. Brust mit einer bes. Technik (meist Rastertechnik), insbes. zur Erkennung von Präkanzerosen (atyp. proliferierende Mastopathie*), zur Objektivierung u. Lok. eines pathol. Tastbefundes, bei sezernierender Mamille* od. blutender Mamma* u. zur Überwachung von Risikopatientinnen bzw. zum Screening gesunder Kollektive; **Aufnahmetechnik:** kraniokaudale Aufnahme u. Profilaufnahme (mediolateral), zusätzl. Spezialaufnahme der Axilla; es müssen immer beide Seiten untersucht werden, da individuelle Variationen in der physiol. Gewebestruktur groß sind. Zeichen für ein Mammakarzinom* sind u. a. Tumorkernschatten, peritumoröser Hof, Mikroverkalkungen*, Spiculae, Gefäßabbrüche u. Gefäßkaliberschwankungen, Mamilleneinziehung, Hautverdickung u. Formunterschiede der Brust im Rechts-Links-Vergleich. **Cave:** Bei weichen (medullären od. tubulären) Karzinomen kann die M. unauffällig sein. Mitunter ist eine sichere Unterscheidung zw. gutartigen u. bösartigen Veränderungen nicht möglich (histol. Abklärung!). Vgl. Xeromammographie, Galaktographie, Mammasonographie.

mammo|trop (↑): (engl.) mammotropic; auf die Brustdrüse (Mamma*) wirkend.

Mangel|entwicklung, intra|uterine: (engl.) intrauterine growth retardation; Abk. IUM; pränatale Dystrophie, fetale Hypotrophie; verzögerte pränatale Entw., die Früh- u. Reifgeborene betreffen kann; **Formen: 1.** harmon. Hypotrophie (Gewicht u. Länge unter dem 10. Perzentil); **2.** disharmon. Hypotrophie (Gewicht unter dem 10. Perzentil, Länge normal; IUM meist erst in den letzten SSW); **3.** IUM bei Übertragung*, führt meist zum Clifford*-Syndrom; **Urs.: 1.** intrauterine Ernährungsstörungen (z. B. bei Plazentainsuffizienz, hypertensiver Schwangerschaftserkrankung, Mehrlingen, Raucherinnen); **2.** pränatale Erkrankungen*; **3.** genet. od. konstitutionell bedingt. Wegen der erhöhten Spätmorbidität (neurol. Störungen) kommt der Erkennung von Risikofaktoren bes. Bedeutung zu.

Mangel|geborenes: (engl.) light (small) for date baby; syn. hypotrophes Neugeborenes; unter dem 10. Perzentil der Standardgewichtskurve liegendes Neugeborenes*; hypotrophe Reifgeborene bzw. Frühgeborene (sog. Frühmangelgeborene) gelten als Risikoneugeborene u. sind akut bes. durch Hypoglykämie gefährdet; **Urs.:** intrauterine Mangelentwicklung*.

Manifestation, inter|mediäre (lat. manifestare offenbaren, sichtbar machen) f: s. Krankheitsanlage.

Manifestations|muster (↑) f: (engl.) manifestation pattern; Gesamtheit der feststellbaren physiol. u. morphol. Merkmale, die der Wirkung eines Erbfaktors zugeordnet werden können. Vgl. Phänotypus.

Manipulationen, genetische (lat. manipulus eine Handvoll) f pl: (engl.) genetic engineering; s. Gentechnologie, Hybridisierung.

Manual|hilfe (lat. manus Hand): (engl.) assisted breech delivery; halbe Extraktion; gebh. Handgriffe zur Entw. aus Beckenendlage*, wenn das Kind bis zum unteren Schulterblattwinkel geboren ist; **Vorgehen:** einzeitig durch Bracht*-Handgriff; falls erfolglos zweizeitige Entw.: **1.** von Schultern u. Armen (Müller*-Handgriff bzw. Lövset*-Armlösung od. klassische Armlösung*); **2.** des nachfolgenden Kopfes (Veit*-Smellie-Handgriff). Vgl. Extraktion, manuelle.

Margo liber ovarii (lat. margo Rand, Grenze) m: freier, dem Margo* mesovaricus gegenüberliegender Rand des Ovariums*.

Margo mes|ovaricus (↑) m: dem freien Rand des (intraperitoneal gelegenen) Ovariums* gegenüberliegender Anheftungsrand des Mesovariums*. Vgl. Hilus ovarii.

Marisken (frz. marisques Feigwarzen) f pl: (engl.) mariscae; Analfalten; nicht reponierbare Hautfalten außen am Anus, oft als harmloser Restzustand einer abgeheilten perianalen Thrombose; füllen sich im Unterschied zu Hämorrhoiden* bei Betätigung der Bauchpresse nicht; größere M. können ein chron. Analekzem* unterhalten; **Ther.:** elektrochir. Abtragung.

Marshall-Bonney-Test m: s. Bonney-Probe.

Marshall-Marchetti-Krantz-Operation f: Verfahren der Kolposuspension* zur Behebung der weibl. Streßinkontinenz*; Elevation u. Fixation der Urethra durch Verankerung des paraurethralen bzw. vaginalen Gewebes am Periost der Symphyse od. Einengung der Blasenhalsregion unter Sicht durch kl. Vesikotomie; heute weitgehend durch Burch-Cowan-Operation ersetzt.

Marshall-Test m: Meth. zur Diagn. einer Streßinkontinenz*; nach Auffüllung der Blase (mit Katheter) wird die Pat. zum Husten aufgefordert. Vgl. Harninkontinenz.

Marsupialisation (lat. marsupium Beutel) f: (engl.) marsupialization; Einnähen einer Zyste (nach Eröffnung u. Entleerung) in die Oberfläche der Haut od. des Verdauungstrakts (z. B. einer Bartholin-Zyste nach Bartholinitis*).

Maskulinisierung (lat. masculinus männlich): syn. Virilisierung*.

Masochismus (Leopold von Sacher-Masoch, Schriftsteller, 1835–1895) m: (engl.) masochism; abweichendes Sexualverhalten*, bei dem sexuelle Erregung u. Befriedigung allein durch psych. Demütigung, Unterwerfung od. körperl. Mißhandlung u. Züchtigung erreichbar sind. In der Bandbreite sexueller Erlebnisformen kommen Verschmelzung von Schmerz u. Lust regelmäßig vor; therap. Notwendigkeit besteht nur bei Leidensdruck u. Gefährdung von Beteiligten; Ggs.: Sadismus*. Vgl. Sadomasochismus.

Mast|adenitis (gr. mastos Brust; aden, adenos Drüse): s. Mastitis.

Mast|algie (↑; gr. algos Schmerz) f: syn. Mastodynie*.

Mast|darm: Rektum*.

Mast|darm|scheiden|fistel (lat. fistula Röhre) f: (engl.) rectovaginal fistula; Fistula rectovaginalis; Fistel zw. Rektum u. Vagina. Vgl. Garrulitas vaginalis, Darmfistel.

Mast|ek|tomie (gr. mastos Brust; ek- aus, heraus; tome Schnitt) f: (engl.) mastectomy; Ablatio mammae, Mammaamputation; op. Entf. der weibl. Brust; die gebräuchl. Standardverfahren zur op. Behandlung des fortgeschrittenen Mammakarzinoms* (ab Stadium T2) durch Entf. der gesamten Brustdrüse sind Modifikationen der klass. Halsted-Operation: **1.** eingeschränkt radikale M. (nach Patey): Entf. des M. pectoralis minor sowie Ausräumung der interpektoralen, intraklavikulären u. axillären Lymphknoten; **2.** modifiziert radikale M. (nach Auchincloss): wie bei 1. unter Belassen des M. pectoralis minor; nachfolgende sek. Rekonstruktion der Brust (Mammaplastik*). Vgl. Operation, brusterhaltende.

Mast|ek|tomie, sub|kutane (↑; ↑; ↑) f: (engl.) subcutaneous mastectomy; nicht mehr gebräuchl. brusterhaltende Operation* bei isoliertem Mammakarzinom* von maximal 2 cm Durchmesser mit Entf. des gesamten Drüsenkörpers u. der axillären Lymphknoten; ersetzt durch Lumpektomie* od. Quadrantenresektion*.

Masters-Allen-Syn|drom (William H. M., amerikan. Gyn.; William M. A., Gyn., St. Louis, geb. 1904) n: s. Allen-Masters-Syndrom.

Mastitis (gr. mastos Brust) f: auch Mastadenitis; Entz. der weibl. Brustdrüse (s. Abb. 1); **Vork.:** meist im Wochenbett (Puerperium*; s. Mastitis puerperalis) od. während der Laktationsperiode*; **Sympt.:** schmerzhafte Schwellung u. Rötung, evtl. Verhärtung, oft plötzl. Temperaturanstieg; später u. U. Fluktuation als Zeichen der Gewebeeinschmelzung; **Ther.:** Prolaktinhemmer*, Penicilline, Erythromycin, Kühlen, Flüssigkeitsrestriktion; **Kompl.:** Abszeßbildung (s. Abb. 2); Vgl. Mastopathie.

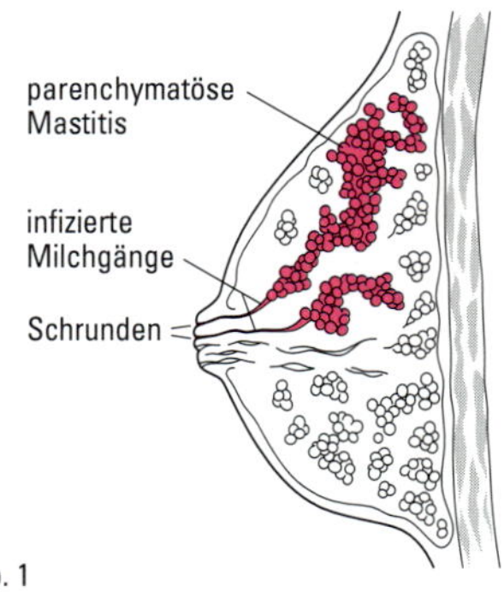

Abb. 1
Mastitis

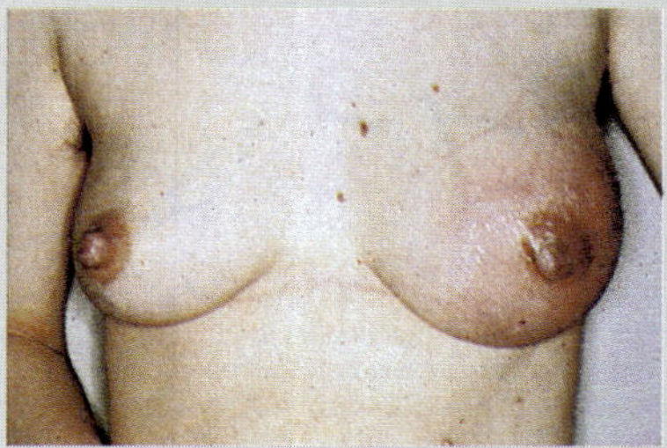

Abb. 2
Mastitis:
fortgeschrittene Mastitis mit Abszeßbildung links

Mastitis, granulomatöse (↑) f: (engl.) granulomatous mastitis; unspezif. Mastitis, die als destruierender granulomatöser Prozeß mit unbekannten Err. bzw. autoimmun. Geschehen gedeutet wird.

Mastitis, inter|stitielle (↑) f: auf lymphogenem od. hämatogenem Weg sich diffus im Bindegewebe der weibl. Brust ausbreitende (phlegmonöse) Entz. mit nachfolgender Gewebeeinschmelzung; Mastitis* nach Eindringen von Keimen (meist Staphylococcus aureus) v. a. durch Gewebedefekte im Bereich der Brustwarze. Gewebeeinschmelzungen dicht unterh. der Mamille führen zum subareolären Abszeß, im Bereich der Pektoralisfaszie zum sub- od. retromammären Abszeß* (häufig kommunizierend).

Mastitis neo|natorum (↑) f: Mastitis* der durch Östrogene stimulierten Brustdrüse bei Neugeborenen (evtl. mit Abszeßbildung), meist am 4.–6. Tag nach der Geburt, bei beiden Geschlechtern vorkommend; wird begünstigt durch Manipulation beim Ausdrücken der sog. Hexenmilch*; **Ther.:** i. v. staphylokokkenwirksame Antibiotika.

Mastitis non puerperalis (↑) f: selten vorkommende, häufig rezidiv. Mastitis* außerh. der Stillzeit; **Err.:** Anaerobier; **Ther.:** Antibiotika; **DD:** histol. Ausschluß eines inflammator. Mammakarzinoms*.

Mastitis, par|enchymatöse (↑) f: intrakanalikulär sich ausbreitende Entz. der weibl. Brustdrüse; Mastitis* nach Eindringen von Keimen (meist Staphylococcus aureus) in die Milchgänge, insbes. bei Milchstau, auch bei Gewebedefekten oder Entz. im Bereich der Brustwarze.

Mastitis puerperalis (↑) f: (engl.) puerperal mastitis; Mastitis* der stillenden Wöchnerin, meist in der 2.–4. Wo. nach Entbindung auftretend; **Formen: 1.** interstitielle Mastitis* (häufig); **2.** parenchymatöse Mastitis*; **Err.**: in über 90 % der Fälle Staphylococcus aureus (z. T. als Nosokomialinfektionen auf Entbindungsstationen). Die Übertragung erfolgt v. a. beim Stillen* vom Kind auf die Mutter; **Kompl.**: Ausbildung einer Milchfistel*.

Cave: In ca. 90 % der Fälle ist die Brustwarze der Mutter nach dem Stillen mit Staphylokokken besiedelt.

Mast|odynie (↑; gr. odyne Schmerz) f: (engl.) mastodynia; syn. Cooper-Syndrom; häufiger prämenstruell als kontinuierl. empfundenes Spannungs- u. Schwellungsgefühl meist mit diffusen od. umschriebenen Schmerzen in den Brüsten; vielfältige **Urs.**: endokrinvaskulär ausgelöstes Ödem, auch unter Hormonsubstitution* auftretend (Zeichen einer Östrogenüberdosierung), Mastopathie, u. U. Mammakarzinom*; häufig auch unklar. Der Begriff M. wurde früher für die leichteste Form der Mastopathie* verwendet.

Masto|pathie (↑; gr. pathos Leiden) f: (engl.) mastopathy; in der Geschlechtsreife, v. a. bei Frauen zw. dem 35. u. 50. Lj. häufig auftretende degen. od. proliferative Umbauprozesse der Brustdrüse (s. Abb.); als **Urs.** wird ein hormonelles Ungleichgewicht zw. Östrogenen u. Progesteron diskutiert; **Sympt.**: knotige Verhärtungen, Schmerzen (Mastodynie*), seltener pathol. Sekretion (sezernierende Mamille*, blutende Mamma*); charakterist. ist die prämenstruelle Verstärkung der Sympt.; **Einteilung** nach diagn. u. progn. Kriterien: **1.** einfache M. (Grad I) mit Zunahme des Bindegewebes, Umbau des Läppchensystems u. Erweiterung der Milchgänge bis zur Ausbildung von Zysten (Mastopathia cystica fibrosa); eine bes. ausgeprägte Form der einfachen M. wird als Reclus-Krankheit bez.; **2.** gering proliferierende M. (Grad II) mit regulären intraduktalen, soliden, adenoiden od. papillären Wucherungen des Milchgangepithels; Sonderform: sklerosierende Adenose (auch Adenosis Schimmelbusch, Schimmelbusch-Krankheit) mit läppchengebundener Proliferation u. Hyperplasie der Epithelien der Drüsenacini u. kleinen Ausführungsgänge, u. U. knotigen Konfluationen; dd Abgrenzung gegen szirrhöses Mammakarzinom* mitunter schwierig; **3.** atypische proliferierende M. (Grad III) mit intraduktalen, intraazinösen u. intrapapillären Epithelproliferationen bei zellulären u. Kernatypien u. vermehrten Mitosen; die dd Abgrenzung präinvasiver maligner Prozesse im Bereich der Milchgänge ist nur histol. möglich; **Progn.**: die einfache M. wird nicht als Präkanzerose angesehen. Bei Grad II u. III besteht erhöhtes Entartungsrisiko, es sollten regelmäßige Kontrollen erfolgen.

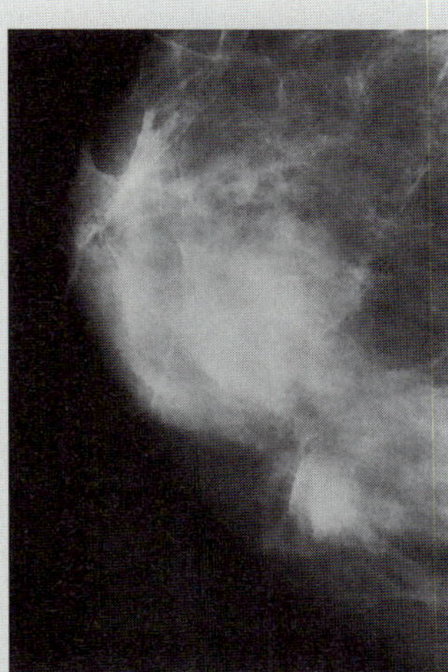

Mastopathie:
typische homogene Verdichtungen mit einzelnen grobscholligen Verkalkungen

Masto|ptose (↑; gr. ptosis Fall) f: (engl.) mastoptosis; Mamma pendulans, sog. Hängebrust; **Formen: 1.** hypertrophische bzw. fettreiche M.: v. a. bei Mehrgebärenden, Mammahypertrophie* u. Fettsucht* (insbes. im Klimakterium*); **2.** atrophische M.: vorwiegend bei älteren Frauen mit Bindegewebeschwäche; **Sympt.**: u. U. diffuse Brustschmerzen; **Ther.**: möglichst kons. Vorgehen mit stützenden Miedern, bei jüngeren Frauen evtl. Mammaplastik*.

Masturbation (lat. masturbari sich selbst befriedigen) f: auch Onanie, Ipsation; sexuelle Selbstbefriedigung; biograph. frühe u. häufig zum Orgasmus* führende (meist manuelle) Selbstreizung im Genitalbereich, begleitet von (u. U. sexualpsychol. aufschlußreichen) Masturbationsphantasien.

Material, genetisches: (engl.) genetic substance; Bez. für diejenigen Nukleinsäuren, die eine genetische Information* enthalten u. durch Reduplikation vermehrt werden können; bei den meisten Lebewesen besteht das g. M. aus doppelsträngiger DNA*. Diese ist bei Prokaryonten in einem kernartigen Aggregat (Pronukleus), bei Eukaryonten im Chromatin* des Zellkerns organisiert. Zellorganellen wie Mitochondrien od. Chloroplasten enthalten eigenes g. M. (in Form ringgeschlossener doppelsträngiger DNA). Vgl. Chromosomen.

Matratzen|phänomen n: (engl.) mattress phenomenon; Sympt. bei Zellulitis*.

Maturitas (lat. maturare zur Reife bringen) f: Reife*.

matutinus (lat. morgendlich): morgendlich; z. B. Vomitus matutinus: morgendl. Erbrechen (der Schwangeren). Vgl. Emesis gravidarum.

Mayer-Rokitansky-Küster-Hauser-Syn|drom (Karl M., Anat., Physiol., Bonn, 1787–1865) n: syn. Rokitansky*-Küster-Hauser-Syndrom.

McCune-Albright-Syn|drom (Donovan J. McC., Päd., New York, 1902–1976; Fuller A., Arzt, Boston, 1900–1969) n: seltene (mehr als 50 Fälle), nicht erbl. konstitutionelle Entwicklungsstörung als Folge einer postzygot. somat. Mutation* eines auf dem Chromosom 20 lokalisierten Gens, das für die Alphaeinheit des G-Proteins codiert; Komb. von mono- od. polyostot. fibröser Dysplasie bes. der langen Röhrenknochen, landkartenförmig angeordneten milchkaffeefarbenen Hautpigmentationen (Café-au-lait-Flecke) u. bei Mädchen Pubertas* praecox (Menarche*

u. U. bereits zw. dem 5. u. 8. Lj.); bei Jungen verläuft die Sexualentwicklung normal; Überfunktion weiterer endokriner Organe (Hyperthyreose, Akromegalie, Hyperparathyreoidismus, Cushing-Symptomatik); anamnest. oft Angaben über einen bes. ausgeprägten Neugeborenenikterus; **Diagn.:** (laborchem.) Erhöhung der Serumwerte für Östradiol bei weibl. Pat., von T_3 u. T_4, Cortisol, STH u. alkal. Phosphatase.

McDonald-Operation f: s. Cerclage.

Meadows-Syn|drom n: postpartal od. während einer SS entstehende Kardiomyopathie.

Meckel-Di|vertikel (Johann F. M., Anat., Chir., Halle, 1781–1833; lat. diverticulum Abweg) n: (engl.) Meckel's diverticulum; bei 1–3 % aller Menschen vorkommende, meist handschuhfingerförmige, ca. 2–10 cm lange Ausstülpung des Ileums zw. 0,4 u. 1 m vor der Einmündung in das Caecum; als Darmanhang fortbestehender Rest des embryonalen Ductus* omphaloentericus; **Sympt.:** rezidiv. Bauchschmerzen, Übelkeit, Erbrechen, anorektale Blutung; **Kompl.:** Entz. mit u. ohne Perforation, Blutung, Strangulationsileus, Invaginationsileus, Volvulus; **Ther.:** op. Abtragung.

Meckel-Gruber-Syn|drom (↑; G. G., Pathol., Göttingen, 1884–1977) n: autosomal-rezessiv erbl. letales Fehlbildungssyndrom mit Hexadaktylie, Enzephalozele, Zystennieren u. a. zyst. Veränderungen innerer Organe.

Medro|geston (INN) n: 6,17-Dimethyl-4,6-pregnadien-3,20-dion (IUPAC); s. Gestagene.

Medroxy|pro|gesteron (INN) n:17-Hydroxy-6α-methyl-4-pregnen-3,20-dion (IUPAC); s. Gestagene.

Medroxy|pro|gesteron|acetat n: Abk. MPA; s. Gestagene.

Megalo|spermie (gr. megas, megale groß; sperma Samenflüssigkeit) f: (engl.) megalospermia; Vergrößerung der Köpfe einzelner Spermien*.

Mehrfach|malignome, primäre (lat. malignus bösartig) n pl: (engl.) multiple primary malignancies; gleichzeitiges Vork. versch. (primärer) maligner Tumoren, z. B. von Ovarial- od. Mammakarzinom* bei Pat. mit Korpuskarzinom* (in ca. 10 % der Fälle beschrieben).

Mehr|gebärende: s. Multipara.

Mehrlinge: zwei od. mehr Individuen, die einer synchronen intrauterinen Entw. unterliegen (Zwillinge*, Drillinge, Vierlinge usw.), wobei sich das intrauterine Wachstum vorzeitig verlangsamt (bei Zwillingen ab der 34./35., bei Drillingen u. Vierlingen schon ab der 28. SSW); perinatal besteht für diese Kinder ein überdurchschnittl. Risiko. Vgl. Mangelgeborenes, Risikoneugeborenes, Hellin-Regel.

Meigs-Syn|drom (Joe V. M., Gyn., Chir., Boston, 1892–1963) n: Symptomenkomplex mit Aszites*, (meist rechtsseitigem) Hydrothorax u. benignen Ovarialtumoren (meist Ovarialfibrom*), bes. bei älteren Frauen. Nach op. Tumorentfernung kommt es zur Spontanrückbildung der Ergüsse. Die Path. ist ungeklärt. Das **Pseudo-Meigs-Syndrom** bez. die gleiche Sympt. in Zus. mit malignen Tumoren der Ovarien u. bei Uterusmyomen.

Meiose (gr. meiosis Verringerung) f: (engl.) meiosis; syn. Reifeteilung, Reduktionsteilung; genet. Grundvorgang aller sexuellen Vermehrungsvorgänge, durch den der Chromosomensatz einer Art ständig gleich bleibt. Die Zellen höherer Organismen haben einen diploiden Satz, eine Komb. aus väterl. u. mütterl. Erbanlagen. Keimzellen unterscheiden sich darin nicht von anderen Körperzellen. Durch die M. erhalten Gameten einen haploiden Satz; bei der Befruchtung verschmelzen zwei Gameten wieder zu einer diploiden Zelle, der **Zygote***, aus der das neue Individuum hervorgeht. Die M. beginnt mit der Paarung der homologen Chromosomen* (s. Abb.). Hierbei kann durch Bruch u. überkreuzte Wiedervereinigung, das sog. Crossing* over, ein Austausch gleichlanger Abschnitte zw. homologen Chromosomen stattfinden. Anschl. erfolgt die **Spindelbildung** mit zweimaliger Trennung der gepaarten

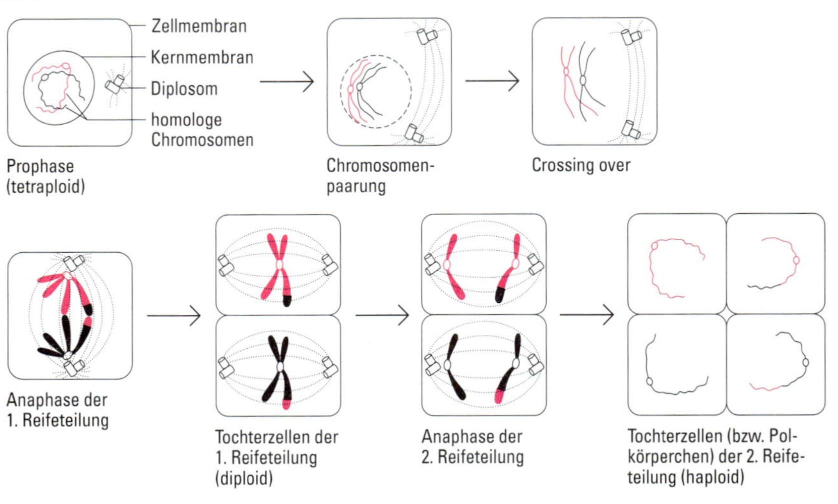

Meiose:
schematische Darstellung am Beispiel eines einzelnen Chromosomenpaars (Autosomen), das sich in der Prophase verdoppelt hat (also eigentlich doppelt in der Zelle vorliegt)

gespaltenen Chromosomen u. dem Endresultat von vier jeweils homologen Zellen. Durch Non*-disjunction homologer Chromosomen kommt es zu Gameten mit über- bzw. unterzähligem Chromosomensatz. Nach Befruchtung entstehen daraus Organismen, die häufig schwere Defekte (z. B. Klinefelter*-Syndrom, Down*-Syndrom) aufweisen. Vgl. Chromosomenaberrationen, Mitose.

Mekonium (gr. mekon Mohn) n: (engl.) meconium; sog. Kindspech; der während der intrauterinen Entw. gebildete, aufgrund des hohen Biliverdingehalts schwärzl.-grünl. Stuhl des Kindes, der normalerweise postnatal abgesetzt wird; mekoniumhaltiges Fruchtwasser deutet auf eine intrauterine fetale Gefährdung mit möglicher Mekoniumaspiration (Pneumonie, PFC*-Syndrom) hin. Vgl. Amnioskopie, Risikogeburt.

Mekonium|ileus (↑; gr. eilein zusammendrängen, einschließen) m: (engl.) meconium ileus; Ileus bei Neugeborenen inf. Verschlusses des terminalen Ileums mit zähklebrigem Mekonium*; **Häufigkeit:** 1 : 20 000 Neugeborene, oft i. R. einer zystischen Fibrose; kann zu intrauteriner Mekoniumperitonitis führen; **Ther.:** Auflösung u. Entleerung mit Spülungen, evtl. Laparotomie* mit Ileostomie.

Mekonium|test (↑) m: (engl.) meconium test; Schnelltest zur Früherkennung der zystischen Fibrose durch Nachw. eines erhöhten Albumingehalts im Mekonium; Screening-Test bei Neugeborenen.

Melaena neo|natorum (gr. melaina Blutstuhl) f: Blutstuhl beim Neugeborenen; **Formen: 1.** M. n. vera: Darmblutungen i. R. eines Morbus* haemorrhagicus neonatorum; **2.** M. n. spuria: Teerstühle u. Bluterbrechen nach Schlucken mütterl. Bluts aus dem Geburtskanal od. aus Rhagaden der Brustwarze (kein Nachw. HbF-haltiger Erythrozyten).

Melasma (gr. melan schwarz) n: syn. Chloasma*.

Melde|erlaubnis: s. Anzeigerecht, Krebsregistergesetz.

Melde|pflicht: (engl.) duty of notification; durch das Bundesseuchengesetz, das Gesetz* zur Bekämpfung der Geschlechtskrankheiten, § 202 SGB VII (Berufskrankheiten) u. § 16 e des Chemikaliengesetzes (Vergiftungen) geregelte ärztl. Pflicht zur Meldung best. Krankheiten. Vgl. Offenbarungspflicht.

Melde|recht: (engl.) right of notification; s. Anzeigerecht, Krebsregistergesetz.

Melo|schisis (gr. mela Äpfel, Wangen, schisis Spalte) f: Wangenspalte; s. Gesichtsspalten.

Membrana obturatoria (lat. membrana zarte Haut) f: das Foramen obturatum des Hüftbeins verschließende Bindegewebezüge.

Membrana pellucida (↑) f: syn. Zona* pellucida, Oolemma*.

Membrana perinei (↑) f: s. Ligamentum transversum perinei.

Membran|syn|drom (↑) n: syn. Surfactantmangel*-Syndrom.

Men|arche (gr. men, menos Monat; arche Anfang) f: erstes Auftreten der Menstruation* i. R. der Pubertät*; in den westl. Industriestaaten etwa zw. dem 11. u. 14. Lj. (aufgrund der Akzeleration* ca. 1–2 Jahre früher als im 19. Jahrhundert), Zeitpunkt wird mitbeeinflußt von ethn., klimat. u. konstitutionellen Faktoren (bei Eskimos etwa im 23. Lj., in Südeuropa zw. dem 10. u. 12. Lj.).

Men|arche, prä|mature (↑; ↑) f: (engl.) premature menstruation; syn. Menstruatio praecox; deutl. verfrühtes Auftreten der Menstruation*; **Vork.:** als Normvariante od. bei org. Erkr. (z. B. bei hormonproduzierenden Tumoren). Vgl. Pubertas praecox.

Meningo|myelo|zele (gr. meninx, meningos Haut, Hirnhaut; myelos Rückenmark; kele Bruch, Geschwulst) f: (engl.) meningomyelocele; kongenitale Fehlbildung* des Rückenmarks u. der Wirbelsäule; häufigste Form der Spina bifida partialis. Vgl. Spina bifida, Dysrhaphiesyndrome.

Meno|lyse (gr. men, menos Monat; lysis Lösung, Auflösung) f: (engl.) termination of menstrual flow; Ausschaltung der ovariellen Hormonproduktion durch Röntgenbestrahlung (Radiomenolyse, s. Röntgenkastration) od. Gabe von GnRH*-Agonisten; **Ind.:** v. a. bei prämenopausalen hormonrezeptorpositiven gyn. Tumoren (z. B. Mammakarzinom). Vgl. Therapie, kontrahormonale.

Meno|pause (↑): Zeitpunkt der letzten spontanen Menstruation*, der retrospektiv ein Jahr lang keine weitere ovariell gesteuerte uterine Blutung folgt; meist zw. dem 45. u. 55. Lebensjahr. Vgl. Klimakterium, Postmenopause.

Meno|pausen|gonado|tropin, humanes (↑) n: Abk. HMG*.

Meno|pausen|syn|drom (↑) n: (engl.) menopausal syndrome; auch vegetativ-klimakterisches Syndrom; meist in der Menopause vorkommende typ. Trias aus Hitzewallungen, Schwindel u. Schweißausbrüchen; daneben auch psychonervöse (Reizbarkeit, Lustlosigkeit, Leistungsabfall, Schlafstörungen) u. somat. (Atrophie der Genitalorgane u. Mammae, Adipositas, Osteoporose) Störungen; Auftreten evtl. bereits in der Prämenopause od. bei op. Kastration* jüngerer Frauen.

Menor|rhagie (↑; gr. rhexis Zerreißung) f: (engl.) menorrhagia; verlängerte Menstruation* (länger als 7, aber weniger als 14 Tage) bei erhaltenem Zyklus; **Urs.:** entzündl. bzw. infektiöse Erkr. des Uterus u. der Ovarien, Endometriumhyperplasie, benigne u. maligne Tumoren, hormonale Regulationsstörungen u. int. Erkr. (z. B. Gerinnungsstörungen, Stoffwechselkrankheiten); **Ther.:** zunächst Gestagene*, evtl. Levonorgestrel*-IUS; bei Therapieresistenz Endometriumablation*, Hysterektomie*.

Menses (lat. Monate) m pl: s. Menstruation.

Mensinga-Pessar (Wilhelm M., Gyn., Flensburg, 1836–1910; gr. pessos ovales Steinchen, Stöpsel) n: syn. Scheidendiaphragma*.

Menstruation (lat. menstruus allmonatlich) f: auch Menses, monatl. Regelblutung, Periode; mit Blutung einhergehende Abstoßung der Gebärmutterschleimhaut (am Anfang eines jeden Menstruationszyklus*). Eine echte M. liegt nur dann vor, wenn im vorangegangenen Zyklus ein Corpus* luteum gebildet wurde, also eine Ovulation* stattfand. Vgl. Eumenorrhoe, Menarche, Menopause.

Menstruations|blutung (↑): s. Menstruationszyklus.

Menstruations|hygiene (↑) f: zum Auffangen des bei der Menstruation* austretenden Blutes werden Menstruationsbinden od. -tampons in versch. Größen verwendet. Vgl. Genitalhygiene.

Menstruations|regulierung (↑): s. Karman-Methode.

Menstruations|störungen (↑): s. Zyklusstörungen.

Menstruations|verschiebung (↑): Hinausschieben od. Vorverlegen der Menstruation* durch orale

Gabe von Gestagen-Östrogen-Kombinationen, z. B. bei vorhersehbaren psych. bzw. phys. Belastungssituationen (s. Abb.).

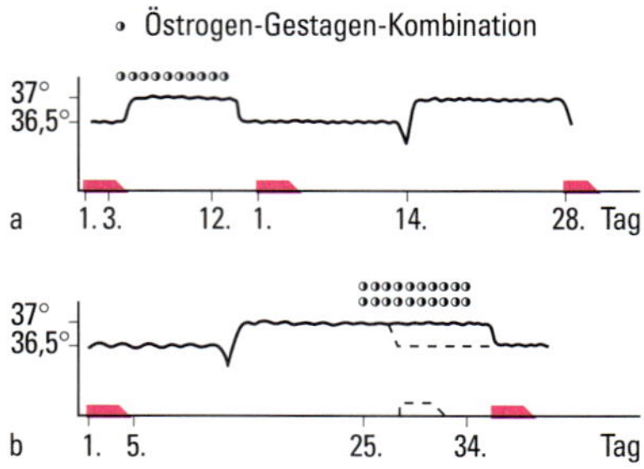

Menstruationsverschiebung:
a: Vorverlegen der Menstruation; b: Hinausschieben der Menstruation

Menstruations|zyklus (↑) m: (engl.) menstrual cycle; wiederkehrender Ablauf weibl. Körper- u. Erlebnisfunktionen vom ersten Tag der Menstruation* bis zum letzten Tag vor der nächsten Regelblutung mit entspr. endokrinen, org. u. psychosexuellen Veränderungen; Dauer: durchschnittl. 28 Tage mit erhebl. physiol. Schwankungsbreite bei meist individueller Konstanz.

Einteilung: 1. Menstruation (1.–4. Tag); **2.** Postmenstruum (5.–12. Tag); **3.** Intermenstruum od. Intervall (12.–17. Tag); **4.** Prämenstruum (17.–28. Tag). Die zykl. Veränderungen im Gesamtorganismus, am weibl. Genitaltrakt u. spez. am Endometrium werden im normalen zweiphasigen Zyklus durch die Ovarialhormone vermittelt (s. Abb. 1), die ihrerseits mit dem Hypothalamus*-Hypophysen-System in Wechselbeziehung stehen. In der ersten Zyklusphase bewirkt die durch FSH* u. LH* induzierte Östrogenbildung im reifen Follikel (**Follikelreifungsphase**) des Ovars die Proliferation der Uterusschleimhaut; der Follikelsprung (**Ovulation**) erfolgt nach Anstieg von FSH u. LH (s. Abb. 2) bei einem best. Verhältnis der Hormone etwa am 12. Zyklustag, kann aber auch wesentl. früher od. später auftreten (der Zeitpunkt der Ovulation u. damit die Dauer der Proliferationsphase beeinflußt hierbei maßgebl. die Länge des gesamten Zyklus); durch das vom Corpus* luteum unter LH-Einfluß, später Prolaktin-Einfluß abgesonderte Progesteron (**Corpus-luteum-Phase** od. **Lutealphase**) wird die Uterusschleimhaut in die prägravide **Sekretionsphase** transformiert (Dauer meist 14 Tage, wenig Schwankung, für Variation der Gesamtlänge des Zyklus deshalb unerhebl.). Wenn Befruchtung* u. Nidation* nicht stattfinden, sinkt die Produktion der Ovarialhormone im sich zurückentwickelnden Corpus luteum. Aufgrund des Hormonmangels kommt es zur Abstoßung des Endometriums (**Desquamationsphase:** Menstruationsblutung als sog. Abbruchblutung*); weitere zykl. Veränderungen: s. Basaltemperatur, Kolpozytologie, Zervixschleim. Vgl. Syndrom, prämenstruelles; Zyklusstörungen; Zyklus, anovulatorischer; Phase, präovulatorische.

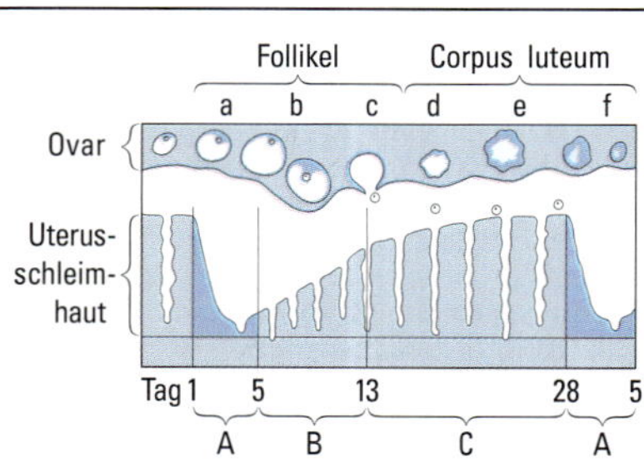

Abb. 1

Menstruationszyklus:
Veränderungen des Ovars und der Uterusschleimhaut; a: Follikelreifung; b: sprungreifer Follikel; c: Follikelsprung; d: Gelbkörperbildung; e: inkretorisch aktiver Gelbkörper; f: Gelbkörperdegeneration
A: Desquamatin; B: Proliferation; C: Sekretion

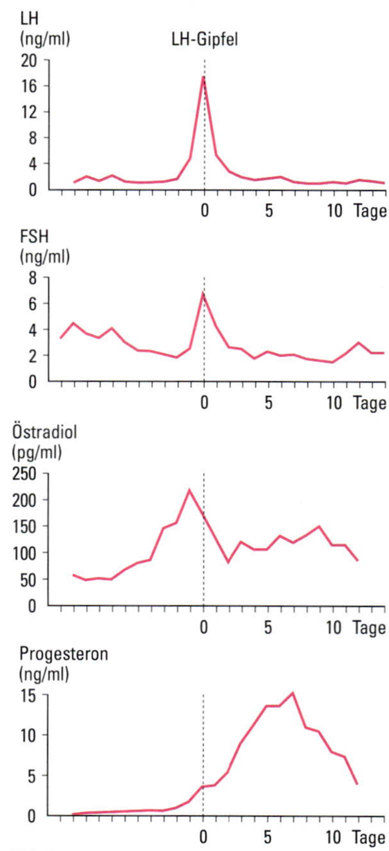

Abb. 2

Menstruationszyklus:
Verlaufskurven von LH, FSH, Östradiol und Progesteron im Serum während eines ovulatorischen Zyklus; Tage vor bzw. nach dem LH-Gipfel

Menstruatio prae|cox (↑) f: syn. prämature Menarche*.

Menstruatio tarda (↑) f: verspätetes Auftreten der Menstruation*. Vgl. Pubertas tarda.

mento|anterior (lat. mentum Kinn; anterior vorderer): s. Gesichtslage.

mento|posterior (↑; posterior hinterer): s. Gesichtslage.

Meristom (gr. merizein teilen) n: syn. Zytoblastom*.

Mes|aortitis luica (gr. mesos mittleres, mitten, zwischen; aorte Schlauch, Schlagader) f: s. Syphilis.

Mes|enchym (↑; gr. enchein eingießen, füllen) n: (engl.) mesenchyme; embryonales Bindegewebe od. nichtepitheliales Gewebe des Keimlings, dessen verzweigte Zellen ein lockeres, von Interzellulärflüssigkeit ausgefülltes Schwammwerk bilden; Herkunft zunächst aus undifferenzierten Furchungszellen (intraembryonales M.), vom Trophoblasten (extraembryonales M.), dann aus allen drei Keimblättern*; multipotentes Muttergewebe aller Formen von Stütz- u. Bindegeweben, der quergestreiften Muskulatur, fast aller glatten Muskelzellen, der Herzmuskulatur, der Gefäßendothelien, Blutzellen u. spezialisierten Bindegewebezellen.

Meso|derm (↑; gr. derma Haut) n: (embryol.) mittleres der drei embryonalen Keimblätter*, das sich ab dem Stadium der dreiblättrigen Keimscheibe* (ca. 17. Tag) komplex differenziert u. sich zum paraxialen (Skelett u. Muskeln des Rumpfes, Lederhaut, Unterhautbindegewebe), intermediären (Nieren, Keimdrüsen mit Ausführungsgängen außer Geschlechtszellen) u. lateralen M. (viszerales M.: glatte Muskulatur, Herz, Blutzellen, Gefäße, Mesothel der Eingeweide, Nebennierenrinde, Milz, Bindegewebe, Trigonum vesicae; parietales M.: Mesothel für Pleura, Perikard u. Peritoneum, Bindegewebe) entwickelt.

Meso|metrium (↑; gr. metra Gebärmutter) n: Plica lata uteri (Ligamentum* latum uteri), breites Mutterband; Bauchfellduplikatur bds. neben der Gebärmutter.

Meso|nephros (↑; gr. nephros Niere) m: s. Urniere.

Meso|salpinx (↑; gr. salpinx Trompete) f: Bauchfellduplikatur um die Eileiter*, bestehend aus den beiden Blättern des Ligamentum* latum uteri.

Mes|ovarium (↑; lat. ovarium Eierstock) n: Gekröse des Eierstocks; Bauchfellduplikatur; s. Ligamentum latum uteri.

Messer|konisation f: s. Konisation.

Mesterolon (INN) n: 17β-Hydroxy-1α-methyl-5α-androstan-3-on (IUPAC); oral wirksames Androgen; **Verw.:** s. Androgene.

Mestranol (INN) n: Ethinylestradiol-3-methylether (IUPAC); synthet. Östrogen, wird demethyliert zu Ethinylestradiol*, heute kaum noch verwendet; s. Östrogene.

Met|albumin n: syn. Pseudomuzin*.

Meta|merie (gr. met- nach, hinter; meros Teil) f: (engl.) metamerism; entwicklungsgeschichtl. Gliederung des embryonalen Körpers in hintereinander liegende Abschnitte; postnatal metamere od. segmentäre Innervation der Haut u. Zus. der Hautnervenbezirke mit best. Rückenmarksegmenten.

Meta|plasie (↑; gr. plassein bilden) f: (engl.) metaplasia; reversible Umwandlung eines differenzierten Gewebes in ein anderes differenziertes Gewebe, tritt v. a. nach chron. Irritation durch entzündl., chem. od. mechan. Faktoren i. R. der Regeneration auf; **Vork.:** z. B. an der Epithelgrenze* der Cervix uteri. Vgl. Dysplasie.

Meta|stase (↑; gr. stasis Stehen) f: (engl.) metastasis; als Folge der Verschleppung best. Faktoren aus einem lokalen (primären) Krankheitsprozeß an anderer Stelle im Organismus entstandener sek. Krankheitsherd (sog. Absiedelung); i. e. S. Geschwulstmetastase insbes. maligner Tumoren (Karzinom, Sarkom u. a.) durch Verschleppung von Tumorzellen* (sog. Tochtergeschwulst); dabei unterscheidet man **lokale** (in der Umgebung des Primärtumors), **regionäre** (in der nächsten im Lymphabflußgebiet liegenden Lymphknotengruppe) u. **Fernmetastasen** (s. Abb.), nach der Art der Ausbreitung (Metastasierung*) **hämatogene** (Verschleppung über die Blutbahn nach Einbruch in das Gefäßsystem), **lymphogene** (Verschleppung von Tumorzellen über Lymphgefäße u. Durchsetzung der regionären Lymphknoten mit Tumorgewebe), **Implantationsmetastasen** (Einnistung von Tumorzellen in serösen Häuten, v. a. Pleura u. Peritoneum), **Abklatschmetastasen** (durch Berührung mit einem gegenüberliegenden Tumor entstandene M.) u. **Impfmetastasen** (Verschleppung von Tumorzellen; z. B. durch op. Eingriffe).

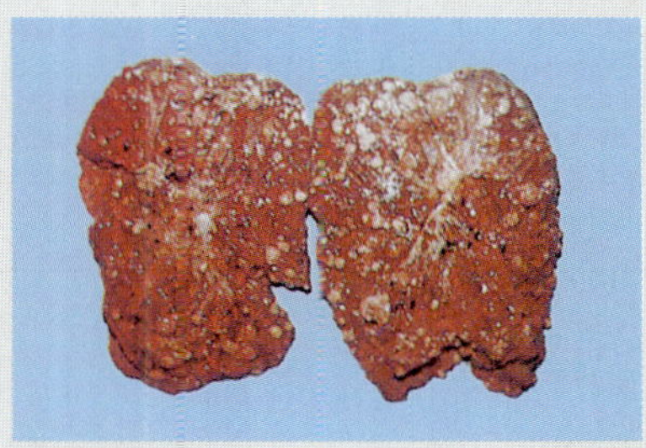

Metastase:
Lungenpräparat mit zahlreichen klein- und grobknotigen Metastasen eines primären Mammakarzinoms

Meta|stasierung (↑; ↑) f: (engl.) metastasis; syn. Filialisierung; allg. Bez. für Krankheitsprozesse, bei denen eine Absiedelung von Zellen od. Zellverbänden über den Blut- od. Lymphweg in primär nicht erkrankte Körperregionen stattfindet. Vgl. Metastase.

Met|ergolin (INN) n: s. Prolaktinhemmer.

Methode, sympto|thermale f: (engl.) symptothermal method; Meth. der natürlichen Kontrazeption* mit hoher Zuverlässigkeit; Messung der Basaltemperatur* u. Beobachtung des Zervixschleims* zur Best. der fruchtbaren u. unfruchtbaren Tage der Frau; sind nach Verschwinden des flüssigen Zervixschleims an drei Tagen die Temperaturwerte höher als an den vorangegangenen sechs Tagen, ist die sicher unfruchtbare Phase erreicht.

Metho|trexat n: syn. Amethopterin; Derivat der Folsäure; unterscheidet sich von dieser durch die Aminogruppe an C4 u. die Methylgruppe an N10; Hemmstoff des Enzyms Folsäurereduktase, dadurch Blockierung aller folsäureabhängigen Reaktionen (Folsäureantagonist); **Verw.:** als Zytostatikum (Antimetabolit) u. a. bei malignem Chorionepitheliom, Mamma- u. Zervixkarzinom; niedrig dosiert zur Ther. der Tubargravidität* (zunächst lokale Instillation mittels Laparoskopie od. Hysteroskopie, system. bei persistierender Tubargravidität od. disseminierter Trophoblastenaussaat*). Vgl. Zytostatika.

Methyl|ergometrin (INN) n: halbsynthet. Mutterkornalkaloid mit kontrahierender Wirkung auf den Uterus; s. Ergotalkaloide.

Metritis (gr. metra Gebärmutter) f: syn. Myometritis*.

Metro|plastik (↑) f: (engl.) metroplasty; rekonstruierende bzw. plast. Op. zur Beseitigung einer kongenitalen od. erworbenen Uterusfehlbildung* bei habituellem Abort*; heute nur noch selten indiziert, z. B. bei Uterus bicornis u. Uterus duplex (bei Uterus septus heute hysteroskop. Septumdissektion). Vgl. Uterusfehlbildung; Adhäsionen, intrauterine.

Metror|rhagie (↑; gr. rhexis Zerreißung) f: (engl.) metrorrhagia; länger als 7 Tage andauernde Uterusblutung außerh. der Menstruation*; **Urs.: 1.** hormonal, z. B. als dysfunktionelle Blutung*; **2.** organisch, z. B. Endometritis, Endometriumhyperplasie, Uterusmyom, Korpuspolyp, Uteruskarzinom. Vgl. Zyklusstörungen.

MG: Abk. für **M**olekular**g**ewicht.

Michaelis-Raute (Gustav A. M., Gyn., Kiel, 1798–1848): (engl.) Michaelis' rhomboid; rautenförmige, oberflächl. sichtbare Figur im Sakralbereich der Frau, begrenzt durch die eingezogene Haut über dem 5. Lendenwirbel, die beiden Spinae iliacae posteriores superiores u. den kaudalen Steißbeinanteil (s. Abb.); wichtig für die orientierende Beurteilung der Beckenform (s. Beckenformen).

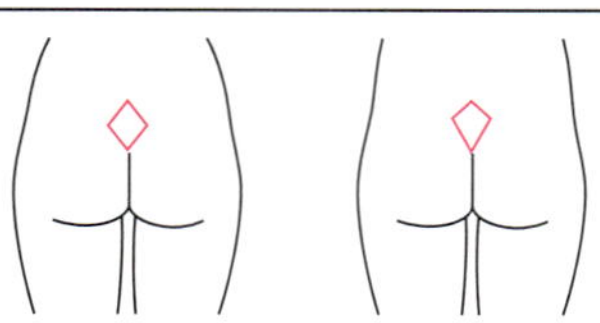

Michaelis-Raute:
links: normale M.-R.; rechts: M.-R. bei plattrachitischem Becken

Mife|priston (INN) n: 11β-[4-(Dimethylamino)-phenyl]-17-hydroxy-21-methyl-19-nor-17α-pregna-4,9-dien-20-in-3-on; auch RU 486; Antigestagen mit fünfmal stärkerer Affinität zu Progesteronrezeptoren als Progesteron* u. einer dreimal stärkeren zu Glukokortikoidrezeptoren als Dexamethason; **Verw.:** in einigen Ländern zum medikamentösen Schwangerschaftsabbruch* (Induktion eines Frühaborts).

Mikr|en|zephalie (gr. mikros klein; enkephalos Gehirn) f: (engl.) microencephaly; (zu) kleines Gehirn inf. frühkindlichen Hirnschadens*.

Mikro|blut|untersuchung am Feten (↑): (engl.) foetal blood analysis; Abk. MBU; Standardverfahren zur Überwachung des Kindes unter der Geburt (frühzeitige Erfassung einer Präazidose bzw. intrauterinen Azidose*) durch Entnahme einiger Tropfen Blut aus der Haut des vorangehenden kindl. Teils u. Best. des pH-Werts (s. Tab.).

Mikro|chirurgie (↑) f: (engl.) microsurgery; Durchführung von Op. mit opt. Vergrößerungshilfen (Lupenbrille, Operationsmikroskop mit 15–30facher Vergrößerung) zur funkt. Verbindung kleinster anat. Strukturen <2 mm) unter Verw. von chir. Nahtmaterial der Größe 8–0 bis 11–0 (25 µm); **Anwendungsgebiete:** u. a. in der Gyn. (z. B. zur Refertilisierung i. R. einer Sterilitätsoperation*), auch in der plast. bzw. Mikrogefäßchirurgie.

Mikroblutuntersuchung am Feten

	pH-Wert	Krankheitsbild	Indikation zur Geburtseinleitung
physiologischer Bereich	bis 7,25	–	–
präpathologischer Bereich	7,24 bis 7,20	Präazidose	operative Entbindung diskutieren
pathologischer Bereich	unter 7,20	Azidose	operative Entbindung durchführen

Mikro|endo|skopie (↑; gr. endon innen; skopein betrachten, untersuchen) f: Komb. aus Endoskopie u. Mikroskopie zur Vergrößerung endoskop. Bilder.

Mikro|flockungs|re|aktion (↑) f: s. Syphilis.

Mikro|genie (↑; gr. geneion Kinn) f: (engl.) microgenia; syn. Brachygenie; Unterentwicklung des Unterkiefers, z. B. beim Robin*-Syndrom od. i. R. der Potter*-Sequenz.

Mikro|gyrie (↑; gr. gyros Kreis) f: (engl.) microgyria; abnorme Kleinheit der Gehirnwindungen nach frühkindlichem Hirnschaden*.

Mikro|kalk (↑): s. Mikroverkalkungen.

Mikro|kalzifikationen (↑) f pl: s. Mikroverkalkungen.

Mikro|karzinom (↑; gr. karkinos Krebs) n: (engl.) microcarcinoma; echtes, invasiv wachsendes Karzinom* von sehr geringer Ausdehnung; nur histol. erfaßbar (s. Abb.). Vgl. Carcinoma in situ.

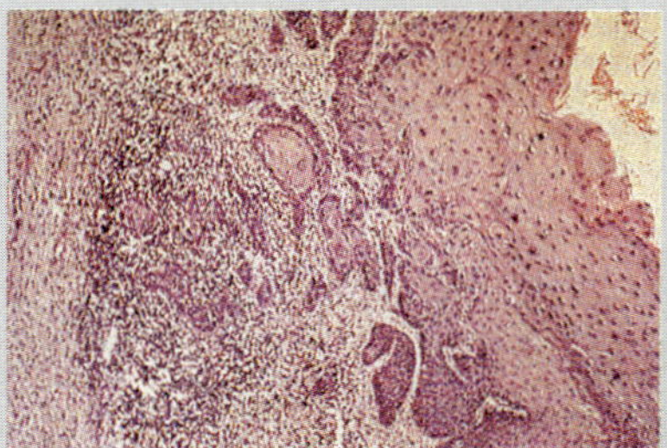

Mikrokarzinom:
histologisches Präparat der Portio mit netziger Infiltration des Stromas

Mikro|mastie (↑; gr. mastos Brust) f: extrem unterentwickelte Mamma* (s. Abb.). Vgl. Hypomastie.

Mikr|ophthalmie (↑; gr. ophthalmos Auge) f: (engl.) microphthalmia; abnorm kleines Auge mit Mikrokornea (exakte Längenmessung durch Ultraschalluntersuchung); häufig in Komb. mit Iriskolobom; **Vork.:** als X-chromosomal-rezessiv erbl. Fehl-

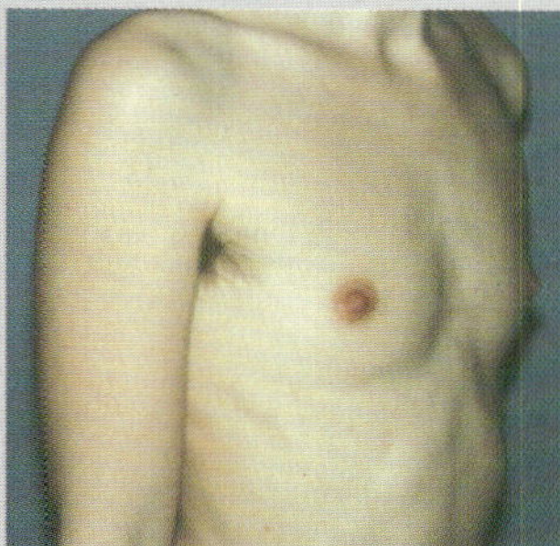

Mikromastie

bildung (Lenz-Syndrom), i. R. einer Embryopathie* (z. B. Röteln-, Retinoid-, Thalidomid-Embryopathie) u. bei Chromosomenaberrationen* (z. B. Katzenaugensyndrom).

Mikro|pille (↑): (engl.) micropill; gebräuchl. Bez. für Einphasenpillen mit niedrigem Hormongehalt (Tagesdosis 50 µg Ethinylestradiol) zur hormonalen Kontrazeption*.

Mikro|spermie (↑; gr. sperma Samenflüssigkeit) n: (engl.) microspermia; Bez. für das Vork. pathol. kl. Spermien*.

Mikro|transfusion (↑) f: (engl.) microtransfusion; Übertritt fetaler Erythrozyten aus der Plazenta in den mütterl. Kreislauf; kommt in der Eröffnungs-, Austreibungs- u. bes. in der Nachgeburtsperiode vor u. spielt eine pathogenet. Rolle beim Morbus* haemolyticus fetalis u. Morbus* haemolyticus neonatorum. Vgl. Transfusion, fetomaternale.

Mikro|verkalkungen (↑): (engl.) microcalcifications; (gyn.) bei einer Mammographie* nachgewiesene Kalkablagerungen in der Mamma (sog. Mikrokalk, s. Abb.); gelten als dringend malignitätsverdächtig, wenn sie kristallin aussehen, feinkörnig in einer Gruppe bzw. in einem radiär zur Mamille aus-

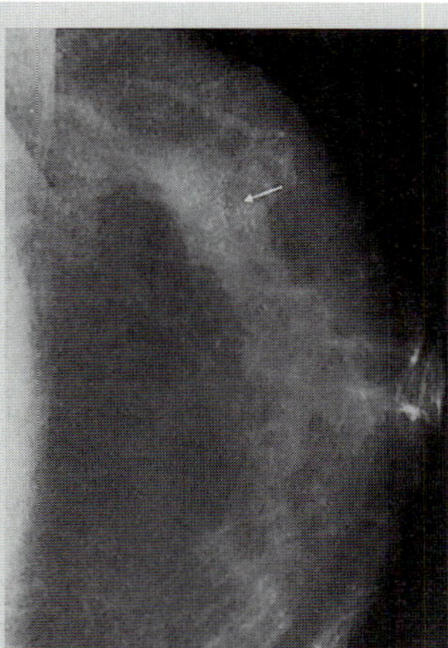

Mikroverkalkungen:
Mammographiebefund mit Kalkschatten (Pfeil);
Diagnose: Mammakarzinom

gerichteten Segment liegen od. diffus das gesamte Mammaparenchym durchsetzen.

Alle nicht eindeutig gutartigen Mikroverkalkungen sind durch eine gezielte Probeexzision zu entfernen, da in manchen Fällen ihre Dignität aufgrund einer Mammographie nicht sicher zu beurteilen ist.

Mikro|zephalie (↑; gr. kephale Kopf) f: (engl.) microcephaly; Form der Dyszephalie mit pathol. Verkleinerung von Umfang u. Inhalt des Schädels im Vergleich zu den altersentspr. Größenverhältnissen der übrigen Körperteile; häufig in Komb. mit versch. Deformierungen des Schädels; Einteilung nach den **Urs.: 1.** primäre M. ohne erkennbare Urs. als fam. (einfache) M. od. bei versch. Formen der Dysostosis*; **2.** sekundäre M. inf. pränataler Erkr. (Embryopathia* rubeolosa, Toxoplasmose*), die häufig auch zu einem Hydrozephalus* führen (sog. Hydromikrozephalie).

Miktion, imperative (lat. mictio Wasser lassen) f: (engl.) urge micturition; starker, unwiderstehl. Harndrang bis zum stürm. Harnzwang bei Zystitis*. Vgl. Dranginkontinenz.

Miktions|druck (↑): (engl.) micturition pressure; s. Zystomanometrie.

Miktions|störungen (↑): Blasenentleerungsstörungen*.

Miktions|zysto|urethro|graphie (↑; gr. kystis Blase; ourethra Harnröhre; graphein schreiben) f: Röntgenkontrastdarstellung von Blase u. Harnröhre (im schrägen Strahlengang) während der Miktion, meist im Anschluß an eine Urographie* od. nach retrograder Füllung der Blase mit wasserlösl. Kontrastmittel; **Ind.:** Erkr. der Urethra (Harnröhrenverengung*, Tumor), Nachw. eines vesikoureteralen Refluxes.

Milch|bein: s. Phlegmasia alba dolens.

Milch|drüse: Brustdrüse; s. Mamma.

Milch|einschuß: (engl.) shooting-in of the milk; s. Muttermilch.

Milch|fistel (lat. fistula Röhre) f: (engl.) lacteal fistula; bei Mastitis* puerperalis inf. Gewebeeinschmelzung vorkommende Fistel mit Verbindung zu einem Milchgang, aus der sich Muttermilch* entleert.

Milch|fluß: s. Galaktorrhoe, Laktation.

Milch|gänge: Ductus* lactiferi.

Milch|gängigkeit: (engl.) breast milk passage; Bez. für den Übergang von Umwelt-, Genußgiften u. Medikamenten in die Muttermilch*.

Milch|gang|karzinom (gr. karkinos Krebs) n: s. Komedokarzinom.

Milch|gang|papillom (lat. papilla Warze, Bläschen) n: (engl.) intraductal papilloma of the breast; papillomatöse, meist gutartige Wucherung in den Milchgängen zentral unter der Brustwarze; **Vork.:** meist in zyst. Erweiterungen, vorwiegend bei Frauen um die Menopause; kann sich (bei Zotteneinriß) klin. als blutende Mamma* manifestieren; Übergang in ein Mammakarzinom* möglich. Vgl. Papillom.

Milch|leiste: (engl.) milk line; Rest einer streifenförmigen Verdickung der Epidermis, die beim zwei Monate alten Embryo auf beiden Seiten des Körpers entsteht (s. Abb. S. 180); der größte Teil der M. verschwindet, ein kl. Teil bleibt in der mittl. Thoraxregion bestehen u. wird zur Brustdrüse. An jeder Stelle der M. können aber akzessor. Brustwarzen (Polythelie*) od. auch überzählige vollständige Brustanlagen (s. Mamma, akzessorische) entstehen. Vgl. Mamma, aberrierende.

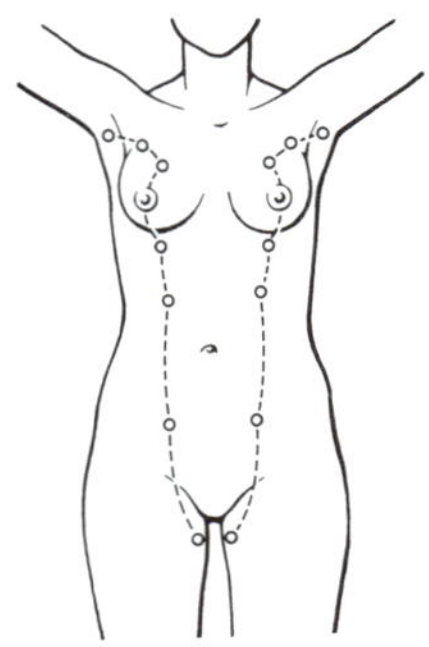

Milchleiste:
die Punkte markieren das mögliche Vorkommen zusätzlicher Brustanlagen

Milch|mangel: Hypogalaktie*.

Milch|poren: (engl.) lactiferous ducts; s. Brustwarze, Ductus lactiferi.

Milch|stau: (engl.) galactostasis; Galaktostase; Verhaltung der Muttermilch* im Drüsen- u. Gangsystem der Brust einer Stillenden inf. Abflußbehinderungen od. unzureichender Entleerung mit Gefahr der Entw. einer parenchymatösen Mastitis* bzw. Zystenbildung; früher häufige Urs. eines Puerperalfiebers*; **Ther.:** Hochlagern der betroffenen Brust, Kühlen, Prolaktinhemmer*.

Milch, transitorische: (engl.) transitional milk; s. Muttermilch.

Milch|zyste (gr. kystis Blase) f: s. Galaktozele.

Miller-Kurzrok-Test (Raphael K., Gyn., New York, 1895–1961) m: s. Kurzrok-Miller-Test.

Milte|fosin (INN) n: Alkylphosphocholin (Zytostatikum); **Verw.:** bei bösartigen Hautveränderungen bei Mammakarzinom*.

Mini|endo|skopie (gr. endo- innen, inwendig; skopein schauen) f: Anw. dünnlumiger Optiken (kleiner als Standardoptiken) bei best. endoskop. Techniken in der Gyn.; z. B. Minilaparoskopie (Optiken mit <2 mm), Minihysteroskopie (Schaft 2 mm, Optiken <1,2 mm). Vgl. Mikroendoskopie.

Mini|pille: (engl.) minipill; gebräuchl. Bez. für ausschl. Gestagene* enthaltende Hormonpräparate zur hormonalen Kontrazeption* ohne Ovulationshemmung.

Mirena n: s. Levonorgestrel-IUS.

Misch|tumoren (lat. tumor Geschwulst) m pl: (engl.) mixed tumours; Tumoren, die sich aus versch. Gewebearten zusammensetzen; z. B. embryonales Teratom*, Müller*-Mischtumor. Vgl. Tumoreinteilung.

Miß|bildung: s. Fehlbildung; Fehlbildung, kongenitale.

Miß|bildungs|syn|drome n pl: s. Fehlbildungssyndrome.

Miß|brauch, sexueller: (engl.) sexual abuse; Ausnutzen eines Kindes zur sexuellen Befriedigung durch eine erwachsene od. deutl. ältere Person; als für das Kind u. U. traumat. Ereignis möglicherweise mitbedingender Faktor für das Entstehen psych. Störungen. Vgl. Inzest, Vergewaltigung.

Missed abortion: syn. Embryonalmole, verhaltener Abort; Fruchtanlage ohne Vitalitätszeichen, die intrauterin verbleibt; **Diagn.:** Sonographie, Hormonbestimmungen; **Ther.:** zweizeitiger Abort bzw. Abortinduktion* mit Prostaglandinen; **Kompl.:** Inf., Gerinnungsstörungen. Vgl. Dead-fetus-Syndrom, Fruchttod, intrauteriner.

Missed labour: fehlende Wehen* u. damit Retention einer abgestorbenen Frucht über die normale Tragezeit hinaus. Vgl. Dead-fetus-Syndrom.

Miß|geburt: s. Monstrositas.

Miß|verhältnis: (engl.) disproportion; (gebh.) Mißverhältnis zw. mütterl. Beckenmaßen* u. Kopfdurchmesser des zu gebärenden Kindes (s. Kopfmaße); **Formen: 1.** relatives M.: funkt. Geburtskomplikation, z. B. bei Einstellungsanomalien*; **2.** absolutes M.: anat. begründete Kompl., die nicht mit einer vaginalen Geburt* vereinbar ist, z. B. bei platt-rachit. Becken. Vgl. Beckenformen, Zangemeister-Handgriff.

Mistel: Viscum album; parasitär wachsende Pflanze (versch. Wirtsbäume) aus der Familie der Mistelgewächse, Loranthaceae; **Arzneidroge:** Zweige mit Blättern, Blüten u. Früchten (Visci albi herba, Mistelkraut; s. Abb.); **Inhaltsstoffe:** Polypeptide (Viscotoxin A_2, A_3, B), Proteine, Glykoproteine (Lektine); **Wirkung:** zytostat., in niedriger Dosierung unspezif. immunstimulierend; **Verw.:** in Form von Injektionslösungen zur palliativen Behandlung von malignen Tumoren; auch zur Segmenttherapie bei entzündl.-degen. Gelenkerkrankungen.

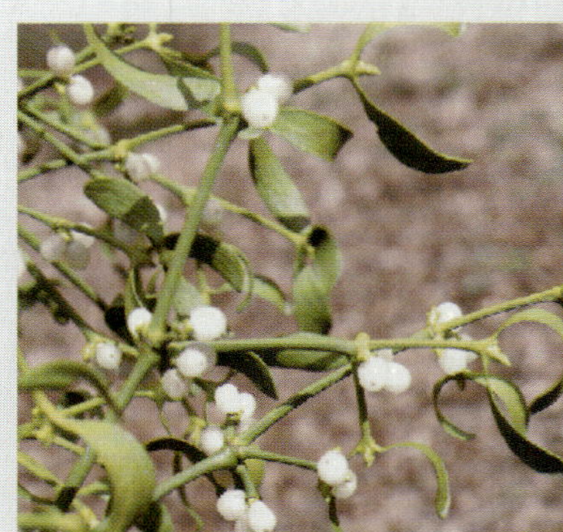

Mistel

Mito|gene (gr. mitos Faden; genesis Erzeugung, Entstehung) n pl: (engl.) mitogens; exogene, die Zellteilung induzierende Substanzen (z. B. EGF*, Somatomedin). Vgl. Karzinogene.

Mitose (↑) f: (engl.) mitosis; Zellteilung nach ident. DNA-Reduplikation (Längsspaltung u. Verdoppelung der Chromosomen*), Verteilung je eines vollständigen Chromosomensatzes auf die neuen Tochterkerne u. Zuordnung eines Zytoplasmabereiches zu jedem Kern durch Zellteilung od. Furchung; Ablauf in vier **Phasen** (s. Abb.): **1. Prophase:** Konden-

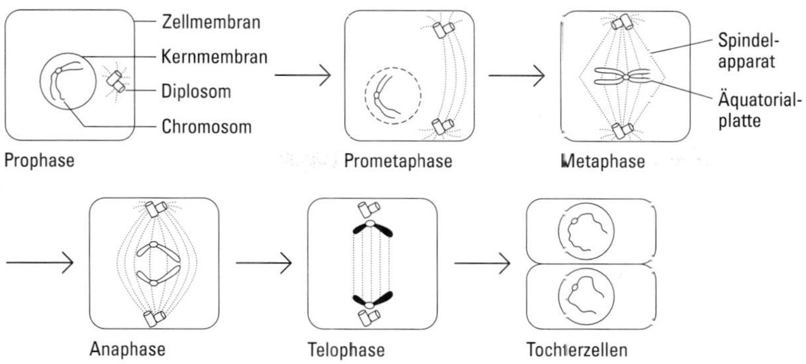

Mitose:
schematische Darstellung am Beispiel eines einzelnen Chromosoms, dessen Chromatingehalt sich in der Interphase verdoppelt hat.

sierung des Chromatins, Auflösung der Kernhülle, Wanderung der Zentriolen zu den Polen; **2. Metaphase:** die Chromosomen ordnen sich in der Äquatorialebene an; **3. Anaphase:** die Spalthälften der Chromosomen (Chromatiden) werden durch den Spindelapparat auseinandergezogen; **4. Telophase:** Einschnürung der Zelle u. Bildung einer neuen Kernmembran; aus einer Mutterzelle entstehen zwei ident., diploide Tochterzellen, auf die die Zellorganellen verteilt werden. Vgl. Meiose.

Mitose|in|dex (↑; lat. index Anzeiger) m: (engl.) mitotic index; syn. Zellteilungsindex; rel. Anteil der Zellen einer Zellpopulation, der sich zum Beobachtungszeitpunkt in Teilung befindet; direkt proportional der Anzahl proliferierender Zellen u. der Dauer der Mitose*, umgekehrt proportional der Generationszeit.

Mittel|blutung: s. Ovulationsblutung.

Mittel|schmerz: Unterleibschmerz, etwa in der Mitte zw. zwei Menstruationen; beruht auf der durch den Follikelsprung entstandenen Bauchfellreizung.

MM: Abk. für **M**utter**m**und*.

Mm.: (anat.) Abk. für **M**usculi (Muskeln).

MNSs-Blutgruppen: (engl.) MNSs blood groups; seit 1927 bekanntes Blutgruppensystem mit den Hauptantigenen M, N (entdeckt von Landsteiner u. Levine), S (von Walsh u. Montgomery 1947 beschrieben) u. s (von Levine 1951 beschrieben), von denen versch. biochem. Varianten vorkommen; **Bedeutung:** v. a. für die Abstammungsbegutachtung* (die Blutgruppenantigene sind bereits bei Geburt voll ausgeprägt); irreguläre Antikörper (Anti-M, -N, -S u. -s) können durch Bluttransfusion u. SS induziert werden u. (selten) hämolytische Transfusionszwischenfälle u. einen Morbus* haemolyticus neonatorum (insbes. bei Ss-Inkompatibilität) hervorrufen.

Mönchs|pfeffer: Vitex agnus castus, Keuschlamm; Strauch aus der Familie der Verbenengewächse, Verbenaceae; **Arzneidroge:** Steinbeeren (Agni casti fructus); **Inhaltsstoffe:** Monoterpenglykoside (Aucubin, Agnusid), fettes Öl, Flavonoide; **Wirkung:** vermutl. Einfluß auf FSH* u. LH*; in vitro Hemmung der Prolaktinsekretion; **Verw.:** alkohol. Auszüge in Fertigarzneimitteln bei Zyklusstörungen*, prämenstruellen Beschwerden, Mastodynie*.

Mola hydati|formis (lat. mola verunstalteter Embryo) f: syn. Blasenmole*.

Mole (↑) f: entartete Frucht; s. Blasenmole, Blutmole, Breus-Mole.

Molen|ei (↑): syn. Abortivei*.

Monakow-Zeichen (Constantin von M., Neurol., Zürich, 1853–1930): (engl.) Monakow's reflex; Pyramidenbahnzeichen; s. Reflexe, frühkindliche.

Mond|monat: s. Lunarmonat.

Mongolen|lücke: (engl.) mongolian gap; sog. 3. Fontanelle; z. B. beim Down*-Syndrom auftretende fontanellenartige Erweiterung im hinteren Abschnitt der Pfeilnaht.

Mono|choriate (gr. monos allein, einzeln; chorion Zottenhaut): (engl.) monochorionic twins; Zwillinge* mit nur einem Chorion*.

Mono|somie (↑; gr. soma Körper) f: (engl.) monosomy; das nur einfache Vorliegen eines best. Chromosoms im (sonst) diploiden Chromosomensatz (Genommutation), z. B. inf. von Non*-disjunction od. Chromosomenverlust bei der Kernteilung; während das Fehlen eines Autosoms eine normale Embryogenese* beim Menschen wohl ausschließt, ist eine gonosomale M. mit dem Leben vereinbar (vgl. Ullrich-Turner-Syndrom). Als partielle M. wird der Verlust eines Chromosomenstücks (Deletion) bezeichnet (z. B. beim Katzenschrei*-Syndrom).

Mons pubis (lat. mons Berg) m: Mons veneris, Venusberg, Schamhügel; Fettpolster der vorderen Schamgegend bei der Frau mit charakterist. Schamhaardreieck. Vgl. Genitale.

Monstrositas (lat. monstrum Ungeheuer) f: sog. Mißgeburt mit Fehlen von Körperteilen (M. per defectum), örtl. Fehlbildung (M. per fabricam alienam), mit überzähligen od. übermäßigen Fehlbildungen (M. per excessum) od. als Doppelfehlbildung* (M. duplex).

Montevideo-Einheit: (engl.) Montevideo unit; Maß für die Wehentätigkeit (Produkt aus Wehenstärke u. Wehenhäufigkeit in 10 Min.). Vgl. Wehen.

Montgomery-Drüsen (William F. M., Gyn., Gebh., Dublin, 1797–1859) f pl: (engl.) Montgomery's glands; Glandulae areolares (mammae); 12–15 apokrine Drüsen an der Peripherie des Brustwarzenhofs.

Morbus (lat. morbus Krankheit) m: Krankheit; Krankheitsbez. der Form M. u. Eigenname finden sich alphabet. unter dem jeweiligen Eigennamen (z. B. M. Dercum unter Dercum-Krankheit).

Morbus haemo|lyticus fetalis (↑) m: syn. fetale Erythroblastose; durch mütterl., meist (in über 85 %) i. R. einer Rhesus-inkompatiblen SS gebildete irreguläre Blutgruppenantikörper gegen kindl. Rhesus-Blutgruppen (v. a. D, auch E, c, C^w, C, e) verursachte immunhämolyt. Anämie* des Feten mit Erythroblastose inf. gesteigerter Erythrozytenregeneration; selten (in 1–2 %) durch andere Blutgruppenantikörper (z. B. Anti-Kell, Anti-Duffy, Anti-Kidd) bedingt mit i. d. R. leichterem klin. Verlauf; **Urs.**: Immunisierung der Mutter nach fetomaternaler Transfusion* fetaler Blutmengen; ein M. h. f. tritt meist erst bei vorangegangener blutgruppeninkompatibler SS inf. einer verstärkten Antikörperbildung (Booster-Effekt) auf. Der am häufigsten durch Anti-D-Antikörper verursachte M. h. f. verläuft klin. am schwersten; **Klin.**: intrauterin (od. postnatal) auftretende hämolyt. Anämie unterschiedl. Schweregrades (u. U. Anaemia gravis), Entw. eines rasch zunehmenden Ikterus beim Feten mit Bilirubinwerten bis über 342 μmol/l (20 mg/dl, Icterus gravis) u. postnatal Gefahr des Auftretens eines Kernikterus*. Als schwerste Verlaufsform führt der **Hydrops fetalis** (universalis) mit Flüssigkeitseinlagerung in Plazenta u. fetalem Gewebe sowie Ergußbildung beim Feten inf. anämiebedingter Hypoxie u. Hypoproteinämie unbehandelt innerh. weniger Tage zum intrauterinen Fruchttod*; **Diagn.**: Amniozentese* u. Fruchtwasser*-Spektrophotometrie zur Beurteilung des Bilirubingehalts, Nabelschnurpunktion zur Anämiediagnostik; Ultraschalldiagnostik (erhöhte Plazentadicke, Aszites, Pleuraerguß u. Galeaödem beim Feten); serol. Untersuchungen (z. B. Antikörpertiter im mütterl. Serum) sind nur von geringer diagn. Bedeutung; **Ther.**: in leichteren Fällen Phototherapie* u. evtl. Austauschtransfusion* beim Neugeborenen, bei schwerem Verlauf fetale Bluttransfusion in die Nabelgefäße (selten noch intraperitoneal); **Proph.**: Anti*-D-Prophylaxe.

Morbus haemo|lyticus neo|natorum (↑) m: syn. Neugeborenenerythroblastose; durch Bildung von blutgruppenspezif., gegen die kindl. Erythrozyten gerichteten Alloantikörpern der Mutter in der SS hervorgerufene immunhämolyt. Anämie* des Neugeborenen; **Urs.**: Immunisierung der Mutter nach fetomaternaler Transfusion* bzw. Mikrotransfusion bei Blutgruppeninkompatibilität*, insbes. bei ABNull*-Inkompatibilität (meist Mutter Blutgruppe 0, Kind A od. B), seltener bei Rhesus*-Inkompatibilität (führt häufiger zum Morbus* haemolyticus fetalis) sowie sehr selten durch andere irreguläre Blutgruppenantikörper (z. B. gegen Kell-, Duffy-, Kidd-Blutgruppen) bedingt; **Klin.**: i. d. R. milde hämolyt. Anämie (Anaemia neonatorum), die bis zur 4.–6. Lebenswoche zunimmt, leicht bis mäßig verstärkter Icterus neonatorum. Bei ABNull-Inkompatibilität ist durch das häufige Vorliegen von (plazentagängigen) IgG-Antikörpern der Spezifität Anti-A bzw. Anti-B bei Individuen der Blutgruppe 0 in ca. 50 % der Fälle bereits das erste Kind betroffen; bei weiteren ABNull-inkompatiblen SS nimmt die Schwere der Erkr. bei den Kindern nicht zu; **Diagn.**: serol. Nachw. von IgG-Antikörpern der entspr. Spezifität im mütterl. Serum u. auf den kindl. Erythrozyten (z. B. mittels Radio-Immunassay, Eluattest); direkter Antiglobulintest* oft neg.; **Ther.**: Phototherapie*, selten zusätzl. Austauschtransfusion* (frisches Erythrozytenkonzentrat der Blutgruppe 0 u. der Rhesusblutgruppe des Kindes entspr. mit alloagglutininfreiem AB-Plasma) erforderlich. Vgl. Chlorodontie.

Morbus haemor|rhagicus neo|natorum (↑) m: hämorrhagische Diathese des Neugeborenen durch Verminderung der Vitamin-K-abhängigen Gerinnungsfaktoren II, VII, IX u. X (Prothrombinkomplex); **Urs.**: Ernährung mit Muttermilch* (wenig Vitamin K); Antibiotikatherapie od. parenterale Ernährung; Vitamin-K-Malabsorption inf. zystischer Fibrose od. Ikterus bei Leberparenchymschaden, Gallengangatresie; **Sympt.**: Blutungen in Haut, Schleimhaut, Bauchhöhle, Lunge, Leber u. Darm (Melaena neonatorum vera), Kephalhämatom*, intrakranielle Blutungen; **Ther.**: Vitamin K parenteral, bei schweren Erkr. ggf. Substitution von Gerinnungsfaktoren, Transfusion von Erythrozytenkonzentrat bzw. Frischplasma; **Proph.**: bei gesunden, gestillten Neugeborenen mehrmalige orale Vitamin-K-Substitution (z. B. bei U1, U2, U3); bei Frühgeborenen od. Neugeborenen mit schweren Erkr. parenterale Gabe postnatal.

Morcellator m: speziell scharf geschliffenes Instrument zur Durchführung eines Morcellements* (s. Abb.); **Anw.**: laparoskop. Myomenukleation: das Myom wird zerkleinert u. kann über die Arbeitstrokare entfernt werden.

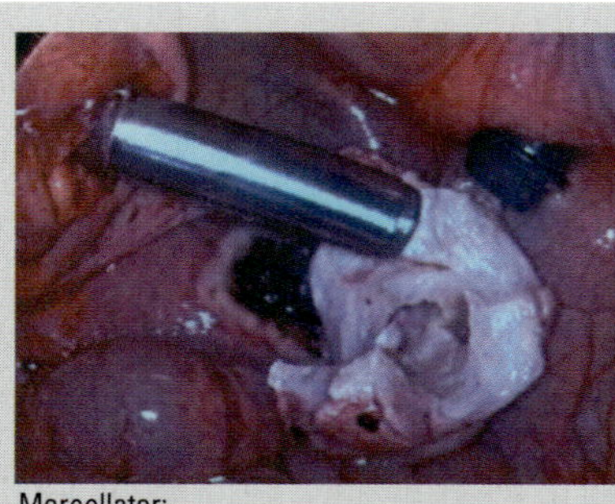

Morcellator:
Morcellement eines Uterusmyoms

Morcellement (frz) n: (engl.) morcellation; auch Morcellation; op. Zerstückelung eines als Ganzes schwer entfernbaren Gebildes; z. B. von großen Uterusmyomen bei vaginaler Hysterektomie*.

Morgagni-Syn|drom (Giovanni B. M., Anat., Padua, 1682–1771) n: (engl.) Stewart-Morel-Morgagni syndrome; syn. Morgagni-Trias; v. a. bei älteren Frauen vorkommende Komb. aus Fettsucht*, Hirsutismus* u. Hyperostose an der Lamina interna des Os frontalis (Hyperostosis frontalis interna); Ätiol. ungeklärt.

Morgen|temperatur f: auch Aufwachtemperatur; syn. Basaltemperatur*.

Morning after pill: s. Interzeption, Nidationshemmer.

Moro-Re|flex (Ernst M., Päd., Heidelberg, 1874–1951; lat. reflectere, reflexus zurückbiegen) m: Umklammerungsreflex; s. Reflexe, frühkindliche.

Morsier-Syn|drom (Georges de M., Neuropathol., Genf, geb. 1894) n: syn. olfaktogenitales Syndrom*.

Mortalität, kindliche (lat. mortalitas das Sterben) f: s. Kindersterblichkeit, Säuglingssterblichkeit.

Mortalität, mütterliche (↑) f: s. Müttersterblichkeit.

Mortalität, peri|natale (↑) f: perinatale Sterblichkeit*.

Mortalität, prä|natale (↑) f: (engl.) prenatal mortality rate; vorgeburtliche Sterblichkeit; s. Abort; Fruchttod, intrauteriner; Totgeburt.

Morula (lat. morum Maulbeere) f: solide kugelige Ansammlung von Blastomeren*; Ergebnis der Furchung* am 3.–4. Tag nach Befruchtung*; Weiterentwicklung zur Blastozyste*.

Mosaik n: (engl.) mosaic; **1.** (genet.) unterschiedl. Zusammensetzung des Genoms in Zellen eines Individuums od. einer Zellkultur, die von einer Ursprungszelle abstammen. M. können durch somat. Mutation* od. durch Verpflanzung von Zellen eines Individuums auf ein anderes entstehen, z. B. bei zweieiigen Zwillingen durch Gefäßanastomosen in der SS (Blutchimären). Bes. häufig scheinen M. in Zus. mit Störungen der Sexualentwicklung vorzukommen; dabei finden sich in versch. Geweben Zellen mit unterschiedl. Anzahl von Geschlechtschromosomen, z. B. bei einem Teil der Zellen normal XX, bei einem anderen Teil X0 (sog. XX/X0-M.); vgl. Ullrich-Turner-Syndrom; **2.** (gyn.) syn. Felderung*.

Mosaik|pleio|tropie (gr. pleion mehr; trepein auf etwas gerichtet) f: s. Pleiotropie.

MPA: Abk. für **M**edroxy**p**rogesteron**a**cetat; s. Gestagene.

M-Scan: syn. Time-motion-Verfahren; s. Ultraschalldiagnostik.

Müller-Arm|lösung (Arthur M., Gyn., Gebh., München, 1863–1926): s. Müller-Handgriff.

Müller-Epi|thel|zyste (gr. epithelein auf etwas wachsen; kystis Blase) f: (engl.) Müller's epithelial cyst; aus versprengten Resten der Müller-Gänge entstehende, klin. meist unauffällige Epithelzyste; vorwiegend in Uterus u. Vagina (75 % aller Vaginalzysten) lokalisiert.

Müller-Gang (Johannes P. M., Physiol., Anat., Berlin, 1801–1858): (engl.) müllerian duct; syn. Ductus paramesonephricus; embryonaler Geschlechtsgang, der zu Beginn des 2. Embryonalmonats aus einer Einsenkung des Zölomepithels seitlich vom Wolff-Gang entsteht; entwickelt sich beim weibl. Geschlecht im oberen Abschnitt zu Fimbrien u. Tuben, durch kaudale Verschmelzung mit dem kontralateralen M.-G. zu Uterus u. oberer Vagina; beim männl. Geschlecht zur gestielten Hydatide (Appendix testis) u. evtl. zum Prostataschlauch (Utriculus prostaticus). Vgl. Müller-Epithelzyste, Müller-Mischtumor.

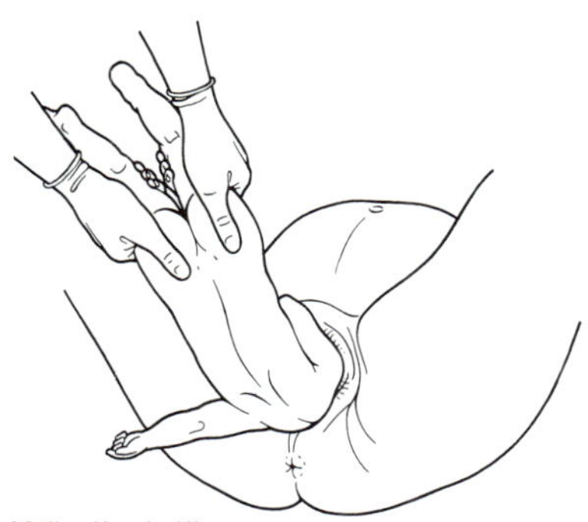

Müller-Handgriff

Müller-Hand|griff (Peter M., Gyn., Bern, 1836–1923): (engl.) Müller's manœuvre; gebh. Handgriff zur Schulter- u. Armlösung bei Beckenendlage* (s. Abb.); Entw. der vorderen Schulter durch starken Zug abwärts, der hinteren Schulter durch starken Zug nach oben; anschl. Veit*-Smellie-Handgriff. Vgl. Manualhilfe.

Müller-Misch|tumor (lat. tumor Geschwulst) m: (engl.) Müller's mixed tumour; maligner Tumor aus epithelialen u. mesenchymalen Komponenten des noch pluripotenten Epithels der Müller-Gänge (s. Abb.); traubenförmiges Wachstum, Lok. meist im Uterus. Vgl. Sarcoma botryoides, Uterussarkome.

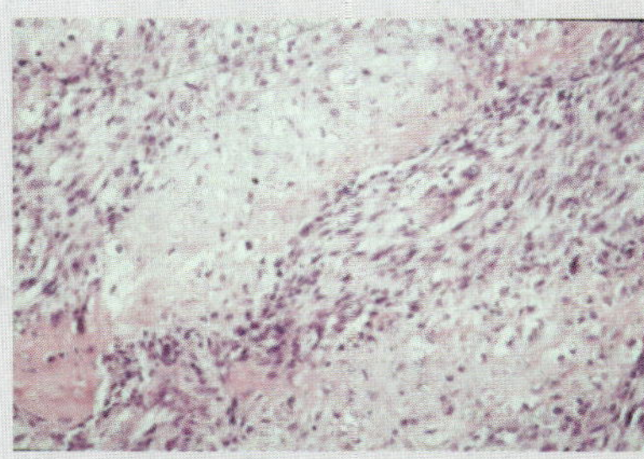

Müller-Mischtumor:
histologischer Schnitt

Münchener Nomen|klatur f: in der Bundesrepublik Deutschland verbindl. Empfehlungen (1998) der Deutschen Gesellschaft für Zytologie für die zytol. Befundwiedergabe. Vgl. Zytodiagnostik.

Mütter|sterblichkeit: (engl.) maternal mortality; Anzahl der Sterbefälle von Frauen an den Folgen von Kompl. der SS, der Entbindung u. des Wochenbetts (s. Abb.); Berechnung i. d. R. auf 100 000 Lebendgeborene; die M. betrug in der Bundesrepublik Deutschland im Jahre 1995 5,4 (1990: 9,1; 1993: 5,2).

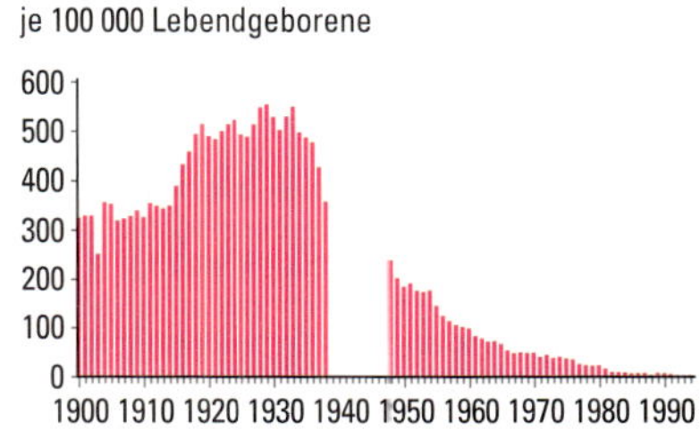

Müttersterblichkeit:
amtliche Statistik von 1900 – 1995

Multi|gravida (lat. multus viel; gravida schwanger) f: Frau, die sechsmal u. häufiger schwanger war. Vgl. Anamnese, geburtshilfliche.

Multi|para (↑; lat. parere gebären) f: Mehrgebärende; Frau, die mehrmals geboren hat, spez. mehr als 5 Kinder. Vgl. Anamnese, geburtshilfliche.

Multi|semie (↑; lat. semen Samen) f: (engl.) multisemia; Bez. für pathol. vergrößertes Ejakulatvolumen (>6 ml). Vgl. Sperma-Untersuchung.

Musculus bulbo|spongiosus (lat. mus Maus) m: **Urspr.:** Centrum tendineum perinei, mediane Raphe an der Unterfläche des Bulbus u. des Corpus spongiosum penis, Sphincter ani ext.; **Ansatz:** Seitenflächen des Corpus cavernosum penis, Membrana perinei, Penisrücken (umgreift bei der Frau den Bulbus vestibuli); **I:** N. pudendus; **F:** Kompression u. Verkürzung der Harnröhre, stoßweise Entleerung bei der Ejakulation.

Musculus de|trusor vesicae (↑) m: dreischichtige Muskulatur der Blasenwand mit inneren u. äußeren Längsfaserzügen u. einer mittleren Zirkulärfaserschicht.

Musculus ischio|cavernosus (↑) m: **Urspr.:** R. ossis ischii; **Ansatz:** Tunica albuginea corporis cavernosi clitoridis (penis); **I:** Nn. perinei; **F:** unterstützt die Erektion* u. beim Mann Ejakulation.

Musculus levator ani (↑) m: die Muskeln beider Seiten bilden eine trichterförmige Platte, die den Beckenausgang verschließen hilft (Diaphragma* pelvis); vorderste Muskelbündel bds. (Levatorschenkel) lassen zw. sich eine Lücke zum Durchtritt von Rektum, (Vagina), Harnröhre: Porta levatoria (sog. Levatortor); **Unterabteilungen: 1.** M. pubococcygeus: Urspr.: Os pubis; Ansatz: Centrum tendineum perinei, Rektum, Sphincter ani ext., Os coccygis, Os sacrum; **2.** M. pubovaginalis (M. levator prostatae): in die Vaginalwand (Prostatafaszie) einstrahlende Fasern des vorigen; **3.** M. puborectalis: Urspr.: Os pubis; Ansatz: schlingenförmig um die Flexura perinealis recti; **4.** M. iliococcygeus: Urspr.: Arcus tendineus m. levatoris ani; Ansatz: Lig. anococcygeum, Os coccygis; **I:** Plexus sacralis; **F:** Trage- u. Haltefunktion für die Beckeneingeweide, Unterstützung des M. sphincter ani.

Musculus sphincter ani externus (↑) m: quergestreift; **1.** Pars subcutanea: Urspr.: Unterhautbindegewebe hinter dem Anus; Ansatz: Haut vor dem Anus, Faszie u. Raphe des M. bulbospongiosus; **2.** Pars superficialis: Urspr.: Steißbein, Lig. anococcygeum; Ansatz: Centrum tendineum perinei; **3.** Pars prof.: vom Centrum tendineum ausgehend schlingenförmig um den Canalis analis des Mastdarms. **I:** Nn. perineales; **F:** willkürl. Verschluß des Canalis analis.

Musculus sphincter urethrae (↑) m: Ringfasern des M. transversus perinei prof. um d. Pars membranacea der Harnröhre: **I:** Nn. perineales; **F:** Verschluß der Harnröhre.

Musculus sphincter vesicae internus (↑) m: glatter, unwillkürl. Schließmuskel der Harnblase am Blasenausgang; Teil des M. detrusor vesicae.

Musculus trans|versus perinei pro|fundus (↑) m: Diaphragma urogenitale; trapezförmige Muskelplatte zw. den beiderseitigen Sitzbein- u. unteren Schambeinästen; **I:** Nn. perineales; **F:** Verschluß des ventrokaudalen Bereichs des Beckenausgangs.

Musculus trans|versus perinei super|ficialis (↑) m: **Urspr.:** Ramus ossis ischii; **Ansatz:** Centrum tendineum perinei; **I:** Nn. perineales.

Muta|gene (lat. mutare verändern; gr. genesis Erzeugung, Entstehung) n pl: (engl.) mutagens; Mutationen auslösende Agenzien, z. B. ionisierende Strahlung (Alphastrahlung stärker als Beta- u. Gammastrahlung), Ultraviolettstrahlung mit einem Maximum um 260 nm (Absorptionsmaximum der DNA), bestimmte chem. Substanzen, Viren u. versch. Arzneimittel (z. B. Zytostatika, Vinca-Alkaloide). Entspr. mutagene Effekte sind experimentell an Mikroorganismen, Zellkulturen u. in Tierversuchen nachgewiesen worden. Somat. Mutationen werden als eine mögliche Urs. der Karzinogenese* angesehen. Vererbbare Veränderungen inf. exogen ausgelöster (induzierter) Mutationen sind beim Menschen bisher nicht beobachtet worden. Vgl. Mutation, Karzinogene.

Mutagenität (↑; ↑) f: (engl.) mutagenicity; Potential eines Agens, eine Mutation* auszulösen.

Mutante (↑) f: (engl.) mutant; Individuum, in dessen Genom mind. ein Gen inf. Mutation* verändert wurde.

Mutation (↑) f: **1.** (genet.) Veränderung des genet. Materials, die ohne erkennbare äußere Urs. (**Spontanmutation**) od. durch exogene Einflüsse (**induzierte M.**) entstehen kann; M. betreffen einerseits Körperzellen (**somatische M.**) u. lassen ein somat. Mosaik* entstehen; sie sind nicht vererbbar u. werden zur Erklärung z. B. der Tumorentstehung u. des Alterungsprozesses herangezogen; andererseits können Keimzellen betroffen sein (**generative M.**), was zu einer erbl. Schädigung des Genträgers führt. Je nach Ausmaß der Veränderung werden numerische u. strukturelle Chromosomenaberrationen*, Punkt- u. Blockmutationen unterschieden; neben dem Austausch einer Purinbase gegen eine andere Purinbase (Transition) od. Pyrimidinbase (Transversion) kann es sowohl zum Verlust (Deletion) als auch Einfügen (Insertion) einzelner Basen bzw. Basensequenzen od. Einbau von anderen Molekülen in die DNA (Rastermutation) kommen. Das Ergebnis einer M. ist die Synthese eines veränderten Genprodukts, das eine Veränderung des Phänotypus* bewirkt; in Extremfällen bleiben sie entw. unbemerkt (stille M.) od. sind nicht lebensfähig (letale M.), bei einer **konditional-letalen M.** macht sich die Veränderung des Genprodukts nur unter best. Wachstumsbedingungen als letaler Effekt bemerkbar; vgl. Mutagene. **2.** (päd.) Bez. für den Stimmwechsel (Stimmbruch) in der Pubertät*.

Mutations|rate (↑): (engl.) mutation rate; syn. Mutationswahrscheinlichkeit; Anzahl der spontanen od. induzierten Mutationen, die sich in einer Stichprobe von Zellen od. Organismen in einer best. Zeitspanne ereignen. Vgl. Mutation.

Mutations|theorie (↑) f: s. Onkogene.

Mutations|wahrscheinlichkeit (↑): syn. Mutationsrate*.

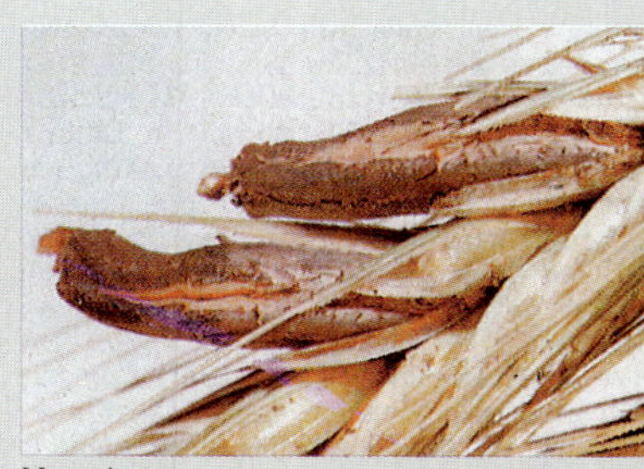

Mutterkorn:
Roggenähre, in der sich Sklerotien von Claviceps purpurea entwickelt haben

Mutter|band: (engl.) ligament of the uterus; **1.** breites M.: Ligamentum* latum uteri; **2.** rundes M.: Ligamentum* teres uteri.

Mutter|korn: Secale cornutum; bis 35 mm langes, schwärzl.-violettes Dauermyzel des Schlauchpilzes Claviceps purpurea (Familie Clavivipitaceae), das v. a. auf Roggen parasitiert u. als gebogener Zapfen (Sklerotium) anstelle des Roggenkorns aus den Spelzen hervordrängt (s. Abb.); **Inhaltsstoffe:** über 30 Alkaloide, darunter Säureamidalkaloide (z. B. Ergometrin) u. Peptidalkaloide (z. B. Ergotamin, Ergotoxin), fettes Öl, Farbstoffe, Amine, Ergosterol; **Verw.:** seit der Antike Verw. der Alkaloide zur Gebh. u. als Abortivum; im Mittelalter häufig epidemieartige Massenerkrankungen durch mit M. verunreinigtes Brotgetreide (sog. Sankt-Antonius-Feuer od. Kribbelkrankheit). Vgl. Ergotalkaloide.

Mutter|korn|alkaloide n pl: syn. Ergotalkaloide*.

Mutter|kuchen: Plazenta*.

Mutter|milch: (engl.) breast milk; das während der Laktationsperiode von der weibl. Brustdrüse abgesonderte Sekret; enthält z. B. die Inhibine Lysozym, Laktoferrin, Neuraminsäure u. spezif. Immunglobuline (v. a. IgA), wodurch die verminderte Anfälligkeit gestillter Kinder gegenüber Inf. u. Allergenen erklärt wird; durchschnittl. **Zusammensetzung:** s. Tab. 1; während der SS kommt es unter dem Einfluß plazentarer Hormone (Östrogene, Progesteron, HPL) u. von Prolaktin zum Wachstum des Drüsenparenchyms, die Drüsenzellen enthalten zunehmend Fetttröpfchen. Die Laktation* beginnt jedoch erst nach Wegfall der von den plazentaren Hormonen ausgehenden Hemmung (Lösung der Plazenta). In den ersten Tagen nach der Geburt wird das Kolostrum*, nach einer Übergangsperiode (transitorische M., Übergangsmilch) vom 10.–15. (selten 21.) Tag die reife M. produziert. Der eigentl. Milcheinschuß (ab dem 3.–4. Wochenbettag) erfolgt unter dem Einfluß von Oxytocin*. Der physiol. Reiz für das Ingangbleiben der Milchsekretion ist der Saugreiz bei möglichst völliger Entleerung der Milchdrüsen. In die M. können versch. Schadstoffe (Genuß- u. Umweltgifte) u. Medikamente (s. Tab. 2, S. 186) übergehen; ihre Milchgängigkeit ist u. a. abhängig von Löslichkeit, Proteinbindung, Lipophilie u. Ionisationsgrad der Substanz. Bei Arzneimitteln liegen die in der M. auftretenden Konz. unterhalb der Wirksamkeitsgrenze u. sind i. d. R. für den Säugling unschädlich. Es besteht jedoch die Gefahr der Kumulation, weshalb die Einnahme von Medikamenten während der Stillzeit mit dem Kinderarzt abgesprochen werden sollte; ggf. ist das Stillen* zu unterbrechen. Vgl. Abstillen, Kuhmilch.

Muttermilch Tab. 1

Bestandteil	Durchschnittliche Menge in g/100 ml	Schwankungsbreite in g/100 ml
Proteine	1,5	0,7 – 2,0
Casein	0,4	
Laktalbumin	0,4	
Laktoglobulin (Immun-(antikörper)	0,7	
Fette	4,5	1,3 – 8,2
Kohlenhydrate	7,0	4,5 – 9,5
Asche (Salze)	0,2	
Vitamin A	ca. 0,04	
Ascorbinsäure	ca. 0,005	

Der Nährwert der Muttermilch schwankt zwischen 188 kJ (≙ 45 kcal) und 502 kJ (≙ 120 kcal), der Durchschnittswert liegt bei 314 kJ (≙ 75 kcal) pro 100 ml.

Mutter|milch|ikterus (gr. ikteros Gelbsucht) m: (engl.) breast milk jaundice; bei 0,5 – 5 % aller reifen Neugeborenen zw. dem 4. u. 7. Lebenstag auftretender u. bis zur 3. Wo. anhaltender Ikterus mit Vermehrung von indirektem Bilirubin*; nur selten behandlungsbedürftig; **Pathophysiol.:** kompetitive Hemmung der Glukuronyltransferase entweder durch 5-β-Pregnan-3-α,20-β-diol od. unveresterte lange Fettsäuren, die in der Muttermilch enthalten sind; rapider Abfall der Bilirubinkonzentrationen bei Unterbrechung der Muttermilchernährung für 2 – 4 Tage. Vgl. Icterus neonatorum.

Mutter|mund: (engl.) cervix; Abk. MM; **äußerer MM:** Ostium uteri; **innerer MM:** Orificium internum canalis isthmi.

Mutter|mund|spasmus (gr. spasmos Krampf) m: s. Zervixdystokie.

Mutter|paß: (engl.) co-operation record card; Dokument, in das administrative u. med. Basisinformationen über die Mutter (insbes. anamnest. u. aktuelle Risiken), den Schwangerschaftsverlauf, die Ergebnisse der Vorsorgeuntersuchungen nach den Mutterschaftsrichtlinien*, den Ablauf der Geburt* u. Angaben über das Neugeborene eingetragen werden. Vgl. Schwangerenvorsorge, Neugeborenes.

Mutterschaft: (engl.) maternity; Bez. für die Zeit der Schwangerschaft* u. nach der Entbindung; **Sonderform:** sog. gespaltene M.: s. Embryonenschutzgesetz. Vgl. Schwangerenvorsorge, Erziehungsurlaub.

Mutterschafts|feststellung: (engl.) ascertainment of maternity; s. Abstammungsbegutachtung.

Mutterschafts|geld: (engl.) maternity allowance; an in der gesetzl. Krankenversicherung (Abk. GKV) versicherte erwerbstätige Frauen für die Zeit der im Mutterschutzgesetz* geregelten Schutzfrist* (§ 200 RVO, §§ 13 u. 14 Mutterschutzgesetz) durch die Krankenkasse als Lohnersatzleistung erbrachte Beträge; höchstens DM 25 pro Kalendertag. Der Anspruch auf M. ruht, wenn u. soweit Arbeitsentgelt gezahlt wird. Bei nicht in der GKV versicherten erwerbstätigen Frauen wird das M. aus Bundesmitteln gezahlt, höchstens jedoch insgesamt DM 400. Den Unterschiedsbetrag zw. dem M. u. dem um die gesetzl. Abzüge verminderten durchschnittl. kalendertäglichen Arbeitsentgelt trägt für den Zeitraum der gesetzl. Schutzfristen der Arbeitgeber; bei Frauen, deren Arbeitsverhältnis während der Mutterschutzfristen endet od. zulässig aufgelöst wird, wird dieser Zuschuß aus Bundesmitteln getragen. Versicherte, die keinen Anspruch auf M. haben (insbes. Familienversicherte), erhalten nach der Entbindung ein Entbindungsgeld von DM 150 (§ 200 b RVO). Wer keine od. keine volle Erwerbstätigkeit ausübt, hat ferner Anspruch auf Erziehungsgeld*; zu zahlendes M. wird hierauf angerechnet.

Mutterschafts|hilfe: Leistungen der gesetzl. Krankenversicherung bei Mutterschaft* nach

§§ 195–200 b RVO; umfaßt u. a. ärztl. Betreuung (entspr. den Mutterschaftsrichtlinien*) u. Hebammenhilfe*, Versorgung mit Arznei-, Verband- u. Heilmitteln, Pflege in einer Kranken- od. Entbindungsanstalt (längstens für 6 Tage nach der Entbindung), Betreuung durch Hauspflegerinnen sowie ein während der Schutzfrist* gezahltes Mutterschaftsgeld* bzw. Entbindungsgeld.

Mutterschafts|richtlinien: Richtlinien des Bundesausschusses der Ärzte u. Krankenkassen über die ärztl. Betreuung während der SS (s. Schwangerenvorsorge) u. nach der Entbindung. Nach den M. in der Fassung vom 10.12.1985 (letzte Änderung 1996) umfaßt die ärztl. Betreuung in der SS als Regelleistung der gesetzl. Krankenversicherung (§ 92 SGB V u. § 196 RVO): **1.** Feststellung der SS, Untersuchungen (u. a. gyn. Untersuchung, insbes. Feststellung von Fundusstand* u. Kindslage*, Messung von Blutdruck u. Körpergewicht*, Urinuntersuchung, Hb-Bestimmung, Ultraschalldiagnostik*) u. Beratungen (Ernährungshinweise einschl. Hinweis auf mögl. Gefährdung des Feten durch Alkohol u. Nicotin* sowie best. Medikamente, Beratung über die Risiken einer HIV-Infektion bzw. Erkr. an AIDS, ggf. genetische Beratung*, psychoprophylakt. Geburtsvorbereitung* usw.) überwiegend im Abstand von vier, in den letz-

Muttermilch Tab. 2

Medikamente während Schwangerschaft und Stillzeit

Medikament	Wirkungen auf den Embryo bzw. Säugling, Hinweise für die Medikation
Chemotherapeutika	
Sulfonamide	Risiko der Hyperbilirubinämie
Nitrofurantoin, Nalidixinsäure	Gefahr der akuten Hämolyse bei Glukose-6-phosphat-Dehydrogenasemangel (selten!)
Metronidazol	hohe Milchspiegel – während Kurzzeitbehandlung Stillen unterbrechen
Antibiotika	
Penicillin G, Ampicillin	Sensibilisierung, Keimverschiebung, Entwicklung resistenter Keime
Tetracycline	Bildung von Kalziumkomplexen führt zu Verfärbung der Nägel und später des Milch- u. bleibenden Gebisses, reversible Wachstumshemmung
Chloramphenicol	sog. graue Babys
Aminoglykoside	in höheren Dosen Ototoxizität
Hormone	
orale Kontrazeptiva	Gynäkomastie bei Knaben und Vaginalepithelproliferation bei Mädchen möglich
Cortison	nur bei zwingender Indikation verabreichen
Psychopharmaka, Hypnotika	Sedierung, hypnotische Zustände
Sedativa	Muskelhypotonie
Antikonvulsiva	
Phenytoin, Phenobarbital	geringer Übergang in die Milch – erlaubt
Valproinsäure	leicht milchgängig – vermeiden
Carbamazepin	noch nicht genügend abgeklärt
Diuretika	lange Halbwertzeit – Gefahr der Kumulation Hypokaliämie, Thrombozytopenie Bradykardie, Blutdruckabfall
Antihypertensiva	
Reserpin	Hypersekretion der Nasenschleimhaut, Störung der Wärmeregulation, Lethargie, Depression
Antikoagulanzien	
Cumarine	Blutungsgefahr
Heparin	erlaubt, da nicht milchgängig
Analgetika, Antipyretika, Antiphlogistika	
Pethidin, Opiate	vereinzelte Applikationen erlaubt
Salicylate	dosisabhängige Gerinnungsstörungen
Ergotamin	Erbrechen, Diarrhoe
Methylergometrin	erlaubt
Thyreostatika	Gefahr der Kropfentwicklung
Abführmittel	resorbierbare Laxanzien vermeiden
Vitamin-D-haltige Präparate	bei gleichzeitiger Rachitisprophylaxe Gefahr der Hyperkalzämie

ten beiden Schwangerschaftsmonaten von zwei Wo.; **2.** Erkennung u. Überwachung einer Risikoschwangerschaft* bzw. Risikogeburt; **3.** serol. Untersuchungen: Abklärung pränataler Inf. (Syphilis, Röteln, im Verdachtsfall weitere Inf.), Best. des Rhesusfaktors (Morbus* haemolyticus fetalis?) u. der Blutgruppe, Antikörpersuchtest*; **4.** blutgruppenserol. Untersuchungen nach Geburt od. Fehlgeburt u. ggf. Anti*-D-Prophylaxe; **5.** Untersuchungen u. Beratungen der Wöchnerin (bis 8 Wo. nach der Entbindung); **6.** Verordnung von Medikamenten, Verband- u. Heilmitteln; **7.** Ausstellen eines Mutterpasses. Vgl. Kinderfrüherkennungsuntersuchungen, Mutterschutzgesetz.

Mutterschafts|urlaub: frühere Bez. für Erziehungsurlaub*.

Mutterschafts|vorsorge: s. Schwangerenvorsorge.

Mutter|schutz|gesetz: „Gesetz zum Schutze der erwerbstätigen Mutter" in der Fassung vom 18.4.1968 (BGBl. I S. 315; letzte Änderung 1997), das den arbeitsrechtl. Schutz von berufstätigen Frauen in der SS u. nach der Entbindung sichert; es gilt für Arbeiterinnen, Angestellte, Heimarbeiterinnen u. Auszubildende. Für Beamtinnen, Soldatinnen u. weibl. Sanitätsoffiziere bestehen durch Bundes- u. Ländergesetze analoge Regelungen. Das M. enthält Schutzfristen, in denen ein Beschäftigungsverbot vor u. nach der Entbindung besteht. Weitere Beschäftigungsverbote bei Schwangeren od. Stillenden betreffen Arbeiten, die mit besonderen körperl. Belastungen (schwer Heben od. Tragen, ständig Stehen, ungünstige Körperhaltung, Akkord usw.) od. mit schädl. Einwirkungen (gesundheitsgefährdende Stoffe, Strahlen, Staub, Hitze, Kälte, Erschütterungen usw.) verbunden sind. Das M. regelt Fragen der Arbeitsplatzgestaltung, der Arbeitszeiten, ein Kündigungsverbot während der SS u. bis zum Ablauf von vier Monaten nach der Entbindung sowie die Verpflichtung zur frühzeitigen Mitteilung der SS an den Arbeitgeber. Im Anschluß an das Beschäftigungsverbot nach der Entbindung besteht ein Anspruch auf Erziehungsurlaub*. In der gesetzl. Krankenversicherung versicherte Frauen erhalten Leistungen der Mutterschaftshilfe*. Sie sind zur Durchführung notwendiger Untersuchungen (Schwangerenvorsorge*) sowie zum Stillen* (sog. Stillzeit) von der Arbeit freizustellen. Während der Schutzfrist* wird ein Mutterschaftsgeld* gezahlt.

My|atonia con|genita (gr. mus Muskel, Maus; a- ohne, nicht; tonos Spannung) f: s. Floppy infant.

Myco|plasma (gr. mykes, myketos Pilz; plasma Gebilde) n: Gattung zellwandloser Bakterien der Fam. Mycoplasmataceae; häufiges Vork. der Arten Mycoplasma pneumoniae (pathogen) sowie M. hominis u. Ureaplasma urealyticum (Kommensalen im Genitalbereich, fakultativ pathogen); **M. hominis:** Auslöser von Entz. des kleinen Beckens, Fieber p. p. bzw. nach Abort*; **Ureaplasma urealyticum:** Auslöser einer Urethritis*.

Myco|plasma hominis (↑; ↑) f: s. Mycoplasma.

Myelo|schisis (gr. myelos Mark, Rückenmark; schisis Spalte) f: s. Spina bifida.

Myko|plasmen (gr. mykes, myketos Pilz; plasma Gebilde) n pl: s. Mycoplasma.

Myom (lat. mus Maus) n: (engl.) myoma; benigner mesenchymaler Tumor, der überwiegend aus Muskelfasern besteht; **Formen: 1.** Leiomyom (Myoma laevicellulare): aus glatten Muskelfasern bestehendes M., das einen scharf abgegrenzten, oft nodulären Tumor bildet; Vork. z. B. als Myoma* uteri; **2.** Fibromyom: aus Muskelfasern u. viel Bindegewebe bestehend; Vork. z. B. in der Vagina (s. Vaginaltumoren); **3.** Rhabdomyom (Myoma striocellulare): von der quergestreiften Muskulatur ausgehend, selten.

Myoma uteri (↑) n: Uterusmyom; Myom* (Leiomyom, Fibromyom, auch Adenomyom; s. Abb. 1) des Uterus* mit östrogenabhängigem Wachstum (nach dem Klimakterium* oft Spontanrückbildung), oft multipel auftretend (sog. Uterus myomatosus); **Vork.:** bei ca. 20 % aller Frauen nach dem 30. Lj.; **klin. Einteilung** (s. Abb. 3): **1.** Lok.: meist Korpusmyom, seltener Zervixmyom; **2.** Wachstumsrichtung: **a)** intramural (innerh. der Muskelwand); **b)** submukös (in Richtung Uterushöhle); **c)** subserös (Außenschicht, unter der Serosa; s. Abb. 2); **d)** intraligamentär (zw. den beiden Blättern des Ligamentum* latum uteri); **Pathol./Anat.:** in ca. 30 % der Fälle sekundäre gutartige Veränderungen des Myomgewebes; Erweichung (Durchsetzung mit kavernösen Bluträumen, ödematöse u. myxomatöse Veränderungen, fettige Degeneration, Nekrose), seltener Verhärtung (Verkalkung, Fibrosierung); **Sympt.:** nur z. T. verlängerte bzw. verstärkte Menstruation*, u. U. Metrorrhagie* (Folge: sek. Anämie), Dysmenorrhoe*; Drucksymptome im Bereich der Nachbarorgane (u. a. Miktionsbeschwerden, Pollakisurie, Obstipation, selten Ileus), Schmerzen (bes. bei submukösem Myom); in der SS häufig vorübergehende Größenzunahme mit erhöhter Neigung zu regressiven Veränderungen; erhöhte Abortgefahr, u. U. Geburtshindernis*; **Diagn.:** bimanuelle Untersuchung*, Ultraschalldiagnostik*; **Ther.:** bei Symptomfreiheit zunächst evtl. Abwarten mit regelmäßigen Kontrolluntersuchungen; ansonsten **1.** operativ (Myomenukleation*, transzervikale Myomresektion*, Hysterektomie*); **2.** hormonal (Gestagene, Antiöstrogene, evtl. präoperativer Einsatz von GnRH*-Agonisten). **Cave:** das intraligamentäre M. u. hat u. U. keine Verbindung mehr zum Uterus (DD: Ovarialtumor); daher erschwerte Operationssituation (insbes. bei laparoskop. Myomenukleation);

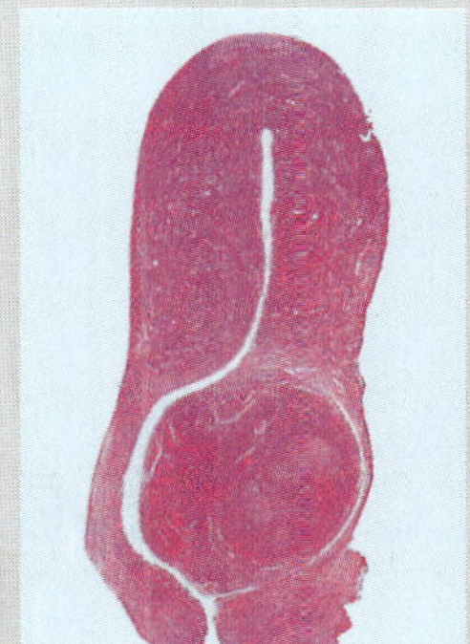

Abb. 1
Myoma uteri:
histologischer Großflächenschnitt durch den ganzen Uterus und die Portio; in der Zervix erkennt man einen kugelförmigen Leiomyomknoten, der die Zervixlichtung seitlich komprimiert und verdrängt.

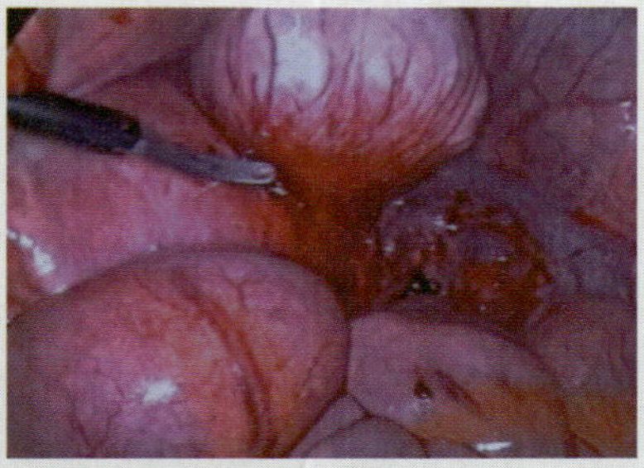

Abb. 2
Myoma uteri:
laparoskopische Abtragung eines gestielten subserösen Myoms

Kompl.: Stieldrehung* (bei subserösem Myom), sept. Nekrose mit Fieber u. eitrigem Fluor* genitalis (bei submukösem Myom), Übergang in Myosarkom* (sehr selten; ‹0,1 %).

Myom|e|nukleation (↑; lat. enucleare entkernen) f: (engl.) myomenucleation; sog. konservative Myomoperation; Ausschneidung bzw. Ausschälung eines od. mehrerer Myomknoten, heute v. a. endoskop. (mittels Laparoskopie* od. Hysteroskopie*) durchgeführt. Die Ind. zur M. ist insbes. bei Pat. mit Kinderwunsch großzügig zu stellen (Gefahr der Uterusruptur* bei eintretender SS).

Myo|metritis (↑; gr. metra Gebärmutter) f: syn. Metritis; Entz. der Gebärmuttermuskulatur, **Vork.** i. R. einer Endomyometritis (s. Endometritis).

Myo|metrium (↑; ↑) n: Muskelschicht der Gebärmutterwand; s. Uterus.

Myom|re|sektion, trans|zervikale (↑) f: transzervikale Abtragung eines submukösen Myoma* uteri mit einer Resektionsschlinge als organerhaltende Ther. bei rezidiv. Blutungsstörungen bzw. Patientinnen mit Sterilität* (s. Abb.).

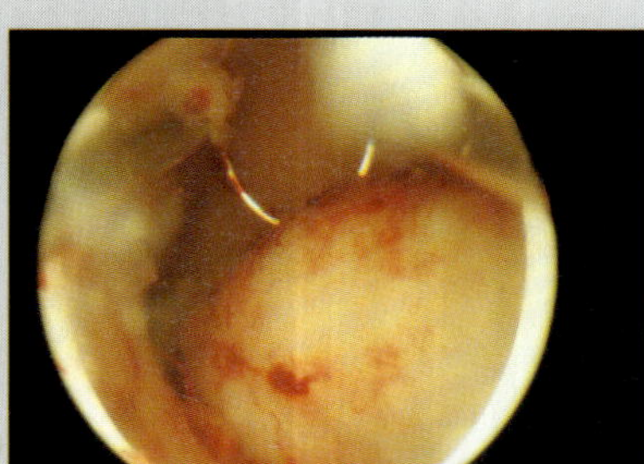

Myomresektion, transzervikale

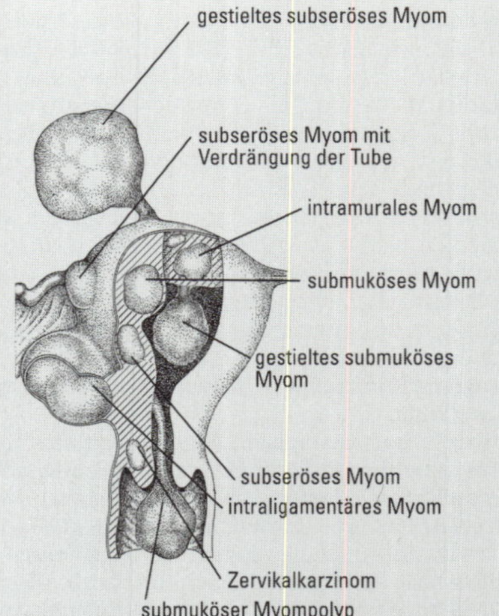

Abb. 3
Myoma uteri:
verschiedene Myomtypen und Myomlokalisationen

Myo|sarkom (↑; gr. sarx, sarkos Fleisch) n: (engl.) myosarcoma; maligner mesenchymaler Tumor des quergestreiften bzw. glatten Muskelgewebes (s. Abb.); **1.** das äußerst seltene (juvenile od. adulte) Rhabdomyosarkom; **2.** das häufigere, meist primär maligne Leiomyosarkom. **Cave:** schnell wachsende Uterustumoren sind sarkomverdächtig; meist Zufallsbefund. Vgl. Myoma uteri.

Myx|ödem, kon|genitales (gr. myxa Schleim; oidema Schwellung) n: (engl.) congenital myxoedema; i. R. eines Kretinismus* auftretendes Myxödem.

Myx|oma, peritonei (↑) n: syn. Pseudomyxoma* peritonei.

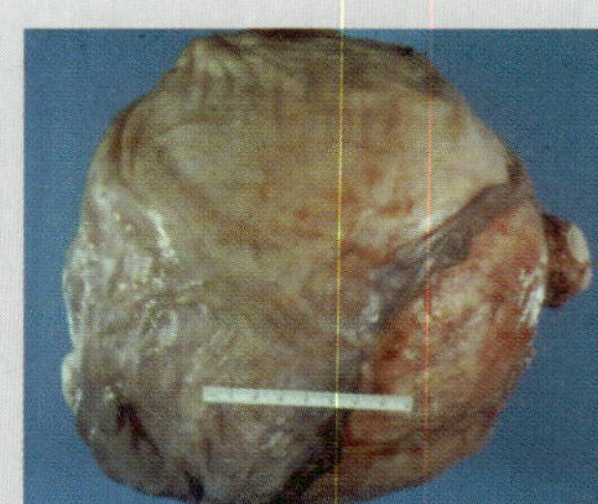

Myosarkom:
makroskopisches Präparat

N

N.: (anat.) Abk. für **N**ervus, **N**erv.

Nabel: (engl.) navel; Umbilicus, Umbo, Omphalos; rundl. Vertiefung, in deren Grund der Rest des Nabelschnuransatzes als eine kl. Papille zu erkennen ist; liegt in einer ausgesparten Lücke der Linea alba, dem Annulus umbilicalis.

Nabel|an|omalien (gr. anomaļia Ungleichheit) f pl: (engl.) umbilical anomalies; angeb. Störungen im Bereich des Nabels; meist harmlos, da sie i. d. R. den Nabelverschluß nicht verhindern. Beim **Hautnabel** umfaßt die Bauchhaut röhrenförmig den Anfang der Nabelschnur, so daß nach ihrem Abfall die Wunde auf der Höhe eines Stumpfes liegt. Beim **Amnionnabel** greift die Amnionhülle der Nabelschnur auf die Bauchhaut über, so daß nach Abfall des Nabelschnurrests ein runder Hautdefekt entsteht, der durch Granulation abheilt.

Nabel|blutung: (engl.) umbilical haemorrhage; Omphalorrhagie; Blutung aus den Nabelgefäßen inf. Lockerung der Unterbindung od. Blutung aus dem Nabelgrund bzw. Nabelgranulom* nach Abfall des Strangrests, klin. meist unbedeutend; stärkere N. bei hämorrhag. Diathese, Sepsis, konnataler Syphilis.

Nabel|bruch: (engl.) umbilical hernia; durch den Annulus umbilicalis (Bruchpforte) hindurchtretende, bis kopfgroße Hernie der Bauchwand im Bereich des Nabels; begünstigender Faktor ist z. B. Fettsucht*; **Formen: 1.** beim Neugeborenen meist kleiner N., z. B. inf. von Persistenz der physiol. Nabelhernie, Heilungsstörungen der Nabelwunde, starker Beanspruchung der Bauchpresse (Schreien, Husten usw.); **2.** im Erwachsenenalter vorwiegend bei Frauen zw. dem 40. u. 50. Lj. auftretender, häufig mehrkammeriger N. mit Verwachsungen des Bruchinhalts (Netz, Dünn- u. Dickdarm) u. Irreponibilität (Hernia accreta); **3.** postop. Kompl. nach Laparoskopie* (ungenügend versorgte Einstichstelle im Nabelbereich); **Ther.:** im Neugeborenenalter zunächst Heftpflasterverband mit Druckpolster (spontane Rückbildung im 1. Lj. mögl.); beim Erwachsenen i. d. R. op., bei Risikopatienten evtl. korsettartige Bandage; **DD:** paraumbilikale Hernie. Vgl. Nabelschnurbruch.

Nabel|diphtherie (gr. diphthẹra Haut, Membran) f: (engl.) umbilical diphtheria; Diphterieinfektion bei Neugeborenen mit fibrinösem Belag auf der geröteten Nabelwunde; hohe Mortalität; aufgrund der verbreiteten Schutzimpfung u. dem Übergang mütterl. Antikörper auf das Kind selten.

Nabel|entzündung: (engl.) omphalitis; Omphalitis; Entz. des Nabels u. der Umgebung, u. U. mit Ulzeration (Ulcus umbilici) u. Gangrän benachbarter Bauchdeckenpartien; **Err.:** v. a. Staphylococcus aureus; evtl. Ausgangspunkt einer Neugeborenensepsis*; **Ther.:** Antibiotika.

Nabel|fistel (lat. fịstula Röhre) f: (engl.) umbilical fistula; Fistula umbilicalis; angeborene (z. B. Fistula omphaloenterica) od. erworbene (z. B. nach Nabelentzündung*), komplette od. inkomplette Fistel zw. Nabel u. Ileum. Vgl. Ductus omphaloentericus.

Nabel|granulom (lat. granum Kern) n: (engl.) umbilical granuloma; Fungus umbilicalis; pilz- od. knopfförmige, etwa erbsengroße Wucherung von Granulationsgewebe am Nabel des Neugeborenen nach Abstoßung des Nabels; Infektionsgefahr; **Ther.:** Ätzung mit $AgNO_3$.

Nabel, nässender: (engl.) draining umbilicus; Sekretion der Nabelwunde bei ausbleibender Epithelisierung innerhalb von 2–3 Wo. nach Nabelschnurabfall; **Urs.:** Nabelentzündung, -granulom, -fistel.

Nabel|ring: Annulus* umbilicalis.

Nabel|schnur: (engl.) umbilical cord; (anat.) Funiculus umbilicalis, Nabelstrang; geht hervor aus dem Haftstrang od. Bauchstiel, führt vom Nabel des Kindes zur fetalen Seite der Plazenta*; ca. 50–60 cm lang, meist spiralig gedreht, außen vom Amnion* überzogen. Die N. enthält drei Gefäße (s. Abb.): Die beiden Aa. umbilicales (Fortsetzungen der Äste der Aa. iliacae internae, führen kindl. Blut durch die N. zur Plazenta) u. eine V. umbilicalis (führt das Blut von der Plazenta zum Kind; die zweite, re. Vene bildet sich bereits im ersten Embryonalmonat zurück). Die Gefäße sind eingebettet in die Wharton*-Sulze. Die N. enthält ferner Reste der Allantois* u. des Dottergangs. Vgl. Insertio, Blutkreislauf.

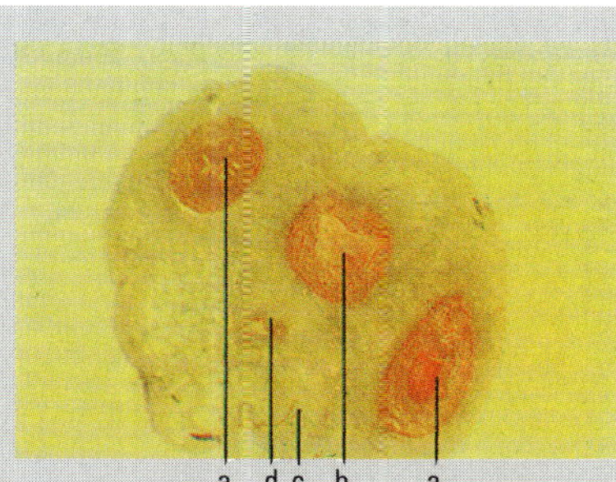

Nabelschnur:
histologischer Schnitt (Eosin Phosphormolybdänsäure-Methylenblau-Färbung) a: Aa. umbilicales; b: V. umbilicalis; c: Ductus allantoicus; d: Rest des Ductus omphaloentericus

Nabel|schnur|bruch: (engl.) omphalocele; syn. Omphalozele, Exomphalos, Hernia funiculi umbilicalis; angeb. Hemmungsfehlbildung der Bauchdecke mit Vorfall von Baucheingeweiden (meist Dünn- u. Dickdarm, Teile der Leber) durch den Nabelring in den Nabelschnuransatz (s. Abb. S. 190), häufig in Komb. mit weiteren (extraabdominalen) Fehlbildungen; **Ther.:** in Abhängigkeit von der Größe Reposition od. op. Bauchhöhlenerweiterungsplastik; **cave:** Peritonitis bei Mumifikation des Nabelschnurrests. Vgl. Nabelbruch.

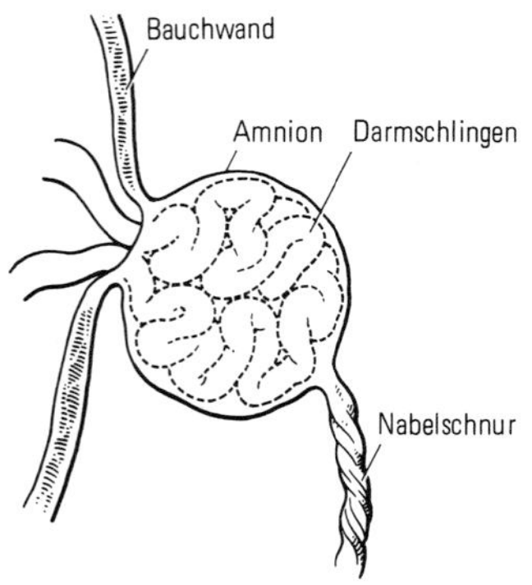

Nabelschnurbruch:
Schema der anatomischen Verhältnisse

Nabel|schnur|geräusch: (engl.) umbilical cord souffle; auskultator. zischendes Geräusch synchron mit den kindl. Herztönen über dem Abdomen der Schwangeren; entsteht durch Erschwerung der Blutströmung in den Nabelschnurgefäßen, u. a. bei Nabelschnurumschlingung* u. Nabelschnurknoten*.

Nabel|schnur|knoten: (engl.) umbilical cord knot; **Formen** (s. Abb.): **1.** wahre N.: meist nicht sehr feste, durch echte Schlingenbildung entstehende Knoten v. a. bei zu langer Nabelschnur* od. bei Hydramnion*; führen u. U. zu Nabelschnurkomplikationen*; **2.** falsche N.: entstehen durch knäuelförmige Schlingenbildung der Gefäße od. (seltener) durch umschriebene Verdickungen der Wharton*-Sulze.

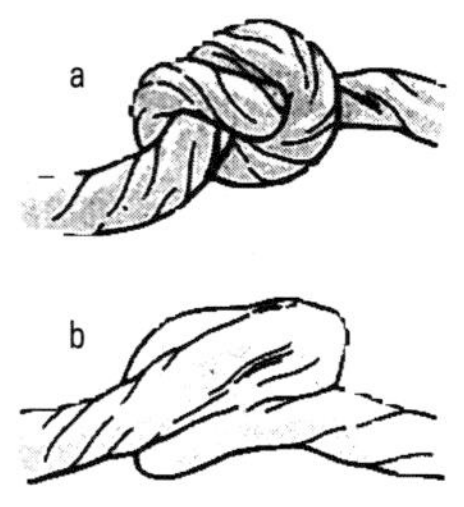

Nabelschnurknoten:
a: wahrer Nabelschnurknoten; b: falscher Nabelschnurknoten (Schlingenbildung der Gefäße)

Nabel|schnur|komplikationen f pl: (engl.) umbilical cord complications; **1.** Nabelschnurvorliegen*; **2.** Nabelschnurvorfall*; **3.** Nabelschnurumschlingung* des Feten, u. U. mit Bildung wahrer Nabelschnurknoten*; **4.** Anomalien des Nabelschnuransatzes an der Plazenta (s. Insertio); mögl. **Folgen:** intrauterine Hypoxie u. Azidose (vgl. Fetal distress); bei krit. Zustand ggf. intrauterine Reanimation* bzw. operative Entbindung*.

Nabel|schnur|umschlingung: (engl.) loops of the umbilical cord; häufig vorkommende Umschlingung der Frucht (Kopf, Hals, Arme, Schultern, Beine; s. Abb.) durch die (meist zu lange) Nabelschnur* od. bei Hydramnion*; mögl. Urs. für eine drohende intrauterine Hypoxie (feste Nabelschnurumschlingung um den Hals). Vgl. Fetal distress; Nabelschnurkomplikationen.

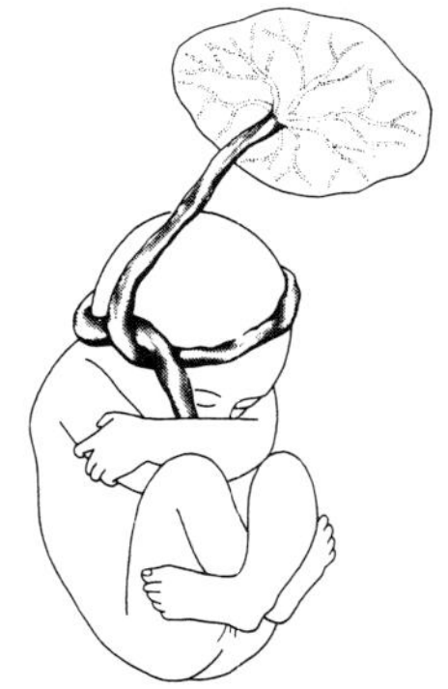

Nabelschnurumschlingung

Nabel|schnur|vorfall: (engl.) umbilical cord prolapse; Omphaloproptosis; gefährl. Nabelschnurkomplikation, wobei eine od. mehrere Nabelschnurschlingen nach dem Blasensprung* vor dem vorangehenden Teil des Kindes eingeklemmt werden (s. Abb.); **Urs.:** mangelhafter Abschluß des unteren Uterinsegments durch den vorliegenden Teil (enges Becken, Fußlage, Querlage u. a.).

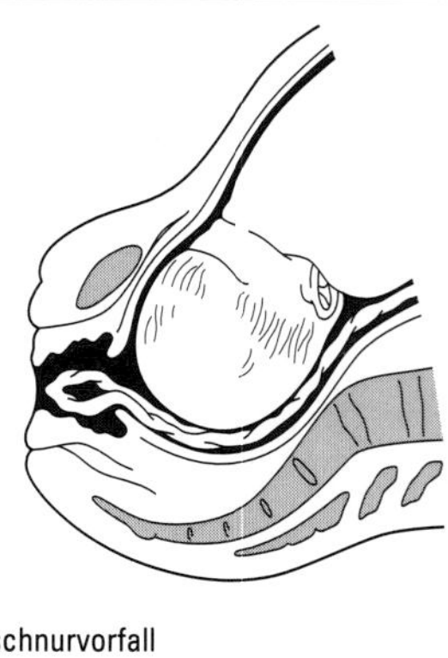

Nabelschnurvorfall

Nabel|schnur|vorliegen: (engl.) presenting umbilical cord; bei erhaltener Fruchtblase vor od. neben dem vorliegenden Teil zu tastende Nabelschnurschlinge (s. Abb.), geht nach Blasensprung* leicht über in Nabelschnurvorfall*.

Nabel|schnur|zeichen: (engl.) umbilical cord signs; gebh. Zeichen zur Orientierung über den Stand der Plazentalösung*; **1. Ahlfeld-N.:** Vorrücken

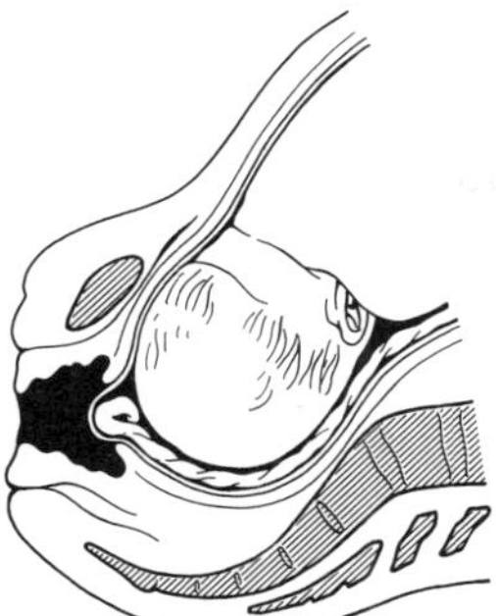

Nabelschnurvorliegen

des an der Grenze der Vulva angelegten Nabelschnurbandes mit fortschreitender Lösung; die Plazenta ist gelöst, wenn die Entf. zw. Vulva u. Bändchen ca. 10 cm beträgt; **2. Küstner-N.:** bei tiefem Eindrücken oberh. der Symphyse zieht sich die Nabelschnur vaginalwärts zurück, wenn die Plazenta noch nicht gelöst ist; **3. Strassmann-N.:** sog. Telegraphenzeichen; bei noch festsitzender Plazenta übertragen sich leichte Klopfbewegungen im Bereich des Uterusfundus über das fetale Blut auf die Nabelschnur. Vgl. Schröder-Zeichen.

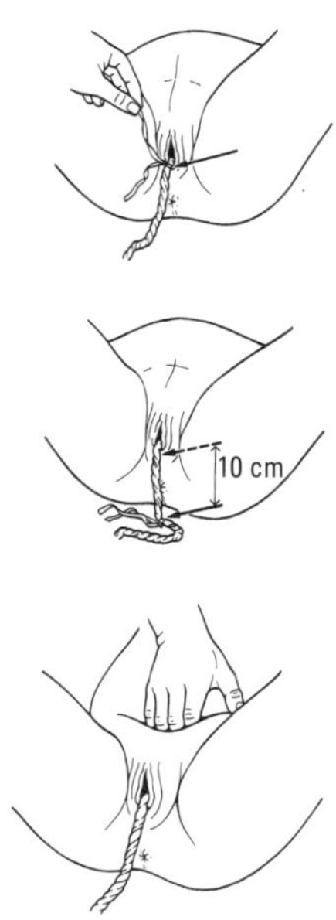

Nabelschnurzeichen:
oben u. Mitte: Ahlfeld-Nabelschnurzeichen; unten: Küster-Nabelschnurzeichen

Nabel|sinus (lat. sinus Krümmung, Ausbuchtung) m: Bez. für die Persistenz des umbilikalen Gangendes des Ductus* omphaloentericus; wird durch den intraabdominalen Druck nach außen gestülpt u. sieht himbeerartig aus.

Nabel|strang: s. Nabelschnur.

Naboth-Eier (Martin N., Anat., Leipzig, 1675–1721): Ovula* Nabothi.

Nach|blutung: (engl.) secondary haemorrhage; **1.** (chir.) postop. lokale od. diffuse Einblutung in eine chir. gesetzte Wunde inf. unversorgter (während der Op. häufig nicht blutender) Gefäße, abgerutschter Gefäßunterbindung (häufig Adnexstümpfe), Gerinnungsstörungen, postop. Blutdruckanstiegs, Tachykardie; **Diagn.:** Kontrolle der Drainage, Blutbild, Gerinnungsstatus, Ausscheidungskontrolle, Sonographie; **Ther.:** Reintervention; **2.** (gebh.) nach Geburt od. Abort über die normale Nachgeburtsblutung* hinausgehende Blutung, als Frühblutung inf. einer Atonia* uteri od. Plazentaresten*, als Spätblutung inf. zurückgebliebener Plazentateile u. Entz.; **3.** (gyn.) postmenstruelle Blutung*.

Nach|geburt: s. Plazenta.

Nach|geburts|blutung: (engl.) postpartum haemorrhage; physiol. Blutung in der Nachgeburtsperiode*, normal ca. 250–500 ml. Vgl. Nachblutung, Rißblutung.

Nach|geburts|periode f: (engl.) postpartum period; auch Plazentarperiode; beginnt mit Geburt des Kindes u. endet mit Ausstoßung und der Plazenta. Nach Beendigung der N. wird die Entbundene als Wöchnerin bezeichnet. Vgl. Plazentalösung, Postplazentarperiode.

Nach|geburts|wehen: s. Wehen.

Nach|kürettage (frz. curettage Ausschabung) f: (engl.) uterine curettage; Kürettage* im Anschluß an einen Abort* od. eine Geburt* zur Entf. von Abortmaterial od. Plazentaresten* aus dem Uterus.

Nach|lade|technik f: s. Afterloading-Verfahren.

Nach|sorge|register n: s. Krebsregister.

Nach|wehen: (engl.) after pains; Wehen* in den ersten 2–3 Tagen des Wochenbetts; bes. bei Mehrgebärenden, verstärkt beim Stillen* (bedingt durch Oxytocin*); N. unterstützen die Blutstillung sowie die Involutio* uteri.

Nacken|ödem (gr. oidema Schwellung) n: (engl.) nuchal translucancy; ätiol. ungeklärtes, passager auftretendes Ödem im Nackenbereich (s. Abb.) des Embryos bzw. Fetus (9.–14. SSW); klin. **Bedeutung:** hochsensitiver sonograph. Marker für best. Chromosomenaberrationen* (Trisomie 13, 18, 21, Ullrich-Turner-Syndrom u. unbalancierte Translokationen).

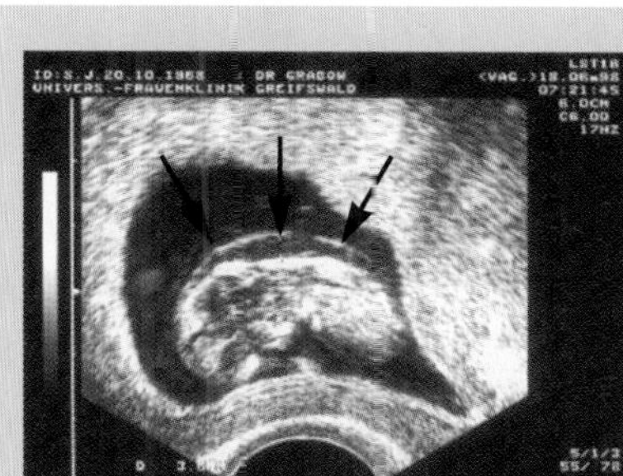

Nackenödem:
Ultraschallbild

Nadir m: (hämat.) Bez. für den Tiefpunkt der Blutbildung bei Chemotherapie* i. R. einer Krebsbehandlung.

Naegele-Becken (Franz K. N., Gyn., Gebh., Heidelberg, 1778–1851): (engl.) Naegele's pelvis; durch Fehlen eines Kreuzbeinflügels im schrägen Durchmesser verengtes Becken. Vgl. Beckenformen.

Naegele-Obliquität (↑; lat. obliquitas schiefe Richtung, Winkel) f: (engl.) Naegele's obliquity; leichter Grad der vorderen Scheitelbeineinstellung, regelrechter vorderer Asynklitismus*; bei Mehrgebärenden häufig.

Naegele-Regel (↑): (engl.) Naegele's rule; zur klin. Best. des voraussichtl. Geburtstermins: ausgehend vom 1. Tag der letzten Menstruation* werden 3 Mon. zurück- u. 7 Tage zugerechnet, zusätzl. muß 1 Jahr addiert werden.

Naegele-Zange (↑): (engl.) Naegele's forceps; Geburtszange*, bestehend aus zwei Löffeln mit Beckenkrümmung (s. Abb.). Vgl. Zangenextraktion.

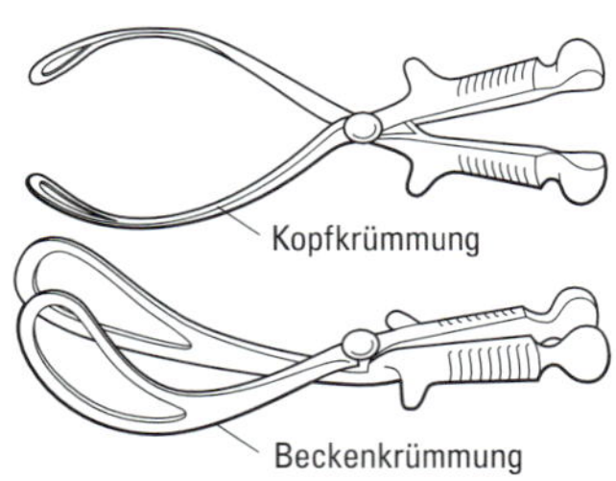

Naegele-Zange

Naevus araneus (lat. naevus Mal, Muttermal) m: (engl.) spider naevus; syn. Sternnävus, Spinnennävus; arterielle Gefäßneubildung mit zentralem stecknadelkopfgroßem, evtl. pulsierendem Gefäßknötchen u. davon ausstrahlenden radiären feinen Gefäßreisern, meist ohne pathol. Bedeutung; Lok. bes. im Gesicht; gehäuftes **Vork.** bei chron. Lebererkrankungen u. Sklerodermie. Während der SS aufgetretene N. a. bilden sich i. d. R. nach der Entbindung zurück.

Narkose|risiko (gr. narkotikos betäubend) n: (engl.) anaesthesia risk; Risiko der Gefährdung eines Pat. durch eine Narkose, i. w. S. auch durch andere anästh. Maßnahmen; zur Beurteilung des individuellen N. erfolgt eine Einteilung der Pat. in Risikogruppen unter bes. Berücksichtigung des AZ, kardiovaskulärer u. bronchopulmonaler Erkr. sowie von Stoffwechselerkrankungen (s. Tab.); auch Punktesysteme (z. B. kardialer Risikoindex nach Goldmann) kommen zur Anwendung. Das N. beeinflußt u. a. die Auswahl des Anästhesieverfahrens, kann jedoch nicht isoliert vom Risiko des op. Eingriffs beurteilt werden.

Narkoserisiko
Risikogruppen nach American Society of Anesthesiologists

Gruppe	Klinische Merkmale
1	normaler, sonst gesunder Patient
2	leichte Allgemeinerkrankung ohne Leistungseinschränkung
3	schwere Allgemeinerkrankung mit Leistungseinschränkung
4	schwere Allgemeinerkrankung, die mit oder ohne Operation das Leben des Patienten bedroht
5	moribunder Patient, Tod innerhalb von 24 Stunden mit oder ohne Operation zu erwarten

Nasen|spalte: s. Gesichtsspalten.

Natalität (lat. natalis zur Geburt gehörig) f: (engl.) natality; Geburtlichkeit, allg. Geburtenziffer; Zahl der Lebendgeborenen (s. Lebendgeburt) auf 1000 Einwohner. Vgl. Fruchtbarkeitsziffer.

Neben|eier|stock: s. Parovarium, Epoophoron.

Neben|plazenta (lat. placenta Kuchen) f: Placenta* succenturiata.

Neben|tuben (lat. tubus Röhre) m pl: meist von der Tuba uterina ausgehende Äste; häufig bei hypoplast. Tuben, auch als akzessor. Fimbrienenden vorkommend; Wandbeschaffenheit u. Epithelauskleidung gleichen der Haupttube. Bei Abschnürungen von N. können Zysten entstehen. Meist harmloser Nebenbefund, evtl. von Bedeutung bei tubarer Sterilität* (Mobilitätseinschränkung der Tube).

Neisseria gonor|rhoeae (Albert L. Neisser, Dermat., Breslau, 1855–1916) f: syn. Gonokokke; Err. der Gonorrhoe*; **Morphol.:** gramneg. Diplokokke in Semmel- od. Kaffeebohnenform; im Abstrichpräparat meist zelladhärent od. intrazellulär im Protoplasma der Leukozyten (Methylenblau- od. Gram-Färbung; s. Abb.); **Epidemiol.:** Erregerreservoir ist der Mensch, Übertragung durch Kontaktinfektion (Geschlechtsverkehr*), gelegentl. bei der Geburt. Vgl. Gonoblennorrhoe, Credé-Prophylaxe.

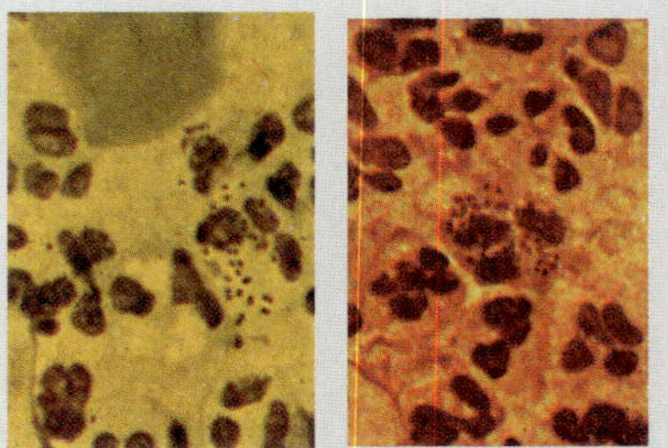

Neisseria gonorrhoeae:
Eiterausstriche in Methylenblau-Färbung (links) und Gram-Färbung (rechts)

Nekr|opsie (gr. nekros tot; opsis Sehen) f: s. Sektion.

Nekro|zoo|spermie (↑; gr. zoon Lebewesen; sperma Samen, Samenflüssigkeit) f: (engl.) necrozoospermia; syn. Akinospermie; völliges Fehlen der Beweglichkeit aller Spermien*; s. Sperma-Untersuchung.

Neo|natal|sterblichkeit (gr. neos neu, jung; lat. natus geboren): (engl.) neonatal mortality rate; s. Säuglingssterblichkeit.

Neo|natologie (↑; ↑) f: (engl.) neonatology; Teilgebiet der Kinderheilkunde, das sich mit Diagn. u. Ther. von Erkr. des Neugeborenen befaßt. Vgl. Neugeborenes.

Neo|plasie (↑; gr. plasis Bildung) f: (engl.) neoplasia; Neubildung von Gewebe; **1.** i. R. der Regeneration (z. B. von Granulationsgewebe bei Wundheilung); **2.** als Neoplasma*.

Neo|plasie, cervicale intra|epitheliale (↑; ↑) f: s. CIN.

Neo|plasie, vaginale intra|epitheliale (↑; ↑) f: s. VaIN.

Neo|plasie, vulväre intra|epitheliale (↑; ↑) f: s. VIN.

Neo|plasma (↑; gr. plasma Gebilde) n: (engl.) neoplasm; auch Neoplasie; Neubildung von Gewebe, die im Ggs. zu Hyperplasie, Hypertrophie u. Regeneration auf einer Störung od. dem Verlust der Wachstumsregulation beruht. Vgl. Tumor.

Neo|vagina (↑; lat. vagina Scheide) f: s. Kolpopoese.

Nephro|pathia gravidarum (gr. nephros Niere; pathos Leiden) f: s. Schwangerschaftsproteinurie.

Nephro|stomie (↑; gr. stoma Mund) f: (engl.) nephrostomy; **1.** op. Anlegen einer Fistel durch das Nierenparenchym mittels Katheter (Nephrostomiekatheter) zur künstlichen Harnableitung* aus dem Nierenbecken, z. B. bei Hydronephrose*; **2.** perkutan unter Ultraschall- od. Röntgenkontrolle durchgeführte Punktionsfistelung des Nierenbeckens v. a. bei Harnstauungsniere od. als Vorbereitung für perkutane op. Eingriffe.

Nerven|blockade f: s. Leitungsanästhesie.

Nervi e|rigentes (lat. nervus Sehne, Muskel, Band) m pl: s. Nervi splanchnici pelvini.

Nervi rectales in|feriores (↑) m pl: s. Nervus pudendus.

Nervi splanchnici pelvini (↑) m pl: auch Nn. erigentes; parasympath. Fasern aus S_3 u. S_4; **Verl.**: mit den vorderen Wurzeln des Plexus sacralis u. pudendus, dann in der Plica rectovesicalis (rectouterina) in den Plexus hypogastricus inf. u. von da zu den nach den Organen bezeichneten Plexus; führen auch afferente u. sympath. Fasern; **V:** Becken- u. Genitalorgane, gefäßerweiternde Fasern für die äußeren Geschlechtsorgane.

Nervi vaginales (↑) m pl: Äste des Plexus uterovaginalis; **V:** Vagina.

Nervus genito|femoralis (↑) m: **Urspr.**: Plexus lumbalis; **Verl.**: durchbohrt den M. psoas maj. u. verläuft auf ihm nach distal; **Äste:** R. genitalis, femoralis; **V:** Haut des Oberschenkels im Bereich des Hiatus saphenus; M. cremaster, Tunica dartos (beim Mann). Vgl. Neuralgia spermatica.

Nervus pudendus (↑) m: **Urspr.**: Plexus pudendus; **Verl.**: durch das Foramen infrapiriforme, um die Spina ischiadica, durch das Foramen ischiadicum minus in die Fossa* ischiorectalis; im Alcock*-Kanal; **Äste: 1.** Nn. rectales inff., perineales (weitere Äste: Nn. labiales bzw. scrotales), **2.** N. dorsalis clitoridis bzw. penis; **V:** Haut von Gesäßgegend, Analgegend, Damm, gr. Schamlippen bzw. Hodensack u. Penis beim Mann; Mm. sphincter ani ext., ischiocavernosus, bulbospongiosus, transversus perinei superficialis u. prof.; Schwellkörper; vorderer Bereich der Urethra.

Neu|geborenen|erythro|blastose (gr. erythros rot, rötlich; blastos Sproß, Trieb) f: syn. Morbus* haemolyticus neonatorum.

Neu|geborenen|gelb|sucht: auch Neugeborenenikterus; s. Icterus neonatorum.

Neu|geborenen|glukos|urie (gr. glykos süß; ouron Harn) f: (engl.) neonatal glucosuria; Vork. von Glukose im Harn von Neugeborenen ohne Krankheitswert; beruht nicht auf Insulinmangel, sondern auf einer niedrigen Glukoseschwelle bei Unreife der Nierentubuli.

Neu|geborenen|hernie (lat. hernia Bruch) f: s. Bochdalek-Hernie.

Neu|geborenen|hyper|bili|rubin|ämie (gr. hyper über, oberhalb; lat. bilis Galle, Gallenflüssigkeit; ruber rot; gr. haima Blut) f: s. Hyperbilirubinämie des Neugeborenen.

Neu|geborenen|ileus (gr. ileum Krummdarm) m: (engl.) neonatal ileus; in der Neugeborenenperiode* auftretender Ileus; **Urs.**: u. a. Darmlageanomalien (z. B. Malrotation, Volvulus), Darmatresie, Pancreas annulare, Mekoniumileus*, kongenitales Megakolon, Milchpfropfsyndrom, nekrotisierende Enterokolitis.

Neu|geborenen|krämpfe, a|morphe: (engl.) non-specific neonatal convulsions; innerh. der Neugeborenenperiode* auftretende zerebrale Anfälle; **Urs.**: frühkindlicher Hirnschaden*; metabol. Störungen, z. B. Hypoglykämie, Hypokalzämie; **Formen:** fokale Kloni mit wechselnder Lok., multifokale Myoklonien, allg. od. umschriebene Tonuserhöhung, Tremor, Hypotonie der Muskulatur, passagerer Atemstillstand, Deviation der Augen u. a.; a. N. manifestieren sich häufig oligosympt. u. treten mit zeitl. u. lokalisator. Inkonstanz auf; **Diagn.**: im Elektroenzephalogramm (Abk. EEG) meist polymorphe pathol. Veränderungen; **Ther.**: evtl. medikamentös mit Phenobarbital nach Ausschluß metabol. Urs.; **Progn.**: spätere Epilepsie in 10–20 % der Fälle.

Neu|geborenen|periode f: (engl.) neonatal period; Zeit vom ersten Atemzug (Lebendgeburt) bis zum Alter von 28 Tagen; der Zeitraum bis zum 8. Lebenstag wird als frühe N. bez.; s. Neugeborenes.

Neu|geborenen|re|flexe (lat. reflectere, refelexus zurückbiegen) m pl: s. Reflexe, frühkindliche.

Neu|geborenen-Screening: (engl.) neonatal check-ups; Kinderfrüherkennungsuntersuchungen* in der Neugeborenenperiode (U1 u. U2).

Neu|geborenen|sepsis f: (engl.) neonatal sepsis; häufig rel. symptomarm (u. a. Trinkunlust mit Gewichtsabnahme, Zyanose) beginnende Sepsis des Neugeborenen; foudroyanter Verlauf mögl.; **Err.**: bei postnataler Inf. meist gramneg. Stäbchenbakterien (bes. Streptokokken der Gruppe B, Escherichia coli), bei diaplazentar übertragener pränataler Inf. auch Anaerobier; **Ther.**: frühzeitig Antibiotika i. v.; vgl. Amnioninfektionssyndrom, Herpessepsis des Neugeborenen.

Neu|geborenen|sterblichkeit: (engl.) neonatal mortality; s. Säuglingssterblichkeit.

Neu|geborenen|struma (lat. struma Drüsenschwellung am Hals) n: Struma* neonatorum.

Neu|geborenen|tetanie (gr. tetanos Spannung, Krampf) f: (engl.) neonatal tetany; neuromuskuläre Labilität mit Krampfbereitschaft (einschl. der Atemmuskulatur) bis zu manifesten tetaniformen Krämpfen (selten als typ. Karpopedalspasmen) u. apnoische Anfälle durch vorübergehende Schwankungen der Calcium- u. Phosphatkonzentration (Hypokalzämie, Hyperphosphatämie) bei Neugeborenen inf. funkt. Niereninsuffizienz od. (transitor.) Hypoparathyreoidismus.

Neu|geborenen|thrombo|penie (gr. thrombos dicker Tropfen; penia Mangel, Not) f: (engl.) neonatal thrombocytopenia; Thrombopenie bei Neugeborenen inf. eines pathol. gesteigerten Thrombozytenabbaus; **Urs.:** wahrsch. diaplazentar übertragene mütterl. Thrombozytenautoantikörper im kindl. Blut nach Erkr. der Mutter an einer thrombozytopenischen Purpura während der SS durch Iso- od. Alloimmunisierung; **Ther.:** i. d .R. Spontanheilung innerh. von 2–3 Mon.; bei krit. Werten hochdosiert Immunglobuline bzw. Transfusion von Thrombozytenkonzentrat; **DD:** schwere Inf. (Fetopathia* rubeolosa, Zytomegalie*, Neugeborenensepsis*), Thrombose.

Neu|geborenes: (engl.) neonate, newborn; lebendgeborenes Kind in der Zeit vom ersten Atemzug (Schrei) bis zum Alter von vier Wo.; **Einteilung: I.** unter Berücksichtigung der Schwangerschaftsdauer* bis zum Geburtstermin: **1.** vor dem Termin geboren (präterm, prämatur, frühgeboren): Schwangerschaftsdauer weniger als 37 abgeschlossene Wo. p. m. (weniger als 259 Tage); **2.** am Termin geboren (term, matur, reifgeboren): Schwangerschaftsdauer mehr als 37–42 abgeschlossene Wo. p. m. (259–293 Tage); **3.** nach dem Termin geboren (postterm, postmatur, übertragen): Schwangerschaftsdauer mehr als 42 abgeschlossene Wo. p. m. (294 Tage u. mehr); **II.** unter Berücksichtigung des Geburtsgewichts*: **1.** untergewichtiges N. (Geburtsgewicht <2500 g; entweder hypo- bzw. eutrophes Frühgeborenes* od. hypotrophes Reifgeborenes); **2.** normalgewichtiges N. (Geburtsgewicht 2500–4500 g); **3.** übergewichtiges N. (Geburtsgewicht >4500 g). Nach Schwangerschaftsdauer u. Geburtsgewicht wird der Entwicklungsstand des N. anhand von Standardgewichtskurven (s. Abb.) beurteilt. Liegt das Gewicht für eine best. Schwangerschaftsdauer innerh. des 10.–90. Perzentils, so wird das N. als eutroph bezeichnet; liegt es unterh. des 10. Perzentils, so handelt es sich um ein Mangelgeborenes* (small for date, hypotroph); liegt es über dem 90. Perzentil, spricht man von einem Riesenkind* (large for date, hypertroph).

Physiol.: Die Neugeborenenperiode* ist gekennzeichnet durch den Übergang vom intra- zum extrauterinen Leben, wobei es unter der Geburt zu Geburtsschäden* kommen kann. Die perinatale Adaptation mit der plötzl. Übernahme der Plazentafunktion durch die funkt. noch unreifen Organe (Haut, Lungen, Leber, Nieren, Magen, Darm, ZNS) sowie mit der Umstellung des Blutkreislaufs* ist v. a. durch folgende physiol. **Besonderheiten** charakterisiert: **1.** physiol. Gewichtsabnahme, die in den ersten 3–5 Lebenstagen bis zu 10 % des Geburtsgewichts betragen darf; **2.** Schwankungen der Körpertemperatur inf. der noch nicht voll funktionsfähigen Wärmeregulation; **3.** oberflächl. u. z. T. sogar unregelmäßige Atmung bis zur endgültigen Ausreifung des bulbären Atemzentrums; **4.** physiol. Icterus* neonatorum inf. der funkt. Leberunreife; Ödembereitschaft u. Neigung zur Azidose durch herabgesetzte Leistungsfähigkeit der Nieren; **5.** allmähl. Anpassung des Magen-Darm-Trakts (Fassungsvermögen, Verdauungsenzyme, Resorption) an die orale Nahrungsaufnahme; **6.** frühkindliche Reflexe* durch Fehlen der Großhirn- u. Pyramidenbahnfunktionen als Zeichen der ZNS-Unreife; **7.** Neugeborenenglukosurie*; **Kompl.** der Anpassungs- u. Umstellungsvorgänge in der Neugeborenenperiode sind z. B. Exsikkose, Hyperbilirubinämie* des Neugeborenen, Morbus* haemorrhagicus neonatorum, Ödeme, Neugeborenentetanie*, Ernährungsstörungen des Säuglings. In der Neugeborenenperiode können Nabelerkrankungen auftreten u. Fehlbildungssyndrome* erkennbar werden; daneben tritt eine Reihe von Inf. speziell bei N. auf (Staphylodermien wie Impetigo contagiosa, Gonoblennorrhoe*, Einschlußkonjunktivitis*, Herpessepsis* des Neugeborenen). Vgl. Zustandsdiagnostik des Neugeborenen, Reifezeichen des Neugeborenen, Risikoneugeborenes, Depressionszustand des Neugeborenen.

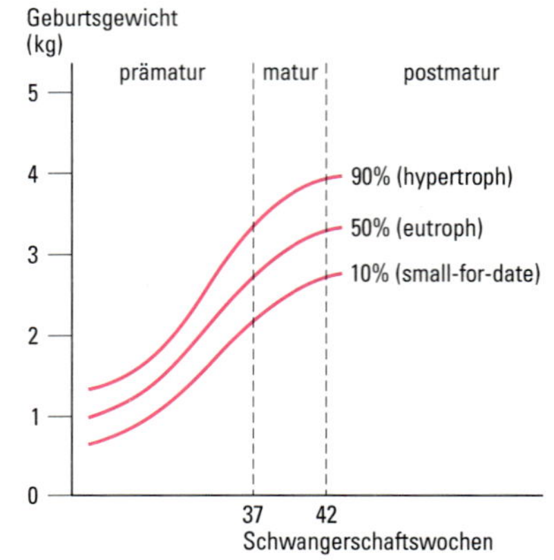

Neugeborenes:
Klassifikation nach Gestationsalter und Geburtsgewicht

Neur|algia spermatica (gr. neuron Nerv; algos Schmerz) f: (engl.) spermatic neuralgia; Spermatikusneuralgie; anfallartige heftige Schmerzen in Leiste, Skrotum u. Dammbereich, bei Frauen im Bereich der Labia majora pudendi; **Urs.:** Schädigung des N. genitofemoralis durch Erkr. im Leistenkanalbereich; **Ther.:** evtl. Neurolyse.

Neur|algia vesicae (↑;↑) f: s. Reizblase.

Neural|rohr|dys|rhaphie (↑; gr. dys- Miß-, Un-; raphe Naht): s. Spina bifida.

Neuro|hypop|hyse (↑; gr. hyp- unter, unterhalb; phyethai entstehen) f: Hypophysenhinterlappen; s. Hypophyse.

Neuro|syphilis (↑) f: syn. Neurolues; Manifestationen der Syphilis* im zentralen u. peripheren Nervensystem; **Formen: 1.** Lues cerebrospinalis; **2.** sog. parenchymatöse N. (frühere Bez. Metasyphilis), bei der im Ggs. zur Lues cerebrospinalis erregertyp. Gewebeveränderungen fehlen u. die erst sehr spät im Verl. einer Syphilis auftritt: **a)** Tabes dorsalis; **b)** progressive Paralyse.

Nicolas-Durand-Favre-Krankheit (Joseph N., Dermat., Lyon, 1868–1943; Joseph D., Dermat., Lyon; Maurice F., Dermat., Lyon, 1876–1954): syn. Lymphogranuloma* venereum.

Nicotin n: (engl.) nicotine; Nikotin; Alkaloid in der Tabakpflanze (Nicotiana tabacum; vgl. Tabak), wirkt an der postsynapt. Membran der Ganglien in kl. Konzentrationen erregend, in größeren lähmend (Ganglienblocker); tödl. Dosis bei oraler Aufnahme ca. 1 mg/kg KG (in 3–5 Zigaretten enthalten); es besteht ein Zus. zw. Nicotinaufnahme während der SS u. der Häufigkeit von Mangelgeburten (s. Tab.); N. geht in die Muttermilch* über; **therap. Anw.** in Pflastern u. Kaugummis zur Nicotinentwöhnung.

Nicotin
Anteil der Mangelgeburten nach den Rauchgewohnheiten der Mutter

Kollektiv	Anteil der Mangelgeburten
Nichtraucherinnen	8,5 %
Raucherinnen	
gelegentlich	7,9 %
bis 5 Zigaretten/Tag	10,9 %
6 – 10 Zigaretten/Tag	14,1 %
über 10 Zigaretten/Tag	16,7 %

Nidation (lat. nidus Nest) f: Einnistung (Implantation) der befruchteten Eizelle in der Schleimhaut des Uterus (od. extrauterin in Tube, Peritoneum, Omentum majus, Ovar). Vgl. Gravidität, ektope.

Nidations|hemmer (↑): (engl.) morning after pill; Mittel, die nicht die Konzeption, sondern die Nidation verhindern; **Anw.: 1.** als prophylakt. Maßnahme zur Empfängnisverhütung i. S. der Kontrazeption* (s. Intrauterinpessar); **2.** als Notfallmaßnahme bei vermuteter ungewollt eingetretener Konzeption (sog. Interzeption*). N. sind keine Abortiva, weil nach § 218 StGB (s. Schwangerschaftsabbruch) Maßnahmen, die vor dem Ende der Nidation wirken, nicht von Strafvorschriften betroffen sind.

Nieren|fehl|bildungen: (engl.) renal malformations; angeb. Form- u. Lageanomalien der Nieren; **1.** fetale Niere mit fetaler Lappenbildung; **2.** unvollständige Verschmelzung von Teilen der Nierenanlage einer Seite inf. Aufspaltung von zwei Ureterknospen vor Eintritt in das nephrogene Gewebe (Doppelniere); Vork. häufiger beim weibl. Geschlecht, meist unilateral, linksseitig; **3.** Verschmelzungsniere (symmetrisch u. asymmetrisch) inf. Vereinigung der kontralateralen Nierenanlagen meist am unteren Pol mit fehlender Rotation u. ventralem Abgang von Nierenbecken u. Ureter; getrennte Gefäßversorgung; **4.** Agenesie, Hypoplasie mit fehlender bzw. rudimentärer Entw. einer Niere u. Hyperplasie der anderen; **5.** Dystopie; **6.** Zystennieren.

Nieren|rinden|nekrose (gr. nekros abgestorben, tot) f: (engl.) renal cortical necrosis; syn. Juhel-Renoy-Syndrom; ausgedehnte, meist doppelseitige Nekrose im Bereich der Rinde beider Nieren bis auf eine schmale subkapsuläre Zone, das Nierenmark ist kaum betroffen. Charakteristisch ist die Thrombosierung der Aa. corticales radiatae u. der Vasa afferentia; **Path.:** multiple Gefäßverschlüsse durch intravasale Blutgerinnung; **Klin.:** in zwei Drittel der Fälle im Verl. einer SS od. des Wochenbetts beginnend, oft i. R. einer Eklampsie* od. Präeklampsie (s. Gestose) bzw. eines Couvelaire-Syndroms (s. Plazentalösung, vorzeitige), dem meist ein intrauteriner Fruchttod* vorausgeht; daneben auch bei anderen Formen des akuten Nierenversagens zu beobachten. Häufig Ausbildung von Schrumpfnieren mit Übergang in eine terminale Niereninsuffizienz (Urämie) mit Dialysepflichtigkeit.

Nisus sexualis (lat. nisus Anstrengung, Schwung) m: Sexualtrieb*.

Nn.: (anat.) Abk. für Nervi (Nerven).

NNR: Abk. für Nebennierenrinde.

N_2O: chem. Formel für Lachgas*.

Noble-Zeichen (George N., Gyn., Atlanta, 1860–1932): (engl.) Noble's sign; ab der 13. SSW nachweisbares Schwangerschaftszeichen*; Verkleinerung des seitl. Scheidengewölbes durch Einbeziehung des unteren Uterinsegments in die Fruchthöhle.

Non-disjunction: Fehlverteilung homologer Chromosomen* bei der Meiose* (Non-disjunction i. e. S.) u. Mitose* (sog. Non-separation), bei der zwei homologe Chromosomen, die normalerweise zu entgegengesetzten Polen der Kernspindel wandern, zusammenbleiben (s. Abb.). In der Meiose entstehen dadurch Keimzellen mit Chromosomenüber- od. -unterzahl; falls eine Befruchtung stattfindet, weist die Zygote eine Genommutation (Monosomie bzw. Trisomie) auf. **Urs.:** im einzelnen noch ungeklärt; eine Disposition scheint mit zunehmendem Alter gegeben zu sein. Vgl. Ullrich-Turner-Syndrom, Trisomiesyndrome, Chromosomenaberrationen.

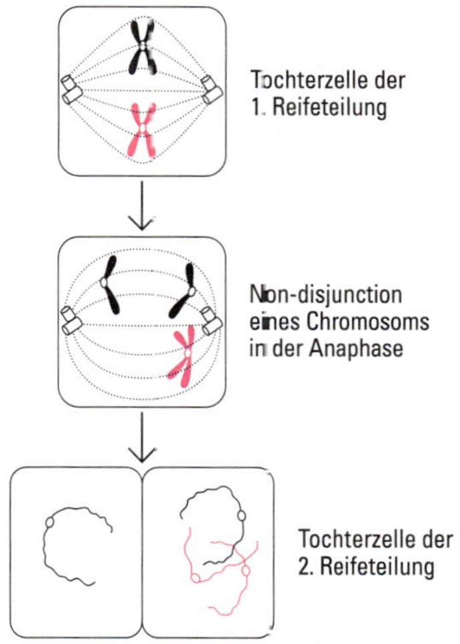

Non-disjunction:
normale Meiose beim schwarzen, Non-disjunction beim rot dargestellten Chromosom

Non|oxinol 9 (INN) n: Wirksubstanz in lokal angewendeten chem. Kontrazeptionsmitteln; s. Spermizide.

Non-stress-Test m: Meth. zur Erkennung fetaler Gefahrenzustände unter Berücksichtigung des Zus. zw. Kindsbewegungen u. Änderungen der fetalen Herzschlagfrequenz (Abk. FHF) im CTG; beurteilt werden die Aktivität des Kindes (aktiv/hyperaktiv) u. die entspr. simultane FHF-Reaktion in Form einer Akzeleration (nicht reaktiv); evtl. ist Weckreiz (z. B. Klingeln, Rasseln) erforderl.; **Beurteilung:** innerh. von 20 Min. 2 od. mehr spontane Akzelerationen (mind. 15 Schläge/min u. mind. 15 Sek. Dauer) nach spontanen Kindsbewegungen od. nach Weckreiz zeigen Wohlbefinden des Feten an; weniger sind als Hinweis auf eine fetale Gefährdung zu werten.

Noonan-Syn|drom (Jacqueline N., Kardiol., Iowa, geb. 1921) n: syn. XX-Turner-Phänotypus, XY-Turner-Phänotypus; früher auch Pseudo-Turner-Syndrom; komplexes familiäres Fehlbildungssyndrom, das klinisch dem Ullrich*-Turner-Syndrom weitgehend gleicht, wobei jedoch Chromosomenaberrationen* nicht nachweisbar u. beide Geschlechter betroffen sind; vermutlich relativ häufig (Schätzung: 1 : 1000 Lebendgeborene); **Ätiol.**: in einem Drittel der Fälle besteht ein autosomal-dominanter Erbgang; **Sympt.**: ähnlich dem Ullrich-Turner-Syndrom mit folgenden Unterschieden: geringer ausgeprägter, nicht obligater Minderwuchs, häufiger auftretende u. ausgeprägtere angeborene Herzfehler* (insbesondere Pulmonalklappen- u. Pulmonalarterienstenose), häufiger leichte geistige Behinderung; bei Mädchen z. T. verspätete Menarche*, bei Jungen Maldescensus* testis od. Hodenaplasie.

Nor|ethisteron (INNv) n: syn. Äthinyl-19-nortestosteron; oral hochwirksames synthet. Gestagen; **Verw.**: s. Gestagene.

Nor|gestrel (INN) n: synthet. Gestagen; **Verw.**: s. Gestagene.

Normal|gewicht (lat. norma Richtschnur, Regel): (engl.) normal weight; nicht einheitl. definierte Bez. für das unter gesundheitl. Gesichtspunkten angestrebte Körpergewicht* des Menschen; Berechnung des N. für Erwachsene mit Hilfe der Bernhardt*-Formel, Broca*-Formel u. des Body* mass index.

Normo|kardie (↑; kardia Herz) f: s. Herztöne, kindliche.

Normo|kino|spermie (↑; gr. kinesis Bewegung; sperma Samenflüssigkeit) f: (engl.) normospermia; Vorhandensein von > 50 % bewegl. Spermien* im Ejakulat. Vgl. Sperma-Untersuchung.

Normo|morpho|spermie (↑; gr. morphe Gestalt; sperma Samenflüssigkeit) f: (engl.) normomorphospermia; Vorhandensein von > 30 % normal geformter Spermien* im Ejakulat. Vgl. Sperma-Untersuchung.

Normo|semie (↑; lat. semen Samen) f: (engl.) normosemia; Bez. für normales Ejakulatvolumen (2–6 ml); s. Sperma-Untersuchung.

Normo|zoo|spermie (↑; gr. zoon Lebewesen; sperma Samenflüssigkeit) f: (engl.) normozoospermia; Bez. für normale Spermiendichte im Ejakulat (> 20 Mio./ml). Vgl. Sperma-Untersuchung.

No touch isolation technique: bes. Operationstechnik zur Vermeidung intraop. Metastasenverschleppung bei der Entf. maligner Tumoren.

Not|stands|a|menor|rhoe (gr. a- nicht, ohne; men, menos Monat; rhoe Fluß) f: (engl.) dietary amenorrhoea; Ausbleiben der Menstruation* inf. äußerer, psych. stark belastender Ereignisse verbunden mit mangelhafter Ernährung. Vgl. Amenorrhoe.

Nukleo|somen (lat. nucleus Kern, Zellkern; gr. soma Körper) n pl: sich wiederholende, elektronenmikroskop. u. biochem. identifizierbare, morphol. Grundeinheit des Chromatins*.

Null|durchgang: Begriff aus der Kardiotokographie*; bez. das Überschneiden von Basalfrequenz* u. Oszillationen* der fetalen Herzschlagfrequenz. Die Anzahl der N. sollte über 6/min liegen. Vgl. CTG-Score.

Nulli|gravida (lat. nullus klein; gravida schwanger) f: Frau, die bisher noch nicht schwanger war. Vgl. Anamnese, geburtshilfliche.

Nulli|para (↑; lat. parere gebären) f: Bez. für eine Frau, die noch nicht geboren hat. Vgl. Anamnese, geburtshilfliche.

NW: Abk. für **N**eben**w**irkung.

Nymphen (gr. nymphe weibl. göttl. Wesen) f pl: **1.** (anat.) Labia* minora pudendi; **2.** (mytholog.) Naturgottheiten, die als Baumnymphen (Dryaden), Bergnymphen (Oreaden), Quell- u. Bachnymphen (Najaden) die Naturkräfte verkörperten; als Spenderinnen der Fruchtbarkeit, auch als Geburtsgöttinnen in Höhlen u. Grotten u. an Quellen kult. verehrt.

Nympho|manie (↑; gr. mania Wahnsinn, Sucht) f: (engl.) nymphomania; Bez. für Hypersexualität* bei Frauen.

O_2: chem. Symbol für molekularen Sauerstoff.

OAT-Syn|drom n: Kurzbez. für **O**ligo-**A**stheno-**T**eratozoospermie-Syndrom; häufigste Fertilitätsstörung beim Mann mit gleichzeitigem Vork. verminderter Dichte, erniedrigter Motilität u. erhöhter Fehlformenrate der Spermien; **Einteilung:** s. Tab.; **Ther.:** evtl. Gonadotropine* od. Kallikrein*; bei schwerer Form ICSI*. Vgl. Sperma-Untersuchung, Sterilität.

OAT-Syndrom
Einteilung

	OAT I°	OAT II°	OAT III°
Konzentration (Mio./ml)	< 10 – 20	< 5 – 10	< 5
Motilität (%)	< 30 – 50	< 20 – 30	< 0 – 20
normale Morphologie (%)	< 30	< 10	< 10

Ob|duktion (lat. obducere vorführen) f: s. Sektion.

Ober|flächen|an|ästhesie (gr. anaisthesia Unempfindlichkeit) f: (engl.) topical anaesthesia; s. Lokalanästhesie*.

Ober|flächen|karzinom (gr. karkinos Krebs) n: (engl.) preinvasive carcinoma; präinvasives Karzinom, syn. Carcinoma* in situ.

Ober|lippen|spalte: s. Gesichtsspalten.

Ob|esitas (lat. obesitas Wohlbeleibtheit): syn. Obesität; s. Fettsucht.

Ob|liquität (lat. obliquitas schiefe Richtung, Winkel) f: s. Asynklitismus.

OBT: Abk. für **O**xytocin**b**elastungs**t**est*.

O-Ebene: Kurzbez. für **o**bere Schoßfugenrandebene; s. Beckenebenen.

Ödem (gr. oidema Geschwulst, Schwellung) n: (engl.) oedema; syn. Oedema, Hydrops, Wassersucht; schmerzlose, nicht gerötete Schwellungen inf. Ansammlung wäßriger (seröser) Flüssigkeit in den Gewebespalten, z. B. der Haut u. Schleimhäute; **Ätiol./Path.:** erhöhter hydrostat. Druck, verminderter onkot. Druck, Kapillarwandschäden, Störungen des Lymphabflusses; relevant in der **Gyn./Gebh.: 1.** Schwangerschaftsödem (erhöhtes Flüssigkeitsvolumen); **2.** prämenstruelles Ö., meist i. R. eines prämenstruellen Syndroms*, lokal begrenzt insbes. im Gesicht, an Händen u. Brüsten (oft verbunden mit Mastodynie*) od. generalisiert; **3.** Lymphödem*. Vgl. Nackenödem.

Öso|phagus|a|tresie (gr. oisophagos Speiseröhre; atretos ohne Öffnung) f: (engl.) oesophageal atresia; angeb. Verschluß des Ösophagus, meist in Höhe der Bifurcatio tracheae; bei über 90 % in Kombination mit einer Ösophagotrachealfistel inf. gestörter tracheoösophagealer Septierung; **Häufigkeit:** 1 : 3 – 4000; **Sympt.:** pränatal Hydramnion, erhöhte Alphafetoproteinwerte im Fruchtwasser; postnatal vermehrter Speichelfluß, Erstickungsanfälle; **Diagn.:** routinemäßige Sondierung des Magens beim Neugeborenen, bei Verdacht Ösophagographie.

Östra|diol n: syn. Estradiol (INN); Abk. E_2; stärkstes natürl. Östrogen; wird v. a. in Granulosa- u. Thekazellen im Ovarium* gebildet, wird reversibel durch Katalyse einer spezif. Dehydrogenase in Östron* umgewandelt u. hat gemeinsam mit Progesteron* eine zentrale Funkt. im Menstruationszyklus*. Vgl. Östrogene.

Östriol n: syn. Estriol (INN); Abk. E_3; quant. wichtigstes Stoffwechsel- u. Ausscheidungsprodukt von Östradiol* u. Östron* mit schwacher Östrogenwirkung; wird physiol. in der Plazenta direkt od. aus vom Feten synthetisierten Vorstufen gebildet; **Verw.:** diagn.: z. B. Östriolbestimmung in der SS (Zustandsdiagnostik der fetoplazentaren Einheit*); therap. z. B. bei (östrogenmangelbedingten) atroph. Veränderungen im Urogenitalbereich; **UAW** u. **Kontraind.:** s. Östrogene.

Östro|gene (gr. oistros Stachel, Leidenschaft; genesis Erzeugung, Entstehung) n pl: (engl.) estrogens; Steroidhormone* mit 18 Kohlenstoffatomen u. einem aromat. A-Ring (Steran-Ring); Bildung in den Ovarien (v. a. in den Follikeln, daher die frühere Bez. Follikelhormone), während der SS auch in der Plazenta, in geringen Mengen in der NNR u. in den Hoden; HWZ der natürlichen Ö. ca. 60 – 90 Min.; wichtigste **physiol. Ö.:** Östradiol*, Östron* u. Östriol* (die biol. Aktivität nimmt in der genannten Reihenfolge um jeweils etwa den Faktor 3 ab). Ö. werden vorwiegend über die Nieren als Glukuronide ausgeschieden. Alle Vorgänge der weibl. Reproduktion werden durch Ö. u. Gestagene* gesteuert, wobei im allg. zunächst Ö. wirksam werden (**Östrogen-Priming**): z. B. Follikelreifung*, Auslösung der ovulator. Ausschüttung von LH* (sog. Hohlweg-Effekt; s. Rückkopplung), Eitransport, Proliferation des Endometriums in der ersten Zyklushälfte, Zusammensetzung der Sekrete von Uterus u. Zervix u. Beschaffenheit des Vaginalepithels (vgl. Karyopyknoseindex). Ö. besitzen auch extragenitale Wirkungen (s. Tab. S. 198).

Verw.: v. a. als Bestandteil in oralen Kontrazeptiva zur hormonalen Kontrazeption*, zur Hormonsubstitution* im Klimakterium (Anw. konjugierter Ö., d. h. mit Schwefel- u. Glukuronsäure gekoppelte Ö.), in Komb. mit Gestagenen in der Postmenopause (auch zur Proph. der Osteoporose*); lokal bei Vaginitis (in der Postmenopause); **UAW:** u. a. Hautreaktionen, generalisierter Pruritus, Schwindel, Depression*, gastrointestinale Störungen, cholestat. Ikterus, Ödeme, Gewichtszunahme u. a.; **Kontraind.:** u. a. östrogenabhängige Tumoren, akute u. chron. progrediente Lebererkrankungen,

Östrogene
Übersicht über die physiologischen Wirkungen

Funktion, Organ	Wirkung
Zentralnervensystem	Wirkung auf Hypothalamus und Hypohyse: Steigerung der LH/FSH-Sekretion, Hemmung der Sekretion von GnRH
Vagina	Vermehrung der Oberflächenzellen, Glykogeneinlagerung, Zunahme des Karyopyknoseindexes
Zervix	Weitstellung von Muttermund und Zervikalkanal (Schleim: vermehrt, klar, spinnbar, Farnkrautphänomen)
Endometrium	Proliferation
Myometrium	Erhöhung von Kontraktilität und Ansprechbarkeit auf Oxytocin
Tuben	Erhöhung von Motilität und Sekretion
Ovarien	Sensibilisierung auf Gonadotropine
Mammae	Förderung des Wachstums
Stoffwechsel	allgemein: Steigerung von Durchblutung u. Zellpermeabilität; Natrium- u. Wasserretention, Stimulation der Proteinsynthese, Senkung der Körpertemperatur Fette: Anstieg von Triglyzeriden (vermehrter VLDL-Metabolismus), Cholesterin, HDL u. LDL
Blutgerinnung	Anstieg der Faktoren I u. VIII
Knochen	Förderung des Epiphysenschlusses, Hemmung der osteoklastären Knochenresorption

Cave: bei Symptomen thromboembolischer bzw. ischämischer Erkrankungen, migräneartigem Kopfschmerz, akuten Sehstörungen, stärkerem Blutdruckanstieg, pathologischen Leberwerten od. Hörsturz sollte eine Östrogenbehandlung **sofort** abgebrochen werden.

thromboembol. Erkr., vaginale Blutungen unklarer Genese, schwer einstellbare Hypertonie.

Östro|gen-Gestagen-Test (↑; ↑; lat. gestare tragen) m: (engl.) oestrogen-gestagen test; Verf. zur hormonellen Diagn. bei Amenorrhoe*, meist im Anschluß an einen neg. Gestagentest*; **Prinzip:** zyklusgemäße Verabreichung von Östrogenen* u. Gestagenen*, z. B. mittels sog. Zweiphasenpräparate (s. Kontrazeption, hormonale); **Beurteilung:** bei pos. Ergebnis (d. h. Abbruchblutung*) reaktionsfähiges Endometrium vorhanden, endogene Östrogenproduktion jedoch unzureichend (zentral bedingte od. ovarielle Amenorrhoe); bei neg. Ergebnis wahrsch. uterine Amenorrhoe od. distale Gynatresie* (Kryptomenorrhoe*).

Östro|gen|re|zeptoren (↑; ↑; lat. recipere, receptus aufnehmen, empfangen) m pl: klin. von Bedeutung hinsichtl. Therapieentscheidung u. Progn. im Zus. mit hormonabhängigen Karzinomen (z. B. Mamma- bzw. Korpuskarzinom). Vgl. Hormonrezeptoren.

Östro|gen|test (↑; ↑) m: (engl.) oestrogen test; Verf. zur hormonellen Diagn. bei Amenorrhoe* analog dem (häufiger angewendeten) Östrogen*-Gestagen-Test.

Östron n: Estron (INN), Abk. E_1; neben Östradiol* primär im Organismus gebildetes Östrogen. Vgl. Östrogene.

Offenbarungs|pflicht: in gesetzl. bes. best. Fällen bestehende Verpflichtung des Arztes, geheimnisgeschützte Patientinnendaten (unter Einhaltung der Grenzen des jeweils unbedingt Erforderlichen) Dritten zu offenbaren; neben Auskünften i. R. der Sozialversicherung zur Prüfung der Leistungspflicht u. zur Leistungsabrechnung (§§ 294, 295, 298, 301 SGB V, 202, 203 SGB VII, 100 SGB X) u. neben den im Interesse der Verbrechensverhinderung statuierten Anzeigepflichten (§§ 138, 139 StGB) gehören hierzu z. B. die aus gesundheitspolizeil. Gründen zur Seuchenbekämpfung erlassenen Meldepflichten nach dem Bundesseuchengesetz, das u. a. eine Liste von meldepflichtigen Verdachts-, Erkrankungs- bzw. Todesfällen für best. Krkh. enthält, sowie nach dem Geschlechtskrankheitengesetz, das für Erkrankungsfälle an best. Geschlechtskrankheiten* eine generelle Meldepflicht ohne Namensnennung, in bes. Fällen jedoch eine namentl. Meldung begründet; ferner bestehen Meldepflichten nach dem Personenstandsgesetz, dem Feuerbestattungsgesetz bzw. den Bestattungsgesetzen der Länder, der Verordnung über die (anonyme) Berichtspflicht für pos. HIV-Bestätigungstests (Laborberichtsverordnung in der Fassung vom 18.12.1987, BGBl. I S. 2819; geändert durch Gesetz vom 24.6.1994, BGBl. I S. 1416) u. a. Vorschriften.

17α-OHP: Abk. für 17α-Hydroxyprogesteron* (OH steht für Hydroxylgruppe).

OHSS: Abk. für **o**varielles **H**yper**s**timulations**s**yndrom; s. Überstimulationssyndrom.

Ok|klusiv|pessar (lat. occludere, occlusus verschließen; gr. pessos ovales Steinchen, Stöpsel) n: (engl.) occlusive pessary; syn. Portiokappe; feste Kunststoffkappe, die postmenstruell für die Zeit bis zur nächsten Menstruation auf die Portio gesetzt wird; wenig verbreitete Meth. der Kontrazeption*. Vgl. Scheidendiaphragma.

Oligo-Astheno-Terato|zoo|spermie-Syn|drom (gr. oligos wenig; astheneia Schwäche; teras, teratos Ungeheuber; zoon Lebewesen; sperma Samen, Samenflüssigkeit) n: Kurzbez. OAT*-Syndrom.

Oligo|hydr|amnie (↑; gr. hydor Wasser; amnion Schafhaut) f: (engl.) oligohydramnios; Mangel an Fruchtwasser* (< 100 ml).

Oligo|hydr|amnion-Syn|drom (↑; ↑; ↑) n: syn. Potter*-Sequenz.

Oligo|menor|rhoe (↑; gr. men, menos Monat; rhoe Fluß) f: (engl.) oligomenorrhoea; Menstruation* von normaler Dauer mit einem Zyklusintervall von mehr als 35 Tagen; **Formen: 1.** Oligohypomenorrhoe mit abgeschwächter Menstruation; **2.** Oligohypermenorrhoe mit verstärkter Menstruation; **Urs.:** verlängerte Follikelreifungsphase bei normal langer Corpus-luteum-Phase; auch anovulator. O.; vgl. Zyklusstörungen.

Oligo|zoo|spermie (↑; gr. zoon Lebewesen; sperma Samenflüssigkeit) f: (engl.) oligozoospermia; Bez. für verminderte Spermiendichte im Ejakulat (<20 Mio./ml); s. Sperma-Untersuchung.

Omphalitis (gr. omphalos Nabel) f: Nabelentzündung*.

Omphalo|pagus (↑; gr. pagos das Zusammengefügte) m: s. Doppelfehlbildung.

Omphalo|pro|ptosis (↑; lat. pro vor, vorn; gr. ptoosis Fall) f: (engl.) umbilical cord prolapse; Nabelschnurvorfall* bei der Geburt.

Omphalor|rhagie (↑; gr. rhagas, rhagados Riß) f: Nabelblutung*.

Omphalos (↑) m: Nabel*.

Omphalo|zele (↑; gr. kele Bruch) f: Nabelschnurbruch*.

Onanie f: (engl.) onania; sexuelle Selbstbefriedigung; nicht korrekt benannt nach der bibl. Gestalt Onan; s. Masturbation.

onko|gen (gr. onkos Geschwulst; genesis Erzeugung, Entstehung): (engl.) oncogene; geschwulsterzeugend; Eigenschaft biol., chem. u. physik. Faktoren, die über ganz unterschiedl. Mechanismen normale Zellen zur malignen Transformation veranlassen. Vgl. Onkogene; Viren, onkogene.

Onko|gene (↑; ↑) n pl: (engl.) oncogenes; geschwulsterzeugende Gene; Gene mit onkogener Potenz; zelluläre Homologe viraler O. (s. Viren, onkogene), die als sog. Protoonkogene durch ihre Genprodukte (Onkoproteine) an der Kontrolle normaler Wachstums- u. Differenzierungsprozesse (insbes. der Zellproliferation) beteiligt sind; Protoonkogene haben frühembryonal bes. Kontrollaufgaben, z. B. im Trophoblasten der Plazenta* für die Nidation* der Eizelle, die Ernährung des Feten, für die endokrine u. immun. Umstimmung des mütterl. Organismus während der SS; Tumorsuppressorgene (Antionkogene) kontrollieren die Wirkung der Protoonkogene; in Tumorzellen* werden nach der **onkolog. Genregulationstheorie** aufgrund von veränderten Regulationsmechanismen zw. Operator- u. Regulatorgenen bzw. nach der **Mutationstheorie** durch direkte Veränderungen am Operatorgen Protoonkogene zu O. Die **Onkogenhypothese** besagt, daß diese in den Zellen vorhandene Information, die deren maligne Entartung bewirken kann, durch onkogene Viren u. andere exogene (chem. od. physik.) Karzinogene*, aber auch durch versch. endogene Faktoren (z. B. Altern, Hormone) sowie den Verlust von Tumorsuppressorgenen reaktiviert werden kann.

Onko|logie (↑; gr. logos Lehre) f: (engl.) oncology; Teilgebiet der Medizin, das sich mit der Entstehung u. Behandlung von Tumoren u. tumorbedingten Krkh. beschäftigt.

Onko|proteine (↑) n pl: s. Onkogene.

onko|statisch (↑; gr. statikos zum Stillstand bringen): (engl.) oncostatic; die Vermehrung von Tumorzellen* hemmend.

onko|toxisch (↑; gr. toxon Gift): (engl.) oncotoxic; Tumorzellen* schädigend.

onko|zid (↑; lat. caedere töten): (engl.) oncocidal; Tumorzellen* vernichtend.

Onto|genese (gr. on, ontos Wesen; genesis Erzeugung, Entstehung) f: (engl.) ontogenesis; Entw. eines Individuums von der Zygote* zu einem differenzierten Organismus, i. w. S. bis zum Tod; während der ersten Stadien der O. (Embryogenese*) können phänotyp. Ähnlichkeiten mit Stadien der Phylogenese beobachtet werden. Vgl. Oogenese.

Oo|genese (gr. oon Ei; genesis Erzeugung, Entstehung) f: (engl.) oogenesis; auch Ovogenese, Entw. der Eizelle*; Urkeimzellen (s. Gametogenese) differenzieren sich beim weibl. Embryo in der 5. Wo. zu Oogonien u. vermehren sich mitot. bis zum 5. Mon. unter Erreichen ihrer max. Anzahl (ca. 6 Mio.). Die Mehrzahl der Oogonien geht bis zur Geburt zugrunde, ca. 700 000 – 2 Mio. **Oogonien** differenzieren sich zw. dem 3. u. 7. Mon. zu primären Oozyten, die sich bei der Geburt in einem Ruhestadium zw. Prophase u. Metaphase der ersten Reifungsteilung befinden (sog. Diktyotänstadium) u., von Epithelzellen umgeben, Primärfollikel im Ovarium bilden. Bis zu Beginn der Pubertät vermindert sich die Anzahl **primärer Oozyten** auf ca. 40 000, von denen im Lauf der folgenden Jahre bis zur Menopause ca. 400 nach Follikelreifung* i. R. des Ovarialzyklus* die erste Reifeteilung vollenden, wobei eine **sek. Oozyte** u. ein erstes **Polkörperchen** entstehen. Die zweite Reifeteilung beginnt unmittelbar danach u. wird nur abgeschlossen, wenn eine Befruchtung* der Eizelle stattfindet.

Oo|gonien (↑; gr. gone Geschlecht) f pl: Ureier; s. Oogenese.

Oo|lemma (↑; gr. lemma Schale, Hülle) n: syn. Membrana pellucida, Zona pellucida, Eihülle; Membran aus extrazellulären Glykoproteinen, die von Follikelzellen des Ovars gebildet wird u. die Eizelle* umgibt; erhält sich bis zur Nidation der Blastozyste*. Vgl. Follikelreifung.

Oo|phoritis (↑; gr. phore Untersuchung) f: Eierstockentzündung; **Vork.:** selten isoliert, meist sek. bei Salpingitis; **Path.:** aszendierende Infektion*, auch lymphogene bzw. hämatogene Streuung (z. B. bei Sepsis) bzw. i. R. einer Peritonitis; **Formen: 1.** meist parenchymatöse Form (z. B. infolge Erkr. des Follikelapparats, Ausbildung von Follikel- u. Corpus-luteum-Abszessen od. entzündl. Atrophie); **2.** exsudativinterstitielle Form (serös, eitrig, hämorrhag.); **Klin.:** s. Salpingitis.

Oo|phoron (↑; ↑) n: Eierstock, Ovarium*, Ovar.

Oo|zyt (↑; gr. kytos Zelle) m: syn. Ovozyt; s. Eizelle.

Op.: Abk. für **Operation***.

Operation (lat. operatio Bewerkstelligung, Bemühung) f: (engl.) operation, surgery; Abk. Op.; zu diagn. bzw. therap. Zwecken durchgeführter chir. Eingriff in den lebenden menschl. Organismus u. damit in die körperl. Integrität des Betroffenen. Die Op. gilt rechtl. als Körperverletzung*; ein operierender Arzt bedarf zu seiner Rechtfertigung daher grundsätzl. der Einwilligung* des Betroffenen zu einem Eingriff (vgl. Aufklärungspflicht). **Einteilung** nach dem Operationszeitpunkt: **1.** Notfalloperation bei vitaler Indikation* (z. B. bei Tubarruptur i. R. einer Tubargravidität*); **2.** dringliche Op. (z. B. bei Mammakarzinom*) **3.** Elektivoperation zum Zeitpunkt der Wahl (i. d. R. mit geringerem Letalitätsrisiko, z. B. Myomenukleation*); **4.** Intervalloperation in der symptomfreien Zwischenphase nach Abklingen der akuten Sympt. bei chron.-rezidiv. Erkrankungen.

Operation, brust|erhaltende (↑) f: Op. kl. Mammakarzinome mit dem Ziel der Erhaltung der Brust od. der Erleichterung einer späteren Rekonstruktion (s. Mammaplastik); **Voraussetzungen:** günstiges Verhältnis zw. Tumorgröße u. Brustgröße (die Tumorgröße alleine ist nicht entscheidend, sondern das zu erwartende kosmet. Ergebnis), Abstand zw. Tumorrand u. Mamille >2 cm, Multizentrizität ausgeschlossen, Exzision sicher im Gesunden; Kooperation seitens der Pat. (z. B. Akzeptanz von Nachbehandlung u. Nachsorge) sowie zw. Operateur, Strahlentherapeut u. Pathol.; **Verf.: 1.** Quadrantenresektion*; **2.** weite Exzision (sog. wilde excision), auch erweiterte Lumpektomie* od. Segmentresektion (1–2 cm breiter Saum an gesundem Gewebe); am häufigsten angewandt; **3.** Tumorektomie (Sicherheitsabstand meist unter 1 cm); cave: lokale Rezidivrate höher. Vgl. Mastektomie, subkutane.

Ophthalmia neo|natorum (gr. ophthalmia Augenkrankheit) f: syn. Gonoblennorrhoe*.

Oral|verkehr (lat. os, oris Mund, Gesicht): (engl.) oral sex; orogenitaler Geschlechtsverkehr* mit oraler Stimulation des weibl. Genitale (Cunnilingus*) od. des Penis (Fellatio*).

Orangen|schalen|haut: (engl.) orange peel skin; (frz.) peau d'orange; i. R. der Zellulitis* auftretende Veränderung des subkutanen Fettgewebes, v. a. in der Glutäal- u. Oberschenkelregion bei adipösen jüngeren Frauen. Die Haut wirkt beim Zusammenziehen induriert, die Follikelöffnungen sind vergrößert; im Bereich der Brust evtl. Zeichen eines dann meist fortgeschrittenen Mammakarzinoms*.

Orchitis (gr. orchis Hoden) f: syn. Didymitis; Entz. eines od. beider Hoden; **Vork.:** meist i. R. von Allgemeininfektionen (v. a. Gonorrhoe, Urogenitaltuberkulose, postpubertär am häufigsten Parotitis epidemica); selten isoliert den Hoden betreffend (Virusorchitis), lokal bedingt durch Übergreifen einer Epididymitis od. nach Trauma; **Kompl.:** Sterilität* inf. Defektheilung.

Organo|genese (gr. organon Werkzeug; genesis Erzeugung) f: (engl.) organogenesis; (embryol.) Wachstum u. Differenzierung der Zellen der dreiblättrigen Keimscheibe* zu embryonalen Organanlagen in den ersten 12 Lebenswochen (s. Abb.). Vgl. Embryonalperiode, Fetalperiode.

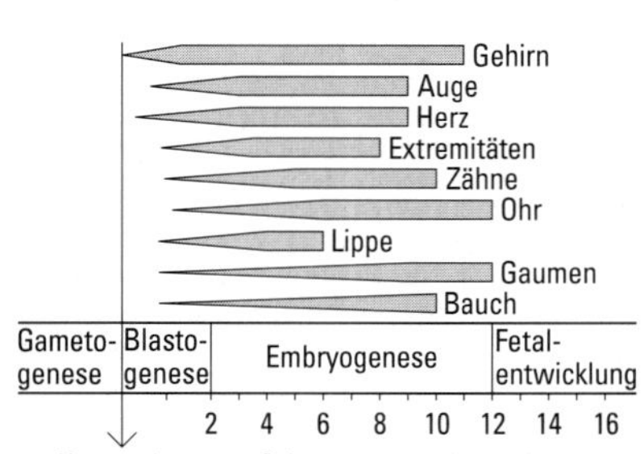

Organogenese: zeitlicher Ablauf

Orgasmus (gr. orge Leidenschaft, Trieb) m: (engl.) orgasm; Klimax; Höhepunkt u. (meist) Befriedigung sexueller Erregung, i. d. R. beim Geschlechtsverkehr* od. bei der Masturbation*; **physiol. Reaktionen:** unwillkürl. Muskelkontraktionen insbes. im Genitalbereich, aber auch im übrigen Körper; daneben Steigerung der Herzfrequenz, Blutdruckanstieg, Zunahme von Atemfrequenz u. -tiefe sowie versch. ausgeprägte Bewußtseinsveränderungen, bei Frauen wird z. T. eine Sekretion paraurethraler Drüsen beobachtet (s. Gräfenberg-Zone); bei Männern folgt nach dem O. eine Refraktärperiode mit geringer sexueller Erregungsempfindlichkeit (s. Reaktionszyklus, sexueller). Vgl. Anorgasmie, Funktionsstörung, sexuelle.

Orgasmus|phase (↑) f: (engl.) orgasmic phase; s. Reaktionszyklus, sexueller.

Orgasmus|störungen (↑): (engl.) orgasmic disturbance; s. Funktionsstörung, sexuelle.

Orgasmus, trockener (↑) m: s. Ejaculation, retrograde.

originär (lat. orginarius ursprünglich): (engl.) original; (gyn.) Bez. für das glatte, unveränderte Epithel der Portioschleimhaut; s. Kolposkopie.

Os coccygis (lat. os Knochen) n: Steißbein, sog. Kuckucksbein; proximaler Abschnitt des zurückgebildeten Schwanzskeletts; gebildet von i. d. R. 3–5 meist synostot. verschmolzenen Wirbelrudimenten, meist insgesamt nach ventral gekrümmt; an der Hinterfläche des 2. Wirbels heftet sich das Filum terminale des Rückenmarks an.

Osiander-Zeichen (Johann F. O., Gyn., Göttingen, 1787–1855): (engl.) Osiander's sign; Schwangerschaftszeichen*; deutl. fühlbare Pulsation am Zervixrand im ersten u. zweiten Schwangerschaftsmonat (nur noch von medizinhistor. Bedeutung).

Os pubis (lat. os Knochen) n: Schambein; Teil des Os coxae.

Os sacrum (↑) n: Kreuzbein*.

Ossi|fikations|kern (↑; lat. facere machen, tun): (engl.) ossification centre; Knochenkern, von dem die enchondrale Ossifikation ausgeht; Vork. z. B. in der Epiphyse der langen Röhrenknochen u. im Handskelett; kann nach Rö.-Untersuchung zur Best. des Knochenalters eines Kindes (u. U. auch zur Reifebestimmung des Neugeborenen) herangezogen werden.

Oste|ochondritis syphilitica (gr. osteon Knochen; chondros Knorpel, Korn; -itis Entzündung) f: im Säuglingsalter auftretende Epiphysenlösung mit schlaff herunterhängendem Arm (sog. Parrot-Pseudoparalyse od. Wegner-Krankheit) als Erstmanifestation einer konnatalen Syphilis*. Vgl. Wegner-Zeichen.

Osteo|pathia ovari|priva (↑; gr. pathos Leiden) f: Knochenveränderungen i. S. einer postmenopausalen Osteoporose* nach vorzeitigem Ausfall der endokrinen Ovarialfunktion.

Osteo|porose (↑; gr. poros Loch) f: (engl.) osteoporosis; Erkr. des Skelettsystems mit Verlust bzw. Verminderung von Knochensubstanz u. -struktur (s. Abb.) u. erhöhter Frakturanfälligkeit; **Ätiol./Path.: 1.** primäre O.: bisher weitgehend ungeklärt, als Teilfaktoren bei der postmenopausalen u. senilen O. sind Östrogenmangel u. Immobilisation bekannt; **2.** sekundäre O.: (s. Tab.); **Sympt.: 1.** präklin. O.: keine Frakturen od. Wirbelverformungen; signifikante Verminderung der Knochenmasse gegenüber alters- u. geschlechtsentsprechender Norm; **2.** manifeste O.: mind. eine Wirbelfraktur bei inadäquatem od. fehlendem Trauma u. evtl. extravertebrale Frakturen; in ausgeprägten Fällen Rumpfverkürzung, Rundrücken, quere Hautfalten in der Flankenregion; chronisches Schmerzsyndrom bes. im Rumpfbereich; **Diagn.:** **1.** (radiol.) Verminderung der Knochenmasse in der Osteodensitometrie; Grund- u. Deckplatteneinbrüche der Wirbelkörper, Keilwirbel, Fischwirbel; **2.** (labordiagn.) Calcium, Phosphor, alkal. Phosphatase im Referenzbereich; **3.** (histol.) evtl. Beckenkammbiopsie; **Ther.:** physik. Therapie, Analgetika, optimale Calciumzufuhr, Calciferole u. Calciferolmetabolite (Alfacalcidol, Calcitriol), Bisphosphonate; Stimulation der Osteoblasten mit Fluoriden, Hemmung der Osteoklasten mit Calcitonin, Hormonsubstitution (Östrogen-Gestagen-Kombination); **Proph.:** körperl. Aktivität (Gymnastik), calciumreiche Ernährung, Östrogen-Gestagen-Substitution in der Postmenopause (Hormonsubstitution*).

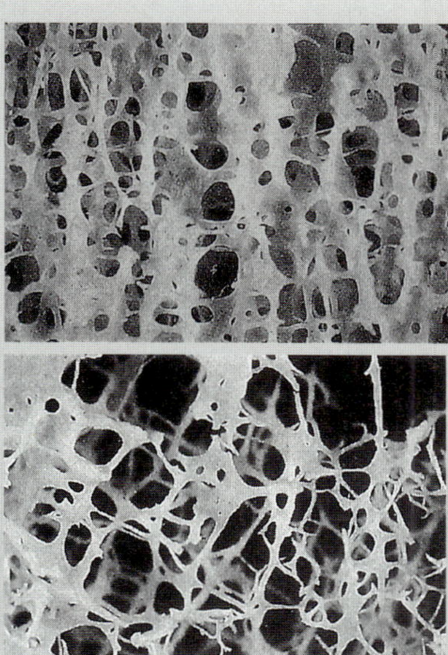

Osteoporose:
Darstellung der Wirbelkörperspongiosa; oben: Normalbefund; unten: Spongiosaverlust bei schwerer Osteoporose

Osteoporose
Pathogenetische Einteilung

primäre Osteoporose
- idiopathisch
- postmenopausal (Typ I)
- senil (Typ II)

sekundäre Osteoporose
- endokrin, metabolisch (Cushing-Syndrom I, Hyperthyreose, Hypogonadismus, Hyperparathyreoidismus, Akromegalie, Diabetes mellitus, Homocystinurie)
- iatrogen, medikamentös (Glukokortikoide, Heparine, Schilddrüsenhormone, GnRH-Agonisten, Danazol, Glutethimid, Laxanzien, Colestyramin)
- myelogen, onkologisch (Plasmozytom, Mastozytose, lymphoproliferative Erkrankungen, diffuse Knochenmarkkarzinose)
- parainfektiös, immunogen (rheumatoide Arthritis, Enteritis regionalis Crohn)
- Inaktivität, Immobilisation (Bettruhe, Paraplegie, Hemiplegie)
- hereditäre Bindegewebeerkrankungen (Osteogenesis imperfecta, Marfan-Syndrom, Ehlers-Danlos-Syndrom)
- komplexe Osteopathien (renale Osteopathie, intestinale Osteopathie)

Osteo|radio|nekrose (↑; lat. radius Strahl, Stab; gr. nekros abgestorben, tot) f: syn. Radioosteonekrose*.

Ostium ureteris (lat. ostium Mündung) n: Einmündungsstelle des Harnleiters in die Harnblase.

Ostium urethrae externum et internum (↑) n: Öffnung der Harnröhre; **1.** O. u. int.: innere Öffnung; **2.** O. u. ext.: äußere Öffnung.

Ostium uteri (↑) n: äußerer Muttermund*.

Ostium vaginae (↑) n: die in den Scheidenvorhof (Vestibulum vaginae) mündende Scheidenöffnung; s. Vagina.

Oszillationen (lat. oscillatio Schaukeln, Schwingen) f pl: (engl.) oscillations; auch Fluktuationen; (gebh.) bei der instantanen Herzschlagregistrierung* des Feten auftretende, wehenunabhängige, kurzfristige Schwankungen der FHF; nach dem Ausmaß dieser Schwankungen (Bandbreite, Amplitude der Frequenzschwankungen) werden versch. Oszillationstypen unterschieden, die zur Erkennung intrauteriner Notsituationen geeignet sind (s. Tab. S. 202). Weitere Unterteilung nach der Häufigkeit der O. (Zahl der Umkehrpunkte/Min.). Vgl. Kardiotokographie, Wehenreaktionstypen, Non-stress-Test.

Ovar (lat. ovarium Eierstock) n: Oophoron, Eierstock, Ovarium*.

Ovar|ek|tomie (↑; gr. ek- aus, heraus; tome Schnitt) f: (engl.) ovariectomy; op. Entf. eines (Semikastration) od. beider Eierstöcke (Kastration*) bei pathol. Veränderungen (Zyste, Tumor) od. zur Ausschaltung der endokrinen Funkt. (z. B. bei Mammakarzinom*); wird heute bei benignen Veränderungen meist laparoskop. durchgeführt.

Ovarial|ab|szeß (↑; lat. abscessus Eitergeschwür) m: (engl.) ovarian abscess; syn. Pyovar; eitrige Einschmelzung von Ovarialgewebe durch hämatogene od. direkte (aszendierte od. übergeleitete) Inf., z. B. bei Salpingitis, Pelveoperitonitis, Appendizitis; **Sympt.:** einseitiger Druckschmerz, oft schwerste Beeinträchtigung des Allgemeinbefindens (bis hin zur Sepsis); **Diagn.:** Ultraschalldiagnostik, Laparoskopie; **Ther.:** zunächst Antibiotika (max. 3–4 Tage); bei ausbleibendem Erfolg laparoskop. Intervention (Absaugen des Eiters, Spülen, Einbringen von Antibiotika, Drainage); evtl. Laparotomie (absolute Indikation* bei Rupturgefahr sowie eitriger Peritonitis mit Überschreitung des kl. Beckens). Vgl. Tuboovarialabszeß.

Ovarial|bi|opsie (↑; lat. bis zweifach, doppelt; gr. opsis Sehen) f: (engl.) ovarian biopsy; Probeexzision aus dem Ovarium* (v. a. als Stanzbiopsie* unter laparoskop. Sicht od. als Keilexzision nach Laparotomie*).

Ovarial|fibrom (↑; lat. fibra Faser) n: (engl.) ovarian fibroma; benigner, vorwiegend einseitig auftretender mesenchymaler Tumor des Ovars (s. Ovarialtumoren); geht von den Stromazellen aus u. besteht

Oszillationen
Schwankungstypen der fetalen Herzfrequenz (FHF) im Kardiotokogramm

Oszillationstyp	Bezeichnung	Oszillationsamplitude (Δ FHF; Schläge/min)	Oszillationsfrequenz (Änderungen der FHF/min) < 2 (langsam)	≥ 2 – < 6 (mittel)	≥ 6 (schnell)	Bewertung
III	saltatorisch	≥ 25	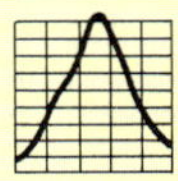 IIIa	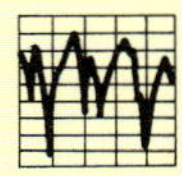 IIIb	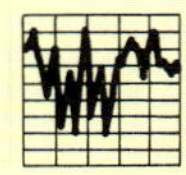 IIIc	normaler Zustand
II	undulatorisch	≥ 10 – < 25	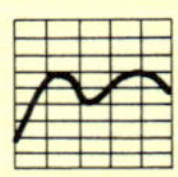 IIa	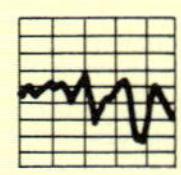 IIb	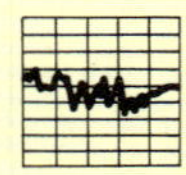 IIc	evtl. Nabelschnursymptom
I	eingeschränkt undulatorisch	≥ 5 – < 10	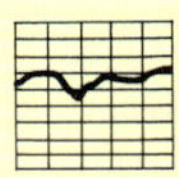 Ia	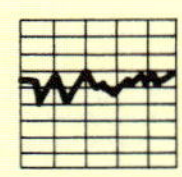 Ib	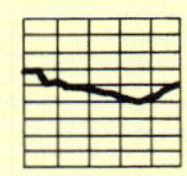 Ic	Weckversuch positiv: Medikamentenwirkung; Schlafzustand des Feten
0	silent	< 5	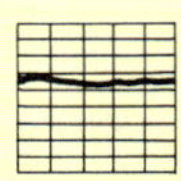 0a	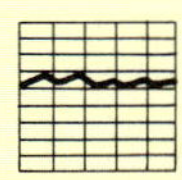 0b	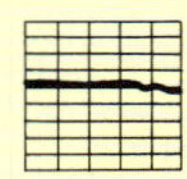 0c	Weckversuch negativ: fetale Hypoxie

vorwiegend aus faserreichem Bindegewebe; **Vork.:** v. a. bei Frauen nach der Menopause. Das O. wächst langsam, kann Kindskopfgröße erreichen u. ist meist gestielt; größere Tumoren neigen zu Erweichung u. Ausbildung zyst. Hohlräume. Bei etwa einem Viertel der Pat. entwickelt sich ein Meigs*-Syndrom.

Ovarial|gravidität (↑; lat. gravida schwanger) f: (engl.) ovarian pregnancy; ektope Gravidität* im Ovar (sehr selten); rupturiert meist bis zur 6.–7. SSW (klin. als Akutes* Abdomen); **Formen: 1.** primäre O.: die Gravidität entsteht primär im Ovar (selten); **2.** sekundäre O.: als sek. auf dem Ovar implantierter Abort einer Tubargravidität*.

Ovarial|hilus (↑; lat. hilum kleines Ding) m: s. Hilus ovarii.

Ovarial|hormone (↑; gr. hormos Reihe, Glied) n pl: (engl.) ovarian hormones; Bez. für die im Ovarium* gebildeten Hormone, v. a. Östrogene* u. Gestagene*, in geringer Menge auch Androgene*.

Ovarial|hypo|plasie (↑; gr. hyp- unter, unterhalb; plasis Bildung) f: (engl.) ovarian hypoplasia; seltene Form der primären Ovarialinsuffizienz* mit kl., parenchymarmen Ovarien u. Verminderung od. völligem Fehlen des Keimepithels; vorhandene Primärfollikel sprechen auf Gonadotropine nicht an, es werden keine od. nur geringe Mengen von Östrogenen* gebildet; **Folge:** Unterentwicklung des Genitales* u. der sek. Geschlechtsmerkmale*, hypergonadotrope Amenorrhoe*, Sterilität*.

Ovarial|in|suffizienz (↑; lat. in un-; sufficiens hinreichend) f: (engl.) ovarian insufficiency; primäre (z. B. inf. Ovarialhypoplasie*) od. sek. (hypophysär-hypothalam., auch psychogen bedingte) Funktionsschwäche der Ovarien; **Formen: 1.** generative O. mit Ausbleiben von Follikelreifung*, -sprung, Ovulation* u. Bildung des Corpus* luteum; **2.** vegetative O. (höchster Grad der O.) mit Ruhen jegl. inkretor. Leistung (Ovarialhormonsynthese) u. Atrophie von Uterus, Vagina, Vulva u. Mamma. Vgl. Amenorrhoe, Sterilität.

Ovarial|karzinom (↑; gr. karkinos Krebs) n: s. Ovarialtumoren.

Ovarial|kystom (↑; gr. kystis Blase) n: Cystoma ovarii; s. Kystadenom.

Ovarial|syn|drom, poly|zystisches (↑) n: (engl.) polycystic ovary syndrome; auch PCO-Syndrom; multifaktorielles Krankheitsbild mit Amenorrhoe* od.

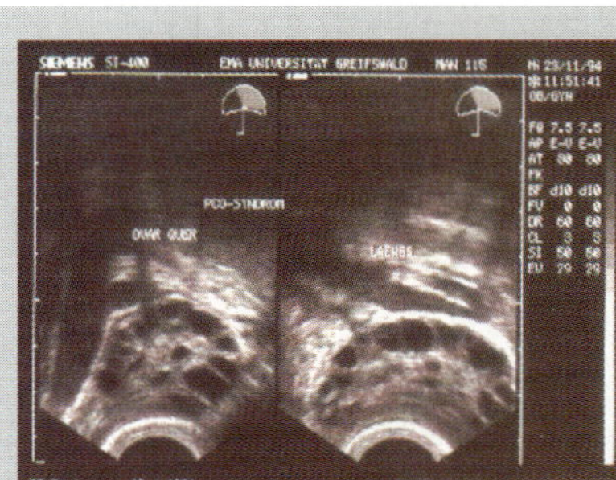

Ovarialsyndrom, polyzystisches: perlschnurartige Anordnung kleiner Follikel im Ultraschallbild

anovulator. Zyklen u. Vergrößerung der Ovarien durch Bildung multipler subkapsulärer Zysten (polyzystische Ovarien*; s. Abb.); **Ätiol.:** unklar; evtl. hypothalam.-hypophysäre Fehlsteuerung od. primäre Störung der Steroidsynthese in den Ovarien mit vermehrter Bildung von Androgenen; **Sonderform:** Stein-Leventhal-Syndrom: zusätzl. ovarielle Androgenisierung mit Fettsucht*, Sterilität* u. meist auch Hirsutismus*; **Ther.:** bei Kinderwunsch Ovulationsinduktion*, evtl. chir. Keilexzision od. Koagulation der Ovarien, bei Hirsutismus Antiandrogene*. Vgl. Hyperthecosis ovarii.

Ovarial|tumoren (↑; lat. tumor Geschwulst) m pl: (engl.) ovarian tumours; echte Tumoren (Blastome) des Eierstocks (Ovarium*); **Einteilung: 1.** primäre epitheliale O. (über 70 %): seröse, muzinöse, endometrioide u. klarzellige, sowohl benigne als auch (potentiell) maligne Tumoren, v. a. Kystadenom* (s. Abb.), Kystadenokarzinom*, Brenner*-Tumor; eine bes. Gruppe bilden die undifferenzierten Ovarialkarzinome, deren Zellen histol. keinem best. Muttergewebe zuzuordnen sind; **2.** primäre mesenchymale O. (v. a. Ovarialfibrom*) u. Mischtumoren (v. a. Adenofibrom); **3.** Sex-cord-Tumoren (s. Abb.), leiten sich von den Keimleisten ab; man unterscheidet weibl. O. (Granulosazelltumor*, Thekazelltumor*), männl. O. (Androblastom*) u. Mischformen (Gynandroblastom*); **4.** Keimzelltumoren, bestehen entw. aus unreifen Keimzellen (Dysgerminom*, Gynandroblastom) od. aus embryonalen (Teratom*, Dermoid*, Struma* ovarii, Embryonalkarzinom*, Polyembryom*) bzw. extraembryonalen Zellen (endodermaler Sinustumor*, malignes Chorionepitheliom*); **5.** metastat. entstandene sekundäre O., v. a. bei Mammakarzinom*, Karzinomen des Magen-Darm-Trakts (Krukenberg*-Tumor), Korpuskarzinom*; **Klin.:** O.

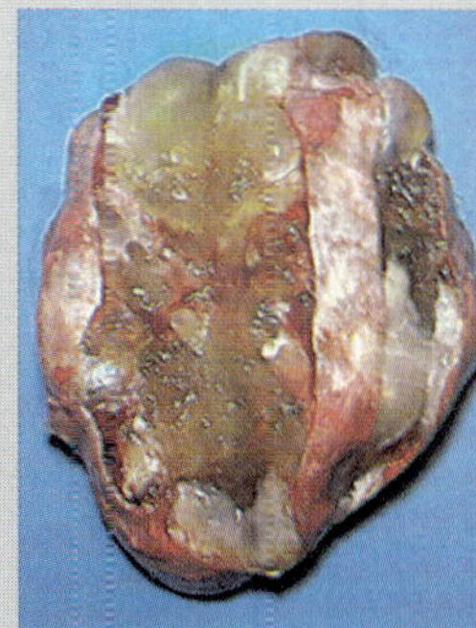

Ovarialtumoren:
von zäh-gallertigem Schleim gefülltes, multilokuläres muzinöses Kystadenom

verursachen zu Beginn ihrer Entw. unabhängig von ihrer Dignität keine charakterist. Frühsymptome; faßbare Sympt. treten erst rel. spät auf, v. a. Zyklusstörungen*, Dysmenorrhoe* bzw. Blutungen in der Postmenopause (Leitsymptome bei hormonbildenden O.), unklare diffuse Unterleibsbeschwerden, Zunahme des Leibesumfangs u. Beeinträchtigungen des Allgemeinbefindens.

Diagn.: bimanuelle Untersuchung, Ultraschalldiagnostik, Computertomographie, Kernspintomographie, Laparoskopie, Probelaparotomie; **Ther.:** jeder klin. nachgewiesene O. muß op. entfernt u. histol. beurteilt werden; bei präop. Ausschluß einer Malignität heute zumeist laparoskop. Salpingoophorektomie* (Bergung mittels Bag*-Technik). Das Ausmaß des Eingriffs wird v. a. von der Art des Tumors bestimmt (u. U. Zweitoperation mit Entf. beider Adnexe, Hysterektomie u. a.); ggf. adjuvante Ther. mit Zytostatika*. **Kompl.:** Stieldrehung*, Ruptur (u. U. Peritonealkarzinose*, Pseudomyxoma* peritonei); **DD:** Ovarialzysten, Uterusmyom, reguläre SS u. ektope Gravidität*, Darmtumoren Vgl. Regad-Syndrom, Rosenfeld-Syndrom.

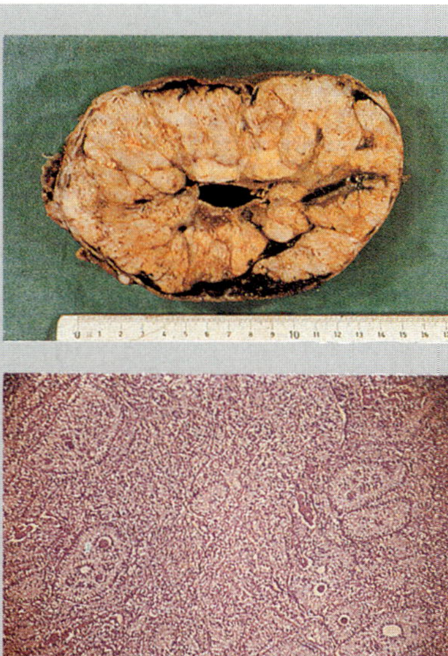

Ovarialtumoren:
Sex-cord-Tumor des Ovars; makroskopisches Präparat (oben) und histologischer Schnitt (unten)

Jeder dritte Ovarialtumor ist oder wird ein Karzinom.

Ovarial|zyklus (↑; gr. kyklos Kreis, Ring, Zeit) m: (engl.) ovarian cycle; v. a. unter dem Einfluß von Gonadotropinen* im Ovarium* stattfindender Prozeß mit Follikelreifung* (Östrogenproduktion), Follikelsprung, Ovulation* u. Bildung des Corpus* luteum (Progesteronproduktion). Vgl. Menstruationszyklus.

Ovarial|zysten (↑; gr. kystis Blase) f pl: (engl.) ovarian cysts; im Ovarium* lokalisierte funkt. bzw. Retentionszysten* unterschiedl. Urs., insbes. Follikelzyste*, Corpus*-luteum-Zyste, Luteinzyste* u. Teerzyste*; **Klin.:** ähnl. der Sympt. bei zyst. Ovarialtumoren*. Vgl. Parovarialzysten; Ovarien, polyzystische.

Ovarien, poly|zystische (↑) n pl: (engl.) polycystic ovaries; syn. kleinzystische Degeneration der Ovarien; Vergrößerung beider Ovarien auf das 2–5fache der Norm durch zahlreiche, meist bis 1 cm große, bes. subkapsulär gelegene Zysten; dabei weißl. graue

Oberfläche u. Kapselverdickung; das kombinierte Auftreten von p. O. mit Amenorrhoe*, Sterilität* u. maskulinem Typ wird als polyzystisches Ovarialsyndrom* bezeichnet. Vgl. Ovarialtumoren.

Ovario|lyse (↑; gr. lysis Lösung, Auflösung) f: Form der Sterilitätsoperation* mit Durchtrennung von Verwachsungen am Eierstock. Vgl. Tubenchirurgie, Adhäsiolyse.

Ovarium (↑) n: (engl.) ovary; Oophoron, Eierstock, weibl. Keimdrüse; pflaumengroßes Organ, paarig aufgehängt unterh. der Tube in einer schmalen Bauchfellduplikatur (Mesovarium) zw. Uterusfundus u. seitl. Beckenwand; besteht aus einer peripheren Rindenschicht (mit den Eifollikeln, kl. kugeligen bis erbsengroßen Gebilden) u. der zentralen Markschicht; **Histol.:** s. Abb.; funkt. unterscheidet man: **1. generative Funkt.:** Produktion von befruchtungsfähigen Eizellen (s. Ovarialzyklus); **2. vegetative Funktion:** Hormonbildung; d. h. Östrogene* u. Gestagene* (Progesteron*) sowie geringe Mengen von Androstendion*. Vgl. Eizelle, Ovarialinsuffizienz.

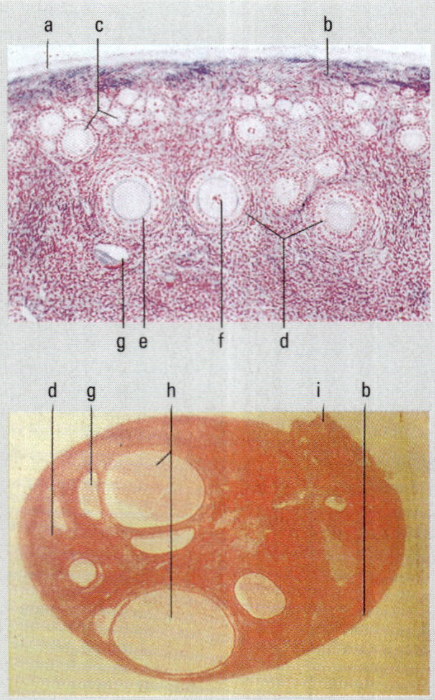

Ovarium:
histologische Schnitte; oben durch das Rindengebiet (starke Vergrößerung, Azanfärbung), unten durch das ganze Organ (schwache Vergrößerung, Hämatoxylin-Eosin-Färbung); a: Oberflächenepithel; b: Tunica albuginea; c: Primärfollikel (Folliculi ovarici primarii) in verschiedenen Wachstumsphasen; d: Sekundärfollikel (Folliculi ovarici secundarii); e: Zona pellucida einer Eizelle; f: Kern einer Eizelle; g: atretische Follikel; h: Tertiärfollikel (Folliculi ovarici tertiarii); i: Mesovarium

Overloading: s. TUR-Syndrom.

Ovo|genese (lat. ovum Ei; gr. genesis Erzeugung, Entstehung) f: syn. Oogenese*.

Ovo|gonien (↑) n pl: syn. Oogonien, Ureier; s. Oogenese.

Ovo|testis (↑; lat. testis Hoden) m: syn. Testovar; intraabdominal lokalisierte Gonadenanlage mit unreifen weibl. u. männl. Keimzellen bei Hermaphroditismus verus (s. Hermaphroditismus); u. U. nur einseitig.

Ovo|zyt (↑; gr. kytos Zelle) m: syn. Oozyt; s. Eizelle.

Ovula Nabothi (↑; Martin Naboth, Anat., Leipzig, 1675–1721) n pl: (engl.) Naboth's follicles; schleimhaltige, gelb-weißl. Retentionszysten* an der Portiooberfläche; Entstehung durch Überwachsen von Drüsenausführungsgängen ektropionierter Zervixschleimhaut mit Plattenepithel; **Ther.:** mittels Koagulator*. Vgl. Umwandlungszone.

Ovulation (↑) f: Eisprung; die bei der geschlechtsreifen Frau mit einem 28tägigen Menstruationszyklus* normalerweise etwa am 15. Tag nach Einsetzen der Menstruation erfolgende Ausstoßung einer reifen Eizelle* aus dem Graaf-Follikel des Ovariums nach Follikelsprung. Vgl. Ovulationstests; Ovulationsinduktion; Konzeptionsoptimum; Phase, präovulatorische.

Ovulations|blutung (↑): (engl.) midcycle bleeding; syn. Mittelblutung; Sonderform der zykl. Zwischenblutungen*; geringe Blutung aus dem Endometrium zum Zeitpunkt der Ovulation*, häufig in Verbindung mit einem Mittelschmerz* als Folge eines verstärkten Östrogenabfalls; dauert meist nur 1–3 Tage; **Ther.:** 20–50 μg Ethinylestradiol am 12.–16. Zyklustag (s. Abb.). Vgl. Zyklusstörungen.

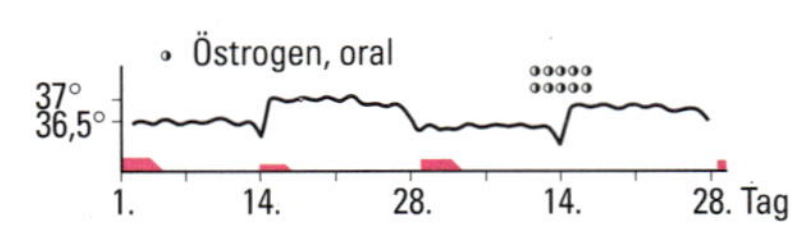

Ovulationsblutung:
Wirkung der oralen Östrogenprophylaxe

Ovulations|hemmer (↑): umgangssprachl. Bez. auch Antibabypille; s. Kontrazeption, hormonale.

Ovulations|induktion (↑; lat. inductio Hineinführen) f: (engl.) ovulation induction; Verf. zur medikamentös-hormonalen Auslösung einer Ovulation* (z. B. einmalige Applikation von 5000–10 000 I. E. HCG* bzw. GnRH*-Agonisten nach vorheriger Stimulation der Follikelreifung*, z. B. mit Clomifen*, FSH*, HCG-Inj.); **Anw.:** v. a. bei Sterilität* inf. Anovulation, u. U. auch i. R. einer In*-vitro-Fertilisation. Vgl. Follikulometrie.

Ovulations|methode (↑) f: s. Billings-Ovulationsmethode.

Ovulations|termin (↑): s. Ovulation, Ovulationstests, Menstruationszyklus.

Ovulations|tests (↑) m pl: (engl.) ovulation tests; Untersuchungen u. klin. Beobachtungen zum Nachw. einer Ovulation*, z. B. Beobachtung von Basaltemperatur*, Zervixschleim* (Spinnbarkeit, Farnkrautphänomen*), Muttermundweite u. Hormonbestimmungen (LH*). Als sicherer Nachw. gilt nur die direkte Beobachtung der Ovulation unter Laparoskopie bzw. indirekt mittels Ultraschalldiagnostik (s. Abb.). Vgl. Follikulometrie.

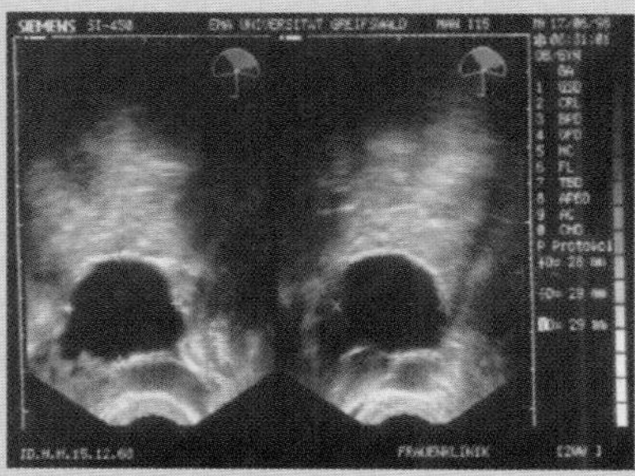

Ovulationstests:
sprungreifer Follikel im Ultraschallbild

Ovulations|zentrum (↑) n: (engl.) ovulation centre; im vorderen Hypothalamus lokalisierter Bereich, der für die Steuerung der zykl. Ovarialfunktion durch rhythm. Freisetzung von LH* verantwortl. sein soll. Vgl. Sexualzentrum.

Ovulum (↑) n: (engl.) ovule; kleines Ei (s. Ovula Nabothi); auch Bez. für Scheidenzäpfchen. Vgl. Schaumovulum.

Ovum (↑) n: Ei; s. Eizelle.

Oxy|tocin n: Ocytocin, Oxytozin; Peptidhormon bekannter Struktur (neun Aminosäuren); Bildung im Nucleus supraopticus u. Nucleus paraventricularis des Hypothalamus, Speicherung im HHL, Stimulation zur Ausschüttung durch Reizung der Genitalorgane, deren Dehnung bei der Geburt, den Saugakt beim Stillen* sowie visuelle u. olfaktor. Reize; **Wirkungen:** Milchejektion durch Kontraktion der myoepithelialen Elemente in den Ausführungsgängen der Milchdrüsen, Myometriumkontraktion; Östrogene* erhöhen die Uterusempfindlichkeit gegenüber O., Gestagene* senken sie. Während einer SS ist die Uterusempfindlichkeit gegenüber O. sehr gering, kurz vor, während u. nach der Geburt sehr hoch (s. Laktation). Der Abbau erfolgt durch Oxytocinase*; **Verw.:** zur vorzeitigen Geburtseinleitung, bei Wehenschwäche*, zur Uteruskontraktion bei Schnittentbindung*, bei Laktationsschwierigkeiten, zur aktiven Lenkung der Nachgeburtsperiode* (z. B. 3 I. E. Oxytocin i. v. nach Entw. der Schulter); **diagn. Anw.:** Oxytocinbelastungstest*.

Oxy|tocinase f: syn. Cystinaminopeptidase; wahrsch. in der Plazenta in steigenden Mengen gebildetes, Oxytocin* abbauendes Enzym (Protease); das Verhältnis von O. zu Oxytocin im Organismus hat physiol. Bedeutung für das Ingangkommen der Wehen*; früher als biochem. Parameter zur Prüfung der Plazentafunktion eingesetzt: bei intrauteriner Mangelentwicklung* verminderte, bei Schwangerschaftsdiabetes* u. Rhesus*-Inkompatibilität erhöhte Aktivität im mütterl. Serum; heute kaum noch von klin. Bedeutung.

Oxy|tocin|belastungs|test m: (engl.) oxytocin challenge test; Abk. OBT; gebh. Meth. zur Früherkennung einer kindlichen Hypoxie* inf. chron. Plazentainsuffizienz* in der Spätschwangerschaft; **Prinzip:** Nachw. von Spättiefs (s. Wehenreaktionstypen) während Oxytocin-induzierter Uteruskontraktionen mittels Kardiotokographie*.

p53: Tumorsuppressorgen; lokalisiert auf Chromosom 17, Bande p13; Keimbahnmutationen des p53-Gens sind mit dem seltenen u. mit multiplen Neoplasien einhergehenden Li*-Fraumeni-Syndrom assoziiert; **Prädispositionsgen** im Hinblick auf familiären Brustkrebs: für Mutationsträgerinnen beträgt die Wahrscheinlichkeit, an einem Malignom zu erkranken, 50 % bis zum 30. Lj. u. 90 % bis zum 60. Lj.; p53-Mutationen machen nur einen kl. Teil aller hereditären Mammakarzinome* aus (10 %); aber auch bei sporad. Mammakarzinomfällen finden sich p53-Mutationen (bis zu 50 %), offensichtl. werden auch diese durch einen Verlust der p53-Funktion begünstigt. Vgl. BRCA-Gene.

PA: Abk. für **P**rimär**a**ffekt*.

Paar|therapie f: (engl.) partner therapy; Form der Sexualtherapie*; nach Masters u. Johnson als stufenweises **Übungsprogramm: 1.** Abbau von Erwartungsängsten u. Vermeidungsverhalten sowie Durchbrechen von Selbstverstärkungsmechanismen; **2.** Behebung von Lerndefiziten; **3.** Behandlung der sexuellen Funktionsstörung* im Kontext von Partnerbeziehung u. Partnerkonflikten.

Paclitaxel (INNv) n: syn. Taxol; semisynthet. hergestelltes Alkaloid aus der kaliforn. Eibe (Taxus brevifolia) mit zytotox. Wirkung; **Verw.:** u. a. bei metastasierendem Ovarialkarzinom. Vgl. Zytostatika.

Pätau-Syn|drom (Klaus P., zeitgen. Päd., Madison) n: (engl.) trisomy 13; syn. Trisomie 13; komplexes Fehlbildungssyndrom inf. einer numer. Aberration des Chromosoms 13 durch Teilungsfehler in der Meiose*; **Häufigkeit:** ca. 1 : 10 000 Lebendgeborene; **Sympt.:** multiple Hirnfehlbildungen (Arhinenzephalie), Gesichtsdysmorphien, Lippenkiefergaumenspalte, Mikrophthalmie, Iriskolobom, Ohrmuscheldeformitäten, postaxiale Hexadaktylie, Herzfehler, Zystenniere; **Progn.:** infaust, Lebensdauer meist nur wenige Monate. Vgl. Trisomiesyndrome.

PAG: Abk. für (engl.) **p**regnancy **a**ssociated **g**lycoprotein; schwangerschaftsassoziiertes Alpha-2-Glykoprotein; s. Schwangerschaftsproteine.

Paget-Krankheit (Sir James P., Chir., London, 1814–1899): (engl.) Paget's disease; **1.** sog. Krebsekzem der Brust, Paget-Krebs; sehr seltene, meist einseitig auftretende, langsam progrediente, ekzemähnl. Veränderung der (weibl.) Brustwarze u. des Warzenhofs (s. Abb.) durch intraepidermale Ausbreitung von Zellen eines Adenokarzinoms der Milchdrüsenausführungsgänge (Paget*-Zellen), bei Männern extrem selten; **Sympt.:** initial scharf begrenzter, rundl. Herd mit geröteter, schuppender, nässender, evtl. krustöser Oberfläche, bei längerem Bestand sinkt die Brustwarze ein. In einem Teil der Fälle findet sich gleichzeitig ein Mammakarzinom* durch Einwachsen in den Milchdrüsenkörper, gelegentl. Metastasierung in regionale Lymphknoten; **Ther.:** weite chir. Exzision über den Ekzemrand hinaus mit Schnittrandkontrolle; **Progn.:** infolge langsamen Wachstums bei rechtzeitiger (chir.) Therapie günstiger als beim Mammakarzinom; seltene **Sonderform:** extramammäre P.-K.: sehr seltenes Karzinom der Ausführungsgänge apokriner Schweißdrüsen im Anogenitalbereich, in den Achselhöhlen u. periumbilikal; bei anogenitaler Lok. sind nicht selten gleichzeitig Genital- od. Intestinaltumoren vorhanden; **DD:** Ekzem, Scabies, Bowen*-Krankheit; **2.** syn. Osteodystrophia deformans.

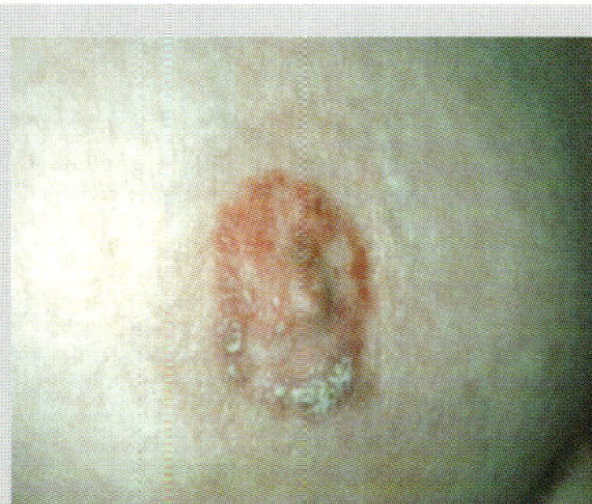

Paget-Krankheit:
ekzemartige Veränderungen der Brustwarze und des Warzenhofs

Paget-Zellen (↑): (engl.) Paget cells; für die Paget*-Krankheit typ., große Zellen mit gr. Zellkern u. hellem, glykogenhaltigem Zytoplasma; wachsen u. wandern zunächst im Stratum germinativum der Epidermis u. durchbrechen erst spät die Basalmembran.

Palato|schisis (lat. palatum Gaumen; gr. schisis Spalte) f: auch Palatum fissum; Gaumenspalte*.

Palpation (lat. palpare tasten) f: Untersuchung durch Betasten, z. B. gyn. P. des Uterus u. der Adnexe (s. Untersuchung, bimanuelle) bzw. P. der Brust.

Panzer|krebs: Cancer* en cuirasse.

Pap: Abk. für **Pap**anicolaou*-Färbung. Vgl. Zytodiagnostik.

Papanicolaou-Abstrich (George P., Anat., Athen, New York, 1883–1962): (engl.) Papanicolaou smear; zytol. Abstrich mittels Watteträger von Portiooberfläche u. Zervikalkanal mit anschl. Spezialfärbung (Papanicolaou*-Färbung); Technik u. Auswertung: s. Zytodiagnostik.

Papanicolaou-Färbung (↑): (engl.) Papanicolaou stain; Spezialfärbemethode in der Zytodiagnostik*; nach Fixierung der Abstriche in 96%igem Äthyl- od. 99%igem Isopropylalkohol Kernfärbung mit Hämatoxylin u. kombinierte Plasmafärbung mit Orange G6 u. Polychromfarbstoff; die Kernfärbung ermöglicht die Beurteilung der Kernstrukturen (Größe, Form u. Chromatingehalt) zur Festlegung des Karyopyknoseindex* (Kernreifung) u. zur Karzinomdiagnostik, die Plasmafärbung macht die Bestimmung des Reifegrades des Zytoplasmas (Eosinophilieindex) aufgrund der Farbveränderung von blaugrün nach rot möglich.

Papilla mammae (lat. papilla Warze, Bläschen) f: auch Papilla mammae; s. Brustwarze.

Papillom (↑) n: (engl.) papilloma; vom Oberflächenepithel ausgehender, histol. meist benigner Tumor mit papillärem Aufbau, der häufig viel Bindegewebe enthält; **Lok.:** z. B. ableitende Harnwege (Blasenpapillom), Vagina od. Milchgänge (Milchgangpapillom*).

Papilloma|virus (↑) n: syn. Warzenvirus; Genus von zur Familie der Papovaviridae gehörenden DNA-Tumorviren ∅ 55 nm, MG 5 x 10^6, zwei Strukturproteine); **Unterteilung** in mehr als 60 humane Papillomavirustypen (Abk. HPV; s. Tab.) u. tierpathogene Typen; P. sind streng auf eine Wirtsspecies beschränkt u. können nur Epithelzellen infizieren; **Übertragung:** Kontaktinfektion der Basalzellen der Epidermis nach Mikrotraumen; **Klin.:** durch humane Papillomaviren verursachte benigne Tumoren der Haut u. Schleimhaut entstehen erst mehrere Monate nach Inf. u. verschwinden häufig spontan; vermutl. sind auch best. Präkanzerosen* u. maligne Tumoren mit spezif. HPV-Typen assoziiert, z. B. HPV 16 und HPV 18 beim Zervixkarzinom*.

Papillomavirus

Tumor	Auslösende HPV-Typen
anogenitale Warzen	
Condylomata acuminata	6, 11
Condylomata plana	6, 16, 31
bowenoide Papulose	16
maligne Tumoren	
Bowen-Krankheit	selten 2, 16, 34
Vulvakarzinom	6, 16, 18
Zervixkarzinom	16, 18

Papulose, bowenoide (lat. papula Bläschen) f: (engl.) bowenoid papulosis; Inf. der Anogenitalregion mit Papillomavirus* Typ 16; multiple flache Papeln, die histol. der Bowen*-Krankheit ähneln.

-para (lat. parere gebären): Wortteil: die Gebärende; z. B. Nullipara*, Primipara* (Erstgebärende), Pluripara*, Multipara* (Mehrgebärende). Vgl. Parität.

Para|colpium (gr. para- neben, abweichend; kolpos Wölbung, Scheide) n: Gesamtheit des Bindegewebes um die Scheide (Vagina*).

Para|keratose (↑; gr. keras Horn) f: (engl.) parakeratosis; Verhornungsstörung der Epidermis mit kernhaltigen Keratinozyten im Stratum corneum u. weitgehend fehlendem Stratum granulosum (s. Abb.); **Vork.:** z. B. bei Psoriasis, Parapsoriasis u. Ekzem; auch im Bereich der Vagina u. Portio bei Inf. mit Herpes-simplex-Virus Typ 2.

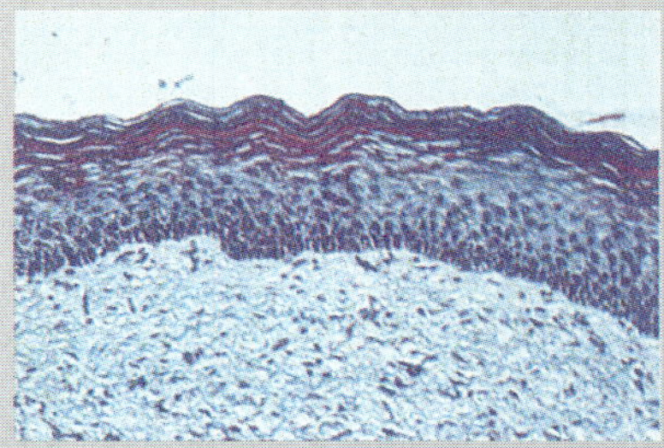
Parakeratose der Portio

Par|albumin n: syn. Pseudomuzin*.

Parallel|zangen: (engl.) parallel forceps; Form der Geburtszange*, z. B. Shute*-Zange.

Para|metritis (gr. para- neben, abweichend; metra Gebärmutter) f: Entz. des Parametriums*, meist i. R. einer Endometritis*, u. U. mit eitriger Einschmelzung u. Abszeßbildung bzw. Ausbildung einer Phlegmone.

Para|metritis puerperalis (↑; ↑) f: Parametritis* im Wochenbett (Puerperium*).

Para|metrium (↑; ↑) n: der Teil des im Spatium pelvis subperitoneale (unter dem Peritoneum) gelegenen Bindegeweberaums, der die Cervix* uteri seitl. umgibt, einschl. des bindegewebigen Inhalts des Ligamentum* latum uteri; enthält u. a. die Ureteren, Lymph- u. Blutgefäße mit Venengeflechten sowie glatte Muskulatur, die sich mit strafferen Bindegewebezügen zu den Retinacula* uteri formiert. Das P. wird in seiner Gesamtheit auch als Retinaculum uteri bez.; Resektion des Parametrium bei Wertheim*-Meigs-Operation od. Schauta*-Stoeckel-Operation beim Zervixkarzinom.

Para|metro|pathia spastica (↑; ↑; gr. pathos Leiden) f: (engl.) pelvic congestion; syn. Pelvipathia vegetativa; spast. Kontraktionen in den hinteren Teilen der Parametrien; **Vork.:** v. a. als vegetativ-nervöse Störung, evtl. in Zus. mit Zervizitis*.

Para|neo|plasie (↑; gr. neos neu; plasis Bildung) f: s. Syndrom, paraneoplastisches.

Para|trachom (↑; gr. tracheia Luftröhre) n: s. Einschlußkonjunktivitis.

Para|urethral|drüsen (↑; gr. ourethra Harnröhre) f pl: (engl.) paraurethral glands; s. Gräfenberg-Zone, Skene-Gänge, Ejakulation.

Para|zervikal|blockade (↑; lat. cervix Hals) f: (engl.) paracervical block; Abk. PZB; Ausschaltung des Plexus pelvicus durch Inj. od. Dauerinfusion eines Lokalanästhetikums in das parazervikale Gewebe (s. Abb.); **Ind.:** **1.** Schmerzminderung während der Eröffnungsperiode* der Geburt*, in Verbindung mit

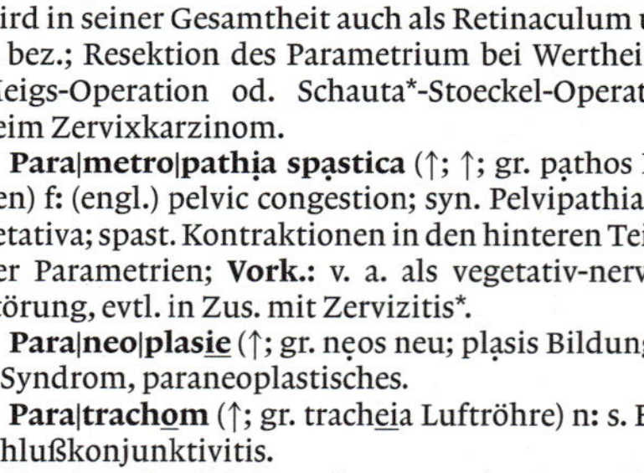
Parazervikalblockade:
Umspritzung des Muttermunds mit Lokalanästhetika

Pudendusanästhesie* auch in der Austreibungsperiode der Geburt; **2.** Durchführung intrauteriner Eingriffe in Lokalanästhesie* (z. B. Hysteroskopie, Endometriumbiopsie).

Para|zystitis (↑; gr. kystis Blase) f: (engl.) paracystitis; Entz. des die Harnblase umgebenden Gewebes. Vgl. Zystitis.

Par|enchym|embolie (↑; gr. enchyma das Hineingegossene; embolos Pfropf) f: (engl.) parenchymal embolism; durch körpereigene Zellen verursachte Embolie (meist Lungenembolie); z. B. durch Plazentazellen (v. a. Synzytiotrophoblast) nach Geburt u. durch Tumorzellen.

Parität f: (engl.) parity; Gebärfähigkeit; Begriff zur Beschreibung der individuellen Geburtenbiographie (einschl. SS) einer Frau; eine 2. Gravida, 1. Para ist eine Frau, die zum zweiten Mal schwanger ist u. bereits einmal geboren hat.

Par|oo|phoron (gr. para- neben, abweichend; oophoron Eierstock) n: platt-rundl., bräunl. Körper, im kindl. Alter neben der Extremitas tubaria des Ovariums innerh. der Plica lata, kaudal von der Ansatzstelle des Mesovariums; Reste des kaudalen Abschnitts der Urniere, enthält Kanälchen u. Glomerula; kaudaler Anteil des Parovariums*.

Par|orexie (↑; gr. orexis Verlangen) f: (engl.) parorexia; Bez. für ungewöhnl. Eßgelüste bei Schwangeren.

Par|ovarial|zysten (↑; lat. ovum Ei; gr. kystis Blase) f pl: (engl.) parovarian cysts; dysontogenet. Zysten (Retentionszysten*), die vom Parovarium*, u. U. auch von heterotopem Ovarialgewebe ausgehen u. immer innerh. des Ligamentum* latum uteri liegen; wachsen teilweise gestielt. Vgl. Ovarialzysten.

Par|ovarium (↑; ↑) n: sog. Nebeneierstock; Rest des kranialen Wolff*-Gangs beim weibl. Geschlecht, unterh. der Tube zw. den beiden Blättern der Mesosalpinx* lokalisiert; sein kranialer Anteil wird auch als Epoophoron* (entspr. beim Mann der Epididymis) u. sein kaudaler Anteil als Paroophoron* (entspr. beim Mann der Paradidymis) bezeichnet.

Parrot-Furchen (Joseph Marie P., Päd., Paris, 1839–1883): oberflächl. weiße Narben in den Mundwinkeln bei angeb. Syphilis*.

Parrot-Pseudo|paralyse (↑) f: s. Osteochondritis syphilitica.

Partial|prolaps (lat. pars Teil; pro vor, vorn; lapsus Ausgleiten, Fallen, Fehler) m: s. Prolapsus uteri et vaginae.

Parto|gramm (lat. partus Geburt; gr. gramma Aufzeichnung) n: (engl.) partogram; graph. Darstellung des Geburtsverlaufs, z. B. anhand der Wehenmeßdaten, des Höhenstands des vorangehenden Teils od. der Weite des Muttermunds.

Partus (lat. Geburt) m: Geburt*, Entbindung*.

Partus prae|cipitatus (↑) m: überstürzte Geburt, sehr schnell verlaufende Geburt. Vgl. Sturzgeburt.

Partus prae|maturus (↑) m: s. Frühgeburt.

Partus serotinus (↑) m: Spätgeburt bei überlanger Dauer der Schwangerschaft.

p. c.: Abk. für **p**ost* **c**onceptionem.

PCO-Syn|drom n: Kurzbez. für (engl.) **p**oly**c**ystic **o**vary syndrome; s. Ovarialsyndrom, polyzystisches.

PDA: Abk. für **P**eri**d**ural**a**nästhesie*.

PE: Abk. für **P**robe**e**xzision*.

Pearl-In|dex (Raymond P., Biol., Genet., Baltimore, 1879–1940) m: Abk. PI; Beurteilungsmaß für die Zuverlässigkeit von Meth. der Kontrazeption*; Zahl der ungewollten SS auf 1200 Anwendungsmonate (100 sog. Frauenjahre entspr. der Anw. einer best. Meth. über ein Jahr von 100 Frauen).

Peau d'orange: syn. Orangenschalenhaut*.

Pedikulose (Dim. von lat. pedis Laus; gr. osis Krankheit) f: (engl.) pediculosis; Befall der Haut durch Läuse*; **Formen:** 1. Pediculosis pubis (syn. Phthiriasis): Filzlausbefall bes. im Genitoanalbereich; **2.** Pediculosis corporis: Kleiderlausbefall mit Aussparung der Kopf- u. Genitalregion; **3.** Pediculosis capitis: Kopflausbefall bes. am Hinterkopf u. hinter den Ohren; **Sympt.:** starker Juckreiz, gerötete bis tiefblaue (Taches* bleues) Einstichstellen, oft ekzematisierte u. superinfizierte Kratzspuren; **Diagn.:** makroskop. Nachw. der Nissen u. Läuse; **Ther.:** Aufsprühen od. Auftragen von Pyrethroiden bzw. Malathion, Entfernen der Nissen mit einem feinen Kamm nach Einweichen der Haare mit Essigwasser; Desinfektion der Kleidungsstücke.

Pelveo|peritonitis (lat. pelvis Becken; gr. peritonaion das Herumgespannte, Bauchfell) f: (engl.) pelvioperitonitis; auch Pelviperitonitis, Beckenbauchfellentzündung; auf das kl. Becken beschränkte Peritonitis* (z. B. bei akuter Salpingitis*).

Pelvi|ek|tomie (↑; gr. ek- aus, heraus; tome Schnitt) f: auch pelvine Viszerektomie; totale Ausweidung des Beckens bei malignen Tumoren der Beckenorgane. Vgl. Exenteration.

Pelvi|pathia vegetativa (↑; gr. pathos Schmerz, Krankheit): syn. Parametropathia spastica*.

Pelvi|peritonitis (↑; gr. peritonaion das Herumgespannte, Bauchfell) f: s. Pelveoperitonitis.

Pelvis (lat. Becken) f: (anat.) Becken* mit **P. major** (großes Becken) u. **P. minor** (kleines Becken).

Pelvis angusta (↑) f: enges Becken*. Vgl. Beckenformen.

Pelvi|skopie (↑; gr. skopia Umschau, Spähen) f: (engl.) pelvioscopy; Laparoskopie* zur Inspektion des Beckenraums u. Durchführung kleiner op. Eingriffe; Durchführung in Beckenhochlagerung.

Pelvis nana (↑) f: Zwergbecken; s. Beckenformen.

Pemphigus syphiliticus (gr. pemphix Bläschen, Pustel) m: Hautveränderungen bei angeb. Syphilis*.

Pendel|bestrahlung: (engl.) pendular radiation; s. Strahlentherapie.

Penetranz (lat. penetrare durchdringen) f: (engl.) penetrance; Manifestationshäufigkeit od. -wahrscheinlichkeit eines Gens, d. h. der Anteil der Merkmalträger bezogen auf die Gesamtzahl der Genträger, die nach ihrer genet. Konstitution das betreffende Merkmal zeigen könnten. Unvollständige od. fehlende P., ausgelöst durch Umwelteinflüsse od. Interaktion mit anderen Genen, ist gerade bei dominanten Erbanomalien des Menschen sehr häufig. Vgl. Krankheiten, genetische.

Penetration (↑) f: Eindringen; **1.** (pathol.) P. eines Krankheitsprozesses (z. B. Tumor od. Ulkus) in das angrenzende Gewebe od. in Nachbarorgane; **2.** (mikrobiol.) P. von Mikroorganismen in einen Organismus bzw. dessen Zellen; **3.** (sexualmed./rechtsmed.) P. des Penis beim Koitus* bzw. Analverkehr*.

Penetrations|test (↑) m: (engl.) penetration test; syn. Spermieninvasionstest; diagn. Test zur Abklärung einer Sterilität*; **Formen: 1.** Sims*-Huhner-Test (in vivo); **2.** Kurzrok*-Miller-Test (in vitro); **3.** Kapillar-Sperma-Penetrationstest (Abwandlung des Kurzrok-Miller-Tests); **4.** Sperma*-Zervikal-Mukus-Kontakttest.

Penis|de|viation (lat. penis das männliche Glied; devius abseits, abweichend) f: (engl.) penile deviation; Abknickung des erigierten Penis, die den Koitus* erschwert bzw. unmögl. macht; meist angeb. mit Krümmung nach ventral od. lateral (vgl. Epispadie, Hypospadie), erworben bei Induratio penis plastica.

Penis|torsion (↑; lat. torsio Drehung) f: (engl.) torsion of the penis; Verdrehung des männl. Glieds um seine Längsachse (angeb. Fehlbildung); das Frenulum liegt seitl. od. nach oben gewendet; meist mit anderen Genitalfehlbildungen wie Hypospadie*, Epispadie* u. a. verbunden; Harnstrahl normal, Erektion unbehindert.

Per|foration (lat. perforare durchbohren) f: Durchbruch, Durchbohren; Eröffnung einer geschlossenen Körperhöhle od. Struktur, meist eines Hohlorgans; **1.** spontan inf. nekrot.-entzündl. Gewebeschädigung (z. B. Magenperforation); **2.** traumat. od. iatrogen bedingt (z. B. Uterusperforation bei Kürettage* od. Hysteroskopie*). Vgl. Penetration.

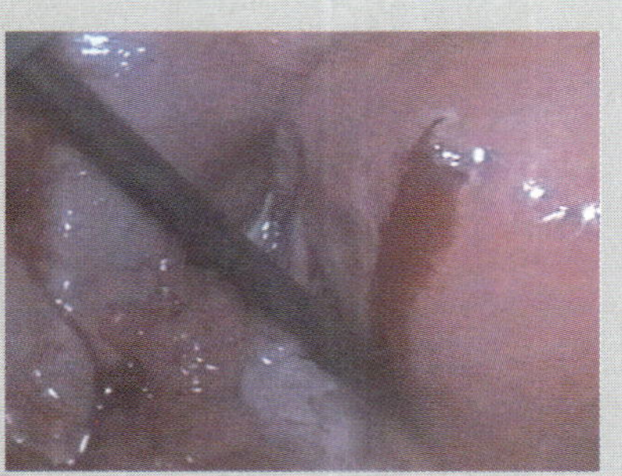

Perforation:
Blutung nach Uterusperforation; erfordert sofortige Blutstillung durch Koagulation

Merke: nach jeder Perforation antibiotische Abschirmung und engmaschige postoperative Kontrollen.

Peri|dural|an|ästhesie (gr. peri- um, herum; lat. durus hart; gr. anaisthesia Unempfindlichkeit) f: (engl.) peridural anaesthesia; Abk. PDA, syn. Epiduralanästhesie; Form der Lokalanästhesie* mit Punktion des Epiduralraums im (selten) zervikalen bzw. thorakalen od. lumbalen (am häufigsten) Bereich (s. Abb.), wird bei Punktion des Sakralkanals als Kaudalanästhesie* bez.; bewirkt eine temporäre segmentale sympath., sensor. u. motor. Nervenblockade an den Wurzeln der Spinalnerven; **Meth.:** **1.** Einzelinjektionstechnik; **2.** Kathetertechnik: fraktionierte Inj. od. kontinuierl. Zufuhr eines Lokalanästhetikums od. Opiats (sog. **kontinuierliche PDA**) über einen Katheter; heute wegen besserer Steuerbarkeit bevorzugt; **Anw.:** z. B. Schmerzausschaltung bei zahlreichen chir. Eingriffen (v. a. am Rumpf u. an den unteren Extremitäten), Geburtserleichterung (Dosisreduzierung bei Schwangeren), postop. Schmerztherapie; **NW:** Gefäßerweiterung mit Blutdruckabfall; **Kontraind.:** Erkr. des ZNS, anat. u. neurol. Veränderungen, Inf. an der Punktionsstelle, Blutgerinnungsstörungen, schwere Hypotonie, Allergie gegen Lokalanästhetika u. a.; vgl. Tuohy-Kanüle.

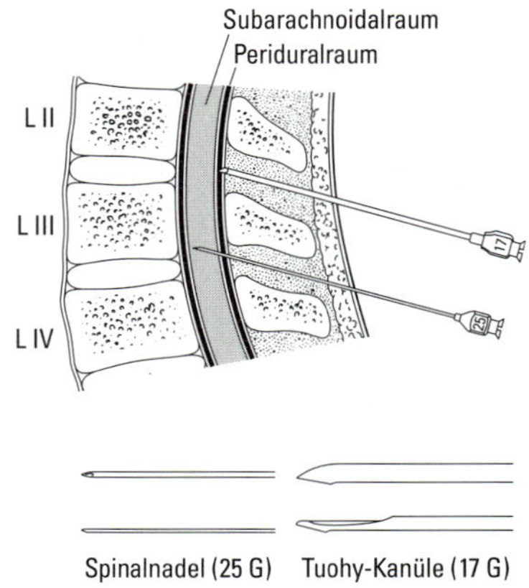

Periduralanästhesie:
schematische Darstellung der Punktion des Subarachnoidal- sowie des Epiduralraums bei Spinal- bzw. Periduralanästhesie; Spinalnadel (25 G) und Periduralnadel (Tuohy-Kanüle, 17 G) im Detail

Peri|hepatitis acuta gonor|rhoica (↑; gr. hepar, hepatos Leber) f: syn. Fitz-Hugh-Curtis-Syndrom; seltene gonorrhoische Entz. der Leberkapsel; frühe Kompl. od. Spätfolge einer (nicht ausreichend behandelten) disseminierten Gonorrhoe*; **Klin.:** umschriebenes peritonit. Bild mit heftigen rechtsseitigen Oberbauchschmerzen, Fieber (evtl. mit Schüttelfrost), u. U. auch Ikterus; **Diagn.:** Nachw. von Neisseria* gonorrhoeae im Urogenitalsekret; **DD:** ein sehr ähnl. klin. Syndrom kann durch Inf. mit Chlamydia* trachomatis ausgelöst werden (serol. Diagn.).

Peri|meno|pause (↑; gr. men, menos Monat): Zeitraum von etwa 2–4 Jahren um das natürl. Menopausenalter, das zur Hälfte vor u. zur Hälfte nach der Menopause* liegt. Vgl. Klimakterium

Peri|metritis (↑; gr. metra Gebärmutter) f: Entz. des Perimetriums*; durch anschl. intraperitoneale Verwachsungen kann es zu Verlagerungen des Uterus kommen. Vgl. Parametritis.

Peri|metrium (↑; ↑) n: der Bauchfellüberzug der Gebärmutter; s. Uterus.

Peri|natal|in|fektion (↑; lat. natalis bei der Geburt; inficere hineintun, anstecken) f: (engl.) perinatal infection; Inf. des Kindes während der Perinatalperiode*; **1.** i. e. S. Allgemeininfektion: **Ätiol.:** aszendierende Infektion* aus dem Genitaltrakt der Mutter vor od. unter der Geburt (z. B. bei vorzeitigem Blasensprung u. einer Geburtsdauer von mehr als 12 Std.); nosokomial bei Frühgeborenen; **Err.:** v. a. Bakt. der Gattungen Streptococcus, Klebsiella, Listeria; **Klin.:** respirator. Adaptationsstörungen, muskuläre Hypotonie, Trinkschwäche, blasse Hautfarbe, rasche Verschlechterung des Allgemeinzustandes; **Diagn.:** Verdachtsdiagnose vor Auftreten erster Sympt. bei best. Risikokonstellationen (vorzeitiger Blasensprung*, grünl. Fruchtwasser, Fieber der Mutter unter der Geburt); Bestätigung durch Blutbild (Granulo- u. Thrombozytopenie), Best. des C-reaktiven Proteins, Rö.-Thorax, Blutkultur; **Ther.:** Beginn der parenteralen antibiot. Behandlung vor Eintreten der Sympt. verbessert die Progn. erhebl.; **2.** i. w. S. auch lokale Inf., z. B. Nabelentzündung*, Einschlußkonjunktivitis*, Gonoblennorhoe*. Vgl. Pränatalinfektion.

Peri|natal|medizin (↑; ↑) f: (engl.) perinatal medicine; interdisziplinäre Fachrichtung der Med., die auf Mutter u. insbes. das Kind u., in zeitl. Hinsicht, v. a. auf die Perinatalperiode* bezogene Aspekte der Geburtshilfe, Neonatologie u. Kinderheilkunde umfaßt.

Peri|natal|pathologie (↑; ↑; gr. pathos Leiden) f: (engl.) perinatal pathology; Teilgebiet der spez. Pathol.; Lehre von den Krankheiten des Kyems (Kyematopathologie) u. des Neugeborenen (Neonatalpathologie).

Peri|natal|periode (↑; ↑; gr. periodos Sonnenumlauf) f: (engl.) perinatal period; Zeitraum zw. dem Ende der 28. SSW u. dem 7. Lebenstag (einschl.) nach der Geburt*.

perineal (lat. perineum Damm): die Dammgegend betreffend, im Bereich des Damms liegend.

Perineo|plastik (↑) f: (engl.) perineoplasty; syn. Perineorrhaphie; künstl. Dammbildung; evtl. als Naht eines Dammrisses*.

Perineum (lat. Damm) n: Damm*.

Periode (gr. Sonnenumlauf) f: Umlauf, Kreislauf, Zeitabschnitt; i. e. S. (gyn.) Menstruation*.

Peri|oo|phoritis (gr. peri- um, herum; oon Ei) f: Entz. des Peritoneums um den Eierstock herum, meist mit ausgedehnten Verwachsungen in der Bauchhöhle; **Vork.:** z. B. bei Adnexitis*.

peri|partal (↑; lat. partus Geburt): den Zeitraum betreffend, der das Ende der SS, die Geburt* u. das Puerperium* umfaßt.

Peri|salpingitis (↑; gr. salpinx Trompete) f: Entz. des Bauchfellüberzugs der Eileiter, meist i. R. einer Salpingitis*; neigt zur Bildung ausgedehnter Verwachsungen.

Peritoneal|karzinose (gr. peritonaion das Herumgespannte, Bauchfell; karkinos Krebs) f: (engl.) peritoneal carcinosis; Ansiedlung zahlreicher Metastasen* eines Karzinoms* im Peritoneum; **Vork.:** v. a. bei intraabdominellen Karzinomen, z. B. Ovarialkarzinom.

Peritonitis (↑) f: sog. Bauchfellentzündung; akute od. chron. Entz. des Peritoneums; **Urs.:** **1.** infektiös (bakteriell) bedingt (ca. 95 % der Fälle), meist sek. durch endogene Kontamination mit aerob-anaeroben Bakt. der Darmflora nach Perforation eines Hohlorgans, Durchwanderung der Darmwand od. lymphogener Ausbreitung (sog. Durchwanderungsperitonitis), auch intraop. (postop. P.), selten primär durch hämatogene Streuung (z. B. von Pneumo- od. Streptokokken) od. aszendierende Infektion* über die Eileiter (Gonokokken); **2.** chem.-tox. bedingt durch lokale Einwirkung von sterilen, eine Entz. verursachenden Substanzen (z. B. Inhalt rupturierter Ovarialzysten*); **3.** strahlenbedingt; **Einteilung** der akuten P. nach der **Lok.:** **1.** lokale P. (P. circumscripta) in der näheren Umgebung der Infektionsquelle, z. B. als Pelveoperitonitis* bei Salpingitis*; **2.** diffuse P. (P. diffusa) mit rascher Ausbreitung in der gesamten Bauchhöhle; pathol.-anat. Einteilung in seröse, fibrinöse, hämorrhag., purulente (eitrige), putride (jauchige) u. sterkorale (kotige) P.; **Stadieneinteilung** nach klin. Schweregraden (nach Teichmann): **Stadium I:** P. ohne Organausfall; **Stadium II:** Funktionseinschränkung von Organen bzw. Insuffizienz eines Organsystems; **Stadium III:** manifeste Insuffizienz von zwei od. mehr Organen (z. B. respiratorische, hämodynamische u. Niereninsuffizienz); **Klin.:** bei akuter P. Akutes* Abdomen mit heftigen bewegungsabhängigen Bauchschmerzen als Leitsymptom, dabei zunächst eingezogenes, später aufgetriebenes Abdomen mit Obstipation u. Meteorismus, Übelkeit, Erbrechen, bei zwerchfellnaher Entz. Singultus; Exsikkose durch Flüssigkeitsverlust in die Bauchhöhle mit Hypotonie, Tachykardie, Facies abdominalis, ggf. Fieber u. sept. Schock (v. a. bei Inf. durch gramneg. u. anaerobe Bakt. mit starker Endotoxinbildung); **Diagn.:** palpator. lokaler od. generalisierter Druckschmerz über dem Abdomen, Abwehrspannung, auskultator. klingende od. fehlende Darmgeräusche; zur dd Abklärung labordiagn. Untersuchungen einschl. Blutkultur, röntg. Abdomenleeraufnahme (freie Luft inf. Perforation, Flüssigkeitsspiegel im Darmlumen bei Ileus?), Rö.-Thorax (Pleuraerguß, Pneumonie?), ggf. Ultraschalldiagnostik od. Computertomographie, selten Angiographie (Mesenterialinfarkt), Laparoskopie* (v. a. bei gyn. Urs.) u. Peritoneallavage (nach Bauchtrauma); bei diagn. Problemen großzügige Ind. zur Laparotomie*; **Ther.:** i. d. R. op. (möglichst einzeitig) mit Spülung, Drainage u. ggf. Beseitigung der Urs., evtl. sog. Etappenlavage, bei schwerem Krankheitsbild intensivmed. Behandlung, ggf. Schockbehandlung; postop. Antibiotika, parenterale Ernährung, Streßulkusprophylaxe, ggf. Behandlung eines paralyt. Ileus; selten ausschl. kons. Ther., z. B. mit Antibiotika u. symptomatischen Maßnahmen bei Gonokokkenperitonitis; **Progn.:** Gesamtletalität 5 – 30 % in Abhängigkeit von Err., Ausbreitung u. Abwehrlage des Pat., postop. (frühe) Letalität ca. 55 %; häufige Spätfolgen sind intraabdominale Verwachsungen mit Gefahr der Entw. eines Ileus.

Pero|melie (gr. peros verstümmelt; melos Glied) f: s. Dysmelie.

Persönlichkeits|krise f: (engl.) personality crisis; in krit. Lebensabschnitten* (Trotzalter, Pubertät*, Lebensmitte, Klimakterium*) interindividuell ähnl. erlebter Bewältigungskonflikt od. Störung der psychosozialen Identität (Identitätskrise, z. B. im Zus. mit dem Ende der Reproduktionsfähigkeit) mit charakterist. Reaktionsweisen; im Unterschied zur neurot. Persönlichkeit bzw. Persönlichkeitsstörung ist das Verhalten der Person in der P. nicht abweichend, sondern typisch.

Persona: s. Kontrazeption, computergesteuerte.

Per|tubation (lat. per ringsum, umher, durch; tuba Eileiter) f: Insufflation, Tubenperflation; Durchblasung der Eileiter mit CO_2 zur Feststellung der Durchgängigkeit. Vgl. Hydropertubation, Chromopertubation.

Perversion (lat. perversus verdreht, widersinnig) f: ursprüngl. religiöser Begriff für Ketzerei; im 19. Jahrhundert auf „falsches" od. als schädl. angesehenes Sexualverhalten* angewendet, heute noch in der Umgangssprache extrem abwertender Begriff, den die Sexualmedizin als wissenschaftl. nicht haltbar ablehnt, weil es ein natürl. vorkommendes, sozial erwünschtes „richtiges" Sexualverhalten nicht gibt. In der Psychopathologie wird daher der Begriff der sexuellen P. (auch forens.-psychiatr.) höchstens beschränkt auf suchtähnl. eingeschränkte, spezialisierte Sexualpraktiken, unter der zusätzl. Bedingung, daß sexuelle Befriedigung bzw. Orgasmus* ausschl. auf diesem Weg erlangt werden können. Vgl. Sexualverhalten, abweichendes.

Pes equino|varus (lat. pes Fuß) m: sog. Klumpfuß; **Formen: 1.** angeb. (P. e. congenitus): Spitzfußstellung des Gesamtfußes, Varus-(Supinations-)Stellung des Rückfußes u. Supinationsadduktionsstellung des Vorfußes u. Hohlfuß, da der Vorfuß stärker als der Rückfuß plantarflektiert ist; röntg. Verlauf der Längsachsen des Talus u. Kalkaneus annähernd parallel (normal: Winkel von ca. 40°) sowohl in der a.-p. wie auch in der seitl. Ebene; **Urs.**: multifaktorielle Vererbung, mit erhöhtem Auftreten beim männl. Geschlecht (m : w = 2 : 1) od. durch Amnionschäden, Fruchtwassermangel, Raumbeengung bedingt; sympt. z. B. i. R. der Potter*-Sequenz; aufgrund der Ähnlichkeit mit dem embryonalen Fuß in der 5.–12. SSW wird ein Stehenbleiben auf früher embryonaler Entwicklungsstufe mit einer Entwicklungshemmung der Muskulatur (sog. Klumpfußwade) angenommen; **2.** erworben: neurogen, paralyt., spast., posttraumat. od. postinfektiös bedingt; **Ther.**: etappenweise Redressement mit nachfolgender Ruhigstellung in Gips; evtl. auch operativ.

Pessar (gr. pessos ovales Steinchen, Stöpsel) m: (engl.) pessary; Ring od. Schale aus Hartgummi od. Kunststoff zur Pessarbehandlung*. Vgl. Okklusivpessar, Intrauterinpessar.

Pessar|behandlung (↑): (engl.) pessary treatment; **1.** symptomat. Behandlung von Lageanomalien des inneren Genitales (Prolapsus* uteri et vaginae, Scheidenstumpfprolaps) durch Einlegen von ring-, schalen- od. würfelförmigen Gummi- od. Kunststoffkörpern in die Scheide; bei Harninkontinenz* zur Reposition der Blasenhalsregion Verw. spez. Urethrapessare; **2.** Ther. der Zervixinsuffizienz* mit Cerclagepessar, z. B. Arabin*-Pessar; **3.** i. w. S. Kontrazeption durch Okklusivpessar* od. Scheidendiaphragma*.

Petrussa-In|dex m: Index (s. Tab.) zur Reifebestimmung des Neugeborenen u. Abschätzung des Gestationsalters durch Bewertung des äußeren Aspekts (Haut, Ohr, Brust, Testes bzw. Labia majora u. Sohlenfalten). Vgl. Reifezeichen des Neugeborenen.

Petting (engl. to pet streicheln): wechselseitige Reizung der Geschlechtsteile ohne Koitus* bis zum Orgasmus*.

Pfählungs|verletzungen: (engl.) impalement traumas; tief penetrierende Weichteilverletzungen im Bereich des Genitales u. der Dammregion durch Aufspießung, z. B. auf einen Pfahl, Deichsel (Roller), häufig mit Begleitverletzungen des Harntrakts (Harnröhrenabriß, Blasenläsion) bzw. des Rektosigmoids u. anderer Beckenorgane. Vgl. Kohabitationsverletzungen.

Pfannenstiel-Quer|schnitt (Hermann J. P., Gyn., Breslau, 1862–1909): (engl.) Pfannenstiel's incision; auch suprapubischer Querschnitt, Faszienquerschnitt; (chir.) Bauchschnitt mit querer Durchtrennung von Haut, Unterhautgewebe u. Faszie etwa 2–3 Querfinger oberh. der Symphyse (kosmet. günstig). Vgl. Schnittführung.

PFC-Syn|drom n: Kurzbez. nach (engl.) **p**ersistent **f**oetal **c**irculation syndrome; Syndrom der persistierenden fetalen Zirkulation, auch persistierende pulmonale Hypertension des Neugeborenen (Abk. PPHN); **Vork.**: meist bei reifen Neugeborenen, häufig i. R. schwerer Grunderkrankungen mit Hypoxie u. Azidose (z. B. Mekoniumaspiration, Pneumonie, Lungenhypoplasie, Schock, Sepsis), selten idiopath.; **Path.**: Persistenz fetaler Kreislaufverhältnisse mit Rechts-Links-Shunt über Foramen ovale, Ductus arteriosus u. intrapulmonale Kurzschlußverbindungen durch einen hohen pulmonalarteriellen Druck; **Klin.**: Zyanose (trotz reiner O_2-Beatmung), Tachypnoe; **Diagn.**: im EKG Zeichen der Rechtsherzbelastung, im Rö.-Thorax helle Lungenfelder inf. verminderter Lungendurchblutung; **Ther.**: O_2-Zufuhr, maschinelle Hyperventilation, Alkalisierung, medikamentöse Senkung des Lungengefäßwiderstands (Alpharezeptorenblocker, Prostacyclin, Beatmung mit Stickstoffmonoxid); **Progn.**: Letalität 15–20 %. Vgl. Blutkreislauf.

Pfeil|naht: (engl.) sagittal suture; (anat.) Sutura sagittalis; s. Suturae.

Pflaumen|bauch|syn|drom n: s. Prune-belly-Syndrom.

Pfropf|gestose (lat. gestare tragen) f: s. Gestose.

PG: Abk. für **P**rostaglandine*.

Phäno|kopie (gr. phainomai erscheinen; typos Gepräge, Bild) f: (engl.) phaenocopy; eine durch Außenfaktoren, im Zusammenspiel mit den spez. Erbanlagen bewirkte Veränderung in der Merkmalbildung (Phänogenese) eines Genotypus*, die zur Nachbildung des Manifestationsmusters eines anderen Genotypus führt; die entstehenden phänotyp. Modifikationen sind nicht erbl., d. h., der Genotypus selbst bleibt unbeeinflußt. Exogene Faktoren können während der SS zu intrauterinen Entwicklungsstörungen versch. kindl. Organe od. Organsysteme

Petrussa-Index
Bestimmung des Gestationsalters von Neugeborenen

Kriterium	0 Punkte	1 Punkt	2 Punkte
Haut	rot, dünn + Ödem	rot oder Ödem	rosig
Ohr	formlos, weich	Helix nur oben umgeschlagen	fest, voll ausgeformt (Helix voll umgeschlagen)
Brust	Punkt	Warzenhof ≤ 5 mm	Warzenhof > 5 mm
Testes	inguinal	hoch im Skrotum	voll deszendiert
Labia majora	< Labia minora	= Labia minora	> Labia minora
Sohlenfalten	distal nur 1–2	distale Hälfte	ganze Sohle

Gestationsalter in Wochen = 30 + erreichte Punktesumme

führen, wenn sie während der Determinationszeit einwirken, z. B. Katarakt (durch Rötelninfektion bzw. Strahlenexposition in der Frühschwangerschaft), Warfarin-Embryopathie. Vgl. Erkrankungen, pränatale; Krankheiten, genetische.

Phäno|typus (↑;↑) m: (engl.) phaenotype; Merkmalbild, Erscheinungsbild (im Ggs. zum Genotypus*, dem sog. Erb- od. Anlagenbild); Summe aller an einem Einzelwesen vorhandenen Merkmale (Phäne), sein äußeres Bild, seine äußere Erscheinungsform u. seine funkt. Eigenschaften, die durch den Genotypus im Zusammenwirken mit Umwelteinflüssen versch. Art geprägt werden. Der Grad der phänotyp. Ausprägung wird durch die Expressivität* beschrieben.

Phase, hyper|therme (gr. phasis Erscheinung) f: (engl.) hyperthermic phase; Phase der erhöhten Basaltemperatur*; entspr. der Corpus-luteum-Phase des weibl. Menstruationszyklus*. Die Länge der h. Ph. ist wichtig für die Beurteilung der Fertilität, wird verursacht durch den thermogenetischen Effekt des Progesterons. Vgl. Corpus-luteum-Insuffizienz.

Phase, prä|ovulatorische (↑) f: (engl.) preovulatory phase; die letzten 3–4 Tage vor der Ovulation*; Phase des Menstruationszyklus* mit charakterist. Veränderungen des Zervixschleims*, die den Spermien die Durchwanderung des Zervikalkanals ermöglichen. Vgl. Insler-Score, Konzeptionsoptimum.

Phase, sensible (↑) f: (engl.) sensitive phase; Zeitraum während der Blasto- u. Embryogenese, selten auch der Fetogenese, in dem der Keim bzw. einzelne Organe od. Teile gegenüber exogenen Noxen (Teratogenen) sehr empfindl. sind; durch Eingriff in den Zellzyklus, Zellmembranschäden, Entkopplung von Reaktionsketten od. Enzym- u. Synthesehemmung kann die Normogenese in eine Teratogenese* übergehen. Die s. Ph. besteht aus einem ansteigend empfindl. Bereich, einer maximalen Reaktionszeit u. einem Abschnitt nachlassender Reaktionen. Viele Organe besitzen mehrere s. Ph. in ihrer Entwicklung. Vgl. Embryopathie, Fetopathie, Fehlbildung, kongenitale.

Phenyl|keton|urie f: (engl.) phenylketonuria; Abk. PKU; syn. Fölling-Krankheit, Phenylbrenztraubensäure-Oligophrenie; autosomal-rezessiv erbl. Stoffwechselstörung; **Häufigkeit** in der Bundesrepublik Deutschland 1 : 10 000; **Diagn.**: Neugeborenen-Screening am 4.–6. Lebenstag mit dem Guthrie-Test (mit empfindlicheren Meth. auch früher); Erfassung von Heterozygoten u. pränatale Diagn. sind i. d. R. möglich; **Ther.**: phenylalaninarme Diät u. Aminosäurensubstitution mit Kontrolle der Phenylalaninkonzentration im Blut; Frauen mit Ph. müssen bes. im fertilen Alter die Diät einhalten, um eine **Phenylalanin-Embryopathie** (Dystrophie, Fehlbildungen, Mikrozephalie, Retardierung) zu verhindern; präkonzeptionelle Einstellung der Phenylalaninkonzentration unter 242 µmol/l (4 mg/dl).

Phimose (gr. phimoein knebeln) f: (engl.) phimosis; **1.** s. Tubenphimose; **2.** Verengung der Vorhaut (Präputium) des Penis.

Phlegmasia alba dolens (gr. phlegmasia Entzündung) f: Becken- u. Oberschenkelvenenthrombose, meist nach Parametritis* puerperalis; **Sympt.**: Schwellung des Beins mit hochgradiger Druckschmerzhaftigkeit u. reflektor. Blässe (sog. Milchbein), Fieber.

Phoko|melie (gr. phoke Robbe; melos Glied) f: s. Dysmelie.

Photo|therapie (gr. phos, photos Licht, Helligkeit; therapeia Pflege, Heilung) f: (engl.) phototherapy; Lichttherapie bei Hyperbilirubinämie* des Neugeborenen; aus wasserunlösl. indirektem Bilirubin* entsteht unter Einwirkung von sichtbarem Licht (Spektralbereich 410–530 nm) durch Isomerisierung wasserlösl., leicht ausscheidbares Photobilirubin in der Haut; dadurch kann die Bilirubinkonzentration meist unter der für eine Austauschtransfusion* liegenden Grenze gehalten werden; **Ind.**: mittelschwere Hyperbilirubinämie (Serumbilirubinkonzentration von ca. $^1/_{10}$ des Körpergewichts (in Gramm) in µmol/l, jedoch nicht mehr als 340 µmol/l), bei Hinweisen auf Hypoxie, Azidose, Sepsis o. ä. schon bei niedrigerem Serumbilirubin. Die Ph. ist nur bei bereits vorhandenem Hautikterus wirksam (keine prophylakt. Anw.). Es sollte ein möglichst großer Teil der Körperoberfläche bei geringem Abstand zur Lichtquelle bestrahlt werden; dabei Temperaturkontrolle, vermehrte Flüssigkeitszufuhr wegen erhöhter Perspiratio insensibilis u. sorgfältige Überwachung des Neugeborenen; nach deutl. Abfall der Serumbilirubinkonzentration intermittierende Ph.; **cave**: keine Ph. bei direkter Hyperbilirubinämie wegen Gefahr der Entw. eines sog. Bronze*-Baby-Syndroms.

Phthiriasis (gr. phtheir Laus; -iasis Krankheit) f: Filzlausbefall; s. Pedikulose.

Phthirus pubis (↑) m: syn. Phthirus inguinalis, Filzlaus, Schamlaus; s. Läuse.

Phyto|östro|gene (gr. phyton Pflanzen; oistros Stachel, Leidenschaft; genesis Erzeugung, Entstehung) n pl: schwache Östrogene*, die in Pflanzen enthalten sind; unterschiedl. Substanzgruppen z. B. Isoflavone*, Lignane; Strukturähnlichkeit zu Östrogenen; besitzen bzgl. Östrogen agonist. od. antagonist. Wirkungen.

PI: Abk. für **P**earl*-**I**ndex.

PID: Abk. für **P**räimplantations**d**iagnostik*.

PIH: Abk. für (engl.) **P**rol**a**ctin **i**nhibiting **h**ormone (syn. Prolactostatin); nach heutigen Erkenntnissen mit Dopamin ident. Hormon, das die Ausschüttung von Prolaktin* aus dem HVL hemmt. Vgl. Releasing-Hormone.

Pille: (engl.) pill; **1.** P. für die Frau: s. Kontrazeption, hormonale; **2.** P. für den Mann: s. Spermatogenesehemmung.

Pille-danach: in der Umgangssprache gebräuchl. Bez. für die hormonale Interzeption*.

Pinard-Zeichen (Adolphe P., Gyn., Paris, 1844–1934): (engl.) Pinard's sign; Schwangerschaftszeichen*, i. d. R. nicht vor der 16. SSW nachweisbar: typ. passive Bewegung des Feten im Fruchtwasser nach Anstoßen des Uterus mit dem inneren Finger bei bimanueller Untersuchung*.

Piskaček-Ausladung (Ludwig P., Gyn., Gebh., Wien, 1854–1932): (engl.) Piskaček's sign; Schwangerschaftszeichen*; asymmetr. Formveränderungen des Uterus: Die Tubenecke, in der die Frucht sitzt, ist stärker vorgewölbt (hormonal bedingte Hyperämie).

PKU: Abk. für **P**henyl**k**eton**u**rie*.

Placenta (lat. Kuchen) f: Nachgeburt, Plazenta*.

Placenta accreta (↑) f: Plazenta*, deren Chorionzotten mit der Uterusmuskulatur fest verwachsen sind (s. Abb.); **Vork.:** z. B. bei schwangeren Patientinnen mit intrauterinen Adhäsionen* bzw. nach Endometriumablation*. Vgl. Implantationsschäden.

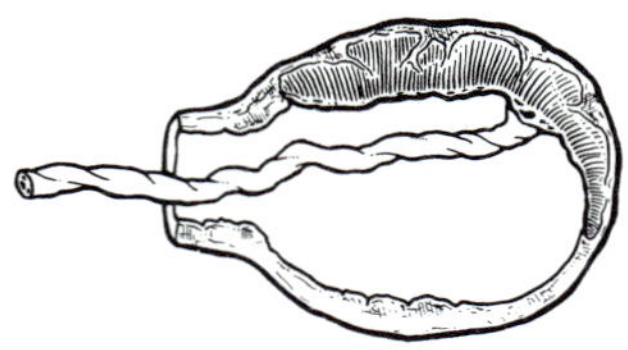
Placenta accreta

Placenta ad|haerens (↑) f: anhaftende Plazenta*, die sich aus funkt. Gründen nicht löst (s. Abb.). Vgl. Plazentalösungsstörungen.

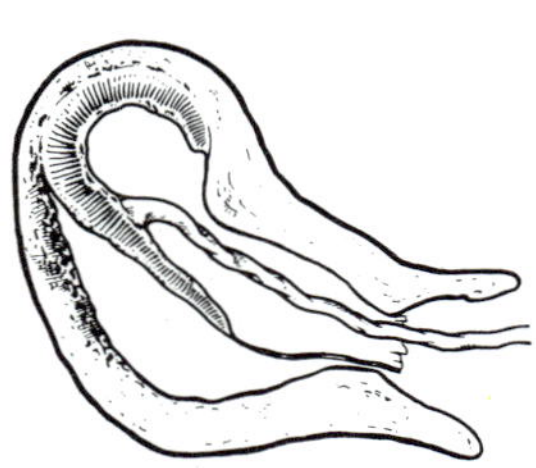
Placenta adhaerens

Placenta anularis (↑) f: Ring- od. Gürtelplazenta; Plazenta*, deren mittl. Partien als Folge des Fehlens der Decidua spongiosa u. Decidua compacta verödet sind.

Placenta bi|lobata (↑) f: auch Placenta bipartita, Lappenplazenta; Formanomalie, die dadurch entsteht, daß sich die befruchtete Eizelle im Bereich einer Uteruskante einnistet, die Plazenta auf der Vorder- u. Hinterwand des Uterus wächst u. dadurch zwei, u. U. auch drei (sog. Placenta trilobata) od. mehrere zusammenhängende Lappen (sog. Placenta multilobata) entstehen.

Placenta bi|partita (↑) f: syn. Placenta* bilobata.

Placenta cervicalis (↑) f: s. Zervixplazenta.

Placenta circum|vallata (↑) f: Placenta* marginata mit zirkulärer Taschenbildung der Eihäute* u. aufgeworfenem Plazentarand.

Placenta extra|chorialis (↑) f: Entwicklungsanomalie der Plazenta*, bei der die Zotten außerh. des Bereichs der Chorionplatte um den Plazentarand herumgewachsen sind u. die Eihäute* nicht am Rand der Plazenta, sondern weiter nabelschnurwärts ansetzen. Vgl. Placenta marginata, Implantationsschäden.

Placenta fenestrata (↑) f: gefensterte Plazenta* als Formanomalie (kein erhöhtes fetales Risiko).

Placenta haemo|chorialis (↑) f: s. Plazenta.

Placenta in|carcerata (↑) f: Einklemmung der gelösten Plazenta* inf. eines Muttermundkrampfs. Vgl. Zervixdystokie.

Placenta reta (↑) f: Plazenta*, deren Chorionzotten in die Uterusmuskulatur hineinwachsen. Vgl. Placenta accreta, Placenta percreta. Vgl. Implantationsschäden.

Placental-site-Tumor (engl. ↑; site Lage; lat. tumor Geschwulst) m: syn. malignes Chorionepitheliom*.

Placenta marginata (↑) f: Placenta* extrachorialis mit ringförmig verlaufendem, dem Ansatz entspr. weißl. Fibrinstreifen; die fetale Fläche ist kleiner als die mütterliche. Vgl. Placenta circumvallata.

Placenta membranacea (↑) f: Bauanomalie der Plazenta*; die Plazentadicke ist sehr gering, so daß die intrauterine Versorgung des Fetus mangelhaft sein kann. Vgl. Implantationsschäden.

Placenta multi|lobata (↑) f: s. Placenta bilobata.

Placenta percreta (↑) f: Plazenta*, deren Chorionzotten bis zur Uterusserosa eingewachsen sind. Vgl. Implantationsschäden.

Placenta praevia (↑) f: atyp. Lok. der Plazenta* im unteren Uterinsegment; dabei bedeckt ein mehr od. weniger großer Teil der Plazentafläche die Innenwand des unteren Uterinsegments. Man unterscheidet **vier Grade** (s. Abb.), wobei sich die Diagn. definitionsgemäß bei einem 3 cm eröffneten Muttermund (Abk. MM) stellen läßt: **1. P. p. totalis:** der innere MM ist vollständig bedeckt; liegt hierbei die Mitte der Plazenta über dem MM, so handelt es sich um eine P. p. centralis; **2. P. p. partialis:** der innere MM ist von der Plazenta nur teilweise bedeckt; **3. P. p. marginalis:** der untere Rand der Plazenta erreicht den inneren MM od. überragt ihn mit einem kl. Segment; **4. tiefer Sitz der Plazenta:** der im unteren Uterinsegment sitzende Teil der Plazenta rückt nicht an den inneren MM heran; **Vork.:** bei Mehr- u. Vielgebärenden, bes. nach aufeinanderfolgenden Geburten bzw. Kürettagen; **Sympt.:** v. a. Blutungen; ab 7. Schwangerschaftsmonat als sog. „annoncierende", meist schmerzlose Warn- od. Ansageblutung, unter der Geburt bedrohl. mütterl. Blutung aus den eröffneten intervillösen Räumen bzw. kindl. Blutung durch Zerreißung von Zottengefäßen im kindl. Teil der Plazenta; **DD:** u. a. vorzeitige Plazentalösung*, Zervixkarzinom, Zervixpolyp; **Gefahren** der P. p.: **1.** für die Mutter: schwere Blutung bis zum Verbluten, Inf. mit Gefahr der Sepsis, Luftembolie; **2.** für das Kind: Hypoxie, posthämorrhag. Schock, Verblutungstod. Vgl. Zervixplazenta.

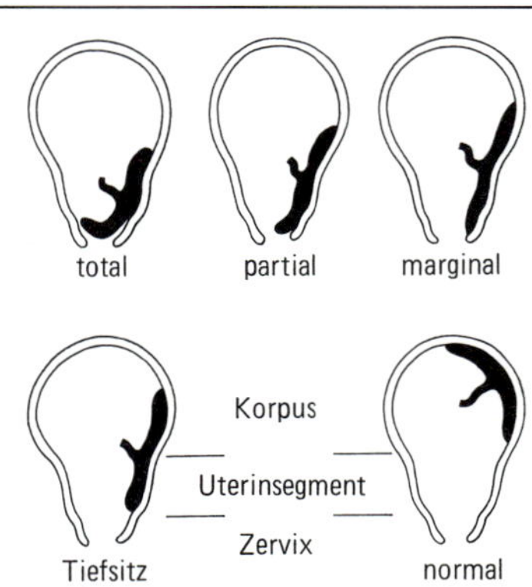

Placenta praevia

Die Diagnose Placenta praevia bedeutet größte Gefahr des Verblutungstodes für Mutter und Kind.

Placenta suc|centuriata (↑) f: Nebenplazenta; durch Teilung der Plazenta entstandende 2. Plazenta.

Placenta tri|lobata (↑) f: s. Placenta bilobata.

Plako|pathie (gr. plax, plakos Platte; pathos Leiden) f: (engl.) placentopathy; Endzustand einer Reifungsstörung der Plazenta*, z. B. bei Diabetes* mellitus, Morbus* haemolyticus fetalis, Syphilis connata.

Plantar|re|flex (lat. plantaris zur Fußsohle gehörig; reflectere, relexus zurückbiegen) m: (engl.) plantar reflex; s. Reflexe, frühkindliche.

Planum (lat. planus flach) n: Fläche; Durchtrittsebene des Kopfes bei der Geburt, s. Kopfmaße.

Plateau|phänomen (frz. plateau Ebene, Fläche) n: (engl.) plateauing; Zeichen, das auf einen bösartigen Prozeß in der weibl. Brust hinweist; durch Infiltration der Retinacula cutis kommt es zu einer Entrundung der Mamma. Im Anfangsstadium eines Mammakarzinoms* kann durch konzentr. Zusammenschieben der Haut über dem tastbaren Knoten häufig eine plateauartige Einziehung sichtbar gemacht werden.

Plateau|phase (↑) f: s. Reaktionszyklus, sexueller.

Plazenta (lat. placenta Kuchen) f: (engl.) placenta; Placenta, Mutterkuchen, Nachgeburt (wird nach der Geburt der Frucht ausgestoßen); scheibenförmiges Organ von 15–20 cm Durchmesser, 2–4 cm Dicke u. ca. 500 g Gewicht; **Lok.:** normalerweise hoch im Fundus an der Vorder- od. Hinterwand im Uteruskörper; **Aufbau:** Grundlage des kindl. Teils (**Pars fetalis**) ist die Chorionplatte, die an der fetalen Seite von dem spiegelnd glatten Amnion überzogen wird; Ansatzstelle der Nabelschnur*. Die von der uterinen Seite der Chorionplatte abgehenden, in zahlreiche Chorionzotten verästelten Zottenstämme verbinden sich mit dem mütterl. Teil (**Pars materna** od. **Pars uterina**), der Basalplatte (Abkömmling der Decidua basalis, an der Gebärmutterwand haftend); hiervon gehen die Plazentarsepten aus, die das Organ in 15–20 höckerige Felder (Kotyledonen) unterteilen. Der Raum zw. den Zotten (intervillöser Raum) ist von mütterl. Blut durchströmt (**Placenta haemochorialis**); die fetalen Chorionzotten (mit den kindl. Blutgefäßen) tauchen in das Blut der Mutter ein, es besteht jedoch keine direkte Kommunikation zw. mütterl. u. kindl. Kreislauf (Plazentaschranke*); **Funkt.:** Ernährung des Feten (Austausch von Stoffwechselprodukten u. Gasen zw. mütterl. u. fetalem Blut), endokrine Drüse (s. Plazentahormone). Vgl. Plazenton, Plazentainsuffizienz, Plazentationsstörungen, Einheit, fetoplazentare.

Plazenta|dicken|messung, intra|uterine (↑): (engl.) intrauterine placental thickness measurement; Messung der Dicke der Plazenta mittels Ultraschalldiagnostik*; pathol. Verdickung v. a. bei schwerem Morbus* haemolyticus fetalis, Inf., Kohlenhydratstoffwechselstörungen der Mutter.

Plazenta|hormone (↑; gr. hormos Reihe, Kette) n pl: (engl.) placental hormones; in der Plazenta* gebildete, hauptsächl. an den mütterl. Kreislauf abgegebene Hormone mit schwangerschaftserhaltender Funkt.: **1.** Proteohormone: Choriongonadotropin (HCG*) u. Plazentalaktogen (HPL*); **2.** Steroidhormone: Östrogene* u. Progesteron*. Vgl. Einheit, fetoplazentare.

Plazenta|in|farkt (↑; lat. infarcire hineinstopfen) m: (engl.) placental infarct; Abbauerscheinungen u. a. mit Fibrin- u. Fibrinoidablagerungen in nekrot. Bezirken der Plazenta; die entstehenden Fibrinknoten sind als weißl.-gelbe, flache Bezirke (**weiße Infarkte**; s. Abb.) zu erkennen, die seltenen sog. **roten Infarkte** entstehen durch Thrombosierungen im intervillösen Raum; **cave:** Gefahr des intrauterinen Fruchttods*.

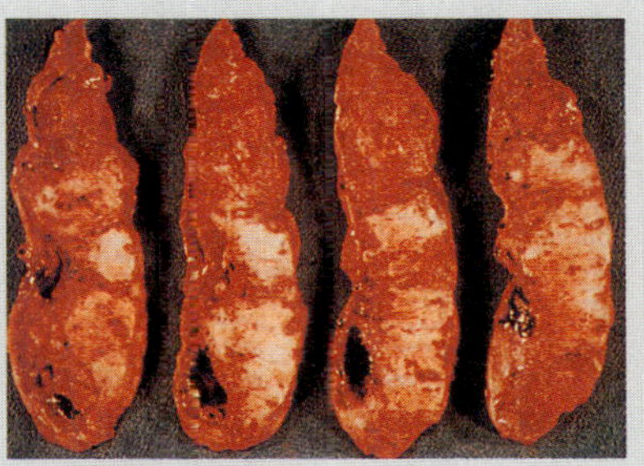

Plazentainfarkt
großflächige weiße Infarkte

Plazenta|in|suffizienz (↑; lat. in un-; sufficiens genügend, hinreichend) f: (engl.) placental insufficiency; Störungen der Plazentafunktion inf. beeinträchtigter Diffusion bzw. Perfusion mit Störungen der fetoplazentaren Einheit*; **klin. Formen:** s. Tab.; je nach Grad der P. kann es zur intrauterinen Mangelentwicklung* od. zum intrauterinen Fruchttod* kommen. Hinweise auf eine P. gibt die Best. der Plazentahormone*.

Plazentainsuffizienz

Klinik	Gestörte Plazentafunktion	Häufiges morphologisches Substrat
akute respiratorische Plazentainsuffizienz	Diffusion u. Perfusion	akute Durchblutungsstörung; Plazentationsstörung mit unreifen Zottenstrukturen
subakute Plazentainsuffizienz	Diffusion (u. Perfusion)	subakute u. chron. Durchblutungsstörungen; Plazentationsstörung mit unreifen Zottenstrukturen
chron. respiratorische Plazentainsuffizienz	Diffusion	Plazentationsstörung mit unreifen Zottenstrukturen
chronische nutritive Plazentainsuffizienz	Perfusion (u. Diffusion)	chron. Durchblutungsstörung, unreife Zottenstrukturen u. Untergewicht der Plazenta

Plazẹnta|laktogen (↑; lat. lactare, lactarus Milch geben, säugen) n: s. HPL.

Plazẹnta|lösung (↑): (engl.) placental separation; physiol. Ablösung der Plazenta durch Kontraktion u. Retraktion des Uterus nach Geburt des Kindes (Nachgeburtswehen) nach dem Schultze*-Modus bzw. Duncan*-Modus. Vgl. Hämatom, retroplazentares.

Plazẹnta|lösung, manuẹlle (↑): (engl.) manual placental separation; Ablösung der Plazenta mit den Händen bei Vorliegen von Plazentalösungsstörungen* (s. Abb.). Vgl. Credé-Handgriff.

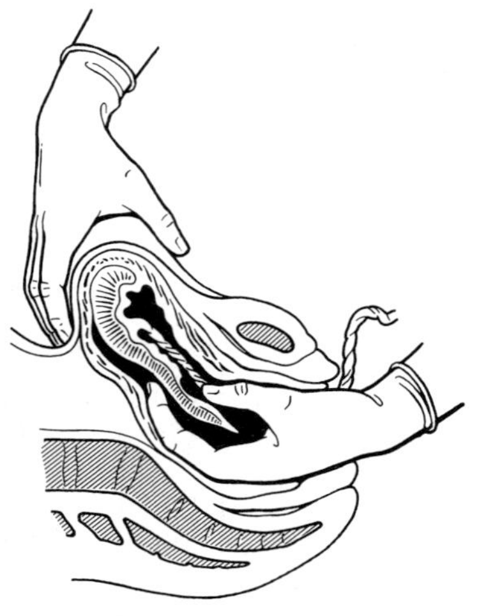

Plazentalösung, manuelle: Ablösung der sich nicht spontan lösenden Plazenta mit der Hand

Plazẹnta|lösungs|störungen (↑): (engl.) anomalies of placental separation; Regelwidrigkeiten bei der Ablösung der Plazenta, die zu einer Verlängerung der Nachgeburtsperiode* od. zu einer sog. verstärkten Lösungsblutung führen; eine verzögerte Plazentalösung liegt vor, wenn nach 30 Min. keine Plazentalösungszeichen* vorliegen. **Urs.**: funkt. Uterusatonie mit Placenta* adhaerens od. Verwachsung der Plazenta mit der Haftstelle (s. Implantationsschäden); **Ther.**: Wehenmittel*, Blasenentleerung, evtl. Credé*-Handgriff od. manuelle Plazentalösung*; **DD**: Placenta* incarcerata bei Zervixspasmus.

Plazẹnta|lösungs|zeichen (↑): s. Schröder-Zeichen, Nabelschnurzeichen.

Plazẹnta|lösung, vorzeitige (↑): (engl.) premature placental separation; Abk. VL; syn. Ablatio placentae, Abruptio placentae; teilweise od. vollständige Ablösung der normal sitzenden Plazenta während der letzten Mon. der SS od. unter der Geburt (meist in der Eröffnungsperiode), wodurch es zu Blutungen aus mütterl. (u. kindl.) Gefäßen im Bereich der Haftfläche u. zur Bildung eines retroplazentaren Hämatoms* kommt; **Urs.**: meist Gestose*; **Klin.**: plötzl. auftretender Schmerz im Unterbauch, Angstgefühl, Schwindel, Atemnot, evtl. Schock, Blutgerinnungsstörungen (Hypo- bzw. Afibrinogenämie); meist nur geringe vaginale Blutung. Die Schwangere fühlt oft keine Kindsbewegungen mehr; Uterus hart palpabel (sog. Holzuterus); eine bes. schwere Form der v. P. mit Blutungen in die Muskelwand des Uteruskörpers wird als Couvelaire-Syndrom (syn. Apoplexia uteri) bez.; **Progn.**: schon bei Ablösung eines Viertels der Plazentafläche kann es zu O_2-Mangel des Fetus u. intrauterinem Fruchttod*, bei Ablösung der Hälfte u. mehr zu lebensbedrohl. Blutverlusten von Mutter u. Kind kommen; **DD**: Placenta* praevia, Uterusruptur*.

Plazẹnta|lokalisation (↑) f: (engl.) placental localization; Feststellung des Plazentasitzes an der Uteruswand mit Hilfe der Ultraschalldiagnostik*; **Ind.**: **1.** Blutungen in der zweiten Schwangerschaftshälfte (Verdacht auf tiefen Sitz der Plazenta, auf Placenta* praevia od. vorzeitige Plazentalösung*); **2.** vor Amniozentese* u. a. invasiven Eingriffen. Vgl. Plazentadickenmessung, intrauterine.

Plazẹnta|protein (↑) n: (engl.) placental proteins; Abk. PP; in der Plazenta* konnte eine Vielzahl von Proteinen festgestellt werden; von bes. gebh. Bedeutung sind: **1. PP 12:** MG 25 000; zur Gruppe der Insulin-like growth factor binding proteins (Abk. IGFBP) gehörendes Glykoprotein; kein PP i. e. S., sondern Sekretionsprodukt des Endometriums bzw. der Dezidua*; **Bedeutung:** erhöhte Serumkonzentrationen vor Auftreten hypox. Zustände beim Feten bzw. bei Gefahr eines intrauterinen Fruchttods*, niedrige Konz. bei Tubargravidität; **2. PP 14:** MG 28 000; Glykoprotein, das vom dezidualisierten Endometrium sezerniert wird; besitzt immunmodulierende Eigenschaften u. hemmt (dosisabhängig) die Produktion von Interleukin-1; die Dynamik der PP 14-Serumkonzentration ähnelt der des HCG*; **Bedeutung:** signifikant erniedrigte Werte bei Tubargravidität*. Vgl. Hypoxie, kindliche.

Plazẹnta|rand|blutung (↑): frühere Bez. Randsinusblutung; Einreißen der Plazentarandvene bei Flächenverschiebung zwischen Uteruswand u. Plazenta; Auftreten meist gegen Ende der SS od. unter der Geburt, macht etwa $^1/_3$ der Blutungen in dieser Zeit aus; Schnittentbindung* bei geringer (schmerzloser) Blutung meist nicht notwendig; **Progn.**: günstig für Mutter u. Kind.

Plazẹnta|reste (↑): (engl.) placental remnants; nach Ausstoßung der Plazenta in der Gebärmutterhöhle zurückgebliebene Plazentateile; Gefahr der Nachblutung* u. der Inf. (Endometritis*) sowie der Entw. eines malignen Chorionepithelioms*, evtl. Laktationshemmung. Hinweis auf verbliebene P. ist eine nicht vollständige od. abgerissene Plazenta (z. B. bei Nebenplazenta). In Zweifelsfällen ist eine Nachtastung notwendig. Vgl. Plazentarpolyp.

Plazentar|periode (↑) f: s. Nachgeburtsperiode.

Plazenta|polyp (↑) m: (engl.) placental polyp; in utero zurückgebliebener Plazentarest, der durch Umhüllung von Leukozyten u. Fibrin bis zu einer Größe von Daumenlänge wachsen kann; kann vom Muttermund aus als festes Gebilde getastet werden; stets infiziert, Entf. daher unter Antibiotikaschutz. Ähnl. polypöse Appositionen können auch Dezidua-anteile betreffen (sog. Deziduapolyp).

Plazentar|re|tention (↑; lat. retentio Zurückhaltung) f: (engl.) placental retention; Retentio placentae; verzögerte Ausstoßung der Plazenta nach der Geburt. Vgl. Plazentalösungsstörungen.

Plazẹnta|schranke (↑): (engl.) placental barrier; biol. Barriere für korpuskuläre u. großmolekulare

Teilchen zw. mütterl. u. fetalem Blut; die diaplazentare Passage hängt u. a. ab von der Molekülgröße der Teilchen, ihrer Eiweißbindung, Lipidlöslichkeit, dem Dissoziationsgrad u. der elektr. Ladung. Neben der Diffusion existieren auch aktive Transportmechanismen.

Plazentation (↑) f: (engl.) placentation; Bildung u. Einnisten der Plazenta* mit Entw. der Plazentazotten*, des Intervillosums u. der fetomaternalen Kreislaufbeziehung; **Phasen: 1.** Formierung der Chorionzotten bis zu sog. Sekundärzotten; **2.** Reifung der sog. Tertiärzotten (Ersatz des Mesenchyms durch Zottenkapillaren). Vgl. Implantationsschäden.

Plazentations|störungen (↑): (engl.) placentation disorders; qual. u. zeitl. Abweichungen in Ausbildung u. Reifung der Plazentazotten; **Formen: 1.** Reifungsarretierung: Reifungshemmung (z. T. mit Fehldifferenzierung) im 1. Trimenon; Sonderform: Chorangiomatosis placentae (Mesenchymfehldifferenzierung: Gefäßproliferation); **2.** Reifungsretardierung: Reifungsverzögerung aller Zottenstrukturen im 2. Trimenon; **3.** dissoziierte Zottenreifungsstörungen: z. T. verzögerte, z. T. beschleunigte Reifung der Zotten in versch. Verzweigungsabschnitten; **4.** kompensator. Reifungsabweichungen: arealweise beschleunigte (vorzeitige od. überschießende) Zottenreifung; **teratogenet. Aspekt:** bei Vergleich zw. terminationskrit. Phase einer spez. Fehlbildung u. zugehöriger P. werden unterschieden: **1. harmon. Kyematopathie:** Synchronie der Plazentareifungsarretierung u. eines Vitium primae formationis (z. B. Persistenz embryonaler Zottenstrukturen u. dorsale Dysrhaphie); **2. disharmon. Kyematopathie:** vorgeschaltete Plazentareifungsstörung u. nachfolgende fetale Fehlbildung (bei diabet. Müttern; z. B. Persistenz embryonaler Zottenstrukturen u. Fehlbildungen der Gliedmaßen bzw. des Magen-Darm-Trakts); **3. primäre Embryopathie*:** ledigl. fetal manifestierte (diaplazentare) Entwicklungsstörungen (z. B. Embryopathia rubeolosa); **4. komplexe Fehlbildungssyndrome*:** vor- od. nachgeschaltete P. u. Komb. mit primären u. sek. Entwicklungsstörungen der Frucht (z. B. Dysmeliesyndrom).

Plazenta|zotten (↑): Chorionzotten der Plazenta*; mit Ausreifung der Plazenta erreicht die innere Zottenoberfläche 11–14 m^2; die mit den Pulsationen des mütterl. Bluts synchrone Bewegung der P. wird als sog. Zottenpuls bezeichnet. Vgl. Plazentation, Plazentationsstörungen.

Plazenton (↑) n: Bez. für plazentare Funktionseinheit (funkt. Strömungseinheit des maternen Blutstroms), bestehend aus Lobuli (fetaler Anteil) mit zugehöriger Spiralarterie u. der sie umgebenden Dezidua*. Vgl. Plazenta.

Pleio|tropie (gr. plion mehr; tropos Richtung) f: (engl.) pleiotropism; syn. Polyphänie; die gleichzeitige Beeinflussung u. Ausprägung mehrerer bis vieler Merkmale durch ein Gen*, wobei die pleiotrope Mutation in bezug auf ein Merkmal rezessiv u. gleichzeitig in bezug auf ein anderes dominant sein kann; man unterscheidet v. a. die sog. **Mosaikpleiotropie** (Ausprägung der Merkmale unabhängig voneinander aufgrund der zelleigenen Konstitution) u. die **Relationspleiotropie** (Angriff des betreffenden Gens an übergeordneten Zentren; dadurch sek. Beeinflussung versch. Merkmalsbereiche). Vgl. Krankheitsanlage, Fehlbildungssyndrome.

Pleuro|peritoneal|höhle (gr. pleura Seite, Flanke; peritonaion das Herumgespannte, Bauchfell): (engl.) pleuroperitoneal cavity; gemeinsame Leibeshöhle in einem best. Entwicklungsstadium des Embryos*.

Plexus ovaricus (lat. plexus Geflecht) m: vegetatives Nervengeflecht um die A. ovarica; Fasern aus Plexus aorticus abdominalis u. Plexus renalis für Eileiter, Eierstock u. (z. T.) Gebärmutter.

Plexus rectalis inferior (↑) m: vegetatives Nervengeflecht; verläuft bds. entlang den Verzweigungen der A. rectalis inferior bis zum Anus.

Plexus rectalis medius (↑) m: Fortsetzung der Nervenfasern des Plexus hypogastricus inferior (Plexus pelvinus); verläuft mit den Aufzweigungen der Aa. rectales mediae zu bd. Seiten des Rektum.

Plexus rectalis superior (↑) m: Nervengeflecht mit sympath. Fasern, aus dem Plexus mesentericus inferior kommend unter Aufnahme sakraler parasympath. Anteile zur Versorgung des Rektums.

Plexus utero|vaginalis (↑) m: vegetatives Nervengeflecht im Parametrium* mit Fasern aus dem Plexus hypogastricus inf. u. zahlreichen Ganglien; Versorgung von Uterus, Vagina, Tube, Ovar.

Plexus venosus uterinus (↑) m: Venengeflecht zu bd. Seiten des Uterus im Parametrium*.

Plexus venosus vaginalis (↑) m: Venengeflecht zu bd. Seiten der Scheide.

Plicae recto|uterinae (lat. plicae Falten) f pl: Bauchfellfalten zw. Rektum u. Uterus; seitl. Begrenzung des Douglas*-Raums.

Plicae tubariae (↑) f pl: stark verzweigte Längsfalten der Schleimhaut des Eileiters*.

Ploidie|grad (gr. ploos –fach): (engl.) ploidy; quant. Charakterisierung von vollständigen Chromosomensätzen (einfach od. ganzzahlig mehrfach) im Zellkern; von bes. Bedeutung für die Beurteilung der Proliferation von (malignen) Zellen; **Einteilung** in Euploidie* (Diploidie), Triploidie, Tetraploidie u. Hypertetraploidie (Polyploidie). Vgl. Aneuploidie, Tumorzellen.

Pluri|gravida (lat. plus, pluris mehr, viele; gravida schwanger) f: Frau, die wiederholt (d. h. 2–5mal) schwanger war. Vgl. Anamnese, geburtshilfliche.

Pluri|para (↑; lat. parere gebären) f: Mehrgebärende; Frau, die 2–5 Kinder geboren hat. Vgl. Anamnese, geburtshilfliche.

p. m.: Abk. für **1. p**ost* **m**enstruationem; **2. p**ost **m**ortem: nach dem Tod.

PMS: Abk. für **p**rä**m**enstruelles **S**yndrom*.

PN: Abk. für **1. P**yelo**n**ephritis*; **2. P**anarteriitis **n**odosa.

Pneumo|peri|toneum (gr. pneuma Luft, Atem; peritoneion das Herumgespannte, Bauchfell) n: Gasansammlung im Peritonealraum; **Formen: 1.** diagn.-therap. P.: Insufflation von Gas (meist CO_2) in die Bauchhöhle zum Abheben der Bauchdecken als Vorbereitung für eine Laparoskopie*; **2.** pathol. P.: durch traumat. Lufterguß in die Bauchhöhle, Inf. mit gasbildenden Bakt., nach Magen- od. Darmperforationen, Pertubation* od. postop. nach intraabdominellen Eingriffen.

Pneumo|zysto|graphie (↑; gr. kystis Blase, Harnblase) f: Pneumographie von Zysten, z. B. in der Mamma od. Niere, insbes. zur Unterscheidung von einer soliden Geschwulst, ferner zur Beurteilung der Zystenwand; die Zyste wird punktiert und mit einem Gas gefüllt. Zysten der Mamma kollabieren nach Gasfüllung und verkleben (therap. Effekt).

pO_2: Symbol für Sauerstoffpartialdruck.

Podo|phyllo|toxin n: Mitosehemmstoff; ist im Podophyllin (Pulver aus den Wurzeln von Podophyllum peltatum) enthalten; **Verw.:** zur Lokalbehandlung von Condylomata* acuminata.

Poland-Sym|ptomen|komplex (Alfred P., Chir., London, 1820–1872) m: (engl.) Poland complex; komplexe Fehlbildung aus dem Formenkreis der Brachydaktylie- u. mammorenalen Syndrome*; ca. 100 Fälle bekannt; **Ätiol.:** Disruption inf. frühembryonalen Verschlusses der A. subclavia; **Sympt.:** einseitige Anomalie der Hand (Syndaktylie, Symbrachydaktylie), homolaterale Aplasie des M. pectoralis u. fakultativ einseitige Hypo- od. Aplasie der Mamille od. Mamma, in diesem Fall häufig mit Hypo- od. Aplasie der homolateralen Niere assoziiert.

Pol|körperchen: s. Oogenese.

Pollakis|urie (gr. pollakis oft, häufig; lat. urina Harn) f: (engl.) pollakisuria; häufige Entleerung kleiner Harnmengen; **Vork.:** z. B. bei Blasenhalsobstruktion, Zystitis, Störung der Blaseninnervation, postmenopausalem Östrogenmangel, Schrumpfblase.

Pollutiones feminae (lat. polluere beflecken) f pl: Sekretion der Bartholin*-Drüsen bei sexueller Erregung der Frau in der späten Erregungsphase (s. Reaktionszyklus, sexueller); nicht ident. mit der sog. weibl. Ejakulation beim Orgasmus (vgl. Gräfenberg-Zone).

Poly|chemo|therapie (gr. polys viel, zahlreich) f: s. Zytostatika; Mammakarzinom; Chorionepitheliom, malignes.

Poly|chromasie (↑; chroma, chromatos Farbe, Haut) f: (engl.) polychromasia; Bez. für unterschiedl. Anfärbbarkeit von Zellen; **Vork.:** z. B. bei Tumorzellen* u. best. Formen der Anämie*.

Poly|em|bryom (↑; gr. embryon ungeborene Leibesfrucht) n: (engl.) polyembryoma; sehr seltener, hochgradig maligner Keimzelltumor des Ovars bei jungen Frauen; stammt von pluripotenten malignen Embryonalzellen ab, die sich teratogen zu kl. Embryonen mit Embryonalscheibe, Amnionhöhle u. Dottersack differenzieren; **Progn.:** infaust. Vgl. Ovarialtumoren.

Poly|gene (↑; gr. genes hervorbringend, zeugend) n pl: s. Polygenie.

Poly|genie (↑; ↑) f: (engl.) polygenia; Abhängigkeit eines Erbmerkmals von mehreren Genen; die meisten quant. variablen physiol. Eigenschaften sind polygen bedingt. Die beteiligten Gene werden auch als Polygene bezeichnet. Additive P. (Polymerie) liegt vor, wenn Abstufungen der Ausprägung eines Merkmals durch eine unterschiedl. Anzahl von aktivierten Genen bewirkt werden (z. B. Körpergröße, Hautfarbe). Vgl. Pleiotropie, Gen.

Poly|globulie des Neu|geborenen (↑; lat. globulus Kügelchen) f: (engl.) polycythaemia of the newborn; physiol. Erhöhung der Erythrozytenzahl (bis 5,5 Mio./µl) u. des Hämatokrits (bis 60 Vol.%) bei gesunden Neugeborenen; unter best. Bedingungen (intrauterine Dehydratation bei Übertragung*, reaktive Polyglobulie inf. Plazentainsuffizienz*, übermäßige Plazentanachtransfusion bei Spätabnabelung od. maternofetale Transfusion) kann es zu einer pathol. P. d. N. mit einem Hämatokrit über 70 Vol.% u. Hämoglobinwerten über 230 g/l kommen, die zu lebensgefährl. hämodynam. Störungen sowie inf. der rel. Plasmavolumenabnahme u. a. zu Hypoglykämie führen kann; **Ther.:** ggf. Teilaustausch des kindl. Bluts gegen Plasma.

Poly|hydr|amnie (↑; gr. hydor Wasser; amnion Schafshaut) f: syn. Hydramnion*.

Poly|mastie (↑; gr. mastos Brust) f: (engl.) polymastia; Bez., die nach heutigem klin. Sprachgebrauch der akzessorischen Mamma* entspricht. Vgl. Polythelie.

Poly|menor|rhoe (↑; gr. men Monat; rhoe Fließen, Strömung, Flut): (engl.) polymenorrhoea; zu häufige Menstruation* von normaler Stärke u. Dauer mit Verkürzung der Zyklusdauer auf weniger als 25 Tage.

Poly|merie (↑; gr. meros Teil) f: s. Polygenie.

Polyp-cancer sequence (gr. polypous Vielfüßler, Tintenfisch; engl. cancer Krebs; sequence Folge): Abfolge der Vorgänge bei der Karzinomentstehung aus Adenomen: Beginn mit Zellatypien innerh. eines Adenoms, danach Durchbruch der atyp. Zellen durch die Basalmembran mit Infiltration der Lamina propria mucosae, schließl. Überschreitung der Muscularis mucosae bis zur Submukosa. Erst bei Infiltration der Submukosa wird die Veränderung als Karzinom mit Gefahr einer Metastasierung eingestuft, obwohl grundsätzlich bereits nach Durchbruch der Basalmembran eine Metastasierung möglich ist.

Poly|phänie (gr. polys viel, zahlreich; phainesthai erscheinen, sich zeigen) f: s. Pleiotropie, Fehlbildungssyndrome, Krankheitsanlage, Gen.

Poly|thelie (↑; gr. thele Brustwarze) f: (engl.) polythelia; kongenitale Anomalie (Atavismus*) mit Vorhandensein überzähliger Brustwarzen ohne darunterliegendes Drüsenparenchym im Bereich der (beidseitigen) Milchleiste* od. auch etwas weiter außerhalb (s. Abb.); **Vork.:** meist li., bei 1 % aller Neugeborenen; Ausschluß von Nierenanomalien durch Ultraschalldiagnostik* erforderlich. Vgl. Mamma, aberrierende; Syndrom, mammorenales.

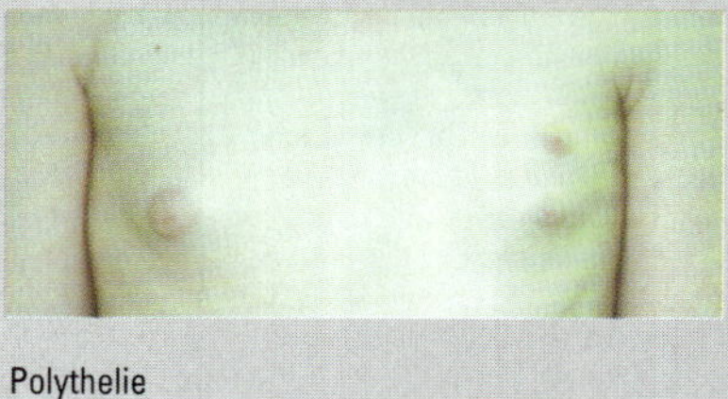

Polythelie

Poly|trichie (↑; gr. thrix, trichos Haar) f: syn. Hypertrichose*.

Por|en|zephalie (gr. poros Öffnung, Loch; enkephalos Gehirn) f: (engl.) porencephaly; angeb. od. erworbener Defekt der Hirnsubstanz mit Lückenbildung u. kraterförmiger Einziehung der Gehirnoberfläche, die in der Tiefe mit dem Ventrikelraum kommunizieren kann; als Pseudoporenzephalie werden zyst. Substanzdefekte inf. Narbenschrumpfung bez.; **Urs.:** Kreislaufstörungen in der Embryonalzeit, Geburtstrauma od. Enzephalitis u. Meningitis. Vgl. Hirnschaden, frühkindlicher.

Portio (lat.) f: Teil, Anteil; i. e. S. Bez. für **P. vaginalis**, der in die Vagina* hineinragende Teil des Gebärmutterhalses (Portio vaginalis cervicis sive uteri). Vgl. Cervix uteri, Uterus.

Portio|ad|apter (↑; lat. adaptare angleichen) m: (engl.) portio adapter; flexibles Instrument zur Abdichtung des Zervikalkanals unter Vakuum, z. B. zur Pertubation*.

Portio|e|rosion (↑; lat. erodere, erosus abnagen) f: (engl.) cervical erosion; syn. Erosio portionis, Erosio vera, Erosio simplex; Bez. für einen oberflächl. Epitheldefekt an der Portio; unklarer kolposkop. Befund, gilt bei regelmäßigem Verlauf der Kapillaren im freiliegenden Bindegewebe als unverdächtig (traumat. od. entzündl. bedingt); bei Vorliegen von Gefäßatypien od. evtl. weiteren kolposkop. Auffälligkeiten im Randbereich der Erosion Verdacht auf beginnendes Zervixkarzinom* u. Ind. zur Probeexzision*. Vgl. Kolposkopie, Ektopia cervicis.

Portio|kappe (↑): syn. Okklusivpessar*.

Portio|karzinom (↑; gr. karkinos Krebs) n: s. Zervixkarzinom.

Portio|konisation (↑; gr. konos Kegel) f: s. Konisation.

Portio|polyp (↑; gr. polypous Vielfüßler, Tintenfisch) m: s. Zervixpolyp.

Portio supra|vaginalis (↑) f: oberh. der Scheide gelegener Abschnitt der Cervix* uteri.

Portio vaginalis (↑) f: s. Portio.

Positio uteri (lat. positio Stellung, Lage) f: Stellung der Gebärmutter im Beckenraum; mögl. **Abweichungen** (s. Abb.): **1.** in der Sagittalen nach vorn (Antepositio) od. hinten (Retropositio); **2.** seitl. in der Horizontalen (Lateropositio; Dextro- bzw. Sinistropositio); **3.** in der Vertikalen nach oben (Elevatio uteri) od. unten (Descensus* uteri et vaginae). Vgl. Uteruslagen.

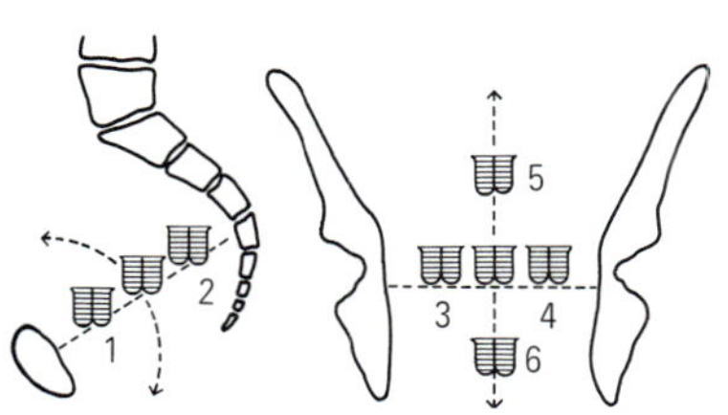

Positio uteri:
1: Antepositio; 2: Retropositio; 3: Dextropositio; 4: Sinistropositio; 5: Elevatio; 6: Descensus uteri

Post|ablations|syn|drom (lat. post nach, hinter, später; ablatio das Entfernen, Wegschaffen) n: Ausbildung einer Hämatometra* bzw. Serohämatometra im Bereich der Tubenecken als spezif. Kompl. 12–36 Wo. nach Endometriumablation*; **Sympt.**: zunehmende, meist einseitige Unterbauchbeschwerden (Spannungsschmerz); **Diagn.**: Sonographie der Tubenecken; **Ther.**: Hysterektomie*, Adhäsiolyse mit Nachkoagulation.

Post-abortion-Hystero|skopie (↑; lat. abortus Fehlgeburt, Frühgeburt; gr. hystera Gebärmutter; skopein sehen, schauen) f: Hysteroskopie* ca. 8–10 Wochen nach Abortkürettage zur Diagn. intrauteriner Abortursachen u. Frühdiagnostik intrauteriner Adhäsionen*; dadurch Möglichkeit der Frühadhäsiolyse bzw. sekundären Prävention weiterer Aborte.

post con|ceptionem (↑; lat. concipere, conceptus aufnehmen): Abk. p. c.; nach der Befruchtung*.

Post|koital|pille (↑; lat. coitus Zusammentreffen, Vereinigung): s. Interzeption.

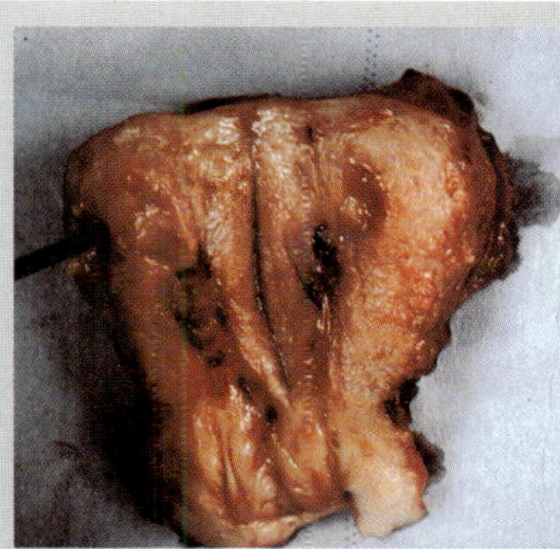

Postablationssyndrom:
Hysterektomiepräparat (12 Monate nach Endometriumablation)

Post|koital|test (↑; ↑) m: syn. Sims*-Huhner-Test.

Post|meno|pause (↑; gr. men Monat; pausis Ende) f: Lebensabschnitt der Frau, der sich dem Klimakterium* anschließt u. definitionsgemäß ein Jahr nach der Menopause* beginnt.

post menstruationem (↑; lat. menstruus allmonatlich): Abk. p. m.; nach (Eintritt) der Menstruation*.

Post|menstruum (↑;↑) n: s. Menstruationszyklus.

post|natal (↑; lat. natalis die Geburt betreffend): nach der Geburt*.

post|partal (↑; lat. partus Geburt): eigentl. postpartual; (Zeitraum) nach der Geburt*.

post partum (↑;↑): Abk. p. p.; nach der Geburt*.

Post-partum-Psychose (↑;↑) f: s. Wochenbettpsychose.

Post|plazentar|periode (↑; lat. placenta Kuchen; gr. periodos Sonnenumlauf) f: Zeitraum der ersten 2 Std. nach Ausstoßung der Plazenta. Vgl. Nachgeburtsperiode.

Potentia co|eundi (lat. potentia Fähigkeit) f: s. Potenz.

Potentia con|cipiendi (↑) f: Empfängnisfähigkeit; s. Impotentia concipiendi.

Potentia generandi (↑) f: Zeugungsfähigkeit; s. Potenz.

Potenz (↑) f: (engl.) potency; Vermögen, Fähigkeit; Bez. für die (v. a. männl.) Fähigkeit zum Vollzug des Geschlechtsverkehrs* (Potentia coeundi) u. zur Zeugung von Nachkommen (Potentia generandi); beide Formen können unabhängig voneinander vorhanden sein od. nicht. Vgl. Impotenz.

Potenz|holz (↑): Ptychopetalum olacoides bzw. uncinatum, Muira puama; Bäume aus der Familie der Olacaceae; **Arzneidroge:** Holz der Stämme bzw. Wurzeln (Ptychopetali lignum); **Inhaltsstoffe:** Behensäureester des Lupeols u. des β-Sitosterins; **Verw.**: traditionell zur Vorbeugung u. Behandlung sexueller Funktionsstörungen* sowie als Aphrodisiakum, außerdem als Antirheumatikum u. Mittel gegen Nervenschwäche. Vgl. Sildenafil.

Potenz|pille (↑): s. Sildenafil.

Potter-Sequenz (Edith L. P., Chicago, geb. 1901) f: syn. Oligohydramnion-Syndrom; Fehlbildungskomplex aufgrund einer fetalen Nierenfunktionsstörung u. verminderter od. fehlender Amnionflüssigkeit;

Häufigkeit: 12 : 100 000 Geburten; **Sympt.:** Amnion nodosum, Potter-Facies (Hypertelorismus*, Epikanthus, Ohrmuscheldysplasie, Mikrogenie*), Lungenhypoplasie, Klumpfüße; fakultative Fehlbildungen der Wirbelsäule, der Finger u. Zehen sowie des Urogenitaltrakts; **Progn.:** infaust; empir. Wiederholungsrisiko je nach Nierenbefunden der Eltern.

PP: Abk. für **P**lazenta**p**roteine*.

p. p.: Abk. für **p**ost* **p**artum.

PPHN: Abk. für **p**ersistierende **p**ulmonale **H**ypertension des **N**eugeborenen; s. PFC-Syndrom.

Prä|di|lektions|syn|drom, kon|natales (lat. prae davor liegend; diligere, dilectus hochschätzend) n: (engl.) connatal predilection syndrome; syn. konnatales Vorzugshaltungssyndrom, eigentl. Prädilektionshaltungssyndrom; Oberbegriff für durch intrauterine Zwangshaltung verursachte Verformungen an Kopf, Gesicht, Kiefern u. Füßen mit Lagebelastungen u. meist einseitigen Impressionen an Weichteilen u. Knochen, vielfach inf. hochgeschlagener Beine u. Fußimpressionen; sek. mitbetroffen ist auch die Wirbelsäule (Skoliosen u. atyp. Torsionen); mit der Kopfhaltung wird auch die Hirn- u. Gesichtsschädelbildung beeinflußt; bei rechtskonvexer Wirbelsäulentorsion linkskonkave Gesichtsskoliose mit Linksneigung u. Rechtsdrehung des Kopfes (u. umgekehrt); **Vork.:** in unterschiedl. ausgeprägter Form bei 15–20 % der Neugeborenen. In der Neugeborenenperiode* sind die Prädilektionshaltungen reversibel u. durch entspr. Lagerung entgegen der Gewohnheitsshaltung zu beeinflussen. Vgl. Kindslage.

Prä|ek|lampsie (↑; gr. eklampein hervorleuchten) f: s. Gestose.

Prä|im|plantations|diagnostik (↑; lat. implantare pflanzen; gr. diagnostikos fähig zu unterscheiden) f: Abk. PID; Vorverlegung der Pränataldiagnostik* in den Zeitraum der Präimplantationsphase mit der Möglichkeit, noch vor der Implantation im Blastomerstadium best. Gendefekte (z. B. zur Diagn. einer zystischen Fibrose) zu erkennen (mittels Fluoreszenz-in-situ-Hybridisierung; Abk. FISH); nach dem Embryonenschutzgesetz* ist in der Bundesrepublik Deutschland die Durchführung der PID verboten, solange die Blastomeren* totipotent sind (d. h. bis zum 8-Zellenstadium). Eine zuverlässige PID kann heute nur nach In*-vitro-Fertilisation bzw. ICSI angeboten werden. Eine breitere allg. Anw. der PID würde voraussetzen, daß Meth. der extrakorporalen Befruchtung auch ohne Vorliegen einer Subfertilität bzw. Sterilität* angewendet werden dürften. Hierfür ist in der Bundesrepublik Deutschland z. Z. der gesetzl. Rahmen jedoch nicht gegeben.

Prä|implantations|verlust (↑; ↑): (engl.) preimplantation loss; Bez. für den Untergang der befruchteten Eizelle* bzw. der Frühstadien auf dem Weg zum Uterus od. das Unvermögen der Blastozyste*, sich in die Uterusschleimhaut einzunisten; in der experimentellen Teratologie die Differenz der Corpora lutea zu den Implantationen in der Uterusschleimhaut; **Urs.:** mechan., hormonell, alimentär od. immun. bedingt.

Prä|kanzerose (↑; lat. cancer Krebs; gr. –osis Krankheit) f: (engl.) precancerosis; klin.-morphol. (z. B. Leukoplakie, proliferierende Mastopathie) bzw. durch histol. Kriterien (zelluläre u. epitheliale Atypie, epitheliale Dysplasie u. a.) definiertes potentielles Vorstadium eines Karzinoms* (s. Abb.); nach der statist. Wahrscheinlichkeit, mit der eine P. in einen malignen Tumor übergeht, werden **fakultative** (niedrige Entartungsfrequenz, z. B. adenomatöse Hyperplasie* Grad I) u. **obligate** P. (Veränderungen mit hohem Entartungsrisiko in rel. kurzem Zeitintervall, z. B. adenomatöse Hyperplasie Grad III) unterschieden. Vgl. Carcinoma in situ.

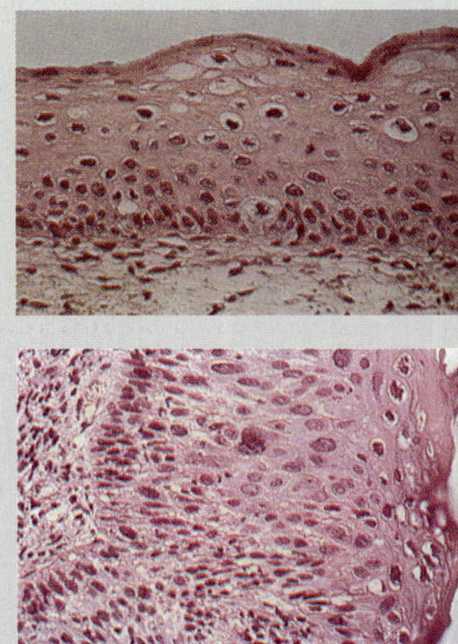

Präkanzerose:
leichte (oben) und schwere Dysplasie der Portio (unten)

prae|maturus (↑; lat. maturus reif): vorzeitig, vor der Reife.

Prä|men|arche (↑; gr. men Monat; arche Anfang, Beginn) f: (engl.) premenarche; Bez. für den Entwicklungsabschnitt der Pubertät* vor der Menarche* beim Mädchen, charakterisiert durch die Wirkung ovarialer Östrogene* mit beginnender Ausbildung der sek. Geschlechtsmerkmale*.

Prä|meno|pause (↑; ↑; gr. pausis Ende) f: (engl.) premenopause; Abschnitt des Klimakteriums* vor der Menopause*. Vgl. Postmenopause.

Prä|menstruum (↑; lat. menstruus allmonatlich) n: (engl.) premenstruum; s. Menstruationszyklus.

prä|natal (↑; lat. natalis die Geburt betreffend): (engl.) prenatal; vor der Geburt*.

Prä|natal|dia|gnostik (↑;↑) f: (engl.) prenatal diagnostics, prenatal screening; Untersuchung des ungeborenen Kindes; **Meth.:** **1.** Ultraschalldiagnostik*: Routineverfahren, i. d. R. mindestens dreimal während jeder SS, gestattet neben deren Nachw. die Plazentalokalisation*, Best. der Kindsgröße u. -form, Nachw. von Mehrlingen sowie evtl. die Beurteilung einzelner Organe (Fehlbildungsfeindiagnostik); **2.** Fruchtwasserdiagnostik* mittels Amnioskopie* bzw. Amniozentese*; **Ind.:** in der Frühschwangerschaft bei Vorliegen eines genet. Defekts bei den Eltern bzw. deren Verwandten, früherer Geburt eines Kindes mit Chromosomenanomalien, genetischen Krankheiten* od. schweren angeb. Stoffwechselanomalien, denen ein in allen Zellen nachweisbarer Enzymdefekt zugrunde liegt, bei mütterl. Alter über 35 Jahre bzw. väterl. Alter über 50 Jahre. Eltern mit höherem Alter müssen auf das erhöhte Risiko von Chromosomenaberrationen* u. die Möglichkeit der P. hingewiesen werden. In der Spätschwangerschaft zum Ausschluß eines Morbus* haemolyticus fetalis, bei Verdacht auf Plazentainsuffizienz* od. Kohlenhydratstoffwechselstörung; **3.** Chorionbiopsie*: **Ind.:** entspr. denen der Amniozentese in der Frühschwangerschaft; kann jedoch früher durchgeführt werden; **4.** Chordozentese*; **5.** Hormonanalysen (z. B. Bestimmung von Östriol od. Insulin im Fruchtwasser); **6.** Kardiotokographie* mit u. ohne Belastung; **7.** pränatale Lungenreifediagnostik*; **8.** Mikroblutuntersuchung* am Feten während der Geburt; **9.** Nachw. von Infektionserregern bzw. Antikörpern im mütterl. u. fetalen Blut sowie im Fruchtwasser. Vgl. Alphafetoprotein.

Prä|natal|in|fektion (↑; ↑; lat. inficere hineintun, anstecken) f: (engl.) prenatal infection; intrauterine Inf. der Frucht mit Viren, Bakt. bzw. Protozoen; **Infektionswege:** aszendierend (meist nach Blasensprung*), hämatogen (über die Plazenta*) od. deszendierend (aus den Eileitern); die Manifestation (präod. postnatal, u. U. sich erst in der Kindheit manifestierende Spätfolgen) u. die Art der Fruchtschädigung (Embryopathie*, Fetopathie*, kongenitale Fehlbildung*) wird in der Frühschwangerschaft v. a. durch den Infektionstermin, ab der Fetalperiode auch von der Erregerart bestimmt. Die wichtigsten P. sind unter dem Begriff STORCH*-Komplex zusammengefaßt. Vgl. Perinatalinfektion, IgM-Latextest.

Prä|natal|peri|ode (↑; ↑; gr. periodos Sonnenumlauf) f: (engl.) prenatal period; **1.** i. w. S. die gesamte Phase der vorgeburtl. Entw., von der Befruchtung* bis zur Geburt*; vgl. Embryonalperiode, Fetalperiode; **2.** i. e. S. der vorgeburtl. Anteil der Perinatalperiode*.

Prä|natal|toxiko|logie (↑; ↑; gr. toxikon pharmakon Gift, Pfeilgift) f: (engl.) prenatal toxicology; Bereich der Reproduktionstoxikologie*, in dem exogen ausgelöste pränatale Entwicklungsstörungen durch chem. od. physik. Noxen untersucht werden.

prä|partal (↑; lat. partus Geburt): (engl.) prepartal; eigentl. präpartual; vor der Geburt*.

prä|puberal (↑; lat. pubes erwachsen, geschlechtsreif): (engl.) prepubertal; vor der Pubertät*.

Prä|pubertät (↑; lat. pubertas Geschlechtsreife) f: (engl.) prepuberty; Zeitraum vor dem Auftreten der ersten sek. Geschlechtsmerkmale*. Vgl. Pubarche, Prämenarche, Pubertät.

Prä|pubertäts|fett|sucht (↑; ↑): s. Pubertätsfettsucht.

Prä|putium (lat) n: (engl.) prepuce; Vorhaut von Klitoris* bzw. Penis.

Prae|putium clitoridis (↑) n: Vorhaut der Klitoris*; Vereinigung der jeweils äußeren vorderen Falte der kl. Schamlippen (Labia* minora pudendi) über der Klitoris.

Prä|servativ (lat. prae davorliegend; servare unversehrt erhalten) n: (engl.) condom; syn. Kondom; mechan. Mittel zur Kontrazeption*; **Formen: 1.** P. für den Mann: dünner Schlauch aus Kautschuk (Latex), der zum Geschlechtsverkehr* über den Penis gestreift wird (oft mit Gleitmitteln od. Spermiziden* versehen); nach neueren Statistiken ist die Zuverlässigkeit bei Verw. von Markenpräservativen vor Erreichen des Verfalldatums u. bei korrekter Handhabung rel. hoch (Pearl-Index: ca. 3); cave: bei Latexallergie kann ein Kontaktekzem entstehen; **2.** P. od. Kondom für die Frau (Markenname Femidom): eine Art Sack aus sehr dünnem, aber strapazierfähigem Kunststoff (Polyurethan), das vor dem Verkehr in die Scheide eingeführt wird, sie auskleidet, nach außen ca. 5 cm über den Introitus reicht u. somit Schamhügel u. Schamlippen abdeckt; zusätzl. Beschichtung mit Nonoxinol* 9; bislang geringe Verbreitung (umständl. Handhabung u. Empfindungsbeeinträchtigung beim Verkehr). Ein Vorteil der Verw. eines P. zur Empfängnisverhütung ist der zusätzl. Schutz vor der Übertragung von Geschlechtskrankheiten*, heute insbes. auch von HIV*.

Pregnandiol n: $3\alpha,20\alpha$-Dihydroxy-5β-pregnan; durch Reduktion entstandener Metabolit (Hauptausscheidungsprodukt) von Progesteron*; biol. weitgehend inaktiv.

Preß|wehen: (engl.) pushing; Wehen* unter Mitwirkung der Bauchpresse vom Beginn der Preßperiode an; dienen zur Überwindung des Widerstands der äußeren Weichteile.

PRH: Abk. für (engl.) **P**rolactin **r**eleasing **h**ormone; Prolactoliberin; postuliertes hypothalam. Peptid unbekannter Struktur, das die Ausschüttung von Prolaktin* aus dem HVL fördert. Vgl. Releasing-Hormone.

Primär|af|fekt (lat. primarius einer der ersten; affectus Zustand, Neigung) m: (engl.) primary lesion; Abk. PA; Primärläsion, erste lokale Manifestation einer Inf. an der Eintrittsstelle, i. e. S. bei Syphilis*.

Primär|follikel (↑; lat. folliculus Schlauch, Beutel) m pl: (engl.) primary follicles; Folliculus ovaricus primarius; s. Follikelreifung.

Primär|läsion (↑; lat. laedere, laesus verletzen) f: (engl.) primary lesion; s. Primäraffekt.

Primi|gravida (↑; lat. gravida schwanger) f: Frau, die zum ersten Mal schwanger ist (während der SS als Nullipara* zu bezeichnen). Vgl. Anamnese, geburtshilfliche.

Primi|para (↑; lat. parere gebären) f: Erstgebärende. Vgl. Anamnese, geburtshilfliche.

Prim|ordial|follikel (lat. primordium Umfang, Urspruch; folliculus Schlauch, Beutel) m: s. Follikelreifung.

Probe|ex|zision (lat. excidere, excisus ausschneiden) f: (engl.) excision biopsy; Abk. PE; op. Gewebeentnahme für diagn. Zwecke als Form der Biopsie* (z. B. PE von Endometrioseherden i. R. einer Laparoskopie*).

Probe|laparo tomie (gr. lapara Weiche, Flanke; tome Schnitt) f: (engl.) exploratory laparotomy; syn. Explorativlaparotomie; Eröffnung der Bauchhöhle zu diagn. Zwecken (Sicherung der Diagn., Klärung unklarer Befunde, z. B. der Operabilität eines bösartigen Prozesses) in der Regel mittels Längsschnitt (s. Schnittführung).

Probe|punktion (lat. punctio Einstich) f: (engl.) exploratory puncture; diagn. Punktion von physiol. (Körperhöhlen, Hohlorgane) od. pathol. Körperhohlräumen (v. a. Abszesse) zur Entnahme von Flüssigkeit u. (zytol. od. mikrobiol.) Untersuchung des Punktats; z. B. Douglas*-Punktion.

Pro|gesteron (INN) n: syn. Luteohormon, Corpus-luteum-Hormon; physiol. Gelbkörperhormon; wichtigstes der natürl. Gestagene*, das vorwiegend im Corpus* luteum u. in der Plazenta* sowie in der NNR (auch beim Mann) gebildet wird; wichtiger Vorläufer vieler Steroidhormone*, biol. HWZ ca. 20 Min.; der wichtigste Metabolit Pregnandiol* wird renal als Glukuronid ausgeschieden (wurde früher zur Feststellung einer SS bzw. Diagn. eines anovulator. Zyklus im Urin bestimmt). P. ist im Zusammenwirken mit bzw. nach vorheriger Einwirkung von Östrogenen* auf die Fortpflanzungsorgane an der Regulation nahezu aller weibl. Reproduktionsfunktionen beteiligt; es bestimmt die Lutealphase des Menstruationszyklus*, bereitet den Organismus auf eine SS vor, schafft wichtige Voraussetzungen für Konzeption u. Nidation*, hat schwangerschaftserhaltende Wirkung u. induziert u. a. typ. Veränderungen in der Zusammensetzung u. Beschaffenheit des Zervixschleims* u. am Vaginalepithel*. P. besitzt unabhängig von Östrogenen einen thermogenet. Effekt (Erhöhung der Körpertemperatur um ca. 0,6 °C; s. Basaltemperatur).

Pro|gesteron|test m: s. Gestagentest.

Pro|gnose|in|dex, geburts|hilflicher (gr. prognosis Vorherwissen; lat. index Anzeiger) m: s. Bishop-Score.

Prokto|zele (gr. proktos After, Steiß; kele Bruch, Geschwulst) f: syn. Rektozele*.

Pro|lacto|liberin (gr. pro vorn, vorzeitig; lat. lac, lactis Milch) n: s. PRH.

Pro|lacto|statin (↑; ↑) n: syn. (engl.) Prolactin inhibiting hormone (Abk. PIH*).

Pro|laktin (↑; ↑) n: (engl.) prolactin; syn. laktotropes Hormon (Abk. LTH); einkettiges Proteohormon aus 198 Aminosäuren, das in azidophilen Zellen des Hypophysenvorderlappens gebildet wird; MG ca. 23 000, es kommen in der Hypophyse u. im Serum aber auch höhermolekulare Formen (sog. big prolactin bzw. big big prolactin) vor, deren physiol. Bedeutung noch nicht bekannt ist. P. stimuliert das Brustdrüsenwachstum u. setzt (unter Anwesenheit von Cortisol) nach vorheriger Einwirkung von Östrogenen* u. Progesteron* auf die Brustdrüse die Milchproduktion (Laktation*) in Gang. Die Ausschüttung von P. wird durch PIH* gehemmt, durch PRH* u. TRH, mechan. Brustwarzenreizung (Saugreiz) sowie durch Streß, op. Eingriffe u. Hunger gefördert; **Best.:** Radio-Immunassay von Blutplasma od. -serum. Vgl. Hyperprolaktinämie, Prolaktinom.

Pro|laktin|hemmer (↑; ↑): (engl.) prolactin inhibitors; Dopaminagonisten*, die sowohl die physiol. (postpartale) Laktation* als auch die pathol. Galaktorrhoe* hemmen; als physiol. P. wirkt Dopamin über spezif. Rezeptoren in den prolaktinbildenden Zellen der Hypophyse* (s. Cabergolin). Die Ergotaminderivate Bromocriptin*, Lisurid* u. Metergolin besitzen darüber hinaus einen hypothalam. Angriffspunkt; **Verw.:** bei prolaktinbedingten Fertilitätsstörungen, prämenstruellem Syndrom*, Mastitis*, Prolaktinom* u. zum Abstillen*; **UAW:** u. a. initial Übelkeit, Schwindel; gelegentl. psychomotor. Störungen.

Pro|laktin|in|hibitor (↑;↑; lat. inhibere, inhibitus hemmen) m: s. Prolaktinhemmer, PIH.

Pro|laktinom (↑; ↑) n: (engl.) prolactinoma; seltenes Makro- od. Mikroadenom < 1 cm) des HVL mit autonomer Sekretion von Prolaktin*; Sympt.: Amenorrhoe*, Galaktorrhoe*, Libido- u. Potenzstörungen; bei lokaler Raumforderung evtl. Hypophysenvorderlappen*-Insuffizienz, Sehstörungen (Druck im Bereich des Chiasma opticum) u. Kopfschmerz; **Diagn.:** Computer- od. Kernspintomographie der Sella turcica, Prolaktinbestimmung im Serum (über 200 µg/l beweisend); ggf. Überprüfung der anderen endokrinen Funktionen des HVL; **Ther.:** Prolaktinhemmer*, op. Entf., Strahlentherapie. Vgl. Hyperprolaktinämie.

Pro|lapsus uteri et vaginae (↑; lat. lapsus Ausgleiten, Fallen) m: Vorfall (von Teilen) der Genitalorgane aus der Vulva; stärkerer Grad eines Dencensus* uteri et vaginae; **Formen: 1. Partialprolaps:** nur ein Teil des Uterus (z. B. nur die Portio) bzw. des Uterus u. der Scheide liegt außerhalb der Vulva (vgl. Scheidenvorfall);. **2. Totalprolaps** (s. Abb.): das ganze Scheidenrohr ist umgestülpt u. liegt vor der Vulva. Gelegentlich bildet sich ein Dekubitalgeschwür, aus dem es erheblich bluten kann; **Ther.:** vaginale Hysterektomie* mit hohem Peritonealverschluß u. Scheidenstumpffixation sowie Scheidenplastik; bei Inoperabilität Pessarbehandlung*; evtl. (z. B. bei alten Frauen) Kolpokleisis*.

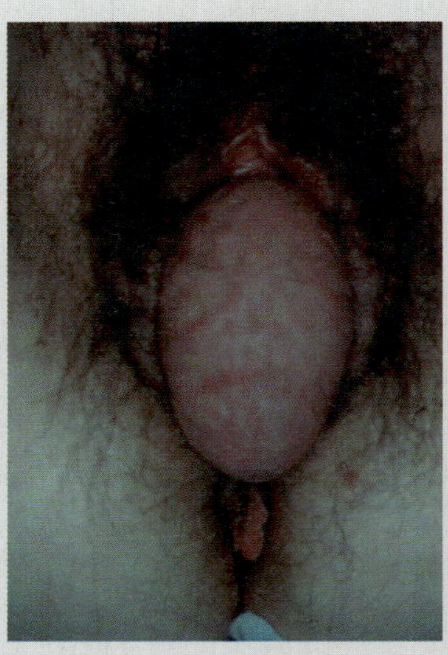

Prolapsus uteri et vaginae: Totalprolaps des Uterus

Proli|ferations|dosis (lat. proles Nachkomme; ferre bringen) f: syn. Aufbaudosis; erforderl. Gesamt-

Proliferationsdosis
Proliferationsdosen von Östrogenen am Endometrium

Substanz	Proliferationsdosis (mg) für 14tägige Anwendung
perorale Applikationen	
Ethinylestradiol	1,5
Estradiol (mikronisiert)	60
Estradiolvalerat	60
konjugierte Östrogene	60
parenterale Applikationen	
Estradiolbenzoat	25 – 30
Estradiolvalerat	20

dosis an Östrogenen* (s. Tab.), die die ruhende Funktionalis (s. Endometrium) in der Weise zur Proliferation stimuliert, daß anschl. eine sekretor. Umwandlung durch Gestagene* möglich ist. Vgl. Transformationsdosis.

Proli|ferations|phase (↑; ↑): (engl.) proliferative stage; erste Phase des Menstruationszyklus* mit Proliferation der Uterusschleimhaut u. gleichzeitiger Follikelreifung* im Ovarium*.

Pro|miskuität (lat. promiscuus gemischt, ohne Unterschied) f: (engl.) promiscuity; durch häufigen Partnerwechsel gekennzeichnetes Sexualverhalten*; im Amtssprachgebrauch werden promiske Personen auch als Personen mit HWG* bzw. HWG-Personen bezeichnet. Vgl. Hypersexualität.

Pro|montorium (lat. promonturium Vorgebirge, Vorsprung) n: nach ventral in das Becken ragender Vorsprung der Wirbelsäule an ihrem lumbosakralen Übergang; hervorgerufen durch die deutl. Abwinkelung der Lendenwirbelsäule gegen das Kreuzbein (Angulus lumbosacralis).

Prosta|glandine (gr. prostates Vorsteher; lat. glandula Drüse) n pl: (engl.) prostaglandins; Abk. PG; Sammelbez. für zahlreiche natürl. (od. teilsynthet. hergestellte) hormonähnl. Substanzen (Gewebehormone bzw. Mediatoren), die in ihrer Struktur geringfügig variieren u. chem. Derivate der Prostansäure sind; wurden erstmals in der Samenflüssigkeit u. den Keimdrüsen, später in fast allen Organen nachgewiesen. Ausgangssubstanz der Prostaglandinbiosynthese ist v. a. die Arachidonsäure. Sie wird durch die Phospholipase A_2 aus Membranlipiden freigesetzt u. unter Einfluß der Cyclooxygenase zu PGH_2 umgewandelt, dem gemeinsamen Präkursor aller physiol. PG, Prostacycline (die meist als Untergruppe zu den PG gezählt werden, z. B. PGI_2) u. Thromboxane. Bisher sind mind. fünf Gruppen mit zahlreichen Untergruppen bekannt; physiol. wichtige PG sind PGE_1, PGE_2, $PGF_{2\alpha}$ u. PGI_2. **Wirkungen:** vielfältige, z. T. gegensätzl. Effekte u. a. auf die Wirkung der Katecholamine, den Tonus der glatten Muskulatur u. das kardiovaskuläre System (blutdrucksenkende bzw. -steigernde Effekte), Hemmung der Thrombozytenaggregation, Drosselung der Magensaftsekretion, Steigerung der Synthese u. Freisetzung best. Gewebehormone u. der Hormonsekretion versch. endokriner Organe (Schilddrüse, Nebenschilddrüse, NNR, Ovarium), zytoprotektive Effekte. PG spielen eine Rolle bei der Entstehung von Fieber, Schmerzen u. Entzündungsprozessen. Die Prostaglandinsynthese wird durch viele physiol. Substanzen gefördert, die z. T. ihrerseits durch PG vermehrt freigesetzt werden (z. B. Gewebehormone); zu den PG-Antagonisten (Hemmstoffe der Synthese, insbes. der Cyclooxygenase) gehören nichtsteroidale Antiphlogistika, Kortikoide u. a.; **gebh. Verw.:** zur Geburtseinleitung*, Abortinduktion*, bei aton. Nachblutung* (z. B. Sulproston) u. a.; **UAW:** je nach Substanz z. B. Übelkeit, kolikartige Schmerzen, Durchfälle, Kopfschmerzen, Flush, Tachykardie. **Cave:** äußerst zurückhaltende Anw. bei vaginaler bzw. uteriner Inf., Asthma bronchiale, fieberhaften Infekten, Lungen- u. Herzerkrankungen, Glaukom.

Pro|stitution (lat. prostituere öffentlich hinstellen, preisgeben) f: gewerbsmäßiges Sichanbieten (Frau od. Mann) zum Geschlechtsverkehr*.

Proto|onko|gne (gr. protos erster, wichtigster; onkos Umfang, Größe; genes etwas hervorbringen) n pl: s. Onkogene.

Pro|trusions|becken (lat. protrudere, protrusus fortstoßen): s. Beckenformen.

Prune-belly-Syn|drom (engl. Pflaumenbauch) n: syn. Bauchdeckenaplasie-Syndrom, Fröhlich-Obrinsky-Syndrom, sog. Pflaumenbauchsyndrom (s. Abb.); seltener (1 : 50 000 Neugeborene) Fehlbildungskomplex unklarer Ätiol. mit der Symptomentrias Hypo- bzw. Aplasie der Bauchmuskulatur, Anomalien der Nieren u. ableitenden Harnwege, Maldescensus testis (ohne letzteres Sympt. in 5 % auch beim weibl. Geschlecht beobachtet); u. U. zusätzl. Anomalien des Intestinaltrakts, Gelenkkontrakturen, Pes* equinovarus, Hüftgelenkluxation, Trichterbrust, Spina bifida occulta, Meningomyelozele, Hydrozephalus, Gaumenspalte* u. Herzfehler.

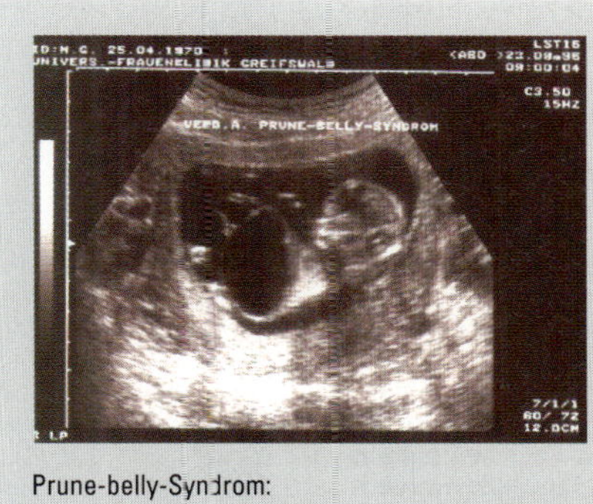

Prune-belly-Syndrom:
Ultraschallbild eines Embryos in der 13. SSW mit massiv vergrößerter Harnblase inf. Harnabschlußstörungen

Prurigo gestationis (lat. prurigo Jucken, juckender Grind) f: meist im zweiten Trimenon auftretende Prurigo* simplex subacuta, die nach der Geburt* verschwindet. Vgl. Pruritus gravidarum.

Prurigo simplex sub|acuta (↑) f: syn. Strophulus adultorum, Urticaria papulosa chronica; schubweise auftretende, stark juckende, ca. 5 mm große hellrote, urtikarielle Papeln, die aufgekratzt werden (worauf der Juckreiz verschwindet) u. braunrote Krusten hinterlassen; bes. an den Streckseiten der Extremitäten lokalisiert; geht häufig mit hormonellen Veränderungen (bes. Menarche*, SS, Klimakterium*) einher.

Pruritus ani (lat. prurire jucken) m: Afterjucken; **Urs.:** z. B. Hämorrhoiden*, Analekzem*, Pilzinfektion, Analprolaps*, Anitis, Proktitis, Nahrungsmittelallergie, Enterobiasis, Kontaktallergie (Waschmittel, Toilettenpapier), psychogene Erkrankungen.

Pruritus gravidarum (↑) m: im letzten Trimenon der SS auftretender generalisierter Juckreiz; **Urs.:** wahrsch. Cholestase bei Prädisposition (u. U. cholestat. Ikterus); verschwindet wenige Tage nach Entbindung. Vgl. Icterus gravidarum.

Pruritus vulvae (↑) m: meist starker Juckreiz im Bereich der Vulva*; Auftreten insbes. nachts inf. Kapillarerweiterung (Bettwärme); als primärer (essentieller, idiopath.) P. v. vermutl. psychosomat. bedingt od. sekundär als Sympt. z. B. bei Diabetes mellitus, Östrogenmangel (Klimakterium, Postmenopause), Vulvadystrophie, Inf. sowie mangelnder od. übertriebener Hygiene mit gestörtem mikrobiellem Milieu.

Pschyrembel-Zeichen (Willibald P., Gyn., Gebh., Autor, Berlin, 1901–1987): (engl.) Pschyrembel's sign; sog. Stock-Tuch-Zeichen; ab 2.–3. Mon. nachweisbares Schwangerschaftszeichen*: man tastet an der Cervix* uteri bei SS einen festeren Kern, umgeben von einer weichen Hülle (s. Abb.).

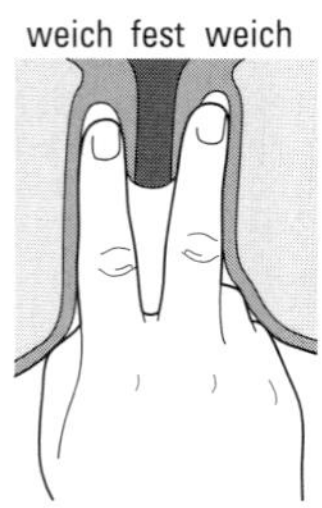

Pschyrembel-Zeichen

Pseudo|gono|kokken (gr. pseudes, pseudos falsch, Lügen-, Schein-; gone Abstammung, Samen; kokkos Kern, Beere) f pl: frühere Bez. für gramneg. Diplokokken der Gattung Neisseria, die morphol. sehr leicht mit Neisseria* gonorrhoeae verwechselt werden.

Pseudo|gravidität (↑; lat. graviditas Schwangerschaft) f: Scheinschwangerschaft*.

Pseudo|herm|aphroditismus (↑; gr. Hermaphroditos Zwitter) m: (engl.) pseudohermaphroditism; Vorhandensein der Gonaden* des einen u. der Genitalien u. sek. Geschlechtsmerkmale* des anderen Geschlechts bei Übereinstimmung zw. gonadalem u. chromosomalem Geschlecht; **1.** P. femininus (Karyotyp 46,XX; Ovarien): äußerer Habitus vorwiegend männl., z. B. beim kongenitalen adrenogenitalen Syndrom* od. inf. Androgeneinwirkung in der SS (Hormonbehandlung bzw. hormonproduzierender Tumor der Mutter); **2.** P. masculinus (Karyotyp 46,XY; Testes): äußeres Genitale* u. sek. Geschlechtsmerkmale vorwiegend weibl.; u. a. bei testikulärer Feminisierung*, Swyer*-Syndrom u. best. Formen des kongenitalen adrenogenitalen Syndroms. Vgl. Intersexualität.

Pseudo-Klinefelter-Syn|drom (↑; Harry F. K., Endokrin., Baltimore, geb. 1912) n: (engl.) pseudo-Klinefelter syndrome; hypergonadotroper Hypogonadismus* inf. Sklerose der Hodenkanälchen mit Verlust von Leydig-Zwischenzellen; Manifestation im 3.–4. Lebensjahrzehnt, Urs. unbekannt; Verlust von Libido u. Potenz sowie Aspermie; die klin. Sympt. ähneln in dieser Hinsicht denen des Klinefelter*-Syndroms. Der Karyotyp der Pat. ist normal (46,XY).

Pseudo|kyesis (↑; gr. kyesis Schwangerschaft) f: syn. Scheinschwangerschaft*.

Pseudo|mamma (↑; lat. mamma weibliche Brustdrüse) f: angeb. Vorhandensein einer überzähligen Brustanlage mit Warze u. Areola, aber Fett anstelle von Drüsengewebe. Vgl. Mammaanomalien.

Pseudo-Meigs-Syn|drom (↑) n: s. Meigs-Syndrom.

Pseudo|menstruation (↑; lat. menstruus allmonatlich) f: menstruationsähnl. Abbruchblutung*, v. a. durch Östrogenabfall bzw. rel. Östrogenmangel in einem anovulatorischen Zyklus*.

Pseudo|muzin (↑) n: (engl.) pseudomucin; syn. Metalbumin, Paralbumin; durch Essigsäure nicht fällbares Glykoprotein; dünn- od. zähflüssiger, gallertiger Tumorinhalt eines Kystadenoms* od. Kystadenokarzinoms*.

Pseudo|myx|oma peri|tonei (↑) n: sog. Gallertbauch; Ansammlung gallertiger Massen (Pseudomuzin*) in der Bauchhöhle, evtl. mit Störungen der Darmfunktion, meist nach Ruptur eines muzinösen Kystadenoms* od. Kystadenokarzinoms* des Ovars u. Implantation schleimproduzierender Tumorzellen auf dem gesamten Peritoneum; letaler Ausgang nach jahrelangem Verlauf (auch bei benignem Tumor u. trotz wiederholter op. Entleerungen der Bauchhöhle) inf. fortschreitender Kachexie möglich.

Pseudo|pelade Brocq (↑; frz. pelade Haarausfall; Louis B., Dermat., Paris, 1856–1928): syn. Alopecia atrophicans; erworbene, atrophisierende Alopezie* der Kopfhaut mit kl., scharf begrenzten Herden (sog. Fußstapfen im Schnee), die konfluieren können; **Urs.:** unklar; betroffen sind bes. Frauen mittleren Alters; **Ther.:** Versuch mit Glukokortikoiden (topisch).

Pseudo|por|enzephalie (↑; gr. poros Öffnung, Loch; enkephalos Gehirn) f: s. Porenzephalie.

Pseudo|pubertas praecox (↑; lat. pubertas Geschlechtsreife) f: periphere Form einer Pubertas* praecox mit iso- od. heterosexueller Frühentwicklung; **Urs.:** liegt nicht im Bereich der Hypophyse*, sondern in anderen hormonproduzierenden Organen (Gonaden*, NNR); hierbei kommt es im Unterschied zur echten Pubertas praecox nicht zu einer Ovulation* bzw. Spermatogenese*. Vgl. Granulosazelltumor, Syndrom, adrenogenitales.

Pseudo|thalidomid-Syn|drom (↑) n: syn. Roberts*-Syndrom.

Pseudo-Turner-Syn|drom (↑; Henry H. T., Endokrin., Oklahoma-City, geb. 1892) n: veraltete Bez. für Noonan*-Syndrom.

Pterygium colli (gr. pteryx Flügel, Feder) n: (engl.) pterygium of the neck; angeborene frontale Hautfalte am Hals zw. Warzenfortsatz u. Akromion (s. Abb.); **Vork.:** z. B. bei Bonnevie*-Ullrich-Syndrom u. Ullrich*-Turner-Syndrom.

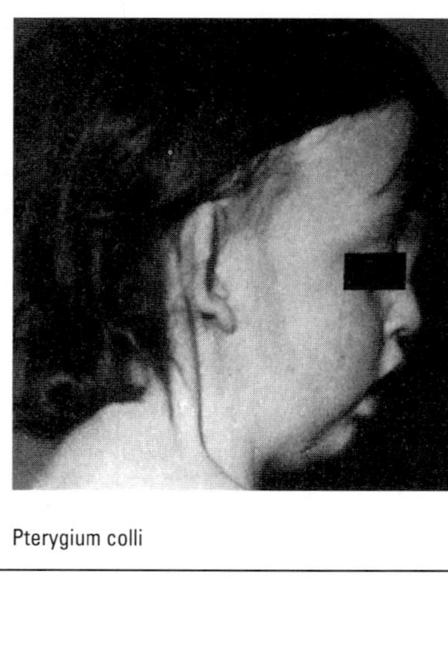

Pterygium colli

Pterygium|syn|drom (↑) n: syn. Bonnevie*-Ullrich-Syndrom.

pTNM-Klassifikation f: (engl.) pTNM-classification; postoperative TNM-Klassifikation; Erweiterung der TNM*-Klassifikation um die postop. histopathol. Befundung. Vgl. Staging.

Ptyalismus gravidarum (gr. ptyalon Speichel; lat. gravida schwanger) m: vermehrter Speichelfluß in der SS (meist im 2.–4. Mon.); hängt wahrsch. mit einer verstärkten Parasympathikuswirkung zusammen.

Pub|arche (lat. pubes Schamhaare, Schamgegend; gr. arche Anfang) f: Beginn des Wachstums der Schamhaare (Androgenwirkung) i. R. der Pubertät*. Vgl. Menarche, Prämenarche, Thelarche.

Pubertät (lat. pubertas Geschlechtsreife) f: (engl.) puberty; Entwicklungsperiode des Menschen vom Beginn der Ausbildung der sek. Geschlechtsmerkmale* bis zum Erwerb der Geschlechtsreife, die mit tiefgreifenden Veränderungen im körperl., seel. u. sozialen Bereich einhergeht; Auftreten (in Europa) bei Mädchen zw. 10 u. 15 Jahren, bei Knaben zw. 12 u. 17 Jahren; Gipfel der P. ist bei Mädchen die Menarche*. Die körperl. Entw. ist neben der Herausbildung der sek. Geschlechtsmerkmale durch einen Wachstumsschub charakterisiert, der bei Mädchen im 12. u. bei Knaben im 14. Lj. liegt. Häufig tritt eine Acne* vulgaris auf. Vgl. Pubarche, Thelarche, Tanner-Stadien, Lebensabschnitte.

Pubertäts|fett|sucht (↑): (engl.) pubertal adiposity; meist exogen bedingte Fettsucht* bei Knaben u. Mädchen in der Zeit vor (Präpubertät*) u. während der Pubertät*, wobei wahrsch. auch konstitutionelle Faktoren eine Rolle spielen (s. Adiposogigantismus); endokrine Erkr. (z. B. Fröhlich*-Syndrom) als Urs. sind sehr selten; **Ther.:** Reduktionsdiät u. körperl. Aktivitäten, falls keine spontane Rückbildung erfolgt; ggf. Psychotherapie.

Pubertäts|mager|sucht (↑): Anorexia* nervosa.

Pubertas prae|cox (↑) f: vorzeitige Geschlechtsentwicklung mit Auftreten von Zeichen der sexuellen Reife, bei Mädchen vor dem 8., bei Knaben vor dem 10. Lj.; **Formen: 1.** zentrale P. p. (P. p. vera hypothalamica) mit isosexueller Frühentwicklung bei org. Prozessen im Zwischenhirn (z. B. Pinealom) od. idiopath. (hypothalam. Fehlsteuerung); Konzeption ist mögl.; **2.** periphere P. p.: s. Pseudopubertas praecox; **Ther.:** medikamentöse Hemmung der vorzeitigen Gonadotropinsekretion durch GnRH*-Agonisten. Vgl. McCune-Albright-Syndrom.

Pubertas tarda (↑) f: verspätete Pubertät* (2–3 Jahre nach Altersmedian) mit umstrittenem Krankheitswert; **Urs.: 1.** idiopath. (häufig fam.) Reifungsverzögerung; **2.** Unterernährung, Allgemeinerkrankungen; **3.** primärer Hypogonadismus* (z. B. Gonadendysgenesie, Ullrich-Turner-Syndrom); **4.** sek. Hypogonadismus (zentrale Urs. wie hypothalam. Tumoren). Das Knochenalter zeigt durch den fehlenden Einfluß der Sexualhormone* einen Rückstand von zwei Jahren u. mehr im Vergleich mit dem Altersdurchschnitt.

Pubes (↑) f: **1.** Schamhaare; **2.** Schamgegend. Vgl. Pubarche.

Pudendum femininum (lat. pudendus dessen man sich zu schämen hat) n: weibl. Scham; die äußeren weibl. Geschlechtsorgane; s. Genitale.

pudendus (↑): zur Schamgegend gehörend, die Schamgegend betreffend.

Pudendus|an|ästhesie (↑; gr. anaisthesia Unempfindlichkeit) f: (engl.) pudendal block; lokale Ausschaltung des N. pudendus (Segmente S_2-S_3) in der Gegend der Spina ischiadica; **Ind.:** vaginale, gebh.-gyn. Eingriffe; früher transperineale, heute überwiegend transvaginaler Zugang unter Verw. einer Spezialnadel als Führungsschiene (s. Abb.); **Nachteil:** oft ungenügende Analgesie bei hohen Mengen an erforderl. Lokalanästhetika (20–25 ml); außerdem muß der N. genitofemoralis, der das vordere Drittel der Labia majora versorgt, durch lokale Infiltration zusätzl. ausgeschaltet werden. Vgl. Parazervikalblockade.

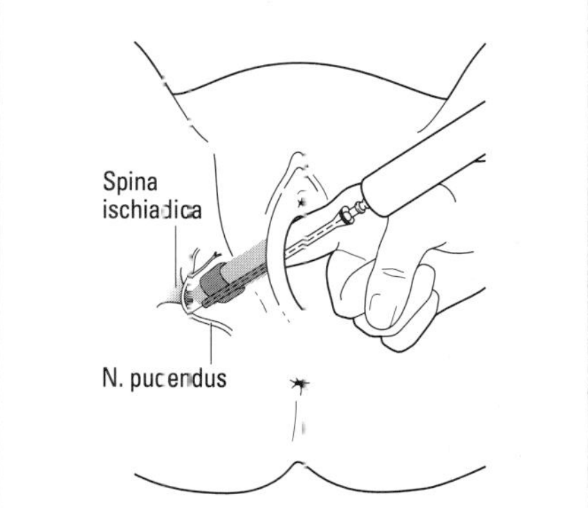

Pudendusanästhesie

Pudendus|neur|algie (↑) f: (engl.) pudendal neuralgia; Bez. für neuralgiformes Schmerzsyndrom im Versorgungsgebiet des N. pudendus (Genitalbereich).

Puerperal|fieber (lat. puerpera Wöchnerin, Gebärende): (engl.) childbed fever; Kindbettfieber, Wochenbettfieber, Bez. für einen (heute seltenen) fieberhaften Krankheitsprozeß, der durch Eindringen von pathogenen Bakt. in die Geburtswunden entsteht u. nach der Geburt* bzw. nach Abort* auftreten kann; **Err.:** v. a. Streptokokken, auch Staphylokokken, Escherichia coli, Gonokokken, Anaerobier, Saprophyten (putride Inf.); **Ausbreitung: 1.** lokal begrenzte Inf. (z. B. Endometritis puerperalis); **2.** von der infizierten Wunde (meist Plazentahaftstelle) aus, v. a. hämatogen (sept. P., Puerperalsepsis); **Sympt.:** hohes, meist remittierendes Fieber mit Schüttelfrost, stark beschleunigter, weicher Puls, Tachypnoe, hochgradige Anämie mit Leukozytose u. Linksverschiebung; Benommenheit wechselnd mit Euphorie; bei ungünstigem Verl. Kreislaufversagen u. Tod im sept. Schock.

Puerperal|psychose (↑) f: s. Wochenbettpsychose.

Puerperal|sepsis (↑) f: s. Puerperalfieber.

Puerperium (lat. puerperium Kindbett, Niederkunft) n: Kindbett, Wochenbett; Zeitraum von der Entbindung bis zur Rückbildung der Schwangerschafts- u. Geburtsveränderungen bei der Mutter; **Dauer:** 6–8 Wo. (Frühwochenbett: die ersten sieben Tage p. p.); bei Stillbereitschaft beginnt das Stillen*; **psych. Reaktionen:** bei ca. der Hälfte der Wöchnerinnen tritt um den dritten Tag p. p. der sog. Heultag (auch Wochenbett-Blues, Syndrom des dritten Tages) auf; dauert einige Std. bis wenige Tage an; **Sympt.:**

Energielosigkeit, Konzentrationsschwäche, Überempfindlichkeit sowie depressive Stimmungslage mit Weinerlichkeit; **Urs.**: Umstellung des Hormonhaushalts, insbes. rapider Abfall der Östrogene* u. des Progesterons*; **Ther.**: stützende Psychotherapie, evtl. Östrogensubstitution (nach Best. der Östradiolserumwerte).

Puls|oxy|metrie, fetale (lat. pulsus Stoß; gr. oxys Sauerstoff; metros Maß, -prüfung) f: (engl.) fetal pulse oxymetry; nichtinvasive unblutige Messung der art. Sauerstoffsättigung des Feten unter der Geburt* mittels Reflexionsmethode; die Sensoren mit den Lichtelementen sind entw. der Uteruswand angepaßt u. liegen zw. dieser u. dem kindl. Kopf od. sind als sog. Scalp-Elektrode angelegt; **Anw.**:, kontinuierl. Überwachung des Feten in Ergänzung zur Kardiotokographie* bei pathol. od. verdächtigen Herzfrequenzmustern (die Meth. ist für die klin. Anw. in der Gebh. noch nicht ausgereift). Vgl. Mikroblutuntersuchung am Feten.

Punchingball-Hand|griff: s. Hamilton-Handgriff.

Punktierung: (engl.) punctuation; s. Grund.

Punktions|zyto|logie (lat. punctio Einstich; gr. kytos Zelle, Höhlung; logos Lehre) f: (engl.) puncture cytology; zytol. Untersuchung des nach Feinnadelbiopsie* auf einen Objektträger ausgespritzten Nadelinhalts auf karzinomverdächtige Zellen; diagn. Routinemethode, wenig belastender Eingriff, kann ambulant ausgeführt werden. Vgl. Zytodiagnostik.

Puppen|augen|phänomen n: (engl.) doll's eye sign; s. Reflexe, frühkindliche.

PUPPP: Abk. für (engl.) **p**ruritic **u**rticarial **p**apules and **p**laques of **p**regnancy; Schwangerschaftsdermatose ungeklärter Ätiol. mit stark juckendem Exanthem auf der Bauchhaut im letzten Schwangerschaftsdrittel.

Pyelitis gravidarum (gr. pyelos Becken, Trog) f: s. Pyelonephritis gravidarum.

Pyelo|graphie (↑) f: (engl.) pyelography; röntg. Darstellung des Nierenbeckens i. R. einer Urographie*.

Pyelo|nephritis (↑) f: Abk. PN; obere Harnweginfektion; bakt. Entz. des Niereninterstitiums u. Nierenbeckenkelchsystems; häufigste Nierenerkrankung, die bei Frauen 2–3mal häufiger als bei Männern, oft auch bei Kleinkindern bis zu drei Jahren vorkommt; **Err.**: v. a. Enterobacteriaceae, Pseudomonas, Enterokokken, Staphylokokken; **Path.** u. **Einteilung: 1.** primäre PN: Erkr. ohne Obstruktion o. a. lokale, begünstigende Faktoren; **2.** sekundäre PN: **a)** inf. mechan. Obstruktion der Harnwege od. Fehlbildungen mit Harnstauung; **b)** inf. hämatogener Inf. i. R. anderer entzündl. Prozesse; **c)** inf. prädisponierender Faktoren wie SS (Pyelonephritis* gravidarum), Stoffwechselkrankheiten (z. B. Diabetes* mellitus), Mißbrauch peripher wirkender Analgetika, Immunsuppression od. funkt. Störungen (z. B. vesikoureteraler Reflux); **Klin.: 1.** akute PN: Fieber (evtl. Schüttelfrost), Flankenschmerz, Dysurie u. Pollakisurie, häufig Abgeschlagenheit u. Durstgefühl, u. U. Übelkeit, Erbrechen, Diarrhoe; **2.** chron. PN: oft symptomarm bis symptomlos (uncharakterist. Allgemeinsymptome wie Krankheitsgefühl, Appetitlosigkeit, Kopfschmerz); subfebrile Temp. in ca. 25 % der Fälle; evtl. Blässe, Durst u. Polyurie; **Diagn.**: klin. Harnuntersuchung (Nachw. einer Leukozyturie sowie einer signifikanten Bakteriurie*); Erreger- u. Resistenzbestimmung; Best. von C-reaktivem Protein; Ultraschalldiagnostik*; nach Abklingen der akuten Phase Urographie*; Miktionszystourethrographie* bei Deformierungen des Nierenbeckenkelchsystems u. Parenchymnarben im Ausscheidungsurogramm (vesikoureteraler Reflux?); evtl. Nierenfunktionsdiagnostik; **Ther.**: Erzeugung einer Polyurie durch reichl. Flüssigkeitszufuhr; Gabe von Amoxicillin, Cotrimoxazol od. Gyrasehemmern, bei Fortbestehen des Fiebers (>3 Tage) gezielte antibiot. Ther. nach Antibiogramm*, u. U. als Dauerprophylaxe; evtl. op. Beseitigung disponierender Faktoren; **Progn.**: die primäre akute PN hat bei rechtzeitiger Diagn. u. Ther. eine gute Prognose; bei sek. PN ohne Sanierung der prädisponierenden Faktoren Neigung zu Rezidiven; eine erst im Spätstadium erkannte (chron.) PN neigt zum Übergang in eine pyelonephrit. Schrumpfniere mit progredienter Niereninsuffizienz.

Pyelo|nephritis gravidarum (↑) f: auch Pyelitis gravidarum; Schwangerschaftspyelonephritis, häufige Kompl. in der zweiten Hälfte der SS; **Urs.**: Exazerbation einer asympt. Bakteriurie* inf.: **1.** mechan. Kompression der ableitenden Harnwege durch den sich vergrößernden Uterus; **2.** progesteronbedingt verminderter Ureterperistaltik; **3.** Kompression des Ureters durch den Plexus der V. ovarica; **4.** rascherer Vermehrung von Bakt. im Schwangerenharn durch Verschiebung des pH-Werts u. den höheren Gehalt v. a. an Aminosäuren, Kreatinin, Glukose, Laktose; **DD:** Appendizitis.

Pygo|pagus (gr. pyon Eiter; pagos das Zusammengefügte) m: s. Doppelfehlbildung.

Pyknose|in|dex (gr. pyknos zusammengedrängt, dicht) m: s. Karyopyknoseindex.

Pyo|metra (gr. pyon Eiter; metra Gebärmutter) f: Eiteransammlung im Cavum uteri; **Vork.**: bes. im höheren Lebensalter; z. B. bei Endometritis, Colpitis senilis (s. Kolpitis), bei Korpus- u. Zervixkarzinom, nach intrakavitärer Strahlentherapie*; **Ther.**: Dilatation des Zervikalkanals u. Einlage einer Drainage. Vgl. Hämatometra.

Pyo|salpinx (↑) f: Ansammlung von Eiter in der Tube als Folge einer Salpingitis*; **Diagn.** u. **Ther.**: Laparoskopie* mit Punktion u. Instillation von Antibiotika, zusätzl. system. Antibiotika.

Pyo|spermie (↑) f: (engl.) pyospermia; eitriges Sperma*.

Py|ovar (↑; lat. ovarium Eierstock) n: syn. Ovarialabszeß*.

Py|ureter (↑; gr. oureter Harnleiter) m: gestauter, mit eitrigem Harn gefüllter Harnleiter.

Py|urie (↑; lat. urina Harn; Harnausscheidung) f: (engl.) pyuria; Eiterbeimischung zum Harn mit makroskop. schlieriger Trübung bei eitriger Entz. im Bereich des Urogenitaltrakts. Vgl. Harnweginfektion.

PZB: Abk. für **P**ara**z**ervikal**b**lockade*.

Quadranten|re|sektion (lat. resecare weg-, zurückschneiden) **f:** (engl.) quadrant resection; sog. Mailänder Mammaoperation; Form der brusterhaltenden Operation* bei kl. Mammakarzinom*; Exstirpation des betroffenen Quadranten mit Entf. des zugehörigen Mamillensegments, axillärer Lymphadenektomie* u. anschl. Bestrahlung des Restdrüsenkörpers.

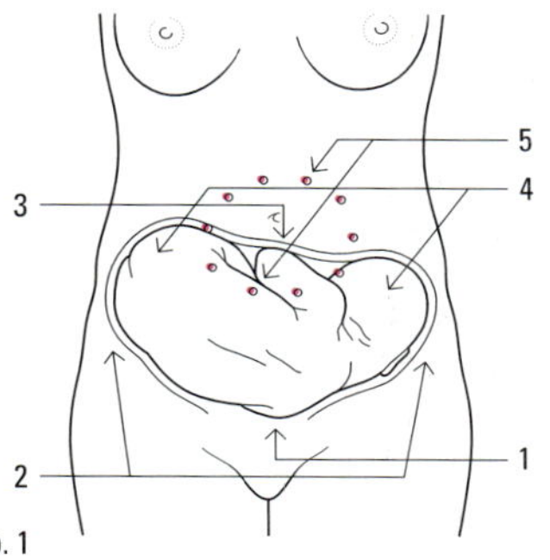

Abb. 1
Querlage:
die fünf Kennzeichen der Querlage bei der äußeren Untersuchung: 1: vorangehender Teil fehlt; 2: Abdomen mehr quer als längs ausgedehnt; 3: Fundus steht auffallend tief; 4: große Teile auf den Seiten, auf der einen Seite der Kopf, auf der anderen der Steiß; 5: Herztöne am deutlichsten in der nächsten Umgebung des Nabels

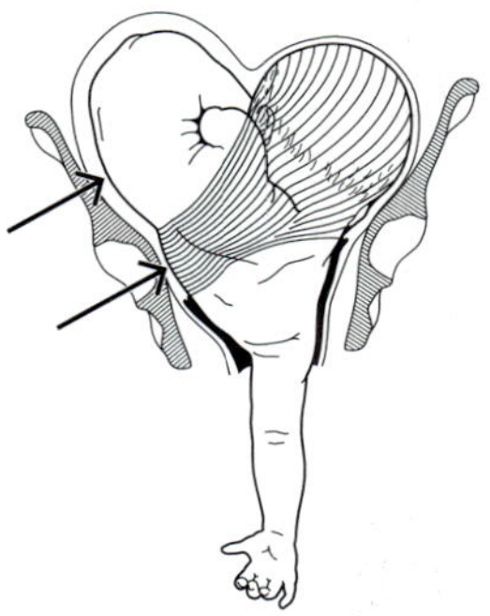

Abb. 2
Querlage:
verschleppte Querlage: die Schulter hat sich in das kleine Becken eingesenkt (mit oder ohne Armvorfall). Überdehnung des unteren Uterinsegmentes, Wehenkraft (Dauer, Amplitude) verstärkt sich; drohende Uterusruptur

Quer|bett|lage: s. Steinschnittlage.

Quer|lage: (engl.) transverse presentation; Kindslage* (bei ca. 1 % aller Geburten), bei der die Hauptachse des Kindes mit der des mütterl. Körpers einen spitzen (Schräglage) od. rechten Winkel bildet (s. Abb. 2); gebärunfähige Lage, daher lebensgefährl. für Mutter u. Kind, wenn nicht rechtzeitig Maßnahmen wie Wendung* od. Schnittentbindung* eingeleitet werden; **klin. Kennzeichen:** s. Abb. 1; **cave:** bei verschleppter od. eingekeilter Qu. Gefahr der Uterusruptur*. Sehr selten kann es zu einer Selbstwendung* od. Selbstentwicklung* kommen.

Quer|schnitt, supra|pubischer: gebräuchlichster Schnitt bei gyn. Op.; s. Pfannenstiel-Querschnitt, Schnittführung.

Quer|stand, tiefer: (engl.) deep transverse arrest; (gebh.) Einstellungsanomalie; regelwidrige Kindsentwicklung unter der Geburt*, bei der die Pfeilnaht des auf dem Beckenboden stehenden Kopfes quer verläuft (s. Abb.); **Folge:** Verzögerung des Geburtsverlaufs durch die fehlende Beugung u. Rotation des Kopfes; **Urs.:** Beckenanomalien.

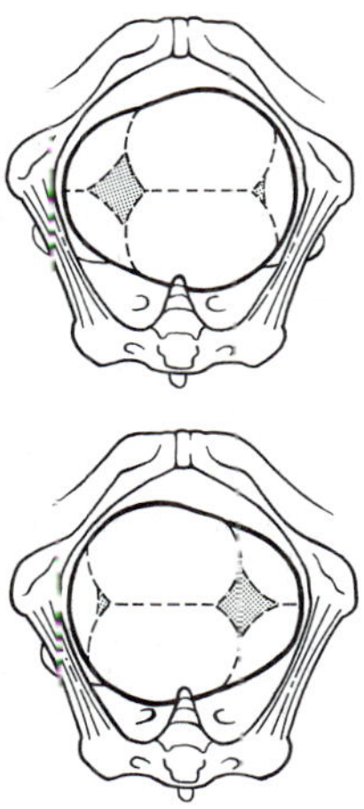

Querstand, tiefer:
I. oder linker (oben) bzw. II. oder rechter tiefer Querstand (unten)

Quetelet-In|dex m: syn. Body* mass index.

R.: (anat.) Abk. für Ramus, Ast einer Arterie od. eines Nerven.

Radiär|schnitt (lat. radius Radspeiche, Kreishalbmesser): (engl.) radial incision; (chir.) Form der Schnittführung*, z. B. zur Entf. eines benignen Tumors der Mamma (s. Abb.).

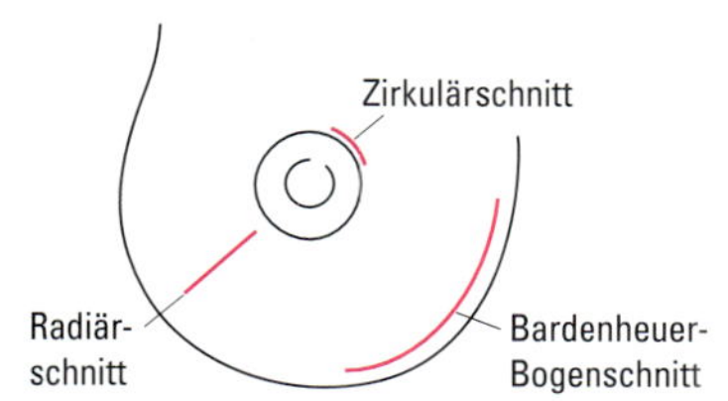

Radiärschnitt:
verschiedene Schnittführungen im Bereich der Mamma

Radikal|operation (lat. radix Wurzel) f: s. Halsted-Operation, Wertheim-Meigs-Operation, Schauta-Stoeckel-Operation.

Radio|chemo|therapie, neo|adjuvante (lat. radius Strahl, Stab) f: s. Tumorbestrahlung, präoperative.

Radio|osteo|nekrose (↑; gr. osteon Knochen; nekros tot) f: syn. Osteoradionekrose; nach externer Bestrahlung in Abhängigkeit von der absorbierten Dosis der ionisierenden Strahlung auftretende Knochennekrose inf. Schädigung der zellulären Elemente des Knochengewebes sowie der Bindegewebszellen der den Knochen versorgenden Blutgefäße; röntg. Veränderungen (Demineralisation, Strukturauflockerungen) sind oft erst nach Monaten bis Jahren erkennbar. Das pathol. veränderte Knochengewebe ist funkt. minderwertig u. stat. weniger belastbar (Spontanfrakturen!). **Vork.:** bekannt u. a. im Beckenbereich nach gyn. Bestrahlungen bei weibl. Genitalkarzinom, evtl. mit konsekutiver Schenkelhalsfraktur (rel. gute Heilungstendenz).

Radium|therapie (↑) f: (engl.) radium therapy; heute nur noch selten angewendete Form der Strahlentherapie* mit Radium-226 in Form von Radiumnadeln, die in unmittelbaren Kontakt mit dem Tumorgewebe (v. a. gyn. Tumoren) gebracht werden, Anw. meist in Komb. mit perkutaner Telegammatherapie*.

Räume, inter|villöse: (engl.) intervillous spaces; mit mütterl. Blut gefüllte Räume zw. den Chorionzotten der Plazenta*.

Ramus ovaricus (lat. ramus Ast, Zweig) m: s. Arteria ovarica, Arteria uterina.

Ramus tubarius (↑) m: s. Arteria ovarica, Arteria uterina.

Raster|mutation (lat. mutare verändern) f: s. Mutation.

Raum, peri vitelliner: (engl.) perivitelline space; der spaltförmige Raum, der im Augenblick des Eindringens des Spermiums in die Eizelle zw. Ovum u. der umgebenden Zona pellucida entsteht.

RDS: Abk. für (engl.) **r**espiratory **d**istress **s**yndrome; **1.** ARDS (Abk. für adult respiratory distress syndrome); syn. Schocklunge (des Erwachsenen); **2.** IRDS (Abk. für infant respiratory distress syndrome); s. Atemnotsyndrom des Neugeborenen.

Read-Verfahren (Grantley Dick-R., Gyn., London, 1890–1959): Meth. zur Erzielung einer schmerzarmen Geburt* durch systemat. Vorbereitung der Schwangeren; Komb. von Aufklärung über die Geburtsvorgänge, Gymnastik, Atmungs- u. Entspannungsübungen. Vgl. Geburtsvorbereitung.

Re|aktions|zyklus, sexueller (lat. re- zurück, Rück-; agere tun, vollbringen; gr. kyklos Kreis) m: (engl.) sexual response; physiol. Veränderungen bei Geschlechtsverkehr* u. Masturbation*, die als Abfolge von Phasen eines Zyklus beschrieben werden (s. Tab. S. 230); Frauen u. Männer durchlaufen trotz grundsätzl. Gleichartigkeit des phasenhaften Ablaufs den s. R. im Geschlechtsverkehr nicht notwendig synchron; viele sexuelle Funktionsstörungen* können daher als Defizite im Umgang mit diesen physiol. Unterschieden interpretiert werden. Trotz rel. Konstanz des physiol. Prozesses variiert die Erlebnisqualität u. die erreichte Befriedigung intra- u. interindividuell in Abhängigkeit von psych. Faktoren erheblich.

Re|animation, intra|uterine (↑; lat. animatio Belebung) f: (engl.) intrauterine resuscitation; Behandlung einer fetalen Hypoxie (s. Hypoxie, kindliche) während der Geburt* durch medikamentöse Wehenhemmung (s. Tokolyse) u. Lageveränderung (Seitenlagerung, Beckenhochlagerung) zur Vermeidung bzw. Überbrückung der Zeit bis zu einer gebh. Notoperation.

Re|animation, primäre (↑; ↑) f: (engl.) primary resuscitation; (gebh.) Maßnahmen zur Beseitigung eines Depressionszustands* des Neugeborenen unmittelbar nach der Geburt, z. B. Absaugen von Mund- u. Rachenraum, Trachea, Magen, Intubation u. Beatmung (z. B. Zweiphasenmethode nach Semm u. Kriess: zunächst Entfaltung der asphykt. Lunge durch konstanten Überdruck (5–20 s), evtl. mehrfach; später rhythm. Wechseldruckbeatmung), Puffertherapie, Schockbehandlung, Schutz vor Wärmeverlust.

Rebound-Phänomen n: (engl.) rebound phenomenon; **1.** (pharmak.) überschießende, der Wirkung entgegengesetzte Reaktion inf. plötzl. Absetzens von Medikamenten (sog. Absetzphänomen) nach länger dauernder Ther.; **2.** (neurol.) Rückstoßbewegung durch reflektor. Innervation der Muskelantagonisten. Vgl. Rückkopplung.

Reaktionszyklus, sexueller
Körperliche Veränderungen bei Frauen und Männern

Phase	Beide Geschlechter	Frauen	Männer
Erregungsphase	Zeichen beginnender körperlicher Erregung: Zunahme von Herzfrequenz, Blutdruck, Atemfrequenz und -tiefe	Lubrikation der Scheide Hyperämie der Beckenorgane Verlängerung und Erweiterung der Scheide Höhertreten der Zervix Umfangszunahme der Klitoris Vergrößerung und Öffnung der Labien Erektion der Mamillen Hautrötung (sog. sex flush)	Erektion des Penis Elevation der Hoden Erweiterung des Orificium urethrae evtl. Erektion der Mamillen und Hautrötung (sog. sex flush)
Plateauphase	Zeichen verstärkter körperlicher Erregung: erhöhter Muskeltonus, zunehmender Kontrollverlust	Ausdehnen der Vagina (Zeltphänomen) Zurücktreten der Klitoris unter das Präputium Größenzunahme und hellrote Verfärbung der Labia minora (sog. sex skin) Verengung und Hyperämie des Scheideneingangs (Ausbildung der sog. orgastischen Manschette) Vergrößerung der Mamillen Sekretion der Bartholin-Drüsen	Vergrößerung und Rötung der Glans penis Sekretion der Cowper-Drüsen Vergrößerung und Rotation der Hoden Erweiterung der Pars prostatica der Urethra
Orgasmusphase	Höhepunkt der körperlichen Erregung: generalisierte Muskelkontraktionen, verschieden ausgeprägte Bewußtseinsveränderungen	rhythmische Kontraktionen der orgastischen Manschette, des Uterus und der Beckenmuskulatur evtl. Ejakulation aus paraurethralen Drüsen	Ejakulation mit rhythmischen Kontraktionen der Beckenmuskulatur
Rückbildungsphase	Verminderung von Herzfrequenz, Blutdruck, Atemfrequenz und Muskeltonus; Rückbildung der Hautrötung	Verkleinerung von Klitoris und Labien Herabsinken von Scheidendach und Uterus, dabei Eintauchen der Zervix in einen u. U. vorhandenen Spermapool	Rückbildung der Erektion des Penis Verkleinerung und Herabsinken der Hoden
Refraktärperiode		bei Frauen nicht ausgepägt; unmittelbarer Eintritt in erneute Erregungs- oder Plateauphase möglich	individuell verschieden lang andauernd verminderte sexuelle Reizempfindlichkeit

Reclus-Krankheit (Paul R., Chir., Paris, 1847–1914): Morbus Reclus, Mastopathia fibrosa chronica cystica; bes. ausgeprägte Form der einfachen Mastopathie* (Grad I) mit zahlreichen Zysten.

Re|duktions|plastik (lat. reductio Zurückführung) f: (engl.) reduction plasty; auch Reduktionsmastektomie; chir. Meth. zur Verkleinerung eines Organs; z. B. zur Verkleinerung der Brüste (s. Mammaplastik).

Re|duktions|teilung (↑): syn. Meiose*.

Re|duplikation (lat. re- zurück, Rück-; duplicare verdoppeln) f: (engl.) reduplication; ident. Verdoppelung des Genoms*; z. B. die bei der doppelsträngigen DNA normaler Zellen i. d. R. vor einer Zellteilung eintretende Neusynthese jeweils eines Tochterstrangs an den beiden Parentalsträngen als Matrize (sog. semikonservative R.).

Re|fertilisation (↑; lat. fertilis fruchtbar) f: (engl.) refertilization; auch Refertilisation; s. Sterilitätsoperation.

Re|flex|blase (lat. reflectere, reflexus zurückbiegen): (engl.) reflex bladder; Bez. für Miktionsstörung nach Rückenmarkschädigung oberh. Th_{12} bei noch erhaltenem Reflexbogen mit unwillkürl. Miktion (Blasenautomatie).

Re|flexe, früh|kindliche (↑) m pl: (engl.) neonatal reflexes; syn. primitive Reflexe; in der Zeit der ersten Lebenswochen u. -monate physiol. auftretende Vielzahl von Reflexen u. Bewegungsautomatismen, die mit zunehmender Ausreifung stammesgeschichtl. jüngerer ZNS-Strukturen (Neostriatum, Großhirnrinde u. Pyramidenbahn) allmähl. verschwinden. Charakteristisch für die f. R., deren Fehlen bzw. Seitenasymmetrie ebenso wie ihr verlängertes Beste-

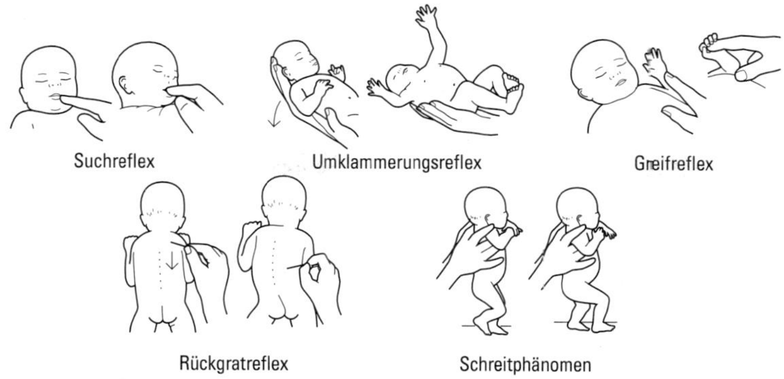

Reflexe, frühkindliche

henbleiben auf eine zerebrale Störung hinweisen (s. Hirnschaden, frühkindlicher), sind die weiten reflexogenen Zonen u. die undifferenzierte Reizbeantwortung durch Bewegungskomplexe (Pallidumeigenschaft). Die Reize werden hauptsächl. von den Hautrezeptoren u. vom Labyrinth aufgenommen; der Reflexbogen läuft über Thalamus u. Pallidum ohne Beteiligung des Großhirns.

Formen (s. Abb.): **I.** Reflexe der Nahrungsaufnahme (verschwinden etwa im 3. Lebensmonat): **1.** Suchreflex (auch Rooting-Reflex): Bestreichen der Wange führt zum Verziehen des Mundes u. zur Kopfbewegung in Richtung auf den Reiz; **2.** Saugreflex: Spitzen des Mundes (Mundphänomen) u. kräftige Saugbewegungen nach Berührung der Lippen; **3.** Schluckreflex; **II.** Reflexe des Lage- u. Bewegungssinns u. Haltereflexe: **1.** Greifreflexe: **a)** palmarer Greifreflex: Bestreichen der Handinnenflächen führt im 1. Lebenshalbjahr zu Fingerbeugung u. (unter Zug verstärktem) Faustschluß; **b)** plantarer Greifreflex: läßt sich analog (etwa bis zum 11. Lebensmonat) an der Fußsohle auslösen; **2.** Schreitphänomen: beim Berühren der Fußsohlen des aufrecht gehaltenen Kindes mit der Unterlage führt das Neugeborene (1. Lebensmonat) Schreitbewegungen aus (analog Kriechbewegungen in Bauchlage); **3.** Aufrichtungsreflex (bis zum 6. Lebensmonat): plötzl. Druck auf die Fußsohle bzw. Berührung in ihrer gesamten Fläche bewirkt Streckung aller Gelenke des entspr. Beins (Stehbereitschaft) bei gleichzeitiger Knie- u. Hüftbeugung des anderen; **4.** Galant-Rückgratreflex: Bestreichen des Rückens seitl. der Wirbelsäule führt zu deren Biegung, wobei die Konkavität der gereizten Seite zugewendet ist (verschwindet im 3.–6. Lebensmonat); **5.** tonische Halsreflexe (entstehen durch Änderung der Kopfhaltung zum Rumpf): **a)** asymmetrischer tonischer Halsreflex (bis zum 6. Lebensmonat): Seitwärtsdrehung des Kopfes bewirkt Streckung des dem Gesicht zugewandten Arms mit Tonuserhöhung bei gleichzeitiger Beugung u. Tonusverminderung des anderen Arms (Fechterstellung); häufig sind gleichsinnige Bewegungen auch an der unteren Extremität nachweisbar; **b)** symmetrischer tonischer Halsreflex: Neigung des Kopfes nach hinten führt zu Streckung u. Tonuserhöhung der oberen mit gleichzeitiger Beugung u. Tonusverminderung der unteren Extremität; bei Neigung des Kopfes nach vorn kommt es zur Umkehrung dieses Bewegungungskomplexes. Das Kind kann bei Persistieren dieses pathol. Reflexes nicht kriechen, nur froschartig hopsen; **c)** tonischer Halsextremitätenreflex (Magnus): passive Drehung des Kopfes bewirkt Anziehen des kontralateralen Beins (bis zum 6. Mon.); **6.** tonische Labyrinthreflexe (entstehen durch Änderung von Kopf- u. Körperstellung im Raum): **a)** Moro-Umklammerungsreflex (Erschütterungsphänomen, verschwindet im 3.–6. Lebensmonat): das Kind breitet bei lauten Geräuschen, plötzl. Erschütterung der Unterlage bzw. abruptem Zurückfallenlassen des Kopfs die Arme bei gespreizten Fingern aus (1. Phase) u. führt sie anschl. langsam wieder über der Brust zusammen (2. Phase); **b)** okulozephaler Reflex (bis zum 10. Lebenstag): Zurückbleiben der Bulbi bei passiver Drehung des Kopfes (sog. Puppenaugenphänomen); **7.** Fluchtreflexe: lassen sich schon bei unreifen Frühgeborenen an der gesamten Körperoberfläche auslösen. Die bei Neugeborenen u. Säuglingen (immer seltener auch im Kleinkindesalter) zu beobachtende Reizbeantwortung des Plantarreflexes (Bestreichen der Fußsohle) besteht vor Ausreifung des Pyramidenbahnsystems aus dem Zurückziehen des Beins (Fluchtreflex), Heben des äußeren Fußrandes (Monakow-Zeichen) u. Dorsalflexion einer od. mehrerer Zehen; letzteres entspr. wahrsch. dem Babinski-Zeichen; **8.** Schaltenbrand-Reflex (ab dem 6. Lebensmonat, bleibt lebenslang erhalten): rasches Absenken des Oberkörpers eines freischwebend in Bauchlage gehaltenen Kindes führt zum Vorstrecken der Arme u. Abstützen mit den geöffneten Händen (Sprungbereitschaft); **9.** Stellreflexe (im 2. Lebenshalbjahr besonders aktiv, werden zum Ende des 1. Lj. schwächer, verschwinden od. werden z. T. abgeändert in willkürl. Bewegungen eingebaut): **a)** Halsstellreflex (ab. 2. Monat): bei Seitwärtsdrehung des Kopfes folgt der Körper en bloc nach; **b)** Körperstellreflex: der Kopfdrehung folgt zunächst der Schultergürtel, dann das Becken; **c)** Labyrinthstellreflex: ermöglicht das Kopfheben in Bauchlage mit 2 Mon., in Rückenlage mit 4–6 Mon., sowie die normale Einstellung des Kopfes im Raum.

Re|flex|in|kontinenz (↑; lat. in Um-, Ohn-, Nicht-; continentia das Zurückhalten, Unterdrücken) f: (engl.) reflex incontinence; Harninkontinenz* bei Reflexblase z. B. inf. kongenitaler Fehlbildung* des Rückenmarks bzw. Querschnittlähmung.

Re|flex, okulo|zephaler (↑) m: s. Reflexe, frühkindliche.

Regad-Syn|drom n: akut od. protrahiert auftretende, meist einseitige Stieldrehung* des Eileiters, i. d. R. in Zus. mit einem Ovarialtumor od. einer Ovarialzyste; **Sympt.:** Zeichen der peritonealen Reizung bis hin zum peritonealen Schock; evtl. Palpation eines druckdolenten Adnextumors; **Progn.:** bei Frühoperation (innerhalb von 8 Std.) günstig.

Regel|ano|malien (gr. anomalia Ungleichheit) f pl: s. Zyklusstörungen.

Regel|blutung: Menstruation*.

Regel|kreis: (engl.) control system, feedback mechanism; Vorgang, bei dem ein vorgegebener (Soll-Wert) mit dem tatsächl. (gemessenen) Wert (Ist-Wert) einer konstant zu haltenden Größe (Regelgröße) verglichen u. an ein regulierendes Zentrum (Regler) gemeldet wird; besteht eine Differenz (Regelabweichung) zw. Soll-Wert u. Ist-Wert der Regelgröße, so erfolgen Steuersignale an einen Korrekturmechanismus, die meist das umgekehrte Vorzeichen der Regelabweichung (negative Rückkopplung*) haben. Die Steuerung durch R. ist ein Prinzip der Lebensvorgänge, u. a. zur Regelung von endokrinen Funktionen. Vgl. Hypothalamus-Hypophysen-System.

Regio (lat. Gegend) f: Gegend; (anat.) Körpergegend (s. Abb.).

Regio analis (↑) f: der hinter der Verbindungslinie zw. beiden Sitzbeinhöckern gelegene Bereich der Dammgegend (Teil der Regio* perinealis).

Regional|anästhesie (↑) f: syn. Lokalanästhesie*.

Regiones glutaeales (↑) f pl: Gebiete über den Glutäalmuskeln.

Regiones in|guinales (↑) f pl: laterale Abschnitte des Hypogastrium*; außerh. der Medioklavikularlinien, oberh. der Leistenbänder u. unterh. einer beide Spinae iliacae anteriores superiores verbindenden Querlinie gelegen.

Regiones laterales (↑) f pl: in Höhe der Regio* umbilicalis, lateral der diese begrenzenden Medioklavikularlinien gelegene Felder der Bauchwand; oberh. der Regiones* inguinales.

Regio perinealis (↑) f: Dammgegend; zw. Symphyse, Steißbein u. den Sitzbeinhöckern; durch die Verbindungslinie zw. den letzteren geteilt in Regio* analis hinten u. Regio* urogenitalis vorn.

Regio pubica (↑) f: mittlerer Abschnitt des Hypogastrium*; innerh. der Medioklavikularlinien, oberh. von Leistenbändern u. Symphyse sowie unterh. einer beide Spinae iliacae anteriores superiores verbindenden Querlinie (Interspinallinie) gelegen.

Regio sacralis (↑) f: Kreuzraute; Gebiet über dem Os sacrum; begrenzt vom Processus spinosus des 5. Lendenwirbels, dem Ende des Kreuzbeins u. zwei seitl. Grübchen (Fossulae lumbales) über den oberen hinteren Darmbeinstacheln (Spinae iliacae posteriores superiores). Vgl. Michaelis-Raute.

Regio umbilicalis (↑) f: Gebiet um den Nabel; begrenzt seitl. von den Medioklavikularlinien, nach unten von der Interspinallinie (zw. den oberen vorderen Darmbeinstacheln) u. nach oben von einer durch den tiefsten Punkt der Rippenbögen gelegten Ebene.

Regio uro|genitalis (↑) f: der von der Verbindungslinie zw. beiden Sitzbeinhöckern gelegene Bereich der Dammgegend (Teil der Regio* perinealis).

Re|gression, kaudale (lat. regressio Rückkehr) f: (engl.) caudal regression syndrome; Fehlbildungskomplex unbekannter Ätiol. mit Agenesie bzw. Hypoplasie der unteren Wirbelsäule, dysplast. Becken u. hypoplast. unteren Extremitäten (s. Abb.) sowie assoziierten intestinalen (meist analen), urogenitalen bzw. kardialen Fehlbildungen; gehäuftes **Vork.** u. a. bei Kindern diabet. Mütter. Vgl. Embryofetopathia diabetica.

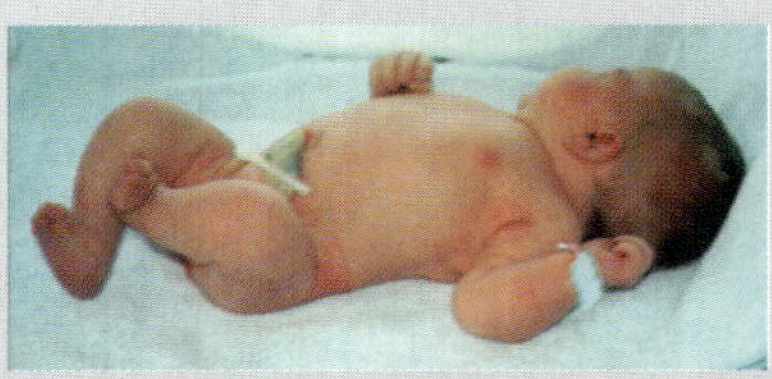

Regression, kaudale:
Neugeborenes mit hypoplastischen unteren Extremitäten

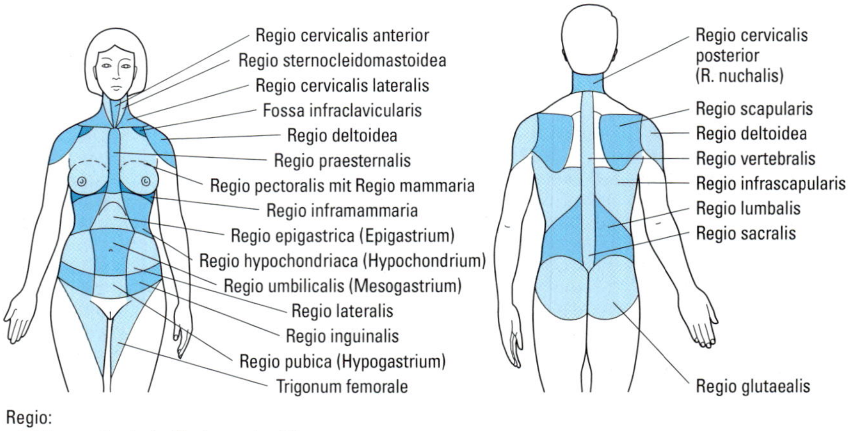

Regio:
wichtige anatomische Regionen des Körpers

Reife: (engl.) maturity; (lat.) Maturitas; Zustand der Vollendung u. Festigung der körperl. u. psych. Differenzierung u. Integrierung der Lebensanforderungen. Die körperliche R. als Abschluß der körperl. Entw. wird in Mitteleuropa von Frauen im Durchschnitt mit dem 17. Lj., von Männern mit dem 21. Lj. erreicht. Das Erreichen der psych. u. sozialen R. ist demgegenüber ein zeitl. nicht eingrenzbarer, i. d. R. wesentl. länger andauernder, individueller Entwicklungsprozeß. Vgl. Lebensabschnitte.

Reife|bestimmung, intra|uterrine: (engl.) intrauterine maturity test; Reifebestimmung des ungeborenen Kindes, v. a. durch pränatale Lungenreifediagnostik*, Best. der Fetalgröße* mittels Ultraschalldiagnostik*; vgl. Kephalometrie, intrauterine; Reifegrade, plazentare.

Reife|grade, plazentare: sonograph. Kriterien für die Reifestadien der Plazenta (s. Abb. 2) aufgrund von Veränderungen der Plazentastrukturen: **Stadium 0** (1. Trimenon): scharf begrenzte Chorionplatte ohne Undulationen, gleichmäßig granulierte Plazentastruktur; **Stadium 1** (bis ca. 32. SSW, s. Abb. 1): leichte Undulationen der Chorionplatte mit beginnender Septierung u. unregelmäßigen Verdichtungen; **Stadium 2** (bis ca. 36. SSW): kommaförmige Septierungen der Chorionplatte, die noch nicht die Basalplatte erreichen; **Stadium 3** (reife Plazenta, ab ca. 36. SSW): die Septierungen erreichen die Basalplatte, im Plazentagewebe finden sich echofreie zirkuläre Zonen.

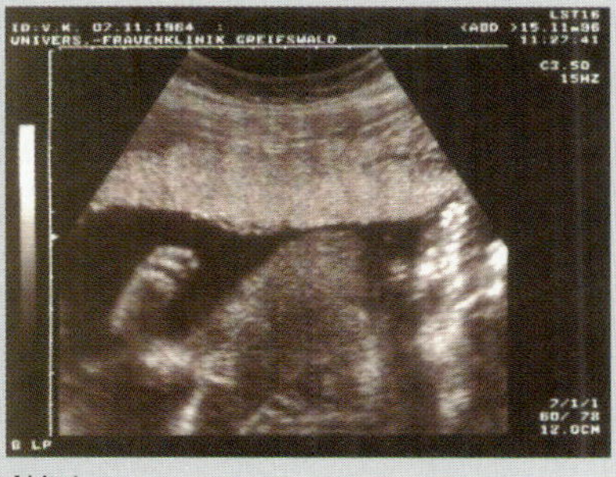

Abb. 1
Reifegrade, plazentare:
sonographisches Bild (Stadium 1)

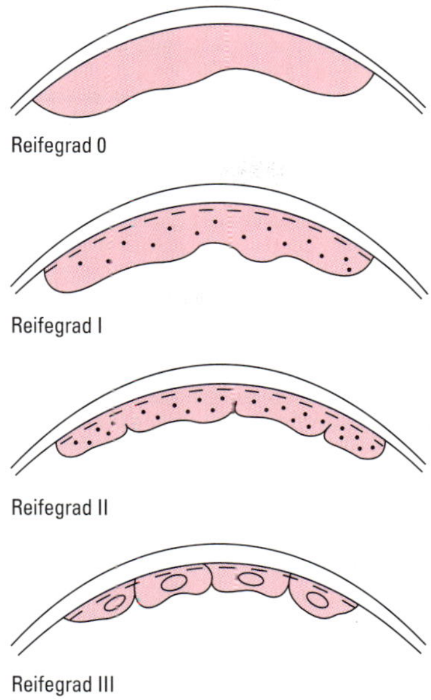

Abb. 2
Reifegrade, plazentare:
Plazentastrukturen in Abhängigkeit vom Reifezustand

Reifenstein-Syn|drom (Edward C. R., amerikan., Endokrin., 1908–1973) n: s. Feminisierung, testikuläre.

Reife|teilung: syn. Meiose*.

Reife|zeichen des Neu|geborenen: (engl.) neonatal maturity signs; Kriterien der Geburtsreife eines Neugeborenen*: Körperlänge mind. 48 cm, Geburtsgewicht* mind. 2500 g, Schulterumfang größer als Kopfumfang (Frank-Zeichen), rel. Kopfhöhe 25 cm (Stratz), rel. Brustumfang 33–35 cm (von Jaschke), subkutane Fettpolster prall, guter Hautturgor, Farbe rosig (nicht rot!), Kopfhaare mind. 2 cm lang, Lanugobehaarung nur noch an Schultern, Oberarmen u. oberem Rücken, Nägel bedecken od. überragen die Fingerkuppen, große Labien bedecken die kleinen, Hoden im Skrotum, Nasen- u. Ohrenknorpel fest. Zur Best. der SSW stehen versch. Schemata zur Verfügung (s. Farr-Index, Petrussa-Index); nach dem neurol. Entwicklungsstatus (s. Reflexe, frühkindliche) ist eine Schätzung der Reife möglich. Vgl. APGAR-Schema, Frühgeborenes, Tragezeitgutachten..

Reihen|verdünnungs|test m: syn. Agardilutionstest*.

Reinheits|grade: mikroskop. Beurteilung der Scheidenflora* zur Diagn. einer Kolpitis* (begrenzte Aussagekraft): **Reinheitsgrad I:** fast nur (grampos.) Döderlein-Stäbchen (s. Lactobacillus), abgestoßene Epithelien; **Reinheitsgrad II:** wie I, jedoch vereinzelt auch andere Bakt. u. Leukozyten; **Reinheitsgrad III:** erhebl. Vermehrung der Leukozyten, gramneg. Stäbchenbakterien, Staphylo- u. Streptokokken; **Reinheitsgrad IV:** reichl. Leukozyten u. grampos. sowie gramneg. Bakterien.

Reiz|blase: (engl.) irritable bladder; auch Zystalgie, Neuralgia vesicae, Blasenneurose; ungenaue Bez. für einen v. a. bei Frauen zw. dem 30. u. 50. Lj. vorkommenden chron. Reizzustand des unteren Harntrakts; **Sympt.:** Dysurie, imperative Miktion, Pollakisurie*, suprapub. diffuse Schmerzen beim Sitzen; häufig ausgeprägte Diskrepanz zw. Beschwerden u. Befunden; häufigste **Urs.:** Störungen des psychovegetativen Systems, lokales Östrogendefizit (sog. neurohormonale R.); **Diagn.:** verminderte od. fehlende eosinophile Oberflächenzellen im Urethralabstrich bei Östrogenmangel; **Ther.:** lokale u. system. Östrogentherapie; **DD:** Harnweginfektion* u. Veränderungen des unteren Harntrakts, Erkr. benachbarter Beckenorgane, ZNS- u. Rückenmarkerkrankungen (z. B. Multiple Sklerose).

Reiz|serum (lat. serum Molke, Blutwasser) n: zum mikroskop. Nachw. (Dunkelfelduntersuchung) von

Treponema* pallidum bei Syphilis* verwendetes Exsudat, das nach Reiben des Primäraffekts* austritt.

Rektal|fisteln (lat. rectus gerade, aufrecht; fistula Röhre) f pl: s. Analfistel.

Rektal|temperatur (↑) f: (engl.) rectal temperature; die im Rektum gemessene Körpertemperatur (normal 37,0–37,4 °C); entspr. annähernd der Körperkerntemperatur. Vgl. Basaltemperatur.

Rekto|pexie (↑; gr. pexis Befestigen) f: (engl.) rectopexy; op. intraabdominale Anheftung des Rektums im Bereich des Kreuz- od. Steißbeins bei Rektumprolaps*.

Rekto|skopie (↑; gr. skopein sehen, schauen) f: (engl.) rectoscopy; endoskop. Untersuchung des Rektums mit einem starren od. flexiblen Spezialendoskop (Rektosigmoidoskop) in Steinschnitt-, Knie-Ellenbogen- od. Seitenlage des Pat., ggf. (in Erweiterung) als Proktorektosigmoidoskopie; **Ind.**: wichtigste Untersuchungsmethode zur Früherkennung eines Rektumkarzinoms, außerdem bei weibl. Genitalkarzinomen zum Ausschluß einer Tumorinfiltration (z. B. Zervix- od. Vaginalkarzinom).

Rekto|vaginal|fistel (↑; lat. vagina Scheide; fistula Röhre) f: (engl.) rectovaginal fistula; Mastdarmscheidenfistel. Vgl. Darmfistel, Garrulitas vaginalis.

Rekto|zele (↑; gr. kele Bruch) f: (engl.) rectocele; syn. Proktozele; Aussackung der hinteren Scheidenwand kurz oberh. des Introitus vaginae inf. Schwäche der Mm. levatores ani bei Descensus* uteri et vaginae; häufig kombiniert mit einer Aussackung des Douglas*-Raums u. Herniation von Darmschlingen (Douglasozele, Enterozele). Vgl. Scheidenvorfall.

Rektum (lat. Mastdarm) n: (engl.) rectum; Mastdarm; 15–20 cm langer Abschnitt des Enddarms, der am kranialen Rand des 3. Sakralwirbels aus dem Sigmoid hervorgeht; beim Menschen zwei konstante Krümmungen in der Sagittalebene: Flexura sacralis, nach hinten konvex, legt sich der Kreuzbeinkrümmung an, Flexura perinealis, nach vorn konvex; oberh. der Kohlrausch-Falte ist das R. vorn u. an beiden Seiten von Bauchfell überzogen (teilweise retroperitoneal), unterh. liegt es extraperitoneal.

Rektum|pro|laps (↑; lat. pro vor, vorn; lapsus Ausgleiten, Fallen, Fehler) m: (engl.) prolapse of the rectum; Prolaps aller Schichten des Rektums (Invagination), i. w. S. auch Gleithernie des Beckenbodens; **Vork.**: selten angeb., meist erworben (Schwächen des Beckenbodens) bei älteren Frauen u. Mehrgebärenden; **Klin.**: Darmvorfall mit zirkulärer Fältelung, Nässen, Blut- u. Schleimabgang, Stuhlinkontinenz; **Ther.**: abdominale Rektopexie*, bei Inkarzeration Resektion des Invaginats, bei Risikopatientinnen sublevator. Implantation eines Drahtrings nach Tiersch. Vgl. Analprolaps.

Rektus|dia|stase (↑; gr. diastasis Auseinanderstehen) f: (engl.) rectus diastasis; Auseinanderweichen der geraden Bauchmuskeln (Mm. recti abdominis) mit Verbreiterung u. ovalärer Vorwölbung der Linea alba; als angeb. Anomalie od. erworben, z. B. nach Bauchoperationen od. Geburten.

Re|lations|pleio|tropie (lat. relatio Beziehung; gr. pleion mehr; trepein auf etwas gerichtet) f: s. Pleiotropie.

Release inhibiting factors: s. Releasing-Hormone.

Releasing factors: s. Releasing-Hormone.

Releasing-Hormone (gr. horman antreiben) n pl: Abk. RH; Bez. für im Hypothalamus* gebildete, die Sekretion von HVL-Hormonen stimulierende (Releasing factors, Liberine) od. hemmende Hormone (Release inhibiting factors, Statine); RH sind kurzkettige Peptide, die in versch. hypothalam. Kernregionen (Nucleus ventromedialis, Nucleus praemamillaris, Nucleus supraopticus, Area praeoptica) synthetisiert werden. Die höchsten Konz. finden sich im Hypophysenstiel, wo die RH über die neurovaskuläre Kette in die Pfortadergefäße der Hypophyse* abgegeben werden. Die Wirkungen auf den HVL werden über Hormonrezeptoren* vermittelt; RH stimulieren dort auch die Hormonsynthese. Vgl. Hypothalamus-Hypophysen-System, GnRH.

Re|produktion (lat. re- zurück, Rück-; producere, productus hervorbringen) f: s. Fortpflanzung.

Re|produktions|toxiko|logie (↑;↑; gr. toxon Pfeilgift) f: (engl.) reproduction toxicology; Bereich der Toxikol., in dem der Einfluß chem. u. physik. Noxen auf die Reproduktion (Fertilität*, pränatale u. postnatale Entw. der Reproduktionsorgane) erforscht wird. Vgl. Pränataltoxikologie.

Re|sectio (↑; lat. sectio Einteilung) f: erneute Schnittentbindung*.

Re|serve|zell|hyper|plasie f: (engl.) reserve cell hyperplasia; von den Reservezellen des zylindr. Drüsen- u. Oberflächenepithels ausgehende doppelreihige bis mehrschichtige Hyperplasie; **Vork.**: hauptsächl. im Bereich der Zervixschleimhaut, insbes. unter gestagener Stimulation; gutartig, gelegentl. Weiterentwicklung zu einem Carcinoma* in situ vom Reservezelltyp.

Re|solutions|phase f: syn. Rückbildungsphase; s. Reaktionszyklus, sexueller.

Rest|harn: (engl.) residual urine; Residualharn; inf. Blasenentleerungsstörungen* nach Miktion in der Harnblase zurückbleibender Urin; bei Frauen häufig nach op. Eingriffen zur Behandlung einer Harninkontinenz* u. nach Radikaleingriffen im Bereich der Geschlechtsorgane (z. B. Wertheim*-Meigs-Operation); **Diagn.** u. **Bestimmung** v. a. Ultraschalldiagnostik*, seltener Ausscheidungsurographie, Zystographie*, nuklearmed. Meth.; bei einem R. von ‹100 ml werden im allg. keine invasiven diagn. Verf. angewendet; Ausnahme: Vorliegen von Kompl. (z. B. Balkenblase mit Pseudodivertikeln, Harnweginfektion u. a.).

Re|stitutio ad integrum (lat. Wiederherstellung des unversehrten Zustands) f: völlige Heilung; d. h. Wiederherstellung des früheren (normalen) Zustands.

Re|tentions|zysten (lat. retentio Zurückhaltung) f pl: (engl.) retention cysts; durch Sekretverhaltung von Drüsen od. Drüsenteilen entstandene (unechte) Zysten; z. B. Milchgangzysten, Ovarialzysten*.

Re|tentio placentae (↑) f: Plazentaretention*.

Re|tentio urinae (↑) f: Harnverhaltung*.

Rete ovarii (lat. rete Netz) n: Netz solider od. hohler Epithelstränge am Hilus* ovarii; entspr. entwicklungsgeschichtl. dem Rete testis (Hodennetz).

Retikular|körperchen (lat. reticulum kleines Netz): s. Chlamydia trachomatis.

Retinacula uteri (lat. retinaculum Halteband) n pl: Haltebänder des Uterus* (s. Abb.); die den Gebärmutterhals umgebenden, im subperitonealen Beckenbindegewebe (Parametrium*) verlaufenden, glatte Muskulatur enthaltenden, strafferen Bindegewebezüge; setzen v. a. an der Cervix* uteri an u. verankern die Gebärmutter. Als wichtige paarige Zügel ziehen das Lig. cardinale uteri fächerförmig zur seitl. Beckenwand, das Lig. pubovesicale nach vorn u. die Plicae* rectouterinae nach hinten. Auch das nicht zu den eigentl. R. u. zählende Lig. teres uteri trägt zur Fixierung der Gebärmutter bei, indem es den Fundus nach vorn hält. Beim Geburtsvorgang verhindern die R. u. ein Ausweichen des Uterus während der Wehen nach oben.

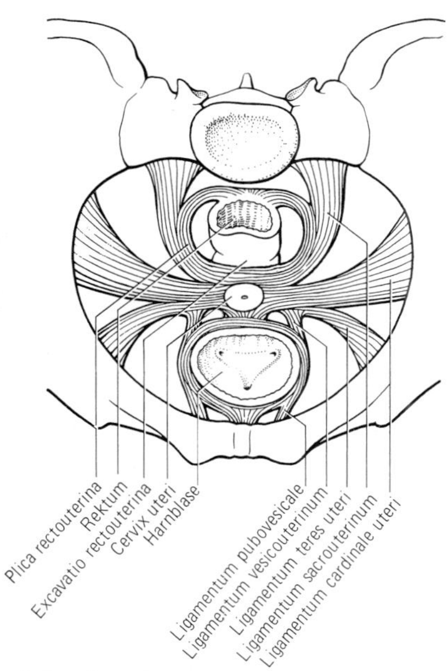

Retinacula uteri

Retinoid-Embryo|pathie (lat. rete Netz; gr. embryon ungeborene Leibesfrucht; pathos Leiden) f: (engl.) foetal retinoic acid syndrome; nach Exposition des Feten mit Retinoiden (synthet. Derivate der Vitamin-A-Säure) auftretende Embryopathie*; Vork. auch bei Konzeption nach Therapieende inf. einer sehr langen Verweildauer (Monate bis Jahre); **Sympt.:** Mikrozephalie mit schwerer geistiger Behinderung, Mikrophthalmie, Helixaplasie, Herzfehler, Thymusaplasie, Gesichtsdysmorphien.

Retino|pathia prae|maturorum (↑; gr. pathos Leiden) f: fast ausschl. bei unreifen Frühgeborenen* mit einem Geburtsgewicht unter 1500 g vorkommende Netzhauterkrankung; **Urs.:** wahrsch. tox. Wirkung von Sauerstoff auf unreife Netzhautgefäße inf. therap. O_2-Zufuhr.

Retorten|baby: (engl.) test-tube baby; umgangssprachl. Bez. für ein extrakorporal gezeugtes Kind; s. In-vitro-Fertilisation.

Retro|flexio uteri (lat. retro zurück, hinter; flexus Krümmung) f: Abknickung des Gebärmutterkörpers gegen die Zervix nach hinten; **Formen: 1.** R. u. mobilis: bei der bimanuellen Untersuchung* Aufhebung der Abknickung mögl.; **2.** R. u. fixata: Aufhebung der Abknickung nicht mögl. (Verwachsungen mit Nachbarorganen; vgl. Salpingitis); **Urs.:** Entz., Endometriose, Adhäsionen; **Ther.:** bei vorliegender Sympt. op. Korrektur (vgl. Webster-Baldy-Franke-Operation). Vgl. Flexio uteri, Uteruslagen.

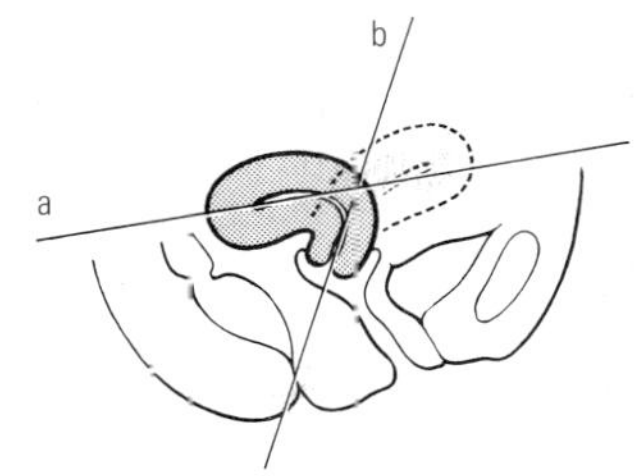

Retroflexio uteri
Retroflexio uteri bei normaler Anteversiostellung des Uterus; a: Korpusachse; b: Kollumachse

Retro|flexio uteri gravidi (↑;↑) f: Ausbleiben der Aufrichtung des Uterus nach Eintritt einer SS bei Vorliegen einer Retroflexio* uteri; **Folge:** u. U. Einklemmungserscheinungen (sog. R. u. g. incarcerata), Kompression der Urethra mit Ischuria* paradoxa.

retro|plazentar (↑; lat. placenta Kuchen): hinter der Plazenta*, d. h. zw. Plazenta und Uteruswand gelegen.

Retro|positio uteri (↑; lat. positio Lage, Stellung) f: s. Positio uteri.

retro|pubisch (↑; lat. pubes Schamgegend): (engl.) retropubic; hinter der Symphyse* gelegen.

Retro|versio (lat. retrovertere, retroversus zurückwenden, umkehren) f: s. Versio uteri.

Re|zeptoren, hormonale (lat. recipere, receptus aufnehmen, empfangen) m pl: s. Hormonrezeptoren.

RH: Abk. für **R**eleasing*-**H**ormone.

Rh: Symbol für **1.** (serol.) Rhesus*-Blutgruppen; **2.** (chem.) Rhodium.

Rhachi|schisis (gr. rhachis Rücken, Rückgrat; schisis Spaltung) f: s. Spina bifida.

Rhesus-Blut|gruppen: (engl.) rhesus blood groups; Symbol Rh (nach Wiener) bzw. CDE (nach Fisher u. Race); umfangreiches Blutgruppensystem, wurde 1939/40 von Landsteiner u. Wiener entdeckt, die feststellten, daß durch Immunisierung von Versuchstieren gewonnene Antikörper gegen Erythrozytenantigene von Rhesusaffen auch eine Agglutination menschl. Erythrozyten hervorriefen. Die wichtigsten Rh-Blutgruppenantigene sind D, die deutl. geringer immunogen wirksamen antithet. Antigene C,c u. E,e sowie D^u; daneben sind 37 weitere hoch- u. niedrigfrequente Rh-Antigene bekannt. Aufgrund unterschiedl. Theorien über ihren Vererbungsmodus (autosomal-kodominante Vererbung mit multipler Allelie entw. eines Genorts nach Wiener od., bezogen auf die Hauptantigene, dreier eng gekoppelter Genorte nach Fisher u. Race) existieren versch. Nomenklaturen. Bei den Rh-Blutgruppenantigenen handelt es sich wahrsch. um Polypeptide. Das stärkste Rh-Antigen D (Rh_0) kommt bei ca. 85 % der Weißen in Europa vor; diese Individuen werden als Rh-positiv bez. (Genotyp DD od. Dd). Die antigene Eigenschaft D setzt sich aus mehreren Partialantigenen (D^A, D^B, D^C, D^D) zusammen u. ist bei 1–2 % aller Rh-positiven Individuen unvollständig (schwächer antigene Variante D^u). Individuen, denen das Antigen D fehlt, werden als Rh-negativ bez. (Genotyp dd);

das Allel d verhält sich gegenüber D (u. D^u) rezessiv u. ist wahrsch. stumm, das Antigen d hypothetisch. Einige seltene sog. Rh-Defekttypen (Deletionshaplotypen) sind durch das Fehlen best. Rh-Antigene bei gleichzeitig sehr stark antigenem D gekennzeichnet (z. B. CD-, -D-). Beim Phänotyp Rh_{null} (- - -/- - -) fehlen nicht nur alle Rh-, sondern auch andere Blutgruppenantigene; die Erythrozyten weisen z. T. Membrandefekte auf, die zu Formveränderungen (Stomatozytose) u. einer Verkürzung ihrer Lebensdauer (u. damit zur Anämie*) führen können; **Bedeutung:** reguläre Rh-Antikörper (IgG od. IgM) sind sehr selten; Antikörper der Spezifität Anti-D (meist inkomplette Antikörper) sind die häufigsten irregulären Antikörper u. treten v. a. nach Transfusion Rh-inkompatiblen Bluts u. während Rh-inkompatibler SS auf. Die Transfusion Rh-inkompatiblen Bluts kann bei einem Empfänger mit Rh-Antikörpern zu schweren Transfusionszwischenfällen führen, die häufig erst mit einer Verzögerung von 2–4 Std. auftreten. Individuen mit dem Genotyp D^ud od. dd, deren Erythrozyten das Antigen C bzw. E tragen, gelten als Blutspender Rh-positiv, als Empfänger Rh-negativ. Rh-Antikörper (v. a. Anti-D) bei Rh-negativen Schwangeren können einen Morbus* haemolyticus neonatorum bzw. Morbus* haemolyticus fetalis hervorrufen (s. Rhesus-Inkompatibilität). Bei autoimmunhämolyt. Anämien kommen häufig mehrere versch. Autoantikörper gegen unterschiedl. Rh-Antigene vor. Vgl. Blutgruppen.

Rhesus-De|sensibilisierung: s. Anti-D-Prophylaxe.

Rhesus-Erythro|blastose (gr. erythros rot, rötlich; blastos Keim) f: s. Morbus haemolyticus neonatorum, Morbus haemolyticus fetalis.

Rhesus-In|kompatibilität (lat. in- Um-, Ohn-, Nicht-; patibilis erträglich) f: (engl.) rhesus incompatibility; blutgruppenserol. Unverträglichkeit im Rhesussystem; in der Gebh. von Bedeutung bei der Konstellation Rh-neg. Mutter u. Rh-pos. Vater; bei Rh-pos. Feten u. vorausgegangener Sensibilisierung der Mutter besteht die Gefahr eines Morbus* haemolyticus fetalis. Vgl. Mikrotransfusion.

Rhizo|melie (gr. rhixa Wurzel; melos Glied) f: s. Dysmelie.

Rhythmus|methode (gr. rhythmos Gleichmaß, Takt) f: (engl.) rhythm method; Methode der natürlichen Kontrazeption* durch Beschränkung des Geschlechtsverkehrs auf die unfruchtbaren Tage der Frau. Vgl. Kalendermethode.

Riesen|kind: (engl.) large for date baby; Neugeborenes*, dessen Geburtsgewicht* über dem 90. Perzentil der Standardgewichtskurve liegt; typ. Befund bei Schwangerschaftsdiabetes*; Frühfütterung wegen der Gefahr einer Hypoglykämie erforderlich. Vgl. Mangelgeborenes, Embryofetopathia diabetica.

Riesen|kon|dylome (gr. kondylos Knöchelgelenk, Knöchel) n pl: s. Condylomata gigantea.

Rima ani (lat. rima Spalte, Ritze) f: Gesäßfalte.

Rima pudendi (↑) f: Schamspalte; zw. den großen Schamlippen (Labia* majora pudendi).

Ringl|plazenta (lat. placenta Kuchen) f: s. Placenta annularis.

Risiko|familien, genetische: (engl.) high risk families; Bez. für Familien, in denen für die Nachkommen eine erhöhte Wahrscheinlichkeit für das Auftreten genetischer Krankheiten* besteht. Vgl. Beratung, genetische; Krankheitsanlage.

Risiko|geburt: (engl.) high-risk birth; Geburt nach Risikoschwangerschaft* bzw. mit Sympt. (z. B. mekoniumhaltiges Fruchtwasser, abnorme FHF, Blutdruckerhöhung der Gebärenden, Blutung, protrahierter Geburtsverlauf), die auf eine erhöhte Gefährdung des Feten bzw. der Mutter hinweisen.

Risiko|neu|geborenes: (engl.) high-risk neonate; Neugeborenes* mit Sympt. bzw. Risikofaktoren, die auf eine erhöhte Gefährdung hinweisen: **1.** vorausgegangene intrauterine Azidose*; **2.** Depressionszustand* des Neugeborenen (APGAR*-Schema 6 Punkte nach 5 Min., Saling-Hauptschema 6 Punkte); **3.** Mangelgeborenes*; **4.** Riesenkind*; **5.** mittelgradige od. schwere Gestose*; **6.** Übertragung* (vgl. Clifford-Syndrom); **7.** Schnittentbindung*, operative Entbindung* od. schwierige Entw. aus Beckenendlage*; **8.** Morbus* haemolyticus fetalis (Neugeborenes mit Icterus praecox); **9.** Placenta* praevia, vorzeitige Plazentalösung*; **10.** Mehrlinge*; **11.** Diabetes* mellitus der Mutter; **12.** Amnioninfektionssyndrom*.

Risiko|schwangerschaft: (engl.) high-risk pregnancy; SS, bei der eine Gefährdung des Feten od. der Mutter besteht; **Häufigkeit:** ca. 30 %; **Risikofaktoren in der SS: 1.** Gestose*; **2.** Übertragung*; **3.** Morbus* haemolyticus fetalis; **4.** Diabetes* mellitus (manifest od. latent); **5.** drohende od. in Gang befindl. Frühgeburt*; **6.** Zervixinsuffizienz*; **7.** anamnest. Früh- od. Totgeburten; **8.** Zustand nach Schnittentbindung* od. schwieriger vaginaler operativer Entbindung*; **9.** ältere Erst- (ab 30 Jahren) od. Mehrgebärende (ab 40 Jahren), junge Erstgebärende (unter 20 Jahren); **10.** org. Erkr.; **11.** schwere Schwangerschaftsanämie* (Hb 80 g/l); **12.** Lageanomalien* (Beckenendlage, Querlage), Mißverhältnis* zw. kindl. Kopf u. Becken, Beckenanomalien; **13.** Zwillingsschwangerschaft*; **14.** Fettsucht*; **15.** Infektionskrankheiten; **16.** Mißverhältnis zw. Größenzunahme des Uterus u. Schwangerschaftsdauer; **17.** Blutungen in der zweiten Schwangerschaftshälfte.

Riß|blutung: Blutung aus zerrissenen Weichteilen in der Nachgeburtsperiode*; **Urs.:** Zervixriß*, Scheidenriß*, Dammriß*, Klitorisriß*; **Ther.:** sofortige chir. Versorgung.

Ritgen-Hand|griff (Ferdinand A. von R., Gyn., Gebh., Gießen, 1787–1867): (engl.) Ritgen's manœuvre; syn. Hinterdammgriff; (gebh.) Beschleunigung des Kopfaustritts durch Druck auf den durchschneidenden Kopf zw. Anus u. Steißbeinspitze (s. Abb.).

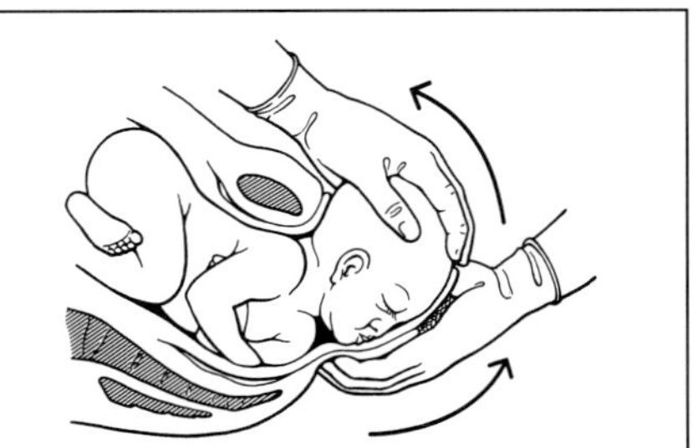

Ritgen-Handgriff

RNA: Abk. für (engl.) **r**ibo**n**ucleic **a**cid; Ribonukleinsäure (Abk. RNS); Polynukleotid, das zur Übertragung genetischer Information* in der Zelle dient u.

aus ribosehaltigen Nukleotiden mit den Basen Adenin, Guanin, Cytosin u. Uracil (anstelle von Thymin in der DNA*) besteht. Die RNA liegt meist als Einzelstrang vor, bildet jedoch eine räuml. Struktur aus, indem best. (intramolekulare) komplementäre Abschnitte durch Basenpaarung zu (kürzeren) helikalen Bereichen zusammengeschlossen werden; nicht gepaarte Bereiche bilden Schleifen. Die wichtigsten **Formen** der RNA im Zellstoffwechsel sind: **1.** Messenger-RNA; **2.** ribosomale RNA; **3.** Transfer-RNA.

RNS: Abk. für **Ribo**nukleinsäure; s. RNA.

Robert-Becken: s. Beckenformen.

Roberts-Syn|drom n: syn. Pseudothalidomid-Syndrom; autosomal-rezessiv erbl. Fehlbildungskomplex mit hoher Letalität (50 % Totgeburten); **Sympt.:** Tetraphokomelie (s. Dysmelie) mit variablen Strahlanomalien (Daumenhypo- bzw. -aplasie, Ektrodaktylie, Flexionskontrakturen der großen Gelenke), bds. Lippenkiefergaumenspalte, Exophthalmus, Mikrophthalmie. Vgl. Thalidomid-Embryopathie.

Robin-Syn|drom (Pierre R., Zahnarzt, Paris, 1867–1950) n: auch Robin-Sequenz; Fehlbildungskomplex mit Mikroretrogenie, Glossoptose, evtl. Mikroglossie u. Gaumenspalte, evtl. in Komb. mit angeb. Herzfehlern, Extremitätenfehlbildungen u. Choanalatresie. Die Neugeborenen sind durch die Atmungsbehinderung u. Aspirationsmöglichkeit sehr gefährdet, daher sofortige intermittierende Drahtextension des Unterkiefers mittels Drahtumschlingung in Kiefermitte.

Roederer-Kopf|einstellung (Johann G. R., Gebh., Göttingen, 1727–1763): (engl.) Roederer obliquity; bei allg. verengtem Becken max. Verkleinerung des kindl. Kopfes durch dessen extreme Beugung, so daß die kleine Fontanelle schon im Beckeneingang in der Führungslinie* des Beckens steht (s. Abb.).

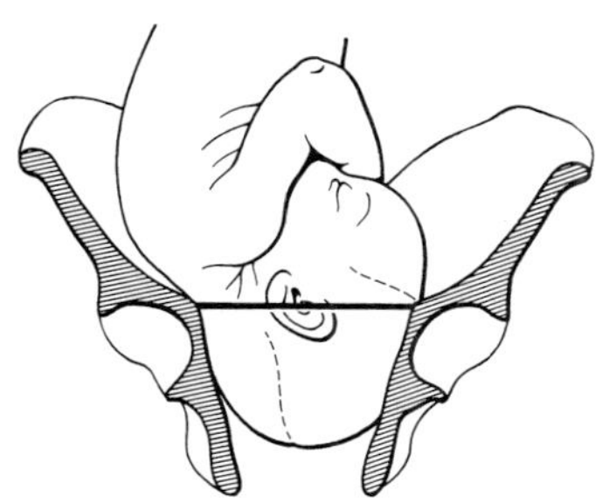

Roederer-Kopfeinstellung

Roederer-Selbst|entwicklung (↑): s. Conduplicato-corpore-Geburt, Selbstentwicklung.

Röhren|spekulum (lat. speculum Handspiegel) n: (engl.) tube-shaped speculum; Spekulum* zur Betrachtung der Portio*.

Röntgen|kastration (lat. castrare entmannen) f: (engl.) radiation castration; (radiol.) Kastrationsbestrahlung; Ausschaltung der Funktion der Gonaden* durch Röntgenstrahlung; weitgehend ersetzt durch op. Maßnahmen u. hormonale Beeinflussung. Vgl. Menolyse; Kastration; Therapie, kontrahormonale.

Röteln: (engl.) rubella, German measles; syn. Rubella, Rubeola; i. d. R. harmlose Virusinfektion mit Ausnahme der hohen Gefährdung der Frucht in utero insbes. während der ersten drei Schwangerschaftsmonate bei Erkr. der Mutter (s. Embryopathia rubeolosa); **Err.:** Röteln*-Virus; **Rötelnprophylaxe:** seit 1981 wird die aktive Immunisierung bei allen Kindern unabhängig vom Geschlecht gemeinsam mit der Masern-Mumps-Schutzimpfung empfohlen; im 10.–14. Lj. Wiederholung der Rötelnimpfung. Vor einer geplanten SS sollte bei Frauen in jedem Fall eine Kontrolle des Rötelnantikörpertiters (im Hämagglutinationstest 1 : 32 od. mehr) erfolgen; bei Fehlen von Rötelnantikörpern im Serum schwangerer Frauen ist (z. B. nach Kontakt mit einer an Röteln erkrankten Person) eine passive Immunisierung innerh. der ersten vier Tage der Inkubationsphase mit Rötelnhyperimmunglobulin mögl., das bei Inf. vor der 6. Schwangerschaftswoche nach 6 Wo. nochmals verabreicht werden muß (Schutz fraglich).

Röteln|embryo|pathie (gr. embryon ungeborene Leibesfrucht; pathos Leiden) f: Embryopathia* rubeolosa.

Röteln|virus (lat. virus Gift, Schleim) n: (engl.) rubella virus; Rubivirus aus der Fam. der Togaviridae (∅ ca. 60 nm); Err. der Röteln*; **Übertragung:** v. a. Tröpfcheninfektion über Respirationstrakt; diaplazentar (s. Embryopathia rubeolosa); **Infektiosität:** eine Wo. vor bis eine Wo. nach Ausbruch der Symptome.

Rohr-Fibrinoid (Karl R., Gyn., Bern, 1863–1930; lat. fibra Faser) n: (engl.) Rohr's layer; oberer Fibrinstreifen der Plazenta*; grenzt an den intervillösen Raum.

Rokitansky-Küster-Hauser-Syn|drom (Karl Freiherr von R., Pathol., Wien, 1804–1878; Hermann K., deutscher Gyn.) n: syn. Mayer-Rokitansky-Küster-Hauser-Syndrom; kongenitale Anomalie des weibl. Genitales inf. einer Hemmungsfehlbildung der Müller-Gänge im zweiten Embryonalmonat mit unklarer Ätiol. (normaler XX-Karyotyp); **Sympt.:** Vaginalaplasie bzw. -atresie (s. Fehlbildung, vaginale), zweigeteilter rudimentärer Uterus (Uterus bicornis; s. Uterusfehlbildung), der i. d. R. nur aus einem dünnen Gewebestrang (Uterusleiste) besteht u. keinen Hohlraum aufweist, sowie hochstehende Ovarien; primäre Amenorrhoe*, Unfähigkeit zur normalen Kohabitation u. primäre Sterilität*. Da die Ovarialfunktion nicht gestört ist, sind die sek. Geschlechtsmerkmale* normal entwickelt; fakultativ Begleitfehlbildungen der Nieren (dystope Einzelnieren, Nierenaplasie) u. Harnwege sowie Hernien; **Ther.:** Kolpopoese*.

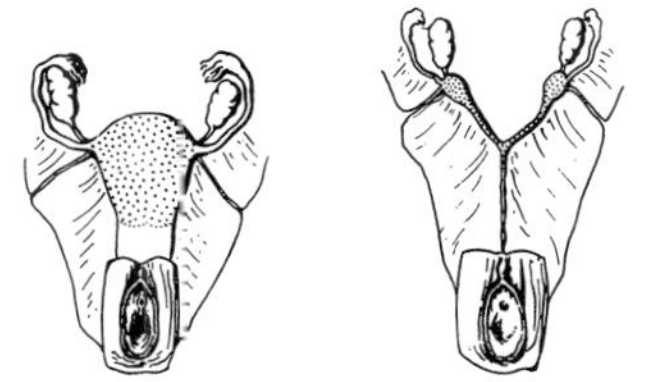

Rokitansky-Küster-Hauser-Syndrom: links: normale Verhältnisse; rechts: Rokitansky-Küster-Hauser-Syndrom

Rooming in (engl.): gemeinsame Unterbringung von Mutter u. Kind im gleichen Raum auf der Wochenstation. In den ersten Tagen nach der Geburt* besteht bei der Mutter eine sensible Phase für ihre Prägung auf das Kind. Diese Phase besteht nur begrenzte Zeit u. hat für die Entw. einer vertrauensvollen Mutter-Kind-Bindung sowie die spätere familiäre Harmonie elementare Bedeutung; daher sollte auch der Kindesvater oft anwesend sein. Ob R. i. auch während des Nachtschlafs der Mutter fortgeführt werden soll, ist umstritten; allg. empfohlen wird der Zeitraum von 9–21 Uhr.

Rooting-Re|flex (lat. reflectere, reflexus zurückbiegen) m: s. Reflexe, frühkindliche.

Rosenfeld-Syn|drom (Eugene D. R., Arzt, New York) n: paraneoplast. Syndrom mit hochgradiger paroxysmaler Hypoglykämie bei Pseudomyxomen des Ovars, der Appendix od. des Peritoneums (vgl. Pseudomyxoma peritonei), meist mit Aszites einhergehend; die Insulinkonzentration im Blut ist normal. **Path.:** unklar; möglicherweise Sekretion insulinähnlicher Substanzen.

Rosenmüller-Organ (Johann Ch. R., Anat., Chir., Leipzig, 1771–1820) n: syn. Epoophoron*.

Rotor-Syn|drom (Arturo R., zeitgen. Int., Manila) n: autosomal-rezessiv erbl. Störung des Bilirubinstoffwechsels mit gestörter Aufnahme des Bilirubins in die Leberzelle u. gestörter Ausscheidung; **Klin.:** chron. Ikterus, Erhöhung des konjugierten u. unkonjugierten Bilirubins. Vgl. Dubin-Johnson-Syndrom.

Rotter-Halsted-Operation (Josef R., Chir., München, Berlin, 1857–1924) f: s. Halsted-Operation.

Rr.: (anat.) Abk. für Rami (Zweige, Äste).

RU 486: s. Mifepriston.

Rubella (lat. rubellus rötlich) f: syn. Röteln*.

Rubeola (lat. ruber rot) f: syn. Röteln*.

Rück|bildungs|phase f: (engl.) involutionary phase; **1.** (sexualmed.) syn. Resolutionsphase; s. Reaktionszyklus, sexueller; **2.** (gebh.) Zeitraum, in dem sich die während SS u. Geburt erfolgten Veränderungen des mütterl. Organismus zurückbilden; der erreichbare Rückbildungszustand entspricht in anat. u. funkt. Hinsicht nicht in jedem Fall den Verhältnissen vor der SS. Vgl. Puerperium.

Rücken|lage-Schock-Syn|drom n: s. Vena-cava-inferior-Syndrom.

Rück|grat|re|flex (lat. reflectere, reflexus zurückbiegen) m: s. Reflexe, frühkindliche.

Rück|kopplung: (engl.) feedback; aus der Regelungstechnik übernommener Begriff zur Beschreibung eines wesentl. physiol. Selbstregulationsmechanismus, der das Vorhandensein eines geschlossenen Regelkreises voraussetzt; bei der **negativen R.**, der die meisten Regulationsvorgänge im Organismus unterliegen, wird das auslösende Signal durch die Antwort des Signalempfängers wieder verringert; z. B. die durch Ausschüttung hypophysärer Gonadotropine* gesteigerte Synthese von Sexualhormonen in den Keimdrüsen mit Erhöhung der Hormonkonzentration im Blut, wodurch Synthese u. Sekretion der entspr., die Gonadotropinfreisetzung fördernden hypothalam. Releasing*-Hormone wieder vermindert werden. Bei der **positiven R.** verstärkt die Antwort des Signalempfängers dagegen das ursprüngl. auslösende Signal, was zu einer weiteren Verstärkung der Antwort führt; so können z. B. die von den weibl. Keimzellen gebildeten Östrogene* u. Gestagene* unter best. Voraussetzungen die Ausschüttung von LH* aus dem HVL induzieren – ein für die Auslösung der Ovulation* entscheidender Mechanismus (sog. Hohlweg-Effekt), der bei manchen Formen weibl. Sterilität* therap. zur Ovulationsinduktion* ausgenutzt werden kann. Vgl. Rebound-Phänomen, Hypothalamus-Hypophysen-System.

Rugae vaginales (lat. ruga Runzel, Falte) f pl: querverlaufende Schleimhautfalten an Vorder- u. Hinterwand der Vagina*; verstärken sich jeweils in ihrem mittleren Anteil zu zwei nahezu in der Mittellinie kranialwärts verlaufenden Leisten, Columna rugarum ant. u. post. (erstere wird in ihrem kaudalen Abschnitt von der Harnröhre verstärkt zum Harnröhrenwulst vorgebuckelt; Carina urethralis vaginae); nach Geburten verstreichen die Falten.

Runge-Zeichen (Hans R., Gyn., Gebh., Heidelberg, 1892–1964): (engl.) postmaturity signs; (gebh.) objektive Übertragungszeichen* des Neugeborenen*: **1.** Gelbverfärbung der Körperhaut, der Eihäute* od. der Nabelschnur*; **2.** Waschfrauenhände; **3.** Abschälung od. Abschilferung der Epidermis; **4.** Rötung der Labien bzw. des Skrotums; **5.** fehlende Vernix* caseosa; **6.** Dystrophie. Vgl. Übertragung.

Sadismus (Marquis de Sade, frz. Schriftsteller, 1740 – 1814) m: (engl.) sadism; abweichendes Sexualverhalten*, bei dem sexuelle Erregung u. Befriedigung allein durch psych. Demütigung, Unterwerfung od. körperl. Mißhandlung bzw. Züchtigung des Partners od. der Partnerin erreichbar ist. Therap. Notwendigkeit besteht nur bei evtl. Leidensdruck od. Gefährdung von Beteiligten. Zu unterscheiden ist zwischen S. im gegenseitigen Einvernehmen und S. gegen den Willen des Partners i. S. einer Vergewaltigung* od. Körperverletzung*; Ggs.: Masochismus*.

Sado|masochismus (↑) m: (engl.) sadomasochism; Oberbegriff für Sadismus* u. Masochismus*, der verdeutlicht, daß zw. beiden Verhaltensweisen kein unüberbrückbarer Gegensatz, sondern Komplementarität besteht. Einvernehmliche Sadomasochisten wechseln daher auch zw. beiden Rollen.

Säbel|scheiden|tibia (lat. tibia Schienbein) f: (engl.) sabre tibia; für Rachitis u. Syphilis connata pathognomon. Deformierung der Tibia mit Konvexität nach vorn.

Säugling: (engl.) infant, baby; Kind nach der Geburt bis zur Vollendung des 1. Lj.; die körperl. (statomotorische) u. geistige (psychische) Entw. des S. folgt innerh. normaler Schwankungsbreiten best. Altersregeln. Vgl. Lebensabschnitte.

Säuglings|ernährung: (engl.) infant nutrition; Nahrung bzw. Nahrungszufuhr des Säuglings; als ideale Ernährung bis zum 4. Lebensmonat die Muttermilch*; Alternativen i. R. der sog. künstl. S. sind v. a. (Fertig-)Präparate aus Kuhmilch*, deren Zusammensetzung der Frauenmilch mehr (adaptierte S.) od. weniger (teiladaptierte S.) angeglichen ist; seit 1993 wird entspr. den EG-Richtlinien zw. Anfangs- u. Folgemilch unterschieden. Bei Kuhmilchallergie ist eine sog. milchfreie Säuglingsnahrung* od. hypoallergene bzw. Hydrolysatnahrung zu wählen. Meist genügen 5 – 6 Mahlzeiten tägl. im Abstand von 4 Std., u. U. mit einer längeren Pause in der Nacht. Zur Kontrolle der ausreichenden Nahrungszufuhr kann die Gewichtsentwicklung* des Säuglings dokumentiert werden. Ab dem 5.–6. Mon. sollte mit der Zufütterung von Beikost (Löffelfütterung) begonnen werden (v. a. Reis, Gemüse-, Getreideflocken- u. Obstbrei); Fettzusätze (insbes. Pflanzenöl) sind als Energiequelle wichtig; außerdem muß auf eine ausreichende Eisenzufuhr (z. B. in Form von Fleisch) geachtet werden. Mit der Verfütterung von Eiern sollte man im 1. Lj. zurückhaltend sein. Es ist weder erforderl. noch empfehlenswert, Säuglingsnahrung nachträgl. zu süßen (Kariesgefahr). Bei häusl. Zubereitung der Säuglingsnahrung sollten möglichst wenig schadstoffbelastete Zutaten verwendet werden (industriell hergestellte Produkte für die S. sind i. d. R. schadstoffkontrolliert). Für die Ernährung des kranken Säuglings gelten bes. Regeln, die sich nach Art u. Schwere der Erkr. richten.

Säuglings|nahrung: (engl.) baby food; für die Säuglingsernährung* benutzte Nahrungsmittel; in den ersten 4 Mon. Muttermilch*, adaptierte od. teiladaptierte Flaschenmilch bzw. Anfangs- od. Folgemilch; danach zusätzl. Beikost (Brei, Gemüse, Säfte).

Säuglings|nahrung, milch|freie: (engl.) milkfree baby food; Spezialnahrung für Säuglinge, die Kuhmilch nicht vertragen (z. B. bei Galaktosämie*, Kuhmilchallergie); hierzu zählen die Sojanahrung sowie die sog. hypoallergene Säuglingsmilch aus hydrolisierten Proteinen (kl. Molekülgröße, meist nicht auf Kuhmilchbasis).

Säuglings|sterblichkeit: (engl.) infant mortality; Zahl der im 1. Lj. gestorbenen Kinder bezogen auf 1000 Lebendgeborene des Sterbejahrs unter Berücksichtigung der Geburtenentwicklung; **Einteilung:** s. Tab.; die wichtigsten Todesursachen bei der Frühsterblichkeit sind Folgen von Kompl. in der SS u. unter der Geburt sowie von verkürzter Schwangerschaftsdauer bzw. Untergewicht (Frühmangel- bzw. Mangelgeborene) u. Fehlbildungen. Bei der Spätsterblichkeit stehen außer den Folgen von Schwangerschafts- u. Geburtskomplikationen angeb. Fehlbildungen, infektiöse Erkr., plötzlicher Kindstod u. Unfälle im Vordergrund. Vgl. Tod, plötzlicher im Kindesalter.

Säuglingssterblichkeit
Terminologische Übersicht

Sterblichkeit im Zeitraum	Bezeichnung
1. Tag (24 Std.)	Neugeborenensterblichkeit
1. – 7. Tag	Frühsterblichkeit
8. – 365. Tag	Spätsterblichkeit
1. – 28. Tag	Neonatalsterblichkeit
29. – 365. Tag	Nachsterblichkeit

Säuglings|syphilis f: s. Syphilis.

Säuglings|tod, plötzlicher: s. Tod, plötzlicher im Kindesalter.

Sagittal|naht (lat. sagitta Pfeil): s. Suturae.

Sakral|an|ästhesie (lat. sacralis heilig; gr. anaisthesia Unempfindlichkeit) f: (engl.) sacral anaesthesia; **1.** (neurol.) Unempfindlichkeit im Gebiet der Sakralnerven; **2.** (anästh.) syn. Kaudalanästhesie*.

Sakral|kanal (↑) f: s. Canalis sacralis.

Sakto|salpinx (gr. saktos vollgestopft; salpinx Trompete) f: s. Salpingitis, Hysterosalpingographie.

Saling-Schema (Erich S., Gebh., Berlin, geb. 1925) n: (engl.) Saling's score; Punkteschema für die Zustandsdiagnostik* des Neugeborenen (s. Tab. S. 240); das sog. **Hauptschema** dient der Einfachstbeurteilung sofort nach der Geburt sowie 5 u. 10 Min. später, das sog. **Nebenschema** der Befundung wichtiger Adaptationsmerkmale unter Einbeziehung

Saling-Schema
Haupt- und Nebenschema

Hauptschema: beim optimal lebensfrischen Kind 10 – 12 Punkte

Kriterium	Beurteilung 2 Punkte	1 Punkt	0 Punkte
Nabelschnur	prall	mittelgradig gefüllt	schlaff
Hautfarbe am Stamm	rosig	blau	blaß
Tonus und Bewegungen	gut	herabgesetzt	fehlen
Atmung	ungestört	gestört	fehlt
Herzschlagfrequenz	über 100	unter 100	fehlt
Reaktionen auf Reize	gut	herabgesetzt	fehlt

Nebenschema: beim optimal lebensfrischen Kind 4 Punkte

Kriterium	Beurteilung 1 Punkt	0 Punkte
erster Atemzug	innerhalb 20 Sek.	später
erster Schrei	innerhalb $1^1/_4$ Min.	später
regelmäßige Atmung	innerhalb $1^1/_2$ Min.	später
Hautrötung	innerhalb $5^1/_4$ Min.	später

von pH-Werten aus dem Nabelschnurblut. Vgl. APGAR-Schema.

Salivation (lat. saliva Speichel) f: Speichelfluß; klin. häufig i. S. der Hypersalivation verwendete Bez.; vgl. Ptyalismus gravidarum.

Salping|ek|tomie (gr. salpinx Trompete; ek- aus, heraus; tome Schnitt) f: (engl.) salpingectomy; op. Entf. eines Eileiters* (heute meist laparoskop.). Vgl. Tubargravidität, Tubenchirurgie.

Salpingtis (↑) f: Eileiterentzündung; meist aszendierende Infektion*; Vork. fast ausschl. im geschlechtsreifen Alter, insbes. zur Zeit der Menstruation (inf. geöffneten Zervikalkanals u. Veränderung des Scheidenmilieus), p. p. (bei weit geöffnetem Zervikalkanal u. infizierten Lochien, Endometritis* puerperalis) od. nach intrauterinen Eingriffen; **Err.:** Chlamydia* trachomatis, Neisseria* gonorrhoeae, aerobe u. anaerobe Bakt. (Mischinfektionen), Mykoplasmen, selten Mycobacterium tuberculosis (Salpingitis* tuberculosa); **Pathol./Anat.:** zunächst klin. stumm verlaufende Inf. der Tubenschleimhaut (Endosalpingitis), die folgenlos ausheilen kann; bei Epitheldefekten u. Ulzerationen sind fibrinöse Verklebungen mögl. (Eitransportstörungen, Begünstigung einer Tubargravidität*); bei Übergreifen der Entz. auf die Muskulatur (S. i. e. S.) Hyperämie, leukozytäre Infiltration u. Anschwellung der Tubenwand, u. U. Verschluß der Tube (Saktosalpinx) u. Retention des serös-fibrinösen (Hydrosalpinx) od. eitrigen Exsudats (Pyosalpinx*), evtl. mit Einblutung (Hämatosalpinx*); bei Chronifizierung weitere Ausbreitung (Adnexitis*); **Klin.:** bei akuter S. Fieber, Schmerzen im Unterbauch, peritoneale Reizerscheinungen, umschriebene Abwehrspannung; palpator. Portioschiebeschmerz, evtl. prallelast. druckdolente Resistenzen im Adnexbereich; labordiagn. Entzündungszeichen; bei chron. S. bindegewebige Organisation der Fibrinablagerungen u. Verklebungen, häufig mit regionalen Adhäsionen u. Verwachsungen (z. B. Tuboovarialzyste*), Fixierung der Tube u. Einschränkung der Uterusbeweglichkeit (Retroflexio uteri fixata); typ. Sympt. sind Dysmenorrhoe*, Algopareunie*, Schmerzen bei körperl. Betätigung u. Defäkation; **Ther.:** zunächst kons. mit Breitband-Antibiotika, ergänzend evtl. Glukokortikoide, Antiphlogistika u. hyperämisierende physik. Maßnahmen; evtl. Salpingektomie* (im entzündungsfreien Intervall nach ca. 8 Wo.); **Kompl.:** v. a. Oophoritis, Pelveoperitonitis, Douglas-Abszeß, Tuboovarialabszeß; **Progn.:** Sterilität* in 20 – 30 % der Fälle.

Salpingitis pro|fluens (↑) f: Salpingitis* mit zeitweiser, massiver Entleerung des in einer Saktosalpinx gestauten Sekrets über eine Ventilstenose des uterinen Eileitersegments in den Uterus.

Salpingitis tuberculosa (↑) f: v. a. hämatogene Inf. meist beider Eileiter mit Mycobacterium tuberculosis; Befall v. a. der Schleimhaut u. Übergang in Endometritis* tuberculosa; **Folgen:** häufig Sterilität* bzw. ektope Gravidität*. Vgl. Genitaltuberkulose.

Salpingo|graphie (↑; gr. graphein schreiben) f: s. Hysterosalpingographie.

Salpingo|lysis (↑; gr. lysis Lösung, Auflösung) f: (engl.) salpingolysis; op. Lösung von regionalen Verklebungen u. Verwachsungen des Eileiters (meist laparoskop.); **Ind.:** Behandlungsversuch bei tubar bzw. postinfektiös bedingter Sterilität*. Vgl. Tubenchirurgie, Adhäsiolyse.

Salpingo|neo|stomie (↑; lat. neo neu; gr. stoma Mund, Öffnung) f: syn. Salpingostomie, Salpingostomatoplastik; Tubenplastik, Eileiterplastik; mikrochir. od. laparoskop. Entf. eines verschlossenen Tubenendes (Saktosalpinx) u. Rekonstruktion eines neuen Fimbrientrichters durch evertierende (d. h. umkrempelnde) Nähte. Vgl. Fimbriolyse, Mikrochirurgie, Sterilitätsoperation, Tubenchirurgie.

Salping|oo|phor|ek|tomie (↑; gr. oon Ei; phorein tragen; ek- aus, heraus; tome Schnitt) f: (engl.) salpingo-oophorectomy; syn. Adnexektomie; op. Entf. eines Eileiters mit dem zugehörigen Eierstock; heute meist laparoskop. durchgeführt.

Salpingo|skopie (↑; gr. skopein sehen, schauen) f: laparoskop. Inspektion des ampullären Tubenanteils mittels Einführen eines dünnlumigen Endoskops in den Fimbrientrichter zur Beurteilung des Eifangmechanismus.

Salpingo|stomato|plastik (↑; gr. stoma Mund, Öffnung) f: syn. Salpingoneostomie*.

Salpingo|stomie (↑; ↑) f: syn. Salpingoneostomie*.

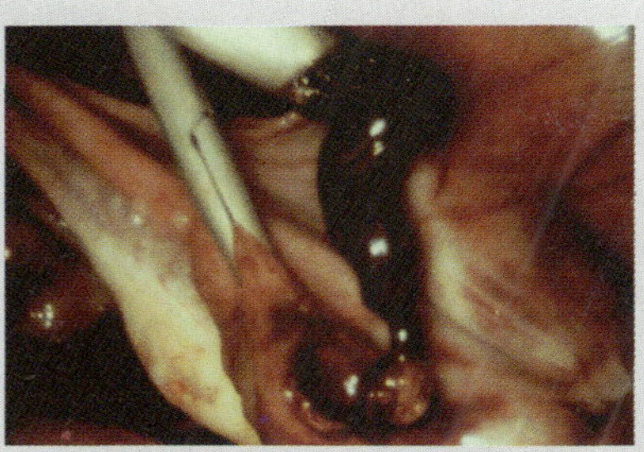

Salpingotomie:
organerhaltende Therapie bei Tubargravidität

Salpingo|tomie (↑; gr. tome Schnitt) f: (engl.) salpingotomy; Eröffnung des Eileiters (meist laparoskop.), z. B. bei Tubargravidität* (s. Abb.).

Salpinx (↑) f: **1.** Muttertrompete (Eileiter*, Tube), nur in Zusammensetzungen gebräuchl. (Salping-, -salpinx); **2.** Ohrtrompete (Tuba auditiva).

Salz|verlust|syn|drom, adreno|genitales n: s. Syndrom, adrenogenitales.

Samen: s. Sperma.

Samen|bank: (engl.) sperm bank; Einrichtung zur Durchführung der Sperma*-Konservierung.

Samen|erguß, vorzeitiger: Ejaculatio* praecox.

Samen|fäden: s. Spermien.

Samen|flüssigkeit: s. Sperma.

Samen|spender, anonymer: (engl.) sperm donor; s. Insemination.

Samen|weg|verschluß: (engl.) occlusion of the seminal duct; angeb., entzündl. (meist nach Epididymitis*) od. iatrogener (Sterilisation) Verschluß der Kanälchen im Nebenhoden od. des Samenleiters; Azoospermie* bei bds. Verschluß.

Sapphismus m: syn. lesbische Liebe*.

Sarcoma botryoides (gr. sarcoma Fleischgeschwulst) n: embryonales Rhabdomyosarkom, das durch traubenförmiges Wachstum gekennzeichnet ist; Lok. v. a. im Urogenitalbereich; **Vork.:** meist vor dem 6. Lj., gehäuft bei Jungen; bei Mädchen von der Zervix od. Vagina ausgehende juvenile Variante des malignen Müller*-Mischtumors mit frühzeitiger lympho- u. hämatogener Metastasierung; **Ther.:** neoadjuvante Chemotherapie: nach Diagnosesicherung durch Biopsie Chemotherapie, danach lokale Op. bzw. Strahlentherapie u. Fortsetzung der Chemotherapie*; **Progn.:** meist günstig.

Sarkom (↑) n: (engl.) sarcoma; von mesenchymalem Gewebe ausgehender maligner Tumor, der frühzeitig hämatogen metastasiert; eine sarkomatöse Entartung primär benigner mesenchymaler Tumoren (z. B. eines Myoma* uteri) ist möglich. Vgl. Tumoreinteilung.

Sattel|block: (engl.) saddle block; spez. Form der Spinalanästhesie*, bei der mittels spinaler Applikation eines hyperbar gelösten Lokalanästhetikums in sitzender Position nur die sakralen Spinalnerven (Segmente S_2-S_5) blockiert werden; Ausbreitungsgebiet sattelförmig; **Anw.:** bei chir. Eingriffen im Dammbereich. Vgl. Kaudalanästhesie.

Sattel|nase: (engl.) saddle nose; sattelförmig eingesunkene Nase; **Urs.:** meist Trauma, Inf. (konnatale Syphilis*) od. postop. entstanden.

Satyriasis f: s. Hypersexualität, Don-Juanismus.

Saug|glocke: (engl.) suction cup; s. Vakuumextraktion.

Saug|kürettage f: (engl.) suction curettage; syn. Vakuumkürettage; intermittierende Entleerung der Gebärmutterhöhle mittels elektr. Absauggerät (schonender als Kürettage*; s. Abb.); **Ind.:** Schwangerschaftsabbruch* bis Ende der 12. SSW, Blasenmole, zweizeitiger Abort. Vgl. Aspirationskürettage, Karman-Methode.

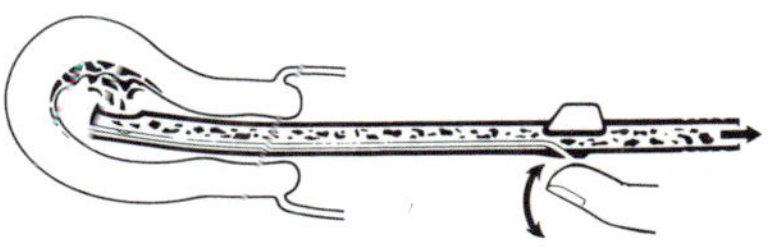

Saugkürettage

Saug|re|flex (lat. reflectere, reflexus zurückbiegen) m: s. Reflexe, frühkindliche.

Saug|schwäche: (engl.) sucking weakness; mangelhafte Ausbildung des Saugreflexes, z. B. bei Frühgeborenen, perinatal erworbener zerebraler Schädigung (z. B. intrakranielle Blutung, Kernikterus), Inf.; u. U. auch Folge einer Medikamenteneinnahme der stillenden Mutter.

s. c.: Abk. für **s**ub**c**utaneus (subkutan).

Scanzoni-Manöver (Friedrich W. F., Gyn., Gebh., Würzburg, Prag, 1821–1891) n: (engl.) Scanzoni's manœuvre; Zangenextraktion* mit zweimaligem Anlegen der Zange; dient zur Entw. einer hinteren Hinterhauptlage*. Vgl. Kindslage.

Schädel|durchmesser, bi|parietaler: s. Durchmesser, biparietaler; Kephalometrie, intrauterine; Kopfmaße.

Schädel|lage: syn. Kopflage; s. Kindslage.

Schädel|spalte: s. Kranioschisis.

Schaf|haut: s. Amnion.

Schaltenbrand-Re|flex (Georges Sch., Neurol., Würzburg, geb. 1897; lat. reflectere, reflexus zurückbiegen) m: s. Reflexe, frühkindliche.

Scham|bein: Os* pubis.

Scham|berg: Mons* pubis.

Scham|bogen|weite: (engl.) width of pubic arch; Winkel der unteren Schambogenäste, normalerweise ca. 90°; von Bedeutung in der gebh. Beckendiagnostik.

Scham|fuge: Symphysis pubica, Symphyse*.

Scham|gegend: Regio* pubica.

Scham|haare: (engl.) pubic hair; Pubes; Behaarung des Schambergs. Vgl. Pubarche.

Scham|lippen: große u. kleine Sch.; Labia* majora pudendi u. Labia* minora pudendi. Vgl. Genitale.

Scham|spalte: s. Rima pudendi.

Scham, weibliche: s. Genitale.

Schanker: (engl.) chancre; Geschwür bei Geschlechtskrankheiten*; **1.** harter Sch.: Primäraffekt bei Syphilis*; **2.** weicher Sch.: s. Ulcus molle.

Schaum|ovulum (lat. ovum Ei) n: (engl.) contraceptive foam; schaumbildende, Spermizide* enthaltende Arzneiform zur Einführung in die Vagina.

Schaum|test m: (engl.) Clements' test; s. Lungenreifediagnostik, pränatale.

Schauta-Amreich-Operation (Friedrich Sch., Gyn., Wien, 1849–1919) f: syn. Schauta*-Stoeckel-Operation.

Schauta-Stoeckel-Operation (↑; Walter St., Gyn., Berlin, 1871–1961) f: syn. Schauta-Amreich-Operation; früher gebräuchl. vaginale Radikalexstirpation des Uterus bei Zervixkarzinom*; heute durch die Möglichkeit der zusätzl. laparoskop. Lymphadenektomie* der pelvinen u. paraaortalen Lymphknoten wieder häufiger durchgeführt.

Scheide: Vagina*.

Scheiden|abstrich: s. Vaginalsmear.

Scheiden|bakterien f pl: s. Scheidenflora.

Scheiden-Damm-Becken|boden-Schnitt: s. Schuchardt-Schnitt.

Scheiden|damm|riß: s. Dammriß.

Scheiden|damm|schnitt: s. Episiotomie.

Scheiden|dia|phragma (gr. diaphragma Scheidewand) n: (engl.) vaginal diaphragm; syn. Mensinga-Pessar, Scheidenpessar; wiederverwendbares mechan. Mittel zur Kontrazeption*; besteht aus einem Gummidiaphragma mit flexiblem Außenring (s. Abb.); Anw. meist in Komb. mit einem spermiziden Gel (s. Spermizide); keine NW bekannt; rel. zuverlässig (Pearl-Index: 2–4). Vgl. Okklusivpessar.

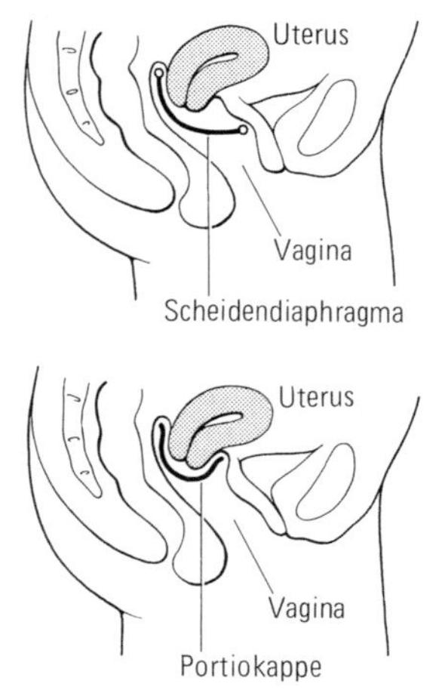

Scheidendiaphragma (oben) u. Okklusivpessar (unten) in situ

Scheiden|eingang: Introitus; Ostium* vaginae; s. Vagina.

Scheiden|entzündung: s. Kolpitis.

Scheiden|flora (lat. Flora römische Blumengöttin) f: (engl.) vaginal flora; weitgehend vom hormonell gesteuerten Glykogengehalt des Scheidenepithels abhängige natürl. mikrobielle Besiedlung der Vagina*; bis zur Pubertät überwiegen Staphylo- u. Streptokokken (alkal. Milieu), mit Pubertätsbeginn bis in die Postmenopause (bei saurem Milieu u. Glykogenablagerung auf der Vaginaloberfläche) v. a. Lactobacillus acidophilus (s. Lactobacillus) als sog. Schutzkeim (zum Selbstreinigungsmechanismus der Scheide s. Abb.). Daneben sind apathogene (Staphylococcus epidermis u. a. Staphylokokken, Korynebakterien), fragl. pathogene (Streptococcus viridans, nichthämolysierende u. mikroaerophile Streptokokken) sowie fakultativ-pathogene Mikroorganismen (Enterokokken, Escherichia coli, Proteus, Bacteroides) mit versch. Häufigkeit nachweisbar. Vgl. Reinheitsgrade, Döderlein-Bakterien.

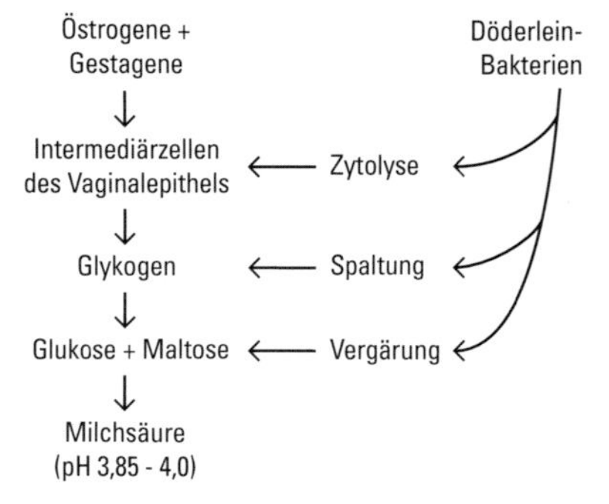

Scheidenflora:
Selbstreinigungsmechanismus der Vagina

Scheiden|gewölbe: Fornix* vaginae.

Scheiden|karzinom (gr. karkinos Krebs) n: syn. Vaginalkarzinom*.

Scheiden|krampf: s. Vaginismus.

Scheiden|pessar (gr. pessos ovales Steinchen, Stöpsel) n: syn. Scheidendiaphragma*.

Scheiden|plastik f: (engl.) vaginoplasty; plast. Op. mit Raffung des Blasenbodens zur Hebung des Blasenhalses (vordere Sch.) u. Raffung der Beckenbodenmuskulatur zur Verstärkung des Damms (hintere Sch.) bei Descensus* uteri et vaginae, Prolapsus* uteri et vaginae u. Harninkontinenz*.

Scheiden|riß: Zerreißung der Scheidenhaut beim Geburtsvorgang, durch Koitus* od. bei Abtreibung. Vgl. Kohabitationsverletzungen, Kolporrhexis.

Scheiden|schleim|haut: s. Vaginalepithel.

Scheiden|schnitt: s. Episiotomie, Kolpotomie.

Scheiden|senkung: (engl.) falling of the vagina; Tiefertreten der Scheide, meist in Komb. mit Gebärmuttersenkung; s. Descensus uteri et vaginae.

Scheiden|spekulum (lat. speculum Handspiegel) n: s. Spekulum.

Scheiden|spülung: (engl.) vaginal douche; Spülung der Vagina zu therap. Zwecken, z. B. vor Durchführung aszendierender diagn. Verfahren (z. B. Chromopertubation*) od. als Mittel der Kontrazeption* unmittelbar nach dem Geschlechtsverkehr* (**cave:** wenig wirksam; Pearl-Index: ca. 30).

Scheiden|vorfall: (engl.) vaginal prolapse; Prolapsus vaginae; Austritt der Scheide vor die Vulva; meist verbunden mit Aussackung der Blase (Zystozele*) od. des Mastdarms (Rektozele*); s. Prolapsus uteri et vaginae.

Scheiden|vorhof: s. Vestibulum vaginae.

Scheiden|zäpfchen: s. Vaginalsuppositorien.

Schein|a|menor|rhoe (gr. a- un-, -los; men, menos Monat; rhoe Fluß) f: s. Youssef-Syndrom

Schein|schwangerschaft: (engl.) pseudocyesis; auch Pseudogravidität, Graviditas imaginata, Graviditas nervosa, Pseudokyesis, (frz.) grossesse nerveuse; Bez. für eingebildete SS; Wunschneurose mit schwangerschaftsähnl. Sympt. (Ausbleiben der Menstruation, Auftreibung des Leibes).

Scheitel|bein|einstellung: (engl.) obliquity; Vorder- u. Hinterscheitelbeineinstellung*. Vgl. Asynklitismus, Naegele-Obliquität, Litzmann-Obliquität.

Scheitel|lage: (engl.) vertex presentation; (gebh.) Haltungsanomalie; führender Teil ist die Scheitelgegend; indifferente Kopfhaltung zw. Flexion u. Deflexion, bes. bei Akrozephalie. Vgl. Kindslage.

Scheitel|steiß|länge: Abk. SSL; s. Fetometrie.

Schiller-Iod|probe (Walter Sch., Gyn., Pathol., Wien, Chicago, 1887–1960; gr. iodes vielfarbig): (engl.) Schiller's iodine test; Meth. zum Nachw. u. zur Lok. verdächtiger Epithelbezirke im Bereich der Portio vaginalis durch Betupfen mit 3–5%iger Lugol*-Lösung; ermöglicht die Unterscheidung von normalem glykogenhaltigem Plattenepithel (tiefbraune Färbung, iodpositiv) u. glykogenarmem bzw. -freiem, nicht ausgereiftem Epithel (hellbraun bis ockerfarben, iodnegativ); **Anw.:** meist in Ergänzung zur Kolposkopie* sowie zur Vorbereitung einer gezielten Probeexzision* u. Konisation*.

Schimmelbusch-Krankheit (Curt Sch., Chir., Berlin, 1860–1895): (engl.) Schimmelbusch's disease; Adenosis Schimmelbusch, sog. sklerosierende Adenose; Sonderform der Mastopathie*.

Schleim|pfropf: (engl.) mucus plug; (gyn.) aus Zervixschleim* bestehender Verschluß des Zervikalkanals.

Schlingen|operation f: (engl.) sling procedure; Op. zur Beseitigung einer Harninkontinenz* der Frau durch Rückverlagerung der Blasenhalsregion in eine intraabdominale Position mit einem Faszienstreifen od. alloplast. Material; **Kompl.:** obstruktive Miktionsbeschwerden u. Dranginkontinenz* inf. Überkorrektur.

Schluck|re|flex (lat. reflectere, reflexus zurückbiegen) m: s. Reflexe, frühkindliche.

Schlupf|warze: syn. Hohlwarze*.

Schmier|blutung: (engl.) spotting; schwache genitale Blutung bei der Frau; **Urs.:** bei zykl. Auftreten häufig org. Veränderungen am Genitale (Myoma* uteri, Korpuspolyp* u. a.), auch Störungen der Blutgerinnung; prä- u. postmenstruelle Sch. u. eine Ovulationsblutung* sind meist endokrin bedingt (z. B. Corpus*-luteum-Insuffizienz, Östrogenmangel). Vom Menstruationszyklus* unabhängige Sch. treten oft in Zus. mit einer gestörten SS (drohender Abort, ektope Gravidität*) sowie bei bösartigen Veränderungen am Genitale (Karzinom) auf. Als mechan. Urs. kommen z. B. Intrauterinpessar* u. Kohabitationstraumen (Kontaktblutung*) in Betracht. Bei hormonaler Kontrazeption* treten Sch. insbes. zu Beginn der Hormonzufuhr auf.

Schnell|entbindung, medikamentöse: (engl.) induced delivery; (frz.) perfusion toulousaine; umstrittene gebh. Meth. zur beschleunigten Entspannung u. Erweiterung der Zervix in der Eröffnungsperiode durch ein i. v. injiziertes Narkotikum, wobei die Wehentätigkeit durch eine Infusion von Oxytocin* reguliert wird. Der MM ist in kurzer Zeit so erschlafft, daß er mit den Fingern leicht auf Vollständigkeit gedehnt u. die Geburt z. B. mit Hilfe der Vakuumextraktion* schnell beendet werden kann.

Schnell|schnitt|dia|gnostik f: (engl.) rapid section diagnostics; histol. Untersuchung von Gewebeproben unmittelbar nach Entnahme noch während einer Op.; das op. Vorgehen wird vom histol. Befund abhängig gemacht u. nicht von der unsicheren makroskop. Beurteilung, von Bedeutung z. B. bei Op. des Endometriumkarzinoms (Proliferationstiefe) und Mammakarzinoms.

Schnitt|entbindung: (engl.) caesarean section; abdominale Sch., Sectio caesarea, Kaiserschnitt; op. Beendigung der SS od. der Geburt unter chir. Eröffnung des Uterus bei hohem mütterl. u. kindl. Risiko; wird in Inhalationsnarkose od. mit Periduralanästhesie* in leichter Linkslagerung (Vermeidung eines Vena*-cava-inferior-Syndroms) ausgeführt; **Formen: 1.** primäre Sch.: vor Geburtsbeginn.; Ind.: z. B. absolutes Mißverhältnis*, Placenta* praevia, vorzeitige Plazentalösung*, Risikoschwangerschaft* mit erhebl. fetaler Gefährdung, Zustand nach Hysterotomie (frühere Sch.), Querlage*; **2.** sekundäre Sch.: unter der Geburt notwendig werdende Sch., z. B. bei Fetal* distress, rel. Mißverhältnis, protrahiertem Geburtsverlauf, drohender Uterusruptur*; **op. Verf.: 1.** intraperitoneale suprazervikale Sch. meist mit Uteruseröffnung durch bogenförmigen Querschnitt im unteren Uterinsegment od. (als sog. klassische Sch.) durch Längsschnitt (erhöhte Rupturgefahr bei erneuter Gravidität); **2.** extraperitoneale (abdominale) Sch.: Eröffnung des unteren Uterinsegments nach Ablösung vom Peritoneum; **3.** Sch. nach Porro: Uteruseröffnung mittels Längsschnitt, Entw. des Kindes, supravaginale Uterusamputation unter Belassung der Plazenta (z. B. bei Uterusruptur). Eine Sch. kann bei erneuter SS ggf. wiederholt (Resectio) und u. U. mit einer Sterilisation* kombiniert werden. Ein Schwangerschaftsabbruch* unter Anw. von Verf. der abdominalen Sch. wird nur noch selten durchgeführt. Ein durch Sch. entwickeltes Kind gilt als Risikoneugeborenes*. Vgl. Sektiosyndrom.

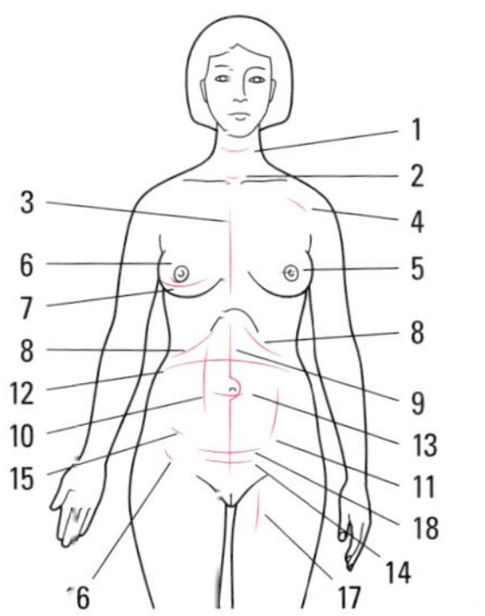

Schnittführung:
Bezeichnung verschiedener Hautschnitte und Anwendungsbeispiele; 1: Kocher-Kragenschnitt (Struma); 2: Mediastinoskopie; 3: Sternotomie (Herz); 4: Zugang zu A. u. V. subclavia (Bypass); 5: Transmamillarschnitt (Gynäkomastie); 6: Mamillenrandschnitt; 7: Thorakotomie; 8: Rippenbogenrandschnitt; 9: Ober- u. Unterbauchmedianschnitt; 10: Transrektalschnitt; 11: Pararektalschnitt; 12: Oberbauchquerschnitt; 13: subumbilikaler Querschnitt (Nabelhernie); 14: suprapubischer Querschnitt (Pfannenstiel-Querschnitt); 15: Unterbauchschrägschnitt (Appendektomie); 16: suprainguinaler Schnitt (Leistenhernie); 17: inguinaler Längsschnitt (Bypass); 18: interiliakaler Schnitt (nach Morley bzw. Maylard)

Schnitt|führung: (engl.) type of incision; Verl. von Schnitten zur Durchtrennung von Haut u. Geweben bei op. Eingriffen (s. Abb.); die gewählte Sch. sollte eine optimale Freilegung des Operationsgebiets u. evtl. eine intraop. Erweiterungsmöglichkeit bieten u. der Hautschnitt entlang der Hautspaltlinien (Langer-Linien) verlaufen, um nach Abheilung ein kosmet. möglichst günstiges Ergebnis zu erzielen. Vgl. Episiotomie, Radiärschnitt.

Schnür|furchen: s. Stränge, amniotische.

Schock, bakteriẹller: auch infektiös-toxischer Schock; s. Schock, septisch-toxischer.

Schock|in|dex (lat. indicare anzeigen) m: (engl.) shock index; Quotient aus Pulsfrequenz u. systol. Blutdruck zur Abschätzung des Volumendefizits im Schock (s. Tab.). **Cave:** ein Wert 1 schließt einen hämorrhag. Schock nicht aus.

Schockindex

Wert	Bewertung	Bedeutung
0,5	normal	Blutverlust unter 10 %
1	drohender Schock	Blutverlust unter 20 – 30 %
1,5	manifester Schock	Blutverlust über 30 – 50 %

Schock, sẹptisch-tọxischer: (engl.) septic shock; syn. infektiös-toxischer Schock, bakterieller Schock; durch (bakterielle) Endo- od. Ektotoxine ausgelöster Schock; **Vork.:** in 20–25 % der Bakteriämien mit gramneg. Err., bei weniger als 5 % der Bakteriämien mit grampos. Err., wobei Erregerspektrum u. prädisponierende Faktoren denen bei Sepsis weitgehend entspr.; **Verl.:** häufig hyperzirkulator. (hyperdynames) Anfangsstadium mit gesteigertem Herzminutenvolumen, Tachykardie, erniedrigtem peripherem Gefäßwiderstand, zunächst normalem, später erniedrigtem art. Blutdruck, Hyperventilation, beginnender respirator. Insuffizienz, gefolgt vom hypozirkulator. Spätstadium mit erniedrigtem Herzminutenvolumen, hohem peripherem Gefäßwiderstand, niedrigem art. Blutdruck, Verbrauchskoagulopathie*, akutem Nierenversagen, Schocklunge; **Klin.:** Schock, zusätzl. Zeichen einer Allgemeininfektion mit meist hohem Fieber od. Schüttelfrost; **Ther.:** neben der Schockbehandlung gezielte Antibiotikatherapie (u. Heparinisierung), evtl. chir. Sanierung des Sepsisherds. Vgl. Schocksyndrom, toxisches.

Schock|syn|drom, tọxisches n: (engl.) toxic shock syndrome (Abk. TSS); auch Syndrom des toxischen Schocks; Syndrom mit hohem Fieber, Haut- u. Schleimhautsymptomen (Konjunktivitis, scarlatiniformes Exanthem, später palmoplantare Desquamation), hypovoläm. Schock, u. U. mit Diarrhoe u. Erbrechen, Bewußtseinstrübung, Leber- u. Niereninsuffizienz; erstmals 1978 in den USA bei jungen Frauen in Zus. mit der Anw. von Tampons aus synthet. Material (sog. Tamponkrankheit) beobachtet; Vork. bei beiden Geschlechtern, häufig nach Staphylokokkeninfektionen; **Urs.:** vermutlich Toxine v. a. von Staphylococcus aureus (Enterotoxin F, Exotoxin C); **cave:** schwere Verläufe u. Todesfälle sind beschrieben; **Ther.:** Schockbehandlung, Antibiotika. Vgl. Schock, septisch-toxischer.

Schokoladen|zyste (gr. kystis Blase) f: syn. Teerzyste*; auch Endometriosezyste, Ovarialzyste.

Schräg|lage: (engl.) transverse lie; Form der Querlage*. Vgl. Kindslage.

Schrei|gesicht, schiefes: s. Crying-face-Syndrom.

Schreit|phänomen n: s. Reflexe, frühkindliche.

Schröder-Zeichen (Karl L. Sch., Gyn., Berlin, 1838–1887): (engl.) Schröder's sign; Zeichen der Plazentalösung*; Hochsteigen des Fundus uteri über den Nabel hinaus (meist rechts), wobei der Fundus schmal u. kantig wird.

Schrot|kugel|brust: (engl.) shotty breast; Bez. für eine meist beidseitige Mastopathie* mit ausgeprägten zyst.-knotigen Verhärtungen.

Schuchardt-Schnitt (Karl A. Sch., Chir., Stettin, Breslau, 1856–1901): (engl.) Schuchardt's incision; syn. Dührssen-Schuchardt-Schnitt; Scheiden-Damm-Beckenboden-Schnitt (s. Abb.) als Hilfsschnitt bei erweiterter Hysterektomie (Schauta*-Stoeckel-Operation). Vgl. Episiotomie.

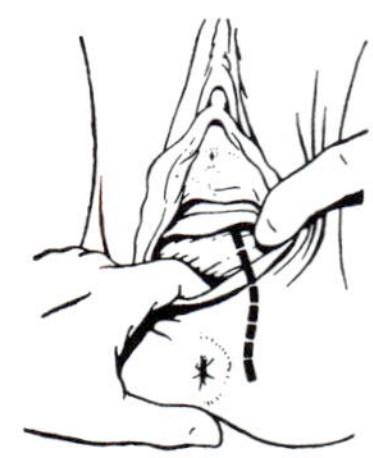

Schuchardt-Schnitt

Schüttel|test: (engl.) Clements' test; s. Lungenreifediagnostik, pränatale.

Schulter|dys|tokie (gr. dys- Miß-, Un-; tọkos Geburt) f: (engl.) shoulder dystocia; gestörter Geburtsverlauf, bei dem nach Geburt des kindl. Kopfes die vordere Schulter über der Symphyse hängen bleibt. **Urs.:** häufig sog. Riesenkind*.

Schulter|lage: (engl.) shoulder presentation; Form der Querlage*.

Schultzsches Gerät (G. K. F. Sch., Gyn., Greifswald, 1896–1945): Gerät, das an der Portio fixiert wird u. den Zervikalkanal mittels Konus abdichtet; wird zur Instillation von Kontrastmittel (z. B. zur Hysterosalpingographie*) od. Farbstofflösung (z. B. Chromopertubation*) angewendet.

Schultze-Mọdus (Bernhard S. Sch., Gyn., Jena, 1827–1919) m: (engl.) Schultze's mechanism; Ablösung der Plazenta in ihrer Mitte (s. Abb.); Austritt becherartig mit der fetalen Seite voran; häufigere Form der Plazentalösung* als der Duncan*-Modus.

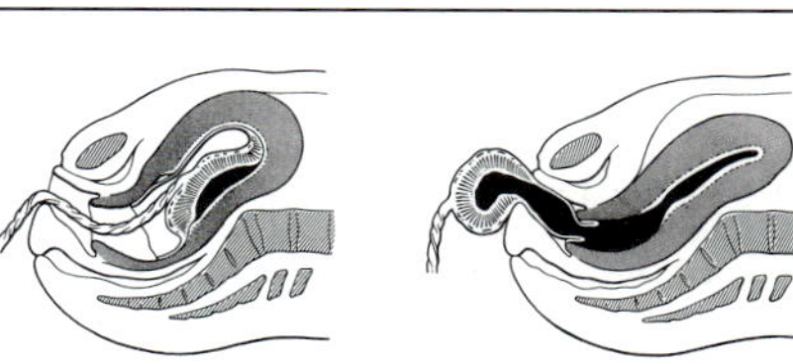

Schultze-Modus

Schutz|frist: im Mutterschutzgesetz* festgelegte Frist für Beschäftigungsverbote berufstätiger Frauen vor u. nach der Entbindung*; beträgt 6 Wo. vor der Entbindung bis 8 Wo. nach der Entbindung (bei Früh- u. Mehrlingsgeburten 12 Wo.). Schwangere können in den letzten 6 Wo. vor der Entbindung beschäftigt werden, wenn sie sich zur Arbeitsleistung ausdrückl. bereit erklärt haben; diese Erklärung kann jederzeit widerrufen werden. Das Beschäftigungsverbot nach der Entbindung gilt ohne Ausnahmen.

Schwangeren|gymnastik f: (engl.) prenatal exercises; spez. gymnast. Übungen in der SS zur Geburtsvorbereitung (u. a. nach Lamaze u. Read; s. Read-Verfahren), i. d. R. ab dem 6. Schwangerschaftsmonat; z. B. schonendes Kreislauftraining, Beckenbodengymnastik, Preß- u. Entspannungsübungen mit Erlernen der Atemtechnik zur Unterstützung der Wehen, Schwimmen.

Schwangeren|vorsorge: (engl.) prenatal care; Beratung der Schwangeren u. Überwachung der SS durch Arzt u. Hebamme mit dem Ziel, Abweichungen vom normalen Schwangerschaftsverlauf (vgl. Risikoschwangerschaft) früh zu erkennen u. Dauerschäden während od. nach der SS vorzubeugen. Vgl. Mutterschaftsrichtlinien, Mutterschutzgesetz.

Schwangerschaft: (engl.) pregnancy; Graviditas, Gravidität; Abk. SS; Zustand der Frau von der Konzeption bis zur Geburt* mit best. Veränderungen von Uterusschleimhaut u. Ovarium* in der Frühschwangerschaft (s. Abb.). Vgl. Menstruationszyklus.

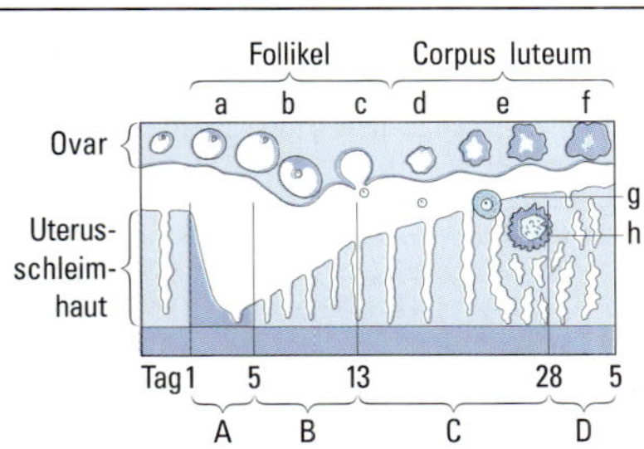

Schwangerschaft:
Veränderungen der Uterusschleimhaut und des Ovars bei Eintritt einer Schwangerschaft; a: wachsend; b: sprungreif; c: gesprungen; d: Bildung; e: Blütestadium; f: Corpus luteum graviditatis; g: Verschlußpfropf; h: Keimling
A: Desquamation; B: Proliferation; C: Sekretion; D: Schwangerschaft

Schwangerschaft, eingebildete: s. Scheinschwangerschaft.

Schwangerschaft, ek|topische: s. Gravidität, ektope.

Schwangerschaft, inter|stitielle: syn. interstitielle Tubargravidität; seltene Form der Eileiterschwangerschaft mit Einbettung der befruchteten Eizelle in den Abschnitt der Tube, der in der Uteruswand verläuft.; **Diagn.:** Ultraschall, HCG-Bestimmung, Laparoskopie*; **Ther.:** Exzision nach Laparotomie (laparoskop. Ther. oft erschwert); alternativ: laparoskop. Inj. von Methotrexat. Vgl. Tubargravidität.

Schwangerschafts|abbruch: (engl.) induced abortion, termination of pregnancy; Abtreibung; absichtl. herbeigeführte Beendigung einer SS vor Erreichen der extrauterinen Lebensfähigkeit von Embryo od. Fetus; **Meth.:** **1. instrumentell:** Dilatation des Gebärmutterhalskanals, anschl. Saugkürettage*, Kürettage* od. Komb. der beiden Verf.; **2. pharmak.:** zur Wehenerzeugung mit Spontanausstoßung der Frucht; Anw. v. a. von Prostaglandinen* (je nach Schwangerschaftsalter intravaginale, intrazervikale, retroamniale od. intraamniale Applikation).

Rechtslage: In der Bundesrepublik Deutschland gilt seit dem 1.10.1995 ein neues Abtreibungsstrafrecht. Die Neuregelung durch das „Schwangeren- und Familienhilfeänderungsgesetz" vom 21.8.1995 (BGBl. I S. 1050) folgt grundsätzl. den Vorgaben des bundesverfassungsgerichtl. Urteils vom 28.6.1993 u. stellt eine Komb. aus Indikationslösung* u. Fristenlösung* mit Beratungspflicht dar. Der Sch. ist danach (mit Ausnahme nidationshemmender Handlungen) grundsätzl. gemäß § 218 StGB strafbar; er kann jedoch nach § 218a StGB durch einen Arzt rechtmäßig bzw. straffrei vorgenommen werden: **1.** bei sozialmed. Ind. (§ 218 a Abs. 2 StGB), d. h. wenn eine Gefahr für das Leben od. die Gefahr einer schwerwiegenden Beeinträchtigung des körperl. od. seel. Gesundheitszustands der Schwangeren gegeben ist u. deren Einwilligung sowie eine schriftl. Indikationsstellung durch einen anderen Arzt vorliegen; eine zeitl. Einschränkung für die Zulässigkeit des Abbruchs besteht nicht. Die frühere embryopath. Ind. (bei Vorliegen einer schweren Fehlbildung od. ähnl. Erkr. des Embryos) ist als solche entfallen; ihr bislang zuzuordnende Fälle können jedoch unter die sozialmed. Ind. fallen; **2.** bei sexuellem Mißbrauch* von Kindern (unter 14 Jahren), Vergewaltigung, sexueller Nötigung u. sexuellem Mißbrauch Widerstandsunfähiger kommt die kriminolog. Ind. (als sog. Unterindikation der sozialmed. Indikation) zur Anw. (§ 218 a Abs. 3 StGB), für die eine Frist von 12 Wo. seit der Empfängnis gilt; **3.** der sog. beratene Sch. (§ 218 a Abs. 1 StGB) verwirklicht den Tatbestand des § 218 StGB nicht (ohne deshalb allerdings wie die Indikationsfälle als rechtmäßig zu gelten), wenn die Leibesfrucht nicht älter als 12 Wo. ist, die Schwangere den Abbruch verlangt u. eine mind. drei Tage zurückliegende Beratung gemäß § 219 StGB seitens einer anerkannten Beratungsstelle durch Vorlage einer Bescheinigung nachweisen kann. Die Teilnahme am Sch. ist dem Arzt freigestellt; vor der Durchführung des Sch. treffen ihn nach § 218 c StGB best. strafbewehrte Pflichten (u. a. zur med. Beratung u. Untersuchung der Schwangeren). Anders als in den Indikationsfällen besteht bei einem Sch. nach § 218 a Abs. 1 StGB eine Leistungspflicht der gesetzl. Krankenversicherung nur unter best. Voraussetzungen, die zudem weder die Abbruchvornahme noch die Nachbehandlung umfaßt (§ 24 b SGB V); für Schwangere mit geringem Einkommen tritt insoweit jedoch die Sozialhilfe ein (mit Abwicklung über die Krankenkassen).

Schwangerschafts|an|ämie (gr. a- ohne, nicht; haima Blut) f: (engl.) anaemia of pregnancy; multifaktorielle Anämie* während der zweiten Hälfte der SS, bedingt durch Hydrämie, Eisen- bzw. Folsäuremangel. Vgl. Eisenmangelanämie.

Schwangerschafts|dauer: (engl.) gestation, duration of pregnancy; Tragezeit; **1.** post conceptionem (Abk. p. c.): tatsächl. od. echte Sch.; Zeit von der Konzeption bis zum Geburtstermin: 263–273 Tage (durchschnittl. 266 Tage (entspr. 38 Wo. od. 9 1/2 Lunarmonaten*); **2.** post menstruationem (Abk. p. m.): Zeit vom ersten Tag der letzten Regel bis zum Tag der Geburt, etwa 280 Tage (entspr. 40 Wo. od. 10 Lunarmonaten); **Abweichungen: 1.** zu kurze Sch.: Abort* bzw. Frühgeburt*; **2.** zu lange Sch.: Übertragung*. Vgl. Tragezeitgutachten, Naegele-Regel.

Schwangerschafts|de|pression (lat. deprimere, depressus niederdrücken, herabziehen) f: (engl.) depression of pregnancy; während einer SS auftretende, meist reaktive od. psychot. Depression*. Vgl. Schwangerschaftspsychose.

Schwangerschafts|dermatosen (gr. derma Haut) f pl: (engl.) dermatoses of pregnancy; durch die SS bedingte Hautveränderungen wie Schwangerschaftspigmentierung*, Hypertrichose* u. Gefäßveränderungen (Palmarerythem, Naevus* araneus, Varikose), i. e. S. Pruritus* gravidarum, Herpes* gestationis, Impetigo* herpetiformis, Autoimmunprogesterondermatitis in der SS, PUPPP*, papulöse Schwangerschaftsdermatose*; daneben Verschlechterung bestehender Hauterkrankungen (z. B. Lupus erythematodes).

Schwangerschafts|dermatose, papulöse (↑) f: (engl.) papulous dermatosis of pregnancy; Auftreten jeweils weniger, stark juckender, nach einigen Tagen wieder abheilender Papeln am ganzen Integument während der gesamten Dauer der SS; spontanes Abklingen nach der Entbindung; **Ätiol.:** nicht geklärt, möglicherweise unbekanntes Plazentaantigen; evtl. Sonderform der Prurigo* simplex subacuta; verbunden mit hohem Abortrisiko.

Schwangerschafts|dia|betes (gr. diabainein hindurchgehen) m: (engl.) gestational diabetes; syn. Gestationsdiabetes; Diabetes* mellitus, der erstmals während einer SS (meist im zweiten Trimenon) auftritt; Häufigkeit zw. 1 u. 2 % aller SS; erhöhtes Risiko bei übergewichtigen Pat. u. familiär gehäuft auftretendem Diabetes mellitus; **Ther.:** zunächst diätet., evtl. Insulin, häufige Blutzuckerkontrollen; **Behandlungsziel:** Blutzuckerkonzentration präprandial 90 mg/dl, postprandial 140 mg/dl (Mittelwert 100 mg/dl) u. HbA_{1C} 7 %. **Cave:** je fortgeschrittener der Diabetes mellitus u. je schlechter die Stoffwechseleinstellung der Mutter, desto geringer die fetale Überlebenserwartung; **DD:** physiol. Schwangerschaftsglukosurie. Vgl. Embryofetopathia diabetica.

Schwangerschafts|dia|gnose f: s. Schwangerschaftstests, Schwangerschaftszeichen.

Schwangerschafts|erbrechen: s. Emesis gravidarum, Hyperemesis gravidarum.

Schwangerschafts|erkrankung, hyper|tensive: s. Gestose, Gestationshypertonie.

Schwangerschafts|gelbsucht: s. Icterus gravidarum.

Schwangerschafts|gingivitis (lat. gingiva Zahnfleisch) f: s. Gingivitis gravidarum.

Schwangerschafts|glu|kos|urie (gr. glykos süß; ouron Harn) f: (engl.) glycosuria of pregnancy; s. Glukosurie, renale.

Schwangerschafts|gymnastik f: s. Schwangerengymnastik.

Schwangerschafts|hyper|tonie (gr. hyper über, oberhalb; tonos Spannung) f: s. Gestose, Gestationshypertonie.

Schwangerschafts|ikterus (gr. ikteros Gelbsucht) m: s. Icterus gravidarum.

Schwangerschafts|nachweis: s. Schwangerschaftstests, Schwangerschaftszeichen.

Schwangerschafts|pigmentierung: (engl.) chloasma gravidarum; Melaninablagerung im Gesicht, an Brustwarzen, Linea alba, Vulva u. Anus während der SS. Vgl. Chloasma, Striae gravidarum, Schwangerschaftsdermatosen.

Schwangerschafts|proteine (gr. protos erster, wichtigster) n pl: (engl.) gestational proteins; ausschl. od. vorwiegend während einer SS im mütterl. Organismus (z. B. PAG*) od. in der Plazenta (z. B. SP*-1, SHBG*, SP*-3) gebildete Proteine. Vgl. Plazentaproteine.

Schwangerschaftsprotein|urie (↑; gr. ouron Harn) f: (engl.) pregnancy kidney; deutl. Proteinurie in der SS. Vgl. Gestose.

Schwangerschafts|psychose f: (engl.) psychosis of pregnancy; syn. Gestationspsychose; Psychose, die während der SS auftritt; **Vork.:** selten, u. U. langer Verlauf u. zweifelhafte Progn.; psychot. Störungen treten i. a. häufiger nach Entbindung auf (vgl. Wochenbettpsychose), da eine SS (bes. im 2. Trimenon) psych. eher stabilisierend zu wirken scheint; **Ther.:** je nach Krankheitsbild Neuroleptika bzw. Antidepressiva unter Beachtung von Kontraind. (diaplazentare Passage!). Vgl. Schwangerschaftsdepression.

Schwangerschafts|pyelo|nephritis (gr. pyelos Becken; nephros Niere) f: s. Pyelonephritis gravidarum.

Schwangerschafts|streifen: Striae* gravidarum.

Schwangerschafts|tests m pl: (engl.) pregnancy tests; immun. Verf. zum Nachw. einer SS (Antigen*-Antikörper-Reaktionen); Zuverlässigkeit >95 %; **1. Hämagglutination-Hemmtest:** Prinzip: im Harn von schwangeren Frauen enthaltenes HCG* wird von Anti-HCG (enthalten in einem durch Sensibilisierung von Kaninchen gegenüber menschl. HCG gewonnenen Antiserum) gebunden. Daher erfolgt anschl. keine Ag-Ak-Reaktion mit zugefügten HCG-beladenen Hammelerythrozyten; sie sinken im Röhrchen zu Boden u. bilden einen scharf begrenzten, dunklen Ring (pos. Ergebnis, frühestens ca. 10–14 Tage nach Ausbleiben der Menstruation*). Bei Untersuchung HCG-freien Urins reagiert das Anti-HCG mit den später zugefügten Erythrozyten, die länger in Suspension bleiben u. später als homogener Bodensatz sedimentieren (Ergebnis neg.); **2. Latexagglutination-Hemmtest:** beruht auf dem gleichen Prinzip, es werden jedoch anstelle von Erythrozyten HCG-beladene Latexpartikel verwendet. Erfolgt keine Reaktion, so bleibt der Reaktionsansatz trübe (pos.); bei HCG-freiem Urin agglutiniert das noch vorhandene Anti-HCG mit den Latexpartikeln (neg.). **3. radioimmun. Nachw.** von Beta-HCG (bereits vor Ausbleiben der Menstruation pos.), auch mit monoklonalen Antikörpern.

Schwangerschafts|toxikose (gr. toxon Pfeilgift) f: nicht mehr gebräuchl. Bez. für schwangerschaftsinduzierte Hypertonie; s. Gestose.

Schwangerschafts|unterbrechung: s. Schwangerschaftsabbruch.

Schwangerschafts|varizen (lat. varix Krampfader) f pl: (engl.) varicose veins of pregnancy; Auftreten einer Varikose in der SS (die bei weitem am häufigsten vorkommende Gefäßerkrankung); **Urs.:** z. B. hormonelle Einflüsse, Kompression der Beckenvenen durch den an Größe zunehmenden Uterus, Zunahme des Blutvolumens. Vgl. Vena-cava-inferior-Syndrom.

Schwangerschafts|verhütung: s. Kontrazeption, Interzeption.

Schwangerschafts|wehen: (engl.) painless contractions; während der gesamten SS auftretende schmerzlose Kontraktionen; **physiol. Sch.** sind ab der 20. SSW Alvarez-Wellen (lokale Kontraktionen mit niedriger Amplitude u. hoher Frequenz) u. Braxton-Hicks-Kontraktionen (bis zu drei Kontraktionen pro Std.; s. Abb.). Vgl. Wehen.

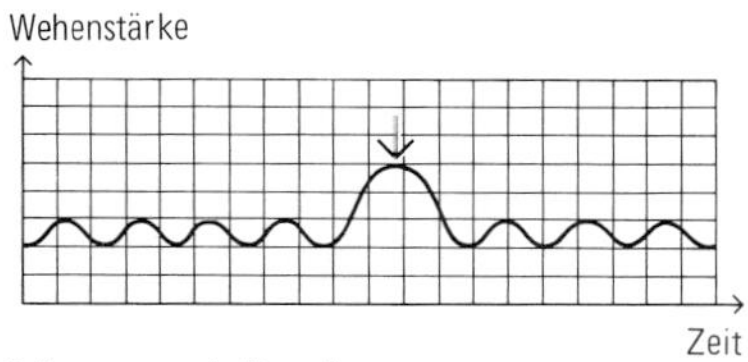

Schwangerschaftswehen: externes Tokogramm mit Alvarez-Wellen und einer Braxton-Hicks-Kontraktion (Pfeil)

Schwangerschafts|zeichen: (engl.) pregnancy signs; **1. sichere Sch.: a)** kindl. Herztöne; **b)** sichere Wahrnehmung der Kindsbewegungen; **c)** sicheres Fühlen von Kindsteilen; **d)** Nachw. des Embryos mittels Ultraschalldiagnostik* ab der 6. SSW; **e)** Nachw. von HCG* im Schwangerenurin (s. Schwangerschaftstests); **2. wahrsch. Sch.: a)** livide Verfärbung des Introitus u. der Vagina; **b)** Aufrauhung u. Auflockerung der Vagina (wird weiter u. dehnbarer); **c)** Vergrößerung des Corpus uteri (s. Fundusstand); **d)** Auflockerung des Corpus; **e)** sog. Schwangerschaftswehen*; **f)** Piskaček*-Ausladung; **g)** Hegar*-Zeichen; **h)** Gauss*-Zeichen; **i)** Pschyrembel*-Zeichen; **j)** Osiander*-Zeichen; **k)** Schwellung der Brüste; **l)** Bildung von Kolostrum*; **3. unsichere Sch.:** Zunahme des Leibesumfangs, Striae* gravidarum, Schwangerschaftspigmentierung*, Erbrechen, Pollakisurie, Kollapsneigung, nervöse Störungen.

Schwarzenbach-Hand|griff: (engl.) Schwarzenbach's manœuvre; (gebh.) diagn. Untersuchungsgriff, bei dem der auf dem Beckenboden befindl. Kindskopf zw. Steißbeinspitze u. Anus zu tasten ist (s. Abb.).

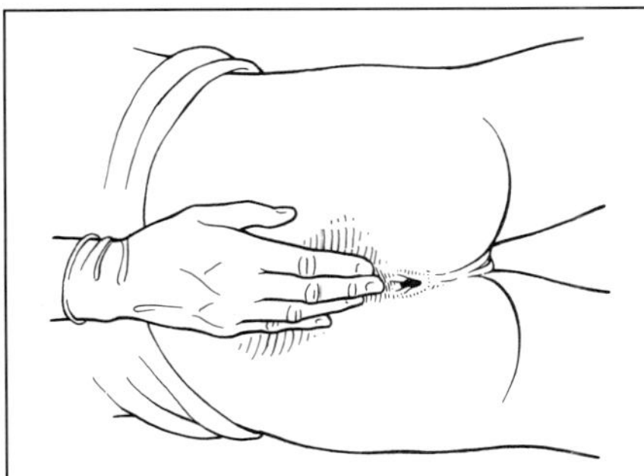

Schwarzenbach-Handgriff

Schweige|pflicht: (engl.) professional confidentiality; eth. u. rechtl. (Berufsgeheimnis §§ 203, 204 StGB) Pflicht des Arztes, Verschwiegenheit über alles (auch nichtmed. Sachverhalte) zu wahren, was ihm bei der Ausübung seines Berufes bekannt wird. Schon die Tatsache des Arztbesuches fällt unter die Schweigepflicht. Die Sch. ist die Grundlage des Vertrauens zw. Patienten u. Arzt; sie gilt auch gegenüber selbst Schweigepflichtigen u. nach dem Tod des Geheimnisträgers; sie kann durchbrochen werden bei Vorliegen einer gesetzl. Offenbarungspflicht*, eines gesetzl. Anzeigerechts*, eines rechtfertigenden Notstands gemäß § 34 StGB, ferner bei Entbindung des Arztes von der Sch. durch den Patienten. Nach § 203 StGB gilt die Sch. für den Arzt, Zahnarzt, Apotheker od. Angehörigen eines anderen Heilberufs, der eine staatl. geregelte Ausbildung erfordert, also z. B. auch für Krankenschwestern u. -pfleger, Hebammen* u. Entbindungpfleger, Masseure, Physiotherapeuten, Angehörige med.-techn. Assistenzberufe, med. Dokumentare u. Informatiker; nicht erfaßt werden die Heilpraktiker. Eine Verletzung der Sch. u. die unbefugte Verwertung von Geheimnissen werden mit Freiheits- od. Geldstrafe bedroht.

Schweizer-Käse-Muster: s. Hyperplasie, glandulär-zystische.

Schwell|körper: (engl.) spongy body; (anat.) Sammelbez. für Corpus* cavernosum clitoridis u. Bulbi* vestibuli bei der Frau bzw. Corpora cavernosa penis u. Corpus spongiosum penis beim Mann.

Sclerema adiposum neo|natorum (gr. skleros hart, trocken) n: syn. Fettsklerem des Neugeborenen; sehr seltene, in den ersten 10 Lebenstagen v. a. bei Frühgeborenen u. Kindern mit schweren Erkr. auftretende, meist von Oberschenkeln u. Gesäß ausgehende Verhärtung von Haut u. Unterhaut unklarer Path.; progn. ungünstiges Zeichen. Vgl. Adiponecrosis subcutanea neonatorum.

Secale|alkaloide (lat. secale Roggen) n pl: s. Ergotalkaloide.

Secale cornutum (↑) n: syn. Mutterkorn*.

Second-look-Laparo|skopie (lapare Weiche, Flanke; skopein sehen, schauen) f: erneute Laparoskopie zur Kontrolle des Therapieerfolgs u. evtl. Behandlung von Restherden bzw. zur Frühadhäsiolyse; **Ind.:** v. a. nach Endometriosebehandlung, Tubenchirurgie*, Tubargravidität bzw. Adnexitis.

Second-look-Operation f: op. Zweiteingriff zur Revision u. Früherkennung progredienter lebensbedrohl. Erkr. (z. B. Ovarialkarzinom v. a. nach Chemotherapie).

Sectio caesarea (lat. sectio Einteilung) f: Kaiserschnitt, s. Schnittentbindung.

Sectio parva ab|dominalis (↑) f: abdominale Hysterotomie* zum Schwangerschaftsabbruch*.

Seifen|abort (lat. abortus Fehlgeburt, Frühgeburt) m: (engl.) soap abortion; Abort, bei dem Seife als Abortivum benutzt wird; kann zu schwersten allg. Krankheitserscheinungen mit Todesfolge führen; nach Neuregelung des § 218 StGB (s. Schwangerschaftsabbruch) absolute Rarität.

Sekretions|phase (lat. secretus abgesondert) f: (engl.) secretory phase; zweite Phase des Menstruationszyklus*.

Sektion (lat. sectio Einteilung) f: (engl.) 1. caesarean section, 2. autopsy; **1.** (gyn.) syn. Sectio caesarea; s. Schnittentbindung; **2.** (pathol.-anat.) syn. Autopsie, Obduktion, innere Leichenschau, Nekropsie; **a)** gesetzl. vorgesehen zur Feststellung der Todesursache bei Verdacht einer Straftat nach richterl. Anordnung im Beisein der Staatsanwaltschaft, ggf. auch des Richters (§§ 87 ff. StPO; Durchführung der S. durch zwei Ärzte, von denen einer Gerichtsmediziner sein muß), zur Feststellung infektiöser Krkh. aus seuchenhyg. Gründen (§ 32 Abs. 3 BSeuchG) u. zur Erteilung der Genehmigung zur Feuerbestattung (§ 3 Abs. 2 FeuerbestG); **b)** gesetzl. nicht geregelte, klin. S. zur Feststellung von Todesursachen u. Krankheitszusammenhängen, zur Überprüfung der ärztl. Behandlung, i. R. der Unfallversicherung zur Klärung des Zus. zw. Tod u. Unfallereignis od. zu Forschungszwecken; **c)** anatomische S. i. R. von Lehre u. Ausbildung. Soweit eine S. nicht gesetzl. vorgesehen ist, darf die Leichenöffnung grundsätzl. nur mit zu Lebzeiten gegebener Einwilligung des Verstorbenen bzw. bei fehlender Willensäußerung mit Zustimmung der nächsten Angehörigen durchgeführt werden; eine zu Lebzeiten getroffene Entscheidung des Verstorbenen geht dem Willen der Angehörigen grundsätzl. vor. Bei fehlender, vom Verstorbenen nicht ausdrückl. versagter Einwilligung kommt u. U. rechtfertigender Notstand nach § 34 StGB in Betracht; die eigenmächtige S. kann bei Verletzung von Gewahrsamsrechten nach § 168 StGB strafbar sein.

Sektio|syn|drom (↑) n: (engl.) caesarean section syndrome; Auffälligkeiten u. Störungen beim Neugeborenen, die in zeitl. u. offensichtl. ursächl. Zus. mit einer Schnittentbindung* stehen; z. B. gehäuftes Auftreten von Saugschwäche*, Surfactantmangel*-Syndrom, Wet*-lung-Syndrom.

Sekundär|follikel (lat. secundarius von der zweiten Sorte, der zweite; folliculus Schlauch, Beutel) m: (engl.) secondary follicle; s. Follikelreifung.

Sekundär|zotten (↑): s. Plazentation.

Selbst|befriedigung, sexuelle: s. Masturbation.

Selbst|bestimmungs|aufklärung: s. Aufklärungspflicht.

Selbst|bestimmungs|recht: (engl.) right of self-determination; im Grundgesetz (Art. 1 u. 2) fundiertes Recht, das im Arzt-Patient-Verhältnis insbes. das Recht auf freie Arzt- u. Therapiewahl u. das Recht, zu diagn. od. therap. Eingriffen, zu Transplantatentnahmen u. ggf. zu einer nicht gesetzl. angeordneten Sektion* die Einwilligung* zu geben od. zu verweigern, umfaßt. Das S. bildet Rechtsgrund u. Maßstab der ärztl. Aufklärungspflicht*; die ärztl. Schweigepflicht*, das Einsichtsrecht* u. der datenschutzrechtl. Auskunftsanspruch* sichern das informationelle Selbstbestimmungsrecht.

Selbst|entwicklung: (engl.) spontaneous evolution; selten vorkommende Spontangeburt einer Querlage* bei bes. günstigen Raumverhältnissen, sehr kräftigen Wehen* u. unreifem Kind, indem sich Teile des abnorm verformten u. stark abgeknickten Kindskörpers an anderen, schon im kl. Becken befindl. Teilen vorbeischieben; **Formen** (s. Abb.): **1.** Douglas*-Selbstentwicklung; **2.** Denman*-Selbstentwicklung; **3.** Roederer-Selbstentwicklung (s. Conduplicato-corpore-Geburt).

Selbst|untersuchung: s. Mammakarzinom, Krebsfrüherkennungsuntersuchungen.

Selbst|wendung: spontane Umwandlung einer Querlage* in Längslage. Vgl. Selbstentwicklung, Wendung.

Sellik-Hand|griff: (engl.) Sellik manœuvre; manuelle Aspirationsprophylaxe* durch Druck auf den Ringknorpel (Krikoiddruck) während der Narkoseeinleitung; führt zum Verschluß des Ösophagus.

Semen (lat. Samen) n: Samen; s. Sperma.

Semi|k|stration (lat. semis halb; castrare entmannen) f: (engl.) semicastration; einseitige op. Entf. der Gonaden*; **1.** bei der Frau: s. Ovarektomie; **2.** beim Mann: Orchiektomie.

Semi|malignität (↑; lat. malignus bösartig) f: (engl.) semi-malignancy; s. Tumoreinteilung.

Seminom (lat. semen Samen) n: (engl.) seminoma; i. e. S. ein vom Keimgewebe ausgehender maligner Hodentumor (Germinom); wegen der weitgehenden histol. Ähnlichkeit auch Bez. für das Dysgerminom* der Frau.

Semin|urie (↑; gr. ouron Harn) f: (engl.) seminuria; Spermaturie; s. Ejakulation, retrograde.

Semmelweis-Verfahren (Ignaz P. S., Gyn., Wien, Budapest, 1818–1865): (engl.) Semmelweis' methods; Händedesinfektion (ursprüngl. mit Chlorkalk) vor Untersuchung der Gebärenden zur Proph. des Puerperalfiebers*.

Senium (lat. Hinschwinden) n: auch Senilitas, Greisenalter; das höhere Alter mit erhebl. körperl. u. geistigem Abbau u. Einschränkung in den Aktivitäten des tägl. Lebens; Beginn des S. in den Industrienationen jenseits des 70.–80. Lj.; vgl. Lebensabschnitte.

Senk|wehen n: (engl.) false labour; Wehen*, die das Kind in den Beckeneingang verlagern (Tiefertreten des Fundus uteri nach der vollendeten 36. SSW). Vgl. Fundusstand.

Seno|logie f: (engl.) senology; Lehre von den Erkr. der weibl. Brust.

Sentinel-Lymph|knoten (lat. lympha klares Wasser, Quellwasser): (engl.) sentinel node; erster Lymphknoten einer Lymphknotengruppe, in den ein maligner Tumor disseminiert; ist dieser Lymphknoten tumorfrei, sind es die übrigen im Regelfall auch. Das Konzept des S.-L., dessen therap. Nutzen allerdings noch nicht erwiesen ist, ermöglicht ein exakteres Staging* sowie eine individuelle, eingeschränkt radikale Operationsplanung bei malignen Tumoren. Ursprüngl. für das maligne Melanom entwickelt, wird die Sentinel-Lyphadenektomie u. a. auch beim Mammakarzinom* u. bei Karzinomen des weibl. Genitaltraktes eingesetzt. Die Identifikation des S.-L. erfolgt szintigraphisch.

Septum|dis|sektion, trans|zervikale (lat. saeptum Zaun, Schranke; dissecare, dissectum zerschnei-

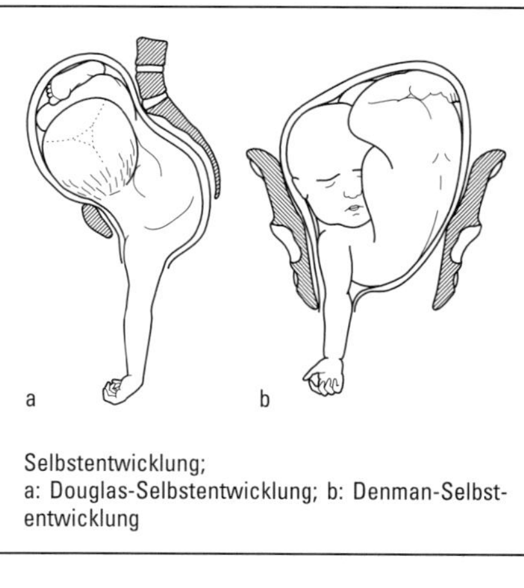

Selbstentwicklung;
a: Douglas-Selbstentwicklung; b: Denman-Selbstentwicklung

den) f: Spaltung eines Uterusseptums bei sterilen u. infertilen Patientinnen (z. B. mit habituellen Aborten) mittels einer Resektionsnadel i. R. einer op. Hysteroskopie*; **Nachbehandlung:** postop. Intrauterinpessar*, Östrogene für drei Monate. Vgl. Sterilität.

Septum recto|vaginale (↑) f: Bindegewebeplatte zw. Rektum u. hinterer Scheidenwand; oft Infiltrationsort der Endometriose*.

Septum vesico|vaginale (↑) f: Bindegewebeschicht zw. Harnblase u. vorderer Scheidenwand.

Sequential|methode (lat. seqentia Folge) f: (engl.) sequential contraceptive; Einsatz von Kontrazeptiva od. Hormonsubstitution* mit unterschiedl. zusammengesetztem Hormongehalt in zeitl. Abfolge. Vgl. Kontrazeption, hormonale.

Sequential|präparat (↑) n: syn. Zweiphasenpille; s. Kontrazeption, hormonale.

Sero|metra (lat. serum Molke, Blutwasser; gr. metra Gebärmutter) f: Ansammlung von Flüssigkeit im Cavum uteri zumeist inf. Verklebung der Cervix uteri; häufiger Befund in der Postmenopause, evtl. Sympt. für ein Korpuskarzinom*; **Diagn.:** Hysteroskopie*, Zervixdilatation, Kürettage*.

Sertoli-cell-only-Syn|drom (Enrico S., Physiol., Histol., Mailand, 1842–1910) n: s. Castillo-Syndrom.

Sertoli-Leydig-Zell|tumor (↑; Franz von L., Anat., Würzburg, Bonn, 1821–1908; lat. tumor Geschwulst) m: syn. Androblastom*.

Serum|gruppen (lat. serum Blutwasser, Molke): (engl.) serum groups; die auf Grundlage eines genet. Polymorphismus beim Menschen vorkommenden erbl. strukturellen Varianten (Allotypen) von Serum- bzw. Plasmaproteinen; **Bedeutung:** v. a. für die Abstammungsbegutachtung* u. a. forens., genet. u. anthrop. Untersuchungen.

Sex|chromatin (lat. sexus Geschlecht; gr. chroma Farbe) n: s. Geschlechtschromatin.

Sex-cord-Tumoren (↑; lat. tumor Geschwulst) m pl: s. Ovarialtumoren.

Sexual|hormone (lat. sexualis das Geschlecht betreffend; gr. hormos Reihe, Kette) n pl: (engl.) sex hormones; Geschlechtshormone; Steroidhormone*, die der Geschlechtsfunktion (Fortpflanzung*) dienen u. die Ausbildung der männl. u. weibl. Geschlechtsmerkmale* verursachen; **Einteilung: 1. weibliche S.:** Östrogene* u. Progesteron* (vgl. Gestagene), werden im Ovarium*, in der Plazenta*, in geringen Mengen auch in der NNR u. im Hoden sowie in der fetoplazentaren Einheit* gebildet; **2. männliche S.:** Androgene*, insbes. das Testosteron*, werden in den Leydig-Zwischenzellen der Hoden, in geringem Maß auch im Ovarium u. in der NNR gebildet. Die Synthese u. Ausschüttung der S. wird durch Rückkopplung* im Hypothalamus*-Hypophysen-System gesteuert (s. Abb.); S. umfassen i. w. S. auch die Gonadotropine* u. Releasing*-Hormone. Vgl. Hormonrezeptoren, Regelkreis.

Sexual|steroide (↑) n pl: s. Sexualhormone.

Sexual|störungen (↑): s. Funktionsstörungen, sexuelle.

Sexual|therapie (↑) f: (engl.) sex therapy; Bez. für psychol.-therap. od. beratende Maßnahmen zur Beeinflussung einer sexuellen Funktionsstörung*; häufig in Form einer Paartherapie*, da meist eine Beziehungsstörung zugrundeliegt.

Sexual|trieb (↑): (engl.) sex drive; Geschlechtstrieb, Nisus sexualis, Libido sexualis; auf die sexuelle Befriedigung gerichteter Trieb, wegen der prinzipiellen Bisexualität* des Menschen nicht notwendig gegengeschlechtl. orientiert.

Sexual|verhalten (↑): (engl.) sex behaviour; Begriff zur Beschreibung der sexuellen Aktivität von Menschen nach unterschiedl. Kriterien: **1.** nach der Ausrichtung am Objekt des sexuellen Interesses (z. B. als Heterosexualität*, Homosexualität*, Fetischismus*); **2.** nach der Art der gewählten Aktivität (s. Geschlechtsverkehr, Masturbation, Exhibitionismus, Voyeurismus); **3.** nach dem Prozeß der sexuellen Einzelhandlung (s. Reaktionszyklus, sexueller; Funktionsstörung, sexuelle); **4.** nach dem Auftreten sexueller Aktivität (Frequenz; kumulatives Vork. in der sexuellen Biographie; vgl. Promiskuität); **5.** nach der individuellen Variationsbreite sexueller Möglichkeiten (s. Perversion); **6.** nach der Intensität sexueller Bedürfnisse (s. Sexualtrieb, Alibidinie, Hypersexualität); **7.** nach dem Grad der erreichten sexuellen Befriedigung. Ausgehend von einer statist. definierten Norm des S. werden best. Abweichungen von dieser Norm als psychopathol. relevant angesehen (s. Sexualverhalten, abweichendes).

Sexual|verhalten, abweichendes (↑): (engl.) deviant sex behaviour; als Abweichung von einer definierten Norm bez. Sexualverhalten*, (s. Perversion); a. S. wird als eine praktizierte Sexualität verstanden, in der Befriedigung (ausschl.) auf hochspezialisierten Wegen zustande kommt u. gängige sexuelle Signale ohne erregende Wirkung sind (z. B. Bevorzugung von sexuellem Verkehr mit Tieren od. sexuelle Befriedi-

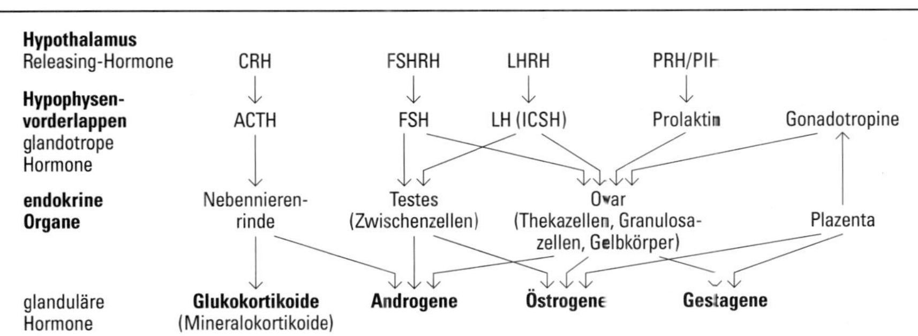

Sexualhormone:
hormonelle Steuerung ihrer Synthese

gung ausschl. unter Schmerz, Qual od. Demütigung; s. Masochismus). A. S. stellt im Unterschied zur sexuellen Funktionsstörung* eine funktionierende, ledigl. im Triebziel eingeengte Form der Sexualität dar.

Sexual|zentrum (↑) n: (engl.) sex-behaviour centre; im Hypothalamus* gelegenes, für die Steuerung der Sexualfunktionen wichtiges hypophysennahes Gebiet; seine Nervenendigungen haben Kontakt mit dem Pfortadersystem der Hypophyse u. erhalten steuernde Signale u. a. aus dem übergeordneten limb. System; Bildungsort von Releasing*-Hormonen, die die Gonadotropine* steuern. Vgl. Genitalzentren.

SHBG: Abk. für (engl.) **s**ex **h**ormone **b**inding **g**lobuline, sexualhormonbindendes Globulin; syn. SP-2; in der Leber gebildetes Plasmaprotein der Betaglobulinfraktion (MG 52 000), das ca. 70–80 % der im Blut zirkulierenden Sexualhormone* bindet.

Sheehan-Syn|drom (Harold L. Sh., amerikan. Pathol., geb. 1900) n: nach der Geburt (insbes. durch hohen intra- u. postpartalen Blutverlust) bei Müttern auftretende Hypophysenvorderlappen*-Insuffizienz inf. Gewebehypoxie bzw. ischäm. Nekrose, **Klin.:** Ausbleiben der Laktation*, postpartale Amenorrhoe*.

Shirodkar-Operation f: s. Cerclage.

Shute-Zange: (engl.) Shute's forceps; sog. Parallelzange; Geburtszange*, die sich durch leichte Anpassung an jede Form u. Größe des Kopfes sowie durch verminderten biparietalen Druck auszeichnet (s. Abb.).

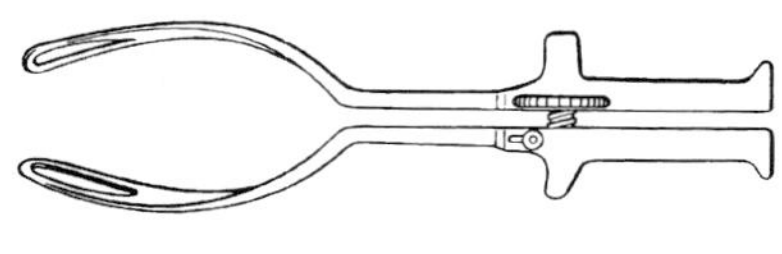

Shute-Zange

Sicherheits|aufklärung: s. Aufklärungspflicht.

SIDS: Abk. für (engl.) **s**udden **i**nfant **d**eath **s**yndrome; s. Tod, plötzlicher im Kindesalter.

Sieb|haut: s. Dezidua.

Siegel|ring|zellen: (engl.) signet-ring cells; (histol.) gr. schleimbildende Zellen mit randständigem sichelförmigem Kern u. Vakuolen im Zytoplasma, charakterist. für eine spez. Form des Adenokarzinoms. Vgl. Krukenberg-Tumor.

Silber|nitrat n: Argentum* nitricum.

Sildenafil n: 1-[[3-(6,7-Dihydro-1-methyl-7-oxo-3-propyl-1H-pyrazolo[4,3-d]pyrimidin-5-yl)-4-ethoxyphenyl]sulfonyl]-4-methylpiperazin; selektiver Hemmer der zykl. Guanosinmonophosphat (cGMP)-spezif. Phosphodiesterase Typ 5 zur oralen Ther. bei Erektionsstörung*; **Wirkungsmechanismus:** S. verstärkt den Effekt von Stickstoffmonoxid (NO), das während sexueller Stimulation im Corpus cavernosum penis freigesetzt wird; NO seinerseits aktiviert die Guanylatcyclase, wodurch die cGMP-Konzentration ansteigt; durch die nachfolgende Relaxation der glatten Muskelzellen im Corpus cavernosum penis kommt es zum Einstrom von Blut u. zur Erektion*; **Verw.:** in Form von Sildenafilzitrat (Handelsname Viagra; sog. Potenzpille); **Dosierung:** 50 mg (25–100 mg) ca. 1 Std. vor Beginn der sexuellen Aktivität; max. 1 Applikation pro Tag; **cave:** ohne gleichzeitige sexuelle Stimulation bleibt S. in der empfohlenen Dosierung wirkungslos; **Kontraind.:** gleichzeitige Einnahme org. Nitrate.

Silvestrini-Corda-Syn|drom n: Oberbegriff für Störungen der endokrinen u. geschlechtsspezif. Funkt. inf. eines gestörten Metabolismus der Östrogene* (v. a. verminderte Inaktivierung) u. Androgene* bei Leberzirrhose, die bei der Frau zum hepatoovariellen Syndrom* (beim Mann zum hepatotestikulären Syndrom) führen.

Simmonds-Krankheit (Morris S., Pathol., Hamburg, 1855–1925): syn. Hypophysenvorderlappen*-Insuffizienz.

Simonart-Bänder (Pierre J. S., Gyn., Brüssel, 1817–1874): s. Stränge, amniotische.

Sims-Huhner-Test (Harry M. S., Gyn., Boston; Max H., Urol., New York, 1873–1947) m: syn. Postkoitaltest; Form des Penetrationstests* zur orientierenden Beurteilung der männl. Zeugungsfähigkeit; nach Kohabitation in der präovulatorischen Phase* erfolgt die Untersuchung von Zervixschleim* hinsichtl. Quantität u. Qualität der Spermien*. Bei reichl. vorhandenen normalen, bewegl. Spermien ist das Sperma des Mannes als wahrsch. fertil anzusehen (Test positiv). Bei mehrfach neg. Ausfall kann eine „Unverträglichkeit der Sekrete" (bei unauffälligem Spermiogramm u. normaler Ovarialfunktion) vorliegen; weitere Klärung mit Hilfe des gekreuzten Kurzrok*-Miller-Tests. Vgl. Sperma-Untersuchung.

Sims-Spekulum (James M. S., Gyn., New York, 1813–1883; lat. speculum Handspiegel) n: (engl.) Sims' speculum; Doppelspekulum für die vaginale Untersuchung.

Sims-Uterus|sonde (↑; lat. uterus Gebärmutter, Unterleib) f: (engl.) Sims' uterus probe; Sonde mit Graduierung zur Messung der Länge des Uterus.

Single crease: s. Vierfingerfurche.

Sinistro|positio (lat. sinister links; positio Lage, Stellung): s. Positio uteri.

Sinistro|versio (↑; lat. vertere, versus drehen): s. Versio uteri.

Sinus lactiferi (lat. sinus Krümmung, Ausbuchtung) m: s. Ductus lactiferi.

Sinus mammarium (↑) m: Busen; der individuell versch. weite Raum zw. beiden Brüsten.

Sinus|tumor, endo|dermaler (↑; lat. tumor Geschwulst) m: (engl.) endodermal sinus tumour; syn. Dottersacktumor; sehr maligner Keimzelltumor (des Ovars), der frühzeitig metastasiert (lympho- u. hämatogen) u. Alphafetoprotein* bildet; **Pathol./Histol.:** makroskop. solider bis kleinzyst., oft gallertiger Tumor; Lok. meist im Ovar, seltener extragonadal (Retroperitoneum, kl. Becken, Mediastinum, Gehirn, Leber); histol. mikrozyst., myxomatös, solidzellig, alveolär-drüsig od. polyvesikulär-vitellin; **Vork.:** v. a. im Kindes- u. Jugendalter; **Ther.:** chir. Entf., meist in Komb. mit Zytostatika; **Progn.:** gut. Vgl. Ovarialtumoren.

Sinus uro|genitalis (↑) m: vorderer Abschnitt der embryonalen Kloake*; Weiterentwicklung zur Harnblase, Urethra u., beim weibl. Geschlecht, zum Vestibulum* vaginae. Vgl. Skene-Gänge.

Sitz|bein|stachel: Spina ischiadica; s. Spina.

Skene-Gänge (Alexander J. S., Gyn., Brooklyn, 1838–1900): (engl.) Skene's tubules; Ductus paraurethrales; die der Prostata entspr. drüsigen Ausstülpungen des ursprüngl. Sinus* urogenitalis bei der Frau; befinden sich hinter der äußeren Harnröhrenmündung.

Skin expander: Hautexpander; s. Mammaprothese.

Skirrhus (gr. skirros harte Schwellung, Tumor) m: Szirrhus, szirrhöses Karzinom*.

Skopo|philie (gr. skopein schauen, sehen; philein lieben): syn. Voyeurismus*.

Slow starter: Form der primären Wehenschwäche*; regelmäßige, spontane Wehentätigkeit im Wechsel mit Perioden uteriner Inaktivität über 24 Std. ohne nennenswerten Geburtsfortschritt (bei 2–3 % aller Geburten).

Small for date baby: syn. Mangelgeborenes*.

Smear (engl. to smear schmieren) m: s. Vaginalsmear.

Smegma (gr. smegma Salbe, Seife) n: Bez. für weißl.-gelbe, talgige Absonderung der Eichel- u. Vorhautdrüsen beim Mann bzw. Ansammlung von Sekreten im Bereich von Klitoris u. kl. Schamlippen bei der Frau; kann bei mangelnder Genitalhygiene* zur Entz. führen; kanzerogene Wirkung fraglich. Vgl. Klitoridektomie, Zirkumzision.

Smegma embryonum (↑) n: Vernix* caseosa.

Somiten (gr. soma Körper) n pl: syn. Ursegmente*.

Sonnen|untergangs|phänomen n: (engl.) sunset phenomenon; Bez. für das teilweise „Versinken" unterer Korneaanteile hinter das Unterlid (s. Abb.); physiol. bei Frühgeborenen mit Megazephalus, pathol. Frühzeichen bei kindl. Hydrozephalus*.

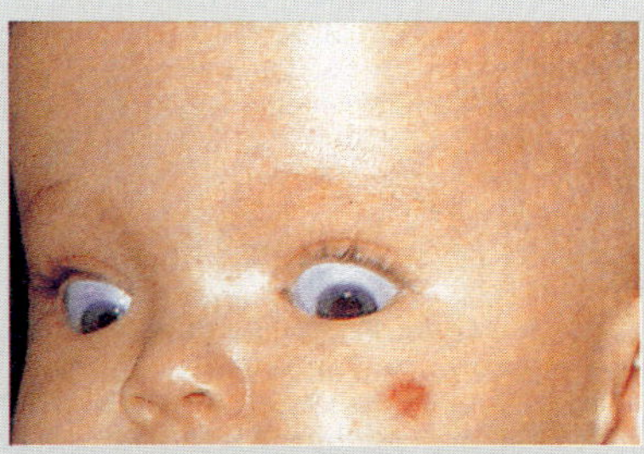

Sonnenuntergangsphänomen bei Hydrozephalus (auf der linken Wange ein Hämangiom)

Sono|graphie (lat. sonare tonen; gr. graphein schreiben) f: (engl.) sonography; s. Ultraschalldiagnostik.

Soor|kolpitis (gr. kolpos Wölbung, Scheide) f: s. Vulvovaginitis* candidomycetica.

Soor|vulvitis (lat. vulva Gebärmutter, Scheide) f: s. Vulvovaginitis candidomycetica.

Sorgius-Lymph|knoten|gruppe (lat. lympha klares Wasser, Quellwasser): Nodi lymphatici pectorales; Gruppe von Lymphknoten am freien Rand des M. pectoralis major; nehmen v. a. die Lymphe der Brustdrüse auf; frühzeitige Infiltration bei Mammakarzinom*. Vgl. Achsellymphknoten, Sentinel-Lymphknoten.

SP-1: Abk. für Schwangerschaftsprotein-1; Plasmaprotein (Glykoprotein, MG ca. 90 000), das elektrophoret. mit der Beta-1-Globulinfraktion wandert u. im Synzytiotrophoblast (s. Trophoblast) der Plazenta gebildet wird; **Bedeutung:** Tumormarker* bei Tumoren mit trophoblast. Zellanteilen (z. B. Mammakarzinom, Blasenmole, malignes Chorionepitheliom, Hodentumoren). Vgl. Plazentaproteine.

SP-2: Abk. für Schwangerschaftsprotein-2; syn. SHBG*.

SP-3: Abk. für Schwangerschaftsprotein-3; Plasmaprotein (Glykoprotein) der Alpha-2-Globulinfraktion mit immunsuppressiver Wirkung, das bei SS, Östrogenzufuhr, Tumoren u. chron. Erkr. im Blut nachweisbar ist; ist neben dem HCG* das am besten untersuchte Schwangerschaftsprotein. Vgl. Plazentaproteine.

Spät|abort (lat. abortus Fehlgeburt, Frühgeburt) m: (engl.) late abortion; Abort* nach der 16. u. bis zur 28. SSW. Vgl. Frühabort, Frühgeburt.

Spät|abnabelung: s. Abnabelung.

Spät|de|zeleration (lat. de- von, weg; celer schnell) f: (engl.) late deceleration; Spättief; s. Wehenreaktionstypen.

Spät|gestose (lat. gestare tragen) f: s. Gestose.

Spät|sterblichkeit: (engl.) late infant mortality; s. Säuglingssterblichkeit.

Spät|tief: (engl.) late deceleration; s. Wehenreaktionstypen.

Spät|uro|graphie (gr. ouron Harn; graphein schreiben) f: s. Urographie.

Spalt|blase: s. Blasenekstrophie.

Spalt|wirbel: s. Spina bifida.

Spannungs|gestose (lat. gestare tragen) f: s. Gestose.

Spatium praevesicale (lat. spatium Raum, Zwischenraum) n: s. Spatium retropubicum.

Spatium retro|pubicum (↑) f: auch Spatium praevesicale, Cavum Retzii; mit lockerem Bindegewebe angefüllter extraperitonealer Verschiebespalt zw. Harnblase u. vorderer Bauchwand, der bei der Kolposuspension* (Burch-Cowan-Operation) eröffnet wird.

Speichel|drüsen|virus|krankheit: s. Zytomegalie.

Sperma
Zusammensetzung

Spermien	etwa 3–5 % des Gesamtvolumens; durchschnittlich 60 Mill./ml mit über 50 % Beweglichkeit, im Akrosom Hyaluronidase und Akrosin; einzelne Spermatogonien, Spermatozyten
Sekret von Bläschendrüsen	60–70 % des Gesamtvolumens, enthält Fruktose (1,2–6,5 mg/ml), Phosphorylcholin, Ergothionin, Ascorbinsäure, Prostaglandine, Proteine
Prostata	30–40 % des Gesamtvolumens; enthält Spermien, saure Phosphatase, Zitronensäure, Cholesterin, Phospholipide, Fibrinolysin, Glutaminsäure, Zink
Nebenhoden	Carnitin, Lezithin

Spekulum (lat. speculum Handspiegel) n: (engl.) speculum; auch Speculum; Spiegel; trichter- od. röhrenförmiges Instrument zur Einführung in natürl. Körperöffnungen für med. Untersuchungen; z. B. Scheidenspekulum.

Sperma (lat. Samen, Samenflüssigkeit) n: Samen, Samenflüssigkeit, Semen; Ejakulat des Mannes, bestehend aus Spermien* u. Sekreten von Bläschendrüse, Prostata u. Nebenhoden; weißl.-opaleszierende Flüssigkeit (2–6 ml) mit klebriger Konsistenz u. charakterist. Geruch; Dichte 1,027–1,045 g/cm³, pH 7–7,8 (s. Tab.). Vgl. Sperma-Untersuchung.

Sperma-Anti|gene (↑) n pl: s. Spermienantigene.

Sperma-Anti|körper (↑): s. Spermienantigene.

Sperma|granulom (↑) n: s. Vasoresektion.

Sperma-Konservierung (↑): (engl.) sperm conservation; Einfrieren u. Aufbewahren von Sperma* in flüssigem Stickstoff (-196 °C) zum Zweck einer späteren Insemination* bzw. In*-vitro-Fertilisation.

Sperma-Plasma (↑) n: (engl.) sperm plasma; der zellfreie Anteil des Spermas*.

Spermatiden (↑) f pl: (engl.) spermatids; syn. Spermiden; s. Spermatogenese.

Spermato|genese (↑; gr. genesis Erzeugung, Entstehung) f: (engl.) spermatogenesis; Entw. der Spermien*; während der Embryogenese* u. bis zur Pubertät werden beim männl. Geschlecht die Urkeimzellen (s. Gametogenese) durch mitot. Teilung in Spermatogonien mit diploidem Chromosomensatz umgewandelt, aus denen sich danach lebenslang im Keimepithel der Tubuli seminiferi contorti der Hoden primäre Spermatozyten entwickeln. Nach einer ersten Reifeteilung werden diese zu sek. Spermatozyten (Präspermatiden), aus denen sich durch eine zweite Reifeteilung zwei Spermatiden mit einfachem Chromosomensatz entwickeln. Anschl. erfolgt die Differenzierung zu reifen Spermien (Spermiogenese). Versch. Substanzen (z. B. Nitrofurane, Thiophene, Schwermetalle, Gossypol*) können die Sp. i. S. einer pharmakotox. Wirkung unterdrücken.

Spermato|genese|hemmung (↑; ↑): Unterdrückung der Spermatogenese* mittels versch. Substanzen (sog. Pille für den Mann), z. B. durch Langzeitanwendung von Östrogenen* u. Gestagenen* mögl.; dabei ist jedoch mit neg. Effekten auf Potenz* u. Libido* neben anderen steroidhormonbedingten UAW zu rechnen. Auch bisher bekannte, nichthormonale Hemmstoffe der Spermatogenese (z. B. Gossypol*) sind wegen starker UAW zur Kontrazeption* durch den Mann nicht geeignet. Vgl. Cyproteron.

Spermato|gonien (↑; gr. gone Keim, Sproß) f pl: Ursamenzellen; s. Spermatogenese.

Spermato|zele, allo|plastische (↑; gr. kele Bruch) f: (engl.) spermatocele implant; dem Nebenhoden aufgenähtes Kunststoffreservoir, in dem sich Sperma* sammelt, das durch Abpunktion zur homologen Insemination* verwendet werden kann; Anw. z. B. bei Agenesie od. langstreckigen Stenosen des Ductus deferens.

Spermato|zoon (↑; gr. zoon Lebewesen) n: Samenfäden, Spermien*.

Spermato|zyten (↑; gr. kystis Blase) m pl: (engl.) spermatocytes; syn. Spermiozyten; s. Spermatogenese.

Spermat|urie (↑; gr. ouron Harn) f: (engl.) seminuria; Seminurie; s. Ejakulation, retrograde.

Sperma-Untersuchung (↑): (engl.) sperm analysis; Untersuchung des nach 3–5tägiger Karenz durch Masturbation* gewonnenen Ejakulats im Hinblick auf die Befruchtungsfähigkeit; **Beurteilung: 1.** Aspekt: gelbl.-grau u. trüb; **2.** Geruch: kastanienblütenartig; **3.** pH-Wert: 7,0–7,8 (Veränderung z. B. bei Prostatitis); **4.** Sperma-Verflüssigungszeit: 10 – 20 Min.; **5.** Ejakulatvolumen, Spermiendichte (Anzahl Spermien pro ml Ejakulat), Spermienmotilität u. Fehlformenrate (s. Tab.); **6.** Best. der Spermienmotilität (30 u. 120 Min. nach Ejakulation): normalerweise sind anfangs > 50 % sehr gut bewegl., nach 2 Std. soll der Beweglichkeitsverlust nur gering sein (< 15 %); **7.** Eosinfärberate: s. Spermienfärbung; **8.** Fruktosegehalt: Werte unter 1,2 mg/ml weisen auf eine Insuffizienz der Bläschendrüsen hin; **9.** Zitratgehalt (Funktionsparameter der Prostata): Werte unter 2,5 mg/ml bedeuten Minderung der sekretor. Funktion (z. B. bei chron. Prostatitis); **10.** Carnitingehalt: Werte unter 0,04 mg/ml bei Samenwegverschlüssen u. Funktionseinschränkung des Nebenhodens; **Konsequenzen:** bei Azoospermie u. Oligozoospermie ist eine Hodenbiopsie angezeigt (stets bds.); bakteriol. Ejakulatuntersuchung bei Verdacht auf Entz. der Geni-

Sperma-Untersuchung

Parameter	Befunde und Terminologie (WHO-Klassifikation)			
	normal	nicht vorhanden	Verminderung	Vermehrung
Ejakulatvolumen	Normosemie 2–6 ml	Aspermie (Asemie)	Parvisemie < 2 ml	Multisemie > 6 ml
Spermiendichte	Normozoospermie ≥ 20 Mill./ml	Azoospermie	Kryptozoospermie < 1 Mill./ml Oligozoospermie < 20 Mill./ml	Hyperzoospermie > 150 Mill./ml
Spermienmotilität	Normokinospermie ≥ 50 %	Nekrozoospermie	Asthenozoospermie < 50 %	
Fehlformenrate	Normomorphospermie < 70 %			Teratozoospermie ≥ 70 %

talorgane; Nachw. von Spermienantikörpern bei Verdacht auf immun. bedingte Infertilität (vgl. Penetrationstest); zusätzlich evtl. endokrin. u. genet. Untersuchungen. Vgl. Fruktolysetest.

Sperma-Zervikal-Mukus-Kon|takt|test (↑) m: (engl.) postcoital test; Penetrationstest* zum Nachw. von Spermienantikörpern im Sperma* od. Zervikalsekret*.

Spermiden (↑) f pl: syn. Spermatiden; s. Spermatogenese.

Spermidin (↑) n: (engl.) spermidine; Vorstufe von Spermin*.

Spermien (↑) n pl: (engl.) spermia; reife Samenfäden, Spermatozoen; die im keimbildenden Epithel der Hodenkanälchen entstehenden männl. Samenzellen; Länge ca. 60 µm. 20 % der Sp. eines normalen Ejakulats sind unreif u. unbewegl.; weisen mehr als ein Viertel der Sp. Veränderungen am Kopfteil auf, ist die Spermatogenese* gestört (s. Abb.). Referenzbereiche für die qual. u. quant. Beurteilung des Ejakulats: s. Sperma-Untersuchung.

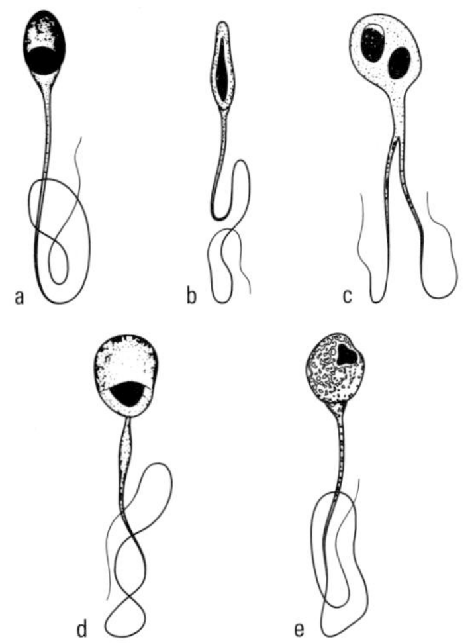

Spermien:
a: normales ovales Spermatozoon; b–e: abnorme Spermatozoen; b: spitz zulaufende Form; c: Doppelform; d: Riesenform; e: amorphe Form

Spermien|anti|gene (↑) n pl: (engl.) sperm antigens; Antigene auf menschl. Spermien*, v. a. auf Kopf- u. Schwanzteil; gegen Sp. gebildete Antikörper (nachweisbar im Serum infertiler Männer u. Frauen bzw. im Zervixschleim*) können bei Sterilität* eine Rolle spielen, indem sie Spermien verklumpen od. direkt immobilisieren. Vgl. Sperma-Untersuchung, Sims-Huhner-Test.

Spermien|anti|körper (↑): (engl.) antibodies to spermatozoa; s. Spermienantigene.

Spermien|färbung (↑): (engl.) sperm stain; Eosin-Nigrosin-Färbung; ermöglicht die Differenzierung zw. lebenden (keine Anfärbung) u. abgestorbenen (rote Färbung) Spermien. Vgl. Sperma-Untersuchung.

Spermien|in|jektion, intra|zyto|plasmatische (↑; lat. inicere, iniectus hineintun, einflößen): s. ICSI.

Spermien|in|vasions|test (↑) m: s. Penetrationstest.

Spermien|motalität (↑; lat. motio Bewegung) f: (engl.) sperm motility; Bewegungsfähigkeit der Spermien*; Dauer der Sp. u. Anteil bewegl. Spermien sind Hauptkriterien für die Befruchtungsfähigkeit des Spermas*. Vgl. Sperma-Untersuchung.

Spermien|wettbewerb (↑): s. Zertation.

Spermin n: (engl.) spermine; Diaminopropylputreszin; in Sperma* enthaltenes Polyamin mit charakterist. Geruch, das in der Prostata gebildet wird u. auf DNA strukturstabilisierend wirkt.

Spermio|genese (gr. sperma Samen, Samenflüssigkeit; genesis Erzeugung, Entstehung) f: s. Spermatogenese.

Spermio|genese|hemmung (↑; ↑): s. Spermatogenesehemmung.

Spermio|gramm (↑; gr. gramma Buchstabe) n: (engl.) spermiogram; Auflistung der bei der Sperma*-Untersuchung erhobenen Befunde.

Spermio|zyten (↑; gr. kystis Blase) m pl: syn. Spermatozyten; s. Spermatogenese.

Spermium (↑) n: Samenfaden; s. Spermien.

Spermi|zide (↑; lat. caedere tötend) n pl: (engl.) spermicides; Spermien* abtötende Substanzen zur Kontrazeption*; enthalten v. a. Nonoxinol* 9; allein (s. Schaumovulum) od. zus. mit mechan. Mitteln (z. B. Scheidendiaphragma*) anwendbar; Zuverlässigkeit im unteren bis mittleren Bereich.

Sphinkter|in|kompetenz (gr. sphinkter Richtschnur) f: s. Streßinkontinenz.

Sphinktero|metrie (↑) f: syn. Urethrometrie*.

Spina (lat.) f: Dorn, Stachel; **1.** Bez. für versch. Knochenvorsprünge am Becken: **a)** Sp. iliaca anterior inferior, superior: vorderer unterer bzw. oberer Darmbeinstachel; **b)** Sp. iliaca posterior inf., sup.: hinterer unterer bzw. oberer Darmbeinstachel; **c)** Sp. ischiadica: Sitzbeinstachel, am hinteren Rand des Sitzbeins nach innen gerichteter Knochendorn; gebh. von großer Bedeutung. **2.** Wirbelsäule, Rückenmark.

Spina bi|fida (↑) f: sog. Spaltwirbel, Wirbelspalt; angeb. Spaltbildung im hinteren (Sp. b. posterior) od. vorderen (Sp. b. anterior) Teil der Wirbelsäule, meist dorsal im Lumbal- od. Sakralbereich; Hemmungsfehlbildung mit unvollständigem Verschluß der Medullarrinne (sog. Neuralrohrdysrhaphie); **Urs.:** mechan., infektiöse, alimentäre od. tox. intrauterine Schädigung; **Formen: 1.** Sp. b. totalis: vollständige Spaltung der Wirbelsäule (Rhachischisis) einschl. des Rückenmarks (Myeloschisis); mit dem Leben nicht vereinbar; **2.** Sp. b. partialis: Teilspaltung best. Abschnitte der knöchernen Wirbelsäule u. der entspr. Rückenmarkanteile; Unterteilung in **a)** Sp. b. aperta: offene Form mit Freiliegen des Rückenmarks, evtl. mit einer weichen Haut überzogen od. zyst. vorgewölbt (Sp. b. cystica); Meningomyelozele; **b)** bei der geschlossenen Form ist die Haut über dem Defekt intakt; **3.** Sp. b. occulta: äußerl. nicht sichtbare Spaltung der Neuralbögen der Wirbel, meist im lumbosakralen Bereich, mit weitgehend normaler Anlage u. Funkt. des Rückenmarks u. der Weichteile über dem Knochendefekt; oft mit abnormer Behaarung, Pigmentierung bzw. Grübchenbildung im betr. Bereich; **Klin.:** bei Sp. b. occulta oft keine Sympt.; bei Sp. b. partialis meist neurol. Sympt., z. B. Sensibilitätsstörungen, neurogene Blasenentleerungsstörungen*, Lähmungen od. troph. Störungen, Fußdeformitäten; **Diagn.:** Inspektion u. Rö. der Wirbelsäule, intrauterin evtl. mittels Ultraschalldiagnostik (s. Abb.); **Ther.:** neurochir. Primärversorgung mit Verschluß des Defekts; orthop. Korrektur von Fußdeformitäten, Proph. von Kontrakturen u. Fehlstellungen. Vgl. Pränataldiagnostik.

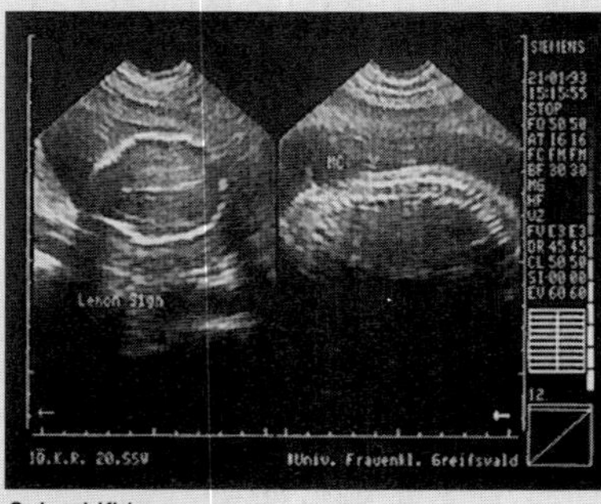

Spina bifida:
Spina bifida cystica (20. SSW); li.: deutliche Zitronenform des Schädels (sog. lemon sign); re: Meningozele (MC) im lumbosakralen Bereich (dorsoanteriorer Mediansagittalschnitt des Rumpfes)

Spinal|anästhesie (↑; gr. anaisthesia Unempfindlichkeit) f: (engl.) spinal anaesthesia; Form der Lokalanästhesie*, bei der nach Lumbalpunktion ein Lokalanästhetikum in den spinalen Subarachnoidalraum injiziert wird; bewirkt eine temporäre segmentale Nervenblockade (sympath., sensor., motor.); **Anw.:** chir. Eingriffe im Abdomen unterh. des Nabels (v. a. in Gyn., Gebh. u. Urol.) sowie Op. an den unteren Extremitäten. Vgl. Periduralanästhesie.

Spinnbarkeit: s. Zervixschleim.

Spinnen|nävus (lat. naevus Mal, Muttermal) m: s. Naevus araneus.

Spiral|arterien (lat. spira Windung) f pl: (engl.) spiral arteries; Bez. für die in der Sekretionsphase des Menstruationszyklus* stark erweiterten u. gefüllten Gefäße des Endometriums.

Spirale (↑) f: umgangssprachliche Bez. für Intrauterinpessar*.

Spitz|bauch: (engl.) pointed abdomen; Hinweis auf enges Becken* am Ende der SS; bes. bei einer Primipara*.

Spontan|abort (lat. spontaneus freiwillig; abortus Fehlgeburt, Frühgeburt) m: (engl.) spontaneous abortion; s. Abortus spontaneus.

Spotting: Schmierblutung*; auch Bez. für eine Blutung nach Endometriumablation* (geringerer Blutverlust als bei Hypomenorrhoe*).

Squeeze-Technik (engl. to squeeze quetschen) f: (engl.) squeeze method; Meth. zur Unterdrückung des Ejakulationsreflexes durch manuellen Druck auf die Glans penis; **Anw.:** bei Ejaculatio* praecox. Vgl. Reaktionszyklus, sexueller.

SS: Abk. für **S**chwanger**s**chaft(en).

SSL: Abk. für **S**cheitel**s**teiß**l**änge; s. Fetometrie.

SSSS: Abk. für (engl.) **s**taphylococcal **s**calded **s**kin **s**yndrome; syn. staphylogenes Lyell-Syndrom; generalisierte Ablösung des Stratum corneum, verursacht durch ein von Staphylokokken der Phagengruppe II (bes. Typ 71) gebildetes Toxin; **Vork.:** bei Neugeborenen (Dermatitis exfoliativa neonatorum) u. Kleinkindern, Pat. unter Immunsuppression od. mit hochgradiger Niereninsuffizienz; **Klin.:** Blasen mit erregerfreier Flüssigkeit auf geröteter Haut (Nikolski-Phänomen pos.), Fieber; narbenfreie Rückbildung; **Ther.:** penicillinasefeste Penicilline; Lokaltherapie der Blasen wie bei Verbrennung; **Progn.:** Letalität unter 5 %.

SSW: Abk. für **S**chwanger**s**chafts**w**oche.

Stab|kranz: Corona* radiata.

Staging: Best. der Ausdehnung eines malignen Tumors durch op. Exploration bzw. Biopsie* u. Zuordnung zu den Stadien der TNM*-Klassifikation, die für diesen Zweck als pTNM-Stadien (pathol. bzw. postop. Stadien) notiert werden. Vgl. Grading.

Stanz|bi|opsie f: (engl.) punch biopsy; Biopsie* mit Entnahme eines Gewebezylinders unter Anw. einer Hohlnadelstanze; z. B. Mammabiopsie*.

Statine n: s. Releasing-Hormone.

STD: Abk. für (engl.) **s**exually **t**ransmitted **d**iseases; WHO-Begriff für durch Sexualkontakt übertragene Krkh., zu denen außer den meldepflichtigen, sog. klassischen Geschlechtskrankheiten* noch andere durch Bakt. (unspezif. Urogenitalentzündungen durch Chlamydia* trachomatis, Mykoplasmen, Gardnerella* vaginalis u. a.), Viren (Herpes genitalis, Zytomegalie*, Hepatitis A u. B, Condylomata* acuminata, HIV*-Erkrankung), Pilze (Candida-Mykosen), Protozoen (Trichomoniasis, Amöbiasis, Giardiasis) u. Ektoparasiten (Scabies, Pediculosis pubis) verursachte Erkr. gehören.

Steato|nekrose (gr. stear festes Fett; nekros tot) f: syn. Fettgewebenekrose. Vgl. Fettnekrose, zystische der Mamma; Adiponecrosis subcutanea neonatorum.

Steh|feld|bestrahlung: s. Strahlentherapie.

Stein-Leventhal-Syn|drom (Irving F. St., Gyn., Chicago, geb. 1887; Michael L. L., amerikan. Gyn., geb. 1901) n: Sonderform des polyzystischen Ovarialsyndroms*.

Stein|kind: s. Fetus papyraceus.

Stein|mole (lat. mola verunstalteter Embryo) f: s. Blutmole.

Stein|schnitt|lage: (engl.) lithotomy position; auch Querbettlage; Rückenlage der Pat. mit gespreizten u. im Hüft- u. Kniegelenk gebeugten Beinen (Hervorziehen des Gesäßes bis an den Rand der Unterlage) für diagn. u. therap. Eingriffe im Urogenital- u. Anorektalbereich (s. Abb.).

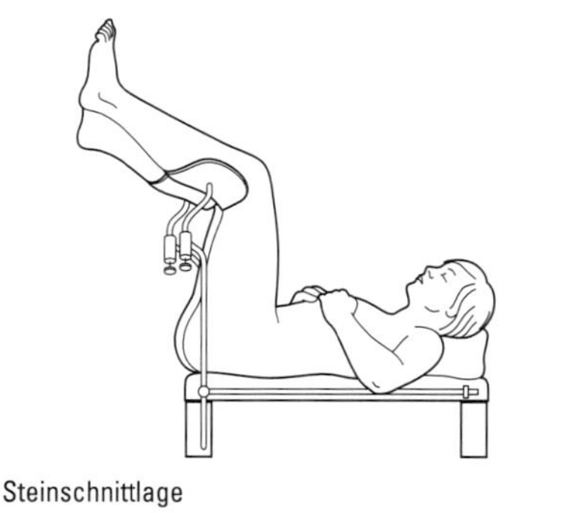

Steinschnittlage

Steinthal-Stadien (Karl St., Chir., Heidelberg, 1859–1927) n pl: (engl.) Steinthal's classification;

nicht mehr gebräuchl. Stadieneinteilung des Mammakarzinoms*; abgelöst durch TNM*-Klassifikation.

Steiß|bein: Os* coccygis.

Steiß|bein|teratom (gr. teras, teratos Ungeheuer) n: (engl.) coccygeal teratoma; am Beckenende lokalisiertes Teratom*; ein angeborenes St. kann aufgrund seiner Größe ein Geburtshindernis* darstellen (s. Abb.); **Ther.:** chir. Entfernung.

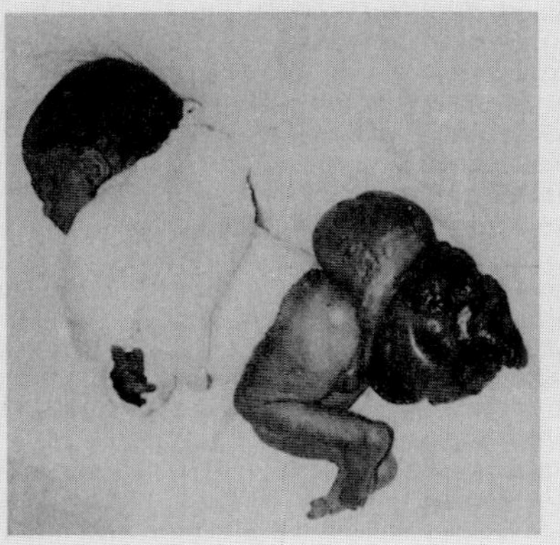

Steißbeinteratom

Steiß|fuß|lage: (engl.) complete breech presentation; s. Beckenendlage.

Steiß|lage: (engl.) breech presentation; s. Beckenendlage.

Steiß|teratom (gr. teras, teratos Ungeheuer) n: s. Steißbeinteratom.

Stell|re|flexe (lat. reflectere, reflectus zurückbiegen) m: (engl.) startle reflexes; v. a. auf der Ebene des Mittelhirns integrierte Reflexe bzw. Reflexketten, die der Aufrechterhaltung bzw. Wiederherstellung einer balancierten Körper- u. Kopfhaltung u. koordinierten Augenstellung dienen. Als frühkindliche Reflexe* werden St. zur Beurteilung der kindl. Reife herangezogen.

Stell|wehen: (engl.) early labour; diejenigen Vorwehen, die den vorliegenden Kindsteil zur Einstellung bringen. Vgl. Kindslage, Wehen.

Step up pill: Zweistufenpille; s. Kontrazeption, hormonale.

Sterbe|hilfe: (engl.) euthanasia; Euthanasie; Bez. für ein Handeln, das bestimmt u. geeignet ist, den erleichterten u. schmerzgelinderten Tod eines unheilbar schwerkranken Menschen zu ermöglichen. Dabei ist die Hilfe **beim** Sterben (sog. Leidhilfe) von der aktiven u. passiven Hilfe **zum** Sterben zu unterscheiden. Die ärztl. Hilfe beim Sterben durch bloße Schmerzlinderung ohne Lebensverkürzung ist zulässig. Die **aktive St.** als gezielte Lebensverkürzung ist grundsätzl. unzulässig u. zwar selbst dann, wenn der zum Tod führende Eingriff einem ausdrückl. u. ernstl. Verlangen des Pat. folgt (§ 216 StGB). Straflos bleibt andererseits die Beihilfe zur Selbsttötung. Vor schwierige Abwägungen stellt den Arzt die **passive St.**, das Sterbenlassen durch Verzicht auf lebensverlängernde Maßnahmen, wenn die Weiterbehandlung aussichtslos erscheint.

Sterilisation (lat. sterilis unfruchtbar) f: **1.** (gyn./androl.) Herbeiführung der Unfruchtbarkeit eines Menschen (Sterilität*) durch einen chir. Eingriff, bei dem die Ei- bzw. Samenleiter unterbrochen od. funktionsunfähig gemacht werden; im Unterschied zur Kastration* bleiben die Gonaden u. damit Libido* u. Fähigkeit zum Geschlechtsverkehr erhalten; die Zeugungsfähigkeit erlischt erst nach Wochen. **Meth.: 1.** St. der Frau: Tubensterilisation*; **2.** St. des Mannes: Vasoresektion*; der Eingriff beim Mann ist wesentl. einfacher u. ungefährlicher als die St. der Frau. **Gesetzliche Vorschriften:** eine Zwangssterilisation ist nach den Artikeln 1 u. 2 des Grundgesetzes unzulässig u. gilt nach § 225 StGB als beabsichtigte schwere Körperverletzung*; die freiwillige St. ist nach Ansicht des Bundesgerichtshofs in der Bundesrepublik Deutschland durch keine Strafvorschrift bedroht; die Muster-Berufsordnung für die deutschen Ärzte hält die St. für zulässig, wenn sie aus med., genet. od. sozialen Gründen indiziert ist. Das Betreuungsgesetz* verbietet die St. Minderjähriger vollständig (§ 1631 c BGB) u. schließt für einwilligungsunfähige Betreute Zwangsmaßnahmen u. Gefälligkeitseingriffe aus (§ 1905 BGB; mit engen, den Erforderlichkeitsgrundsatz bes. betonenden Voraussetzungen zur St. u. strengen Verfahrensanforderungen). Nicht rechtswidrige St. fallen nach § 24 b SGB V unter die Leistungspflicht der gesetzl. Krankenversicherung; **Aufklärungspflicht*:** vor einer St. muß der Arzt den Sterilisanden insbes. bzgl. des angestrebten Erfolgs u. der Reversibilitätschancen bes. sorgfältig u. eindringl. aufklären, auch hat er ihn auf die Notwendigkeit von Nachkontrollen (z. B. Anfertigung eines Spermiogramms) hinzuweisen; nach geltender Rechtsprechung braucht der Arzt sich bei Verheirateten nicht der Einwilligung auch des Ehepartners zu versichern; **II.** (hyg.) Maßnahme, die eine völlige Keimfreiheit bezweckt (Entkeimung).

Sterilität (↑) f: (engl.) sterility; **I.** Zustand der Unfruchtbarkeit der Frau bzw. der Zeugungsunfähigkeit des Mannes; klin. relevant als ungewollte Kinderlosigkeit eines Paares über (ein bis) zwei Jahre trotz regelmäßiger ungeschützter Kohabitationen; verantwortl. ist zu ca. 50 % eine St. der Frau, zu ca. 35 % eine St. des Mannes, der Rest betrifft beide Partner od. bleibt ungeklärt; **Formen: A.** St. der Frau: **a)** primäre St. ohne bisherige Konzeption; **b)** sekundäre (erworbene) St. nach bereits vorangegangener SS (vgl. Infertilität); zu berücksichtigen ist die mit dem Alter abnehmende Fertilität der Frau (s. Fruchtbarkeitsziffer); **Urs.: 1.** ovariell bedingt (primäre od. sek. Ovarialinsuffizienz*); **2.** tubar bedingt (Tubenverschluß nach Salpingitis* od. Tubenverwachsungen, bei Endometriose*, Motilitätsstörungen); **3.** uterin bedingt (Uterusfehlbildung*, Uterusmyome, intrauterine Adhäsionen*, hormonal bedingte Nidationsstörung); **4.** zervikal bedingt (pathol. Zervixfaktor*, Zervizitis*, anat. Veränderungen, z. B. Konisation, Emmet-Riß, Spermienantikörper im Zervixschleim der Frau); **5.** vaginal bedingt (vaginale Fehlbildung*, Kolpitis*); **6.** extragenitale Urs.: Diabetes mellitus, Störungen der Schilddrüsenfunktion, Fettsucht, Magersucht, hypophysäre Störungen, Genußgifte (z. B. Alkohol, Nicotin) u. a.; **7.** psychogene Urs.: Frigidität, Vaginismus, Neurosen, Dyspareunie (vgl. Funktionsstörung, sexuelle); **Diagn.:** Sexualanamnese, gyn. Untersuchung, zytol. Abstrich, Kolposkopie, bakteriol. Abstrich; zur Prüfung der Ovarialfunktion Basaltemperaturmessung, Kolpozytologie, Best. von Zervixfaktor* (vgl. Insler-Score) u. Reinheitsgrad der Scheidenflora, Penetrationstest*, Gestagentest* u. Östrogentest*, evtl. Endometriumbiopsie (Strichkürettage*), Hysterosalpingographie*, Laparoskopie* und Hysteroskopie* sowie Hormonbestimmung (Gonadotropine, Prolaktin, Androgene). **Cave:** bei der Frau sollte keine invasive Untersuchung ausgeführt werden, bevor nicht die Zeugungsfähigkeit des Mannes festgestellt wurde. **B.** St. des Mannes (syn. Impotentia* generandi): **Urs.:** gestörte Spermatogenese* durch Maldescensus* testis, Hodenhypoplasie, Zustand nach Hodenverletzung od. -infektion, Varikozele, hormonale Störungen (Hypothyreose, hormonaktive NNR-Tumoren, Hypopituitarismus); Verlegung der Samenwege, meist entzündl. bedingt inf. Epididymitis, Prostatitis, Urethritis, evtl. Hypospadie od. nach Vasoresektion*; i. w. S. auch Kohabitationsstörungen (Impotentia* coeundi); **Diagn.:** Sperma*-Untersuchung, Bestimmung von FSH, LH, Testosteron zur Unterscheidung einer primären u. sek. Hodenschädigung, evtl. Hodenbiopsie*. In etwa einem Fünftel der ungeklärten Fälle spielen wahrsch. (Auto-)Antikörper eine ursächl. Rolle (vgl. Spermienantigene). Nach Ausschluß nicht beeinflußbarer Sterilitätsursachen (z. B. gonadal bedingt beim Ullrich-Turner- od. Klinefelter-Syndrom) sollte eine Beratung über das Konzeptionsoptimum* erfolgen sowie evtl. eine Insemination* bzw. In*-vitro-Fertilisation od. eine Adoption* zur Erfüllung des Kinderwunsches in Erwägung gezogen werden; **II.** (mikrobiol.) Zustand der Keimfreiheit (vgl. Sterilisation).

Sterilitäts|operation (↑) f: (engl.) infertility operation; (mikrochir.) Operationsverfahren zur Wiederherstellung der Fertilität nach erkrankungsbedingter od. op. erzielter Sterilität* (sog. Refertilisierung); **1.** bei der Frau: meist laparoskop. Wiederherstellung der Eileiterdurchgängigkeit, z. B. durch Ovario-, Fimbrio- u. Salpingolyse, Fimbrioplastik*, Salpingoneostomie*, End-zu-End-Anastomose, Tubenimplantation*; Erfolgsquote ca. 35–40 % bei allerdings deutl. erhöhtem Risiko für eine ektope Gravidität* (ca. 7–10 %); vgl. Tubenchirurgie; **2.** beim Mann: Vasostomie*.

Stern|nävus (lat. naevus Mal, Muttermal) m: s. Naevus araneus.

Steroid|hormone (gr. stereos starr, fest; horman erregen) n pl: (engl.) steroid hormones; Hormone*, deren Struktur sich vom Gonan-Grundgerüst (früher Steran) ableitet (s. Abb.); zu den St. gehören Östrogene*, Gestagene*, Androgene*, Glukokortikoide*, Mineralokortikoide u. Calciferole. Die Biosynthese wird vom Hypothalamus*-Hypophysen-System kontrolliert, wobei sowohl eine pos. (Hohlweg-Effekt) als auch eine neg. Rückkopplung* zu beobachten sind. Die Wirkung der St. wird über Hormonrezeptoren* an den Zielorganen vermittelt; **Metabolismus:** St. werden in der Leber zunächst inaktiviert u. in eine wasserlösl. Form überführt (Hydroxylierung, Konjugation, Methylierung). Die Ausscheidung erfolgt zu 30–60 % über die Niere u. zu 10 % über den Darm. Der Rest wird im enterohepat. Kreislauf rückresorbiert.

Stewart-Treves-Syn|drom (Fred W. St., amerikan. Pathol., geb. 1894; Norman T., amerikan. Chir., 1894–1964) n: sehr malignes angioplast. Sarkom inf. eines chron. Lymphödems* der Extremitäten (v. a. nach Mastektomie* u. Bestrahlung wegen Mammakarzinom*); **Klin.:** ca. 5–20 Jahre nach Op. Auftreten von rasch wachsenden (< bis 5 cm), lividroten Knötchen, die geschwürig zerfallen u. aus denen sich blutig-seröse Flüssigkeit entleert; petechiale Blutungen, Teleangiektasien; **Ther.:** Exartikulation (des Armes), Zytostatika; **Progn.:** infaust.

Stick|oxi|dul n: N_2O; s. Lachgas.

Stiel|drehung: (engl.) torsion; Torsion eines Gefäßstiels; führt u. U. zu Drosselung des venösen Rückflusses, Blutüberfüllung (Stauung) u. Nekrose; häufigste Kompl. bei gestielten Tumoren, bes. subserösem Myoma* uteri u. Ovarialtumoren*; bei Verwachsungen mit dem Darm Keimeinwanderung in den Tumor mögl. (Akutes* Abdomen, Lebensgefahr); op. Revision erforderlich.

Stilbene n pl: (engl.) stilbenes; Derivate des trans-α,α'-Diphenyläthylen; synthet., nichtsteroidale Östrogene*; stimmen in den meisten biol. Wirkungen mit den natürl. Östrogenen überein. Das bekannteste St. ist das Diäthylstilböstrol*.

Stilb|östrol-Syn|drom n: (engl.) stilboestrol syndrome; v. a. in den USA beobachtetes gleichzeitiges Vork. von Endometriose* u. sog. Clear-cell-Adenokarzinom der Scheide bei Mädchen, deren Mütter Diäthylstilböstrol* eingenommen hatten.

Stillen: (engl.) breast feeding; syn. Brusternährung; natürl. Form der Säuglingsernährung* mit Muttermilch* an der Brust der Mutter; Voraussetzung für das St. ist die **Stillfähigkeit** der Mutter, die in über 80 % der Fälle vorhanden ist. In einigen Fällen wird das St. durch psychol. (Unsicherheit, fehlende Bereitschaft) od. physiol. **Stillhindernisse** (Flach-, Hohlwarzen, Rhagaden, Mastitis) behindert od. unmögl. gemacht (Einnahme milchgängiger Medikamente durch die Mutter); absolute Stillhindernisse sind die Erkr. der Mutter an Tuberkulose (Trennung von Mutter u. Kind für ca. 6 Wo., bis das Kind wirkungsvollen BCG-Schutz hat) bzw. eine HIV*-Erkrankung. Stillhindernisse von seiten des Kindes sind seltener (Saugschwäche*, best. Erkr. des Neugeborenen). Bes. die Stillversuche in den ersten Lebenstagen erfordern Geduld, bis der Säugling mit dem Mund den ganzen Warzenhof erfassen kann u. kräftig saugt (s. Reflexe, frühkindliche). Vgl. Abstillen, Agalaktie, Hypogalaktie, Feeding on demand.

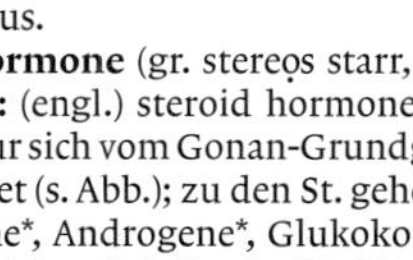

Steroidhormone:
Cyclopentanoperhydrophenantren (Gonan)

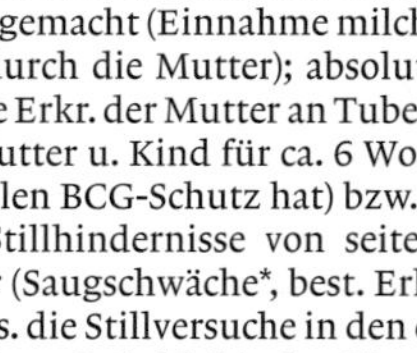
Stirnlage

Still|zeit: **1.** Zeitraum des Stillens*; **2.** s. Mutterschutzgesetz.

Stirn|lage: (engl.) brow presentation; Deflexionslage (s. Abb.), sehr selten (1 : 2000–3000 Geburten), bei der die Stirn in Führung bleibt, bis der Kopf geboren ist; inf. des dabei größten Umfangs des Durchtrittsplanums (35–36 cm) u. des für einen Anpassungsvorgang (Asynklitismus*) wenig geeigneten Kopfabschnittes ist die St. die ungünstigste u. gefährlichste aller gebärfähigen Schädellagen bei vaginaler Entbindung. Vgl. Kindslage, Deflexionslagen.

Stirn|naht: (anat.) Sutura frontalis; s. Suturae.

Stock-Tuch-Zeichen: s. Pschyrembel-Zeichen.

Stoeckel-Syn|drom (Walter St., Gyn., Gebh., Marburg, 1871–1961) n: die Erweiterung glattmuskulärer Hohlorgane (z. B. Uterus, Darm, Ureteren) in der SS inf. Progesteronwirkung.

Störungen, dys|rhaphische: s. Dysrhaphiesyndrome.

Stomato|schisis (gr. stoma Mund, Öffnung; schisis Spaltung) f: s. Gesichtsspalten.

STORCH-Kom|plex m: (engl.) STORCH complex; Akronym für Viren und Mikroorganismen, durch die es im Rahmen prä- u. perinataler Inf. zu Fehlbildungen od. Schädigungen kommen kann (s. Tab.).

STORCH-Komplex

S	Syphilis
T	Toxoplasma gondii
O	other infectious microorganisms Varicella-Zoster-Virus, Masern-Virus, Mumps-Virus, Coxsackie-B-Virus, Hepatitis-B-Virus, HTLV III (AIDS), LCM-Virus (lymphozytäre Choriomeningitis), Parvovirus (Ringelröteln), Papillomviren (Influenza-A-Virus, Epstein-Barr-Virus), Treponema pallidum (Lues), Listerien, Gonokokken, Chlamydien, Borrelien (Lyme-Krankheit), Plasmodien (Malaria), Streptokokken der Gruppe B
R	Rubella-Virus
C	Cytomegalovirus
H	Herpes-simplex-Virus

Stränge, amniotische: (engl.) amniotic band syndrome; syn. Simonart-Bänder; Verwachsung des Amnions* mit der Haut des Feten, die zu Strängen od. Fäden auseinandergezogen wird; u. U. Stumpfbildung an den Extremitäten (intrauterine Selbstamputation) inf. Durchtrennung (Schnürfurchen, s. Abb.) od. Verklebung (Syndaktylie).

Strahlen|blase: (engl.) radiation bladder; funkt. u. morphol. veränderte Harnblase nach perkutaner od. intrakavitärer Strahlentherapie* des kl. Beckens mit Schädigung der Schleimhaut (Ulzera u. Nekrosen mit Hämaturie), fibrot. Veränderung der muskulären Anteile der Blasenwand (Entstehung einer Schrumpfblase); u. U. Fistelbildung (Blasenfistel, Urogenitalfistel).

Strahlen|meno|lyse (gr. men Monat; lysis Auflösung, Beendigung) f: s. Menolyse.

Strahlen|therapie f: (engl.) radiotherapy; **I.** i. e. S. Anw. ionisierender Strahlung zur (kurativen od. palliativen) Behandlung maligner (selten auch benigner) Neoplasien, allein od. kombiniert mit chirurgischen od. chemotherapeutischen Maßnahmen; **Ziele:** maximale Schädigung des Tumorgewebes bei gleichzeitiger maximaler Schonung des umgebenden gesunden Gewebes; hierzu muß entw. das Tumorgewebe eine höhere Strahlensensibilität aufweisen als das gesunde Gewebe (dies ist v. a. bei schnellwachsenden, entdifferenzierten Tumoren der Fall), od. die Strahlendosis im Tumor muß durch Wahl einer geeigneten Bestrahlungsgeometrie selektiv erhöht werden: z. B. interne od. externe Bestrahlung; Verwendung von Strahlung unterschiedlicher Reichweite, Gewebe-Eindringtiefe u. Strahlenqualität sowie von fixen od. bewegl. Strahlenquellen. Bei der sog.

Bewegungs- od. **Pendelbestrahlung** treffen sich z. B. die von einer bewegl. Strahlenquelle emittierten Strahlenbündel im Tumorgebiet, während das umgebende Gewebe geschont wird; bei der sog. **Gegenfeldbestrahlung** erfolgt die Bestrahlung von zwei gegenüberliegenden Feldern, was eine homogenere Dosisverteilung im Tumorgebiet ermöglicht. Die sog. **Stehfeldbestrahlung** wird mit unverändertem Einstrahlfeld durchgeführt u. ist daher v. a. zur St. oberflächl. Tumoren geeignet. Schließlich kann durch Wahl der zeitl. Dosisverteilung (z. B. Fraktionierung, Protrahierung) eine höhere Schädigung des Tumorgewebes erreicht werden. Für die Bestrahlungsplanung sollte computergestützt ein präziser Isodosenplan erstellt werden.

Die **perkutane St.** wird meist mit hochenerget. Photonen- od. Elektronenstrahlung durchgeführt (sog. Hochenergie-, Hochvolt- bzw. Supervolt-St.): **1. Photonenstrahlung:** ultraharte Röntgenstrahlung od. Gammastrahlen (z. B. Cobalt-60); ermöglicht eine hohe relative Tiefendosis bei verminderter Hautbelastung u. wenig Streustrahlung außerh. des Nutzstrahlbündels; ihre Maximalenergie liegt meist bei 20 MeV; **2. Elektronenstrahlung:** bietet den Vorteil einer mit der Energie regelbaren Gewebe-Eindringtiefe (z. B. 5 cm bei 10 MeV, 10 cm bei 20 MeV) u. eines steilen Dosisabfalls hinter der prakt. Reichweite; ihre Maximalenergie liegt bei ca. 50 MeV. Daneben werden auch Neutronen-, Pi-Mesonen- u. Protonenstrahlung eingesetzt, in best. Bereichen auch Alphastrahler; vgl. Afterloading-Verfahren, Kontaktbestrahlung; **II.** i. w. S. jede Anw. elektromagnet. Wellen

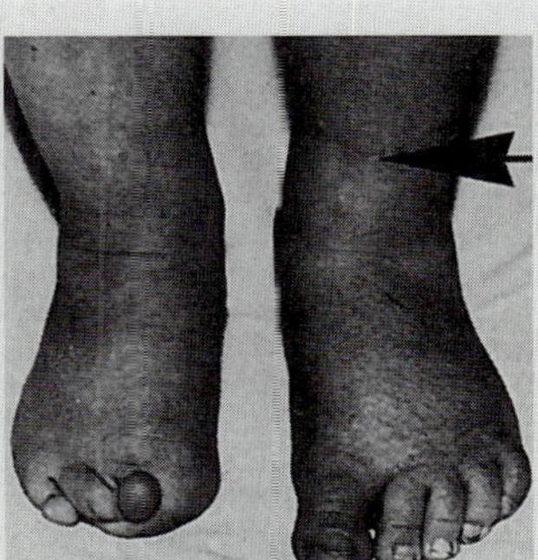

Stränge, amniotische:
typische Schnürfurche am linken Unterschenkel

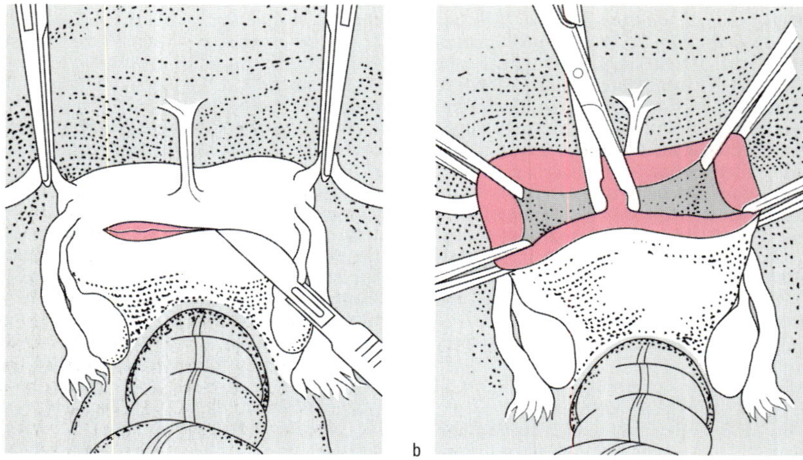

a b

Strassmann-Operation:
a: Eröffnung des Fundes uteri durch transversale Inzision; b: Exzision eines Uterusseptums

zu therap. Zwecken (z. B. Mikrowellen, Infrarotstrahlung, sichtbares Licht).

Strahlen|therapie, intra|kavitäre f: (engl.) intracavitary radiotherapy; Bestrahlung durch in Körperhöhlen eingebrachte Radionuklide; s. Afterloading-Verfahren.

Strahlen|therapie, neo|adjuvante f: s. Tumorbestrahlung, präoperative.

Strassmann-Operation (Paul F. St., Gyn., Berlin, 1866–1938) f: Form der Metroplastik* bei Infertilität*, habituellen Aborten od. Frühgeburten, v. a. inf. Uterus septus u. Uterus bicornis (s. Uterusfehlbildung). Die St.-Op. wurde ursprüngl. vaginal durchgeführt, Bez. heute auch übl. bei abdominalem Vorgehen; **Technik:** nach transversaler Inzision des Fundus* uteri mit Eröffnung beider Uterushörner (u. ggf. Resektion des Septums) Verschluß des Uterus mit sagittaler Naht unter Aussparung des Endometriums (s. Abb.). Beim Uterus septus wird heute meist die transzervikale Septumdissektion* durchgeführt.

Strassmann-Zeichen (↑): (engl.) Strassmann's phenomenon; s. Nabelschnurzeichen.

Streß|in|kontinenz (lat. in- Um-, Ohn-, Nicht-; continentia das Zurückhalten; Unterdrücken) f: (engl.) stress incontinence; auch Belastungsinkontinenz, Sphinkterinkompetenz; unwillkürl. Urinabgang bei intraabdomineller Druckerhöhung; häufigste Form der weibl. Harninkontinenz*; **Urs.:** Versagen des Verschlußmechanismus der Urethra inf. intrins. Muskelschwäche, Hormonmangels bzw. Insuffizienz der Beckenbodenmuskulatur; **klin. Einteilung:** Harnverlust bei schwerer Belastung, z. B. Husten u. Niesen (Grad I), bei leichter Belastung, z. B. Aufstehen u. Gehen (Grad II), in Ruhe (Grad III); **Ther.:** Beckenbodentraining, lokale od. system. Östrogentherapie, Alphasympathomimetika; evtl. op. Rekonstruktion. Vgl. Descensus uteri et vaginae.

Striae gravidarum (lat. stria Streifen) f pl: syn. Striae distensae, Schwangerschaftsstreifen; parallele, zunächst leicht erhabene, bläul.- bis braunrote Streifenbildung der Haut in der SS (in der zweiten Schwangerschaftshälfte bei ca. 70 % aller Schwangeren); **Sitz:** Bauch, Hüften, Mammae; **Progn.:** heilen mit depigmentierter Atrophie ab.

Strich|abrasio (lat. abrasio Ausscheren, Auskratzen) f: syn. Strichkürettage*.

Strich|kürettage f: (engl.) sample curettage; syn. Endometriumbiopsie, Strichabrasio; Entnahme je einer Gewebeprobe von Schleimhaut der Vorder- u. Hinterwand des Uterus mittels spez. Kürette zur histol. Beurteilung von Östrogen- u. Gestagenwirkung im Endometrium; in Komb. mit einer Hysteroskopie* auch zur Abklärung von Blutungsstörungen durchführbar. Vgl. Kürettage, fraktionierte.

Strictura urethrae (lat. strictura das Zusammenziehen) f: s. Harnröhrenverengung.

Stroma|adeno|myose (gr. stroma das Ausgebreitete, Decke, Lager) f: s. Stromatose.

Stroma|hyper|plasie (↑) f: (engl.) stromahyperplasia; selten vorkommende, einseitige Hyperplasie der Stromazellen des Endometriums* mit Auseinanderdrängen der endometrialen Drüsen; prämaligne Form der adenomatösen Hyperplasie*.

Stroma ovarii (↑) n: bindegewebiges Grundgerüst des Ovariums*, in der Rindenzone besonders zellreich.

Stroma|sarkom (↑) n: s. Uterussarkome.

Stromatose (↑) f: (engl.) stromatosis; (gyn.) **1.** syn. Stromaadenomyose; Herde von Endometriumstroma ohne Drüsenanteile im Myometrium, u. U. mit Übergreifen auf die Serosa; sehr selten (DD: Stromasarkom); **2.** Bez. für das verdichtete Ovarialstroma bei polyzystischen Ovarien*.

Strophulus adultorum (Dim. von gr. strophos Strick, Band) m: syn. Prurigo* simplex subacuta.

Struma con|nata (lat. Drüsenschwellung am Hals) f: syn. Struma* neonatorum.

Struma neo|natorum (↑) f: syn. Struma connata, sog. Neugeborenenstruma; Schilddrüsenvergrößerung beim Neugeborenen; **Vork.:** endem. in Iodmangelgebieten (s. Kretinismus), nicht endem. inf. erhöhter Iodexposition während der SS (durch iodhaltige

Medikamente, iodhaltige Röntgenkontrastmittel); seltener inf. Hypothyreose* bzw. thyreostat. Behandlung der Mutter, bei Hyperthyreose des Neugeborenen od. bei kongenitalen Enzymdefekten (Iodfehlverwertung). Bei ca. 50 % der Neugeborenen mit Struma liegt eine hypothyreot. Stoffwechsellage vor; **Ther.:** Iodid bei Iodmangel, sonst L-Thyroxin; **Proph.:** Iodid (200 mg/d) in der SS.

Struma ovarii (↑) f: einkeimblättriges Teratom* aus Schilddrüsengewebe im Ovar; evtl. thyroxinproduzierend mit thyreotox. Symptomen.

Sturmdorf-Bonney-Plastik (Arnold St., Gyn., 1861–1934; William F. B., Gyn., London, 1872–1953) f: (engl.) Sturmdorf's operation; bes. Operationstechnik zur Zervixrekonstruktion, z. B. nach Konisation* bzw. Portioamputation (s. Abb.).

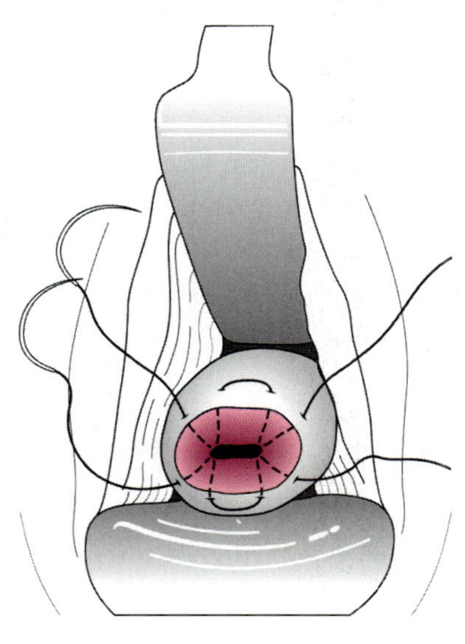

Sturmdorf-Bonney-Plastik nach Portioamputation

Sturz|geburt: (engl.) precipitate delivery; Geburt*, bei der das Kind inf. einer ungünstigen Stellung der Mutter aus dem Geburtskanal heraus zu Boden stürzt; gerichtsmed. relevant, sagt nichts über die Dauer der Geburt aus. Vgl. Partus praecipitatus.

Sub|in|volutio uteri (lat. sub unter, unterhalb; involutio Windung) f: mangelhafte Rückbildung der Gebärmutter (Involutio* uteri) im Wochenbett; **Urs.:** v. a. Überdehnung (z. B. Mehrlinge, Hydramnion), schlaffe Uterusmuskulatur (Pluri- bzw. Multipara), nach manueller Plazentalösung, ungenügende Hormonstimulation; mögl. **Folgen:** Lochiometra*, Blutungen, Endometritis*. Vgl. Superinvolutio uteri.

sub partu (lat): unter (während) der Geburt*.

Such|re|flex (lat. reflectere, reflexus zurückbiegen) m: s. Reflexe, frühkindliche.

Sulcus inter|labialis (lat. Furche, Rinne) m: Furche zw. den gr. u. kl. Schamlippen.

Sul|proston (INN) n: Prostaglandin-E_2-Derivat; s. Prostaglandine.

Super|fecundatio (lat. super über, oben; fecundare befruchten) f: (engl.) superfecundation; Befruchtung einer zweiten Eizelle im gleichen Menstruationszyklus* aus versch. Begattungsakten, führt zu zweieiigen Zwillingen*. Vgl. Superfetatio.

Super female syndrome (^; engl. female Frau): syn. Triplo*-X-Syndrom.

Super|fetatio (↑; lat. fetare befruchten) f: (engl.) superfetation; Überbefruchtung, Befruchtung einer zweiten Eizelle* nach Follikelsprung bei bereits bestehender SS; aufgrund der Undurchdringlichkeit des Zervixschleims in der SS ist die S. beim Menschen extrem selten. Vgl. Superfecundatio.

Super|in|volutio uteri (↑; lat. involutio Windung) f: im Vergleich zur physiol. Involutio* uteri übermäßige Rückbildung der Gebärmutter im Puerperium*. Vgl. Subinvolutio uteri.

Super|ovulation (↑; lat. ovulum kleines Ei, Eizelle) f: hormonelle Ovulationsinduktion* zur Heranreifung mehrerer Follikel, z. B. für die In*-vitro-Fertilisation. Vgl. Überstimulationssyndrom.

Surfactant n: aus (engl.) **surf**ace **act**ive age**nt** (oberflächenaktive Substanz) zusammengesetzter Begriff; syn. Antiatelektasefaktor; Emulsion v. a. aus Phospholipiden (ca. 90 % Dipalmitoylphosphatidylcholin, ein Lezithin) neben geringen Anteilen von Proteinen u. Kohlenhydraten; vermehrte Bildung i. R. der fetalen Lungenreifung* ab der 35. SSW in den Pneumozyten II u. filmartige Ausbreitung auf der Alveolaroberfläche (s. Abb.); nachweisbar auch im Bronchialsekret; **Funkt.:** Erleichterung der ersten Entfaltung der noch vollständig kollabierten Alveolen beim Neugeborenen; Teil der Schutz- u. Selbstreinigungsmechanismen des Bronchialsystems, Verhinderung des exspirator. Kollapses von Alveolen u. terminalen Bronchiolen durch Minderung der Oberflächenspannung, Schutz der Alveolen vor Austrocknung, Aktivitätsbeeinflussung der Alveolarmakrophagen, Erleichterung der Phagozytose von Bakt. u. Schmutzpartikeln sowie der Schichtung u. des adoralen Transports des Bronchialsekrets; **therap. Verw.:** endotracheale Instillation von natürl. (von Kalb, Rind, Schwein) od. künstl. (Phospholipidgemisch) S. führt beim Surfactantmangel*-Syndrom zur raschen Besserung der Oxygenierung u. Ventilation u. damit zur signifikanten Senkung der Frühgeborenenmorbidität u. -mortalität.

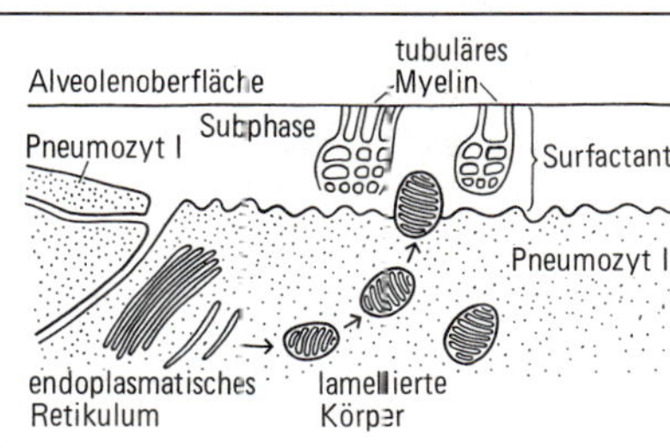

Schema der Surfactant-Synthese:
Surfactant wird in den Pneumozyten II (sekretorische Alveolardeckzellen) synthetisiert. Es liegt im Zytoplasma der Pneumozyten II in Form von Lamellenkörperchen vor, die bei Bedarf ausgeschleudert werden und sich auf der Oberfläche der Alveolen entrollen.

Surfactant|mangel-Syn|drom n: (engl.) surfactant deficiency syndrome; syn. Membransyndrom, Krankheit der hyalinen Membranen; am häufigsten bei Frühgeborenen (34. SSW) vorkommende Lungenfunktionsstörung, die pathol.-anat. durch eine Verteilungsstörung mit dys- bzw. atelektat. u. überblähten Alveolen gekennzeichnet ist; in der Folge kommt es zur Bildung intraalveolärer hyaliner Membranen u. klin. zu zunehmender Atemnot sowie inspirator. Einziehungen der Interkostalräume; **Path.:** Entfaltungsstörung der Mehrzahl der Alveolen inf. eines Mangels an Surfactant*, der aus einer mangelnden fetalen Lungenreifung* od. einer Zellschädigung bei pulmonaler Minderdurchblutung (z. B. als Folge von Hypoxie u. Azidose) resultiert; **Ther.:** frühzeitige Beatmung mittels nasaler CPAP (continuous positive airway pressure); ansonsten mechan. Beatmung u. intratracheale Gabe von künstl. Surfactant; **Proph.:** pränatale Lungenreifediagnostik*, medikamentöse Lungenreifeförderung* u. Intensivüberwachung des Feten in der SS u. unter der Geburt (s. Pränataldiagnostik, Mikroblutuntersuchung am Feten). Vgl. Atemnotsyndrom des Neugeborenen.

Sur|rogSt at|mutter (lat. surrogatus and die Stelle eines anderen gewählt): s. Ersatzmutter.

Suturae (lat.) f pl: Nähte; unbewegl. Knochenverbindungen, wobei zwei nahe Knochenränder durch schmale Bindegewebeplatten miteinander verbunden sind, **Vork.:** v. a. an den Knochen des Schädeldachs; gebh. wichtig sind (s. Abb.): **1.** Sutura coronalis: Kranznaht, zw. Stirn- u. bd. Scheitelbeinen; **2.** Sutura frontalis: Stirnnaht, zw. bd. Stirnbeinhälften, verwächst meist frühzeitig; **3.** Sutura lambdoidea: Lambdanaht, zw. Hinterhauptbein u. bd. Scheitelbeinen; **4.** Sutura sagittalis: Pfeilnaht (auch Sagittalnaht), verläuft in der Mittellinie zw. bd. Scheitelbeinen.

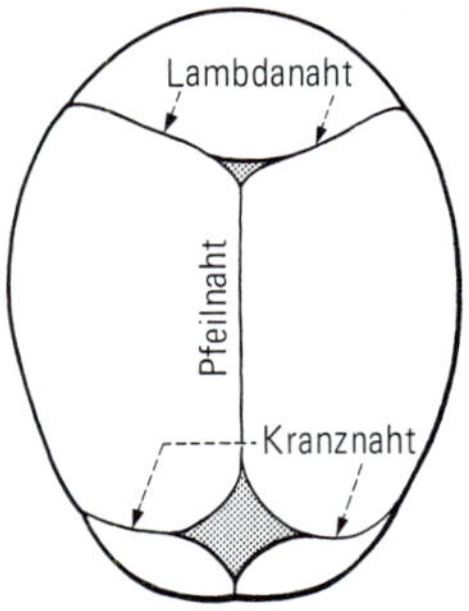

Suturae:
Darstellung verschiedener Schädelnähte

Swyer-Syn|drom (G. J. S., zeitgen. Endokrinol., Großbritannien) n: (engl.) pure gonadal dysgenesis; syn. XY-Gonadendysgenesie; Gonadendysgenesie* bei phänotyp. weibl. Individuen mit männl. Karyotypus (46,XY); **Klin.:** Manifestation in der Pubertät* mit Ausbleiben der Sexualentwicklung (genitaler Infantilismus), primärer Amenorrhoe* u. Sterilität*; meist Normwuchs, in Einzelfällen eunuchoidaler Hochwuchs (s. Abb.); nicht nachweisbare Gonaden, jedoch vorhandene Keimleisten, die häufig zu maligner Entartung neigen u. deshalb entfernt werden sollten; **Diagn.:** endokrin. Befunde entspr. einem hypergonadotropen Hypogonadismus*.

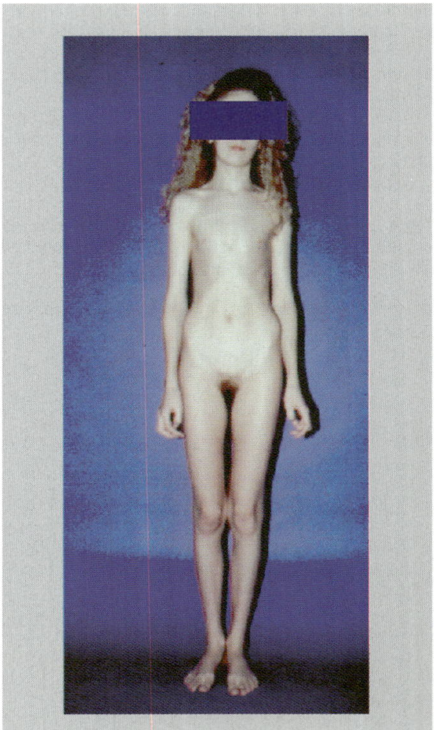

Swyer-Syndrom

Sym|physe (gr. symphyesthai zusammenwachsen) f: (engl.) symphysis; Verwachsung; Knochenverbindung durch Faserknorpel, i. e. S. Symphysis pubica, Scham(bein)fuge. Vgl. Discus interpubicus.

Sym|physen|ruptur (↑; lat. ruptura Brechen, Reißen) f: s. Symphysensprengung.

Sym|physen|schaden (↑): im letzten Drittel der SS bzw. p. p. vorkommende, über das Maß einer physiol., hormonell bedingten Symphysendehnung hinausgehende Auflockerung des symphysären Bindegewebes (evtl. retrosymphysäres Hämatom); kann zur Einschränkung der vitalen Integrität des Zervixrings führen; **Sympt.:** u. a. Schmerzen, Watschelgang; **Ther.:** Bettruhe, Schlaufenverband, Stützkorsett.

Sym|physen|sprengung (↑): (engl.) disruption of symphysis pubis; Symphysenruptur; unter der Geburt od. bei Beckenringbruch vorkommende Zerreißung der Schambeinfuge; **Folge:** Instabilität des Beckens. Vgl. Symphysenschaden.

Sym|physis pubica (↑) f: s. Symphyse.

Syn|drom, adreno|genitales (gr. syndromos mitlaufend, begleitend) n: (engl.) adrenogenital syndrome; Abk. AGS; Oberbegriff für versch., meist autosomal-rezessiv erbl. Enzymopathien mit Störung der adrenalen Steroidsynthese u. vermehrter Bildung von Androgenen* in der NNR; betroffene Enzyme sind meist die 21-, seltener auch 11β- bzw. 17α-Monooxygenase od. 3β-Steroiddehydrogenase; **Formen:** **1.** kongenitales AGS: Häufigkeit ca. 1 : 10 000; klass. Form mit verminderter Cortisolbildung bei 21-Monooxygenasedefekt, vermehrter ACTH-Ausschüttung mit nachfolgender NNR-Hyperplasie u. vermehrter Bildung von Cortisolvorstufen u. Androgenen in der Zona reticularis; kann ohne od. mit Salzverlustsyndrom einhergehen; **Sympt.**: bei Mädchen Pseudohermaphroditismus* femininus, bei Jungen Pseudopubertas* praecox; erst Übergröße, dann Minderwuchs durch Beschleunigung der Knochenreifung, starke Ausbildung der Muskulatur; unbehandelt Hemmung der Keimdrüsenentwicklung durch verminderte Gonadotropinbildung inf. hohen Androgenspiegels; führt zu primärer Amenorrhoe* od. zu Hodenatrophie mit Azoospermie; im Harn hohe Konz. von 17-Ketosteroiden*, geringe Konz. von 17-Hydroxysteroiden, im Serum erhöhte Konz. von 17α-Hydroxyprogesteron*. Bei nichtklass. Form mit geringerer Ausprägung (spätmanifestes od. late onset AGS) od. erworbenem AGS (z. B. postpuberal) kommt es bei Jugendl. zur prämaturen Pubarche bei beschleunigtem Längenwachstum mit verfrühtem Epiphysenschluß, bei Frauen zu unterschiedl. Graden von Hirsutismus* u. Zyklusstörungen* (Amenorrhoe, anovulator. Zyklen), bei Männern zu Oligo- bis Azoospermie. **Ther.**: Hydrocortison, bei Erwachsenen Prednison od. Dexamethason (zur Normalisierung der ACTH-Ausschüttung u. damit zur Reduzierung der Androgenüberproduktion der NNR); **2.** erworbenes AGS: fast immer androgenbildender NNR- od. Gonadentumor als Urs.; rasche Entw. der Sympt., keine ACTH-Erhöhung, keine od. nur geringe 17-Ketosteroiderniedrigung durch Kortikoide; **Ther.**: op. Entf.; **3.** adrenogenitales Salzverlustsyndrom: kongenitales AGS mit gleichzeitiger Störung der Mineralokortikoidbiosynthese; **Sympt.**: addisonartige Krisen bei Neugeborenen od. jungen Säuglingen mit renalem Natriumverlust u. Kaliumretention (Gefahr von Herzrhythmusstörungen); **Ther.**: noch vor Abschluß der Diagn. Cortisol- u. Aldosterongabe; **4.** adrenogenitales Hypertoniesyndrom bei 11β- od. 17α-Monooxygenasemangel mit Hypertonie u. Kaliumverlust; bei 11β-Monooxygenasemangel Virilisierungserscheinungen wie beim klass. AGS, bei 17α-Monooxygenasemangel fehlende Virilisierung* auch bei männl. Feten.

Syn|drom, aurouro|genitales (↑) n: syn. Winter*-Kohn-Mellmann-Wagner-Syndrom.

Syn|drom, de|pressives (↑) n: (engl.) depressive syndrome; Sammelbez. für die bei Depression* auftretenden psych., somat. u. psychosozialen **Sympt.**: **1. psychisch:** niedergeschlagene Verstimmung (nicht obligat; s. Depression, larvierte), Freudlosigkeit, Interesselosigkeit, Energielosigkeit, innere Unruhe od. psychomotor. Hemmung, Mutlosigkeit, Minderwertigkeitsgefühle, Angstzustände, Zwänge, Überempfindlichkeit, Reizbarkeit, Konzentrationsstörungen, Grübelneigung, Entscheidungsunfähigkeit, Schuldgefühle, Beziehungsstörungen, Verarmungsideen, hypochondr. Befürchtungen, leichtere paranoide Fehldeutungen sowie Entfremdungserlebnisse; **2. somatisch:** Schlaf- u. Appetitstörungen, Gewichtsverlust, gastrointestinale Beschwerden, Kopfschmerz, Blasenstörungen, Atemenge, Herzsensationen, Globusgefühl, Kreislaufstörungen, diffuse Beschwerden im Bereich von Muskulatur u. Skelettsystem, Sekretionsstörungen (z. B. Mundtrockenheit, Versiegen der Tränensekretion), Hitzewallungen, Kälteschauer, Libido- u. Potenzstörungen, Beeinträchtigung von Stimme (leise, monoton) u. Körperhaltung (vornübergebeugt u. kraftlos, schleppender Schritt); **3. psychosozial:** Rückgang zwischenmenschl. Kontakte, Isolationsneigung; Probleme mit Partnern, Kindern, Vorgesetzten; Leistungsabfall, Gefahr der Versetzung, Herabstufung od. des Arbeitsplatzverlustes.

Syn|drom der eingedickten Galle (↑) n: s. Gallepfropfsyndrom.

Syn|drom der kaudalen Re|gression (↑) n: s. Regression, kaudale.

Syn|drom der mammo|renalen Überzahl (↑) n: s. Syndrom, mammorenales.

Syn|drom der persistierenden fetalen Zirkulation (↑) n: s. PFC-Syndrom.

Syn|drom des dritten Tages (↑) n: s. Puerperium.

Syn|drom des toxischen Schocks (↑) n: s. Schocksyndrom, toxisches.

Syn|drom, hepato|genitales (↑) n: (engl.) hepatogenital syndrome; Pseudopubertas* praecox im Kindesalter bei Gonadotropine* bzw. gonadotropinähnl. Substanzen bildendem, primärem Leberzellkarzinom. Vgl. Syndrom, paraneoplastisches.

Syn|drom, hepato|ovarielles (↑) n: (engl.) hepatoovarian syndrome; Sammelbez. für Menstruationsstörungen inf. eines Hyperöstrogenismus bei Leberfunktionsstörungen; **Path.**: gestörter Metabolismus der Östrogene* in der Leber; **Sympt.**: Manifestation im Präklimakterium od. Klimakterium mit Dysmenorrhoe od. Hypermenorrhoe, verspäteter Menopause; Veränderung der Uterusschleimhaut, insbes. in Form einer glandulär-zystischen Hyperplasie*, manifeste od. latente Leberfunktionsstörungen (anamnest. oft Hepatitis, Cholezystopathie).

Syn|drom, hypo|thalamisches (↑) n: syn. Fröhlich*-Syndrom.

Syn|drom, mammo|renales (↑) n: (engl.) mammorenal syndrome; Sammelbez. für versch. kongenitale Syndrome mit Anomalien von Mamma, Brustwarze u. Niere (Nierendysplasie); die überzufällige Komb. deutet auf eine gemeinsame Entwicklungsstörung hin, deren Genese jedoch nicht näher bekannt ist; nach der Anzahl der Mamillen (medial od. im Bereich der Medioklavikularlinie lokalisiert) u. deren Abstand voneinander unterscheidet man folgende **Formen**: **1.** ein- od. beidseitige Polythelie* od. Polymastie (s. Mamma, akzessorische) mit homo- od. bilateralen Doppelnieren (Syndrom der mammorenalen Überzahl); **2.** Poland*-Symptomenkomplex; **3.** mammorenale Dysplasie bei versch. Chromosomenaberrationen (z. B. Komb. von überweitem Mamillenabstand u. Hufeisennieren bei Ullrich*-Turner-Syndrom). Vgl. Mammaanomalien.

Syn|drom, olfakto|genitales (↑) n: (engl.) olfactogenital syndrome; syn. Morsier-Syndrom, Kallmann-Syndrom; dysrhaph. olfakto-ethmoido-hypothalam. Fehlbildung mit Sympt. des hypogonadotropen Hypogonadismus* inf. Gonadotropinmangels, Anosmie inf. Aplasie des Bulbus olfactorius, Schädeldysplasie, Epilepsie u. geistiger Behinderung; v. a. bei Männern auftretend; **Diagn.**: verminderte Testosteron- bzw. Östrogen- sowie fehlende Gonadotropinsekretion.

Syn|drom, para|endokrines (↑) n: s. Syndrom, paraneoplastisches.

Syn|drom, para|neo|plastisches (↑) n: (engl.) paraneoplastic syndrome; syn. Paraneoplasie; Sam-

Syndrom, prämenstruelles

Gynäkologische Symptome	Vegetative bzw. allgemeine Symptome	Psychische Symptome
Anschwellen und Spannung der Mammae	Kopfschmerz (Migräne)	nervöse Spannung
Spannung, Völlegefühl und Schmerzen im Unterleib	vegetative Labilität	Reizbarkeit und Aggressivität
Kreuzschmerzen	Tachykardie	Stimmungslabilität
Vulvaödem mit Pruritus	leichte Ermüdbarkeit	depressive Verstimmung
genitaler Herpes	Schwindelgefühl	Ruhelosigkeit
Dyspareunie	Nausea	Antriebslosigkeit
	Dysurie	Angst
	Obstipation	
	Gewichtszunahme	
	Ödembildung	

melbez. für Funktionsstörungen od. Krankheitszustände, die in Zus. mit einem Neoplasma* auftreten, weder metastat. noch durch direkte Tumorinvasion zustandekommen u. einem klin. nachweisbaren Tumor vorausgehen können; **Ätiol.**: noch wenig geklärt. Eine wichtige Untergruppe stellen die **paraendokrinen Syndrome** dar, bei denen Tumoren Substanzen freisetzen können, die als Antigene wirken (z. B. Alphafetoprotein*, CEA*) u. Hormonen entspr.; Gonadotropine* werden z. B. vom malignen Chorionepitheliom, von der Blasenmole, von Teratomen u. vom Bronchialkarzinom gebildet, Ovarialkarzinome bilden u. a. Parathormon. Vgl. Tumoren, HCG-bildende; Syndrom, hepatogenitales.

Syn|drom, prä|menstruelles (↑) n: (engl.) premenstrual syndrome; Abk. PMS; charakterist. körperl., gyn., vegetative u. psych. Symptome (s. Tab.) mit unterschiedl. Intensität, die ca. 4–14 Tage vor der Menstruation* auftreten; **Häufigkeit:** ca. 30–70 % aller menstruierenden Frauen klagen über Beschwerden i. S. eines PMS (vorwiegend bei ovulator., selten bei anovulator. Zyklen); **Ther.**: Aufklärung, Psychotherapie, Gestagenbehandlung, Prolaktinhemmer, Vitamin B_6.

Syn|drom, vegetativ-endokrines der Frau: s. Curtius-Syndrom.

Syn|drom, vegetativ-klimakterisches: s. Menopausensyndrom.

Syn|echie, uterine (gr. synecheia das Zusammenhängen) f: s. Adhäsionen, intrauterine.

Syn|karzino|genese (gr. syn zusammen, gleich; karkinos Krebs; genesis Entstehung, Erzeugung) f: (engl.) cocarcinogenesis; Karzinomentstehung durch Zusammenwirken versch., zu Mutationen führender Faktoren. Vgl. Karzinogenese.

Syn|klitismus (gr. synklinethai gleichermaßen beugen) m: (engl.) synclitism; (gebh.) achsengerechte Einstellung des kindl. Kopfes; bei dem im Beckeneingang stehenden od. schon mit einem kl. Segment eingetretenen Kopf findet man die querverlaufende Pfeilnaht (s. Suturae) in der Führungslinie* des Beckens (s. Abb.). Vgl. Asynklitismus.

Syn|zytio|tropho|blast (gr. syn zusammen, gleich; kytos Zelle, Höhlung; trophe Nahrung; blastos Keim, Sproß) m: s. Trophoblast.

Syn|zytium (↑; ↑) n: (engl.) syncytium; mehrkerniger Zellverband, der durch Verschmelzung von Einzelzellen od. durch Endomitose* entstanden ist u. keine Zellgrenzen aufweist; kommt im menschl. Organismus z. B. in Form des Synzytiotrophoblasten der Plazenta* vor (strukturelles S.).

Syphilid n: Bez. für verschiedenartigste Haut- u. Schleimhauterscheinungen bei Syphilis*.

Syphilis n: syn. Lues (venerea), sog. harter Schanker; eine der meldepflichtigen Geschlechtskrankheiten*; **Err.**: Treponema* pallidum; **Übertragung** i. d. R. beim Geschlechtsverkehr*, nur ausnahmsweise indirekt; **Einteilung: 1.** erworbene S. (S. acquisita) als Frühsyphilis mit dem typ. syphilit. Primäraffekt (harter Schanker: induriertes, schmerzloses Ulkus) od. Spätsyphilis (Beginn mehrere Jahre nach Inf., heute sehr selten); **2.** angeborene S. (S. connata): ab dem 5. Schwangerschaftsmonat intrauterin erworbene, d. h. diaplazentar auf den Fetus durch die erkrankte u. unzureichend behandelte Mutter übertragene S. (Fetopathia syphilitica). Erfolgt die Inf. bei florider Frühsyphilis der Mutter zu einem früheren Zeitpunkt (fetale S.), kommt es zum Absterben der Frucht in utero u. Frühtotgeburt im 6.–7. Monat (**cave:** Frucht, Fruchtwasser u. Plazenta sehr trepone-

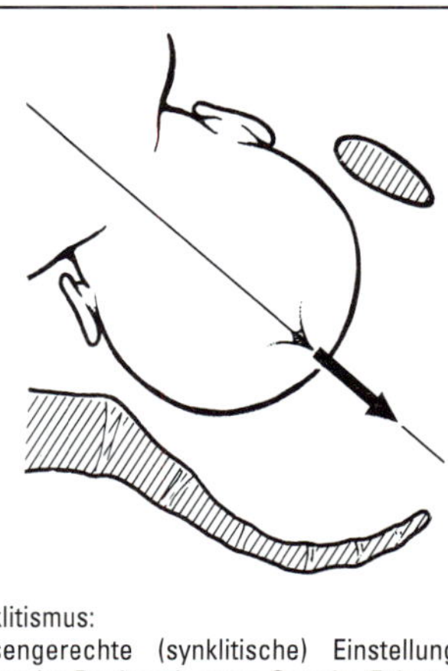

Synklitismus:
achsengerechte (synklitische) Einstellung des Kopfes im Beckeneingang; Gerade: Führungslinie des Beckens

menreich). Aborte in den ersten Schwangerschaftsmonaten beruhen nie auf einer S. **Sympt. der Säuglingssyphilis** (bei weniger geschädigten, lebend geborenen Kindern): Pemphigus syphiliticus (bullöse u. ulzeröse Exantheme bes. an Handflächen u. Fußsohlen); Parrot-Furchen durch narbige Abheilung krustöser Papeln u. radiärer Einrisse um den Mund; Coryza syphilitica (eitriger, blutiger, sog. schnarchender Schnupfen durch Nasenschleimhautbefall); Leber- u. Milzvergrößerung, Anämie, Osteochondritis syphilitica, Pneumonia alba. Sympt. der S. connata tarda (bei Manifestation der S. im späten Kindesalter): Hutchinson-Trias mit Innenohrschwerhörigkeit, Keratitis parenchymatosa u. Hutchinson-Zähnen; Säbelscheidentibia u. Sattelnase durch Knochenbeteiligung; selten Mesaortitis luica od. Spätmanifestationen einer Neurosyphilis*; **Diagn.**: mikroskop. Direktnachweis von Treponema* pallidum im Reizserum des Primäraffekts bzw. im Lymphknotenpunktat mittels Dunkelfelduntersuchung; bei Verdacht auf S.connata serol. Untersuchung von Venenblut (nicht Nabelschnurblut) u. Liquor sowie Rö. zum Nachw. von Knochenveränderungen (bei 50–90 % der Kinder nachweisbar); **Serol.**: **1.** TPHA-Test: wird ca. 3 Wo. nach der Inf. reaktiv; Prinzip: im pos. Fall makroskop. sichtbare Agglutination der mit dem Patientinnenserum zusammengebrachten Testerythrozyten (angelagerte Treponemen); im allg. allein zur Routinediagnose ausreichend (Richtlinien für die Serodiagnose der S. des Bundesgesundheitsamts 1979); **2.** FTA-ABS-Test: wird 2 Wo. nach der Inf. reaktiv; Prinzip: abgetötete Treponemen werden auf einem Objektträger mit Patientinnenserum zusammengebracht u. die Reaktion ggf. vorhandener Antikörper mittels fluoreszenzmarkiertem Antihumanglobulin mikroskop. sichtbar gemacht. Beide Tests haben eine hohe Spezifität u. bleiben auch nach Ausheilung einer S. oft lebenslang reaktiv. Sie sind deshalb nur zum Nachw. einer Treponemeninfektion u. nicht zur Beurteilung des Therapieerfolgs geeignet. **Beurteilung der Aktivität einer S.** (Behandlungsbedürftigkeit): **1.** VDRL-Test: wird etwa ab der 5. Wo. nach der Inf. reaktiv; Prinzip: Nachw. von unspezif. Lipoid-AK (Reagine) mittels standardisiertem (Rinderherz-)Kardiolipinantigen (Mikroflockungsreaktion); cave: falschpos. Ergebnisse v. a. bei Erkr., die mit starken Veränderungen der Bluteiweiße einhergehen u. bei SS; **2.** ein vergleichbares Verf. ist die Kardiolipin-Komplementbindungsreaktion nach Kolmer. Beurteilung des Therapieerfolges anhand des Antikörperverlaufs (der Titer fällt bei erfolgreicher Ther. nach einigen Mon. ab, wird jedoch nicht immer negativ); **3.** in Zweifelsfällen sowie grundsätzl. zur Abgrenzung einer S. connata wird der IgM-FTA-Test in der Modifikation des 19S-IgM-FTA-ABS-Tests angewendet, der den Nachw. treponemenspezif. IgM-Antikörper ermöglicht; **Ther.**: Antibiotikum der Wahl ist Penicillin, alternativ (z. B. bei Penicillinallergie) Cephalosporine, Tetracycline, Erythromycin.

System, intra|uterines n: Abk. IUS; s. Levonorgestrel-IUS.

System, trans|dermales therapeutisches n: Abk. TTS; Therapieprinzip, bei dem aus einem Pflaster eine kontinuierl. Abgabe von Arzneimitteln erfolgt; **Anw.**: z. B. Applikation von Östrogenen zur Hormonsubstitution*.

Szirrhus (gr. skirros harte Schwellung, Tumor) m: szirrhöses Karzinom*; Vork. z. B. beim duktalen Mammakarzinom*.

Tabak: (engl.) tobacco; getrocknete Blätter der Tabakpflanze (Nicotiana tabacum); im Tabakrauch sind N-Nitrosoverbindungen, polycycl. u. aromat. Kohlenwasserstoffverbindungen wie Formaldehyd, Blausäure, Cadmium u. a. Schwermetalle, Nicotin* u. Kohlenmonoxid enthalten; **Gefahren:** Entw. versch. Karzinome, chron. Bronchitis, chron. Gastritis, Herabsetzung der körperl. Leistungsfähigkeit. Rauchen in der SS erhöht das Risiko für Frühgeburten u. ein vermindertes Geburtsgewicht des Neugeborenen. Beim Mann ist eine Schädigung der Spermatogenese* möglich.

Taches bleues (frz. tache Fleck; bleu blau): syn. Maculae caeruleae; blaue Flecken an den Stichstellen von Filzläusen; entstehen durch enzymat. Umwandlung des Hämoglobins in einen blaugrünen Farbstoff; s. Pedikulose.

Tachy|systolie (gr. tachys schnell, plötzlich; systole das Zusammenziehen) f: s. Wehendystokie.

Tamoxifen (INN) n: synthet., nichtsteroidales Antiöstrogen mit östrogenen Partialwirkungen; bewirkt eine kompetitive Hemmung von Östrogenrezeptoren u. eine Stimulation von Progesteronrezeptoren; kann zu Endometriumproliferation führen (sonograph. Kontrolle); **Verw.:** bei Mammakarzinom*. Vgl. Antiöstrogene, Zytostatika.

Tampon (frz. Stöpsel) m: Bausch aus Watte, Gaze u. ä.; **Anw.:** Wundbehandlung, lokale Applikation von Medikamenten, Menstruationshygiene* der Frau. Vgl. Schocksyndrom, toxisches.

Tanner-Stadien n pl: (engl.) Tanner's stages; Stadieneinteilung der Brustentwicklung u. Schambehaarung des heranwachsenden Mädchens (s. Tab.; s. Abb. S. 266). Vgl. Thelarche, Pubarche.

Taxol n: syn. Paclitaxel*.

Teer|zyste (gr. kystis Blase) f: (engl.) chocolate cyst; syn. Schokoladenzyste; häufig mit der Umgebung verwachsene, teerartig eingedickte, Blutabbauprodukte enthaltende (beidseitige) Ovarialzyste; **Urs.:** ca. 30 % Endometriosezyste*, sonst meist eingeblutete funkt. Zyste. Vgl. Ovarialzysten, Endometriose.

Tele|gamma therapie (gr. tele Ende, Ziel) f: (engl.) telegammatherapy; Sammelbez. von (nur noch selten angewendeten) Verf. der Strahlentherapie*, bei denen der Abstand zw. Strahler u. Haut mind. 50 – 80 cm beträgt; verwendet wird v. a. Cobalt-60 (sog. Telecobalttherapie); Vorteile liegen in der Möglichkeit zur Bewegungsbestrahlung (Schonung des gesunden Gewebes) u. (durch Verw. energiereicher Strahlen) einem geringen Energieverlust bei zunehmender Tiefe im Gewebe mit gleichzeitig geringerer Streustrahlung (dadurch niedrige Hautdosis).

Tele|graphen|zeichen (↑): auch Strassmann-Zeichen; s. Nabelschnurzeichen.

Temperatur|methode (lat. temperatura Wärme, Wärmemischung) f: (engl.) temperature method; Meth. der natürlichen Kontrazeption* (Pearl-Index: 1 – 3) durch Eigenbeobachtung der Basaltemperatur* der Frau zur Bestimmung der fruchtbaren u. unfruchtbaren Tage innerh. des Menstruationszyklus*. Vgl. Methode, symptothermale.

Tempo|anomalien (gr. anomalia Ungleichheit) f pl: s. Zyklusstörungen.

Tentorium|riß (lat. tentorium Zelt): (engl.) tentorial tear; Einriß des Tentorium cerebelli od. der Falx cerebri durch Verschiebung der Schädelknochen unter der Geburt; **Vork.** v. a. bei Frühgeborenen (intrakranielle Blutungen!).

Terato|genese (gr. teras, teratos Ungeheuer; genesis Erzeugung, Entstehung) f: (engl.) teratogenesis; Vorgang der Entstehung von Fehlbildungen.

Terato|genität (↑; ↑) f: (engl.) teratogenicity; Fähigkeit eines Agens, eine strukturelle (aber auch funkt.) Abnormität auszulösen. Vgl. Embryotoxizität; Fehlbildung, kongenitale.

Tanner-Stadien
Merkmale der körperlichen Entwicklung von Mädchen in der Pubertät

Brustentwicklung		Schambehaarung	
B1	kein palpabler Drüsenkörper	P1	keine Schambehaarung
B2	Brustknospe: Warzenhof vergrößert, Drüsenkörper vorgewölbt	P2	wenige Schamhaare an den Labia majora, auf Fotos des ganzen Körpers nicht zu erkennen
B3	Drüsenkörper größer als Warzenvorhof	P3	kräftigere Behaarung von umschriebener Ausdehnung
B4	Knospenbrust: Drüse im Warzenbereich hebt sich von der übrigen Drüse ab	P4	kräftige Haare, in geringerer Ausdehnung als bei Erwachsenen
B5	reife Brust: Zurückweichen der Warzenvorhofwölbung in die allgemeine Brustkontur	P5	ausgedehnte kräftige Behaarung, nach oben horizontal begrenzt, seitlich auf die Oberschenkel übergreifend
		P6	dreieckige, eher virile Ausweitung gegen den Nabel

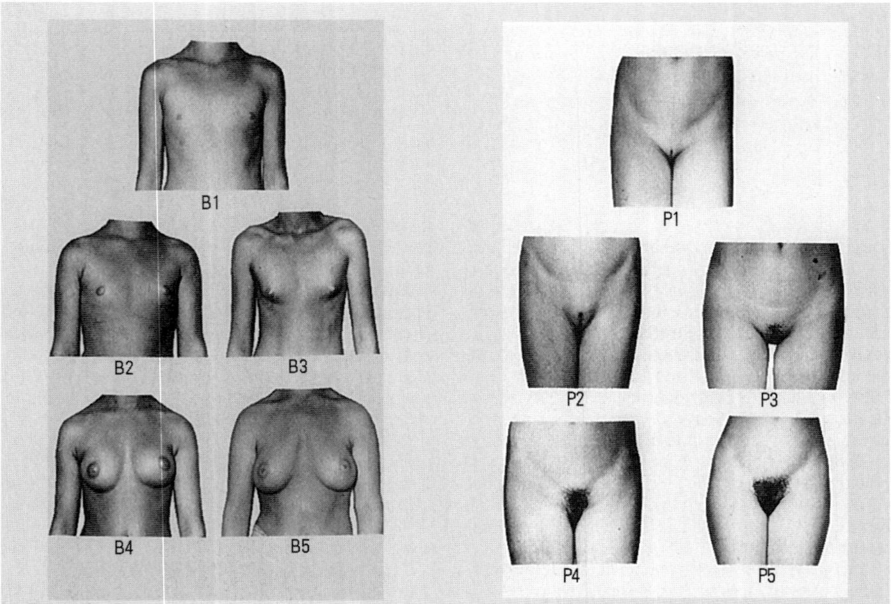

Tanner-Stadien:
a: Brustentwicklung (Stadien B1 – B5); b: Entwicklung der Schambehaarung (Stadien P1 – P5)

Terato|karzinom (↑; gr. karkinos Krebs) n: (engl.) teratocarcinoma; syn. Carcinoma embryonale; malignes, entdifferenziertes Teratom*. Vgl. Ovarialtumoren.

Teratom (↑) n: (engl.) teratoma; angeb., von pluripotenten Zellen ausgehende u. daher aus versch. Geweben bestehende Geschwulst (s. Abb.); das reife T. (Teratoma adultum) besteht aus ausdifferenzierten Geweben aller drei Keimblätter*, das unreife T. (Teratoma embryonale) aus wenig differenzierten, embryonalen, epithelialen od. mesenchymalen Strukturen; T. mit maligner Transformation enthalten Anteile eines malignen Tumors (vgl. Teratokarzinom); **Lok.:** **1.** gonadales T. (Ovarium u. Hoden); **2.** extragonadales T. (z. B. retroperitoneal, mediastinal, nasopharyngeal, orbital od. sakrokokzygeal gelegen). Vgl. Steißbeinteratom, Struma ovarii.

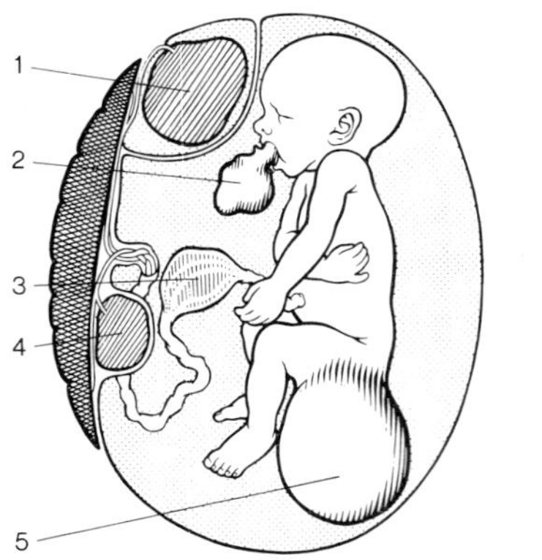

Teratom:
verschiedene Ausprägungen eines T.; 1: Acardius amorphus mit eigenem Amnion und eigenem Fruchtwasser (DD Plazentateratom); 2: Epignathus; 3: Teratom der Nabelschnur; 4: Teratom der Plazenta; 5: Steißteratom

Terato|zoo|spermie (↑; gr. zoon Lebewesen; sperma Samen, Samenflüssigkeit) f: Bez. für erhöhte Fehlformenrate der Spermien (>70 %); s. Sperma-Untersuchung.

Tertiär|follikel (lat. tertius der dritte; lat. folliculus Röhre) m: (engl.) tertiary follicle; s. Folliculus ovaricus tertiarius, Follikelreifung.

Tertiär|zotten (↑): s. Plazentation.

Testo|steron (INN) n: 17β-Hydroxy-4-androsten-3-on (IUPAC); stärkstes natürl. Androgen (für die Entw. des männl. Individuums von ausschlaggebender Bedeutung); wichtigste Bildungs- u. Transportform der Androgene*. Vgl. 5α-Dihydrotestostron.

Test|ovar (lat. testis Hoden; ovarium Eierstock) n: syn. Ovotestis*.

Tetanus uteri (gr. tetanos Spannung, Krampf) m: Krampfwehen; s. Wehen.

Thalidomid-Embryo|pathie (gr. embryon ungeborene Leibesfrucht; pathos Leiden) f: (engl.) thalidomide embryopathy; syn. Wiedemann-Dysmeliesyndrom, Wiedemann-Lenz-Syndrom, Contergan-Syndrom; embryopath. Fehlbildungssyndrom mit im Vordergrund stehenden schweren Extremitätenanomalien nach Einnahme von Thalidomid (das Schlafmittel Alphaphthalimidoglutarimid, Handelsname Contergan) in der Frühschwangerschaft; trat zw. 1958 u. 1963 häufig auf, wurde nach Verbot thalidomidhaltiger Pharmaka nur noch selten beobachtet;

Ätiol./Path.: teratogene Wirkung von Thalidomid in der 4.–6. Embryonalwoche; **Sympt.:** Dysmelie* insbes. im Bereich der oberen Extremitäten unterschiedl. Lok. u. Ausprägung (isolierte minimale Hypoplasie bis Amelie); Fehlbildungen im Kopfbereich: Dysotie bis Anotie (häufig mit Taubheit), Mikrophthalmie, Kolobom, multiple Hirnnervenstörungen (III., IV., VI., VII.); Naevus flammeus im Mittelgesicht; Fehlbildungen innerer Organe; geistige Entwicklung i. d. R. unbeeinträchtigt; **Progn.:** hohe Letalität in der frühen Kindheit. Vgl. Roberts-Syndrom.

Theca folliculi (gr. theke Behälter, Kiste) f: ovarielles, den Tertiärfollikel umgebendes Bindegewebe; während der Follikelreifung*. Differenzierung in eine innere, den Follikel umschließende östrogenproduzierende Schicht (Theca interna) u. eine äußere, in das Ovarialstroma übergehende fibröse Schicht (Theca externa).

Theka|zellen (↑) f pl: (engl.) theca cells; Bindegewebezellen der Theca* folliculi.

Theka|zell|tumor (↑; lat. tumor Geschwulst) m: (engl.) theca cell tumour; syn. Thekom; seltener (östrogenbildender) Sex-cord-Tumor des Ovariums (s. Ovarialtumoren); **Histol.:** gewucherte, oft lipoidreiche Thekazellen u. Fibroblasten (bei Überwiegen der Fibroblasten Thekofibrom, bei Komb. mit proliferierten Granulosazellen Granulosa-Th.), selten maligne Entartung; **Vork.:** überwiegend in der Postmenopause, nie vor der Pubertät; die klin. Sympt. entsprechen denen bei Granulosazelltumor*; **DD:** Hyperthecosis* ovarii. Vgl. Luteom.

Theko|fibrom (↑; lat. fibra Faser) n: s. Thekazelltumor.

Thekom (↑) n: syn. Thekazelltumor*.

Theko|matose (↑) f: syn. Hyperthecosis* ovarii.

Thel|algie (gr. thele Brustwarze; algos Schmerz) f: (engl.) thelalgia; Schmerzen in der Brustwarze*.

Thel|arche (↑; gr. arche Anfang) f: allmähl. Entw. der weibl. Brustwarze* (u. Brustdrüse) in der Pubertät* unter zunehmender Östrogeneinwirkung; die Tanner*-Stadien beschreiben die einzelnen Schritte der Th.; vgl. Pubarche, Menarche.

Thelor|rhagie (↑; gr. rhagas Riß) f: (engl.) thelorrhagia; Blutung aus der Brustwarze*. Vgl. Mamma, blutende.

Therapie, kontra|hormonale f: (engl.) contrahormonal therapy; Behandlung weibl. Pat. mit männl. Sexualhormonen (Androgene) od. Antiöstrogenen* bzw. männl. Pat. mit weibl. Sexualhormonen (Östrogene, Gestagene) od. Antiandrogenen, meist als zusätzl. od. palliative Behandlung bei hormonsensiblen malignen Tumoren (z. B. Mammakarzinom*) od. zur hormonalen (pharmak.) Kastration*. Vgl. Hormonrezeptoren.

Thermo|graphie (gr. thermos Wärme, Hitze; graphein schreiben) f: (engl.) thermography; Wärmebild; bildgebendes Verf., das die Wärmestrahlung von Körpern sichtbar macht. Die Temperaturunterschiede kommen durch unterschiedl. Gefäßdurchblutung z. B. inf. arterieller Durchblutungsstörungen, entzündl. Knochenprozesse od. maligner Tumoren zustande; gelegentl. noch Anw. zur Diagn. von Mammatumoren (s. Abb.).

Thorako|pagus (gr. thorax Rumpf, Brustraum; pagos das Zusammengefügte) m: s. Doppelfehlbildung.

Thrombo|lytika (gr. thrombos Tropfen, Blutpropf; lysis Lösung) f pl: syn. Fibrinolytika*.

Thrombose (↑) f: (engl.) thrombosis; vollständiger od. teilweiser Verschluß von Arterien u. Venen sowie der Herzhöhlen durch intravasale Blutgerinnung mit Bildung von Blutkoageln aus Thrombozytenaggregaten u. Fibrin; **Path.:** drei wesentl. Faktoren (Virchow-Trias): **1.** Gefäßwandschaden (durch Entz., Arteriosklerose, Trauma); **2.** herabgesetzte Blutströmungsgeschwindigkeit (Stase u. verminderte Zirkulation z. B. bei Varizen, Operation, Herzinsuffizienz); **3.** veränderte Blutzusammensetzung (Hyperkoagulabilität, verstärkte Thrombozytenaggregation); **Lok.:** meist im Bereich der unteren Extremitäten; **Formen: 1. arterielle Th.:** akuter Arterienverschluß bei vorbestehender Arteriosklerose meist im Bereich der unteren Extremitäten; **Sympt.:** subakut einsetzende Schmerzen u. häufig inkomplettes Ischämiesyndrom; **Ther.:** Heparinisierung, evtl. Fibrinolyse, elektive Thrombendarteriektomie od. Bypass-Operation; bei kompletter Ischämie sofortige Op.; **2. venöse Th.:** Th. im oberflächl. (Thrombophlebitis) bzw. tiefen (Phlebothrombose) Venensystem; gehäuftes Vork. bei Frauen jenseits des 40. Lj., bestehender Varikose, Fettsucht, hormonellen Veränderungen (Kontrazeptiva, SS), Diabetes mellitus, Vena*-cava-inferior-Syndrom, Polytrauma u. längeren Op., als paraneoplastisches Syndrom*; **Klin.:** Allgemeinsymptome wie Fieber, erhöhte Blutkörperchensenkung, Leukozytose, Tachykardie; **lokale Sympt.:** bei Thrombophlebitis im Bereich des verhärtet tastbaren Venenstrangs Entzündungszeichen, kein Ödem der Extremität; bei Phlebothrombose Überwärmung, Schwellung (Umfangsdifferenz › 1,5 cm), livide Verfärbung des herabhängenden Beins, oberflächl. Kollateralvenen (sog. Warnvenen), u. U. spontane Schmerzen im Bereich des Venenverlaufs, bei Husten zunehmend; **Ther.:** bei Thrombophlebitis kühlende Umschläge mit Alkohol od. Heparinsalbe, Kompressionsverband, Pat. darf umhergehen; bei Phlebothrombose strenge Bettruhe, zunächst Antikoagulation mit Heparin, dann Umstellung auf Cumarinderivate; u. U. Thrombolyse od. Thrombektomie;

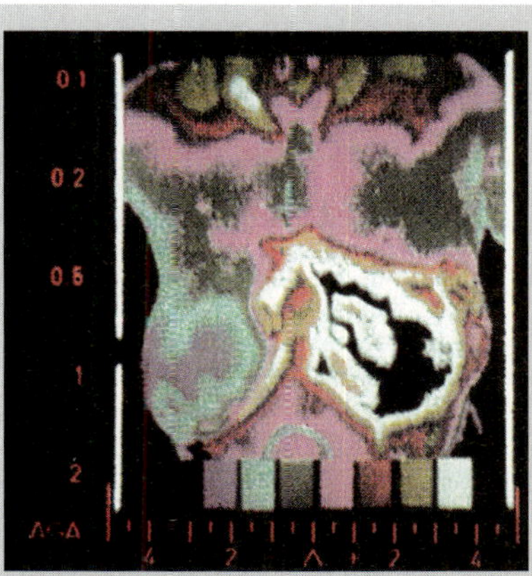

Thermographie:
Farb-Infrarot-Thermographie bei Entzündung und Abszeßbildung der linken Mamma. Die Skalierung der Farben ist unten im Bild angegeben. Zwei benachbarte Farben bilden jeweils eine Temperaturdifferenz von ca. 1 °C ab.

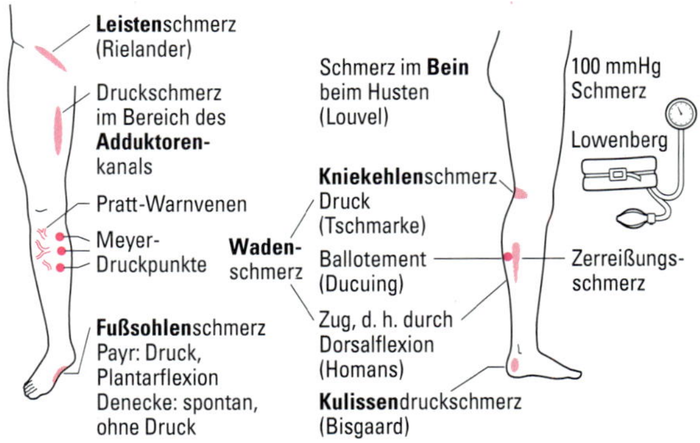

Thrombose:
Schmerzpunkte und Früherkennungszeichen bei Phlebothrombose

Diagn.: Untersuchung der Druckschmerzpunkte, farbkodierte Duplexsonographie, Angiographie, selten Radiofibrinogentest; **Kompl.:** Embolie od. Defektheilung (chron.-venöse Insuffizienz). Vgl. Beckenvenenthrombose, Thromboseprophylaxe.

Thrombose|pro|phylaxe (↑) f: (engl.) thrombosis prophylaxis; vorbeugende Maßnahmen zur Verhinderung einer Thrombose* nach Op., Geburt, Traumen, bei Immobilisation sowie bei chron.-venöser Insuffizienz u. nach Lungenembolie; **1.** physik.: u. a. durch Kompressionsbehandlung (Gummistrümpfe, elast. Binde), Hochlagerung der Beine, frühe Mobilisation, aktive Atem- u. Beingymnastik; **2.** medikamentös: durch Hämodilution, Low*-dose-Heparinisierung, Thrombozytenaggregationshemmer od. Antikoagulanzien; **3.** Prävention durch Gewichtsreduktion.

Thrombo|zyten|anti|gene (↑; gr. kystis Blase) n pl: (engl.) thrombocyte antigens; auf Thrombozyten sowie z. T. auch auf anderen Zellen vorkommende antigene Determinanten (z. B. des ABNull- u. HLA-Systems), die autosomal-kodominant vererbt werden; **Bedeutung:** Antikörper gegen Th. können die Lebensdauer transfundierter Thrombozyten erhebl. verkürzen, diaplazentar auf den Feten übertragene mütterl. Thrombozytenantikörper postnatal eine passagere Thrombopenie beim Neugeborenen verursachen. Vgl. Blutgruppenantigene, Leukozytenantigene.

TNM-Klassifikation Tab. 1
Postoperative histopathologische Klassifikation (pTNM)[1]

pT	Primärtumor (pTis, pT0 – pT4, pTX)
G	histopathologisches Grading (G1 – G3, GX)
L	Einbruch in das Lymphsystem (L0 – L2, LX)
V	Einbruch in die Venen (V0 – V2, VX)
pN	regionäre Lymphknoten (pN0 – pN4, pNX)
pM	Fernmetastasen (pM0, pM1[2], pMX)
Präfix y	dem definitiven chirurgischen Eingriff ging eine andere Therapiemethode voraus
Präfix r	Rezidive (können auch nach dem TNM-System klassifiziert werden)

[1] Die Kategorien pT, pN und pM werden grundsätzlich, die übrigen optional angewendet.
[2] pM1 kann wie M1 des TNM-Systems spezifiziert werden.

Tief, variables: s. Wehenreaktionstypen.

Time-motion-Verfahren: (engl.) time-motion scan; syn. TM-Scan, M-Scan; spez. Verf. der Ultraschalldiagnostik*.

TM-Scan: syn. Time-motion-Verfahren; s. Ultraschalldiagnostik.

TNF: Abk. für **T**umor*-**N**ekrose-**F**aktor.

TNM-Klassifikation f: (engl.) TNM-staging; von der UICC* vorgeschlagene Stadieneinteilung von malignen Tumoren; dabei beschreibt T (Tumor) die Ausdehnung des Primärtumors, N (Nodulus) das Fehlen bzw. Vorhandensein von (juxta-)regionären Lymphknotenmetastasen u. M (Metastase) das Vorliegen von Fernmetastasen. Durch Hinzufügen von Zahlen (z. B. T1, T2..., N0, N1..., M0, M1) wird die anat. Ausdehnung des malignen Prozesses beschrieben; **Formen: 1.** prätherap. klin. TNM-K. unter Zugrundelegung der Ergebnisse der klin., radiol., endoskop. u. a. relevanter Untersuchungen, ggf. einer chir. Exploration. Der Grad der Befundsicherung kann zusätzl. durch die Kategorie C (für engl. certainty) angegeben werden (s. Tab. 1); **2.** postoperative histopathol. Klassifikation (pTNM-Klassifikation) unter Ergänzung od. Abänderung der prätherap. TNM-K. durch die bei einem definitiven chir. Eingriff u. bei der histopathol. Untersuchung des Resektionspräparats gewonnenen Erkenntnisse (s. Tab. 2); z. B. durch die Kategorie P (histol. Stadienbestimmung am Operationspräparat) u. die Kategorie G (histol. Best. des Malignitätsgrades); **Beispiel:** ein 2 – 5 cm großes, leicht mit der Haut bzw. dem M. pectoralis verwachsenes Mammakarzinom* mit ausgedehnten u. verwachsenen Lymphknotenmetastasen sowie mit Fernmetastasen wird in der TNM-K. als T2 N3 M1 beschrieben. Die auf gyn. Tumoren anzuwendenden TNM-Kategorien wurden so definiert, daß sie mit den von der FIGO* anerkannten Stadien übereinstimmen. Vgl. Tumoreinteilung.

Tochter|geschwulst: s. Metastase.

Tod, plötzlicher im Kindes|alter: (engl.) sudden infant death syndrome (Abk. SIDS); sog. Krippentod;

TNM-Klassifikation Tab. 2
Prätherapeutische klinische Klassifikation (TNM)[1]

T	**Primärtumor**
Tis	präinvasives Karzinom (Carcinoma in situ)
T0	keine Evidenz für einen Primärtumor
T1, T2, T3, T4	Evidenz zunehmender Größe u./od. lokaler Ausdehnung des Primärtumors
TX	Die Minimalerfordernisse zur Bestimmung des Sitzes oder Ausbreitungsgrades des Primärtumors liegen nicht vor.
N	**Regionäre Lymphknoten**
N0	keine Evidenz für einen Befall regionärer Lymphknoten
N1, N2, N3	Evidenz zunehmenden Befalls regionärer Lymphknoten
N4	Evidenz des Befalls juxta-regionärer Lymphknoten (wo anwendbar)
NX	Die Minimalerfordernisse zur Beurteilung der regionären Lymphknoten liegen nicht vor.
M	**Fernmetastasen**
M0	keine Evidenz für Fernmetastasen
M1	Evidenz für Fernmetastasen[2]
MX	Die Minimalerfordernisse zur Beurteilung des Vorhandenseins von Fernmetastasen liegen nicht vor.
C	**Befundsicherung**[3] **(Certainty)**
C1	Evidenz allein aufgrund klinischer Untersuchung
C2	Evidenz unter Zuhilfenahme spezieller diagnostischer Hilfsmittel
C3	Evidenz allein aufgrund chirurgischer Exploration
C4	Evidenz der Krankheitsausdehnung nach erfolgter definitiver chirurgischer Behandlung einschließlich der vollständigen Untersuchung des therapeutisch gewonnenen Resektionspräparats
C5	Evidenz aufgrund der Autopsie
Präfix r	**Rezidive** (können auch nach dem pTNM-System erfaßt werden)

[1] Die Kategorien T, N und M werden grundsätzlich, die übrigen optional angewendet.
[2] Die Kategorie M1 kann wie folgt spezifiziert werden:

Lunge:	PUL	Knochenmark:	MAR
Knochen:	OSS	Pleura:	PLE
Leber:	HEP	Haut:	SKI
Hirn:	BRA	Augen:	EYE
Lymphknoten:	LYM	Andere:	OTH

[3] Der Parameter C kann hinter die Kategorien T, N und M gesetzt werden. C4 entspricht der pTNM-Klassifikation.

plötzl. u. unvermutet eintretender Tod im Säuglings- u. Kleinkindesalter, bei dem keine ausreichend erklärende Todesursache nachgewiesen werden kann; **Häufigkeit:** in der Bundesrepublik Deutschland ca. 1000 – 1500 Fälle pro Jahr, ca. 2 : 1000 Lebendgeborene; **Vork.:** v. a. bei Säuglingen zw. dem 2. u. 6. Lebensmonat; **Urs.:** möglicherweise verlängerte Schlafapnoe sowie eine Unreife best. Hirnstammareale (Formatio reticularis) mit instabilen Regulationsmechanismen für Muskeltonus u. Atmung; **Risikofaktoren:** Tod von Geschwistern inf. SIDS, Frühgeburt (insbes. mit Untergewicht), verlängerte Schlafapnoephasen; **Prävention:** evtl. Überwachung mit kardiopulmonalem Monitoring bei Kindern mit entspr. Risikofaktoren; eine kardiopulmonale Reanimation ist dann ggf. mögl.; bei Kindern ohne Risikofaktoren muß nach gelungener Reanimation eine Ausschlußdiagnostik (z. B. Myokarditis, angeborener Herzfehler, Enzephalitis, Hyperkaliämie bei nicht diagnostiziertem adrenogenitalem Syndrom) durchgeführt werden. Vgl. Säuglingssterblichkeit.

Toko|graphie (gr. tokos Geburt; graphein schreiben) f: (engl.) tocometry; Darstellung des Wehenablaufs; Registrierung der Tonusänderungen des Uterus, entw. als **externe T.** von den mütterl. Bauchdecken (rel. Druckwertänderung) od. als **interne T.** aus dem Uterusinnenraum (absolute Druckwerte). Beurteilt werden die Wehen* nach Wehenstärke, -dauer, -pause u. -frequenz; man unterscheidet drei **physiol. Wehentypen: Typ I** mit allmähl. Druckanstieg u. steilem Druckabfall (überwiegt bei den Eröffnungswehen); **Typ II** mit gleichförmigem Druckanstieg u. -abfall (kommt in der Eröffnungs- u. Austreibungsperiode vor); **Typ III** mit steilem Druckanstieg u. langsamem Druckabfall (überwiegt in der Austreibungsperiode). Vgl. Kardiotokographie.

Toko|logie (↑; gr. logos Lehre) f: (engl.) tocology; wenig gebräuchl. Bez. für die Lehre von der Geburt bzw. Geburtshilfe.

Toko|lyse (↑; gr. lysis Lösung) f: (engl.) tocolysis; Wehenhemmung in der SS bei vorzeitiger od. übermäßiger Wehentätigkeit; **1.** Langzeitmedikation mit Beta-2-Sympathomimetika (z. B. Fenoterol), evtl. zusätzl. Prostaglandinhemmer, Sedativa, Spasmolytika, Progesteron (Sensibilisierung adrenerger Betarezeptoren), Magnesiumsulfat i. v. (kardioprotektive u. tokolyt. Wirkung); **Ind.:** v. a. bei vorzeitigen Wehen, Op. am Uterus (z. B. Cerclage, fetale Bluttransfusion), drohender Frühgeburt; **2.** Kurzzeitmedikation mit Beta-2-Sympathomimetika; **Ind.:** v. a. bei Ge-

Toxoplasma gondii
Empfohlene Serodiagnostik

	Toxoplasma-Antikörper-Suchtest	Toxoplasma-IgM-Antikörpertest	Toxoplasma-Abklärungstest	Infektionsstatus
Untersuchung vor einer SS	DA → positiv: keine Untersuchungen während einer SS DA → negativ: weitere Untersuchungen während einer SS (alle 8–12 Wo.)			
Untersuchungen während einer SS	DA → positiv → EIA DA → negativ: weitere Untersuchungen (alle 8–12 Wo.)	EIA → positiv → EIA → negativ: keine weiteren Untersuchungen	1. IFT ≤ 1:256 2. IFT bis 1:1024 + IgM ↓ 3. IFT bis 1:1024 + IgM ↑: weitere Blutprobe nach 8–10 Tagen → IFT ≤ 1:1024 → IFT ≥ 1:4096 4. IFT ≥ 1:4096	inaktiv inaktiv inaktiv aktiv aktiv

DA: direkte Agglutination; EIA: Enzymimmunoassay; IFT: indirekter Immunfluoreszenztest auf Gesamtglobulin; SFT: Serofarbtest (Sabin-Feldmann-Test)

burtskomplikationen durch Wehendystokie* u. intrauteriner Reanimation*; **Kontraind.:** Fieber, vaginale Blutungen, vorzeitige Plazentalösung, Hyperthyreose, Herzerkrankungen, Diabetes mellitus, Hyperkalzämie, Hepatitis, Nierenerkrankungen, EPH-Gestose, eröffneter Muttermund (>4 cm), SS nach der 38. SSW.

Toko|lytika (↑; ↑) f pl: (engl.) tocolytic agents; Arzneimittel, die wehenhemmend wirken; s. Tokolyse.

Toluidin|blau-Probe: (engl.) toluidine blue test; syn. Collins-Test; gyn. Nativfärbemethode zur klin. Lok. von Veränderungen der Vulvaoberfläche für die nachfolgende Probeexzision u. histol. Untersuchung sowie zur Verlaufskontrolle; **Durchführung:** Auftragen einer 2%igen Toluidinblau-Lösung u. Abwaschen der Lösung nach 2–3 Min. Einwirkzeit mit verdünnter Essigsäure; pos. Reaktion (Blaufärbung) als unspezif. Hinweis auf Dyskeratose u. a. Atypien des Epithels. Vgl. VIN.

Tonnen|karzinom (gr. karkinos Krebs) n: (engl.) barrel cervix; s. Zervixhöhlenkarzinom.

Total|prolaps (lat. totus ganz, Gesamt-; pro vor, vorn; lapsus Ausgleiten, Fallen, Fehler) m: s. Prolapsus uteri et vaginae.

Tot|geburt: (engl.) stillbirth; ein Kind gilt in der Bundesrepublik Deutschland als totgeboren, wenn es nach der Trennung vom Mutterleib keines der für eine Lebendgeburt* maßgebl. Zeichen (Herzschlag, natürl. Lungenatmung, Pulsation der Nabelschnur) u. ein Gewicht von mind. 500 g aufweist. Für Totgeborene besteht standesamtl. Meldepflicht (Eintragung in die Personenstandsbücher).

Toxikose (gr. toxon Pfeilgift) f: (engl.) toxicosis; durch exogene od. endogen gebildete tox. Substanzen verursachte Erkrankung i. S. einer Intoxikation (Vergiftung) bzw. Autointoxikation; z. B. Schwangerschaftstoxikose (s. Gestose).

Toxo|plasma gondii (↑; gr. plasma Gebilde) n: längl.-ovale, sichelförmige Sporozoen mit meist exzentr. gelegenem Kern; Größe 3 x 5 µm; Err. der Toxoplasmose*; **Übertragung: 1.** Aufnahme von Zysten mit Nahrungsmitteln (rohes od. ungenügend gekochtes Fleisch); **2.** Oozysteninfektion mit Katzenkot; **3.** pränatal (diaplazentar); **Nachw.:** Antikörpernachweis durch Serofarbtest, indirekten Immunfluoreszenztest (Abk. IFT), Enzym-Immunassay, direkte Agglutination (s. Tab.); Erregernachweis in Liquorsediment, Sternalpunktat od. Lymphknotenbiopsie selten mögl. (mikroskop. Ausstrichpräparat); empfindlicher ist der Tierversuch (weiße Mäuse, Goldhamster); histol. Nachw. in Sektionsmaterial (z. B. bei Totgeburt) von Gehirn, Augen, Leber, Milz, Lunge.

Toxo|plasmose (↑; ↑) f: (engl.) toxoplasmosis; durch Inf. mit Toxoplasma* gondii verursachte Zoonose; hochgradige Durchseuchung der Bevölkerung (mit starken regionalen Schwankungen) serol. nachgewiesen; seit 1979 ist ledigl. die angeb. Form meldepflichtig; **Pathol./Anat.:** der Err. lebt intrazellulär; neben Einzelparasiten gibt es Parasitenanhäufungen in parasitophoren Vakuolen (Pseudozysten) od. in echten Zysten (von einer Zystenwand umschlossen). Er erzeugt umschriebene herdförmige Entz. u. Nekrosen. Es besteht eine Affinität zum ZNS (zerebrale Form), bes. in der Fetalperiode u. im Kindesalter. Gehirnläsionen des Feten können mit röntg. nachweisbaren Verkalkungen ausheilen; **Klin.: 1.** meist asymptomat. Verl.; **2.** akuter bzw. subakuter Verl. mit Lymphknotenschwellung u. Lymphadenitis, bes. am Hals, uncharakterist. Fieber, Angina, grippeähnl. Sympt., in schweren Fällen Kopfschmerz, Meningismus u. Meningoenzephalitis; **3.** chron. Verl. (sehr selten) mit Fieber (schubweise), evtl. Gelenkbeschwerden, Kopfschmerzen; psych. Alteration, Organmanifestation in Lymphknoten, Leber, Milz, Auge (Iridozyklitis, Chorioretinitis), ZNS.

T. u. SS: bei einer Erstinfektion während der SS können die Err. über Plazenta u. Nabelschnur in den kindl. Organismus gelangen. Der Erregerübertritt (vorwiegend im 2. u. 3. Trimenon) kann zur **Fetopathia toxoplasmotica** führen (Früh- od. Totgeburten); **Sympt. 1.** konnatale T.: Hydrozephalus, Chorioretinitis, Verkalkungen im Gehirn, Ikterus, Vergrößerung von Leber u. Milz; **2.** sog. latent konnatale T.: anhaltend hoher serol. Titer über längere Zeit ohne Sympt. bei der Geburt. Erst nach Wo. od. Mon. können typ. Erscheinungen auftreten: Chorioretinitis, leichter Hydrozephalus, Krampfneigung, Nystagmus, Rigidität der Extremitäten, Athetosen, Trinkfaulheit u. retardierte geistige Entwicklung. Eine Gefährdung der Frucht ist nur bei einer erstmaligen Toxoplasmoseinfektion während der SS mögl., im ersten Trimenon jedoch nur selten. Mit einer erstmaligen Inf. der Schwangeren ist zu rechnen, wenn der zunächst neg. Titer während der SS pos. wird. In diesem Fall sollte eine Chemotherapie durchgeführt werden, weil damit die Wahrscheinlichkeit einer Inf. des Feten verringert wird; **Proph.:** Vermeiden von rohem od. ungenügend gekochtem Fleisch, kein Umgang mit Katzen (v. a. Katzenkot). Nach den derzeit gültigen Mutterschaftsrichtlinien* werden Untersuchungen auf Toxoplasmose nur bei begründetem Erkrankungsverdacht durchgeführt; die Einführung eines generellen Screenings (wie z. B. in Frankreich od. Österreich) in der SS wird derzeit nicht empfohlen.

T. u. Immunsuppression: Bei Immundefekten (z. B. zytostat. Behandlung, HIV-Erkrankung) kann es zur Reaktivierung einer latenten Toxoplasmainfektion kommen, meist als Toxoplasmaenzephalitis, seltener als generalisierte T. mit Erregernachweis in Leber, Lunge, Nebenniere u. a. Organen; **Diagn.:** ringförmige Kontrastmittelanreicherungen in der kranialen Computertomographie (Abk. CCT) bei pos. Antikörpertiter (auch bei HIV-Erkrankten falschnegative Serologiewerte sehr selten!); **Ther.:** Pyrimethamin in Komb. mit Sulfadiazin od. Clindamycin, evtl. Atovaquon; zusätzl. Dexamethason beschleunigt die Symptomregression; nach Abheilung Dauerbehandlung mit Pyrimethamin (evtl. in Komb. mit Clindamycin), um ein erneutes Auftreten der Läsionen zu verhindern.

TPHA-Test m: Kurzbez. für **T**reponema-**p**allidum-**H**äm**a**gglutinationstest; s. Syphilis.

Trage|mutter: s. Ersatzmutter.

Trage|zeit|gutachten: (engl.) attestation of gestation time; syn. geburtshilflich-gynäkologisches Gutachten; i. R. der med. Vaterschaftsfeststellung* vom Gericht beim Geburtshelfer angefordertes Gutachten über die Übereinstimmung zw. Reifezeichen* des Neugeborenen u. der angegebenen Tragezeit (Schwangerschaftsdauer*), ggf. unter Berücksichtigung von Zyklusdaten (fruchtbare u. unfruchtbare Zyklusabschnitte). Die statist. Auswertung ergibt Unter- bzw. Überschreitungswahrscheinlichkeiten. Vgl. Abstammungsbegutachtung.

Trans|formations|dosis (lat. transformatio Umbildung, Verwandlung; gr. dosis Gabe) f: die zur Umwandlung (Transformation) mit nachfolgender, menstruationsähnl. Entzugsblutung eines vollständig proliferierten Endometriums erforderl. Menge an Gestagenen* (s. Tab.); **Anw.:** z. B. nach Kastration* zur Auslösung künstl. Zyklen. Vgl. Proliferationsdosis.

Trans|formations|zone (↑): s. Umwandlungszone.

Trans|fusion, fetale (lat. transfusio das Hinübergießen) f: s. Bluttransfusion, fetale.

Trans|fusion, feto|fetale (↑) f: s. Zwillingstransfusionssyndrom.

Trans|fusion, feto|maternale (↑) f: (engl.) foetomaternal transfusion; auf einem Plazentadefekt beruhender Übertritt von kindl. Blut in den mütterl. Kreislauf während der SS od. unter der Geburt; kann zur Anämie des Kindes sowie bei entspr. Konstellation u. ggf. nicht durchgeführter Anti*-D-Prophylaxe zu einer Sensibilisierung der Mutter führen. Vgl. Mikrotransfusion.

Transition (lat. transitio Übergang) f: s. Mutation.

Transformationsdosis
Transformationsdosen und Partialwirkungen ausgewählter Gestagene

	Transformationsdosis pro Zyklus (mg)	Partialwirkung gestagen	östrogen	antiöstrogen	androgen	antiandrogen
C 21-Steroide						
Progesteron (mikronisiert)	2000	+	–	+	–	–
Dydrogesteron	150	+	–	+	–	–
Medrogeston	60	+	–	+	–	–
Medroxyprogesteronacetat	50	+	–	+	(+)	–/+
Chlormadinonacetat	25	+	–	+	–	+
Cyproteronacetat	20	+	–	+	–	+
C 19-Steroide						
Norethisteronacetat	50	+	(+)	+	+	–
Levonorgestrel	6	+	–	+	+	–
Norgestimat	8	+	–	+	+	–
Desogestrel	2	+	–	+	+	–
Gestoden	3	+	–	+	+	–
Dienogest	6,3	+	–	+	–	+

Trans|lokation (lat. trans hinüber, hindurch; locare stellen, setzen, legen) f: (engl.) translocation; Umlagerung eines Bruchstücks eines Chromosoms an ein anderes Chromosom. Vgl. Chromosomen; Chromosomenaberrationen.

Trans|lokations|tri|somie 21 (↑; ↑) f: (engl.) translocation trisomy 21; pathogenet. Sonderform des Down*-Syndroms.

Trans|mamillar|schnitt (↑; lat. mamilla Brustwarze): (engl.) transmamillary incision; s. Schnittführung.

trans|planzentar (↑; lat. placenta Kuchen): (engl.) transplacental; durch die Plazenta* hindurch. Vgl. Plazentaschranke.

Trans|sexualität (↑; lat. sexualis das Geschlecht betreffend) f: (engl.) transsexuality; Entw. einer Geschlechtsidentität, die zum somat. Geschlecht* im Widerspruch steht. Transsexuelle sind somat. eindeutig männl. bzw. weibl. Geschlechts (vgl. Intersexualität), fühlen sich jedoch psych. in jeder Hinsicht dem anderen Geschlecht zugehörig; Transsexuelle empfinden sich i. d. R. als heterosexuell, häufig besteht ein erhebl. Leidensdruck. T. kommt bei beiden Geschlechtern vor u. ist zu unterscheiden von Homosexualität* bzw. Transvestismus*; **Diagn.** u. **Ther.**: interdisziplinär durch erfahrene Arbeitsgruppen; Hormonbehandlungen u. op. Techniken der plast. Chirurgie dienen zu einer von vielen Transsexuellen angestrebten **Geschlechtsumwandlung***, die aber langfristig nicht immer zu befriedigenden Ergebnissen führt. Durch das Transsexuellengesetz* wird den personenstandsrechtl. Implikationen der T. Rechnung getragen.

Trans|sexuellen|gesetz (↑; ↑): „Gesetz über die Änderung der Vornamen u. die Feststellung der Geschlechtszugehörigkeit in besonderen Fällen" vom 10.9.1980 (BGBl. I S. 1654); bei Vorliegen best. Voraussetzungen kann ein Transsexueller, ohne daß bereits eine op. Geschlechtsumwandlung erfolgt ist u. trotz einer ggf. bestehenden Ehe, den Vornamen ändern (§ 1; die Altersgrenze von 25 Jahren in § 1 Abs. 1 Nr. 3 ist durch bundesverfassungsgerichtl. Beschluß vom 26.1.1993 für nichtig erklärt worden); nach einer Op. u. nach Auflösung einer ggf. bestehenden Ehe kann eine Personenstandsänderung u. damit eine Geschlechtsänderung im Geburtenbuch beantragt werden (§ 8). Vgl. Transsexualität.

Tran|sudation (↑; lat. sudare schwitzen) f: (gyn.) physiol. Ausscheidung von Gleitsubstanz durch das Vaginalepithel (Lubrikation*); neben der Sekretion der Bartholin*-Drüsen für die Gleitfähigkeit im Introitus vaginae verantwortl. u. damit für den Vollzug des Koitus* von Bedeutung. Vgl. Algopareunie.

Trans|version (lat. transvertere, transversus quer liegend) f: s. Mutation.

Trans|vestismus (↑; lat. vestis Kleidungsstück) m: (engl.) transvestism; Tragen von Kleidung des anderen Geschlechts; i. e. S. das mit sexueller Erregung verbundene Bedürfnis danach; T. ist von Transsexualität* u. Homosexualität* zu unterscheiden u. weitaus häufiger bei Männern als bei Frauen; die meisten Transvestiten verhalten sich heterosexuell. Vgl. Fetischismus.

Trauben|mole (lat. mola verunstalteter Embryo) f: s. Blasenmole.

Trauben|silber|kerze: Cimicifuga* racemosa.

Treponema pallidum (gr. trepein drehen; nema Garn) n: histor. syn. Spirochaeta pallida, sog. Syphilisspirochäte, in der neuen Nomenklatur als T. p. subspec. pallidum klassifiziert; Err. der Syphilis*; **Morphol.**: 6–24 regelmäßige steile Windungen (wie Zähne einer Säge), typ. rotierende Bewegungen um die Längsachse; **Nachw.**: serol., im Reizserum* durch mikroskop. Dunkelfelduntersuchung; T. p. ist nicht kultivierbar; **Epidemiol.**: Infektionsquelle ist der Mensch, Übertragung ganz überwiegend durch Geschlechtsverkehr*.

Tribadie f: s. Liebe, lesbische.

Trich|omonas vaginalis (gr. thrix, thrixos Haar; monas einzeln) f: syn. Trichomonas urogenitalis; 8–12 x 15–30 µm großer Flagellat; Err. der Trichomoniasis*; Übertragung v. a. beim Geschlechtsverkehr*; **Nachw.**: **1.** mikroskop. Untersuchung von Vaginal- u. Urethralabstrichen (nativ od. nach Giemsa-Färbung); **2.** serol. mittels Komplementbindungsreaktion, Immunfluoreszenztest; **3.** Anzüchtung des Erregers.

Tricho|moniasis (↑; ↑) f: urogenitale Erkr. durch Inf. v. a. von Harnblase u. Vagina mit Trichomonas* vaginalis; **Sympt.**: bei der Frau v. a. Kolpitis* mit eitrigem, schaumigem, übelriechendem Fluor* genitalis u. quälendem Juckreiz, beim Mann Zystitis, Urethritis, Prostatitis (häufig blander Verl.); **Ther.**: Imidazolderivate (v. a. Metronidazol); immer auch Partnerbehandlung. Vgl. STD.

Trichter|becken: (engl.) funnel pelvis; hohes Bekken, querer Durchmesser des Beckenausgangs stark verkürzt (ähnl. dem männl. Becken). Vgl. Beckenformen.

Tri|menon (gr. treis, tria drei; men Monat) n: Zeitraum von drei Monaten. Vgl. Schwangerschaftsdauer.

Triple-Test (engl. triple dreifach) m: nichtinvasiver Test i. R. der pränatalen Diagnostik*, mit dem in der 14.–18. SSW charakterist., terminabhängige Abweichungen von HCG*, freiem Östriol* u. Alphafetoprotein* im mütterl. Serum untersucht werden; das Ergebnis kann als Entscheidungshilfe für eine weitergehende invasive Diagn. herangezogen werden (z. B. Amniozentese, Chorionbiopsie).

Triple-X-Syn|drom n: (engl.) triple-X syndrome, super female syndrome; zu den Trisomiesyndromen* gehörende Genommutation mit dreifachem X-Chromosom inf. Non*-disjunction; **Sympt.**: Frauen mit weibl. Phänotyp (oft fertil, aber auch mit Hypogonadismus u. Hypogenitalismus) u. meist normaler bis grenzwertiger Intelligenz; oft Verhaltensstörung u. psychiatr. Erkr., z. B. Psychosen; u. U. epileptiforme Anfälle u. weitere Organfehlbildungen; männl. Nachkommen fertiler Pat. haben oft ein Klinefelter*-Syndrom.

Tripper (ndt. drippen tropfen): umgangssprachl. Bezeichnung für Gonorrhoe*.

Tri|somie (gr. treis, tria drei; soma Körper) f: (engl.) trisomy; Genommutation, bei der ein (einfache T.) od. mehrere (doppelte T. usw.) Chromosomen* dreifach vorhanden sind; **Ätiol.**: durch fehlerhafte Reifeteilung der Eizelle od. des Spermiums (Non*-disjunction) resultieren neben hypohaploiden Gameten (22) Tochterzellen mit hyperhaploider Chromosomenzahl (24), bei deren Vereinigung mit einer normalen haploiden Gamete (23) des anderen Geschlechts das betroffene Chromosom dreifach vertreten ist. Vgl. Trisomiesyndrome.

Tri|somie|syn|drome (↑; ↑) n pl: (engl.) trisomy syndromes; Sammelbegriff für Krankheitsbilder, denen eine chromosomale Trisomie* zugrundeliegt; eine autosomale Trisomie wirkt i. d. R. als Letalfaktor u. ist nur in Einzelfällen mit dem Leben vereinbar; zu den klin. wichtigsten autosomalen T. zählen das Pätau*-Syndrom (Trisomie 13), Edwards*-Syndrom (Trisomie 18) u. Down*-Syndrom (Trisomie 21). Klin. wichtige gonosomale T. sind das Klinefelter*-Syndrom (Trisomie XXY), das Triplo*-X-Syndrom u. das XYY*-Syndrom; **Sympt.:** während das Down- u. Klinefelter-Syndrom durch eine rel. spezif. Sympt. charakterisiert sind, weisen die anderen T. ein wenig charakterist., vielgestaltiges Bild auf u. gehen fakultativ mit sehr variablen Begleitanomalien einher. Die gemeinsame Grundsymptomatik der T. umfaßt (in variabler Ausprägung) Anomalien des Gehirns (geistige Behinderung, epilept. Anfälle u. Tonusstörungen der Muskulatur), des Herzens (mit od. ohne Zyanose), der Nieren, der Genitalorgane, der Augen, des Skeletts, der Hände u. Füße (insbes. Hexadaktylie); u. U. Vierfingerfurche*, kraniofaziale Dysplasie u. Ohrmuscheldysplasie.

Tropho|blast (gr. trophe Nahrung; blastos Keim) m: (engl.) trophoblast; (embryol.) Blastoderm; zellige Außenwand der Blastozyste*, die bei der Nidation* in das Uterusendometrium eindringt u. sich in zwei Schichten differenziert: **Synzytiotrophoblast** als äußere vielkernige Schicht u. **Zytotrophoblast*** als innere Schicht einkerniger Zellen. Durch Umwandlung der Kapillargefäße des Endometriums entsteht im T. am 11.–12. Tag nach Befruchtung der uteroplazentare Kreislauf (s. Abb.).

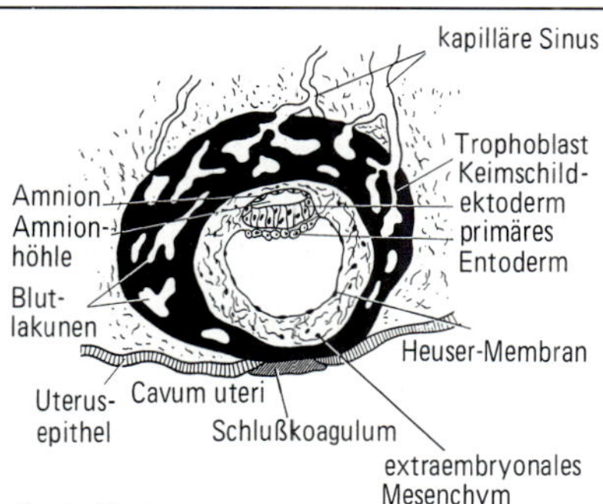

Trophoblast:
schematische Darstellung eines 12 Tage alten menschlichen Keims

Tropho|blasten|aussaat, dis|seminierte (↑; ↑): Versprengung von vitalem Trophoblastgewebe im Peritonealraum, insbes. nach tubenerhaltender Ther. einer Tubargravidität*; **Klin.:** es kommt sek. zu einem Wiederanstieg von Beta*-HCG; **Ther.:** system. Methotrexat*.

Tropho|blast|tumoren (↑; ↑; lat. tumor Geschwulst) m pl: (engl.) trophoblast tumours; aus Zellen des Synzytio- od. Zytotrophoblasten (s. Trophoblast) der Plazenta od. i. w. S. (bei Frauen u. Männern) aus den Keimzellen hervorgehende Tumoren (vgl. Sinustumor, endodermaler); **Formen:** Blasenmole*, Chorionadenoma* destruens, malignes Chorionepitheliom*.

TSS: Abk. für **t**oxisches **S**chock**s**yndrom*.

TTS: Abk. für **t**ransdermales **t**herapeutisches **S**ystem*.

Tubar|abort (lat. tuba Trompete; abortus Fehlgeburt, Frühgeburt) m: (engl.) tubal abortion; s. Tubargravidität.

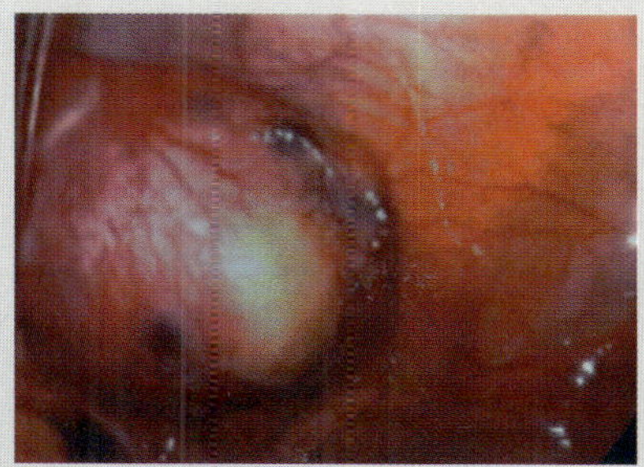

Tubargravidität:
intramurale Lokalisation

Tubar|gravidität (↑; lat. gravida schwanger) f: (engl.) tubal pregnancy; Eileiter- od. Tubenschwangerschaft; häufigste Form der ektopen Gravidität* (ca. 95 %); bei der Nidation* der befruchteten Eizelle* im ampullären Teil des Eileiters (häufigste Lok.) kommt es nach wenigen Wo. zum Tubarabort (sog. innerer Fruchtkapselaufbruch) mit Ausstoßung der Frucht in die Bauchhöhle (Hämatozele peritubar u. im Douglas*-Raum, meist schwache Blutung nach außen); bei der selteneren Implantation im isthm. od. intramuralen Teil (interstitielle Schwangerschaft*; s. Abb.) kommt es zur Tubarruptur (sog. äußerer Fruchtkapselaufbruch) mit Perforation des Eileiters u. starker (u. U. lebensbedrohl.) Blutung in die Bauchhöhle inf. proteolyt. Andauung der Tubenwand mit Arrosion von Ästen der A. ovarica u. A. uterina; **Risikofaktoren:** Adnexitis*, Endometriose*, anamnest. Tubenchirurgie*, Intrauterinpessar*); **Klin.:** 6–8wöchige sek. Amenorrhoe, Unterbauchbeschwerden, Schmierblutungen; **Diagn.:** Sonographie, Best. von Beta-HCG, Laparoskopie*; **Sympt.** der Tubarruptur: plötzl. Schmerzen (peritoneale Reizung), hämorrhag. Schock, Akutes* Abdomen; **Ther.: 1.** chirurg.: grundsätzl. laparoskop. Zugang für organerhaltende Salpingotomie* mit Inzision der Tubenwand u. Entf. der T.; evtl. Tubenteilresektion od. Salpingektomie bei vorgeschädigter Tube od. starken Blutungen; Laparotomie nur bei Tubarruptur mit vitaler Gefährdung, intramuraler Tubargravidität bzw. ausgedehnten Adhäsionen; **2.** medikamentös **a)** lokal: Inj. von Methotrexat*, Prostaglandinen od. hyperosmolarer Glukoselösung (laparoskop. od. hysteroskop.); **b)** system.: Methotrexat.

Tubar|ruptur (↑; lat. ruptura Brechen, Reißen) f: (engl.) tubal rupture; s. Tubargravidität.

Tuba uterina (↑) f: auch T. u. Fallopii, Tube; s. Eileiter.

Tuben|chirurgie (↑) f: Bez. für versch. Verf. zur mikrochir. u. schonenden Rekonstruktion der Tubendurchgängigkeit an vorgeschädigten Eileitern (z. B. inf. Entz., Adhäsionen, Endometriose, op. Sterilisation, ektoper Gravidität) mit dem Ziel der Verbesserung der Fertilitätschancen einer Frau od. zur Behandlung einer ektopen Gravidität*; **Ind.:** tubare Sterilität*, Tubargravidität*, Sterilitätsoperation*; **Vorgehen:** Laparotomie (meist mittels Pfannenstiel-Querschnitt) od. laparoskop. Darstellung der Adnexe, Chromopertubation*; **Techniken: 1.** Adhäsiolyse (Ovariolyse*, Salpingolyse*, Fimbriolyse*); **2.** Fimbrioplastik*; **3.** Salpingoneostomie*; **4.** Tubenanasto-

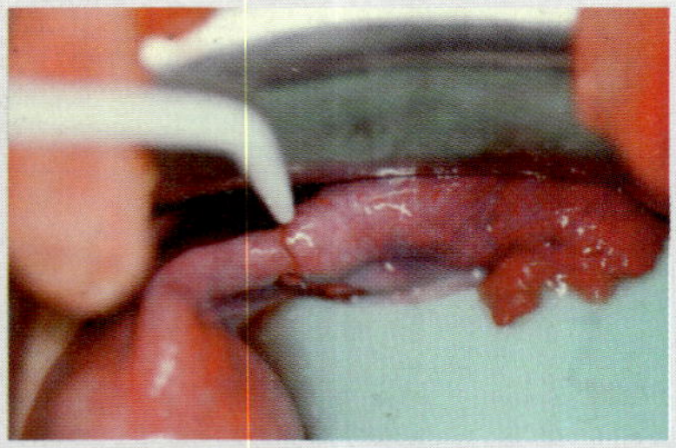

Tubenchirurgie:
zweischichtige Tubenanastomose

mose (s. Abb.) od. Tubenimplantation*: Resektion eines verschlossenen Tubenabschnitts mit Einlage eines intratubaren Splints für die Anastomosierung des proximalen u. distalen Tubenendes (Chromopertubation zur Kontrolle!); **5.** Entf. einer Tubargravidität*; **Nachbehandlung:** peri- u. postop. Antibiotika (z. B. Doxycyclin); Anlage eines künstl. Aszites durch intraperitoneale Gabe von Antihistaminika, Glukokortikoiden u. heparinisierter Kochsalzlösung zur Adhäsionsprophylaxe; nach 3 Mon. postop. Kontrollaparoskopie mit Chromopertubation* zur Prüfung der Tubendurchgängigkeit u. Früherkennung bzw. -behandlung von Adhäsionen (Frühadhäsiolyse); **Kompl.:** allg. Gefahren einer Laparotomie sind Blutungen, Inf. u. das Wiederauftreten von Adhäsionen (bei Laparoskopie geringere Adhäsionsbildung); erhöhtes Risiko (5 – 10 %) einer späteren ektopen Gravidität; **Progn.:** die postop. Tubendurchgängigkeit beträgt je nach Operationsmethode ca. 90 %; **Kontraind.:** kombinierte proximale u. distale Tubenverschlüsse bds., ausgeprägte therapieresistente endokrin. Störungen, dickwandige Saktosalpinx bds. sowie massive Adhäsionen, die einen op. Zugang unmögl. machen.

Tuben|durchblasung (↑): Pertubation*.

Tuben|entzündung (↑): Salpingitis*.

Tuben|im|plantation (↑; lat. implantare hineinpflanzen) f: (engl.) tubal implantation; Wiedereinpflanzung des Eileiters ins Uteruskavum nach Resektion eines verschlossenen od. verengten Tubenanteils (s. Abb.). Vgl. Tubenchirurgie, Sterilitätsoperation.

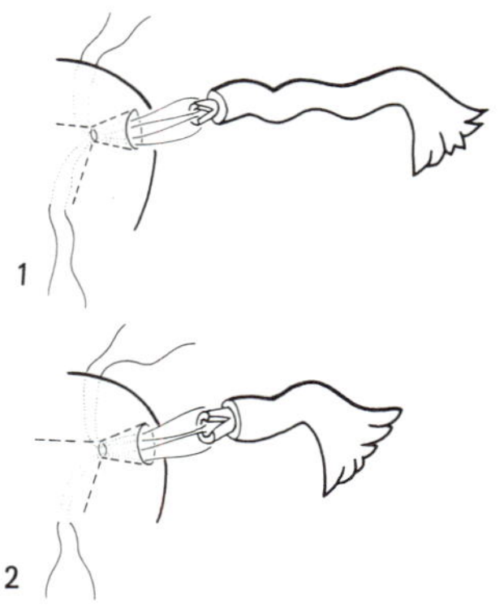

Tubenimplantation:
1: isthmisch; 2: ampullär

Tuben|per|flation (↑) f: s. Pertubation.

Tuben|phimose (↑) f: verengter Fimbrientrichter, wobei noch eine geringe Durchgängigkeit gegeben ist; **Ther.:** Fimbrioplastik*.

Tuben|plastik (↑) f: s. Salpingoneostomie.

Tuben|schwangerschaft (↑): s. Tubargravidität.

Tuben|sterilisation (↑; lat. sterilis unfruchtbar) f: (engl.) tubal sterilization; op. Unterbrechung der Eileiter* (laparoskop. od. nach Laparotomie) durch Ligatur, Anbringen von Metall- od. Plastikclips, Teilresektion, Fimbriektomie* bzw. Salpingektomie* od. Elektrokoagulation* (s. Abb.). Vgl. Sterilisation.

Tubercula Montgomery (lat. tuberculum kleiner Höcker; William F. M., Gyn., Gebh., Dublin, 1797 – 1859) n pl: s. Areola mammae, Montgomery-Drüsen.

Tuberculosis uro|genitalis (↑) f: s. Genitaltuberkulose.

Tuberculum genitale (↑) n: Genitalhöcker*.

Tubo|ovarial|ab|szeß (lat. tuba Trompete; ovarium Eierstock; abscessus Eitergeschwür) m: (engl.) tubo-ovarian abscess; kombinierter Abszeß von Ovarium* u. Eileiter*; entsteht inf. Durcheiterung der trennenden Wandschichten bei umfassendem od. chron. Krankheitsgeschehen u. bei unzureichender

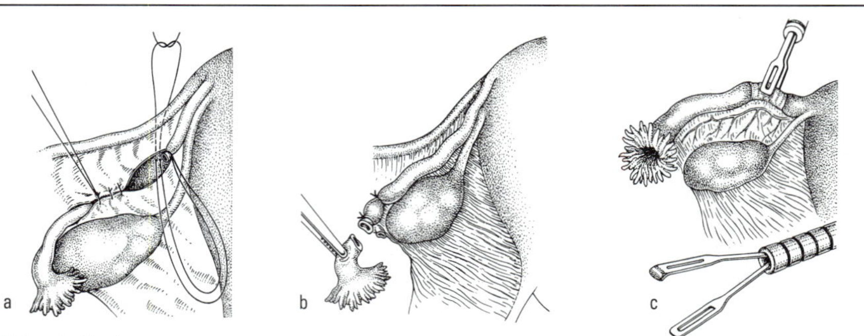

Tubensterilisation:
a: partielle Resektion; b: Fibriektomie; c: Elektrokoagulation

Ther. einer Inf. des unteren weibl. Genitaltrakts; nicht selten bei langjähriger Anwendung (> 10 Jahre) eines Intrauterinpessars; **Ther.:** Laparotomie mit Salpingoophorektomie. Vgl. Ovarialabszeß.

Tubo|ovarial|zyste (↑; ↑; gr. kystis Blase, Harnblase) f: (engl.) tubo-ovarian cyst; Verschmelzung einer Ovarialzyste mit dem entzündeten u. meist verschlossenen Eileiter* unter Bildung eines gemeinsamen zyst. Hohlraums; **Urs.:** meist chron. Adnexitis*. Vgl. Ovarialzysten.

Tumor (lat. Geschwulst) m: (engl.) tumour; Geschwulst; örtl. umschriebene Zunahme des Gewebevolumens; **1.** i. w. S. jede lokalisierte Anschwellung durch Ödem, akute u. chron. Entz. u. a., auch entzündl. bedingte Organschwellung (vgl. Neoplasie); **2.** i. e. S. gewebl. Neubildung (Gewächs, Blastom, Neoplasma*) in Form eines spontanen, verschiedengradig enthemmten, autonomen u. irreversiblen Überschußwachstums von körpereigenem Gewebe, das i. d. R. mit unterschiedl. ausgeprägtem Verlust spezif. Zell- u. Gewebefunktionen verbunden ist. Vgl. Tumoreinteilung.

Tumor|anti|gene (↑) n pl: (engl.) tumour antigens; tumorassoziierte od. tumorspezif. Antigene, die im Zellkern, Zytoplasma od. auf der Oberfläche von Tumorzellen* neu auftreten u. häufig auch im Serum von Tumorpatienten nachweisbar sind; können von Tumorviren induziert od. vom Zellgenom kodiert werden (als sog. onkofetale Antigene, die während der Embryonal- u. Fetalperiode, normalerweise jedoch nicht im Erwachsenenorganismus exprimiert werden), z. T. ist ihre genet. Entstehung unklar (sog. individuell distinkte T., u. a. auf chem. od. physik. induzierten Tumoren); **Nachw.:** v. a. mit Immunassays, z. T. mit Hilfe monoklonaler Antikörper. Das Auftreten von T. an der Oberfläche von Tumorzellen kann immun. Reaktionen hervorrufen, deren Steuerung u. Verstärkung Ziel der Immuntherapie von Tumoren ist. Antikörper u. immunkompetente Zellen können nur mit zellmembranständigen T. reagieren; im Serum auftretende T. können als Tumormarker* diagn. genutzt werden.

Tumor|bestrahlung, prä|operative (↑): (engl.) preoperative tumour radiation; Vorbestrahlung; neoadjuvante Strahlentherapie, die einer geplanten Op. von malignen Tumoren vorausgeht; auch in Komb. mit Chemotherapie* als neoadjuvante Radiochemotherapie; **Ind.: 1.** Verkleinerung des Tumors, u. U. dadurch erst Erreichen einer Operationsindikation (sog. Down-Staging; z. B. beim Korpus- od. Zervixkarzinom*); **2.** Devitalisierung der Tumorzellen zur Minderung des Risikos intraoperativer Zellverschleppung.

Tumor|einteilung (↑): (engl.) tumour classification; Klassifikation von Tumoren; **I. nach biol. Verhalten: 1.** benigne Tumoren mit differenzierten Zellen u. langsamem, lokal verdrängendem Wachstum; **2.** maligne Tumoren mit Kernpolymorphie*, Kernatypie*, Anaplasie* u. infiltrierendem, meist raschem, destruierendem Wachstum u. Metastasierung*; **3.** semimaligne Tumoren mit den histol. Kennzeichen maligner Tumoren u. lokal infiltrierendem Wachstum, jedoch i. d. R. ohne Metastasierung; **II. histogenet. Systematik** mit Bez. der Tumoren nach dem Gewebe, aus dem sie entwicklungsgeschichtl. hervorgegangen sind: **1.** epitheliale Tumoren aus Ektoderm* u. Entoderm*; **a)** benigne: z. B. Adenom, Papillom, Polypen; **b)** maligne: Karzinom*; **2.** mesenchymale T. aus dem Mesoderm*; **a)** benigne: z. B. Lipom, Fibrom, Osteom, Myom, Leiomyom, Rhabdomyom, Chondrom; **b)** maligne: Sarkom*; **3.** embryonale Tumoren aus undifferenziertem Gewebe: z. B. Teratom*; **III. nach klin. u. pathol. Befund:** u. a. TNM*-Klassifikation, Grading*, FIGO-Stadien. Vgl. Malignitätsgrad, Neoplasma, Zytohistologie, Tumorzellen.

Tumoren, HCG-bildende (↑) m pl: endokrin aktive Tumoren mit Bildung von HCG* (v. a. Trophoblasttumoren*); diagn. sowie zur Therapiekontrolle Best. von HCG als Tumormarker*; außerdem radioszintigraph. u. immunzytochem. Nachw. mittels HCG- bzw. monoklonaler Antikörper. Vgl. Syndrom, paraneoplastisches.

Tumor|im|munologie (↑) f: (engl.) tumour immunology; Teilgebiet der Immun., das sich mit den immun. Vorgängen befaßt, die an Entstehung (z. B. primäre od. sek. Immundefekte), Verlauf (z .B. paraneoplastisches Syndrom*) u. Abwehr bzw. Bekämpfung von bösartigen Erkr. (Tumoren) beteiligt sind; klin. als Immundiagnostik (Erfassung des sog. Immunstatus von Tumorpatienten), Immunprophylaxe u. Immuntherapie (v. a. unter Anw. spezif. Antikörper gegen Tumorantigene* sowie Immunstimulanzien).

Tumor|klassifikation, internationale (↑) f: s. TNM-Klassifikation.

Tumor|marker (↑): (engl.) tumour markers; Bez. für Substanzen u. zelluläre Veränderungen, deren qual. od. quant. Analyse eine Aussage über Vorliegen, Verl. od. Progn. von bösartigen Erkr. ermögl. können; **Einteilung: 1. zelluläre T.:** u. a. zellmembranständige Tumorantigene*, Rezeptoren (z. B. Hormonrezeptoren*) u. Zellmarker, die auf eine vermehrte Expression von Onkogenen* u. ein monoklonales Zellwachstum hindeuten, sowie molekulargenet. zelluläre Veränderungen, v. a. Chromosomenaberrationen*; **2. humorale T.:** gegenüber physiol. Bedingungen in Serum, Urin u. a. Körperflüssigkeiten in erhöhten Konz. nachweisbare (meist physiol. vorkommende) Substanzen, die vom Tumorgewebe synthetisiert u. sezerniert, durch Tumorzerfall freigesetzt od. als Reaktion des Organismus auf einen Tumor gebildet werden; **Übersicht:** s. Tab. S. 276; physiol. **Bedeutung:** nur unzureichend bekannt; im menschl. Organismus wirken T. i. d. R. nicht immunogen; die klin. (diagn.) Bedeutung ist abhängig von Spezifität u. Sensitivität der T.; der Nachw. von T. als Screening-Verfahren zur Erfassung bösartiger Erkr. ist nicht geeignet (Ausnahme: Beta*-HCG bei Trophoblasttumoren*), die sequenzielle Best. i. R. der Verlaufskontrolle versch. Tumoren jedoch therap. bzw. progn. relevant (z. B. zur postop. Rezidivkontrolle, Kontrolle unter zytostat. Therapie).

Tumor-Nekrose-Faktor (↑; gr. nekros tot) m: (engl.) tumour necrosis factor; Abk. TNF; **Formen: 1.** TNF-α (syn. Kachektin): von Makrophagen/Monozyten, Lymphozyten u. Mastzellen gebildetes Zytokin mit Einfluß auf Entz., Sepsis, Lipid- u. Proteinstoffwechsel, Blutbildung, Angiogenese, Wundheilung u. Immunabwehr sowie zytolyt. bzw. zytostat. Wirkung auf Tumorzellen*; auch als rekombinantes humanes TNF verfügbar u. zur Behandlung maligner Tumoren in Erprobung; möglicherweise Bedeutung im Zus. mit habituellen Aborten; **2.** TNF-b (syn. Lymphotoxin): wirkt zytotox. auf einige Tumorzellinien.

Tumormarker
Auswahl wichtiger humoraler und zellulärer Tumormarker in der Gynäkologie

Bezeichnung	Vorkommen erhöhter Werte
I. Humorale Tumormarker der Gruppe 1 (vom Tumor produziert)	
– tumorassoziierte Antigene	
onkofetale Antigene	
karzinoembryonales Antigen (CEA)	gastrointestinale Tumoren, Bronchialkarzinom, Mammakarzinom, muzinöses Ovarialkarzinom, gutartige gastrointestinale Erkrankungen; starke Raucher
Alpha-1-Fetoprotein (AFP)	Leberzellkarzinom, gutartige Lebererkrankungen, gonadale (Hoden, Ovar) u. extragonadale Keimdrüsentumoren, neurale Dysrhaphie
sonstige Antigene	
CA 125	Ovarial-, Mamma- u. a. Adenokarzinome, gutartige Erkrankungen des weiblichen Genitale und des Gastrointestinaltrakts
CA 15-3	wie CA 125, v. a. metastasiertes Mammakarzinom
– Hormone	
humanes Choriongonadotropin (Beta-HCG)	Hodentumoren, malignes Chorionepitheliom, Blasenmole, Schwangerschaft
II. Humorale Tumormarker der Gruppe 2 (vom Tumor induziert)	
alkalische Phosphatase (AP)	Knochentumoren, Knochenmetastasen, Lebermetastasen, gutartige Knochen- und Lebererkrankungen, Wachstum
LDH	Lebermetastasen, Lungenmetastasen, Hämolyse, gutartige Leber- und Lungenerkrankungen
Akute-Phase-Proteine (z. B. Ferritin)	alle Malignome und Entzündungen
III. Zelluläre Tumormarker	
Hormonrezeptoren	Zellen des Mammakarzinoms u. a.
Onkogene	vermutlich ubiquitär

Tumor|sup|pressor|gene (↑; lat. suppressio Unterdrückung) n pl: s. Onkogene, p53.

Tumor|volumen-Verdopplungs|zeit (↑): (engl.) tumour doubling time; Zeitraum, in dem sich das Tumorvolumen verdoppelt; ein Tumor, der klin. nachweisbar ist, hat i. d. R. bereits zwei Drittel seiner Gesamtwachstumszeit erreicht. Für das Mammakarzinom* wird z. B. eine durchschnittl. T.-V. von 200 Tagen angenommen, ein tastbarer Knoten (sog. Frühdiagnose) benötigt für seine Entw. also mehr als 15 Jahre; daher sind in ca. 20 % dieser Fälle bereits Metastasen nachweisbar.

Tumor|zell|assay, klonaler (↑) m: (engl.) cloned tumour-cell assay; Anzüchtung von Tumoreinzelzellen in der Gewebekultur mit Bildung von Zellkolonien zur prätherap. Sensibilitätstestung von Zytostatika*; noch in Entw.; bisher v. a. Voraussage zytostatikaresistenter Mammatumoren* möglich.

Tumor|zellen (↑) f pl: (engl.) tumour cells; durch maligne Entartung körpereigener, normaler Zellen entstehende Zellen maligner Tumoren; allg. **zytodiagn. Merkmale: 1.** Zellpolymorphie* u. Anisozytose*; **2.** Kernpolymorphie* od. Kernatypie*; **3.** Polychromasie* od. Hyperchromasie*; **4.** gestörte Kern*-Plasma-Relation; **5.** Aneuploidie*. Vgl. Karzinogenese, Zytodiagnostik.

Tumor|zentrum (↑) n: (engl.) oncologic center; regionaler Zusammenschluß klin. u. forschender Einrichtungen des universitären u. nichtuniversitären Bereichs zur Koordinierung von Krebsforschung u. -bekämpfung; in der Bundesrepublik Deutschland gibt es über 20 Tumorzentren. Vgl. Krebsregister.

Tunica albuginea (lat. tunica Hülle, Haut) f: Kurzform: Albuginea; derbe, weißl., kaum dehnbare Bindegewebehülle aus straffen kollagenen Faserschichten; **Vork.:** Hoden, Corpora cavernosa, schwach ausgebildet bei Eierstock u. Corpus spongiosum.

Tuohy-Kanüle f: (engl.) Tuohy's needle; spez. Periduralkanüle mit leicht gebogener Spitze; durch die Kanüle läßt sich ein dünner Kunststoffkatheter zur kontinuierl. Periduralanästhesie* einführen.

Turner-Syn|drom (Henry H. T., Endokrin., Oklahoma City, 1892–1970) n: syn. Ullrich*-Turner-Syndrom.

TUR-Syn|drom n: Kurzbez. für **tr**ans**u**rethrales **R**esektionssyndrom; exzessive intravaskuläre Aufnahme von elektrolytfreier Flüssigkeit i. R. einer transurethralen Resektion (auch i. R. einer op. Hysteroskopie* möglich), kann evtl. bis hin zum Hirnödem führen; **Proph.:** kontinuierl. Kontrolle der Flüssigkeitsbilanz; Abbruch der Op. bei Flüssigkeitsdefizit über 1000 ml.

Tyl|ek|tomie (gr. tylos Wulst, Schwiele; ek- aus, heraus; tome Schnitt) f: syn. Lumpektomie*.

U: **1.** (chem.) Symbol für **U**ran*; Abk. für **2.** (gyn.) **U**mwandlungszone*; **3.** (biochem.) Unit (internationale Enzymeinheit; heute ersetzt durch die Einheit Katal)); **4.** (päd.) Kinderfrüherkennungs**u**ntersuchungen*.

UAW: Abk. für **u**nerwünschte **A**rzneimittel**w**irkung.

U-Ebene: Kurzbez. für **u**ntere Schoßfugenrandebene; s. Beckenebenen.

Über|befruchtung: Superfetatio*.

Über|gangs|milch: s. Muttermilch.

Über|lauf|in|kontinenz (lat. in- Um-, Ohn-, Nicht-; continentia das Zurückhalten, Unterdrücken) f: (engl.) overflow incontinence; Harnverlust, bei dem der Blasendruck den Harnröhrenverschlußdruck ohne Detrusorkontraktionen übersteigt; **Vork.:** bei Blasenautonomie* u. Verlegung der Harnröhre (Ischuria* paradoxa).

Über|reife|syn|drom n: zusammenfassende Bez. für die charakterist. Veränderungen des Neugeborenen, der Nabelschnur u. der Eihäute (grünl. Verfärbung) sowie des Fruchtwassers (mekoniumhaltig) bei echter od. rel. Übertragung*. Vgl. Runge-Zeichen.

Über|stimulations|syn|drom (lat. stimulare anstacheln) n: iatrogen induzierte u. gefährliche Kompl. einer ovariellen Stimulation mit Ausbildung zyst. Ovarialtumoren* (s. Abb.), die durch HCG induziert werden; **Einteilung:** s. Tab.; **Ther.:** Plasmaexpander, Heparin, Elektrolytkorrektur, nichtsteroidale Antiphlogistika, evtl. Punktion bei massiven Ergüssen u. op. Verkleinerung der Ovarien.

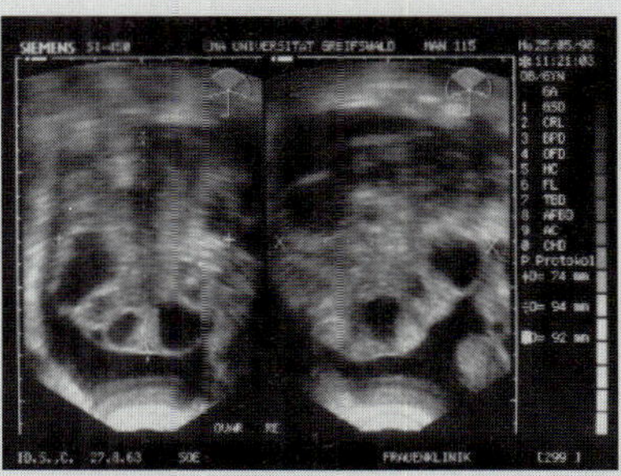

Überstimulationssyndrom: Ultraschallbild eines Überstimulationssyndroms Grad 2 mit zystisch vergrößerten Ovarien u. Aszites

Über|tragung: (engl.) postmaturity; (gebh.) Überschreitung des Geburtstermins; unterschieden werden eine **echte Ü.** (tatsächl. Verlängerung der Schwangerschaftsdauer*) u. eine **relative Ü.** (in bezug auf eine vorzeitig eingeschränkte Plazentafunktion zu lange Schwangerschaftsdauer) unterschieden. Urs. der (seltenen) echten Ü. ist eine mangelhafte Erregbarkeit der Uterusmuskulatur. Bei echter u. relativer Ü. sind die Kinder inf. Plazentainsuffizienz* mit Entw. eines latenten kindl. O_2-Mangels ernsthaft gefährdet (Anstieg der perinatalen Mortalität mit zunehmender Ü.); **Proph.:** pränatale Überwachung v. a. mit Amnioskopie* u. Kardiotokographie*; bei Gefährdungshinweisen evtl. Geburtseinleitung*. Ein übertragenes Neugeborenes gilt als Risikoneugeborenes*. Vgl. Runge-Zeichen, Clifford-Syndrom.

Überstimulationssyndrom

Schweregrad	Größe der zystisch veränderten Ovarien	Sonstige Befunde
Grad 1 (mild)	< 5 cm	Übelkeit Erbrechen Durchfall Abdominalspannung
Grad 2 (mäßig)	5 – 10 cm	zusätzlich: Blähbauch Aszites Hämatokrit < 43 % (Flüssigkeitsverlust)
Grad 3 (schwer)	> 10 cm	zusätzlich: Pleuraerguß Elektrolyt- und Gerinnungsstörungen Oligurie Thromboemboliegefahr Hämatokrit > 45 % Leukozytose > 15 000/mm³

Über|tragungs|syn|drom n: syn. Clifford*-Syndrom.

Über|tragungs|zeichen n: s. Runge-Zeichen.

UICC: Abk. für (lat.) **U**nio **i**nternationalis **c**ontra **c**ancrum (internationale Union gegen den Krebs). Vgl. TNM-Klassifikation.

Ulcus durum (lat. ulcus Geschwür) n: sog. harter Schanker, Primäraffekt der Syphilis*.

Ulcus mixtum (↑) n: Ulcus* molle bei gleichzeitig bestehendem Ulcus* durum der Syphilis*.

Ulcus molle (↑) n: sog. weicher Schanker; meldepflichtige Geschlechtskrankheit; **Vork.:** v. a. in Afrika, Südostasien u. Lateinamerika, sporad. auch in Europa; **Err.:** Haemophilus* ducreyi; **Klin.:** 1–3 Tage nach der Inf., die fast nur durch Geschlechtsverkehr* erfolgt, entstehen an der Eintrittsstelle (bes. große u. kleine Labien bzw. Glans, Frenulum, Präputium) mehrere (selten einzelne) rundl.-ovale, schmerzhafte, weiche bis markstückgroße Geschwüre mit zackigen, unterminierten Rändern; nach Wo. schmerzhafte Schwellung u. Abszedierung der Leistenlymphknoten, die durch die gerötete Haut brechen; **Diagn.:** Abstrich aus dem unterminierten Geschwürsrand, Färbung nach Gram od. Giemsa, im mikroskop. Präparat fischzugartige Anordnung der Erreger; Kultur; **Ther.:** Sulfonamide mit Langzeitwirkung, Cotrimoxazol; **DD:** Syphilis*, Herpes* genitalis.

Ulcus umbilici (↑) n: s. Nabelentzündung.

Ullrich-Turner-Syn|drom (Otto U., Päd., Bonn, 1894–1957; Henry H. T., Endokrin., Oklahoma City, geb. 1892) n: syn. Turner-Syndrom; Gonadendysgenesie* mit hypergonadotropem Hypogonadismus* aufgrund einer Störung der Gonosomen bei phänotyp. weibl. Individuen; meist gonosomale Monosomie* (45,X0), sonst Abwandlungen (z. B. Mosaik 45,X0/46,XX) u. a. Chromosomenaberrationen*. Neben dem U.-T.-S. mit weibl. Phänotypus, kann (sehr selten) bei entsprechenden Chromosomenmosaiken (45,X0/46,XY od. 45,X0/47,XYY) auch ein **männliches U.-T.-S.** vorliegen, wobei das Y-Chromosom für die Ausprägung der männl. Geschlechtsmerkmale verantwortl. ist (weitgehend normaler Penis bei „leerem" Skrotum). 95 % der 45,X0-Feten sterben intrauterin; **Häufigkeit:** 1 : 2500–2700 Geburten; **Sympt.:** frühzeitig auftretende Lymphödeme (Hand- u. Fußrücken), Minderwuchs mit primärer Amenorrhoe*, Pterygium* colli, Schildthorax mit weit auseinanderliegenden Mamillen u. a. fakultativen Fehlbildungen wie angeb. Herzfehler (insbes. Aortenisthmusstenose). Bei Vorhandensein von Ovarien kommt es zu deren fortschreitender Involution, meist sind jedoch von Anfang an nur bindegewebige Stränge (sog. gonadal streaks) vorhanden. **Diagn.:** Chromosomenanalyse (Karyogramm*); das Geschlechtschromatin* ist nur bei X0-Pat. neg.; **Ther.:** v. a. sympt. Behandlung von Minderwuchs mit STH in Komb. mit Oxandrolon; ggf. op. Korrektur des Pterygium colli. Vgl. Noonan-Syndrom.

Ultra|schall|dia|gnostik (lat. ultra jenseits, das Normale überschreitend) f: (engl.) ultrasound diagnostics; diagn. Verf. mit Anw. von Ultraschall, als Impulsecho- od. Dauerschallverfahren; **1. Impulsechoverfahren** (Sonographie): ein piezoelektr. Quarzkristall (Schallkopf, Transducer) wird mit elektr. Hochfrequenzspannungen zur Aussendung mechan. gleichfrequenter Schwingungen angeregt (Sendefunktion) bzw. erzeugt selbst elektr. Wechselspannungen, wenn er von einer (reflektierten) Schallwelle getroffen wird (Aufnahmefunktion); die Zeitdifferenz zw. ausgesandtem Impuls u. den empfangenen reflektierten Schallwellen (Echos) ist proportional der Tiefenlage einer reflektierenden Schicht. Die Echoimpulse werden verstärkt u. auf einem Bildschirm dargestellt: **a)** oszillograph. mit der **A-Bild-Methode** (A-Scan, Amplituden-Scan); aus dem Abstand der Amplituden kann auf die Tiefe der reflektierenden Flächen geschlossen werden; **b)** bei der **B-Bild-Methode** (B-Scan, Brightness-Scan, Helligkeits-Scan, Ultraschalltomographie) wird der ausgesandte Schallstrahl entlang einer Linie hin u. her bewegt, d. h., es wird eine Schnittfläche abgetastet (**Schnittbildmethode**) u. auf dem Bildschirm wiedergegeben, wobei die Echos an der entspr. Stelle als Lichtpunkte dargestellt werden. Dabei ist der erzeugte Lichtpunkt um so heller, je stärker das Echo ist (**Grauwert-Skala**). Bei period. Abtastung mit einer Frequenz oberh. der Flimmergrenze des Auges (schnelles B-Bild) können Bewegungsabläufe sichtbar gemacht werden. Das **Time-Motion-Verfahren** (M-Scan, M-Mode) ist die eindimensionale Form der B-Bild-Methode; dabei registriert ein ortsfester Schallkopf die Echos von sich bewegenden Grenzflächen im Körper u. bildet diese Echos über eine Grenzwert-Skala als Bildpunkte auf einem Monitor ab; **Anw.:** z. B. zur intrauterinen Darstellung des Feten; **2. Dauerschallverfahren** (Doppler-Verfahren): ein piezoelektr. Kristall sendet kontinuierl. Ultraschallwellen von konstanter Frequenz (Dauerschall) aus; trifft das Schallwellenbündel auf eine sich bewegende Grenzfläche, so wird ein Teil der Wellen mit geänderter Frequenz (Doppler-Effekt) reflektiert. Die gemessene Interferenz der Frequenzen des einfallenden u. des reflektierten Strahls kann als niederfrequenter Ton hörbar gemacht werden bzw. erlaubt die Berechnung von Geschwindigkeit u. Richtung (bezogen auf die Schallkopfposition) des bewegten Objekts, die im B-Bild durch Farbcodierung dargestellt werden können (farbcodierte Duplexsonographie, sog. Farb-Doppler). **Anw.:** z. B. in der Gebh. zum Nachw. der kindlichen Herzaktion* in der Frühschwangerschaft (etwa ab der 6. SSW), Überwachung der Herzaktionen in der SS u. während der Geburt, zur Nabelschnur- u. Plazentalokalisation.

Umbilicus (lat. Nabel) m: syn. Umbo, Nabel*.

Umbo (↑) m: syn. Umbilicus, Nabel*.

Umklammerungs|re|flex (lat. reflectere, reflexus zurückbiegen) m: (engl.) embrace reflex; s. Reflexe, frühkindliche.

Umschlingung: s. Cerclage.

Umwandlungs|operation f: (engl.) sex change surgery; s. Geschlechtsumwandlung.

Umwandlungs|zone f: (engl.) transformation zone; Abk. U; Transformationszone; Bereich der Portio, in dem eine ständige Umwandlung von Zylinderepithel der ektropionierten Zervixschleimhaut in nicht verhornendes Plattenepithel stattfindet; als **offene U.** od. bei Überwachsen u. Verschluß der Ausführungsgänge der Zervixdrüsen **geschlossene U.** mit Ausbildung von Retentionszysten (Ovula* Nabothi). Als abklärungspflichtiger kolposkop. Befund ist die **atypische U.** mit iodnegativen Arealen, Epithelverdickung, verschlossenen Drüsenausführungsgängen u. unregelmäßigen Kapillarsprossen anzusehen. Vgl. Epithelgrenze, Ektopia cervicis, Kolposkopie.

Unfruchtbarkeit: s. Sterilität, Infertilität.

Unter|kühlung: s. Hypothermie.

Unter|lippen|spalte: s. Gesichtsspalten.

Untersuchung, bi|manuelle: (engl.) bimanual examination; kombinierte manuelle Untersuchung zur Beurteilung der weibl. Geschlechtsorgane bzw. des Urogenitalbereichs (s. Abb.); **Prinzip:** Palpation gleichzeitig mit innerer (erst vaginal, anschl. rektal) u. äußerer Hand (auf der Bauchdecke).

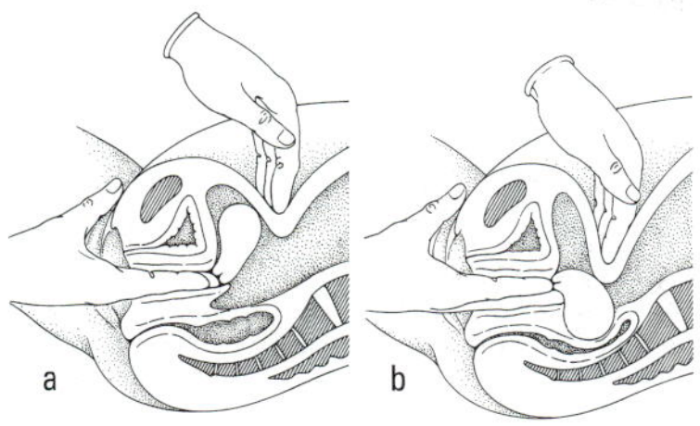

Untersuchung, bimanuelle:
a: Anteversio-Anteflexio; b: Retroversio-Retroflexio

Untersuchung, vaginale: Untersuchung der Scheide bzw. von der Scheide aus; umfaßt i. w. S. die Spekulumuntersuchung ggf. mit Kolposkopie* u. Papanicolaou*-Abstrich zur Zytodiagnostik* sowie i. e. S. die abschließende bimanuelle Untersuchung*.

Urachus (gr. ourachos Harngang) m: Harngang; leitet sich vom embryonalen Allantoisgang ab, der die Allantois* mit der Kloake* verbindet; reicht vom Scheitel der späteren Harnblase bis zum Nabel; verödet bald zum Ligamentum* umbilicale medianum.

Urachus|fistel (↑; lat. fistula Röhre) f: s. Vesikoumbilikalfistel.

Urano|schisis (gr. ouranos Himmelsgewölbe; schisis Spalte) f: Gaumenspalte*; s. Gesichtsspalten.

Urea|plasma urealyticum (gr. plasma Gebilde) n: s. Mycoplasma.

Ur|eier: Oogonien; s. Oogenese.

Ureter (gr. ouresis Harngang) m: Harnleiter, ca. 4 mm dicker u. ca. 30 cm langer muskulöser Schlauch zw. Nierenbecken, aus dem er unter kon. Verjüngung hervorgeht (erste physiol. Enge), u. Harnblase; weist

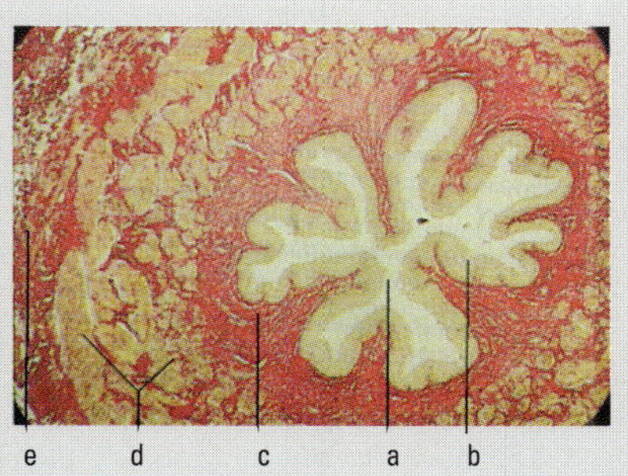

Ureter:
histologischer Schnitt durch den Ureter (Gieson-Färbung); a: Lumen; b: gefaltetes Übergangsepithel; c: Propriabindegewebe; d: spiralig verlaufende glatte Muskulatur; e: kollagene Adventitia mit vegetativen Nerven und Gefäßen

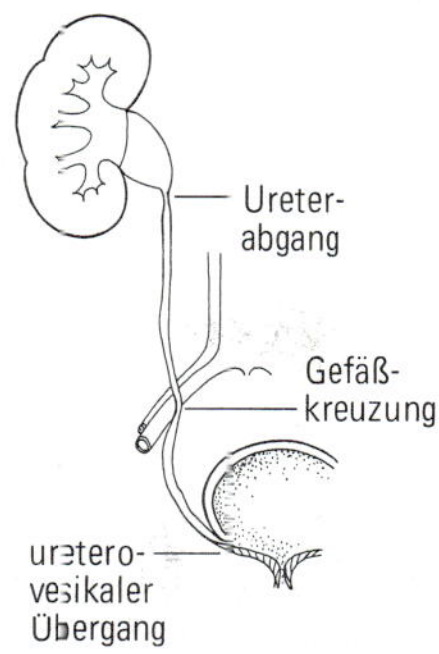

Ureter:
die drei physiologischen Engstellen

häufig Varianten u. Fehlbildungen auf; **Histol.:** s. Abb.; **Abschnitte: 1. Pars abdominalis:** retroperitoneal im Relief der hinteren Bauchwand auf dem M. psoas gelegen; der rechte U. liegt weiter lateral, überkreuzt die A. iliaca externa u. unterläuft die Radix mesenterii, der linke U. läuft unter dem Urspr. des Mesocolon sigmoideum u. über die A. iliaca communis hinweg. Diese bzw. die A. iliaca externa verursachen die zweite Enge; **2. Pars pelvina:** von der Linea terminalis (s. Becken) an entlang der seitl. Beckenwand, bei der Frau in ca. 2 cm Entf. vom Uterus die Arteria* uterina, beim Mann den Ductus deferens unterkreuzend; mündet in die Blase mit dem Ostium* ureteris, der dritten physiol. Enge (s. Abb.). Vgl. Ureterverletzung

Ureter|a|tonie (↑; gr. a- ohne, nicht; tonos Spannung) f: (engl.) atonic ureter; nachlassende Ureterperistaltik u. Weitstellung eines Teils od. des gesamten Harnleiters; **Urs.: 1.** infektiös: meist beidseitig mit Beteiligung des Nierenbeckenkelchsystems; **2.** neurogen: z. B. primärer Megaureter bei kongenitalem Defekt der Ureterwand; **3.** hormonell: progesteronbedingt; s. Stoeckel-Syndrom; **4.** mechanisch: chron. intravesikale od. (kongenitale) prävesikale Obstruktion, Folgezustand nach chron. Ureterobstruktion (z. B. inf. Strahlentherapie*).

Ureter|durchgangs|divertikel (↑) n: s. Blasendivertikel.

Ureter|ek|tasie (↑; gr. ektasis Ausdehnung, Erweiterung) f: (engl.) ureterectasia; Erweiterung des Harnleiters inf. distaler Harnabflußbehinderungen.

Ureteren|katheterisierung (↑): (engl.) catheterization of the ureter; Einführung eines Ureterkatheters in einen od. beide Harnleiter i. R. einer Zystoskopie*.

Ureter|fehl|bildungen (↑): (engl.) malformations of the ureter; **1.** Agenesie od. inkompletter (blinder) Ureter; **2.** Ureterdoppelung; komplett (Ureter duplex) mit zwei Ureterostien auf der betroffenen Seite od., häufiger, inkomplette, auf den oberen Teil des Ureters beschränkte U. (Ureter fissus) mit nur einem Ostium, häufig mit einer Uterusfehlbildung* assoziiert; **3.** Ektopie der Mündung mit zahlreichen Varianten; z. B. bei der Frau in Vestibulum, Urethra, Vagina, Uterus mit mögl. Obliteration od. Stenose; die zugehörige Niere ist meist ebenfalls pathol. verändert; **4.** Ureterzyste (auch Ureterphimose) inf. Persistenz der fetalen Verschlußmembran; erworben durch Entz.; **5.** Megaureter; **Ther.:** op. Korrektur bei Harnabflußbehinderungen.

Ureter|fistel (↑; lat. fistula Röhre) f: s. Urogenitalfistel.

Ureteritis (↑) f: infektiöse (z. B. bei Zystitis* od. Pyelonephritis*) od. reaktive Harnleiterentzündung; eine umschriebene U. nach Manipulation im Harnleiter (z. B. Steinextraktion) klingt meist spontan wieder ab.

Ureter|stenose (↑; gr. stenos eng) f: (engl.) ureteral stenosis; Harnleiterverengung, v. a. entzündl. od. tumorös bedingt, bzw. inf. von Strahlentherapie*, Retroperitonealfibrose od. instrumenteller Manipulation.

Ureter|verletzung (↑): seltene, aber typ. Kompl. bei gyn. Op. (aufklärungspflichtig!) inf. Durchtrennung, Ligatur oder Quetschung bzw. ischäm. Spätnekrose der Ureteren nach Zerstörung der Gefäßversorgung, bedingt durch die enge anat. Nachbarschaft der Ureteren mit dem inneren weiblichen Genitale; **Prädilektionsstellen: 1.** Kreuzung mit den Ovarialgefäßen; **2.** Kreuzung mit der A. uterina im Lig. latum uteri; **3.** direkt prävesikal beim Absetzen des Uterus bzw. Versorgung des Vaginalstumpfs i. R. einer Hysterektomie* (s. Abb.); **Diagn.:** Urographie*, Sonographie, retrograde Ureterdarstellung, Fistelprobe; **Ther.:** s. Urogenitalfistel.

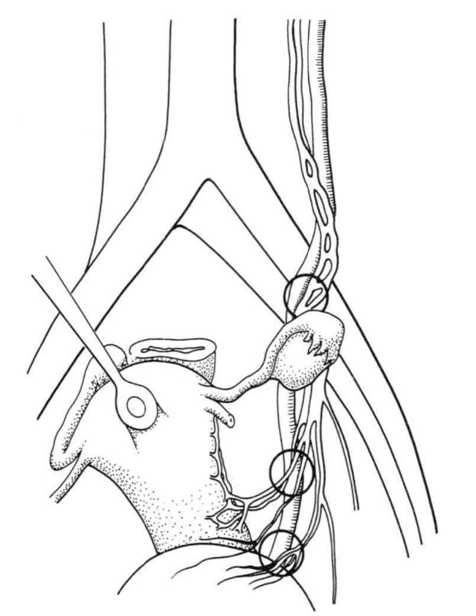

Ureterverletzung:
Prädilektionsstellen einer Läsion des Ureters bei abdominaler Hysterektomie

Urethra (gr. ourethra Harnröhre) f: Harnröhre; Ausscheidungsweg bei der Blasenentleerung; **1. U. feminina:** die kurze (2,5–5 cm) weibl. Harnröhre verläuft vor der vorderen Wand der Scheide, wird beim Durchtritt durch das Diaphragma* urogenitale vom quergestreiften M. sphincter urethrae, einer Abspaltung des M. transversus perinei profundus, umgeben u. mündet in Begleitung der Skene*-Gänge 2–3 cm hinter der Glans clitoridis u. vor dem Ostium vaginae in das Vestibulum* vaginae; **2. U. masculina:** ca. 24 cm lange männl. Harnröhre.

Urethra|druck|profil (↑) n: (engl.) urethral pressure profile; s. Urethrometrie.

Urethral|fieber (↑): (engl.) urethral fever; Temperaturanstieg nach Sondierung der Harnröhre; **Urs.:** Eindringen von Bakt. od. deren Toxinen in die Blutbahn; **Sympt.:** akuter Temperaturanstieg mit Schüttelfrost, Kollaps, u. U. Entw. einer Urosepsis.

Urethral|karzinom (↑; gr. karkinos Krebs) n: (engl.) urethral carcinoma; Karzinom der Harnröhre; histol. meist Plattenepithelkarzinom, oft Entw. in Divertikeln; **Vork.:** selten, am häufigsten nach dem 50. Lj., v. a. bei Frauen; **Sympt.:** Harnröhrenverengung, Urethritis, Hämaturie; im fortgeschrittenen Stadium kann der Tumor durch das Ostium urethrae externum prolabieren; **Diagn.:** Urethroskopie, Urin- u. Lavagezytologie; **Ther.:** bei Frauen partielle Urethrotomie, evtl. zus. mit Strahlentherapie* u. Zytostatika*.

Urethral|polyp (↑; gr. polypous Vielfüßler, Tintenfisch) m: Harnröhrenpolyp*.

Urethral|syn|drom (↑) n: (engl.) urethral syndrome; auch Urethrasyndrom; Krankheitsbild unklarer Ätiol. mit Harndrang, Pollakisurie*, Dysurie u. retropub. Schmerzen; **Vork.:** v. a. bei Frauen; **Urs.:** wahrsch. Inf. mit bislang unbekanntem Erreger; **DD:** Reizblase*.

Urethral|verletzung (↑): s. Harnröhrenverletzung.

Urethra|syn|drom (↑) n: s. Urethralsyndrom.

Urethritis (↑) f: Entz. der Harnröhrenschleimhaut, ggf. auch der tieferen Schichten (Periurethritis, Kavernitis); **Formen: 1.** gonorrhoische (sog. spezifische) U.: s. Gonorrhoe; **2.** nichtgonorrhoische (sog. unspezifische) U.: s. Urethritis non gonorrhoica.

Urethritis gonor|rhoica (↑) f: s. Gonorrhoe.

Urethritis non gonor|rhoica (↑) f: nichtgonorrhoische unspezif. Urethritis* insbes. des Mannes; häufigste sexuell übertragbare Erkr. in den Industrieländern; **Err.:** überwiegend Chlamydien (Chlamydia* trachomatis), Mycoplasma hominis u. Ureaplasma urealyticum (s. Mycoplasma), auch Trichomonas*, Pilze (z. B. Candidose der männl. Urethra), Viren, Streptokokken u. gramneg. Bakt. (Pseudogonokokken, Enterobacteriaceae, Mimeae); auch i. R. von Allgemeinerkrankungen (z. B. Diabetes mellitus, Reiter-Krankheit) u. bei Allergie gegen best. Nahrungs- od. Genußmittel auftretend; **Sympt.:** Dysurie, Pollakisurie, gesteigerte Urethralsekretion. Die Diagn. ist häufig eine Ausschlußdiagnose (Neisseria gonorrhoeae in Urethralsekret nicht nachweisbar); **Ther.:** Antibiotika (nach Antibiogramm*).

Urethro|graphie (↑; gr. graphein schreiben) f: (engl.) urethrography; Röntgenkontrastdarstellung der Urethra* durch vorsichtige retrograde Inj. eines wasserlösl. Röntgenkontrastmittels in die Harnröhre (**cave:** leichter Übertritt in die Venen od. das Corpus cavernosum); zuvor erfolgt eine Rö.-Leeraufnahme in zwei Ebenen zur Darstellung von Steinen u. Fremdkörpern; **Ind.:** Abklärung von Strikturen, Verletzungen, Fehlbildungen u. Tumoren der Harnröhre, Blasenentleerungsstörungen; bei der Frau bei Verdacht auf Descensus* uteri et vaginae bei Harninkontinenz*. Vgl. Urographie, Miktionszystourethrographie, Zystographie.

Urethro|metrie (↑; gr. metros Maß, -prüfung) f: syn. Sphinkterometrie; urodynam. Untersuchungstechnik zur Blasenfunktionsprüfung; beurteilt wird die Verschlußfunktion des unteren Harntrakts; Meßgrößen sind intraurethraler Druck u. Urethralänge. Bei gleichzeitiger Registrierung des intravesikalen Drucks kann aus dem Urethradruckprofil der Urethraverschlußdruck ermittelt werden. Die urethrale Druckregistrierung ist unter versch. Belastungsbedingungen mögl. (z. B. Streßbedingungen durch Husten, Bauchpresse); **Anw.:** meist im Anschluß an eine Zystomanometrie* zur Differenzierung der versch. Formen der Harninkontinenz*.

Urethro|plastik (↑) f: (engl.) urethroplasty; chir.-plast. Verschluß einer Harnröhrenfistel od. angeb. Fehlbildung. Vgl. Urogenitalfistel.

Urethro|skopie (↑; gr. skopein sehen, schauen) f: (engl.) urethroscopy; Endoskopie der Harnröhre; v. a. zur Diagnosesicherung u. Biopsie* bei Harnröhrentumor. Vgl. Zystoskopie.

Urethro|zysto|graphie (↑; gr. kystis Blase; graphein schreiben) f: (engl.) urethrocystography; Röntgenkontrastdarstellung von Harnblase u. Harnröhre; s. Miktionszystourethrographie, Urethrographie, Zystographie.

Urethro|zysto|skopie (↑;↑) f: s. Zystoskopie.

Urge-In|kontinenz (lat. in- Um-, Ohn-, Nicht-; continentia das Zurückhalten, Unterdrücken) f: s. Dranginkontinenz.

Ur|keim|zellen: (engl.) primordial germ cells; s. Gametogenese.

Ur|niere: (engl.) wolffian body; Mesonephros; in der Embryonalperiode* angelegte Niere, die gegen Ende des 2. Mon. wieder verschwindet u. durch die Nachniere ersetzt wird; aus ihren Resten entstehen beim weibl. Geschlecht Epoophoron* u. Paroophoron*, beim männl. Epi- u. Paradidymides.

Ur|nieren|gang: Ductus mesonephricus; s. Wolff-Gang.

Uro|flow|metrie (lat. urina Harn, Harnausscheidung; engl. flow; gr. metros Maß, -prüfung) f: (engl.) uroflowmetry; diagn. Verf. zur Objektivierung u. DD von Blasenentleerungsstörungen*; Messung der Harnmenge pro Zeiteinheit (Harnfluß) während der Miktion (s. Abb.); Referenzbereich für den max. Harnfluß: 20–50 ml/s. Vgl. Zystomanometrie.

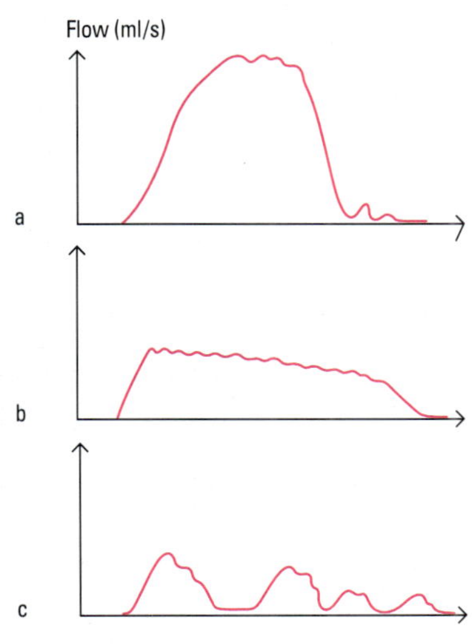

Uroflowmetrie:
a: normale Miktitionskurve; b: Harnröhrerstriktur; c: funktionelle Obstruktion

uro|genital (↑; lat. genitalis das Geschlecht betreffend): die Harn- und Geschlechtsorgane betreffend.

Uro|genital|fistel (↑; ↑; lat. fistula Röhre) f: (engl.) urogenital fistula; meist erworbene Verbindung zw. Harn- u. Genitaltrakt bei Frauen (s. Abb.); klin. **Formen: 1.** vesikovaginale Fistel: Urs.: traumat. (z. B. Beckenfrakturen, Pfählungsverletzungen*), op. (typ. Kompl. der Hysterektomie*), infektiös bzw. entzündl. (z. B. Abszeßperforation), intrakavitäre Strahlentherapie*, Tumornekrose, Drucknekrose durch Scheidendiaphragma*; **2.** urethrovaginale Fistel mit (transsphinktär) od. ohne Harninkontinenz* (Fistel distal des Sphincter externus urethrae); Urs.: chron. Entz. (Perforation eines Harnröhrendivertikels), Verletzung (z. B. Harnröhrenabriß bei Beckenfraktur) sowie transurethrale u. plast. Eingriffe an der Vagina; **3.** uretero- bzw. vesikovaginale Fistel; Urs.: überwiegend op. Eingriffe im kl. Becken, selten Tumoreinbruch od. nach Einrissen bei der Geburt; **4.** vesikozervikale od. -uterine Fistel (z. B. Youssef*-Syndrom). Vgl. Darmfistel, Blasenfistel.

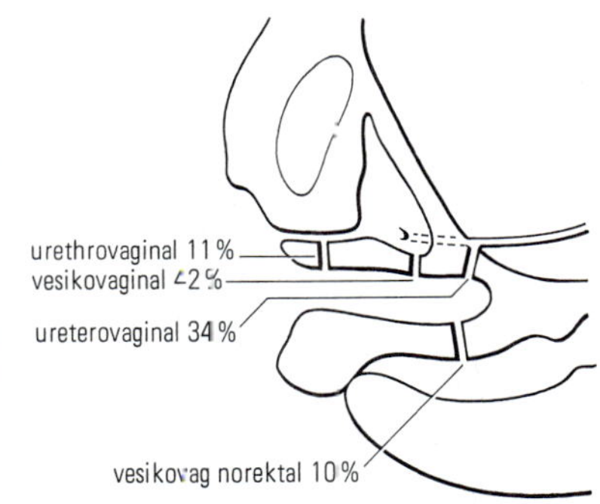

Urogenitalfistel:
Lokalisation und Häufigkeit

Uro|genital|tuberkulose (↑; ↑) f: s. Genitaltuberkulose.

Uro|gonado|trophin (↑) n: s. HMG.

Uro|graphie (↑; gr. graphein schreiben) f: (engl.) urography; Röntgenkontrastdarstellung der Nierenkelche, des Nierenbeckens, der Harnleiter u. der Blase nach Abdomenübersichtsaufnahme (Leeraufnahme); **Meth.: 1.** Ausscheidungsurographie (intravenöse U.; s. Abb. S. 282): röntg. Darstellung der Harnwege nach i. v. Inj. eines iodhaltigen Röntgenkontrastmittels, das von den Nieren ausgeschieden wird u. die Harnwege füllt. Bei genügend konzentrierter Ausscheidung des Kontrastmittels kann eine Aussage über die Konfiguration des Nierenhohlraumsystems, die Abflußverhältnisse über die Ureteren in die Harnblase u. über in der Harnblase zurückbleibenden Restharn erfolgen; erste sichtbare Ausscheidung des Kontrastharns ca. 3 Min. nach der Inj.; anschl. werden mehrere Aufnahmen in versch. Zeitabständen angefertigt (i. d. R. 5, 10 u. 20 Min. nach Injektionsbeginn). Die Untersuchung mit Kompression der Ureteren (Kompressionsurographie) in Höhe der Sakroiliakalgelenke bewirkt eine Rückstauung des Kontrastharns zur besseren Beurteilung der anat. Details des Nierenbeckenkelchsystems. Die Frühaufnahme (Frühurographie, 1, 2 u. 3 Min. nach Inj. des Kontrastmittels) dient der Erfassung seitenunterschiedl. Ausscheidung der Nieren. Spätkontrollen (Späturographie, Aufnahmen bis 24 Std. nach Inj. des Kontrastmittels) sind bei verzögerter Kontrastmittelausscheidung u. bei einem Abflußhindernis erforderl.; **2.** Infusionsurographie: Modifikation der Ausscheidungsurographie mit i. v. Infusion größerer Kontrastmittelmengen; Ind.: z. B. Differenzierung von Nierentumoren u. -zysten, herabgesetzte Ausscheidungsfunktion der Niere; **3.** retrograde U.: röntg. Darstellung der Harnleiter u. des Nierenbeckenkelchsystems von der Blase aus; Auffüllung mit einem wasserlösl. Kontrastmittel unter Durchleuchtungskontrolle; Gefahr der iatrogenen Inf., Ausführung daher stets unter asept. Bedingungen; eine retrograde U. ist nur indiziert, wenn mit der Ausscheidungsurographie od. deren Modifikation keine diagn. verwertbaren Ergebnisse zu erhalten sind. **4.** Miktionszystourethrographie*. Vgl. Urethrographie.

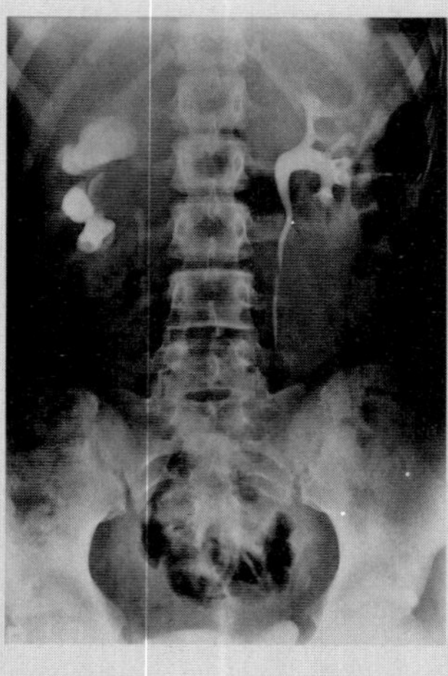

Urographie:
Ausscheidungsurographie 15 Min. nach Kontrastmittelinjektion; Befund: links unauffälliges Nierenkelchsystem, rechts zentral liegende Nierenzyste

Ur|segmente (lat. segmentum Abschnitt, Schnitt) n pl: (engl.) somites; Somiten; Gliederungen des embryonalen paraxialen Mesoderms, die sich ab dem 20. Tag der Embryogenese* paarig um das Neuralrohr lagern (42–44 Paare); differenzieren sich in Sklerotome (pluripotentes Bindegewebe, sog. Mesenchym*; Weiterentwicklung zur Wirbelsäule), Dermatome (Anlagen von Korium u. Unterhaut) u. Myotome (Anlagen der segmentalen Rumpfmuskulatur).

Ur|segment|stiele (↑): (engl.) gononephrotomes; Gononephrotome; verbinden die Ursegmente* des paraxialen Mesoderms mit dem lateralen unsegmentierten Mesoderm (Seitenplatten) u. sind an der Bildung von Harnapparat u. Gonaden* beteiligt.

Urticaria papulosa chronica (lat. urtica Brennessel) f: s. Prurigo simplex subacuta.

Uterin|geräusch (lat. uterus Gebärmutter, Unterleib): in den weiten Uterusgefäßen entstehendes sausendes Geräusch in der Frequenz des mütterl. Pulses; ab dem 4. bis 5. Schwangerschaftsmonat hörbar.

Uterin|segment, unteres (↑; lat. segmentum Abschnitt, Schnitt) n: Isthmus uteri; s. Uterus.

Utero|tomie (↑; gr. tome Schnitt) f: s. Hysterotomie.

Utero|vesikal|fistel (↑; lat. vesica Harnblase; fistula Röhre) f: (engl.) uterovesical fistula; Fistel zw. Uterus u. Harnblase. Vgl. Youssef-Syndrom, Urogenitalfistel.

Uterus (↑) m: Gebärmutter; muskelstarkes, birnenförmiges Organ zw. Blase u. Rektum; in nichtgravidem Zustand maximal 7–9 cm lang (s. Abb.). Der Uteruskörper (**Corpus uteri**) mit seiner die beidseitigen Eileiterabgänge überragenden Kuppel (**Fundus uteri**) ist gegen den Uterushals (**Cervix uteri**) nach ventral abgeknickt (Anteflexio). Das 0,6–1 cm lange Verbindungsstück (**Isthmus uteri**) scheint anat. der Zervix zuzugehören, trägt jedoch Korpusschleimhaut u. wird ab dem 3. Schwangerschaftsmonat in den „Brutraum" einbezogen (sog. unteres Uterinsegment). Die gegen die Achse der Vagina ebenfalls nach ventral geneigte Cervix* uteri (Anteversio) ragt mit ihrem kaudalen Abschnitt (**Portio vaginalis**) zapfenartig in die Scheide hinein (vgl. Vagina). Das flache, dreieckige, über die Eileiter mit der Bauchhöhle kommunizierende Lumen des U. (**Cavum uteri**) geht unter Verengung mit dem inneren Muttermund (Orificium internum canalis isthmi) in den Canalis isthmi über. Der sich anschl. Canalis cervicis mündet auf der Portio vaginalis mit dem bei der Nullipara* grübchenförmigen äußeren Muttermund (**Ostium uteri**); **Histol.:** die Uterusschleimhaut (Endometrium*) trägt ein einschichtiges prismat., stellen- u. zeitweise flimmerndes Epithel. Das faserarme, zell- u. gefäßreiche Schleimhautbindegewebe läßt eine am Menstruationszyklus* hauptsächl. beteiligte wechselnd hohe **Funk-**

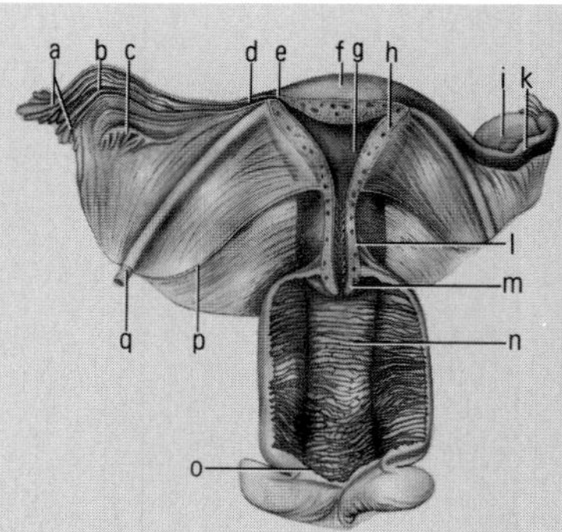

Uterus:
Anatomie der inneren weiblichen Geschlechtsorgane: a: Fimbriae tubae; b: Ampulla; c: Epoophoron; d: Isthmus tubae; e: Pars uterina tubae; f: Fundus uteri; g: Cavum uteri; h: Corpus uteri; i: Ovarium; k: Tuba unterina; l: Cervix uteri; m: Portio vaginalis cervicis; n: Vagina; o: Carunculae hymenales; p: Schnittrand des Peritoneums; q: Ligamentum teres uteri

tionalis von einer 1 mm hohen, der Regeneration dienenden **Basalis** unterscheiden, die ohne zwischengeschaltete Submukosa der Muskelschicht aufsitzt. In der stark ausgebildeten Tunica muscularis (Myometrium), die mit der glatten Muskulatur des Uterushalteapparats (s. Retinacula uteri, Parametrium) in Verbindung steht, sind die Bündel glatter Muskelzellen in drei unscharf abgrenzbaren Schichten so angeordnet, daß die außerordentl. Vergrößerung des Organs während der SS (Fruchthalter), die Austreibung der Frucht (Gebärmutter) u. die postnatale Retrahierung (Involutio* uteri) ermöglicht werden. Der Bauchfellüberzug (Serosa, Perimetrium) reicht an der auf der Harnblase ruhenden Vorderfläche (Facies vesicalis) abwärts bis zum Isthmus uteri u. schlägt sich von diesem unter Bildung der Excavatio vesicouterina auf die Harnblase um. Auf der Rückseite (Facies intestinalis uteri) zieht das Peritoneum zur Zervix hinab u. von dieser auf das hintere Scheidengewölbe (s. Douglas-Raum).

Uterus|apo|plexie (↑; gr. apoplexia Schlagfluß) f: syn. Apoplexia uteri, Couvelaire-Syndrom; s. Plazentalösung, vorzeitige.

Uterus|a|tonie (↑; gr. atonia Abspannung, Schlaffheit) f: s. Atonia uteri.

Uterus|ex|stirpation (↑; lat. exstirpare ausrotten) f: op. Entf. des Uterus. Vgl. Hysterektomie, Vaginalpolyp.

Uterus|fehl|bildung (↑): (engl.) malformation of the uterus; durch mangelhafte Aneinanderlagerung der Müller-Gänge entstandene Doppelbildungen des Uterus (s. Abb.); gelegentl. mit vaginaler Fehlbildung* u. a. Anomalien kombiniert.

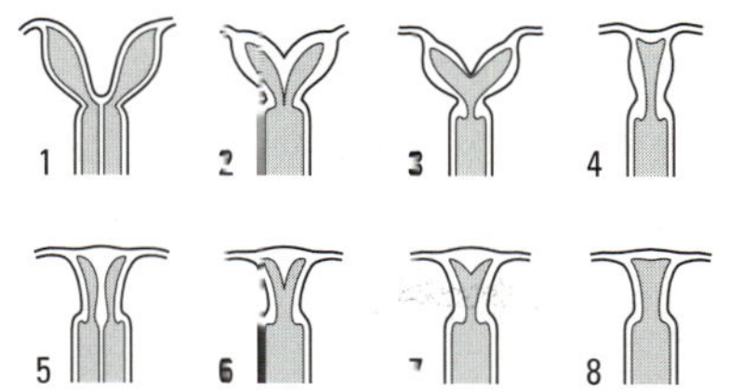

Uterusfehlbildung:
1: Uterus didelphys (duplex) separatus et vagina duplex; 2: U. bicornis duplex (auch mit Vagina duplex); 3: U. bicornis unicollis; 4: U. arcuatus, schwache Andeutung von Bikornität; 5: U. septus duplex cum vagina septa; 6: U. septus duplex; 7: U. subseptus; 8: U. biforis

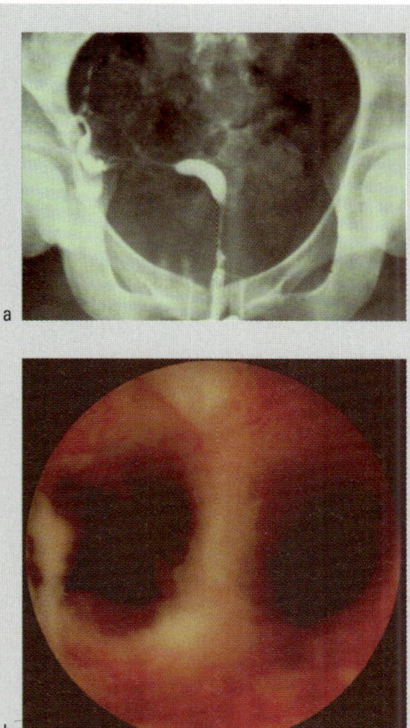

Uterusfehlbildung:
a: Hysterosalpinographie eines Uterus unicornis; b: hysteroskopisches Bild eines Uterus subseptus

Uterus|hypo|plasien (↑; gr. hypo unter, unterhalb; plasis das Bilden, Formen) f pl: (engl.) uterus hypoplasia; unterentwickelter kleiner, derber, hyperanteflektierter Uterus mit langer Zervix (Verhältnis 1 : 2); auffälligster Tastbefund bei kongenitaler Ovarialinsuffizienz* u. Hypogenitalismus*. Vgl. Chiari-Frommel-Syndrom.

Uterus|karzinom (↑; gr. karkinos Krebs) n: (engl.) uterus carcinoma; Carcinoma uteri, Gebärmutterkrebs; Einteilung nach der Lok. in Zervixkarzinom* u. Korpuskarzinom*. Vgl. Uterussarkome.

Uterus|lagen (↑): (engl.) positions of the uterus; Lagebeschreibung des Uterus nach folgenden Kriterien: **1.** Stellung des Uterus im Becken (Positio* uteri); **2.** Kippung des Uterus (Versio* uteri); **3.** Abknickung des Korpus gegenüber der Zervix (Flexio* uteri); physiol. besteht eine Anteversio u. Anteflexio, als Normvariante bei 10–20 % aller Frauen jedoch eine Retroflexio od. Retroversio. Vgl. Untersuchung, bimanuelle.

Uterus|myom (↑) n: Myoma* uteri.

Uterus myomat|osus (↑) m: s. Myoma uteri.

Uterus|polyp (↑; gr. polypous Vielfüßler, Tintenfisch) m: s. Korpuspolyp, Zervixpolyp.

Uterus|ruptur (↑; lat. ruptura Brechen, Reißen) f: (engl.) uterus rupture; Gebärmutterriß, Gebärmut-

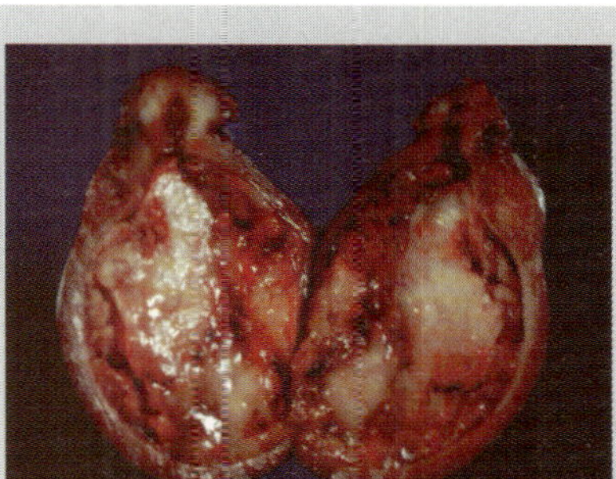

Uterussarkome:
makroskopisches Präparat eines Uterussarkoms

terzerreißung; **Formen: 1.** komplette U.: Zerreißung von Uterus u. Peritoneum; **2.** inkomplette U.: U. mit intakt bleibendem Peritoneum; **3.** stille U.: schleichender Verl. ohne typ. Sympt.; **4.** spontane U.: ohne äußere Gewaltanwendung; **5.** violente U.: durch gebh. Op. verursacht; **Urs.:** Narbenrupturen (z. B. nach vorausgegangener Schnittentbindung*), enges Becken*, geburtsunmögl. Kindslage*, abnorme Größe des vorangehenden Teils (z. B. Hydrozephalus), Uterusfehlbildung* u. a.; **Sympt. der drohenden U.:** Emporsteigen des Bandl*-Kontraktionsrings, Spannung u. Druckschmerz am unteren Uterinsegment, Krampfwehen, Hypoxie des Feten. Vgl. Zervixriß.

Uterus|sarkome (↑) n pl: (engl.) uterus sarcomas; vom Corpus uteri ausgehende Sarkome (s. Abb. S. 283); **Einteilung: 1.** vom Endometrium ausgehende U.: **a**) maligne mesenchymale Tumoren: Stromasarkome unterschiedl. Malignitätsgrade; **b**) maligne mesodermale Tumoren: Adenosarkom, Karzinofibrom, malignes papilläres Zystadenofibrom, Müller*-Mischtumor; **2.** vom Myometrium ausgehende U.: meist Leiomyosarkome.

Uterus|vorfall (↑): s. Prolapsus uteri et vaginae.

Utrikulus|zyste (lat. utriculus kleiner Beutel, Schlauch; gr. kystis Blase) f: (engl.) utricle cyst; Zyste des Utriculus prostaticus; **Vork.:** evtl. zus. mit Hypospadie u. Maldescensus testis bei männl. Pseudohermaphroditismus*; **Ther.:** op. Entf. bei rezidiv. Harnweginfektion.

V.: (anat.) Abk. für Vena; Vene.

Vagina (lat. Scheide) f: Scheide; i. e. S. Teil der inneren weibl. Geschlechtsorgane; 8–10 cm langer, ventrodorsal abgeplatteter, dehnbarer muskulös-bindegewebiger Schlauch; beginnt mit dem nach außen in das Vestibulum* vaginae mündenden Ostium vaginae; das obere Ende umfaßt so die Portio vaginalis uteri, daß ein größeres hinteres, kleineres seitl. u. ein vorderes Scheidengewölbe (Fornix vaginae) entstehen. Die Vorderwand der V. ist durch das Septum vesicovaginale u. Septum urethrovaginale fest mit Harnblase u. Urethra*, die Hinterwand durch das Septum rectovaginale mit dem Rektum verbunden. Das hintere Scheidengewölbe reicht an den Douglas*-Raum heran; **histol. Aufbau:** s. Abb.; **Funkt.:** Schutzorgan für die höher gelegenen Genitalorgane, Begattungsorgan, Geburtskanal. Vgl. Gräfenberg-Zone, Vaginalepithel, Paracolpium, Müller-Epithelzyste.

Vagina, künstliche (↑) f: (engl.) artificial vagina; s. Kolpopoese.

vaginal (↑): die Scheide (Vagina*) betreffend, im Bereich der Scheide gelegen.

Vaginal|abstrich (↑): s. Vaginalsmear.

Vaginal|a|tresie (↑; gr. a- Ohn-, Nicht-; tresis Loch) f: angeb. Verschluß der Scheide; s. Gynatresie.

Vaginal|epi|thel (↑; gr. epi darauf, daran; thelein wachsen, blühen) n: (engl.) vaginal mucosa; Tunica mucosa vaginae, Scheidenschleimhaut; mehrschichtiges, unverhorntes, glykogenreiches Plattenepithel mit einer aus elast. Fasern u. venösen Blutgefäßen bestehenden Lamina propria; die Reifung des V. erfolgt unter Einfluß von Sexualhormonen. Vgl. Vagina, Kolpozytologie.

Vaginal|karzinom (↑; gr. karkinos Krebs) m: (engl.) vaginal carcinoma; syn. Scheidenkarzinom; v. a. bei älteren Frauen auftretendes, von der Vagina* ausgehendes, seltenes Karzinom (ca. 1 % aller weibl. Genitalkarzinome), meist mit Lok. im oberen Drittel der Hinterwand u. frühzeitiger lymphogener Metastasierung in die pelvinen bzw. inguinalen Lymphknoten; **Formen: 1. primäres V.:** histol. fast immer Plattenepithelkarzinom, selten Adenokarzinom; Ther.: bei kleinem V. Op.; sonst Strahlentherapie; Fünf-Jahres-Überlebensrate ca. 35 %; **2. sekundäres V.:** in der Vagina lokalisiertes Karzinom, das durch Übergreifen anderer genitaler Malignome (v. a. Zervix- od. Vulvakarzinom) od. durch Metastasen extragenitaler Karzinome (z. B. Hypernephrom, Mammakarzinom) verursacht wurde. Vgl. Vaginaltumoren.

Vaginal|kugeln (↑): s. Vaginalsuppositorien.

Vaginal|polyp (↑; gr. polypos Vielfüßler) m: (engl.) vaginal polyp; von geschichtetem Vaginalepithel* überzogener gutartiger Polyp mit ödematös aufgelockertem od. faserreichem Stroma; **Vork.:** z. B. am Vaginalstumpf nach Uterusexstirpation.

Vaginal|smear (↑; engl. to smear beschmieren) m: (engl.) vaginal smear; Abstrich von der Seitenwand des hinteren Drittels der Scheide zur Beurteilung von Form u. Färbbarkeit der Epithelzellen u. zur Bestimmung von Zyklusphase u. hormonaler Aktivität. Vgl. Kolpozytologie, Zytodiagnostik.

Vaginal|spülung (↑): s. Scheidenspülung.

Vaginal|stäbchen (↑): s. Vaginalsuppositorien.

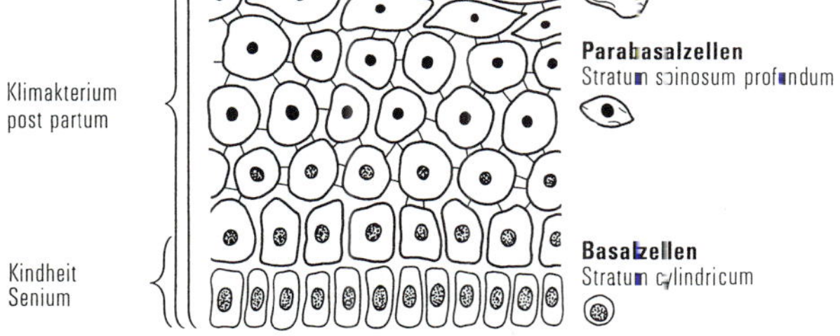

Vagina:
Aufbau des Epithels und Dicke in verschiedenen Lebensabschnitten

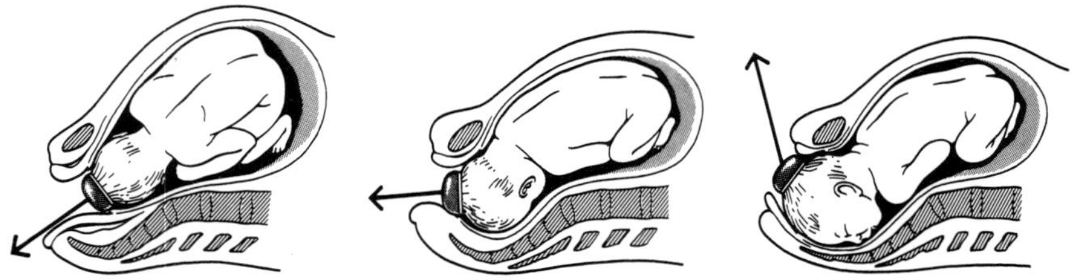

Vakuumextraktion:
Entwicklung des kindlichen Kopfes

Vaginal|sup|positorien (↑; lat. suppositorium etwas, das von unten eingeschoben wird) n pl: Scheidenzäpfchen; auch Vaginalkugeln, Globuli vaginales; (pharmaz.); einzeln dosierte, feste Arzneizubereitungen zur lokalen Anw. durch Einführen in die Scheide; Grundlage der V. ist meist Glyzeringelatine (u. U. mit schaumbildenden Zusätzen; vgl. Schaumovulum); als Wirkstoffe werden Spermizide*, Desinfizienzien, entzündungshemmende Substanzen od. Antibiotika verwendet; nur in der Form versch. sind die sog. Vaginalstäbchen. Vgl. Vaginaltabletten.

Vaginal|tabletten (↑): (pharmaz.) gepreßte, einzeln dosierte Arzneizubereitungen zur lokalen Anw. durch Einführen in die Scheide; Füll- u. Bindemittel ist meist Laktose, evtl. aufbrausende (Prinzip der Brausetablette) od. schaumbildende Zusätze (Tenside) zur beschleunigten Wirkstofffreigabe; als Wirkstoffe werden v. a. Spermizide*, Hormone (z. B. Prostaglandine* zur Geburtseinleitung*) od. Antibiotika verwendet. Vgl. Vaginalsuppositorien.

Vaginal|tumoren (↑; lat. tumor Geschwulst) m pl: (engl.) vaginal tumours; von der Vagina* ausgehende Tumoren, Vork. insgesamt selten; zu den **benignen V.** gehören meist viral bedingte epitheliale (Condylomata* acuminata, seltener Papillom*) u. bindegewebige Tumoren (Fibrom*, Fibromyome). Der wichtigste **maligne V.** ist das Vaginalkarzinom*. Maligne mesenchymale V. treten meist im Kindesalter als Sarkoma* botryoides auf. Das seltene maligne Melanom der Scheidenhaut (vorwiegend im unteren Drittel lokalisiert) hat wegen der frühzeitigen lymphogenen u. hämatogenen Metastasierung eine äußerst schlechte Prognose.

Vaginal|verhornungs|test (↑) m: syn. Allen*-Doisy-Test.

Vaginal|zyto|logie (↑; gr. kystis Blase) f: s. Kolpozytologie, Zytodiagnostik.

Vagina septa (↑) f: s. Fehlbildung, vaginale.

Vaginismus (↑) m: (engl.) vaginism; Scheidenkrampf; starke Empfindlichkeit des Scheideneingangs gegenüber Berührung od. Einführen des Fingers, des Penis beim Koitus od. des Spekulums; reflektor.-muskulärer Abwehrvorgang mit Kontraktion des M. bulbocavernosus u. des M. levator ani sowie Innenrotation der Oberschenkel. Die Urs. sind fast stets psychogen; **Ther.:** Beratung, evtl. Psychotherapie, unterstützend körperl. Übungen (z. B. Einführen von Dilatatoren); Paartherapie*. Vgl. Funktionsstörung, sexuelle.

Vaginitis (↑) f: syn. Kolpitis*.

Vaginose, bakterielle (↑) f: (engl.) bacterial vaginosis; atyp. Besiedlung der Scheide mit Anaerobiern (v. a. Gardnerella* vaginalis), häufig in Komb. mit Staphylococcus aureus, Streptokokken, Escherichia coli, Bacteroides u. a.; **Sympt.:** grau-weißl. Fluor* genitalis; fischig, süßl., übelriechend inf. Aminfreisetzung (Aminkolpitis*); **Diagn.:** Phasenkontrastmikroskopie, Dunkelfelduntersuchung; **Ther.:** Wiederaufbau der physiol. Scheidenflora*; evtl. oral Metronidazol (**cave:** Mitbehandlung des Partners). Vgl. Kolpitis.

Vagino|vesikal|fistel (↑; lat. vesica Blase; fistula Röhre) f: Blasenscheidenfistel; s. Urogenitalfistel.

Vagitus uterinus (lat. vagitus Kindergeschrei) m: „Schreien" des Kindes innerh. der Geburtswege inf. Eindringens von Luft (langdauernde Geburten); wahrsch. auf eine hörbare Blut- u. Fruchtwasseraspiration* zurückzuführen.

VaIN: Abk. für **v**aginale **i**ntraepitheliale **N**eoplasie; Dysplasie* des Vaginalepithels*; evtl. Präkanzerose des Vaginalkarzinoms (selten); **Einteilung** nach dem Schweregrad: **VaIN I:** leichte Dysplasie; **VaIN II:** mäßige Dysplasie; **VaIN III:** schwere Dysplasie bzw. Carcinoma* in situ. Vgl. CIN; VIN.

Vakuum|ex|traktion (lat. vacuus leer; extrahere, extractus entziehen, herausziehen) f: (engl.) vacuum extraction; Form der operativen Entbindung* zur Entw. des kindl. Kopfes mittels einer Saugglocke (aus Metall, Kunststoff od. Gummi), die auf die Kopfschwarte des kindl. Schädels gesetzt wird u. durch Erzeugung eines Unterdrucks fest haftet (s. Abb.); Anw. alternativ zur Geburtszange*; **Kompl.:** beim Kind findet sich i. d. R. eine entspr. der Ansatzstelle der Saugglocke geformte Geburtsgeschwulst*; es kann auch zu intrakraniellen u. retinalen Blutungen kommen.

Vakuum|kürettage (↑) f: s. Aspirationskürettage, Saugkürettage.

Valvula spiralis (lat. valvula kleine Klappe) f: auch Valva Eustachii; leitet im fetalen Blutkreislauf* Blut von der V. cava inf. über das offene Foramen ovale in den linken Vorhof.

Varicella-Zoster-Virus (lat. varus Gesichtsausschlag; gr. zoster Gürtel, Streifen; lat. virus Gift, Schleim) n: DNA-Virus aus der Alphasubfamilie der Herpesviridae; längs-ovaler bis rundl. Körper mit einem Durchmesser von 150–200 nm; Err. der Varizellen* (Erstinfektion nicht immuner Personen) u. des Zosters* (Reinfektion bei Teilimmunität od. Reaktivierung des in den Gliazellen persistierenden Virus bei Resistenzminderung); **Übertragung:** Tröpfchen- u. Schmierinfektion; **Diagn.:** Nachw. elektronenmikroskop. im Negativkontrast aus Gewebe der Basis frischer Bläschen; **Schutzimpfung:** Impfstoff in Erprobung, passive Schutzimpfung in der Perinatalperiode*.

Variko|zele (lat. varix Krampfader; gr. kele Bruch, Geschwulst) f: (engl.) varicocele; Krampfaderbruch;

variköse Veränderungen (s. Varizen) der den Plexus pampiniformis bildenden Vv. testiculares; häufigstes Auftreten zw. 15. u. 25. Lj., meist li., da hier die V. testicularis rechtwinklig in die V. renalis einmündet (die re. V. testicularis mündet spitzwinklig in die V. cava inf.). Bei Knaben vor der Pubertät* u. älteren Männern muß dd an eine sympt. V. inf. einer Einflußstauung durch einen retroperitonealen Tumor (z. B. Wilms-Tumor od. Nierenzellkarzinom) gedacht werden. **Folgen:** Oligozoospermie, OAT*-Syndrom, Infertilität; **Ther.:** op. mit Unterbindung der V. testicularis.

Varizellen (lat. varus Gesichtsausschlag) f pl: (engl.) varicella, chicken pox; syn. Windpocken; exanthemat. Infektionskrankheit durch Erstinfektion nicht immuner Personen mit Varicella*-Zoster-Virus; Kinderkrankheit, selten auch Erstinfektion im Erwachsenenalter (Varicellae adultorum); **Kompl.:** bei Erkr. v. a. zw. der 8. u. 21. SSW kommt es selten (ca. 1 %) zu Fehlbildungen des ungeborenen Kindes (z. B. Hautnarben, Gliedmaßenhypoplasie, Muskelatrophie, Katarakt, Chorioretinitis), bei mütterl. Erkr. fünf Tage vor bis zwei Tage nach der Geburt zu schweren Verläufen bei den Neugeborenen; **Proph.:** bei Schwangeren u. abwehrgeschwächten Pat. mit Exposition zu an V. erkrankten Personen Zosterimmunglobulin, bei gefährdeten Neugeborenen zusätzl. Aciclovir; Schutzimpfung; **DD:** Prurigo* simplex acuta, Herpangina, Zoster generalisatus, pustulöses Syphilid*.

Vas|ek|tomie (lat. varus gestreckt; gr. ek- aus, heraus; tome Schnitt) f: syn. Vasoresektion*.

Vaso|re|sektion (lat. vas Gefäß; resecare weg-, zurückschneiden) f: (engl.) vasoresection; syn. Vasektomie; Resektion eines 2–3 cm langen Stücks des Samenleiters; **Ind.:** **1.** Sterilisation*; **cave:** völliges Verschwinden von Spermien im Ejakulat erst nach bis zu 9 Mon.; evtl. Nachw. von Spermien nach längerer Zeit bei Entw. eines Spermagranuloms mit spontaner Rekanalisierung; **2.** prophylakt. bei länger liegendem transurethralem Blasenkatheter, um eine Epididymitis* zu vermeiden.

Vaso|stomie (↑; gr. stoma Mund, Öffnung) f: (engl.) vasostomy; op. Refertilisierung nach Vasoresektion* durch Vasovasostomie, Epididymovasostomie od. Anlegen einer alloplastischen Spermatozele*. Die Chancen einer Rekanalisation sind rel. gut, u. U. besteht eine Einschränkung der Fertilität* durch nach der Vasoresektion gebildete Spermienantikörper.

Vaso|vesikulo|graphie (↑; lat. vesicula Bläschen; gr. graphein schreiben) f: (engl.) vasovesiculography; röntg. Darstellung der ableitenden Samenwege (Ductus deferens, Ampulla ductus deferentis, Vesicula seminalis, Ductus ejaculatorius), meist i. R. von Untersuchungen zur Fertilität* (Nachw. bzw. Ausschluß eines Samenwegverschlusses*).

Vaterschafts|feststellung: (engl.) determination of paternity; Feststellung bzw. Ausschluß der biol. Vaterschaft durch Abstammungsbegutachtung* mit Ermittlung der Vaterschaftswahrscheinlichkeit, die angibt, wie häufig unter 100 entspr. Fällen der betreffende Mann der wahre Vater des Kindes ist. Bei Nichtanerkennung nichtehel. Kinder durch den vermuteten Vater kann durch das Kind bzw. seinen Vormund nach § 1600 BGB auf Durchführung einer V. geklagt werden.

VATER-Syn|drom n: komplexes schweres Fehlbildungssyndrom, dessen Bez. die häufigsten Anomalien in einem mnemotechn. Ausdruck zusammenfaßt: vertebral defects (Wirbelsäulendefekte), anal atresia (Analatresie), tracheoesophageal fistula and atresia (Ösophagotrachealfistel u. Ösophagusatresie), renal and radial defects (Fehlbildungen der Niere u. des Radius); Assoziation mit zusätzl. Fehlbildungen des Herzens, der Gefäße u. Extremitäten mögl.; normale Intelligenz; keine Chromosomenanomalie. Obwohl für die Einzelanomalien dominante Erbmodi bekannt sind, finden sich bislang keine Hinweise auf Heredität des Gesamtkomplexes. Für die diagn. Zuordnung wird das Vorliegen von mind. drei Symptomgruppen gefordert.

VDRL-Test m: Kurzbez. für Test nach den **V**enereal **D**iseases **R**esearch **L**aboratories; s. Syphilis.

Veit-Smellie-Hand|griff (Gustav v. V., Gyn., Bonn, 1824–1903; William S., Gyn., London, 1697–1763): (engl.) Veit-Smellie-Mauriceau manœuvre; gebh. Handgriff zur Entw. des nachfolgenden Kopfes bei Beckenendlage*. Eine Hand greift über die Schultern des Kindes (**cave:** Armplexuslähmung*), den Zeigefinger der anderen Hand führt man in den Mund des Kindes ein, wobei der Rumpf bäuchlings auf dem Unterarm liegt (s. Abb.). Vgl. Manualhilfe.

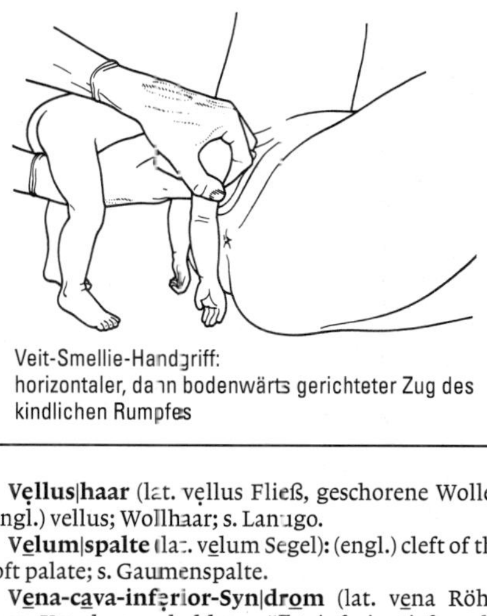

Veit-Smellie-Handgriff: horizontaler, dann bodenwärts gerichteter Zug des kindlichen Rumpfes

Vellus|haar (lat. vellus Fließ, geschorene Wolle): (engl.) vellus; Wollhaar; s. Lanugo.

Velum|spalte (lat. velum Segel): (engl.) cleft of the soft palate; s. Gaumenspalte.

Vena-cava-inferior-Syn|drom (lat. vena Röhrchen, Kanal; cavus hohl, gewölbt; inferior tiefer gelegen) n: (engl.) inferior vena cava syndrome, supine position syndrome; **1.** Rückenlage-Schock-Syndrom, aortokavales Kompressionssyndrom; Schocksymptome (Blässe, Schwitzen, Atemnot, reduziertes Herzminutenvolumen) in der SS inf. Kompression der V. cava inferior durch den Uterus (bes. in Rückenlage) mit Reduzierung des venösen Blutrückstroms zum Herzen u. Verminderung des Herzminutenvolumens; dabei nehmen u. a. die Uterusdurchblutung, bei Unterschreiten krit. Grenzwerte auch die O_2-Versorgung des Feten ab (Abnahme der FHF); **Häufigkeit:** leichte Formen treten in Rückenlage bei 30–40 % der Schwangeren im letzten Trimenon auf; **Ther.:** Vermeiden der Rückenlage, am besten linke Seitenlage; **2.** Thrombose* der V. cava inferior als Kompl. bei beidseitiger Becken- u. Beinvenenthrombose; **Sympt.:** in Abhängigkeit von der Ausdehnung u. a. Schmerzen in der Lendengegend, Ödem der unteren Körperhälfte, Anurie.

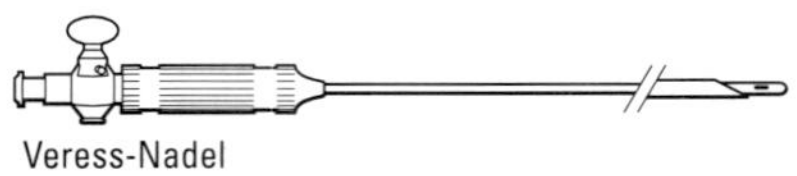

Ventri|fixatio uteri (lat. ventralis bauchwärts; figere, fixus befestigen) f: s. Vesikofixation.

Venus|hügel (lat. Venus römische Liebesgöttin): auch Venusberg; s. Mons pubis.

Verbrauchs|ko|agulo|pathie (lat. coagulare gerinnen; gr. pathos Leiden) f: (engl.) disseminated intravascular coagulation (Abk. DIC); syn. disseminierte intravasale Gerinnung; Blutgerinnungsstörung als Folge einer Umsatzsteigerung von Thrombozyten u. plasmat. Gerinnungsfaktoren mit Sympt. einer plasmat.-thrombozytär bedingten hämorrhag. Diathese; **Path.**: erhöhte Gerinnungsbereitschaft durch Aktivierung der Blutgerinnung mit intravasaler Bildung von Mikrothromben (Hyperkoagulabilität), die bei einem Mißverhältnis zw. Verbrauch u. Produktion von Thrombozyten u. Gerinnungsfaktoren in eine gesteigerte Blutungsneigung (Hypokoagulabilität) übergeht. Als sek. Folge einer V. tritt häufig eine Hyperfibrinolyse* auf, die zwar die Mikrozirkulationsstörung günstig beeinflussen kann, andererseits aber durch Freisetzung von Fibrinspaltprodukten (Fibrinopeptiden) zu einer Verschlimmerung der V. führt; **Urs.**: Aktivierung der Gerinnung insbes. bei stärkeren (v. a. gebh.) Blutungen (z. B. vorzeitige Plazentalösung*, retroplazentares Hämatom*) sowie bei Fruchtwasserembolie*, Dead*-fetus-Syndrom u. septischem Abort od. als Endzustand einer schockbedingten Mikrozirkulationsstörung mit Mikrothrombosierung der terminalen Endstrombahn (z. B. bei hämorrhag. od. septisch-toxischem Schock*, thrombot. Mikroangiopathie); **Diagn.**: (labordiagn.) Thrombopenie, Fibrinogenopenie u. Verminderung des Faktors XIII der Blutgerinnung, bei sek. Hyperfibrinolyse Verlängerung der Thrombinzeit u. Reptilasezeit, spindelförmiges Thrombelastogramm; **Ther.**: Beseitigung der auslösenden Urs., Substitution von Thrombozyten u. Gerinnungsfaktoren (Thrombozyten- u. Faktorenkonzentrate) unter Heparinisierung, Fibrinolyseinhibitoren*.

Vererbung: (engl.) heredity; die bei allen Lebewesen ablaufenden genet. Vorgänge, die eine Weitergabe der besonderen Merkmale ihrer Art (Species) u. ihres Typus (Varietas) entw. ungeschlechtl. durch Zellteilung bzw. Knospung (somatogene vegetative V.) od. durch geschlechtl. Fortpflanzung (generative V.) an alle od. einen Teil der Nachkommen ermöglichen (Chromosomentheorie der Vererbung). Bei der sexuellen Fortpflanzung bilden die Keimzellen (Gameten*) das Bindeglied zw. den Generationen. Die Gesamtheit aller (homozygoten bzw. heterozygoten) Erbanlagen (Genom*) bez. man als Genotypus*. Neben erbl. (idiopathischen) besitzt jedes Individuum nichterbl. (paratypische) Merkmale; ihre Gesamtheit wird als Phänotypus* bezeichnet. Vgl. Krankheiten, genetische.

Vererbung, geschlechts|gebundene: (engl.) sex-linked heredity; rezessiver bzw. dominanter Erbgang eines Merkmals, dessen bestimmende Gene auf den Geschlechtschromosomen lokalisiert sind; als X-chromosomaler Erbgang* (weibl. Individuen homozygot bzw. heterozygot; männl. Individuen hemizygot) od. Y-chromosomaler Erbgang*.

Veress-Nadel: (engl.) Veress' needle; Spezialkanüle zur Insufflation von Gas od. Flüssigkeit in die Bauchhöhle (z. B. bei Laparoskopie*); nach Durchstoßen der Bauchdecken schiebt sich automat. ein stumpfer Mandrin aus der Kanüle, so daß Verletzungen der Bauchorgane i. d. R. vermieden werden können (s. Abb.).

Vergewaltigung: (engl.) rape; i. w. S. jede gegen die sexuelle Selbstbestimmung durchgeführte, insbes. gegen den Willen u. gegen den Widerstand eines Menschen u. unter Androhung od. Anw. von körperl. bzw. psych. Gewalt erzwungene sexuelle Handlung. Nach § 177 StGB als V. unter Freiheitsstrafe gestellt ist i. e. S. der gewaltsam erzwungene außerehel. Beischlaf; weitere Straftaten gegen die sexuelle Selbstbestimmung, insbes. sexueller Mißbrauch, Nötigung u. Verführung insbes. von Kindern u. Abhängigen sowie Exhibitionismus* regeln die §§ 174–184 StGB. Die Ausdehnung des Tatbestandes der V. auf den erzwungenen ehel. Verkehr ist beabsichtigt.

Vermännlichung: s. Virilisierung.

Vernix caseosa (nlat. von frz. vernis Lack) f: sog. Fruchtschmiere, Käseschmiere; die Schmiere auf der Haut des Neugeborenen*, bestehend aus Talgdrüsensekret, Epithelzellen, Wollhaaren u. Cholesterin; **Funkt.**: erleichtert das Fruchtgleiten unter der Geburt* u. schützt vor Wärmeverlust (s. Hypothermie); Fehlen der V. c. spricht für Übertragung*.

Verschluß|a|zoo|spermie (gr. a- Un-, -los; zoon Lebewesen; sperma Samen) f: (engl.) occlusive azoospermia; Fehlen reifer Spermien u. Zellen der Spermatogenese* im Ejakulat bei angeb. Samenwegverschluß* od. entzündl. Vernarbungen der Nebenhodengänge od. Samenleiter; **Diagn.**: Sperma*-Untersuchung, Hodenbiopsie*, evtl. Vasovesikulographie*; **Ther.**: op. (z. B. Vasostomie*).

Versio spontanea (lat. vertere, versus drehen) f: s. Selbstwendung.

Versio uteri (↑) f: Neigung des Uterus; definiert durch den Winkel zw. Uterus- u. Scheidenachse od. (bei flektiertem Uterus) zw. Zervix- u. Scheidenachse (s. Abb.); physiol. Neigung nach vorn (Anteversio), selten nach hinten (Retroversio) od. zur Seite (Lateroversio, Dextro- bzw. Sinistroversio). Vgl. Uteruslagen.

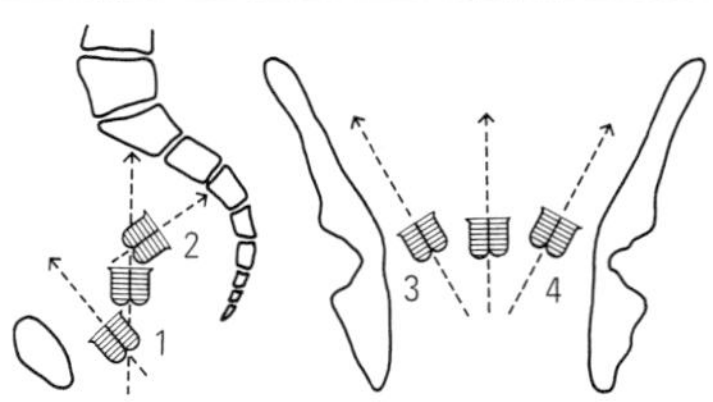

Versio uteri:
1: Anterversio; 2: Retroversio; 3: Dextroversio;
4: Sinistroversio uteri

Vesica urinaria (lat. vesica Blase) f: Harnblase*.

Vesiko|fixation (↑; lat. figere, fixus befestigen) f: syn. Vesikoantefixation des Uterus, heute selten durchgeführte Verödung der Excavatio vesicouterina durch Vernähung des Blasenperitoneums mit der Uterusvorderwand u. dem Fundus* uteri; **Ind.**: Retroflexio uteri mobilis mit subj. Beschwerden (Hyper- bzw. Dysmenorrhoe, Dyspareunie, Rückenschmerzen, Druck auf den Darm).

Vesiko|rektal|fistel (↑; lat. rectus gerade, aufrecht; fistula Röhre) f: (engl.) vesicorectal fistula; Blasenmastdarmfistel. Vgl. Darmfistel, Urogenitalfistel.

Vesiko|umbilikal|fistel (↑; lat. umbilicus Nabel; fistula Röhre) f: (engl.) vesicoumbilical fistula; Blasennabelfistel, Urachusfistel; angeb. Offenbleiben des Urachus*; evtl. Urs. einer hartnäckigen Nabelentzündung* im Säuglingsalter.

Vesiko|vaginal|fistel (↑; lat. vagina Scheide; fistula Röhre) f: (engl.) vesicovaginal fistula; Blasenscheidenfistel; s. Urogenitalfistel.

Vestibulum vaginae (lat. vestibulum Vorhof, Eingang) f: Scheidenvorhof; der von den kl. Schamlippen umfaßte Raum.

Viagra n: s. Sildenafil.

Vier|finger|furche: (engl.) four-finger crease, simian crease; durchgehende Querfurche der Handinnenfläche, gebildet aus der distalen (Linea mensalis) u. mittleren (Linea cephalica) Querfalte der Palma manus; **Vork.** einseitig bei ca. 4 % der Normalbevölkerung, beidseitig bei ca. 1 % der gesunden kaukasischen Bevölkerung ohne pathol. Bedeutung; bei Down*-Syndrom findet sich die einseitige V. in ca. 40 % der Fälle; eine Komb. der V. mit einer Einzelfurche des 5. Fingers (sog. single crease) deutet in hohem Maß auf Chromosomenaberrationen* hin.

Vier|kammer|blick: einfach durchzuführende sonograph. Einstellung zur pränatalen Erfassung von Herzfehlern (s. Abb.); etwa 25–80 % der unklaren Herzvitien zeigen ein abnormes Ultraschallbild. Vgl. Ultraschalldiagnostik; Herzfehler, angeborene.

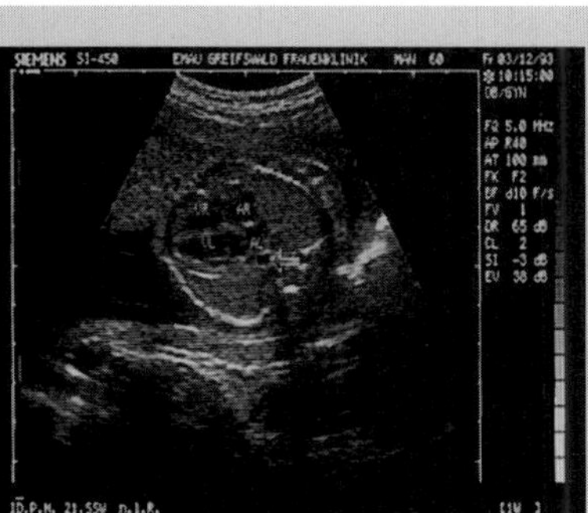

Vierkammerblick:
fetales Herz (21. SSW) mit Vorhöfen, Herzkammern und Herzklappen; Herzspitze zeigt nach links

VIN: Abk. für vulväre intraepitheliale Neoplasie; Dysplasie* des Vulvaepithels; evtl. Präkanzerose* des Vulvakarzinoms*; **Einteilung** nach dem Schweregrad: **VIN I:** leichte Dysplasie; **VIN II:** mäßige Dysplasie; **VIN III:** schwere Dysplasie bzw. Carcinoma* in situ. Vgl. CIN, VaIN, Bowen-Krankheit, Erythroplasia Queyrat.

Viren, onko|gene (lat. virus Schleim, Gift) n pl: (engl.) oncogenic viruses; Viren mit der Fähigkeit, in vivo od. in vitro menschl. u. tier. Zellen neoplast. zu transformieren; onkogene Eigenschaften der Viren wurden erstmals 1911 beim Rous-Sarkom des Huhns nachgewiesen. Bisher sind über 100 versch. Viren mit onkogenem Potential bekannt; sie sind alle Mitglieder der Virusfamilien mit doppelsträngiger DNA od. der Retroviridae. Neoplasien durch Viren entstehen nur bei immuninkompetenten Organismen; die Transformation erfolgt möglicherweise durch Dysregulation zellulärer Onkogene* od. durch Einschleusung fremder Onkogene in die Zelle. Mit der Path. des Zervixkarzinoms* werden folgende Viren in Verbindung gebracht: HPV 6, 11, 16, 18, 31 u. 33; s. Papillomavirus.

Virginität (lat. virginitas Jungfräulichkeit) f: (engl.) virginity; Jungfräulichkeit; koitale Unerfahrenheit bei Frauen; i. e. S. das Intaktsein des Hymens* (sog. anatomische V.); i. w. S. besteht die V. auch nach nichtkoitaler Defloration* (sog. technische V.) fort.

Virgo (lat. Jungfrau) f: Jungfrau*.

Virilisierung (lat. virilis männlich): (engl.) virilization; Bez. für nicht physiol. Merkmalausprägungen des männl. Geschlechts; **Vork.: 1.** bei Frauen Sammelbez. für Sympt. der Vermännlichung: Ausbildung männl. sek. Geschlechtsmerkmale (mit Hirsutismus*, Klitorishypertrophie*, Seborrhoe, Akne, Alopezie*, Tieferwerden der Stimmlage), evtl. Defeminisierung*; bei weibl. Neugeborenen Sympt. des Pseudohermaphroditismus* femininus; **Urs.:** adrenogenitales Syndrom*, androgen wirkende Medikamente, Gonadendysgenesie*; **2.** bei männl. Individuen als prämature V. bei Pubertas* praecox. Vgl. Feminisierung, testikuläre.

Viscum album (lat. viscum Mistel) n: Mistel*.

Vitex agnus castus f: Mönchspfeffer*.

VL: Abk. für vorzeitige Plazentalösung*.

Vomitus gravidarum (lat. vomitus Erbrechen) m: s. Emesis gravidarum, Hyperemesis gravidarum.

Vomitus matutinus (↑) m: s. Emesis gravidarum.

Vor|bestrahlung: s. Tumorbestrahlung, präoperative.

Vor|blase: s. Zervixinsuffizienz.

Vor|blutung: s. Blutung, prämenstruelle.

Vorder|haupt|lage: (engl.) brow presentation; (gebh.) Deflexions- od. Strecklage; geringster Grad der Streckhaltung des Kopfes, verläuft fast immer als dorsoposteriore Geburt (Rücken nach hinten gerichtet). Leitstelle* ist das Vorderhaupt, genauer die große Fontanelle* (s. Abb.); meist verzögerter Geburtsverlauf mit großer Gefahr eines Dammrisses. Vgl. Kindslage, Deflexionslagen.

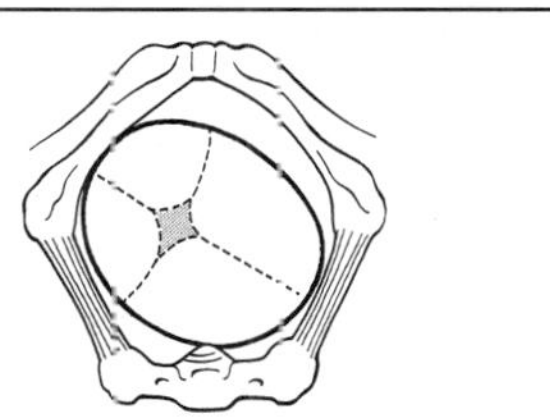

Vorderhauptlage

Vorder|scheitel|bein|einstellung: s. Asynklitismus.

Vor|milch: Kolostrum*.

Vor|sorge|untersuchungen: (engl.) preventive examinations; der Verhütung u. Früherkennung von Krkh. dienende Untersuchungen, die Maßnahmen gegen Krankheitserreger u. -ursachen, Erkr. u. Krankheitsverschlimmerungen einleiten. Zu den V. i. R. der gesetzl. Krankenversicherung gehören die Schwangerenvorsorge* nach § 196RVO sowie die Lei-

1 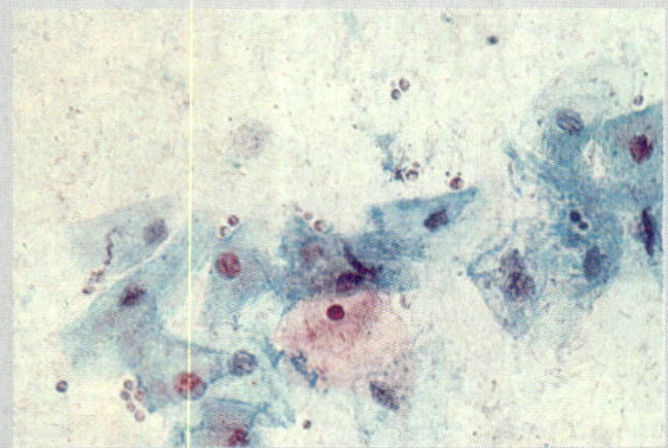

2 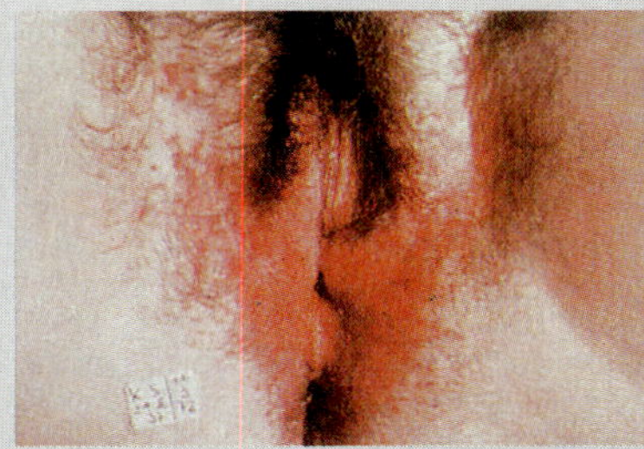

Vulvovaginitis candidomycetica:
1: kolpozytologischer Befund mit kleinen, rundlichen, scharf berandeten Sproßzellen; 2: klinischer Befund einer Candida-Vulvitis, die auf die Leistenbeugen und die Perianalregion übergreift

stungen nach §§ 25, 26 SGBV (s. Früherkennungsuntersuchungen). Vgl. Pränataldiagnostik.

Vor|wasser: (engl.) forewaters; Teil des Fruchtwassers*, das während der Wehen* in den unteren Eipol gedrückt wird u. bei Blasensprung* getrennt abfließt, während dem größten Teil des Fruchtwassers durch den engen Kontakt des kindl. Kopfes mit der Uteruswand der Abfluß versperrt ist.

Vor|wehen: (engl.) false pains; s. Wehen.

Vorzugs|haltungs|syn|drom, kon|natales n: syn. konnatales Prädilektionssyndrom*.

Voyeurismus m: (engl.) voyeurism; syn. Skopophilie; das mit sexueller Erregung verbundene, oft zwanghafte heiml. Betrachten von Nacktheit u. sexuellen Handlungen bei fremden Menschen; Motiv u. Quelle der erreichten sexuellen Erregung ist die Komb. von Anonymität u. Fremdheit des sexuellen Objekts u. die Gefahr der Entdeckung u. Bestrafung; auch als **Autoskopophilie** bei Orientierung auf den eigenen Körper. Vgl. Exhibitionismus.

Vulva (lat. volva Scheide, Gebärmutter) f: die äußeren weibl. Geschlechtsteile; s. Genitale.

Vulva|dys|trophie (↑; gr. dys- Miß-, Un-; trophe Nahrung) f: (engl.) vulval dystrophy; syn. Craurosis vulvae; Dystrophie der Übergangsschleimhaut der Vulva; histopathol. **Einteilung: 1.** hyperplastische Dystrophie mit starker Verhornung (Leukoplakia vulvae); **2.** atrophische Dystrophie (Lichen sclerosus et atrophicus vulvae) mit regressiven Veränderungen des äußeren Genitales; häufig in der Postmenopause* auftretend; **3.** gemischte Dystrophie (mit hyperplast. u. atroph. Anteilen); für die Einstufung als Präkanzerose* des Vulvakarzinoms* ist der Nachw. von Epithelatypien erforderlich (vgl. VIN); **DD:** Bowen*-Krankheit, Erythroplasie* Queyrat.

Vulvakarzinom
TNM-Klassifikation und FIGO-Stadien (Kurzfassung)

UICC		FIGO
T1	≤ 2 cm	I
T2	> 2 cm	II
T3	Urethra, Vagina, Perineum, Anus	III
T4	Blasenschleimhaut, Schleimhaut der oberen Urethra, Rektumschleimhaut, Beckenknochen	IV
N1	palpabel, kein klinischer Tumorverdacht	I oder II
N2	palpabel, klinisch Tumorverdacht	III
N3	fixiert oder ulzeriert	IV
M1a	palpable tiefe Beckenlymphknoten	IV
M1b	andere Fernmetastasen	

Vulva|karzinom (↑; gr. karkinos Krebs) n: (engl.) vulvar cancer; vorwiegend zw. dem 60. u. 80. Lj. auftretendes, histol. meist verhornendes Plattenepithelkarzinom im Bereich der Vulva* (ca. 4 % aller weibl. Genitalkarzinome), **Lok.:** meist an den gr. Schamlippen; aufgrund der außerordentl. reichen Versorgung der Vulva mit Lymphgefäßen kommt es frühzeitig zur lymphogenen Metastasierung, bes. in die inguinalen Lymphknoten; TNM-Klassifikation u. FIGO-Stadien: s. Tab.; **Präkanzerosen*:** alle Formen der Vulvadystrophie*, die Zellatypien aufweisen; Bowen-Krankheit, Erythroplasie Queyrat; **Ther.:** radikale Vulvektomie*, evtl. Nachbestrahlung.

Vulv|ek|tomie (↑; gr. ek- aus, heraus; tome Schnitt) f: (engl.) vulvectomy; op. Entf. der gr. u. kl. Schamlippen; Durchführung v. a. bei Vulvakarzinom*, meist als sog. radikale V. mit Entf. der inguinalen, ggf. zusätzl. der pelvinen Lymphknoten; evtl. auch bei älteren Pat. mit höhergradiger Vulvadystrophie*.

Vulvitis (↑) f: entzündl. Veränderungen der Vulva unterschiedl. Ätiol.; **Formen: 1.** isolierte primäre (exogene) V.: allerg. (Seifen u. Waschmittel, synthet. Fasern, Arzneimittel u. a.) od. infektiös (Herpes* genitalis, Condylomata* acuminata u. a.) bedingt; **2.** häufiger sekundäre (fortgeleitete od. endogene) V.: entw. als Folge anderer, mit Fluor* genitalis einhergehender genitaler Erkr. (v. a. Kolpitis*) od. als Teilmanifestation hormonaler Veränderungen (z. B. aufgrund eines Östrogenmangels in der Postmenopause*) sowie dermat. (z. B. Psoriasis vulgaris), infektiöser (Syphilis*, bei Mädchen evtl. Enterobiasis) od. stoffwechselbedingter Allgemeinerkrankungen (z. B. Diabetes* mellitus); **Sympt.:** Rötung, Schwellung, Pruritus vulvae, brennende Schmerzen; u. U. Schwellung der inguinalen Lymphknoten. Vgl. Vulvovaginitis, Bartholinitis.

Vulvo|vaginitis (↑; lat. vagina Scheide) f: akute od. chron. Entz. von Vulva (s. Vulvitis) u. Vagina (s. Kolpitis).

Vulvo|vaginitis candido|mycetica (↑; ↑) f: meist durch Candida* albicans, aber auch durch andere Hefen der Candidagruppe verursachte Vulvovaginitis*; **Klin.**: starke entzündl. Rötung u. typischerweise (jedoch nicht immer) rasenartige grauweißl. Beläge im Bereich von Vulva u. Vaginalwand einschl. Portio (s. Abb.), bei deren Entf. Blutungen auftreten können; **Vork.**: gehäuft im Säuglingsalter, bei Schwangeren u. bei Pat. mit Diabetes* mellitus, Immunsuppression, Leukämie u. a. konsumierenden Erkr. sowie nach therap. Anw. von Antibiotika, Glukokortikoiden, Hormonpräparaten (z. B. hormonale Kontrazeption*) u. Zytostatika*; **Diagn.**: Nativpräparat, selten kultureller Nachw.; **Ther.**: lokal Antimykotika (ggf. Partnerbehandlung), bei Schwangeren frühzeitige Behandlung, um eine Inf. des Neugeborenen unter der Geburt zu vermeiden.

Vulvo|vaginitis gonor|rhoica (↑; ↑) f: Inf. der Vaginalschleimhaut mit Neisseria* gonorrhoeae u. sek. Beteiligung der Vulva; begünstigt entw. durch die noch fehlende Östrogenstimulierung des Vaginalepithels* bei Mädchen vor der Pubertät (V. g. infantum) od. durch die altersbedingte Atrophie mit Verlust des Säureschutzes der Scheide (V. g. senilis). Vgl. Gonorrhoe.

Vulvo|vaginitis herpetica (↑; ↑) f: durch Inf. mit Herpes* simplex hervorgerufene Vulvovaginitis* mit gruppenförmig angeordneten Bläschen, Erosionen u. Ulzerationen an Vulva, Vagina* u. Portio; häufig rezidiv.; bei Schwangeren mit V. h. besteht die Gefahr der Inf. des Kindes bei der Geburt. Vgl. Herpessepsis des Neugeborenen.

Vulvo|vaginitis infantum (↑; ↑) f: fast ausschl. bakt. verursachte Vulvovaginitis* bei Mädchen vor der Pubertät; wird begünstigt durch die noch fehlende Östrogenstimulierung des Vaginalepithels* bei gleichzeitig neutralem oder alkal. Scheidenmilieu.

Vulvo|vaginitis neo|natorum (↑; ↑) f: auf dem Boden des Desquamativkatarrhs* durch Bakt., seltener durch Trichomonaden od. Hefen der Candidagruppe verursachte Vulvovaginitis* bei weibl. Neugeborenen; die Inf. erfolgt wahrsch. unter der Geburt bzw. durch Verschleppung von Keimen aus der Analregion.

Vv.: (anat.) Abk. für **V**enae (**V**enen).

Wachstum, in|filtrierendes: (engl.) infiltrative growth; auch invasives Wachstum; Wachstum eines Neoplasmas* (meist eines malignen Tumors) über Gewebe- u. Organgrenzen hinaus in Interzellulärräume u. Gewebespalten, i. e. S. Durchtritt von Tumorzellen* in Blut- u. Lymphgefäße (Metastasierung*); führt häufig zur lokalen Gewebedestruktion.

Wachstum, in|vasives: s. Wachstum, infiltrierendes.

Wachstums|akzeleration (lat. accelerare beschleunigen) f: s. Akzeleration.

Wachstums|retardierung, intra|uterine: fetale Wachstumsretardierung; s. Mangelentwicklung, intrauterine.

Wachstums|faktor, epi|dermaler m: EGF*.

Wackel|portio (lat. portio Teil, Anteil) f: s. Gauss-Zeichen.

Walthard-Zell|inseln (Max W., Gyn., Frankfurt, Zürich, 1867–1933): (engl.) Walthard's cell islets; versprengte Epithelnester im Bereich des Mesovariums*, der Mesosalpinx* od. unter der Tubenserosa; entstehen aus Resten des Wolff- od. Müller-Gangs; meist klin. bedeutungsloser Nebenbefund, evtl. Ausgangspunkt des Brenner*-Tumors.

Wangen|spalte: (engl.) meloschisis; s. Gesichtsspalten.

Wanzen|kraut: Cimicifuga* racemosa.

Warfarin-Embryo|pathie (gr. embryon ungeborene Leibesfrucht; pathos Leiden) f: (engl.) warfarin embryopathy; Vork. von Skelettdeformitäten u. evtl. geistiger Retardierung bei Kindern, deren Mütter in der Frühschwangerschaft (4.–6. SSW) Cumarinderivate eingenommen haben.

Warn|blutung: s. Plazenta praevia.

Warn|venen f pl: s. Thrombose.

Warzen|hof: Areola* mammae.

Warzen|virus (lat. virus Schleim, Gift) n: syn. Papillomavirus*.

Wasch|frauen|hände: **1.** (gebh.) Übertragungszeichen (s. Runge-Zeichen); **2.** (dermat.) Bildung von Waschhaut an den Händen.

Wasser|kopf: s. Hydrozephalus.

Wasser|sack|niere: s. Hydronephrose.

Wasser|sucht: Hydrops*, Ödem*.

Webster-Baldy-Franke-Operation f: auch Baldy-Franke-Operation; Verkürzung der Ligg. teretia uteri zur Korrektur einer Retroflexio* uteri durch Fixation der Bänder an der Uterushinterwand (s. Abb.); heute nur noch selten angewandt.

Wechsel|jahre: s. Klimakterium.

Wegner-Krankheit (Friedrich R. W., Pathol., Berlin, 1843–1917): s. Osteochondritis syphilitica.

Wegner-Zeichen (↑): (engl.) Wegner's sign; im Rö.-Bild welliger od. gezackter Verl. der sonst geraden, weißen Grenzlinie zw. Epi- u. Diaphyse des Femurs bei Osteochondritis* syphilitica.

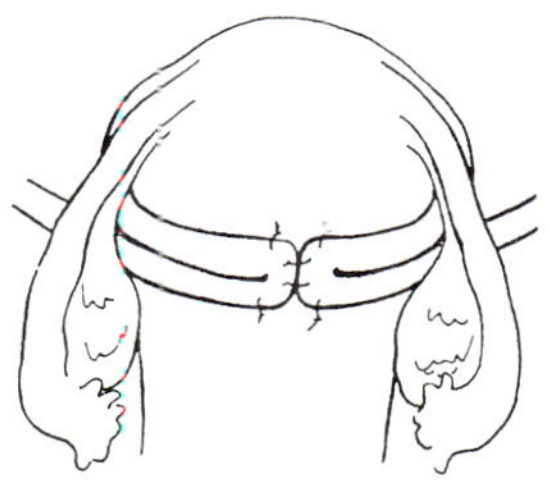

Webster-Baldy-Franke-Operation

Wehen: (engl.) labour, contractions; schmerzhafte Kontraktionen der Gebärmuttermuskulatur von 20–60 Sek. Dauer; **Vork.:** während der SS u. unter der Geburt*; nach dem zeitl. Auftreten (s. Abb. 1) unterscheidet man Schwangerschaftswehen*, Vorwehen (unregelmäßige W. in den letzten Wo. u. Tagen der SS bis kurz vor Beginn der Geburt, nach ihrer Funktion Senkwehen* bzw. Stellwehen*), Eröffnungswehen (rhythm. W. in der Eröffnungsperiode*; s. Abb. 2), Austreibungswehen (W. in der Austreibungsperiode) mit Preßwehen*, Nachgeburtswehen (zur Lösung u. Austreibung der Plazenta*) u. Nachwehen* (W. im Wochenbett). Als Krampfwehen (Gefahr für das Kind!) bez. man

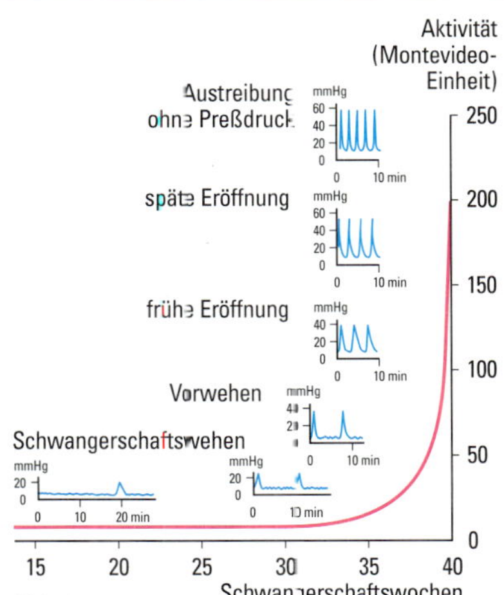

Abb. 1

Wehen:
Schema der verschiedenen physiologischen Wehen

einheitl. Dauerkontraktionen (Tetanus uteri) bzw. sehr rasch aufeinanderfolgende Einzelkontraktionen (Clonus uteri). W. werden palpator. u. mit externer od. interner Tokographie* beurteilt.

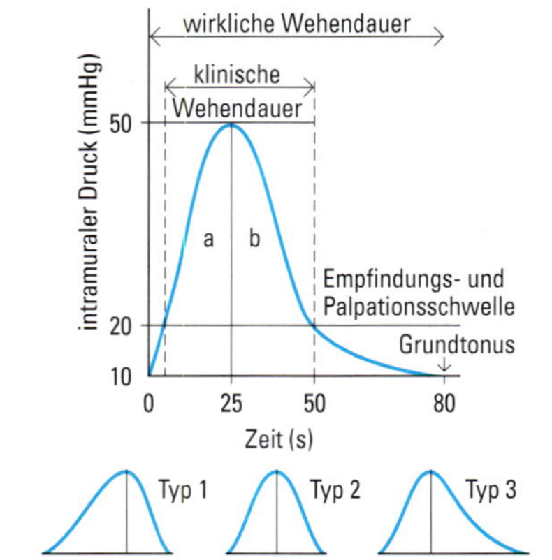

Abb. 2
Wehen:
Verlauf einer Eröffnungswehe

Wehen|an|omalien (gr. anomalịa Ungleichheit) f pl: s. Wehendystokie.

Wehen|dys|tokie (gr. dys- Miß-, Un-; tọkos Geburt) f: (engl.) contraction anomalies; sog. Wehenanomalien; verschiedenartige Abweichungen von der normalen Wehentätigkeit (pathol. Wehenformen); **Urs.:** essentiell, bei Beckendystokie u. a. Regelwidrigkeiten; **Formen: 1.** Wehenschwäche*; **2.** hyperaktive Wehenformen (zu stark, zu häufig), wobei der intraamniale Druck 80–90 mmHg überschreitet bzw. mehr als 4 Wehen/min registriert werden (Tachysystolie), z. B. bei Zervixdystokie*; **3.** hypertone Wehenform, wobei der Ruhetonus der Uterusmuskulatur bzw. der intrauterine Druck in der Wehenpause größer als 12 mmHg ist, z. B. bei passiver Überdehnung, bei muskulärem uterinem Hypertonus sowie bei sek. Hypertonus inf. Tachysystolie; **4.** dystope Erregungsbildung, u. U. mit unkoordinierter Wehentätigkeit, die in einen Tetanus uteri (s. Wehen) übergehen kann. Vgl. Wehenmittel, Tokolyse.

Wehen|hemmung: s. Tokolyse.

Wehen|mittel: (engl.) tocolytics, uterotonics; **1.** Arzneimittel, die die rhythm. Kontraktionen der Uterusmuskulatur fördern u. die Frequenz der Kontraktionen steigern (z. B. Oxytocin*); **2.** Arzneimittel, die eine Dauerkontraktion der Uterusmuskulatur bewirken (z. B. Ergotalkaloide*). Vgl. Prostaglandine.

Wehen|re|aktions|typen m pl: (engl.) deceleration types; Veränderungen der fetalen Herzschlagfrequenz (Abk. FHF) unter Einfluß der Wehen*; **Einteilung: 1. Frühtief** (engl. type I dip, early deceleration): gleichzeitig Wehenbeginn u. Abfall der FHF (Schädelkompressionszeichen, harmlos); **2. Spättief** (engl. type II dip, late deceleration): gegenüber dem Wehenbeginn verzögerte Abnahme u. erniedrigte FHF während des gesamten Wehenverlaufs; v. a. bei akuter Plazentainsuffizienz*; **3. variables Tief** (engl. type III dip, variable deceleration): in ihrer Form u. gegenüber dem Wehenverlauf variierende Veränderungen der FHF, v. a. in Zus. mit Nabelschnurkomplikationen*. Vgl. Kardiotokographie, Tokographie.

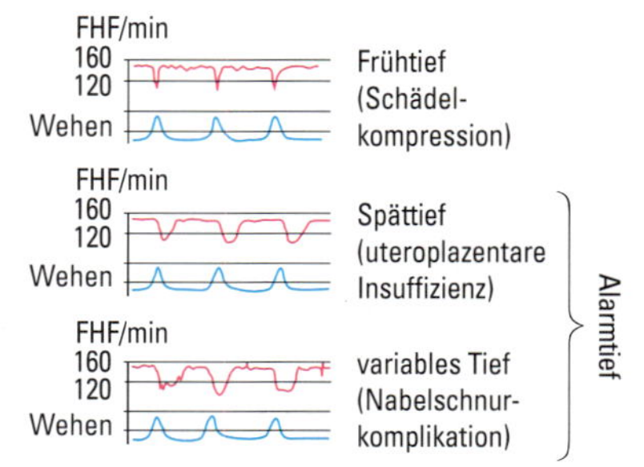

Wehenreaktionstypen
(FHF: fetale Herzschlagfrequenz)

Wehen|schwäche: (engl.) inertia; Inertia uteri, Form der Wehendystokie*; zu schwache, zu kurze, zu seltene Wehen*; **1.** primäre W., z. B. inf. Uterushypoplasie*, Fettsucht*, Überdehnung des Uterus usw.; **2.** sekundäre W. (sog. Ermüdungswehen), z. B. bei engem Becken*, Zervixdystokie*. Vgl. Wehenmittel.

Wehen|sturm: Bez. für eine in ihrer Frequenz u. Amplitude pathol. gesteigerte Wehentätigkeit mit fortschreitendem Anstieg des Uterustonus; Sympt. entspr. der drohenden Uterusruptur*.

Weiß|fluß: Fluor* albus.

Weiß|schwielen|krankheit: s. Leukoplakie.

Wendung: (engl.) version; (gebh.) künstl. Veränderung der Kindslage* (v. a. bei Quer-, Schädel- u. Beckenendlage) zur Ermöglichung od. Erleichterung der Geburt*; **1.** äußere W. (s. Abb. 1) durch Handgriffe von den Bauchdecken aus; **2.** innere W. (s. Abb. 2) mit einer in die Gebärmutter eingeführten Hand; **3.** kombinierte W. oder Braxton*-Hicks-Wendung; **Durchführung:** vor Geburtsbeginn unter Tokolyse* u. in Bereitschaft zur Schnittentbindung (v. a. bei Mehrlingen); **cave:** gefährlicher Eingriff für die Frau unter der Geburt, heute weitgehend durch Schnittentbindung* ersetzt. Vgl. Extraktion, manuelle.

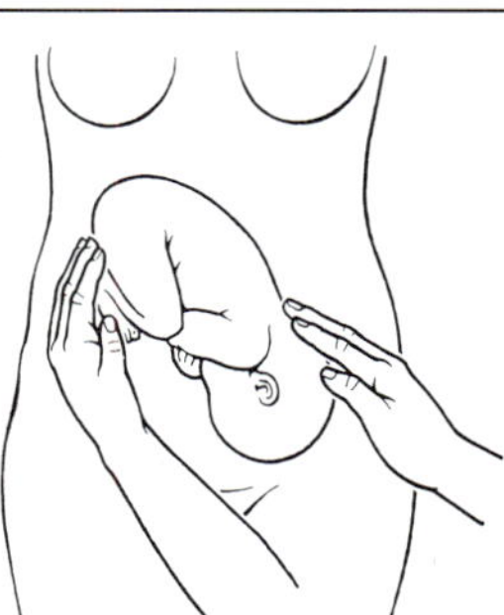

Wendung:
äußere Wendung

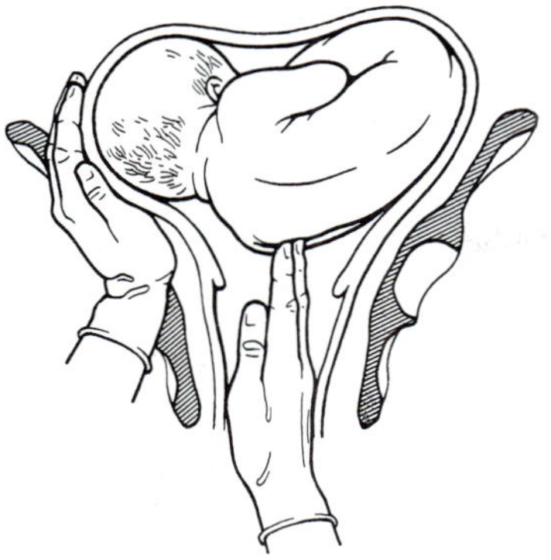

Wendung:
innere Wendung bei Querlage (äußere Hand am Kopf, innere Hand an der Schulter)

Wertheim-Meigs-Operation (Ernst W., Gyn., Wien, 1864–1920; Joe V. M., Gyn., Boston, 1892–1963) f: (engl.) Wertheim's operation; abdominale Radikaloperation des Zervixkarzinoms*; **Technik:** nach Freilegung der Ureteren Exstirpation des Uterus sowie Entf. des parametranen u. paravaginalen Gewebes, der Ligg. sacrouterina u. einer größeren Scheidenmanschette; zusätzl. Ausräumung des regionären pelvinen Lymphknotenfettgewebes im kl. Becken u. in der Fossa obturatoria (evtl. mit paraaortaler Lymphadenektomie). Vgl. Schauta-Stoeckel-Operation, Ureterverletzung.

Wet-lung-Syn|drom (engl. feuchte Lunge) n: durch intraalveoläre Flüssigkeitsretention verursachtes Atemnotsyndrom* des Neugeborenen; die fetale Lunge enthält in ihren Hohlräumen ca. 30 ml/kg KG einer plasmaähnl. Flüssigkeit. Ein beträchtl. Teil wird bei vaginaler Spontangeburt aus Schädellage ausgepreßt u. passiv durch Luft ersetzt. Die verbleibende Flüssigkeit wird rasch resorbiert, wenn der onkot. Druck in den Kapillaren den hydrostat. Druck übersteigt; dieser Abtransport ist v. a. bei Frühgeborenen u. Kindern nach Schnittentbindung* verzögert.

Wharton-Sulze (Thomas W., Anat., London, 1614–1673): (engl.) Wharton's jelly; gallertiges, aus wenigen mesenchymalen Zellen u. vielen Mukopolysacchariden bestehendes Grundgewebe der Nabelschnur*, umgibt die Nabelgefäße als prallelast. Schutzschicht.

White-Schema n: (engl.) White's classification; Schema zur Klassifikation schwangerer Diabetikerinnen u. Einschätzung der fetalen Überlebenserwartung (s. Tab.). Vgl. Schwangerschaftsdiabetes.

Wiedemann-Dys|melie|syn|drom (Hans-Rudolf W., Päd., Kiel, geb. 1915; gr dys- Miß-, Un-; melos -gliedrigkeit) n: syn. Thalidomid*-Embryopathie.

Wiedemann-Lenz-Syn|drom (↑) n: syn. Thalidomid*-Embryopathie.

Wilde excision: weite Exzision*; s. Operation, brusterhaltende.

Wilson-Mikity-Syn|drom (Miriam W., Päd., Los Angeles, geb. 1922; Viktor M., Röntg., Los Angeles) n: syn. Blasenlungensyndrom, interstitielle mononukleäre, herdförmig fibrosierende Pneumonie; sehr selten v. a. bei Frühgeborenen, gelegentl. aber auch bei reifen Neugeborenen in den ersten Lebenswochen auftretendes Atemnotsyndrom unklarer Ätiol.; **Pathol./Anat.:** Septenfibrose durch Vermehrung des interstitiellen Bindegewebes, Schrumpfung, Verdickung u. Aufsplitterung elast. Fasern, manchmal monozytäre Infiltration; keine hyalinen Membranen; **Sympt.:** progrediente Dyspnoe, Zyanose, häufig apnoische Anfälle, selten Husten; kein Fieber; **Diagn.:** neg. od. nur geringfügiger Auskultationsbefund (leichte Rasselgeräusche); (röntg.) hilifugale, netzförmig verstärkte Lungenzeichnung, Lungenemphysem v. a. basal u. retrosternal; (hämat.) passagere Eosinophilie; **Ther.:** oft O_2-Beatmung notwendig; **Progn.:** unsicher; bei Überleben der Neugeborenenperiode* entwickelt sich häufig eine zunächst progrediente Ateminsuffizienz mit schwerer Tachypnoe (60–100/min); ca. 60 % der Kinder sterben inf. Atem- u. Rechtsherzinsuffizienz od. pulmonaler Infektionen. Vgl. Atemnotsyndrom des Neugeborenen.

Wind|ei: s. Abortivei.

Wind|pocken: syn. Varizellen*.

Winter-Kohn-Mellmann-Wagner-Syn|drom (Jeremy D. S. W., Päd., Winnipeg; Gertrude K., Ärztin, Philadelphia; William J. M., Arzt, Philadelphia; Seymour W., Arzt, Philadelphia) n: syn. aurourogenitales Syndrom; komplexes, vermutl. hereditäres Fehlbildungssyndrom mit Gynäkotropie*; **Klin.:** Anomalien des Mittelohres (hochgradige Schalleitungsschwerhörigkeit), des Harntraktes (Hypo- oder Aplasie der Nieren u. der Ureteren) u.der Genitalorgane (Hypo- bzw. Aplasie der Vagina, des Uterus, der Tuben u. der Gonaden); primäre Amenorrhoe*.

Wirbel|gleit|becken: s. Beckenformen.

Wirbel|spalt: s. Spina bifida.

Wochen|bett: Puerperium*.

Wochen|bett-Blues: sog. Heultage; s. Puerperium.

Wochen|bett|de|pression (lat. deprimere, depressus niederdrücken, herabziehen) f: (engl.) postpartum depression; syn. postpartale Depression; **For-**

White-Schema
Klassifikation schwangerer Diabetikerinnen und fetale Überlebenserwartung

Klasse	Anamnese, Befunde	Ungefähre fetale Überlebenserwartung
A	leichte Abweichung des Glukose-Toleranztest	fast 100 %
B	Beginn nach dem 20 Lj.; Dauer weniger als 10 Jahre; keine Gefäßschäden	67 %
C	Beginn im 10. – 19. Lj.; Dauer 10 – 19 Jahre oder geringe Gefäßschäden	48 %
D	Beginn vor dem 10. Lj.; Dauer über 20 Jahre oder deutliche Gefäßschäden	32 %
E	verkalkte Beckenarterien	13 %
F	diabetische Glomerulosklerose, Retinopathia diabetica	3 %

men: 1. nichtpsychot. seel. Störungen nach der Geburt: sog. Heultag (s. Puerperium); **2.** psychot. Depression: Prodrome möglicherweise bereits während der Heultage, Erkr. aber meist erst in der zweiten Woche p. p.; **Sympt.**: depressives Syndrom* mit ausgeprägter Verstimmung, schweren Schlafstörungen, Unruhe od. Apathie; **Urs.**: unklar, evtl. individuelle Disposition sowie hormonelle Umstellung; **Ther.**: Psycho- und Soziotherapie, Antidepressiva od. Neuroleptika, ggf. kurzfristig Tranquilizer nach dem Abstillen*, Versuch der Östrogensubstitution.

Wochen|bett|fieber: Puerperalfieber*.

Wochen|bett|psychose f: (engl.) postpartum psychosis; syn. Puerperalpsychose, Post-partum-Psychose; nicht einheitl. verwendete Bez. für psychot. Störungen, die im Puerperium* auftreten; **Häufigkeit:** ca. 1 – 2 Fälle auf 1000 Geburten; **Urs.**: wahrsch. Komb. aus individueller Disposition, endokriner Umstellung u. psychodynam. Aspekten; **Klin.**: Beginn i. d. R. bis 6 Wo. (meist innerh. der ersten 2 Wo.) nach der Geburt*; oft rascher Wechsel der Sympt., z. B. abrupter Beginn mit man. od. depressiven Sympt., starker Unruhe, Verwirrtheit, Schlafstörungen, Angst, Halluzinationen u. Wahn; **Ther.**: Psychopharmaka nach Abstillen* (hoch- u. niederpotente Neuroleptika, ggf. zusätzl. kurzfristig Tranquilizer), Psycho- u. Soziotherapie; Abschirmung von äußeren Reizen; nach Möglichkeit gemeinsame Hospitalisation von Mutter u. Kind zur Vermeidung einer sekundären Neurotisierung; **Progn.**: kurzfristig gut; evtl. unabhängig vom Wochenbett auftretende Rezidive.

Wochen|fluß: s. Lochien.

Wolff-Gang (Caspar F. W., Anat., Embryol., Physiol., Berlin, St. Petersburg, 1733 – 1794): (engl.) wolffian duct; Urnierengang; entsteht zunächst aus der Vereinigung der Vornierenkanälchen (Vornierengang, primitiver Harnleiter) u. wächst dann selbständig bis zur Kloake* vor; nach Verschwinden der Vorniere wird er zum Urnierengang. Beim weibl. Geschlecht bleibt der Anfangsteil als Längsgang des Epoophoron* erhalten, der Rest wird zu rudimentären Gartner*-Gängen zurückgebildet; beim männl. Geschlecht entwickelt sich der W.-G. zu Nebenhodengang, Samenleiter u. Bläschendrüse.

Wolken|schädel: s. Dysrhaphiesyndrome.

Woll|haar: (engl.) lanugo hair; s. Lanugo.

Wr: (serol.) Symbol der Wright*-Blutgruppen.

Wright-Blut|gruppen: (engl.) Wright blood groups; Symbol Wr; seit 1953 bekanntes Blutgruppensystem; die Vererbung der Allele Wr^a u. Wr^b erfolgt autosomal-kodominant; das Wr^a-Antigen ist selten (0,03 – 0,1 %), Wr^b-Ag ein hochfrequentes Antigen; Anti-Wr^b kann häufig passager während einer SS nachgewiesen werden; **Bedeutung**: Wr-Antikörper können Transfusionszwischenfälle u. einen Morbus* haemolyticus neonatorum verursachen. Vgl. Blutgruppen.

Wund|in|fektion (lat. inficere hineintun, anstecken) f: (engl.) wound infection; bakt. Inf. einer Wunde mit den klass. Zeichen einer lokalen Entz.; bei phlegmonöser Ausbreitung evtl. Allgemeininfektion (Sepsis) mit hohem Fieber u. Schüttelfrost; **Sonderform:** Puerperalfieber*.

X-Chromatin (gr. chroma Farbe, Haut) n: s. Geschlechtschromatin, Kerngeschlecht.

X-Chromo|som (↑; gr. soma Körper) n: s. Gonosomen.

Xero|graphie (gr. xeros trocken, spröde; graphein schreiben) f: (engl.) xerography; photoelektr. Trockendruckverfahren mit großem Kontrastumfang u. gutem Auflösungsvermögen; **Anw.** z. B. bei Aufnahmen der Mammae (eher selten).

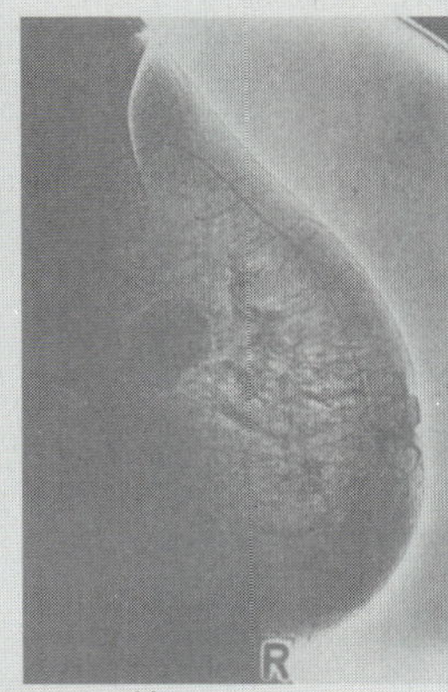

Xeromammographie:
solides und szirrhöses, in den Lymphspalten wucherndes Mammakarzinom; Schrägaufnahme der rechten Mamma

Xero|mammo|graphie (↑; lat. mamma weibliche Brustdrüse; graphein schreiben) f: (engl.) xeromammography; Xerographie* der Mamma*; **Anw.** in Ausnahmefällen als zusätzl. diagn. Verf. zur konventionellen Mammographie*; Strukturen mit geringen u. mit gr. Absorptionsdifferenzen sind auf der gleichen Aufnahme inf. eines Konturenverstärkungseffektes differenzierbar; tumoröse Veränderungen (Tumorgrenzen, Ausläufer, thoraxwandnahe Verdichtungen) u. Mikroverkalkungen* kommen dadurch deutlicher zur Darstellung (s. Abb.).

XX-Männer: Bez. für Individuen mit 46,XX-Karyotyp, aber männl. Phänotypus*, psychosexuell männl.; **Ätiol.:** Translokation* eines Y-chromosomalen Segments in den kurzen Arm des X-Chromosoms; damit Vorhandensein des Testes-determinierenden Faktors; **Sympt.:** hypergonadotroper Hypogonadismus* (kleine Testes, Aspermie, Gynäkomastie), normale Intelligenz.

XXY-Syn|drom n: s. Klinefelter-Syndrom.

XY-Gonaden|dys|genesie (gr. gone Geschlecht; aden Drüse; dys- Miß-, Un-; genesis Erzeugung, Entstehung) f: syn. Swyer*-Syndrom.

XXY-Syn|drom n: häufige (1 : 1000 männl. Neugeborene) Chromosomenaberration mit Hochwuchs, grenzwertig verminderter bis normaler Intelligenz, psycholabiler Persönlichkeit, normaler bis gering reduzierter Fertilität*; Neigung zu Varikosis u. Ulcera crurum; **Ätiol.:** Störung der Non*-disjunction in der 2. väterl. Meiose*.

Y

Y-Chromatin (gr. chroma Farbe, Haut) n: in den Ruhekernen von Individuen mit einem Y-Chromosom nach Fluoreszenzmarkierung hell aufleuchtender Fleck, der das morphol. Substrat des Y-Chromosoms darstellt. Vgl. Geschlechtschromatin, Kerngeschlecht.

Y-Chromo|som (↑; gr. soma Körper) n: s. Gonosomen.

Youssef-Syn|drom (Abdel Fattah Y., Gyn., Kairo) n: vesikouterine Fistel inf. Schädigung der supraisthm. Uteruswand bei Schnittentbindung*; **Sympt.:** Manifestation nach einigen Wo. mit period.-zykl. Hämaturie ohne sonstige Beschwerden (Scheinamenorrhoe); i. d. R. keine Harninkontinenz; **Diagn.:** röntg. Darstellung der Fistel durch Kontrastmittelinstillation in das Cavum uteri.

Zange: s. Geburtszange.

Zangemeister-Handgriff (Wilhelm Z., Gyn., Königsberg, Marburg, 1871–1930): (engl.) Zangemeister's manœuvre; gebh. Handgriff; Ergänzung der Leopold*-Handgriffe (sog. 5. Leopold-Handgriff); dabei wird eine Hand auf die Symphyse gelegt, die andere auf den Bereich des oberh. der Symphyse stehenden kindl. Kopfes; liegt letztere mit der ersteren gleich hoch od. überragt sie diese, besteht ein Mißverhältnis* zw. Kopf u. Becken (s. Abb.).

Zangen|extraktion (lat. extrahere, extractum herausziehen) f: (engl.) forceps extraction; operative Entbindung*, wobei das Kind mit einer an den Kopf gelegten Geburtszange* extrahiert wird (s. Abb.); man unterscheidet Z. aus Beckenmitte, Beckenboden u. Beckenausgang. Die Z. aus Beckeneingang (hohe Z.) ist gefährl. für Mutter u. Kind u. heute meist durch die Schnittentbindung* ersetzt; der Z. aus Beckenmitte wird häufig die Vakuumextraktion* vorgezogen.

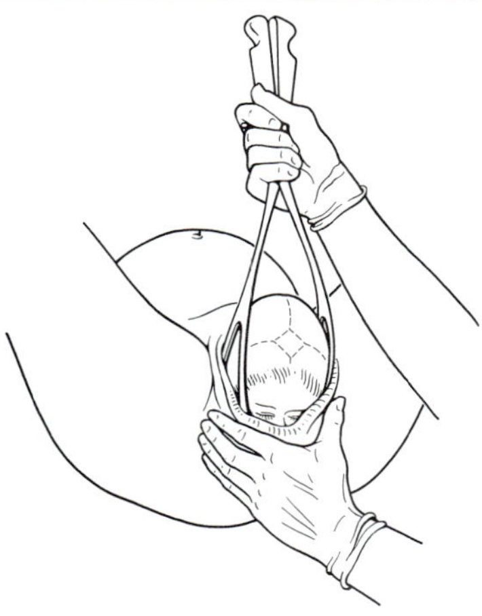

Zangenextraktion

Zangen|geburt: s. Zangenextraktion.

Zeichnen: s. Geburtsbeginn.

Zell|poly|morphie (lat. cella Kammer, Raum; gr. polys viel, zahlreich; morphe Gestalt) f: (engl.) polymorphism of cells; (histol.) ausgeprägte Variation von Zellgröße u. Zellform in einem Gewebe; **Vork.** insbes. bei Tumorzellen*.

Zell|spilling (↑): s. Bag-Technik.

Zell|teilungs|in|dex (↑) m: syn. Mitoseindex*.

Zell|tod, programmierter (↑): s. Apoptose.

Zellulitis (↑) f: umgangssprachl. Bez. für eine nichtentzündl., konstitutionell bedingte umschriebene Degeneration der kollagenen u. elast. Fasern des subkutanen Bindegewebes bes. bei Frauen in der Oberschenkel- u. Glutäalregion; **Sympt.:** Matratzenphänomen (durch die Bindegewebesepten netzartig eingezogene Oberfläche) u. Orangenschalenhaut* (trichterförmige Follikeleinziehungen); **Ther.:** nicht möglich; **Proph.:** Gewichtsreduktion u. körperl. Training.

Zerebral|parese, infantile (lat. cerebrum Gehirn; gr. paresis Erschlaffung) f: (engl.) infantile cerebral palsy; syn. zerebrale Kinderlähmung; allg. Bez. für Folgen eines frühkindlichen Hirnschadens*, **Pathol./Anat.:** in Abhängigkeit von der Schädigung Narbenbildung durch Gliawucherung, Porenzephalie*, Hypoplasie od. Aplasie, evtl. Mikrozephalie*; **Klin.:** spast. Lähmungen als Hemi-, Di- od. Paraplegie, pathol. Mitbewegungen, Synergien, Athetose, evtl. Intelligenzminderung, Sprachentwicklungsverzögerung, Erethismus, Epilepsie u. a; **Diagn.:** pa-

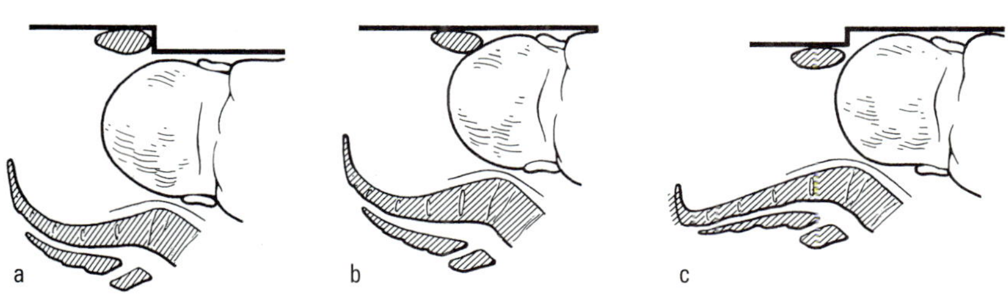

Zangemeister-Handgriff:
a: kein Mißverhältnis (Symphyse überragt den Kopf); b: mäßiggradiges Mißverhältnis (Symphyse u. Kopf liegen in einer Ebene), bei guter Wehentätigkeit u. günstiger Einstellung evtl. Spontangeburt; c: hochgradiges Mißverhältnis (Kopf überragt die Symphyse)

thol. frühkindliche Reflexe*, Nachw. der zerebralen Schäden durch Computertomographie; **Ther.**: Krankengymnastik (z. B. nach Bobath od. Vojta); evtl. antispast. Medikamente (z. B. Baclofen); Anpassung orthop. Hilfen.

Zerklage f: Cerclage*.

Zertation (lat. certatio Wettkampf) f: (engl.) certation; sog. Spermienwettbewerb nach erfolgter Ejakulation*; die kleineren Y-Spermien erreichen aufgrund ihrer besseren Beweglichkeit die Eizelle* leichter.

Zervikal|a|tresie (lat. cervix Nacken, Hals; gr. a-Un-, -los; tresis Loch) f: s. Gynatresie.

Zervikal|kanal (↑) m: (engl.) cervical canal (of uterus); Gebärmutterhalskanal; s. Cervix uteri.

Zervix (↑) f: (anat.) Hals(teil), i. e. S. der Gebärmutterhals, Cervix* uteri.

Zervix|dys|tokie (↑; gr. dys- Miß-, Un-; tokos Geburt) f: (engl.) cervical dystocia; (gebh.) ungenügende u. verzögerte Dilatation der Zervix mit entspr. Geburtsverzögerung; **Urs.**: **1.** funktionell (z. B. Spasmus des unteren Uterinsegments, hyperaktive Wehentätigkeit); **2.** organisch (z. B. narbige Veränderungen des Muttermundes nach Konisation*).

Zervix|faktor (↑) m: (engl.) cervical factor; zusammenfassende Bez. für die Gesamtheit der funkt. zykl. Veränderungen an der Zervix u. am Zervixschleim*; als **pathol. Z.** bez. man das Vorliegen von **1.** endokrinen bzw. immun. Störungen (z. B. fehlende Kapazitation*, Bildung von Sperma-Antikörpern) als konzeptionserschwerende Faktoren bei Sterilität* od. **2.** morphol.-pathol. Veränderungen als austragungserschwerende Faktoren bei Infertilität*. Vgl. Cervix score, Insler-Score.

Zervix|höhlen|karzinom (↑; gr. karkinos Krebs) n: (engl.) endocervical carcinoma; Sonderform des Zervixkarzinoms*, das sich inf. seiner intrazervikalen Entw. oft der Frühdiagnose entzieht (Portio makroskop. unauffällig, kein pathol. Portioabstrich); in fortgeschrittenem Stadium evtl. tonnenförmige Auftreibung der Cervix (sog. Tonnenkarzinom).

Zervixkarzinom
TNM-Klassifikation und FIGO-Stadien (Kurzfassung)

TNM-Kategorien	FIGO-Stadien	Charakteristik
Primärtumor		
TX		Primärtumor kann nicht beurteilt werden
T0		kein Anhalt für Primärtumor
Tis	0	Carcinoma in situ
T1	I	Zervixkarzinom begrenzt auf den Uterus
T1a	IA	präklinisches invasives Karzinom, ausschließlich durch Mikroskopie diagnostiziert
T1a1	IA1	minimale mikroskopische Strominvasion < 3 mm und 7 mm oder weniger in horizontaler Ausbreitung
T1a2	IA2	Tumor mit einer invasiven Komponente von 5 mm oder weniger in der Tiefe, gemessen von der Basis des Epithels, und 7 mm oder weniger in horizontaler Ausbreitung
T1b	IB	Tumor größer als T1a2 (IB1 < 4 cm, IB2 > 4 cm)
T2	II	Zervixkarzinom infiltriert jenseits des Uterus, aber nicht bis zur Beckenwand und nicht bis zum unteren Drittel der Vagina
T2a	IIA	ohne Infiltration des Parametriums
T2b	IIB	mit Infiltration des Parametriums
T3	III	Zervixkarzinom breitet sich bis zur Beckenwand aus und/oder befällt das untere Drittel der Vagina und/oder verursacht Hydronephrose oder stumme Niere
T3a	IIIA	Tumor befällt unteres Drittel der Vagina, keine Ausbreitung zur Beckenwand
T3b	IIIB	Tumor breitet sich bis zur Beckenwand aus und/oder verursacht Hydronephrose oder stumme Niere
T4	IVA	Tumor infiltriert Schleimhaut von Blase oder Rektum und/oder überschreitet die Grenzen des kleinen Beckens (Anmerkung: das Vorhandensein eines bullösen Ödems genügt nicht, um einen Tumor als T4 zu klassifizieren.)
M1	IVB	Fernmetastasen
regionäre Lymphknoten		
NX		regionäre Lymphknoten können nicht beurteilt werden
N0		keine regionären Lymphknotenmetastasen
N1		regionäre Lymphknotenmetastasen

Zervix|in|dex (↑) m: s. Insler-Score

Zervix|in|suf|fizienz (↑; lat. in- Um-, Ohn-, Nicht-; sufficiens genügend, ausreichend) f: (engl.) incompetent cervix; korrekte Bez. isthmozervikale Insuffizienz; meist nach der 12. SSW klaffender äußerer Muttermund u. erweiterter Zervikalkanal mit tastbzw. sichtbarer Fruchtblase (sog. Vorblase); u. U. Urs. von Spätaborten, die meist ohne Wehentätigkeit mit einem Blasensprung* beginnen.

Zervix|karzinom (↑; gr. karkinos Krebs) n: (engl.) cervical carcinoma; syn. Kollumkarzinom, auch Gebärmutterhalskrebs; Karzinom der Cervix* uteri; **klin. Einteilung** in Portiokarzinom u. Zervixhöhlenkarzinom; **Vork.**: früher häufigstes Genitalkarzinom der Frau, heute nach dem Korpuskarzinom* an 2. Stelle (v. a. inf. Früherkennung von präkanzerösen Vorstadien); **Histopathol.** (s. Abb. 2): meist Plattenepithelkarzinom (ca. 90 %), selten Adenokarzinom (ca. 5 %), Mischformen u. vom Gartner-Gang ausgehende Karzinome (ca. 5 %); **TNM-Klassifikation** u. **FIGO-Stadien**: s. Tab. u. Abb. 3, S. 304; **Klin.**: jedem Z. geht ein asymptomat. Vorstadium (epitheliale Dysplasie*, Präkanzerose*) voraus; auch das Carcinoma* in situ u. ein beginnend invasiv wachsendes Z. machen keine für die Pat. erkennbaren Frühsymptome; Sympt. erst ab einer gewissen Größe (v. a. bei Ulzeration des Primärtumors): unregelmäßige Blutabgänge, fleischwasserfarben-blutiger Fluor* genitalis, Kontaktblutung*; Schmerzen i. d. R. erst bei Überschreiten der Organgrenzen u. Einbruch in Nachbarorgane (Blase, Rektum, Ureteren, Beckengefäße u. -nerven; s. Abb. 1). Aufgrund der guten Versorgung der Zervix mit Lymphgefäßen kommt es schon rel. frühzeitig zur lymphogenen **Metastasierung** (Parametrium, Beckenlymphknoten) oft mit Ummauerung u. Stenosierung der Ureteren, Hydronephrose*, chron. Niereninsuffizienz u. Urämie (häufige Todesursache); hämatogene Metastasen treten rel. spät u. selten auf (Leber, Lungen, Becken, Wirbelsäule). **Diagn.**: Früherkennung durch regelmäßige Krebsfrüherkennungsuntersuchungen* (vaginale Untersuchung, Kolposkopie*, Zytodiagnostik*, evtl. Knipsbiopsie* bzw. diagn. Konisation*); bei Verdacht auf Zervixhöhlenkarzinom fraktionierte Kürettage* u. histol. Beurteilung; **Ther.**: Hysterektomie mit Entf. von Parametrien u. einer Scheidenmanschette (Wertheim*-Meigs-Operation, Schauta*-Stoeckel-Operation mit laparoskop. pelviner u. evtl. paraaortaler Lymphadenektomie), evtl. präop. neoadjuvante Chemotherapie* bzw. Radiochemotherapie zur Tumorreduktion (sog. Down-Staging); bei ausgedehnten Tumoren u. Rezi-

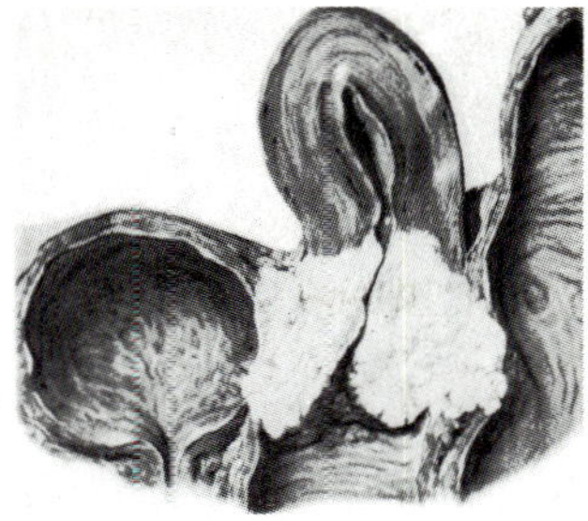

Abb. 1
Zervixkarzinom:
ausgedehnter Befund (Stadium IV) mit Infiltration von Blase und Rektum

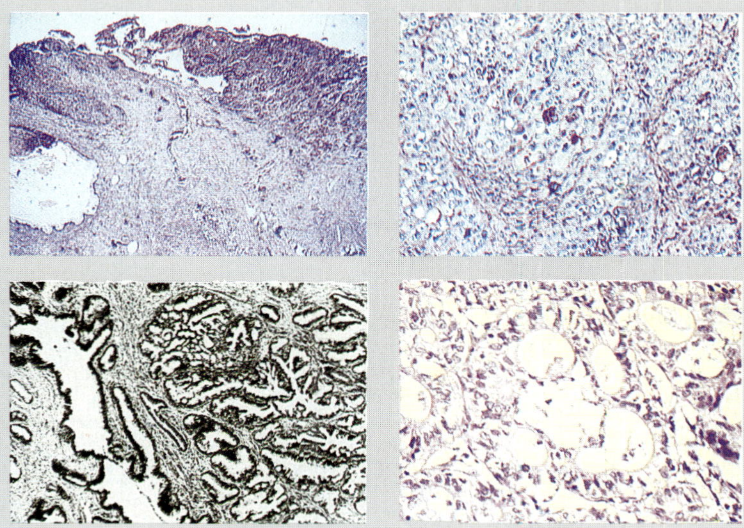

Abb. 2
Zervixkarzinom:
oben: beginnendes, noch mikroinvasives Karzinom (links) und invasives großzelliges Plattenepithelkarzinom der Portio (rechts); unten: reifes papilläres Adenokarzinom (links) und wenig differenziertes kleinalveoläres Adenokarzinom der Zervixschleimhaut (rechts)

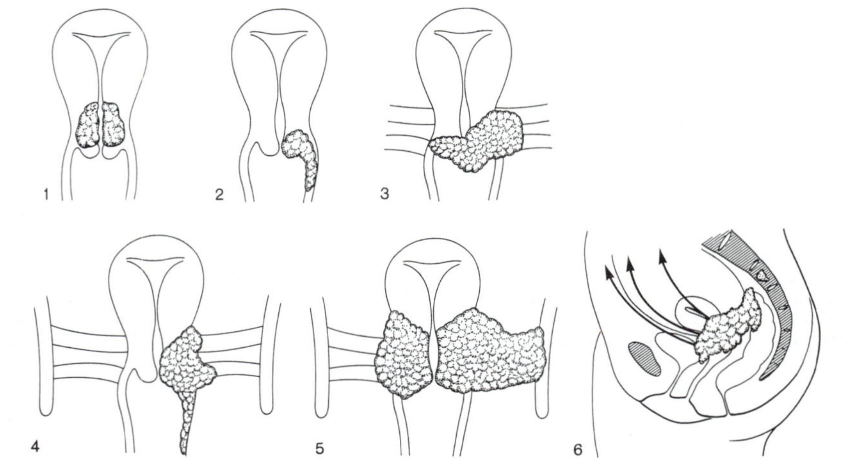

Abb. 3
Zervixkarzinom:
1: Stadium I (hier Zervixhöhlenkarzinom); 2: Stadium IIA; 3: Stadium IIB; 4: Stadium IIIA; 5: Stadium IIIB; 6: Stadium IV

diven ggf. vordere, hintere od. totale Exenteration*; alternativ (bes. bei fortgeschrittener Erkr.) od. adjuvant lokale u. perkutane Strahlentherapie*; bei Stadien IA1 u. ausnahmsweise IA2 u. vorhandenem Kinderwunsch sowie freien Konusrändern u. fehlender Blut- u. Lymphgefäßinvasion evtl. therap. Konisation; **Progn.:** Fünf-Jahres-Überlebensraten von 100 % (Stadium I) bzw. 0–5 % (Stadium IV).

Zẹrvix|konisation (↑) f: s. Konisation.

Zẹrvix|myom (↑; gr. mys, myọs Muskel, Maus) n: s. Myoma uteri.

Zẹrvix|plazenta (↑; lat. placẹnta Kuchen) f: (engl.) cervical placenta; Placenta praevia cervicalis; seltene Form der Placenta* praevia, wobei die Plazenta im Halskanal der Gebärmutter inseriert (s. Abb.).

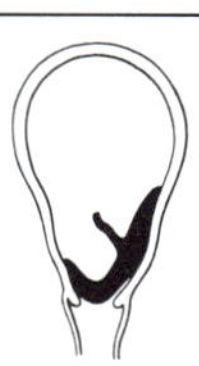

Zervixplazenta

Zẹrvix|polyp (↑; gr. polypous Vielfüßler, Tintenfisch) m: (engl.) cervical polyp; meist benigne Hyperplasie der Zervixschleimhaut (s. Abb.), in Aufbau u. Entstehung dem Korpuspolyp* entspr.; **Sympt.:** schleimiger, evtl. eitriger Fluor* genitalis, Schmierblutungen. Bei Lok. im unteren Zervikalkanal od. im Bereich ektropionierter Zervixschleimhaut gelangt der Z. teilweise od. ganz auf die Portiooberfläche, wird sek. von geschichtetem Plattenepithel überhäutet u. dann als sog. **Portiopolyp** bez.; **Ther.:** Abtragung u. histol. Untersuchung, in der Postmenopause zusätzl. Hysteroskopie* u. fraktionierte Kürettage*.

Zẹrvix|priming (↑): Vorbereitung einer noch unreifen Zervix auf die Geburtseinleitung* mittels intravaginaler Verabreichung von Prostaglandinen. Vgl. Bishop-Score.

Zẹrvix|reifung (↑): Veränderung der Zervix i. S. einer Wehenbereitschaft; am einfachsten durch palpator. Beurteilung von Zervixstand, Zervixlänge u. Eröffnung des äußeren u. inneren Muttermunds feststellbar; die Zervix wird in den letzten SSW weicher, nachgiebiger, dehnbarer und kürzer. Vgl. Geburtsanzeichen, Bishop-Score.

Zẹrvix|riß (↑): (engl.) cervical laceration; Einreißen der Zervix meist unter der Geburt*, z. B. wenn der Muttermund noch nicht vollständig eröffnet ist od. bei zu schneller Erweiterung des Zervikalkanals durch Dilatatoren. Vgl. Emmet-Riß.

Zẹrvix|sarkom (↑; gr. sarkoma Fleischgeschwulst) n: (engl.) cervical sarcoma; im Erwachsenenalter extrem seltener maligner mesenchymaler Tumor (Leiomyosarkom, endozervikales Stromasarkom, maligner meso-

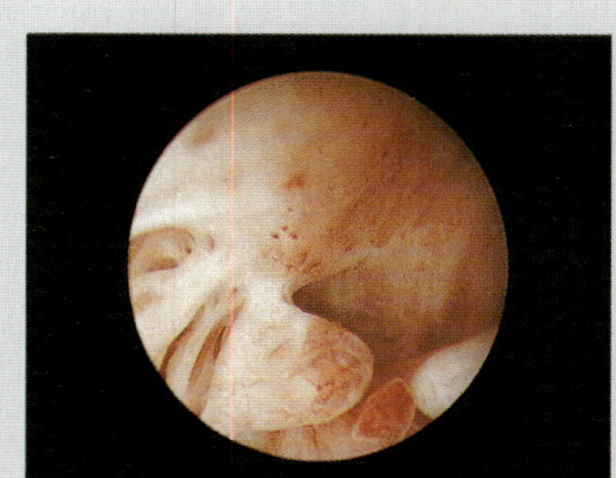

Zervixpolyp:
hysterokopischer Befund

dermaler Mischtumor; entspr. weitgehend den gleichnamigen Uterussarkomen*); eine im Kindesalter vorkommende Variante ist das Sarkoma* botryoides.

Zervix|schleim (↑): (engl.) cervical mucus; von den Zervixdrüsen abgesondertes, leicht alkal. Sekret, dessen Konsistenz u. Menge sich entspr. den hormonalen Veränderungen während des Menstruationszyklus* verändert (s. Abb.); enthält u. a. das Glykoproteid Muzin, Aminosäuren, Zucker, Enzyme u. Elektrolyte; hoher Wassergehalt (bis zu 90 %). Der überwiegend hochvisköse Z. wirkt als Barriere gegen das Eindringen von Keimen u. Spermien* in den Uterus. Unter Östrogeneinfluß wird der Z. dünnflüssig, läßt sich zu einem Faden ausziehen u. wird spinnbar. Kurz vor der Ovulation* ist die Spinnbarkeit am größten (6–15 cm Fadenlänge), jetzt ist der Z. für die Spermien maximal durchgängig, das Farnkrautphänomen* ist positiv. Unter Gestageneinfluß erfolgt in der zweiten Zyklusphase eine verminderte Bildung von nicht fadenziehendem Sekret (Farnkrautphänomen negativ), die Durchlässigkeit für Spermien ist wieder stark herabgesetzt bzw. aufgehoben; funkt. **Diagn.:** s. Cervix score, Insler-Score. Vgl. Konzeptionsoptimum.

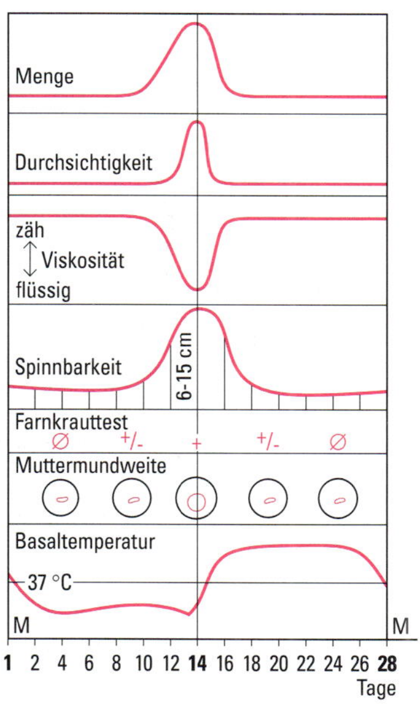

Zervixschleim:
Darstellung der zyklischen Veränderungen

Zervix|schleim|methode (↑) f: syn. Billings*-Ovulationsmethode.

Zervix|sekret (↑; lat. secretus abgesondert) n: s. Zervixschleim.

Zervix|umschlingung (↑): Cerclage*.

Zervizitis (↑) f: (engl.) cervicitis; syn. Endometritis cervicis uteri; mit zervikalem Fluor* genitalis einhergehende Entz. der Schleimhaut des Zervikalkanals, z. B. bei Gonorrhoe*, Chlamydieninfektion, als aszendierte Kolpitis*, nach Entbindung, Abort od. durch Intrauterinpessar* verursacht; häufig Ausgangspunkt einer weiterreichenden Inf. u. Keimreservoir für rezidiv. Krankheitsgeschehen. Vgl. Endometritis.

Zeugungs|unfähigkeit: Fortpflanzungsunfähigkeit (Impotentia generandi) des Mannes. Vgl. Sterilität, Infertilität.

Zirkum|zision (lat. circumcidere beschneiden) f: (engl.) circumcision; sog. Beschneidung; op. zirkuläre Entf. beider Vorhautblätter des Penis; die Z. wird als Routinemaßnahme in einigen Ländern (soweit nicht rituell begründet) zur (fraglichen) Proph. von Penis- u. Zervixkarzinom durchgeführt. Vgl. Klitoridektomie.

Zona pellucida (gr. zone Gürtel, Streifen) f: syn. Membrana pellucida; zw. der Eizelle* u. dem Follikelepithel befindl. Glashaut; enthält Glykoproteine aus den Granulosazellen u. deren Mikrovilli-ähnlichen Zellfortsätzen, die bis zur Eizelle reichen; embryol. auch als Eihülle (Oolemma*) bezeichnet.

Zonen, erogene (↑): (engl.) erogenous zones; umschriebene Bereiche der Körperoberfläche, deren Reizung zu sexueller Erregung führen kann u. deren Ansprechbarkeit individuell unterschiedl. ausgeprägt ist; insbes. Genital- u. Analregion, Brust u. Brustwarzen, Gesäß, Oberschenkelinnenseiten, Rücken, Hals, Mund, Lippen, Ohren, Zunge.

Zotten: (engl.) villi; Ausstülpungen zur Vergrößerung der Zelloberfläche bei intensivem Stoffaustausch; s. Plazentazotten.

Zotten|glatze: Chorion laeve; s. Chorion.

Zotten|haut: Chorion*.

Zotten|puls: (engl.) villous pulsation; s. Plazentazotten.

Zucker|krankheit: auch Zuckerharnruhr; Diabetes* mellitus.

Zusatz|blutungen: (engl.) intermenstrual bleedings; Bez. für alle Blutungen, die im Verlauf eines Zyklus außerh. der Menstruation* auftreten. Vgl. Blutung, prämenstruelle; Blutung, postmenstruelle; Ovulationsblutung; Schmierblutung; Zwischenblutungen; Zyklusstörungen.

Zustands|dia|gnostik des Neu|geborenen f: (engl.) neonatal assessment; Erfassung des Zustands des Neugeborenen* unmittelbar nach der Geburt* v. a. mittels APGAR*-Schema, Saling*-Schema u. Beurteilung der Reifezeichen* des Neugeborenen.

Zwangs|sterilisation (lat. sterilis unfruchtbar) f: s. Sterilisation.

Zweifel-Handgriff (Paul Z., Gyn., Gebh., Leipzig, Erlangen, 1848–1927): (engl.) Zweifel's manœuvre; (gebh.) beidhändiges Zusammen- u. Gegeneinanderdrücken des Corpus u. der Cervix* uteri (durch die Bauchdecken von oben) zur Stillung einer atonischen Nachblutung*.

Zwei|finger|wendung: s. Braxton-Hicks-Wendung.

Zwei|phasen|methode f: s. Reanimation, primäre.

Zwei|phasen|pille: s. Kontrazeption, hormonale.

Zwei|phasen|präparate n pl: (engl.) phased contraceptive; s. Kontrazeption, hormonale.

Zwei|stufen|pille: s. Kontrazeption, hormonale.

Zwerg|becken: (anat.) Pelvis nana; s. Beckenformen.

Zwillinge: (engl.) twins; Gemini, Gemelli; zwei gleichzeitig entwickelte u. kurz nacheinander geborene Kinder (ca. 1 : 80–90 Geburten); man unterscheidet eineiige (EZ) erbgleiche u. zweieiige (ZZ, häufiger) erbungleiche, d. h. aus der Befruchtung zweier Eizellen hervorgegangene Z. (s. Abb.); EZ entstehen, indem sich eine befruchtete Eizelle in zwei gleiche Embryonalanlagen teilt, sie können demnach nur gleichgeschlechtl., ZZ dagegen auch verschiedengeschlechtl. sein; **gebh. Unterscheidung: 1.** Z. mit einem gemeinsamen Chorion* u. Gefäßverbindungen der Plazenta* sind stets eineiig; **2.** Z. mit zwei Chorien u. ungleichem Geschlecht sind zweieiig; **3.** Z. mit zwei Chorien u. gleichem Geschlecht können ein- od. zweieiig sein; Differenzierung durch Untersuchung der Blutgruppen (-antigene), Ähnlichkeitsdiagnose u. biostatist. Berechnung der Monozygotiewahrscheinlichkeit; eindeutige Identifizierung molekulargenet. möglich (DNA*-Fingerprint-Methode).

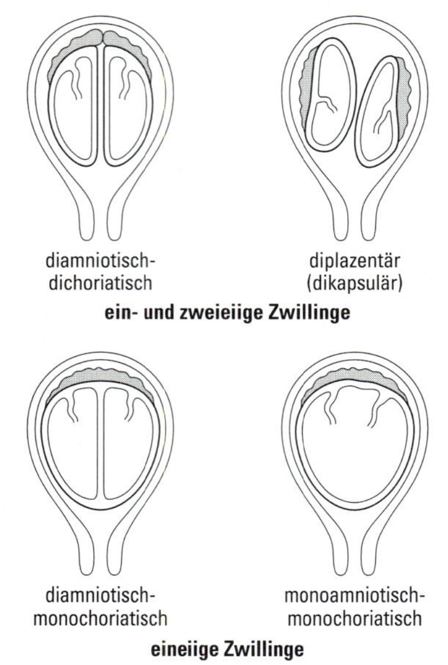

Zwillinge

Zwillinge, mono|zygote: (engl.) enzygotic twins; syn. ident(isch)e od. eineiige Zwillinge*.

Zwillinge, siamesische: (engl.) Siamese twins; s. Doppelfehlbildung.

Zwillings|dis|ruptions|sequenz (lat. disrumpere zerreißen; sequentia Folge) f: i. R. einer Zwillingsschwangerschaft* mit gemeinsamer Plazenta* auftretende Embolien in das Kreislaufsystem eines Feten nach intrauterinem Fruchttod* des Zwillingpartners; **Sympt.:** Verschluß einzelner Arterien mit Nekrose abhängiger Körperteile, Mikrozephalie* (ggf. Porenzephalie) mit Tetraplegien u. meist schwerer geistiger Behinderung, Dünndarmatresie, Nieren-, Leber- u. Milzzysten.

Zwillings|schwangerschaft: (engl.) twin pregnancy; Risikoschwangerschaft* mit charakterist. Risiken: fetale Hypotrophie ab der 28. SSW inf. intrauteriner Mangelentwicklung*; Frühgeburt* (Häufigkeit 40–65 %); Gestose* in ca. 30 % der Fälle; Zwillingstransfusionssyndrom* bei monochoriater Plazentaanlage (ca. 20 %) v. a. mit Blutvolumenverschiebungen unter der Geburt; Gefahr einer vorzeitigen Plazentalösung des zweiten Zwillings. Die perinatale Mortalität (s. Säuglingssterblichkeit) ist insges. auf 10–15 % erhöht; in der Nachgeburtsperiode* oft atonische Nachblutung* inf. starker Uterusüberdehnung; **Hinweise auf Z.: 1.** sichere Zeichen: Ultraschalldiagnostik*; fetale Elektrokardiographie* (Nachw. kindlicher Herztöne* von versch. Frequenz); **2.** Verdachtszeichen: großer Leibesumfang, hochstehender Fundus, wenn ein großer Teil schon im Beckeneingang ist; viele kl. Kindsteile*, viele Kindsbewegungen* an versch. Stellen gleichzeitig, drei große Kindsteile (z. B. zwei Köpfe, ein Steiß). Vgl. Zwillinge.

Zwillings|trans|fusions|syn|drom (lat. transfusio das Hinübergießen) n: (engl.) foetal-foetal transfusion syndrome; syn. fetofetale Transfusion; intrauteriner Blutaustausch bei eineiigen monochorischen Zwillingen über arteriovenöse bzw. arterioarterielle Gefäßanastomosen; **Formen: 1.** chron.: **a)** frühembryonal mit der Ausbildung eines Acardius*; **b)** spätembryonal od. frühfetal mit der Folge eines Fetus* papyraceus bzw. intrauteriner Mangelentwicklung* beim sog. Donator u. Herzinsuffizienz beim sog. Akzeptor; **2.** subchron. mit Anämie u. Oligohydramnion bzw. Anhydramnie beim Donator sowie Polyglobulie u. Polyhydramnion beim Akzeptor; **3.** akut mit (u. U. letalem) Blutungsschock beim Donator u. arterieller Hypertonie beim Akzeptor. Vgl. Zwillingsschwangerschaft.

Zwischen|blutungen: (engl.) mid-cycle bleedings; zw. zwei Regelblutungen gelegene Zusatzblutungen* außer denen, die direkt vor od. nach der Menstruation* auftreten; **Sonderform:** Ovulationsblutung*. Vgl. Zyklusstörungen.

Zwischen|hirn-Hypo|physen-System n: beeinflußt über die durch die Releasing*-Hormone freigesetzten HVL-Hormone u. die direkt in den Körperkreislauf abgegebenen HHL-Hormone alle wichtigen Stoffwechselfunktionen sowie die Gonaden*. Vgl. Hypothalamus-Hypophysen-System.

Zwitter: auch Zwitterbildung; s. Hermaphroditismus.

Zygote (gr. zygotos zweispännig) f: Keim; befruchtete Eizelle* mit diploidem Chromosomensatz, die sich durch Furchung* weiterentwickelt. Vgl. Blastogenese, Embryogenese.

Zyklus, an|ovulatorischer (gr. kyklos Kreis, Ring, Zeit) m: (engl.) anovulatory cycle; syn. monophasischer Zyklus, auch Anovulation; Menstruationszyklus* ohne Ovulation* u. Gelbkörperbildung; Ausbleiben der zweiten Zyklusphase u. Auftreten period. Abbruchblutungen bei kurzdauernder Follikelpersi-

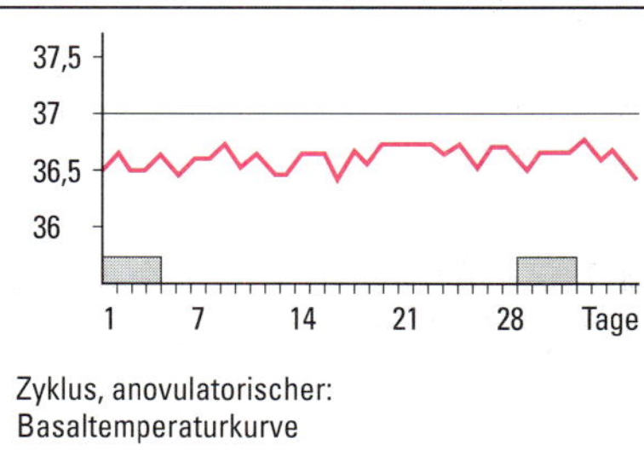

Zyklus, anovulatorischer: Basaltemperaturkurve

stenz*; **Vork.:** bei Sterilität*, in den ersten Jahren nach der Menarche*, beim ersten Zyklus p. p. u. den letzten Regelblutungen im Klimakterium*; **Diagn.:** monophasisch verlaufende Basaltemperaturkurve (s. Abb.), fehlende Pregnandiolausscheidung im Harn; **Kompl.:** bei verkürztem a. Z. evtl. Polymenorrhoe*.

Zyklus, bi|phasischer (↑) m: (engl.) biphasic cycle; normaler, ovulatorischer Menstruationszyklus*, indirekter Nachw. durch Messung der Basaltemperatur* möglich.

Zyklus, mono|phasischer (↑) m: syn. anovulatorischer Zyklus*.

Zyklus|störungen (↑): (engl.) menstruation disorders; Anomalien des Menstruationszyklus*; **Formen** (s. Abb.): **1.** Rhythmusstörungen (Anomalien der Blutungshäufigkeit, sog. Tempoanomalien): Oligomenorrhoe*, Polymenorrhoe*; meist hormonal bedingt; **2.** Typusstörungen (Anomalien der Blutungsstärke): Hypomenorrhoe*, Hypermenorrhoe*; meist org. bedingt; **3.** Veränderungen der Blutungsdauer: Menorrhagie*, Brachymenorrhoe*; **4.** Zusatzblutungen im biphas. Zyklus: prämenstruelle Blutung*, postmenstruelle Blutung*, Zwischenblutungen* (Sonderform: Ovulationsblutung*); hormonal od. org. bedingt; **5.** Aufhebung des zykl. Auftretens, evtl. mit Dauerblutung, z. B. bei Follikelpersistenz*; **6.** Amenorrhoe*.

Zyklus, stummer (↑): s. Kryptomenorrhoe.

Zyst|algie (gr. kystis Blase, Harnblase; algos Schmerz) f: (engl.) cystalgia; heftige, von der Miktion unabhängige Schmerzen in der Harnblase. Vgl. Reizblase.

Zyste, meso|nephroide (↑) f: syn. Gartner*-Gang-Zyste.

Zysten|mamma (↑; lat. mamma weibliche Brustdrüse) f: (engl.) cystic disease of the breast; **1.** seltene kongenitale Fehlbildung*; **2.** Bez. für eine zyst. Mastopathie*.

Zystitis (↑) f: (engl.) cystitis; Harnblasenentzündung; Entz. der Blasenschleimhaut, in schweren Fällen auch der ganzen Blasenwand; **Path.:** **1.** meist aszendierende Infektion* durch die Harnröhre, v. a. verursacht durch gramneg. Stäbchen (in 80 % Escherichia coli), auch grampos. Kokken, Mykoplasmen, Ureaplasmen, Hefen, Chlamydien, Viren u. durch chem. od. mechan. Reize (Katheter, Geschlechtsverkehr, Zytostatika, Strahlentherapie); Vork. häufiger bei Frauen; **2.** von den Nieren u. oberen ableitenden Harnwegen deszendierende Inf. (z. B. bei Pyelonephritis*); **Sympt.:** Pollakisurie*, Dysurie, Nykturie, Strangurie, Harninkontinenz*, retropubischer Druckschmerz; **Diagn.:** klin. Bild, Leukozyturie, signifikante Bakteriurie*; **DD:** Vulvovaginitis*, Urethralsyndrom, Pyelonephritis; bei chron. Verlauf Reizblase*, Blasenkarzinom (Zystoskopie); **Ther.:** vermehrte Flüssigkeitszufuhr, bei bakt. Z. Antibiotika (Cotrimoxazol, Amoxicillin, Chinolone); bei häufigen Rezidiven (>4/Jahr) medikamentöse Langzeitprophylaxe (z. B. mit Nitrofurantoin) od. Immunkonditionierung mit abgetöteten, standardisierten Escherichia-coli-Fragmenten. Vgl. Harnweginfektion.

Zysto|graphie (↑; gr. graphein schreiben) f: (engl.) cystography; Röntgenkontrastdarstellung der zuvor entleerten Harnblase; **Ind.:** Tumoren, Divertikel, Schrumpfblase u. a.. Vgl. Miktionszystourethrographie, Urethrographie, Urographie.

Zysto|mano|metrie (↑; manos gasförmig; metros Prüfung, -messung) f: (engl.) cystometrography; auch Zystometrie; Messung des Blasendrucks* während der Blasenfüllung u. beim Urinieren (Miktionsdruck) zur Beurteilung der Reservoirfunktion der Harnblase u. der Funktion des Detrusor* vesicae; evtl. kombiniert mit Uroflowmetrie*. Aus der Differenz mit dem gleichzeitig rektal gemessenen intraabdominellen Druck ergibt sich der effektive Detrusordruck.

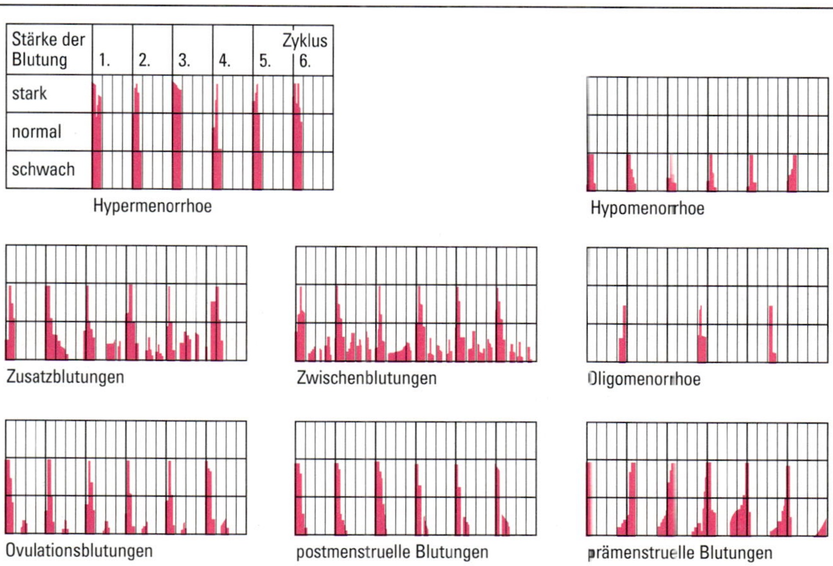

Zyklusstörungen:
verschiedene Formen (Kaltenbach-Schemata)

Zysto|metrie (↑; gr. metros Prüfung, -messung) f: s. Zystomanometrie.

Zysto|pyelitis (↑; gr. pyon Eiter) f: (engl.) cystopyelitis; gleichzeitige Entz. von Blase u. Nierenbecken (aszendierende Inf.); **Klin.**: Sympt. der Zystitis* u. Nierenschmerzen auf einer od. bd. Seiten, oft hohes Fieber u. Albuminurie.

Zysto|pyelo|nephritis (↑; ↑; gr. nephros Niere) f: (engl.) cystopyelonephritis; Entz. der Blase, des Nierenbeckens u. der Niere. Vgl. Zystitis, Pyelonephritis.

Zysto|skopie (↑; gr. skopein sehen, schauen) f: (engl.) cystoscopy; sog. Blasenspiegelung; endoskop. Untersuchung der mit steriler Flüssigkeit gefüllten Harnblase unter Verw. eines starren od. flexiblen Endoskops (Zystoskop) mit der Möglichkeit zur Biopsie* u. zur Durchführung von therap. Eingriffen in der Blase; **Ind.**: dd Abklärung von Erkr. der Harnblase (z. B. entzündl. Veränderungen, Blasentumoren), Katheterisierung der Ureteren unter Sichtkontrolle (z. B. zur Gewinnung von Nierenbeckenurin, zum Einbringen von Röntgenkontrastmittel); unter Verw. von sog. Operationszystoskopen größeren Durchmessers endovesikale Koagulation von Tumoren, Lithotripsie von Blasensteinen, transurethrale Resektion von Blasen- u. Prostatatumoren; bei Verw. einer gewinkelten Optik auch Inspektion der Harnröhre möglich (sog. Urethrozystoskopie).

Zysto|stomie (↑; gr. stoma Mund, Öfnung) f: (engl.) cystostomy; op. Anlage einer suprapub. Blasenfistel* zur künstlichen Harnableitung*.

Zysto|tono|metrie (↑; gr. tonos Spannung; metros Mesung, -prüfung) f: s. Zystomanometrie.

Zysto|urethro|graphie (↑; gr. ourethra Harnröhre; graphein schreiben) f: (engl.) cystourethrography; s. Miktionszystourethrographie.

Zysto|zele (↑; gr. kele Bruch) f: (engl.) cystocele; Senkung des durch perivesikales Gewebe mit dem Scheidengewölbe verbundenen Blasenbodens bei Descensus vaginae; Zeichen allg. Bindegewebeschwäche. Vgl. Descensus uteri et vaginae.

Zyto|blastom (gr. kytos Zelle; blastos Keim) f: (engl.) cytoblastoma; syn. Meristom; maligner Tumor aus unreifen Zellen, kann histol. weder den Sarkomen noch den Karzinomen zugeordnet werden.

Zyto|dia|gnostik (↑) f: (engl.) cytodiagnostics; Herstellung gefärbter Ausstriche u. mikroskop. Un-

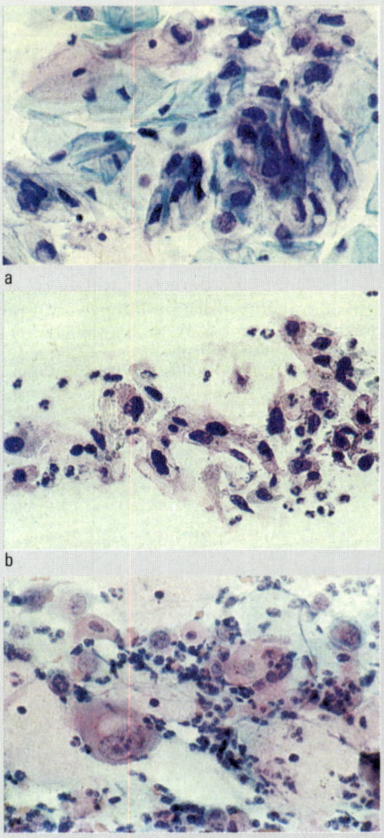

a

b

c

Abb. 1
Zytodiagnostik:
zytologische Befunde (Zervikalabstrich); a: Pap III D; b: Pap IV a; c: Pap V

Zytodiagnostik Tab. 1
Einteilung und Bewertung zytologisch-gynäkologischer Befunde nach Papanicolaou

Gruppe	Zellbild
Pap I	regelrechtes Zellbild
Pap II	normales Zellbild mit mehr oder minder ausgeprägten entzündlichen (Beimengungen von Leukozyten und Mikroorganismen) sowie metaplastischen, degenerativen bzw. regenerativen Veränderungen
Pap III	unklares, zweifelhaftes Zellbild, bedingt durch schwerere entzündliche, atrophische oder degenerative Veränderungen bzw. schwer regressiv veränderte Zellen
III D	leichte bis mittelgradige Dysplasie
Pap IVa	pathologische Zellen (schwere Dysplasie, zelluläre Atypie); Verdacht auf Karzinom (Carcinoma in situ)
IV v	Verdacht auf Mikrokarzinom; fraglich beginnende Invasion
Pap V	massenhaft eindeutig maligne Tumorzellen; hochgradig verdächtig auf invasives Karzinom

Zytodiagnostik Tab. 2

Einteilung und Bewertung zytologisch-gynäkologischer Befunde nach der Münchener Nomenklatur (1998)

Gruppe	Begriffsdefinition der Gruppen
I	normales Zellbild, dem Alter entsprechend, einschließlich leichter und degenerativer Veränderungen sowie bakterieller Zytolyse
II	deutliche entzündliche Veränderungen an Zellen des Platten- und zervikalen Zylinderepithels; Zellen aus Regenerationsepithel, unreife metaplastische Zellen, stärkere degenerative Zellveränderungen, Para- und Hyperkeratosezellen; normale Endometriumzellen, auch nach der Menopause; ferner spezielle Zellbilder wie follikuläre Zervizitis, Zellveränderungen bei IUP, Zeichen einer HPV-Infektion ohne wesentliche Kernveränderungen, Zeichen einer Herpes- oder Zytomegalievirusinfektion **Empfehlung:** gegebenenfalls zytologische Kontrolle, Zeitabstand je nach klinischem Befund – eventuell nach vorheriger Entzündungsbehandlung oder Aufhellung durch Hormongaben
IIw/IIk	Befunde (IIw: Wiederholung bzw. IIk: Kontrolle), die vom Zytologen als zwar gutartig, aber kontrollbedürftig angesehen werden (abweichend von Münchener Nomenklatur)
III	unklarer Befund: schwere entzündliche, degenerative oder iatrogene Zellveränderungen, die eine sichere Beurteilung zwischen gut- und bösartig nicht zulassen auffällige Zellen eines Drüsenepithels, deren Herkunft aus einem Karzinom nicht sicher auszuschließen ist, möglichst mit Hinweis, ob die Zellen endometrialen, endozervikalen oder extrauterinen Ursprungs sind **Empfehlung:** je nach klinischem und kolposkopischem Befund kurzfristige zytologische Kontrollen oder sofortige histologische Abklärung
III D	Zellen einer Dysplasie leichten bis mäßigen Grades (Zeichen einer HPV-Infektion sollten besonders erwähnt werden) **Empfehlung:** kolposkopisch-zytologische Kontrolle in drei Monaten
IV a	Zellen einer schweren Dysplasie oder eines Carcinoma in situ (Zeichen einer HPV-Infektion sollten besonders erwähnt werden) **Empfehlung:** kolposkopisch-zytologische Kontrolle und histologische Klärung
IV b	Zellen einer schweren Dysplasie oder eines Carcinoma in situ, Zellen eines invasiven Karzinoms nicht auszuschließen **Empfehlung:** kolposkopisch-zytologische Kontrolle und histologische Klärung
V	Zellen eines malignen Tumors Zellen eines Plattenepithelkarzinoms (verhornend oder nicht verhornend) Zellen eines Adenokarzinoms, möglichst mit Hinweis, ob endometrialen, endozervikalen oder extrauterinen Ursprungs Zellen sonstiger maligner Geschwulste **Empfehlung:** kolposkopisch-zytologische Kontrolle und histologische Klärung

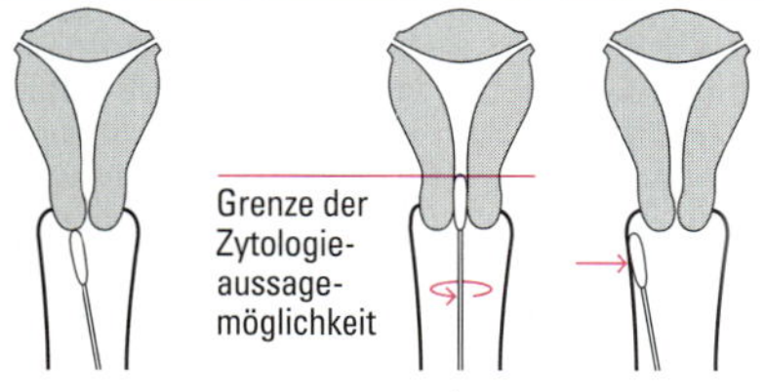

Abb. 2

Zytodiagnostik:
a: Abstrich von der Portiooberfläche; b: Intrazervikalabstrich; c: Abstrich von der seitlichen Scheidenwand

Beispiele möglicher Ursachen einer nicht ausreichenden Qualität des gynäkologischen Abstrichs:
- zu wenig Zellmaterial
- unzureichende Fixierung
- schwere degenerative Zellveränderungen
- starke Entzündung
- stark blutiger Abstrich
- starke Zellüberlagerung
- keine endozervikalen Zellen

tersuchung von aus dem Gewebeverband gelösten Einzelzellen zur Früherkennung von Krkh., insbes. Tumoren u. Entz.; mit Hilfe der Z. ist es u. a. möglich, schon im Vorstadium bzw. Frühstadium der Karzinomentstehung auftretende Zelldysplasien zu erfassen; Meth. der **Materialgewinnung: 1.** Feinnadelbiopsie* (Punktionszytologie*) bei Raumforderungen, z. B. der Mamma (s. Mammabiopsie); **2.** Sammeln abgelöster Zellen von Oberflächen (Exfoliativzytologie* od. vorhandener Zellen in spontan entleerten Sekreten (z. B. Harn) bzw. Spülflüssigkeiten (Lavagezytologie*); evtl. zunächst Zellanreicherung mittels Zentrifugation bzw. Mikrofilterung; **3.** direkte Abstrichentnahme von Schleimhautoberflächen (z. B. Zervix, Portio, Vagina; s. Abb. 1), auch durch Bürstenbiopsie* (Abrasionszytologie*). Die **Beurteilung gyn. Abstriche** des weibl. Genitaltrakts erfolgt entspr. einer von Papanicolaou angegebenen Skala von Pap I (regelrechtes Zellbild) bis Pap V (eindeutig maligne Tumorzellen; s. Tab. 1 u. Abb. 2) od. gemäß der Münchener* Nomenklatur (s. Tab. 2, S. 309). Vgl. Kolpozytologie.

Zyto|genetik (↑; gr. genos Geschlecht) f: (engl.) cytogenetics; Forschungsrichtung, die die Veränderungen des genetischen Materials* u. deren Auswirkungen auf die Zellen untersucht. Bei zytogenet. Untersuchungen werden sich teilende Zellen in der Metaphase der Mitose* durch ein Spindelgift (z. B. Colchizin) arretiert, die Chromosomen* auf unterschiedl. Weise angefärbt u. nach ihrer Größe, Anfärbbarkeit (Bandenmuster) u. Lage des Zentromers entspr. der Denver*-Klassifikation u. der Nomenklatur von Paris (1971) geordnet u. analysiert. Vgl. Karyogramm.

Zyto|histologie (↑; gr. histos Gewebe; logos Lehre) f: (engl.) cytohistology; mikroskop. Untersuchung von Zellen aus Gewebegeschabsel nach den Meth. der Histologie; nach Entnahme des Untersuchungsmaterials wird das zentrifugierte Zellsediment mit Formalin fixiert, eingebettet u. wie bei Geweben geschnitten u. gefärbt. Vgl. Zytodiagnostik.

Zyto|megalie (↑; gr. megas, megale, mega groß, lang) f: (engl.) cytomegaly; syn. Speicheldrüsen-Viruskrankheit, Einschlußkörperchenkrankheit; Inf. mit dem Zytomegalie*-Virus; häufigste Pränatalinfektion; **Klin.:** Verlauf bei immunkompetenten Organismen i. d. R. inapparent, selten mit lokalisierter Sympt.; bei Neugeborenen u. abwehrgeschwächten Personen können jedoch schwere (z. T. letale) generalisierte Krankheitsverläufe auftreten. Primärinfektionen (Inkubationszeit 2–10 Wochen) verlaufen klin. eher schwerer als reaktivierte Inf.; **Neugeborene:** 0,5–2 % aller Neugeborenen wurden innerh. der ersten 6 Schwangerschaftsmonate pränatal infiziert. Von diesen weisen ca. 10 % z. T. schwere Sympt. auf. 10 % der infizierten Neugeborenen sind bei der Geburt unauffällig u. entwickeln erst nach Jahren Innenohrschwerhörigkeit, Sprachstörungen u. neurol. Zeichen eines frühkindlichen Hirnschadens* mit geistiger Retardierung. IgM-Antikörper sind auch bei schwerer Symptomatik nur in 50 % der Fälle nachweisbar. Bei ca. 10–20 % aller Neugeborenen kommt es zu einer **perinatalen** Inf., v. a. durch Muttermilch* u. Speichel. Sehr selten führen peri- od. postnatale Inf. zu einer dann meist lokalisierten Sympt.; die Abgrenzung zur **pränatalen** Inf. ist schwierig, wenn die Erstuntersuchung nach der 4. Lebenswoche erfolgt; **Diagn.:** Zytologie (Urin, bei Säuglingen auch Speichel: Einschlußkörperchen in Epithelzellen, sog. Eulenaugenzellen), Immunfluoreszenz, Virusanzüchtung in Gewebekulturen, Hybridisierung, serol. Antikörpernachweis, ophth. Beurteilung der Retina; **DD:** bei Embryopathie: Toxoplasmose, Röteln, Listeriose, Morbus haemolyticus neonatorum, Syphilis; peri- u. postnatal: Mononucleosis infectiosa; Posttransfusionssyndrom, akute Hepatitis; **Proph.** u. **Ther.:** Abschwächung des klin. Verlaufs u. Reduzierung der Mortalität durch hochdosierte spezif. Immunglobuline; Abschwächung der Virämie, verzögerte Virusausscheidung u. verstärkte Antikörperbildung durch Interferone*.

Zyto|megalie-Virus (↑; ↑; lat. virus Schleim, Gift) n: (engl.) cytomegalyvirus; syn. Cytomegalovirus, Abk. CMV; 150–200 nm großes DNS-Virus aus der Betasubfamilie der Herpesviridae; Err. der Zytomegalie*; menschen- u. tierpathogene Z.-V. sind weltweit verbreitet u. sehr wirtsspezif.; beim Menschen Nachw. von drei Serotypen; in den Industrieländern ist der Antikörpernachweis bei 10–50 %, in Ländern der Dritten Welt bei bis zu 100 % aller Erwachsenen pos.; **Übertragung:** Schmier- u. Tröpfcheninfektion (v. a. peri- u. postnatal); diaplazentar; iatrogen (Transplantation, Bluttransfusion); Virusvermehrung verursacht in fast allen Organen eine lymphozytäre-plasmazelluläre interstitielle Entz. mit Riesenzellbildung in Kern u. Zytoplasma; Aktivierung der humoralen Immunität mit Antikörperbildung bei gleichzeitiger Depression der zellulären Immunität, die sich in der Rekonvaleszenz zurückbildet. Das Virus persistiert in den Zellen des Monozyten-Makrophagen-Systems u. kann bei Resistenzminderung reaktiviert werden. **Diagn.:** Virusnachweis in Körpersekreten durch Zellkultur, Zytologie, serol. Antikörpernachweis; **Schutzimpfung:** noch in Erprobung; bisher verfügbare Lebendimpfstoffe führen zwar zu Antikörperbildung, eine onkogene Wirkung des Impfvirus ist jedoch nicht sicher ausgeschlossen.

Zyto|statika (↑; gr. stasis Stillstand) n pl: (engl.) cytostatic agents; chem. heterogene Gruppe zytotox. (pharmak.) Substanzen, die die Zellteilung funkt. aktiver Zellen durch unterschiedl. Beeinflussung ihres Stoffwechsels verhindern od. erhebl. verzögern; können nur an proliferierenden (d. h. sich in einer Phase des Zellzyklus, nicht jedoch in der sog. G_0-Phase befindl.) Zellen wirksam werden. Die therap. Anw. von Z. in der **Tumortherapie** basiert darauf, daß Tumorzellen sich von normalen Körperzellen u. a. durch eine der (physiol.) Wachstumskontrolle entzogenen gesteigerten Zellteilungsrate unterscheiden. Die Unterschiede zw. normalen u. Tumorzellen* reichen für einen selektiven tumorspezif. Angriffspunkt jedoch nicht aus. Durch kombinierte bzw. sequentielle Anw. von Z. insbes. mit unterschiedl. Effektivität in versch. Phasen des Zellzyklus (Polychemotherapie) lassen sich im Vergleich zur Monotherapie nicht nur bessere Ergebnisse erzielen, sondern durch entspr. Dosierung auch UAW verringern. Nach dem Wirkungsmechanismus werden folgende Gruppen von Z. unterschieden: **1.** Alkylanzien (Cisplatin, Cyclophosphamid, Dacarbazin, Nitrosoharnstoffverbindungen u. a.); **2.** Antimetabolite wie Folsäureantagonisten (Methotrexat u. a.), Pyrimidinanaloga (Fluorouracil u. a.), Purinanaloga (Azathioprin, Mercaptopurin u. a.); **3.** Mitosehemmstoffe (Vinca-Alkaloide, z. B. Epipodophyllotoxine); **4.** Antibiotika mit hemmender Wirkung auf die DNA-abhängige RNA-Polymerase (Bleomycin, Daunorubicin, Doxorubicin, Mitomycin u. a.); **5.** Enzyme (L-Asparaginase); **6.** andere Z.: Hydroxyharnstoff, Procarbazin; zur Tumortherapie werden ferner Hormone, z. B. Antiöstrogene* (Tamoxifen u. a.), Aromatasehemmer*, Androgene (Testolacton u. a.), GnRH*-Agonisten (Leuprorelin u. a.), Immunmodulatoren u. a. verwendet; **Verw.:** zur (primären) Behandlung insbes. generalisierter bösartiger Erkr. (v. a. Hämoblastosen), adjuvant bei chir. radikal operierten soliden Malignomen ohne Metastasierung sowie palliativ bei nachweisbaren Metastasen od. inoperablen Tumoren bzw. Tumorrezidiven. Wegen ihrer immunsuppressiven Wirkung (Hemmung der Protein- u. Immunglobulinsynthese) werden einige Z. auch zur Immunsuppression bei best. chron. verlaufenden, nicht bösartigen Krkh. u. zur Unterdrückung von Abstoßungsreaktionen nach Transplantation von Organen eingesetzt; **UAW:** erklären sich in erster Linie aus der generellen Regenerationshemmung rasch proliferierender (Wechsel-)Gewebe u. betreffen insbes. die Erythro-, Leuko- u. Thrombopoese, ferner die Epithelien der Schleimhäute (v. a. gastrointestinale Störungen) u. der Gonaden* (u. U. irreversible Beeinträchtigung der Spermatogenese* bzw. Anovulation, mutagene u. teratogene Wirkungen) sowie die Haut u. Hautanhangsgebilde (häufig reversibler Haarausfall); daneben oft unterschiedl. ausgeprägte Hyperurikämie (u. U. akutes Nierenversagen) u. direkte, tox. bedingte (rel. substanzspezifische) Organschädigungen v. a. an Herz, Lunge, Leber, Nervensystem. Überempfindlichkeitsreaktionen sind selten; als Folge der immunsuppressiven Wirkung muß gehäuft mit Inf. gerechnet werden. Z. gelten als potentiell karzinogen. Eine engmaschige Therapiekontrolle (körperl. Untersuchung, Organfunktionen, Blutbild) ist unerläßlich. Vgl. Hormonrezeptoren; Tumorzellassay, klonaler.

zyto|toxisch (↑; gr. toxon Pfeilgift): (engl.) cytotoxic; zellschädigend.

Zyto|tropho|blast (↑; gr. trophe Nahrung; blastos Keim) m: (engl.) cytotrophoblast; teilungsaktive Zellschicht des Trophoblasten*, bildet am 9. Tag nach Befruchtung* eine innere Schicht flacher Zellen (Heuser-Membran), die sich mit dem Ektoderm der zweiblättrigen Keimscheibe* verbindet; sie bildet die Auskleidung des primären Dottersacks*.

zyto|zid (↑; lat. caedere töten): (engl.) cytocide; zelltötend; z. B. versch. Antibiotika u. Chemotherapeutika (bakterizide, fungizide, viruzide Verbindungen) od. allg. Zellgifte (z. B. Schwermetalle). Vgl. Zytostatika.

ZZ: Abk. für zweieiige Zwillinge*.

Das nebenstehende Blatt paßt – abgetrennt – in einen Fensterbriefumschlag.

Walter de Gruyter GmbH & Co.
Fachbereich Medizin
Postfach 30 34 21
10728 Berlin

Absender: ______________________

____

____

____

Beruf: ______________________

bitte wenden

Pschyrembel Wörterbuch Gynäkologie und Geburtshilfe

Pschyrembel Wörterbuch
Gynäkologie und Geburtshilfe, 2. Aufl.

Wir sind an Ihrer Meinung interessiert!

Pschyrembel Wörterbuch Gynäkologie und Geburtshilfe